제 10 판

보건의료정보관리사 · 보건교육사 · 병원행정사 시험대비

의료관계법규

Health & Medical Laws

황성완 · 현숙정 · 김민경 · 김한성
전상남 · 박명배 · 신숙 공저

계축문화사

머리말

여호와께서 내 간구를 들으셨음이여
여호와께서 내 기도를 받으시리로다
(시편 6편 9절 말씀)

의료관계법규를 출판하여 벌써 10판이 되었다. 처음 출간을 결심할 때 이렇게 오래 동안 출간을 할 것이라 예상하지 못했다. 그러나 매년 법이 바뀌면서 저자들은 새롭게 편집해야하는 고통을 또 겪어야 한다. 그럼에도 불구하고 다양한 시험을 준비하는 우리 학생들에게 조금이나 보탬이 되고자 이 과정을 다시 하게 된다.

10년이라는 시간이 흐르면서 우리에게 일어나지 말아야 하는 일이 또 일어나고 말았다. 우리 역사 속에 탄핵이 너무나 쉬어지고, 이러한 역사가 또 반복되는 안타까운 현실에 가슴이 너무 아린다. 해방이 되고, 대한민국이 세워진지 100년도 안된 세월 속에서 평탄하게 정권을 이양한 대통령이 없다는 현실이 너무나 괴롭다. 새로운 정권이 탄생한다면 제발 이러한 전철을 밟지 않기를 기도한다. 의대정원 2,000명 증원으로 시작한 의료현실도 국민을 보고 오직 국민만을 생각하는 정책으로 다시는 이러한 혼란을 가져오지 않도록 정책을 담당하는 분들게 더 심사숙고하길 간곡히 부탁드린다.

처음 시작할 때 보건정보관리사, 보건교육사, 병원행정사(건강보험사 포함)의 시험에 맞게 다양한 법률을 담으려고 노력했고, 6판부터 개인정보 보호법이 추가되어 지금까지 왔다. 법률은 공부하기 참 어려운 부분이기 때문에 쉽게 전달하려고 노력은 하지만 매년 변화되는 부분에 어려움이 있음을 다시한번 이해해주기 바란다. 또한, 매년 법이 개정되면서 늘어나고 있는 법이 양만큼 책의 분량도 증가하고 있어서 올해도 교재와 문제집을 분리하였다. 조금이나 공부하는 학생들이 편해지기를 바란다.

이번 판에서 개별 법마다 개정된 부분들이 많아서 여러분들이 변경된 사항을 잘 알아두는 것이 좋을 것이라 생각된다. 다양한 시험을 대비해서 준비한 교재이기 때문에 독자들은 자신이 보고자 하는 시험에 따라서 관련 법규를 보는 것이 효율적이라 생각된다. 12부 개인정보 보호법에는 QR을 삽입해서 분량이 많이 늘지 않도록 노력하였다.

매년 개정 작업을 해야 함에도 묵묵히 편집 작업을 해주시는 계축문화사 사장님을 비롯한 모든 분들께도 감사의 마음을 전하고 싶다. 이 책을 읽은 모든 독자들에게 주님의 축복이 가득하길 기도한다.

2025년 5월

저자 일동

의료관계법규 면허·자격 시험 범위

구분	보건의료정보관리사	보건교육사	병원행정사 (건강보험사)
보건의료기본법			1. 총칙 2. 권리와 의무 3. 발전계획 수립, 시행 4. 보건의료자원관리 5. 보건의료제공과 이용 6. 보건의료육성/발전
의료법	1. 의료인 및 의료기관 2. 진료기록부 등 3. 기록열람 및 의료행위에 대한 설명 4. 의료법인 및 의료기관 5. 의료기관의 인증 및 선택진료	1. 총칙 2. 의료인 3. 의료기관 4. 신의료기술평가 5. 의료광고 6. 감독 7. 보칙 및 벌칙	1. 총칙 2. 의료인 3. 의료기관 4. 의료광고 5. 감독 6. 보칙 및 벌칙
의료기사 등에 관한 법률	1. 의료기사 등 2. 의료기사 등의 면허 및 국가시험 3. 비밀누설 금지 및 실태 등의 신고 4. 협회 및 보수교육 등 5. 면허취소 및 자격정지, 벌칙		
감염병의 예방 및 관리에 관한 법률	1. 목적 및 정의 2. 신고 및 보고, 정기예방접종 3. 감염병 병원, 감염병 관리기관	1. 총칙 2. 기본계획 및 사업 3. 신고와 보고 4. 감염병감시 및 역학조사 등 5. 고위험병원체 6. 예방접종 7. 감염 전파의 차단조치 8. 예방조치 9. 방역관, 검역위원 및 예방위원 10. 경비 11. 보칙 및 벌칙	1. 총칙 2. 신고와 보고 3. 감염병감시 및 역학조사 등 4. 예방접종 5. 감염 전파의 차단조치 6. 예방조치 7. 보칙 8. 벌칙
암관리법	1. 총칙 2. 암관리 3. 국립암센터 4. 보칙 5. 벌칙		

구분	보건의료정보관리사	보건교육사	병원행정사 (건강보험사)
지역보건법		1. 총칙 2. 지역보건의료계획의 수립·시행 3. 지역보건의료기관의 설치·운영 4. 지역보건의료서비스의 실시 5. 보칙 및 벌칙	
국민건강보험법	1. 총칙 및 가입자 2. 국민건강보험공단, 건강보험심사평가원 3. 보험급여 및 건강검진 등 4. 보험료 등	1. 총칙 2. 가입자 3. 국민건강보험공단 4. 보험급여 5. 건강보험심사평가원 6. 보험료 7. 이의신청 및 심판청구 8. 보칙 및 벌칙	1. 건강보험제도 개요 2. 가입자 3. 국민건강보험공단 4. 건강보험심사평가원 5. 보험급여 6. 이의신청과 심사청구 7. 보칙과 벌칙
국민건강증진법		1. 총칙 2. 국민건강의 관리 3. 국민건강증진기금 4. 보칙 및 벌칙	
학교보건법		1. 목적 및 정의 2. 학교의 환경위생 및 식품위생 3. 건강검사 및 예방접종 등	
진단용 방사선 발생장치의 안전관리에 관한 규칙			1. 목적/정의 2. 신고/검사/측정/검사신청, 결과 3. 안전관리책임자
의료기관세탁물			1. 목적/정의 2. 세탁물(보관/운반/처리/금지/신고)

차 례 Contents

I 법규 요약

제1부 보건의료기본법 13

제1장 | 총칙 ······ 14
제2장 | 보건의료에 관한 국민의 권리와 의무 ······ 16
제3장 | 보건의료발전계획의 수립 · 시행 ······ 18
제4장 | 보건의료자원의 관리 등 ······ 24
제5장 | 보건의료의 제공과 이용 ······ 26
제6장 | 보건의료의 육성 · 발전 등 ······ 31
제7장 | 보건의료 통계 · 정보 관리 ······ 33

제2부 의료법 35

제1장 | 총칙 ······ 36
제2장 | 의료인 ······ 40
제3장 | 의료기관 ······ 59
제4장 | 신의료기술평가 ······ 78
제5장 | 의료광고 ······ 80
제6장 | 감독 ······ 84
제8장 | 보칙 ······ 96
제9장 | 벌칙 ······ 100

제3부 의료기사 등에 관한 법률 107

제4부 감염병의 예방 및 관리에 관한 법률 123

제1장 | 총칙 124
제2장 | 기본계획 및 사업 130
제3장 | 신고 및 보고 138
제4장 | 감염병감시 및 역학조사 등 142
제5장 | 고위험병원체 153
제6장 | 예방접종 164
제7장 | 감염 전파의 차단 조치 176
제8장 | 예방 조치 193
제9장 | 방역관, 역학조사관, 검역위원 및 예방위원 등 202
제10장 | 경비 209
제11장 | 보칙 222
제12장 | 벌칙 229

제5부 암관리법 235

제1장 | 총칙 236
제2장 | 암관리 237
제3장 | 국립암센터 259
제4장 | 보칙 267
제5장 | 벌칙 269

제6부 지역보건법 271

제1장 | 총칙 272
제2장 | 지역보건의료계획의 수립 · 시행 278

제3장 | 지역보건의료기관의 설치 · 운영 ······ 282
제4장 | 지역보건의료서비스의 실시 ······ 291
제5장 | 보칙 ······ 295
제6장 | 벌칙 ······ 299

제 7 부 국민건강보험법 301

제1장 | 총칙 ······ 302
제2장 | 가입자 ······ 305
제3장 | 국민건강보험공단 ······ 313
제4장 | 보험급여 ······ 321
제5장 | 건강보험심사평가원 ······ 356
제6장 | 보험료 ······ 359
제7장 | 이의신청 및 심판청구 ······ 372
제8장 | 보칙 ······ 374
제9장 | 벌칙 ······ 384
제10장 | 국민건강보험 요양급여의 기준에 관한 규칙 ······ 386

제 8 부 국민건강증진법 399

제1장 | 총칙 ······ 400
제2장 | 국민건강의 관리 ······ 405
제3장 | 국민건강증진기금 ······ 428
제4장 | 보칙 ······ 433
제5장 | 벌칙 ······ 436

제 9 부 학교보건법 439

제 10 부 진단용 방사선 발생장치의 안전관리에 관한 규칙 461

제 11 부　의료기관세탁물 관리규칙　477

제 12 부　개인정보 보호법　487

제1장 | 총칙 ······ 488
제2장 | 개인정보 보호정책의 수립 등 ······ 492
제3장 | 개인정보의 처리 ······ 498
제4장 | 개인정보의 안전한 관리 ······ 513
제5장 | 정보주체의 권리 보장 ······ 520
제6장 | 삭제 ······ 528
제8장 | 개인정보 단체소송 ······ 532
제9장 | 보칙 ······ 534
제10장 | 벌칙 ······ 541

Ⅱ 연습문제

■ 보건의료기본법 ······ 551
■ 의료법 ······ 558
■ 의료기사 등에 관한 법률 ······ 602
■ 감염병의 예방 및 관리에 관한 법률 ······ 617
■ 암관리법 ······ 669
■ 지역보건법 ······ 705
■ 국민건강보험법 ······ 719
■ 국민건강증진법 ······ 757
■ 학교보건법 ······ 774
■ 진단용 방사선 발생장치의 안전관리에 관한 규칙 ······ 784
■ 의료기관세탁물 관리규칙 ······ 790
■ 개인정보 보호법 ······ 795

I

법규 요약

제 1 부 보건의료기본법 / 13
제 2 부 의료법 / 35
제 3 부 의료기사 등에 관한 법률 / 107
제 4 부 감염병의 예방 및 관리에 관한 법률 / 123
제 5 부 암관리법 / 235
제 6 부 지역보건법 / 271
제 7 부 국민건강보험법 / 301
제 8 부 국민건강증진법 / 399
제 9 부 학교보건법 / 439
제10부 진단용 방사선 발생장치의 안전관리에 관한 규칙 / 461
제11부 의료기관세탁물 관리규칙 / 477
제12부 개인정보 보호법 / 487

제 1 부

보건의료기본법

[시행 2025.12.21.] [법률 제20589호, 2024.12.20., 일부개정]

신규제정(법률 제6150호, 2000.1.12.)

◇ 제정이유

21세기를 맞이하여 국민의 새로운 보건의료수요의 변화에 대응하여 국민의 건강권을 보장하고, 보건의료법령간의 체계성・연계성을 제고시키며, 각 부처의 보건의료기능에 대한 종합・조정기능을 강화하여 종합적이고 체계적인 보건의료정책의 수립・시행 체계를 마련함으로써 보건의료제도의 효율적인 운영과 국민보건의 향상을 도모하려는 것임

일부개정

◇ 개정이유 및 주요내용

국가와 지방자치단체가 국민의 건강을 보호・증진하기 위하여 지구온난화 등 기후변화로 인한 건강상의 위해 방지와 기후변화에 대응한 건강관리 등에 필요한 시책을 강구하도록 하는 한편, 모든 국민은 보건의료서비스 평가 결과를 알 권리가 있음을 명시하고, 보건복지부장관이 보건의료서비스에 대한 평가 결과를 공개할 수 있도록 함으로써 의료기관 스스로 질 높은 의료서비스를 제공하도록 유도하려는 것임

제1장 총 칙

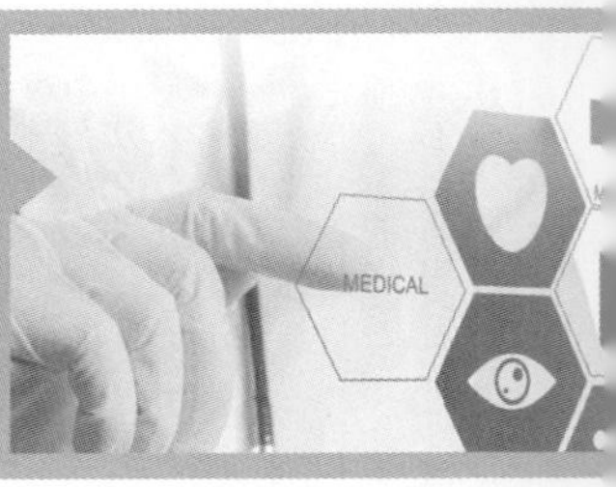

목적(제1조)

1. 보건의료에 관한 국민의 권리·의무와 국가 및 지방자치단체의 책임을 정하고
2. 보건의료의 수요와 공급에 관한 기본적인 사항을 규정함으로써
3. 보건의료의 발전과 국민의 보건 및 복지의 증진에 이바지하는 것

기본 이념(제2조)

1. 보건의료를 통하여 모든 국민이 인간으로서의 존엄과 가치를 가지며 행복을 추구할 수 있도록 하고
2. 국민 개개인이 건강한 삶을 영위할 수 있도록 제도와 여건을 조성하며
3. 보건의료의 형평과 효율이 조화를 이룰 수 있도록 함으로써 국민의 삶의 질을 향상

정의(제3조)

1. **보건의료** : 국민의 건강을 보호·증진하기 위하여 국가·지방자치단체·보건의료기관 또는 보건의료인 등이 행하는 모든 활동
2. **보건의료서비스** : 국민의 건강을 보호·증진하기 위하여 보건의료인이 행하는 모든 활동
3. **보건의료인** : 보건의료 관계 법령에서 정하는 바에 따라 자격·면허 등을 취득하거나 보건의료서비스에 종사하는 것이 허용된 자
4. **보건의료기관** : 보건의료인이 공중(公衆) 또는 특정 다수인을 위하여 보건의료서비스를 행하는 보건기관, 의료기관, 약국, 그 밖에 대통령령으로 정하는 기관
5. **공공보건의료기관** : 국가·지방자치단체, 그 밖의 공공단체가 설립·운영하는 보건의료기관
6. **보건의료정보** : 보건의료와 관련한 지식 또는 부호·숫자·문자·음성·음향·영상 등으로 표현된 모든 종류의 자료

국가와 지방자치단체의 책임(제4조)

① 국민건강의 보호·증진을 위하여 필요한 법적·제도적 장치를 마련하고 이에 필요한 재원(財源)을 확보하도록 노력

② 모든 국민의 기본적인 보건의료 수요를 형평에 맞게 충족시킬 수 있도록 노력

③ 식품, 의약품, 의료기기 및 화장품 등 건강 관련 물품이나 건강 관련 활동으로부터 발생할 수 있는 위해(危害)를 방지하고, 각종 국민건강 위해 요인으로부터 국민의 건강을 보호하기 위한 시책을 강구하도록 노력

④ 민간이 행하는 보건의료에 대하여 보건의료 시책상 필요하다고 인정하면 행정적·재정적 지원을 할 수 있음

보건의료인의 책임(제5조)

① 자신의 학식과 경험, 양심에 따라 환자에게 양질의 적정한 보건의료서비스를 제공하기 위하여 노력

② 보건의료서비스의 제공을 요구받으면 정당한 이유 없이 이를 거부하지 못함

③ 적절한 보건의료서비스를 제공하기 위하여 필요하면 보건의료서비스를 받는 자를 다른 보건의료기관에 소개하고 그에 관한 보건의료 자료를 다른 보건의료기관에 제공하도록 노력

④ 국가나 지방자치단체가 관리하여야 할 질병에 걸렸거나 걸린 것으로 의심되는 대상자를 발견한 때에는 그 사실을 관계 기관에 신고·보고 또는 통지하는 등 필요한 조치를 하여야 함

환자 및 보건의료인의 권리(제6조)

① 모든 환자는 자신의 건강보호와 증진을 위하여 적절한 보건의료서비스를 받을 권리를 가짐

② 보건의료인은 보건의료서비스를 제공할 때에 학식과 경험, 양심에 따라 환자의 건강보호를 위하여 적절한 보건의료기술과 치료재료 등을 선택할 권리를 가짐. 다만, 이 법 또는 다른 법률에 특별한 규정이 있는 경우에는 그러하지 아니함

국민의 참여(제8조)

국가와 지방자치단체는 국민의 권리·의무 등 국민생활에 중대한 영향을 미치는 보건의료 정책을 수립·시행하려면 이해관계인 등 국민의 의견을 수렴

제2장 보건의료에 관한 국민의 권리와 의무

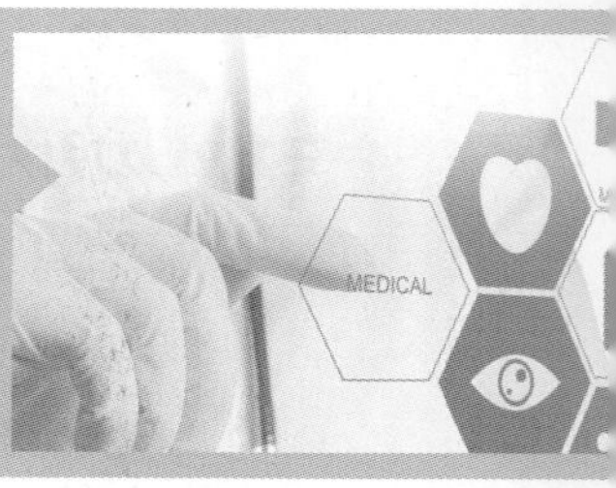

건강권 등(제10조)

① 모든 국민은 이 법 또는 다른 법률에서 정하는 바에 따라 자신과 가족의 건강에 관하여 국가의 보호를 받을 권리를 가짐

② 모든 국민은 성별, 나이, 종교, 사회적 신분 또는 경제적 사정 등을 이유로 자신과 가족의 건강에 관한 권리를 침해받지 아니함

보건의료에 관한 알 권리(제11조)

① 모든 국민은 관계 법령에서 정하는 바에 따라 국가와 지방자치단체의 보건의료시책에 관한 내용의 공개를 청구할 권리를 가짐

② 모든 국민은 관계 법령에서 정하는 바에 따라 보건의료인이나 보건의료기관에 대하여 자신의 보건의료와 관련한 기록 등의 열람이나 사본의 교부를 요청할 수 있다. 다만, 본인이 요청할 수 없는 경우에는 그 배우자・직계존비속 또는 배우자의 직계존속이, 그 배우자・직계존비속 및 배우자의 직계존속이 없거나 질병이나 그 밖에 직접 요청을 할 수 없는 부득이한 사유가 있는 경우에는 본인이 지정하는 대리인이 기록의 열람 등을 요청할 수 있음

보건의료서비스에 관한 자기결정권(제12조)

모든 국민은 보건의료인으로부터 자신의 질병에 대한 치료 방법, 의학적 연구 대상 여부, 장기이식(臟器移植) 여부 등에 관하여 충분한 설명을 들은 후 이에 관한 동의 여부를 결정할 권리를 가짐

비밀 보장(제13조)

모든 국민은 보건의료와 관련하여 자신의 신체상・건강상의 비밀과 사생활의 비밀을 침해

받지 아니함

보건의료에 관한 국민의 의무(제14조)

① 모든 국민은 자신과 가족의 건강을 보호·증진하기 위하여 노력하여야 하며, 관계 법령에서 정하는 바에 따라 건강을 보호·증진하는 데에 필요한 비용을 부담

② 누구든지 건강에 위해한 정보를 유포·광고하거나 건강에 위해한 기구·물품을 판매·제공하는 등 다른 사람의 건강을 해치거나 해칠 우려가 있는 행위를 하여서는 아니 됨

③ 모든 국민은 보건의료인의 정당한 보건의료서비스와 지도에 협조

제3장 보건의료발전계획의 수립 · 시행

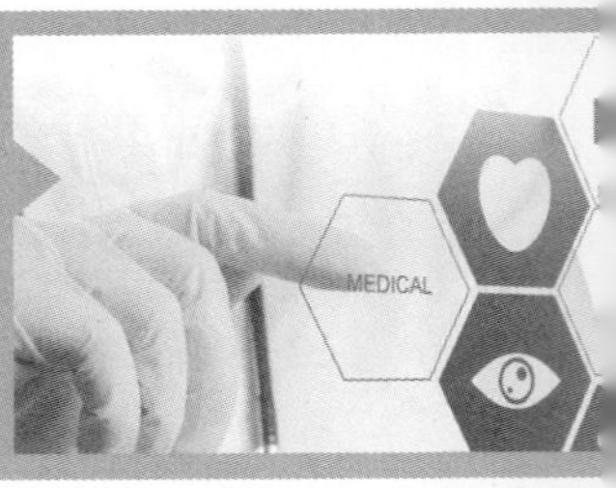

보건의료발전계획의 수립 등(제15조)

① 보건복지부장관은 관계 중앙행정기관의 장과의 협의와 보건의료정책심의위원회의 심의를 거쳐 보건의료발전계획을 5년마다 수립

② 보건의료발전계획에 포함되어야 할 사항

1. 보건의료 발전의 기본 목표 및 그 추진 방향
2. 주요 보건의료사업계획 및 그 추진 방법
3. 보건의료자원의 조달 및 관리 방안
4. 지역별 병상 총량의 관리에 관한 시책
5. 보건의료의 제공 및 이용체계 등 보건의료의 효율화에 관한 시책
6. 중앙행정기관 간의 보건의료 관련 업무의 종합 · 조정
7. 노인 · 장애인 등 보건의료 취약계층에 대한 보건의료사업계획
8. 보건의료 통계 및 그 정보의 관리 방안
9. 그 밖에 보건의료 발전을 위하여 특히 필요하다고 인정되는 사항

③ 보건의료발전계획은 국무회의의 심의를 거쳐 확정

시행령 제2조 보건의료발전계획의 통보

① 보건복지부장관은 「보건의료기본법」 제15조제3항에 따라 보건의료발전계획이 확정되면 지체 없이 관계 중앙행정기관의 장 및 특별시장 · 광역시장 · 특별자치시장 · 도지사 · 특별자치도지사에게 통보

② 제1항에 따라 통보를 받은 시 · 도지사는 지체 없이 이를 시장 · 군수 · 구청장(자치구의 구청장)에게 통보

주요 시책 추진방안의 수립 · 시행(제16조)

보건복지부장관과 관계 중앙행정기관의 장은 보건의료발전계획이 확정되면 이를 기초로 하여 보건의료와 관련된 소관 주요 시책의 추진방안을 매년 수립 · 시행

> **시행령** 제3조 주요 시책 추진방안의 수립・시행
> 관계 중앙행정기관의 장은 법 제16조에 따라 수립한 보건의료와 관련된 해당 연도 소관 주요 시책의 추진방안과 전년도 소관 주요 시책의 추진결과를 **매년 2월말까지** 보건복지부장관에게 제출

지역보건의료계획의 수립・시행(제17조)

특별시장・광역시장・도지사・특별자치도지사(이하 "시・도지사") 및 시장・군수・구청장(자치구의 구청장)은 **보건의료발전계획이 확정되면** 지방자치단체의 실정을 감안하여 지역보건의료계획을 수립・시행

계획 수립의 협조(제18조)

보건복지부장관, 관계 중앙행정기관의 장, 시・도지사 및 시장・군수・구청장은 보건의료발전계획과 소관 주요 시책 추진방안 및 지역보건의료계획의 수립・시행을 위하여 필요하면 관계 기관・단체 등에 대하여 자료 제공 등의 협조를 요청할 수 있으며, 협조 요청을 받은 관계 기관・단체 등은 특별한 사유가 없으면 협조 요청에 따라야 함

국회에 대한 보고(제18조의2)

보건복지부장관은 매년 보건의료발전계획의 주요 내용, 해당 연도 주요 시책의 추진방안 및 전년도 추진실적을 확정한 후 **지체 없이** 국회 소관 상임위원회에 보고

비용의 보조(제19조)

국가는 예산의 범위에서 지역보건의료계획의 시행에 필요한 비용의 전부 또는 일부를 지방자치단체에 보조할 수 있음

보건의료정책심의위원회(제20조)

보건의료에 관한 주요 시책을 심의하기 위하여 보건복지부장관 소속으로 보건의료정책심의위원회(이하 "위원회"라 한다)를 둠

시행령 제5조 위원의 임기
보건의료정책심의위원회의 위원 임기 : 2년(연임할 수 있음)

위원회의 구성(제21조)

① **위원회** : 위원은 25명(위원장 1인 포함) 이내로 구성. 공무원이 아닌 위원이 전체 위원의 과반수

② **위원장** : 보건복지부장관

③ **위원은 다음 각 호의 사람 중에서 보건복지부장관이 임명 또는 위촉. 제2호에 따른 위원과 제3호에 따른 위원은 같은 수로 구성**

1. 대통령령으로 정하는 관계 중앙행정기관 소속 공무원
2. 보건의료 수요자를 대표하는 사람으로서 노동자단체, 소비자·환자 관련 시민단체(「비영리민간단체 지원법」 제2조에 따른 비영리민간단체를 말한다) 등에서 추천하는 사람
3. 보건의료 공급자를 대표하는 사람으로서 「의료법」 제28조에 따른 의료인 단체(「간호법」 제18조에 따른 간호사중앙회를 포함), 「의료법」 제52조에 따른 의료기관단체, 「약사법」 제11조에 따른 약사회 등에서 추천하는 사람
4. 보건의료에 관한 학식과 경험이 풍부한 사람

④ 위원회의 회의를 효율적으로 운영하기 위하여 위원회에 실무위원회를 두고, 위원회의 심의사항을 보다 전문적으로 검토하기 위하여 분야별로 분과위원회를 둘 수 있음

⑤ 이 법에서 규정한 것 외에 위원회·실무위원회 및 분과위원회의 구성·운영과 그 밖에 필요한 사항은 대통령령으로 정함

시행령 제4조 보건의료정책심의위원회의 구성
법 제21조제3항제1호에서 “대통령령으로 정하는 관계 중앙행정기관 소속 공무원”이란 다음 각 호의 사람을 말하며, 복수차관이 있는 기관은 해당 기관의 장이 지정하는 차관으로 함
1. 기획재정부차관
2. 교육부차관
3. 과학기술정보통신부차관
4. 행정안전부차관
5. 환경부차관
6. 고용노동부차관
7. 식품의약품안전처장

시행령 제12조 실무위원회의 구성 등

① 실무위원회는 위원장 1명을 포함한 25명 이내의 위원으로 구성
② 실무위원회의 위원장은 보건복지부 소속 고위공무원단에 속하는 공무원 중에서 보건복지부장관이 지명하고, 위원은 제4조에 따른 관계 중앙행정기관 및 보건복지부의 3급 또는 4급 공무원과 보건의료분야에 관한 학식과 경험이 풍부한 사람 중에서 보건복지부장관이 위촉
③ 실무위원회는 다음 각 호의 사항을 심의
 1. 위원회의 심의에 앞서 관계 중앙행정기관의 협의 등 사전검토가 필요한 사항
 2. 위원회로부터 심의 요청을 받은 사항
 3. 그 밖에 위원회의 위원장이 심의에 부치는 사항
④ 실무위원회의 위원장이 부득이한 사유로 직무를 수행할 수 없는 경우에는 보건복지부 소속 공무원인 위원이 직무를 대행
⑤ 실무위원회에는 보건복지부 소속 공무원 중에서 보건복지부장관이 지명하는 간사 1명
⑥ 실무위원회의 회의 및 그 위원의 임기·해촉·직무 등에 관하여는 제5조, 제5조의2, 제6조제1항, 제7조부터 제9조까지 및 제11조를 준용

시행령 제13조 분과위원회의 구성 등

분야별 분과위원회 구성과 분과위원회 위원장의 임명은 위원회의 위원장이 정하는 바에 따르며, 분과위원회의 회의 및 그 위원의 임기·해촉·직무 등에 관하여는 제5조, 제5조의2, 제6조제1항, 제7조부터 제9조까지 및 제11조를 준용

위원회의 기능(제22조)

위원회는 다음 각 호의 사항을 심의

1. 보건의료발전계획
2. 주요 보건의료제도의 개선
3. 주요 보건의료정책
4. 보건의료와 관련되는 국가 및 지방자치단체의 역할
5. 제23조의2제1항 각 호에 해당하는 직종별 보건의료인력 양성 규모
6. 그 밖에 위원장이 심의에 부치는 사항

관계 행정기관의 협조(제23조)

위원회는 관계 행정기관에 대하여 보건의료에 관한 자료의 제출과 위원회의 업무에 관하여 필요한 협조를 요청할 수 있으며, 요청을 받은 관계 행정기관은 특별한 사유가 없으면 요청에 따라야 함

수급추계위원회(제23조의2)

① 보건의료인력에 대하여 주기적으로 중장기 수급추계를 실시하고, 그 결과를 심의하기 위하여 보건복지부장관 소속으로 다음 각 호의 직종별로 수급추계위원회(이하 “수급추계위원회”라 한다)를 각각 둠

1. 「의료법」 제2조에 따른 의사 · 치과의사 · 한의사
2. 「간호법」 제2조에 따른 간호사
3. 「약사법」 제2조에 따른 약사 및 한약사
4. 「의료기사 등에 관한 법률」 제1조의2에 따른 의료기사
5. 그 밖에 보건복지부령으로 정하는 보건의료인력

② 수급추계위원회는 다음 각 호의 사항을 심의

1. 해당 직종의 보건의료인력 국가 단위 수급추계
2. 해당 직종의 보건의료인력 지역 단위 수급추계
3. 전문과목 및 진료과목 구분이 있는 직종 중 보건복지부령으로 정하는 직종의 전문과목 및 진료과목별 수급추계

③ 수급추계위원회는 제2항제1호의 사항을 심의하는 경우 같은 항 제2호 및 제3호의 지역단위 수급추계, 전문과목 및 진료과목별 수급추계를 분석하여 그 결과를 반영

④ 수급추계위원회는 위원장 1명을 포함하여 15명 이내의 위원으로 구성. 이 경우 수급추계위원회는 제6항제1호에 해당하는 위원이 과반수가 되도록

⑤ 수급추계위원회의 위원장은 제6항제3호의 위원 중에서 호선

⑥ 수급추계위원회의 위원은 다음 각 호의 어느 하나에 해당하는 사람을 보건복지부장관이 위촉. 다만, 7일 이상의 기간을 정하여 위원 추천을 요청하였음에도 불구하고 다음 각 호의 단체 또는 기관으로부터 위원 추천이 없을 때에는 제4항 후단에도 불구하고 추천받은 위원 중에서 위촉하여 수급추계위원회를 운영할 수 있음

1. 보건의료 공급자를 대표하는 단체로서 제1항 각 호에 따른 보건의료인력 직종별 단체 및 「의료법」 제52조에 따른 의료기관단체가 추천하는 전문가
2. 보건의료 수요자를 대표하는 단체로서 노동자단체, 소비자 · 환자 관련 시민단체 등이 추천하는 전문가
3. 보건의료 관련 학회, 연구기관 등이 추천하는 전문가

⑦ 수급추계위원회의 위원은 해당 직종별로 각각 위촉하되, 제6항제2호 및 제3호에 해당하는 위원은 모든 직종별 수급추계위원회의 위원이 되도록 함

⑧ 수급추계위원회의 위원은 다음 각 호의 자격을 모두 갖추어야 함

1. 경제학 · 보건학 · 통계학 · 인구학 등 수급추계 관련 분야를 전공한 사람
2. 인력정책 또는 인력수급추계 분야에 대한 전문지식 및 연구실적이 풍부한 사람
3. 대학의 조교수 이상이거나 연구기관의 연구위원 이상 또는 이와 동등한 자격을 갖춘 사람

⑨ 수급추계위원회는 업무를 효율적으로 수행하기 위하여 필요한 경우 분과위원회를 둘 수 있음

⑩ 수급추계위원회는 「공공기록물 관리에 관한 법률」 제17조제2항에 따라 회의록을 작성하여야 하며, 회의록, 안건, 수급추계 결과, 그 밖에 수급추계에 활용한 참고자료로서 보건복지부령으로 정하는 자료를 공개하여야 함

⑪ 수급추계위원회는 그 운영에 있어 독립성과 자율성이 보장되며, 보건복지부장관은 수급추계위원회의 운영에 필요한 예산 확보 등 수급추계위원회가 그 권한에 속하는 업무를 독립적으로 수행할 수 있도록 지원

⑫ 그 밖에 제1항에 따른 수급추계 방법과 주기, 수급추계위원회 및 제9항에 따른 분과위원회의 구성 · 운영 등에 필요한 사항은 보건복지부령으로 정함

제4장
보건의료자원의 관리 등

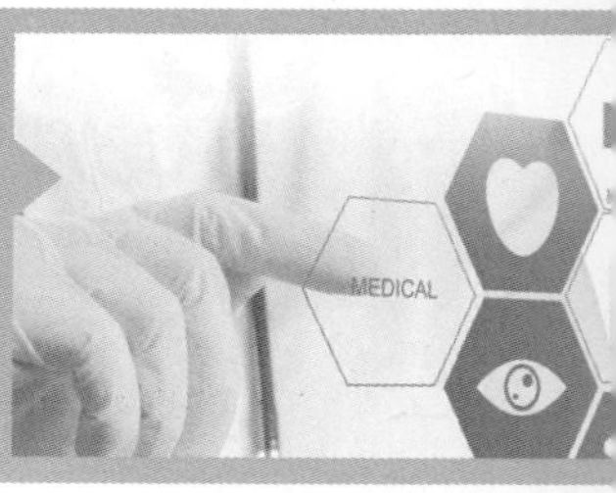

보건의료자원의 관리 등(제24조)

① 국가와 지방자치단체는 보건의료에 관한 인력, 시설, 물자, 지식 및 기술 등 보건의료자원을 개발·확보하기 위하여 종합적이고 체계적인 시책을 강구하여야 함

② 국가와 지방자치단체는 보건의료자원의 장·단기 수요를 예측하여 보건의료자원이 적절히 공급될 수 있도록 보건의료자원을 관리

보건의료인력의 양성 등(제25조)

국가와 지방자치단체는 우수한 보건의료인력의 양성과 보건의료인력의 자질 향상을 위하여 교육 등 필요한 시책을 강구하여야 함

보건의료인 간의 협력(제26조)

보건의료인은 국민에게 양질의 보건의료서비스를 제공하고 국민의 보건 향상에 이바지하기 위하여 보건의료서비스를 제공할 때에 그 전문 분야별로 또는 전문 분야 간에 상호 협력하도록 노력

공공·민간 보건의료기관의 역할 분담 등(제27조)

① 국가와 지방자치단체는 공공보건의료기관과 민간보건의료기관 간의 역할 분담과 상호협력 체계를 마련

② 국가와 지방자치단체는 제4조제2항에 따른 기본적인 보건의료 수요를 충족시키기 위하여 필요하면 공공보건의료기관을 설립·운영할 수 있으며, 이에 드는 비용의 전부 또는 일부를 지원

③ 국가와 지방자치단체는 공공보건의료를 효율적으로 운영하고 관리하기 위하여 필요한 시책을 수립·시행

④ 공공보건의료기관의 설립·운영 등 공공보건의료에 관한 기본적인 사항은 따로 법률[1]로 정함

보건의료 지식 및 기술(제28조)

① 국가와 지방자치단체는 보건의료 지식과 보건의료 기술의 발전을 위하여 필요한 시책을 수립·시행

② 보건복지부장관은 효율적인 보건의료서비스를 제공하기 위하여 새로운 보건의료 기술의 평가 등 필요한 조치를 강구

1) 여기에서 법률은 「공공보건의료에 관한 법률」을 의미

제5장 보건의료의 제공과 이용

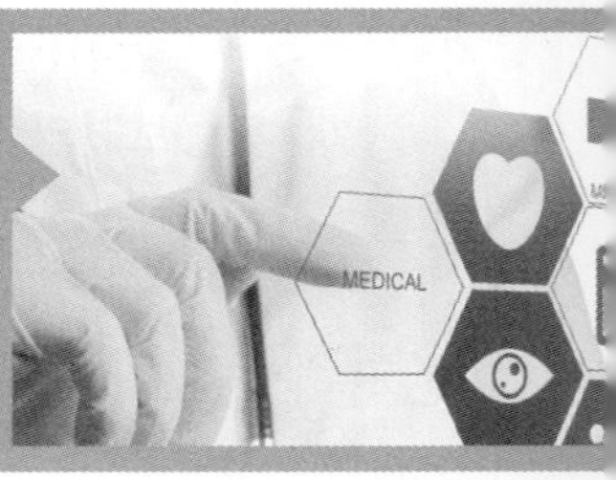

제1절 보건의료의 제공 및 이용체계

보건의료의 제공 및 이용체계(제29조)

① 국가와 지방자치단체는 보건의료에 관한 인력, 시설, 물자 등 보건의료자원이 지역적으로 고루 분포되어 보건의료서비스의 공급이 균형 있게 이루어지도록 노력하여야 하며, 양질의 보건의료서비스를 효율적으로 제공하기 위한 보건의료의 제공 및 이용체계를 마련하도록 노력

② 국가와 지방자치단체는 보건의료의 제공 및 이용체계를 구축하기 위하여 필요한 행정상·재정상의 조치와 그 밖에 필요한 지원을 할 수 있음

응급의료체계(제30조)

국가와 지방자치단체는 모든 국민(국내에 체류하고 있는 외국인을 포함)이 응급 상황에서 신속하고 적절한 응급의료서비스를 받을 수 있도록 응급의료체계를 마련

제2절 평생국민건강관리체계

평생국민건강관리사업(제31조)

① 국가와 지방자치단체는 생애주기(生涯週期)별 건강상 특성과 주요 건강위험요인을 고려한 평생국민건강관리를 위한 사업을 시행

② 국가와 지방자치단체는 공공보건의료기관이 평생국민건강관리사업에서 중심 역할을 할 수 있도록 필요한 시책을 강구

③ 국가와 지방자치단체는 평생국민건강관리사업을 원활하게 수행하기 위하여 건강지도・보건교육 등을 담당할 전문인력을 양성하고 건강관리정보체계를 구축하는 등 필요한 시책을 강구

평생국민건강관리사업의 주요 내용

1. 여성과 어린이의 건강 증진(제32조), 노인의 건강 증진(제33조), 장애인의 건강 증진(제34조)
2. 학교 보건의료(제35조), 산업 보건의료(제36조)
3. 환경 보건의료(제37조), 기후변화 보건의료(제37조의2)
4. 식품위생・영양(제38조)

기후변화에 따른 국민건강영향평가 등(제37조의3)

① 질병관리청장은 지구온난화 등 기후변화가 국민건강에 미치는 영향을 5년마다 조사・평가(이하 "기후보건영향평가")하여 그 결과를 공표하고 정책수립의 기초자료로 활용

② 질병관리청장은 기후보건영향평가에 필요한 기초자료 확보 및 통계의 작성을 위하여 실태조사를 실시할 수 있음

③ 질병관리청장은 관계 중앙행정기관의 장, 지방자치단체의 장 및 보건의료 관련 기관이나 단체의 장에게 기후보건영향평가에 필요한 자료의 제공 또는 제2항에 따른 실태조사의 협조를 요청할 수 있으며, 자료제공 또는 실태조사 협조를 요청받은 관계 중앙행정기관의 장 등은 정당한 사유가 없으면 이에 따라야 함

④ 기후보건영향평가와 실태조사의 구체적인 내용 및 방법 등에 필요한 사항은 대통령령으로 정함

시행령 제13조의2 기후보건영향평가의 내용 및 방법 등

① 기후보건영향평가(이하 "기후보건영향평가"라 한다)의 내용

1. 국민건강에 영향을 미치는 기후변화의 유형, 내용 및 특성 등에 관한 사항
2. 기후변화와 관련이 있는 질병・질환 등의 임상적 증상, 발생 추이 및 진료경과 등에 관한 사항
3. 기후변화와 관련이 있는 질병・질환 등의 성별・연령별・지역별 분포 및 특성 등에 관한 사항
4. 기후변화가 노인・장애인・임산부・어린이 등 보건의료 취약계층의 건강 및 생활 등에 미치

는 영향

5. 그 밖에 제1호부터 제4호까지의 내용에 준하는 것으로서 기후변화가 국민건강에 미치는 영향을 고려하여 질병관리청장이 특히 필요하다고 인정하는 사항

② 질병관리청장은 기후보건영향평가에 대한 전문적 검토가 필요하다고 인정하는 경우에는 법 제37조의2제1항에 따라 기후보건영향평가의 결과를 공표하기 전에 위원회의 심의

③ 질병관리청장은 국민건강의 보호·증진을 위하여 필요하다고 인정하는 경우에는 기후보건영향평가의 결과를 관계 중앙행정기관의 장, 시·도지사 및 시장·군수·구청장에게 알려야 함

④ 질병관리청장은 법 제37조의2제1항에 따라 기후보건영향평가의 결과를 공표하는 경우에는 질병관리청장이 지정하는 인터넷 홈페이지에 게재

⑤ 제1항부터 제4항까지에서 규정한 사항 외에 기후보건영향평가의 내용·방법 및 절차 등에 필요한 세부 사항은 질병관리청장이 정함

시행령 제13조의3 실태조사의 내용 및 방법 등

① 실태조사의 내용

1. 기후변화에 따른 질병·질환 등의 발생 경로, 발생 현황 및 임상정보 등에 관한 사항
2. 기후변화에 따른 질병·질환 등의 진단·검사·처방 등 진료정보에 관한 사항
3. 기후변화에 따른 질병·질환 등의 분석·연구와 관련된 각종 문헌 및 자료 등의 조사에 관한 사항
4. 기후변화에 따른 질병·질환 등과 관련하여 노인·장애인·임산부·어린이 등 보건의료 취약계층의 진료경과에 관한 사항
5. 그 밖에 제1호부터 제4호까지의 내용에 준하는 것으로서 질병관리청장이 실태조사를 위하여 특히 필요하다고 인정하는 사항

② 질병관리청장은 실태조사의 실시를 위하여 필요하다고 인정하는 경우에는 질병관리청장이 정하는 바에 따라 실태조사반을 구성·운영

③ 질병관리청장은 실태조사의 효율적 추진을 위하여 필요하다고 인정하는 경우에는 보건의료 관계 연구기관·단체 또는 전문가 등에게 실태조사를 의뢰하여 실시할 수 있음

④ 질병관리청장은 기후변화에 따른 국민건강의 보호 및 관리를 위하여 필요하다고 인정하는 경우에는 실태조사 결과를 공개

⑤ 제1항부터 제4항까지에서 규정한 사항 외에 실태조사의 내용·방법 및 절차 등에 필요한 세부 사항은 질병관리청장이 정함

전담기관의 지정 등(제37조의4)

① 질병관리청장은 기후보건영향평가를 전문적으로 수행하기 위하여 기후보건영향평가 및 운영 업무를 전담하는 기관(이하 "전담기관"이라 한다)으로 지정

1. 국공립 연구기관
2. 「고등교육법」 제2조에 따른 학교(부설 연구기관을 포함한다)
3. 「정부출연연구기관 등의 설립·운영 및 육성에 관한 법률」 제2조에 따른 정부출연연

구기관

② 전담기관은 기후보건영향평가 및 다음 각 호의 업무를 수행

1. 제37조의3제2항에 따른 실태조사 실시
2. 제1호에 따른 조사에 필요한 관련 정보의 수집·관리 및 제공
3. 그 밖에 대통령령으로 정하는 업무

③ 질병관리청장은 전담기관에 대하여 제2항에 따른 업무를 수행하는 데 필요한 비용의 전부 또는 일부를 지원

④ 질병관리청장은 전담기관이 제5항에 따른 지정요건에 적합하지 아니하게 된 경우에는 지정을 취소

⑤ 전담기관의 지정 및 지정취소의 요건·절차 등에 필요한 사항은 대통령령으로 정함

시행령 제13조의4 전담기관의 지정·지정취소 등

① 질병관리청장은 법 제37조의3제1항에 따라 "전담기관" 지정

1. 다음 각 목의 어느 하나에 해당하는 사항과 관련된 업무를 수행한 실적이 있을 것
   가. 제13조의2제1항 각 호에 따른 기후보건영향평가의 내용
   나. 제13조의3제1항 각 호에 따른 실태조사의 내용
2. 법 제37조의3제2항에 따른 업무의 수행을 위한 3명 이상의 전담 인력과 조직을 갖출 것
3. 법 제37조의3제2항에 따른 업무의 수행에 필요한 사무실, 컴퓨터 등의 시설 및 장비를 갖출 것

② 전담기관으로 지정받으려는 자는 질병관리청장이 정하여 고시하는 전담기관 지정신청서에 제1항 각 호의 요건을 모두 갖추었음을 증명할 수 있는 서류를 첨부하여 질병관리청장에게 제출

③ 전담기관 지정의 유효기간은 3년

④ 질병관리청장은 전담기관을 지정한 경우에는 질병관리청장이 정하여 고시하는 전담기관 지정서를 해당 기관에 발급하고, 그 사실을 질병관리청의 인터넷 홈페이지에 공고

⑤ 질병관리청장은 전담기관 지정을 취소할 수 있음. 다만, 제1호에 해당하는 경우에는 지정을 취소하여야 함

1. 거짓이나 그 밖의 부정한 방법으로 지정받은 경우
2. 제1항 각 호의 지정요건에 적합하지 않게 된 경우
3. 정당한 사유 없이 1개월 이상 지정받은 업무를 수행하지 않은 경우

⑥ 질병관리청장은 제5항에 따라 전담기관의 지정을 취소한 경우에는 지체 없이 해당 기관에 통지하고, 그 사실을 질병관리청의 인터넷 홈페이지에 공고. 이 경우 전담기관은 전담기관 지정서를 질병관리청장에게 반납

⑦ 제1항부터 제6항까지에서 규정한 사항 외에 전담기관의 지정 및 지정취소 등에 필요한 사항은 질병관리청장이 정하여 고시

제3절 주요질병관리체계

주요질병관리체계의 확립(제39조)

보건복지부장관은 국민건강을 크게 위협하는 질병 중에서 국가가 특별히 관리하여야 할 필요가 있다고 인정되는 질병을 선정하고, 이를 관리하기 위하여 필요한 시책을 수립・시행

감염병의 예방 및 관리(제40조), 만성질환의 예방 및 관리(제41조)

시행령 제13조의5 만성질환 장기 역학조사

① 질병관리청장은 법 제41조에 따른 만성질환의 예방 및 관리 등을 위하여 만성질환의 발생원인과 위험요인을 규명하는 만성질환 장기 역학조사를 실시

② 질병관리청장은 제1항에 따른 역학조사를 실시할 때 필요하면 관계 중앙행정기관의 장, 시・도지사, 시장・군수・구청장 및 「공공기관의 운영에 관한 법률」 제4조에 따른 공공기관의 장에게 협조를 요청할 수 있음

시행령 제15조 민감정보 및 고유식별정보의 처리

질병관리청장은 법 제41조에 따른 사무(제13조의5제1항에 따른 만성질환 장기 역학조사에 관한 사무만 해당한다)를 수행하기 위하여 불가피한 경우 「개인정보 보호법」 제23조에 따른 건강에 관한 정보, 같은 법 시행령 제19조제1호 또는 제4호에 따른 주민등록번호 또는 외국인등록번호가 포함된 자료를 처리할 수 있음

정신 보건의료(제42조), 구강 보건의료(제43조)

제6장
보건의료의 육성 · 발전 등

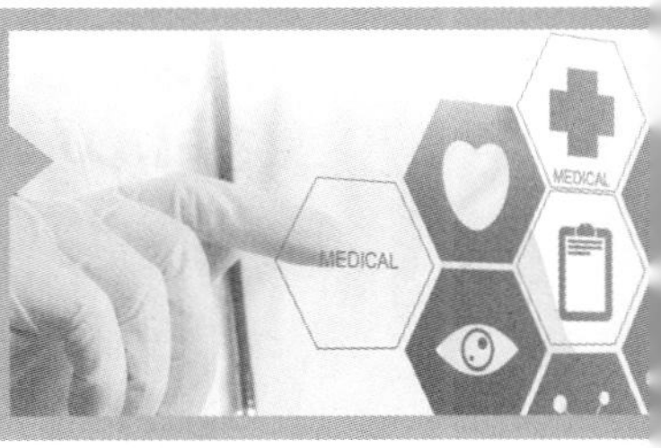

보건의료 시범사업(제44조)

국가와 지방자치단체는 새로운 보건의료제도를 시행하기 위하여 필요하면 시범사업을 실시할 수 있으며, 시범사업을 실시한 경우에는 그 결과를 평가하여 새로 시행될 보건의료제도에 반영

취약계층 등에 대한 보건의료서비스 제공(제45조)

① 국가와 지방자치단체는 노인 · 장애인 등 보건의료 취약계층에 대하여 적절한 보건의료서비스를 제공하기 위하여 필요한 시책을 수립 · 시행

② 국가와 지방자치단체는 농 · 어업인 등의 건강을 보호 · 증진하기 위하여 필요한 시책을 수립 · 시행

분쟁 조정 등(제46조)

① 국가와 지방자치단체는 보건의료서비스로 인하여 분쟁이 발생하면 그 분쟁이 신속하고 공정하게 해결되도록 하기 위하여 필요한 시책을 강구

② 국가와 지방자치단체는 보건의료서비스로 인한 피해를 원활하게 구제(救濟)하기 위하여 필요한 시책을 강구

건강위해원인자의 비용 부담(제47조)

보건의료 관련 산업의 진흥(제48조) 및 한방의료의 육성 · 발전(제49조)

국제협력 등(제50조)

보건의료사업의 평가(제51조)

보건의료서비스의 평가(제52조)

① 보건복지부장관은 보건의료서비스의 질적 향상을 위하여 관계 법령에서 정하는 바에 따라 보건의료서비스에 대한 평가를 실시

② 모든 국민은 제1항에 따른 보건의료서비스에 대한 평가 결과를 알 권리를 가짐

③ 보건복지부장관은 다른 법령에 따라 공개가 제한되는 경우를 제외하고는 제1항에 따른 보건의료서비스에 대한 평가 결과를 공개. 이 경우 평가 결과 공개의 기준 등에 관하여 필요한 사항은 대통령령으로 정함

[시행일: 2025.12.21.]

제7장

보건의료 통계 · 정보 관리

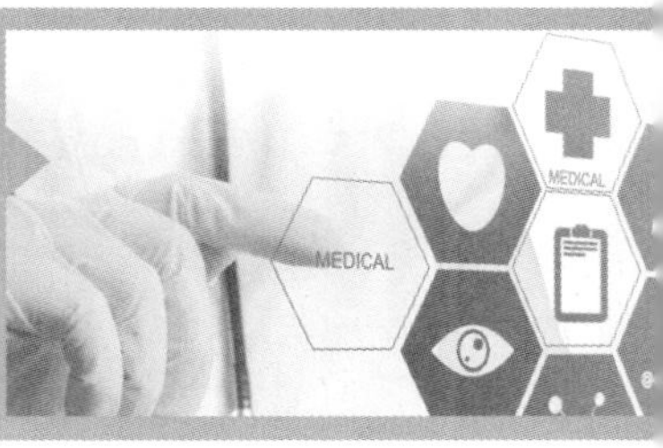

보건의료 통계 · 정보 관리시책(제53조), 보건의료 정보화의 촉진(제54조)

보건의료 실태조사(제55조)

① 보건복지부장관은 국민의 보건의료 수요 및 이용 행태, 보건의료에 관한 인력 · 시설 및 물자 등 보건의료 실태에 관한 전국적인 조사를 5년마다 실시하고 그 결과를 공표하여야 함. 다만, 보건의료정책 수립에 필요하다고 인정하는 경우에는 임시 보건의료 실태조사를 실시할 수 있음

② 보건복지부장관은 실태조사를 위하여 관계 중앙행정기관, 지방자치단체 및 관계 기관 · 법인 · 단체에 자료의 제출 또는 의견의 진술을 요청할 수 있음. 이 경우 요청을 받은 자는 정당한 사유가 없으면 이에 협조하여야 함

③ 실태조사의 내용, 방법 및 공표 등에 필요한 사항은 대통령령으로 정함

시행령 제14조 보건의료 실태조사

① 법 제55조제1항에 따른 보건의료 실태조사의 내용은 다음 각 호와 같음

1. 보건의료 수요 및 보건의료서비스의 이용 행태
2. 보건의료에 관한 인력 · 시설 및 물자 등의 현황
3. 그 밖에 보건복지부장관이 보건의료 실태조사를 위하여 필요하다고 인정하는 사항

② 보건복지부장관은 실태조사를 최근 3년간 보건의료에 관한 연구실적이 있는 연구기관, 법인 또는 단체에 의뢰하여 실시

③ 보건복지부장관은 실태조사의 결과를 보건복지부 인터넷 홈페이지에 60일 이상 공개

제 2 부

의료법

[시행 2025.9.19.] [법률 제20817호, 2025.3.18., 일부개정]
[국민의료법 1951.9.25.,제정] [의료법 1962.3.20., 전부개정]

제정배경) 국민의료법

국민의료법
[시행 1951.12.25.] [법률 제221호, 1951.9.25., 제정]

[신규제정]
우리나라가 선진국으로부터 보건에 관한 많은 기술적·경제적 원조를 받고 있는 실정이고 특히 전쟁으로 인한 의료시설의 복구와 전재동포에 대한 의료대책이 시급하므로 국민의료전반에 관한 법률을 새로이 제정하려는 것임

① 의료업자를 의사·치과의사, 한의사 및 보건원·조산원·간호원의 3종으로 구분하고, 의료기관으로 병원·의원·한의원·의무실·요양소 및 산실을 두도록 함
② 종합병원은 환자를 100인 이상 수용할 수 있고 전문과목 중 적어도 내과·소아과·외과·산부인과·안과·이비열후과·비뇨기과와 방사선과로 구분할 수 있는 설비를 갖추도록 함
③ 의사·치과의사·한의사와 보건원·조산원·간호원의 자격을 정하고 주무부장관의 면허를 받도록 함
④ 주무부장관은 의료업자를 2년 이하의 기간을 정하여 일정한 장소에서 지정하는 업무에 종사하게 할 수 있도록 함
⑤ 의료업자는 모든 질병의 예방, 진찰과 치료에 대하여 그 의무를 다 하여야 하며 진찰 또는 치료의 요구가 있을 때에는 정당한 이유없이 거절하지 못하도록 하는 등 의료업자의 의무를 규정함
⑥ 의료업자가 아닌 자가 의료기관을 개설하고자 할 때는 영리의 목적이 아닌 경우에 한하여 허가할 수 있도록 함
⑦ 의료기관에 대한 감독사항을 규정하고 의료기관에 대하여 그 경비를 국고보조할 수 있도록 함
⑧ 의료기관에 대하여는 소관지방행정의 장의 허가를 얻도록 하고 의료업자에 대하여는 영업세를 면제함
⑨ 지방의 의료시설 또는 무의촌의 의료보급을 위하여 필요한 때에는 주무부장관이 의사의 자격을 가진 자로써 공의를 지방에 배치할 수 있도록 함
⑩ 조선의료령(1944·8·21 제령제31호)을 폐지함

의료법
[시행 1962.3.20.] [법률 제1035호, 1962.3.20., 전부개정]

【제정·개정이유】
[전문개정]
① 법률의 제명을 "의료법"으로 개칭함

제1장 총 칙

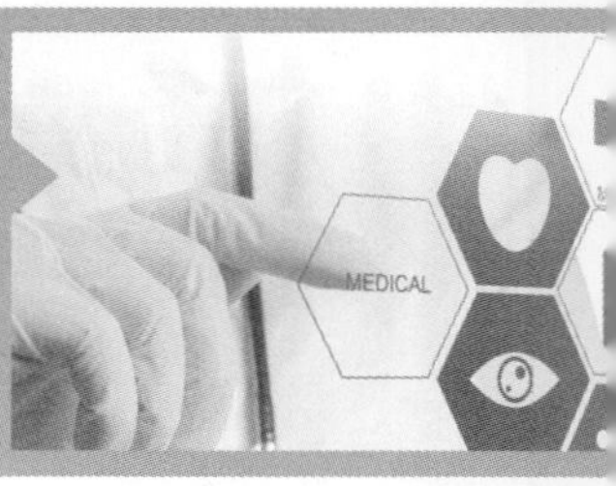

목적(제1조)

모든 국민이 수준 높은 의료 혜택을 받을 수 있도록 국민의료에 필요한 사항을 규정함으로써 국민의 건강을 보호하고 증진하도록 함

의료인(제2조)

① **의료인**(5종) : 보건복지부장관의 면허를 받은 의사·치과의사·한의사·조산사 및 간호사

② **사명** : 국민보건 향상을 이루고 국민의 건강한 생활 확보에 이바지함

③ **임무**

1. 의사 : 의료와 보건지도
2. 치과의사 : 치과 의료와 구강 보건지도
3. 한의사 : 한방 의료와 한방 보건지도
4. 조산사 : 조산(助産)과 임산부 및 신생아에 대한 보건과 양호지도
5. 간호사 : 「간호법」 제12조의 업무

간호법 제12조 간호사의 업무

① 간호사는 다음 각 호의 업무를 임무로 함

1. 환자의 간호요구에 대한 관찰, 자료수집, 간호판단 및 요양을 위한 간호
2. 「의료법」에 따른 의사, 치과의사, 한의사의 지도하에 시행하는 진료의 보조
3. 간호 요구자에 대한 교육·상담 및 건강증진을 위한 활동의 기획과 수행, 그 밖에 대통령령으로 정하는 보건활동
4. 간호조무사가 수행하는 업무 보조에 대한 지도

② 제1항에도 불구하고 간호사는 병원급 의료기관 중 보건복지부령으로 정하는 기관에서 환자의 진료 및 치료행위에 관한 의사의 전문적 판단이 있은 후에 의사의 일반적 지도와 위임에 근거하여 진료지원업무를 수행할 수 있음

③ 제1항제2호 및 제2항에 따른 업무에는 의료기사등의 업무는 원칙적으로 제외하되, 구체적인 범위와 한계는 대통령령으로 정함

시행령 제2조 간호사의 보건활동
1. 「농어촌 등 보건의료를 위한 특별조치법」에 따라 보건진료 전담공무원으로서 하는 보건활동
2. 「모자보건법」에 따른 모자보건전문가가 행하는 모자보건 활동
3. 「결핵예방법」에 따른 보건활동
4. 그 밖의 법령에 따라 간호사의 보건활동으로 정한 업무

의료기관(제3조)

① **개념** : 의료인이 공중(公衆) 또는 특정 다수인을 위하여 의료・조산의 업(이하 "의료업")을 하는 곳

② **구분**(10종 : 의원급 3종, 병원급 6종 + 조산원)

1. 의원급 → 의원, 치과의원, 한의원 : 의사, 치과의사 또는 한의사가 주로 외래환자를 대상으로 각각 그 의료행위를 하는 의료기관
2. 조산원 : 조산사가 조산과 임산부 및 신생아를 대상으로 보건활동과 교육・상담을 하는 의료기관
3. 병원급 → 병원, 치과병원, 한방병원, 요양병원, 정신병원, 종합병원 : 의사, 치과의사 또는 한의사가 주로 입원환자를 대상으로 의료행위를 하는 의료기관

병원등(제3조의2)

병원 등(병원・치과병원・한방병원 및 요양병원)은 30개 이상의 병상(병원・한방병원만 해당) 또는 요양병상(요양병원만 해당)을 갖추어야 함 → 치과병원은 병상수 최소요건이 없음

종합병원(제3조의3)

① **병상수** : 100개 이상의 병상

② **필수진료과목**

1. 100병상 이상 ~ 300병상 이하 종합병원의 필수진료과목 → 7개 : 내과・외과・소아청소년과・산부인과 중 3개 진료과목, 영상의학과, 마취통증의학과와 진단검사의학과(또는 병리과)를 포함한 7개 이상의 진료과목을 갖추고 각 진료과목마다 전속하는 전문의를 둘 것
2. 300병상 초과 종합병원의 필수진료과목 → 9개 : 내과, 외과, 소아청소년과, 산부인과, 영상의학과, 마취통증의학과, 진단검사의학과(또는 병리과) + 정신건강의학과 및

치과를 포함한 9개 이상의 진료과목을 갖추고 각 진료과목마다 전속하는 전문의를 둘 것

상급종합병원 지정(제3조의4)

① **대상** : 보건복지부장관이 중증질환에 대하여 난이도가 높은 의료행위를 전문적으로 하는 종합병원 중에서 지정

② **상급종합병원 요건**

1. 보건복지부령으로 정하는 20개 이상의 진료과목을 갖추고 각 진료과목마다 전속하는 전문의를 둘 것
2. 전문의가 되려는 자를 수련시키는 기관일 것
3. 보건복지부령으로 정하는 인력・시설・장비 등을 갖출 것
4. 질병군별 환자구성 비율이 보건복지부령으로 정하는 기준에 해당할 것

③ **평가** : 보건복지부장관은 상급종합병원으로 지정받은 종합병원에 대하여 3년마다 평가를 실시하여 재지정하거나 지정 취소 가능

※ 상급종합병원의 지정 및 평가에 관한 규칙[보건복지부령 제1068호] 참조

전문병원 지정(제3조의5)

① **대상** : 보건복지부장관이 병원급 의료기관 중에서 특정 진료과목이나 특정 질환 등에 대하여 난이도가 높은 의료행위를 하는 병원 중에서 지정

② **전문병원 요건**

1. 특정 질환별・진료과목별 환자의 구성비율 등이 보건복지부령으로 정하는 기준에 해당할 것
2. 보건복지부령으로 정하는 수 이상의 진료과목을 갖추고 각 진료과목마다 전속하는 전문의를 둘 것
3. 최근 3년간 해당 의료기관 또는 그 개설자가 제64조제1항에 따른 3개월 이상의 의료업 정지나 개설 허가의 취소 또는 폐쇄 명령을 받은 사실이 없을 것

③ **평가** : 보건복지부장관은 전문병원으로 지정받은 의료기관에 대하여 3년마다 평가를 실시하여 전문병원으로 재지정 가능

④ 보건복지부장관의 전문병원 지정 또는 재지정 취소 사유

1. 지정취소 : 거짓이나 그 밖의 부정한 방법으로 지정 또는 재지정을 받은 경우
2. 지정 취소 가능
   - 지정 또는 재지정의 취소를 원하는 경우
   - 평가 결과 전문병원 지정 요건에 해당하지 아니하여 시정명령을 받고 이를 이행하지 아니한 경우
   - 의료업이 3개월 이상 정지되거나 개설 허가의 취소 또는 폐쇄 명령을 받은 경우
   - 전문병원에 소속된 의료인, 의료기관 개설자 또는 종사자가 무면허 의료행위를 하거나 무면허의료행위를 하게 하여 전문병원 지정을 계속 유지하는 것이 부적절하다고 인정되는 경우

※ 전문병원의 지정 및 평가 등에 관한 규칙[보건복지부령 제1068호] 참조

※ 전문병원의 지정 등에 관한 고시[보건복지부고시 제2023-108호] 참조

제2장
의료인

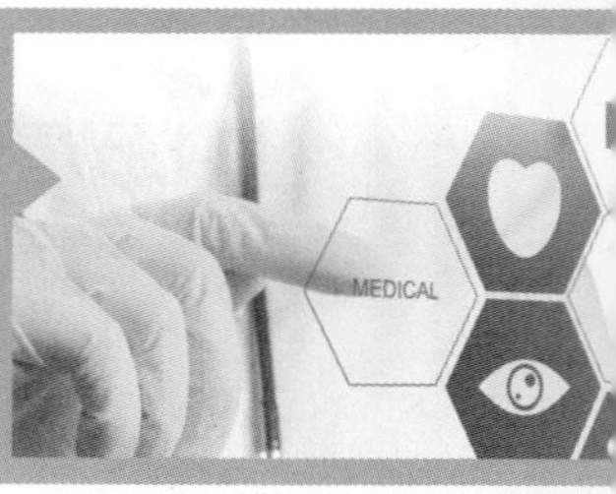

제1절 자격과 면허

의료인과 의료기관의 장의 의무(제4조)

① 의료인과 의료기관의 장은 의료의 질을 높이고 의료관련감염(의료기관 내에서 환자, 환자의 보호자, 의료인 또는 의료기관 종사자에게 발생하는 감염)을 예방하며 의료기술을 발전시키는 등 환자에게 최선의 의료서비스를 제공하기 위하여 노력하여야 함

② 의료인은 다른 의료인 또는 의료법인 등의 명의로 의료기관을 개설하거나 운영할 수 없음

③ 의료기관의 장은 「보건의료기본법」에 따른 환자의 권리 등을 환자가 쉽게 볼 수 있도록 의료기관 내에 게시하여야 함

④ 의료기관의 장은 환자와 보호자가 의료행위를 하는 사람의 신분을 알 수 있도록 의료인, 학생, 간호조무사 및 의료기사에게 의료기관 내에서 명찰을 달도록 지시・감독하여야 함

⑤ 의료인은 일회용 의료기기를 한 번 사용한 후 다시 사용하여서는 안 됨

간호・간병통합서비스 제공 등(제4조의2)

① 간호・간병통합서비스의 개념 : 입원 환자를 대상으로 보호자 등이 상주하지 아니하고 간호・간병통합서비스 제공인력(간호사, 간호조무사 및 그 밖에 간병지원인력)에 의하여 포괄적으로 제공되는 입원서비스

② 병원급 의료기관은 간호・간병통합서비스를 제공할 수 있도록 노력하여야 하며, 간호・간병통합서비스를 제공하는 병원급 의료기관("간호・간병통합서비스 제공기관")은 보건복지부령으로 정하는 인력, 시설, 운영 등의 기준을 준수하여야 함

③ 공공보건의료기관 중 보건복지부령으로 정하는 병원급 의료기관은 간호・간병통합서비

스를 제공하여야 하며, 이 경우 국가 및 지방자치단체는 필요한 비용의 전부 또는 일부를 지원할 수 있음

④ 간호·간병통합서비스 제공기관은 보호자 등의 입원실 내 상주를 제한하고 환자 병문안에 관한 기준을 마련하는 등 안전관리를 위하여 노력하여야 함

⑤ 국가 및 지방자치단체는 간호·간병통합서비스의 제공·확대, 간호·간병통합서비스 제공인력의 원활한 수급 및 근무환경 개선을 위하여 필요한 시책을 수립하고 그에 따른 지원을 하여야 함

시행규칙 제1조의4 간호·간병통합서비스 제공환자

1. 환자에 대한 진료 성격이나 질병 특성상 보호자 등의 간병을 제한할 필요가 있는 입원 환자
2. 환자의 생활 여건이나 경제 상황 등에 비추어 보호자 등의 간병이 현저히 곤란하다고 인정되는 입원 환자
3. 그 밖에 환자에 대한 의료관리상 의사·치과의사 또는 한의사가 간호·간병통합서비스가 필요하다고 인정하는 입원 환자

시행규칙 제1조의4 간호·간병통합서비스 제공기관

- 병원, 치과병원, 한방병원 및 종합병원

의료인의 면허 대여 금지 등(제4조의3)

① 모든 의료인은 면허를 다른 사람에게 대여하여서는 아니 됨

② 누구든지 의료인의 면허를 대여받아서는 아니 되며, 면허 대여를 알선하여서도 아니 됨

의사·치과의사 또는 한의사 면허(제5조)

- 아래의 자격요건을 갖춘 자로서 의사·치과의사 또는 한의사 국가시험에 합격한 후 보건복지부장관의 면허를 받아야 함
  1. 의학·치의학 또는 한의학을 전공하는 대학을 졸업하고 의학사·치의학사 또는 한의학사 학위를 받은 자(졸업예정자 포함)
  2. 의학·치의학 또는 한의학을 전공하는 전문대학원을 졸업하고 석사학위 또는 박사학위를 받은 자(졸업예정자 포함)
  3. 외국의 해당하는 학교(보건복지부장관이 정하여 고시하는 인정기준에 해당하는 학교)를 졸업하고 외국의 의사·치과의사 또는 한의사 면허를 받은 자로서 예비시험에 합격한 자

조산사 면허(제6조)

• 아래의 자격요건을 갖춘 자로서 조산사 국가시험에 합격한 후 보건복지부장관의 면허를 받아야 함

1. 간호사 면허를 가지고 보건복지부장관이 인정하는 의료기관에서 1년간 조산 수습과정을 마친 자 → 조산사는 2종의 면허를 가지게 됨
2. 외국의 조산사 면허(보건복지부장관이 정하여 고시하는 인정기준에 해당하는 면허)를 받은 자

시행규칙 제3조 조산 수습의료기관 및 수습생 정원

① 조산 수습의료기관으로 보건복지부장관의 인정을 받을 수 있는 의료기관은 산부인과 수련병원 및 소아청소년과 수련병원으로 함

간호법 제4조 간호사 면허

아래의 자격요건을 갖춘 자로서 간호사 국가시험에 합격한 후 보건복지부장관의 면허를 받아야 함

1. 평가인증기구의 인증을 받은 간호학을 전공하는 대학이나 전문대학을 졸업한 사람
2. 외국의 간호학을 전공하는 대학이나 전문대학(보건복지부장관이 정하여 고시하는 인정기준에 해당하는 학교)을 졸업하고 외국의 간호사 면허를 받은 사람

결격사유 등(제8조), 간호법 제7조(결격사유)

다음 각 호의 어느 하나에 해당하는 자는 의료인이 될 수 없음. 다만 간호사에 대하여는 「간호법」에서 정하는 바에 따름

① 정신질환자(다만, 전문의가 의료인으로서 적합하다고 인정하는 사람은 제외)

② 마약 · 대마 · 향정신성의약품 중독자

③ 피성년후견인 · 피한정후견인

④ 금고 이상의 실형을 선고받고 그 집행이 끝나거나 그 집행을 받지 아니하기로 확정된 후 5년이 지나지 아니한 자

⑤ 금고 이상의 형의 집행유예를 선고받고 그 유예기간이 지난 후 2년이 지나지 아니한 자

⑥ 금고 이상의 형의 선고유예를 받고 그 유예기간 중에 있는 자

국가시험 등(제9조)

① 매년 1회 이상 보건복지부장관이 시행

② 국가시험 등의 관리를 한국보건의료인국가시험원에 위탁 가능

응시자격 제한 등(제10조)

① 결격사유 등(제8조)에 해당하는 자는 국가시험 등에 응시 불가

② 부정한 방법으로 국가시험 등에 응시한 자나 국가시험등에 관하여 부정행위를 한 자는 그 수험을 정지시키거나 합격을 무효로 처리하고, 처분의 사유와 위반 정도 등을 고려하여 그 다음에 치러지는 국가시험 등의 응시를 3회의 범위에서 제한할 수 있음

> **시행령** 제9조의2 국가시험등 응시제한 [별표 1]
>
> 3회 응시제한이 되는 경우
>
> • 대리시험을 치르거나 다른 사람으로 하여금 시험을 치르게 하는 행위
>
> • 사전에 시험문제 또는 시험답안을 다른 사람에게 알려주는 행위
>
> • 사전에 시험문제 또는 시험답안을 알고 시험을 치르는 행위

면허 조건과 등록(제11조)

① 보건복지부장관은 보건의료 시책에 필요하다고 인정하면 의료인(조산사, 간호사 포함)에게 면허를 내줄 때 3년 이내의 기간을 정하여 특정 지역(보건복지부장관이 정하는 보건의료 취약지)이나 특정 업무(국·공립 보건의료기관의 업무와 국·공·사립 보건의학연구기관의 기초의학 분야에 속하는 업무)에 종사할 것을 면허의 조건으로 붙일 수 있음

② 보건복지부장관은 면허를 내줄 때에는 그 면허에 관한 사항을 등록대장에 등록하고 면허증을 내주어야 하며, 등록대장은 의사·치과의사·한의사·조산사를 구분하여 따로 작성·비치하여야 함

③ 면허등록과 면허증에 필요한 사항은 보건복지부령으로 정함

의료기술 등에 대한 보호(제12조)

① 의료인이 하는 의료·조산·간호 등 의료기술의 시행("의료행위")에 대하여는 법령에 따로 규정된 경우 외에는 누구든지 간섭하지 못함

② 누구든지 의료기관의 의료용 시설·기재·약품, 그 밖의 기물 등을 파괴·손상하거나 의

료기관을 점거하여 진료를 방해하여서는 아니 되며, 이를 교사하거나 방조하여서는 아니 됨

③ 누구든지 의료행위가 이루어지는 장소에서 의료행위를 행하는 의료인, 간호조무사 및 의료기사 또는 의료행위를 받는 사람을 폭행·협박하여서는 아니 됨

의료기재 압류 금지(제13조)

의료인의 의료 업무에 필요한 기구·약품, 그 밖의 재료는 압류하지 못함

기구 등 우선공급(제14조)

① 의료인은 의료행위에 필요한 기구·약품, 그 밖의 시설 및 재료를 우선적으로 공급받을 권리가 있음

② 의료인은 위의 권리에 부수되는 물품, 노력, 교통수단에 대하여서도 우선적으로 공급받을 권리가 있음

의료인의 권리(제12조~14조)
① 의료기술 등에 대한 보호
② 의료기재 압류 금지
③ 기구 등 우선공급

진료거부 금지 등(제15조)

① 의료인 또는 의료기관 개설자는 진료나 조산 요청을 받으면 정당한 사유 없이 거부하지 못함

② 의료인은 응급환자에게 「응급의료에 관한 법률」에서 정하는 바에 따라 최선의 처치를 하여야 함

세탁물 처리(제16조)

① 의료기관에서 나오는 세탁물은 의료인·의료기관 또는 특별자치시장·특별자치도지사·시장·군수·구청장(자치구의 구청장)에게 신고한 자가 아니면 처리할 수 없음

자치구의 구청장
서울특별시와 각 광역시의 구청장이 해당되며, 선거에 의하여 선출됨

② 의료기관의 개설자와 의료기관세탁물처리업 신고를 한 자("세탁물처리업자")는 세탁물의

처리업무에 종사하는 사람에게 보건복지부령으로 정하는 바에 따라 감염 예방에 관한 교육을 실시하고 그 결과를 기록하고 유지하여야 함

③ 세탁물처리업자가 보건복지부령으로 정하는 신고사항을 변경하거나 1개월 이상 휴업·폐업 또는 재개업을 하려는 경우에는 보건복지부령으로 정하는 바에 따라 특별자치시장·특별자치도지사·시장·군수·구청장에게 신고하여야 함

* 의료기관세탁물 관리규칙[보건복지부령 제822호, 2021.8.11.](본 교재 제11부) 참조

진단서 등(제17조)

① **진단서·검안서·증명서** : 의료업에 종사하고 직접 진찰하거나 검안한 의사, 치과의사, 한의사가 아니면 환자(환자가 사망하거나 의식이 없는 경우에는 직계존속·비속, 배우자 또는 배우자의 직계존속, 모두 없는 경우에는 형제자매) 또는 검시를 하는 지방검찰청검사(검안서에 한함)에게 교부하지 못함

다만, 진료 중이던 환자가 최종 진료 시부터 48시간 이내에 사망한 경우에는 다시 진료하지 아니하더라도 진단서나 증명서를 내줄 수 있으며, 환자 또는 사망자를 직접 진찰하거나 검안한 의사·치과의사 또는 한의사가 부득이한 사유로 진단서·검안서 또는 증명서를 내줄 수 없으면 같은 의료기관에 종사하는 다른 의사·치과의사 또는 한의사가 환자의 진료기록부 등에 따라 내줄 수 있음

② **출생·사망 또는 사산 증명서** : 의료업에 종사하고 직접 조산한 의사·한의사 또는 조산사가 아니면 내주지 못함. 다만, 부득이한 사유로 증명서를 내줄 수 없으면 같은 의료기관에 종사하는 다른 의사·한의사 또는 조산사가 진료기록부 등에 따라 증명서를 내줄 수 있음

③ 위의 서류는 교부를 요구받은 때에는 정당한 사유 없이 거부하지 못함

> **시행규칙** 제9조 진단서의 기재 사항[별지 제5호의 2서식]
> 1. 환자의 성명, 주민등록번호 및 주소
> 2. 병명 및 질병분류기호
> 3. 발병 연월일 및 진단 연월일
> 4. 치료 내용 및 향후 치료에 대한 소견
> 5. 입원·퇴원 연월일
> 6. 의료기관의 명칭·주소, 진찰한 의사·치과의사 또는 한의사의 성명·면허자격·면허번호

처방전(제17조의2)

① 의료업에 종사하고 직접 진찰한 의사, 치과의사 또는 한의사가 아니면 처방전(전자처방전 포함)을 작성하여 환자에게 교부하거나 발송하지 못하며, 의사, 치과의사 또는 한의사에게 직접 진찰을 받은 환자가 아니면 누구든지 그 의사, 치과의사 또는 한의사가 작성한 처방전을 수령하지 못함

② 의사, 치과의사 또는 한의사는 다음 각 호의 어느 하나에 해당하는 경우로서 해당 환자 및 의약품에 대한 안전성을 인정하는 경우에는 대리수령자에게 처방전을 교부하거나 발송할 수 있으며 대리수령자는 환자를 대리하여 그 처방전을 수령할 수 있음

- 대리수령자의 범위
  1. 환자의 직계존속·비속 및 직계비속의 배우자
  2. 환자의 배우자 및 배우자의 직계존속
  3. 환자의 형제자매
  4. 「노인복지법」에 따른 노인의료복지시설에서 근무하는 사람

  4의2. 장애인 거주시설에서 근무하는 사람

  5. 그 밖에 환자의 계속적인 진료를 위해 필요한 경우로서 보건복지부장관이 인정하는 사람
- 대리 수령이 가능한 경우
  1. 환자의 의식이 없는 경우
  2. 환자의 거동이 현저히 곤란하고 동일한 상병에 대하여 장기간 동일한 처방이 이루어지는 경우

처방전 작성과 교부(제18조)

① 의사나 치과의사는 환자에게 의약품을 투여할 필요가 있다고 인정하면 「약사법」에 따라 자신이 직접 의약품을 조제할 수 있는 경우가 아니면 처방전을 작성하여 환자에게 내주거나 발송(전자처방전만 해당)하여야 함

② 누구든지 정당한 사유 없이 전자처방전에 저장된 개인정보를 탐지하거나 누출·변조 또는 훼손하여서는 아니 됨

③ 처방전을 발행한 의사 또는 치과의사(처방전을 발행한 한의사 포함)는 처방전에 따라 의약품을 조제하는 약사 또는 한약사가 「약사법」에 따라 문의한 때 즉시 이에 응하여야 함. 다만, 아래의 사유로 약사 또는 한약사의 문의에 응할 수 없는 경우 사유가 종료된 때 즉

시 이에 응하여야 함

1. 응급환자를 진료 중인 경우
2. 환자를 수술 또는 처치 중인 경우
3. 그 밖에 약사의 문의에 응할 수 없는 정당한 사유가 있는 경우

④ 의사, 치과의사 또는 한의사가 자신이 직접 의약품을 조제하여 환자에게 그 의약품을 내어주는 경우에는 그 약제의 용기 또는 포장에 환자의 이름, 용법 및 용량, 그 밖에 보건복지부령으로 정하는 사항을 적어야 함

의약품정보의 확인(제18조의2)

① 의사 및 치과의사는 처방전을 작성하거나 「약사법」에 따라 의약품을 자신이 직접 조제하는 경우에는 다음 정보("의약품정보")를 미리 확인하여야 함

1. 환자에게 처방 또는 투여되고 있는 의약품과 동일한 성분의 의약품인지 여부
2. 식품의약품안전처장이 병용금기, 특정연령대 금기 또는 임부금기 등으로 고시한 성분이 포함되는지 여부
3. 그 밖에 보건복지부령으로 정하는 정보

시행규칙 제13조의2 의약품정보의 확인 : 그 밖에 보건복지부령으로 정하는 정보

1. 「약사법」에 따른 회수 또는 폐기 등의 대상이 되는 의약품인지 여부
2. 「의약품 등의 안전에 관한 규칙」에 따라 안전성 속보 또는 안전성 서한을 전파한 의약품인지 여부
3. 그 밖에 위에 준하는 의약품으로서 보건복지부장관 또는 식품의약품안전처장이 의약품의 안전한 사용을 위하여 그 확인이 필요하다고 공고한 의약품인지 여부

② 제1항에도 불구하고 의사 및 치과의사는 급박한 응급의료상황 등 의약품정보를 확인할 수 없는 정당한 사유가 있을 때에는 이를 확인하지 아니할 수 있음

③ 의약품정보의 확인방법・절차, 의약품정보를 확인할 수 없는 정당한 사유 등은 보건복지부령으로 정함

시행규칙 제13조의2 의약품정보의 확인 : 확인할 수 없는 정당한 사유

1. 급박한 응급의료상황인 경우
2. 긴급한 재해구호상황인 경우
3. 그 밖에 위에 준하는 경우로서 보건복지부장관이 정하여 고시하는 경우

정보 누설 금지(제19조)

① 의료인이나 의료기관 종사자는 의료·조산 또는 간호업무나 진단서·검안서·증명서 작성·교부 업무, 처방전 작성·교부 업무, 진료기록 열람·사본 교부 업무, 진료기록부등 보존 업무 및 전자의무기록 작성·보관·관리 업무를 하면서 알게 된 다른 사람의 정보를 누설하거나 발표하지 못함

② 의료기관 인증에 관한 업무에 종사하는 자 또는 종사하였던 자는 그 업무를 하면서 알게 된 정보를 다른 사람에게 누설하거나 부당한 목적으로 사용하여서는 아니 됨

태아 성 감별 행위 등 금지(제20조)

① 의료인은 태아 성 감별을 목적으로 임부를 진찰하거나 검사하여서는 아니 되며, 같은 목적을 위한 다른 사람의 행위를 도와서도 안 됨

기록 열람 등(제21조)

① 환자는 의료인, 의료기관의 장 및 의료기관 종사자에게 본인에 관한 기록의 전부 또는 일부에 대하여 열람 또는 그 사본의 발급 등 내용의 확인을 요청할 수 있음. 이 경우 의료인, 의료기관의 장 및 의료기관 종사자는 정당한 사유가 없으면 이를 거부하여서는 아니 됨

② 의료인, 의료기관의 장 및 의료기관 종사자는 환자가 아닌 다른 사람에게 환자에 관한 기록을 열람하게 하거나 그 사본을 내주는 등 내용을 확인할 수 있게 하여서는 아니 됨

③ 기록열람 또는 사본 교부를 하여야 하는 경우(의사·치과의사 또는 한의사가 환자의 진료를 위하여 불가피하다고 인정한 경우는 예외)

1. 환자의 배우자, 직계 존속·비속, 형제·자매(환자의 배우자 및 직계 존속·비속, 배우자의 직계존속이 모두 없는 경우만 해당) 또는 배우자의 직계 존속이 요청한 경우 → 필요서류)

   가. 기록 열람이나 사본 발급을 요청하는 자의 신분증 사본

   나. 가족관계증명서, 주민등록표 등본 등 친족관계임을 확인할 수 있는 서류(환자의 형제·자매가 요청하는 경우에는 환자의 배우자 및 직계존속·비속, 배우자의 직계 존속이 모두 없음을 증명하는 자료도 함께 제출)

   다. 환자가 자필서명한 동의서(별지 제9호의2 서식, 환자가 만 14세 미만의 미성년자인 경우 제외)

2. 환자가 지정하는 대리인이 요청한 경우

→ 필요서류)

가. 기록열람이나 사본발급을 요청하는 자의 신분증 사본

나. 환자가 자필서명한 동의서(별지 제9호의2 서식)

다. 환자가 자필 서명한 위임장(별지 제9호의3 서식)

라. 환자의 신분증 사본(환자가 만 17세 미만으로 주민등록증이 발급되지 아니한 경우에는 제외)

(동의서와 위임장은 환자가 만 14세 미만의 미성년자인 경우에는 환자의 법정대리인이 작성하여야 하며, 가족관계증명서 등 법정대리인임을 확인할 수 있는 서류를 첨부하여야 함)

3. 환자가 사망하거나 의식이 없는 등 환자의 동의를 받을 수 없어 환자의 배우자, 직계존속・비속, 형제・자매(환자의 배우자 및 직계 존속・비속, 배우자의 직계존속이 모두 없는 경우만 해당) 또는 배우자의 직계 존속이 요청한 경우

시행규칙 [별표 2의2]

환자의 동의를 받을 수 없는 경우 기록 열람・사본 발급 요청 시 구비서류

구분	구비서류
환자가 사망한 경우	1. 기록 열람이나 사본 발급을 요청하는 자의 신분증 사본 2. 가족관계증명서, 주민등록표 등본 등 친족관계를 확인할 수 있는 서류 3. 가족관계증명서, 제적등본, 사망진단서 등 사망사실을 확인할 수 있는 서류
환자가 의식불명 또는 의식불명은 아니지만 중증의 질환・부상으로 자필서명을 할 수 없는 경우	1. 기록 열람이나 사본 발급을 요청하는 자의 신분증 사본 2. 가족관계증명서, 주민등록표 등본 등 친족관계를 확인할 수 있는 서류 3. 환자가 의식불명 또는 중증의 질환・부상으로 자필서명을 할 수 없음을 확인할 수 있는 진단서
환자가 행방불명인 경우	1. 기록 열람이나 사본 발급을 요청하는 자의 신분증 사본 2. 가족관계증명서, 주민등록표 등본 등 친족관계를 확인할 수 있는 서류 3. 주민등록표 등본, 법원의 실종선고 결정문 사본 등 행방불명 사실을 확인할 수 있는 서류
환자가 의사무능력자인 경우	1. 기록 열람이나 사본 발급을 요청하는 자의 신분증 사본 2. 가족관계증명서, 주민등록표 등본 등 친족관계를 확인할 수 있는 서류 3. 법원의 금치산 선고 결정문 사본 또는 의사무능력자임을 증명하는 정신과 전문의의 진단서

비고 : 위 표의 규정에 불구하고 환자의 형제・자매가 요청하는 경우에는 환자의 배우자 및 직계 존속・비속, 배우자의 직계 존속이 모두 없음을 증명하는 자료를 함께 제출하여야 한다.

4. 「국민건강보험법」에 따라 국민건강보험공단 또는 건강보험심사평가원에 제공하는 경우

5. 「의료급여법」에 따라 보장기관(시 · 군 · 구), 국민건강보험공단, 건강보험심사평가원에 제공하는 경우
6. 「형사소송법」에 따른 경우 또는 「군사법원법」에 따른 경우
7. 「민사소송법」에 따라 문서제출을 명한 경우
8. 「산업재해보상보험법」에 따라 보고 또는 서류 등 제출을 요구하거나 조사하는 경우
9. 「자동차손해배상 보장법」에 따라 자동차보험진료수가를 청구받은 보험회사 등이 진료기록의 열람을 청구한 경우
10. 「병역법」에 따라 병무청장 또는 지방병무청장이 병역판정검사, 병적 관리와 관련하여 질병 또는 심신장애의 확인을 위하여 필요하다고 인정하여 의료기관의 장에게 병역판정검사대상자 또는 병적 관리 대상자의 진료기록 · 치료 관련 기록의 제출을 요구한 경우
11. 「학교안전사고 예방 및 보상에 관한 법률」에 따라 공제회가 관계 진료기록의 열람 또는 필요한 자료의 제출을 요청하는 경우
12. 「고엽제후유의증 등 환자지원 및 단체설립에 관한 법률」에 따라 의료기관의 장이 진료기록 및 임상소견서를 보훈병원장에게 보내는 경우
13. 「의료사고 피해구제 및 의료분쟁 조정 등에 관한 법률」에 따른 경우
14. 「국민연금법」에 따라 국민연금공단이 부양가족연금, 장애연금 및 유족연금 급여의 지급심사와 관련하여 가입자 또는 가입자였던 사람을 진료한 의료기관에 해당 진료에 관한 사항의 열람 또는 사본 교부를 요청하는 경우

14의2. 공무원 또는 공무원이었던 사람을 진료한 의료기관에 「공무원연금법」, 「공무원 재해보상법」에 따라 해당 진료에 관한 사항의 열람 또는 사본 교부를 요청하는 경우

14의3. 「사립학교교직원 연금법」에 따라 교직원 또는 교직원이었던 자를 진료한 의료기관에 해당 진료에 관한 사항의 열람 또는 사본 교부를 요청하는 경우

14의4. 군인 또는 군인이었던 사람을 진료한 의료기관에 해당 진료에 관한 사항의 열람 또는 사본 교부를 요청하는 경우

15. 「장애인복지법」에 따라 공공기관의 장이 장애 정도에 관한 심사와 관련하여 진료에 관한 사항의 열람 또는 사본 교부를 요청하는 경우
16. 「감염병의 예방 및 관리에 관한 법률」에 따라 감염병환자등의 진료기록 및 예방접종을 받은 사람의 예방접종 후 이상반응에 관한 진료기록의 제출을 요청하는 경우
17. 「국가유공자 등 예우 및 지원에 관한 법률」에 따라 보훈심사와 관련하여 해당 진료에

관한 사항의 열람 또는 사본 교부를 요청하는 경우
18. 「한국보훈복지의료공단법」에 따라 한국보훈복지의료공단이 국가유공자등에 대한 진료기록등의 제공을 요청하는 경우
19. 「군인사법」에 따라 전공사상 심사와 관련하여 전사자등을 진료한 의료기관에 대하여 해당 진료에 관한 사항의 열람 또는 사본 교부를 요청하는 경우

④ 진료기록을 보관하고 있는 의료기관이나 진료기록이 이관된 보건소에 근무하는 의사·치과의사 또는 한의사는 자신이 직접 진료하지 아니한 환자의 과거 진료 내용의 확인 요청을 받은 경우에는 진료기록을 근거로 하여 사실을 확인하여 줄 수 있음

진료기록의 송부 등(제21조의2)

① 의료인 또는 의료기관의 장은 다른 의료인 또는 의료기관의 장으로부터 진료기록의 내용 확인이나 진료기록의 사본 및 환자의 진료경과에 대한 소견 등을 송부 또는 전송할 것을 요청받은 경우 해당 환자나 환자 보호자의 동의를 받아 그 요청에 응하여야 함. 다만, 해당 환자의 의식이 없거나 응급환자인 경우 또는 환자의 보호자가 없어 동의를 받을 수 없는 경우에는 환자나 환자 보호자의 동의 없이 송부 또는 전송가능함

② 의료인 또는 의료기관의 장이 응급환자를 다른 의료기관에 이송하는 경우에는 지체 없이 내원 당시 작성된 진료기록의 사본 등을 이송하여야 함

③ 보건복지부장관은 진료기록의 사본 및 진료경과에 대한 소견 등의 전송 업무를 지원하기 위하여 전자정보시스템("진료기록전송지원시스템")을 구축·운영할 수 있음

④ 보건복지부장관은 진료기록전송지원시스템의 구축·운영을 관계 전문기관에 위탁할 수 있으며, 보건복지부장관은 그 소요 비용의 전부 또는 일부를 지원할 수 있음

⑤ 업무를 위탁받은 전문기관의 준수 사항
1. 안전성 확보에 필요한 기술적·관리적 조치를 할 것
2. 진료기록전송지원시스템 운영 업무를 다른 기관에 재위탁하지 아니할 것
3. 진료기록전송지원시스템이 보유한 정보를 제3자에게 임의로 제공하거나 유출하지 아니할 것

⑥ 누구든지 정당한 사유 없이 진료기록전송지원시스템에 저장된 정보를 누출·변조 또는 훼손하여서는 아니 됨

⑦ 진료기록전송지원시스템의 구축·운영에 관하여 이 법에서 규정된 것을 제외하고는 「개인정보 보호법」에 따름

진료기록의 전송등 요청(제21조의3)

① 환자는 다른 의료기관으로 전원하는 경우 의료인, 의료기관의 장 및 의료기관 종사자에게 본인에 관한 기록의 전부 또는 일부를 전원하는 의료기관에 전송 또는 송부("전송등")하여 줄 것을 요청할 수 있음. 이 경우 의료인, 의료기관의 장 및 의료기관 종사자는 정당한 사유가 없으면 이를 거부하여서는 아니 됨

② 환자는 전송등의 요청을 대리인에게 하게 할 수 있음

③ 전송등은 진료기록전송지원시스템 또는 그 밖에 대통령령으로 정하는 방법으로 할 수 있음

④ 그 밖에 전송등 요청의 방법・절차, 전송등의 절차 및 기한, 대리인의 요건 등 진료기록의 전송등에 필요한 사항은 보건복지부령으로 정함

제2절 권리와 의무

진료기록부 등(제22조)

① 의료인은 각각 진료기록부, 조산기록부, 간호기록부, 그 밖의 진료에 관한 기록(이하 "진료기록부등"이라 한다)을 갖추어 두고 환자의 주된 증상, 진단 및 치료 내용 등 보건복지부령으로 정하는 의료행위에 관한 사항과 의견을 상세히 기록하고 서명하여야 함

② 의료인이나 의료기관 개설자는 진료기록부등을 보건복지부령으로 정하는 바에 따라 보존하여야 함

시행규칙 제15조(진료기록부 등의 보존기간)

- 10년 : 진료기록부, 수술기록
- 5년 : 환자명부, 검사소견기록, 방사선사진 및 그 소견서, 간호기록부, 조산기록부
- 3년 : 진단서 등의 부본
- 2년 : 처방전

③ 의료인은 진료기록부등을 거짓으로 작성하거나 고의로 사실과 다르게 추가기재・수정하여서는 안 됨

④ 보건복지부장관은 의료인이 진료기록부등에 기록하는 질병명, 검사명, 약제명 등 의학용어와 진료기록부등의 서식 및 세부내용에 관한 표준을 마련하여 고시하고 의료인 또는 의료기관 개설자에게 그 준수를 권고할 수 있음

전자의무기록(제23조)

① 의료인이나 의료기관 개설자는 제22조의 규정에도 불구하고 진료기록부등을 전자의무기록(「전자서명법」에 따른 전자서명이 기재된 전자문서)로 작성・보관할 수 있음

② 의료인이나 의료기관 개설자는 보건복지부령으로 정하는 바에 따라 전자의무기록을 안전하게 관리・보존하는 데에 필요한 시설과 장비를 갖추어야 함

③ 누구든지 정당한 사유 없이 전자의무기록에 저장된 개인정보를 탐지하거나 누출・변조 또는 훼손하여서는 아니 됨

④ 의료인이나 의료기관 개설자는 전자의무기록에 추가기재・수정을 한 경우 보건복지부령으로 정하는 바에 따라 접속기록을 별도로 보관하여야 함

전자의무기록의 표준화 등(제23조의2)

① 보건복지부장관은 전자의무기록이 효율적이고 통일적으로 관리・활용될 수 있도록 기록의 작성, 관리 및 보존에 필요한 전산정보처리시스템("전자의무기록시스템"), 시설, 장비 및 기록 서식 등에 관한 표준을 정하여 고시하고 전자의무기록시스템을 제조・공급하는 자, 의료인 또는 의료기관 개설자에게 그 준수를 권고할 수 있음

② 보건복지부장관은 전자의무기록시스템이 표준, 전자의무기록시스템 간 호환성, 정보 보안 등 대통령령으로 정하는 인증 기준에 적합한 경우에는 인증을 할 수 있음

③ 인증 취소 사유

1. 거짓이나 그 밖의 부정한 방법으로 인증을 받은 경우 : 반드시 인증 취소
2. 인증 기준에 미달하게 된 경우 : 인증취소 가능

진료정보 침해사고의 통지(제23조의3)

① 의료인 또는 의료기관 개설자는 진료정보 침해사고(전자의무기록에 대한 전자적 침해행위로 진료정보가 유출되거나 의료기관의 업무가 교란・마비되는 등 대통령령으로 정하는 사고)가 발생한 때에는 보건복지부장관에게 즉시 그 사실을 통지하여야 함

② 보건복지부장관은 진료정보 침해사고의 통지를 받거나 진료정보 침해사고가 발생한 사실을 알게 되면 이를 관계 행정기관에 통보하여야 함

진료정보 침해사고의 예방 및 대응 등(제23조의4)

① 보건복지부장관은 진료정보 침해사고의 예방 및 대응을 위하여 다음 각 호의 업무를 수행함

1. 진료정보 침해사고에 관한 정보의 수집 · 전파
2. 진료정보 침해사고의 예보 · 경보
3. 진료정보 침해사고에 대한 긴급조치
4. 전자의무기록에 대한 전자적 침해행위의 탐지 · 분석
5. 그 밖에 진료정보 침해사고 예방 및 대응을 위하여 대통령령으로 정하는 사항
   - 의료기관의 전자의무기록시스템에 대한 취약점 점검
   - 의료인 또는 의료기관 개설자에 대한 교육 및 훈련
   - 그 밖에 전자의무기록의 안전성 및 신뢰성을 확보하기 위해 필요한 사항으로서 보건복지부장관이 정하여 고시하는 사항

② 보건복지부장관은 제1항에 따른 업무의 전부 또는 일부를 전문기관에 위탁 가능
: 「사회보장급여의 이용 · 제공 및 수급권자 발굴에 관한 법률」 제29조에 따른 한국사회보장정보원에 위탁(시행규칙 제16조의4)

부당한 경제적 이익 등의 취득 금지(제23조의5)

① 의료인, 의료기관 개설자 및 의료기관 종사자는 의약품공급자로부터 의약품 채택 · 처방유도 · 거래유지 등 판매촉진을 목적으로 제공되는 금전, 물품, 편익, 노무, 향응, 그 밖의 경제적 이익을 받거나 의료기관으로 하여금 받게 하여서는 안 됨
→ 예외 : 견본품 제공, 학술대회 지원, 임상시험 지원, 제품설명회, 대금결제조건에 따른 비용할인, 시판 후 조사 등
※ 의료법 시행규칙 '[별표 2의3] 허용되는 경제적 이익등의 범위' 참조

② 의료인, 의료기관 개설자 및 의료기관 종사자는 「의료기기법」에 따른 제조업자, 의료기기 수입업자, 의료기기 판매업자 또는 임대업자로부터 의료기기 채택 · 사용유도 · 거래유지 등 판매촉진을 목적으로 제공되는 경제적 이익등을 받거나 의료기관으로 하여금 받게 하여서는 안됨. 다만, 견본품 제공등의 행위로서 보건복지부령으로 정하는 범위 안의 경제적 이익등인 경우는 예외로 함

③ 의료인, 의료기관 개설자 및 의료기관 종사자는 약국개설자로부터 처방전의 알선 · 수수 ·

제공 또는 환자 유인의 목적으로 경제적 이익등을 요구·취득하거나 의료기관으로 하여금 받게 하여서는 아니 됨

요양방법 지도(제24조)

의료인은 환자나 환자의 보호자에게 요양방법이나 그 밖에 건강관리에 필요한 사항을 지도하여야 함

의료행위에 관한 설명(제24조의2)

① 의사·치과의사 또는 한의사는 사람의 생명 또는 신체에 중대한 위해를 발생하게 할 우려가 있는 수술, 수혈, 전신마취("수술 등")를 하는 경우 제2항에 따른 사항을 환자(환자가 의사결정능력이 없는 경우 환자의 법정대리인)에게 설명하고 서면(전자문서를 포함)으로 그 동의를 받아야 함. 다만, 설명 및 동의 절차로 인하여 수술등이 지체되면 환자의 생명이 위험하여지거나 심신상의 중대한 장애를 가져오는 경우에는 예외

② 제1항에 따라 환자에게 설명하고 동의를 받아야 하는 사항

1. 환자에게 발생하거나 발생 가능한 증상의 진단명
2. 수술등의 필요성, 방법 및 내용
3. 환자에게 설명을 하는 의사, 치과의사 또는 한의사 및 수술 등에 참여하는 주된 의사, 치과의사 또는 한의사의 성명
4. 수술등에 따라 전형적으로 발생이 예상되는 후유증 또는 부작용
5. 수술등 전후 환자가 준수하여야 할 사항

③ 환자는 의사, 치과의사 또는 한의사에게 동의서 사본의 발급을 요청할 수 있으며, 요청을 받은 의사, 치과의사 또는 한의사는 정당한 사유가 없으면 이를 거부하여서는 아니 됨

④ 동의를 받은 사항 중 수술 등의 방법 및 내용, 수술 등에 참여한 주된 의사, 치과의사 또는 한의사가 변경된 경우에는 변경 사유와 내용을 환자에게 서면으로 알려야 함

신고(제25조)

① 의사·치과의사·한의사 및 조산사는 최초로 면허를 받은 후부터 3년마다 그 실태와 취업상황 등을 보건복지부장관에게 신고하여야 함

② 보건복지부장관은 보수교육을 이수하지 아니한 의사·치과의사·한의사 및 조산사에 대

하여 제1항에 따른 신고를 반려할 수 있음

③ 보건복지부장관은 제1항에 따른 신고 수리 업무를 대통령령으로 정하는 바에 따라 관련 단체 등에 위탁할 수 있음

> **시행령** 제11조(신고)
> ① 의료인은 그 실태와 취업상황 등을 면허증을 발급 또는 재발급 받은 날부터 매 3년이 되는 해의 12월 31일까지 보건복지부장관에게 신고하여야 함
> ② 보건복지부장관은 제1항에 따른 신고 수리 업무를 법 의사회 · 치과의사회 · 한의사회 · 조산사회 및 간호사회(이하 "중앙회"라 한다)에 위탁함

변사체 신고(제26조)

의사 · 치과의사 · 한의사 및 조산사는 사체를 검안하여 변사(變死)한 것으로 의심되는 때에는 사체의 소재지를 관할하는 경찰서장에게 신고하여야 함

> 의료인의 의무(제15조~26조)
> ① 진료거부 금지, ② 세탁물의 처리, ③ 진단서 및 처방전의 교부조건 및 발급의무, ④ 의약품 정보의 확인, ⑤ 정보 누설 금지, ⑥ 태아의 성감별 행위 등의 금지, ⑦ 기록열람 등의 제한, ⑧ 진료기록부의 송부, ⑨ 진료기록부 작성 및 보존, 표준화, ⑩ 진료정보 침해사고의 통지와 예방 및 대응, ⑪ 부당한 경제적 이익 등의 취득 금지, ⑫ 환자에 대한 요양방법의 지도, ⑬ 의료행위에 대한 설명, ⑭ 실태와 취업상황 신고, ⑮ 변사체 신고

제3절 의료행위의 제한

무면허 의료행위 등 금지(제27조)

① 의료인이 아니면 누구든지 의료행위를 할 수 없으며 의료인도 면허된 것 이외의 의료행위를 할 수 없음

- 무면허 의료행위가 가능한 경우 :
  1. 외국의 의료인 면허를 가진 자로서 일정 기간 국내에 체류하는 자
  2. 의과대학, 치과대학, 한의과대학, 의학전문대학원, 치의학전문대학원, 한의학전문대학원, 종합병원 또는 외국 의료원조기관의 의료봉사 또는 연구 및 시범사업을 위하여 의료행위를 하는 자

3. 의학 · 치과의학 · 한방의학 또는 간호학을 전공하는 학교의 학생

② 의료인이 아니면 의사 · 치과의사 · 한의사 · 조산사 또는 간호사 명칭이나 이와 비슷한 명칭을 사용하지 못함

③ 누구든지 「국민건강보험법」이나 「의료급여법」에 따른 본인부담금을 면제하거나 할인하는 행위, 금품 등을 제공하거나 불특정 다수인에게 교통편의를 제공하는 행위 등 영리를 목적으로 환자를 의료기관이나 의료인에게 소개 · 알선 · 유인하는 행위 및 이를 사주하는 행위를 하여서는 안 됨

다만, 다음 각 호의 어느 하나에 해당하는 행위는 할 수 있음

1. 환자의 경제적 사정 등을 이유로 개별적으로 관할 시장 · 군수 · 구청장의 사전승인을 받아 환자를 유치하는 행위
2. 「국민건강보험법」에 따른 가입자나 피부양자가 아닌 외국인(보건복지부령으로 정하는 바에 따라 국내에 거주하는 외국인은 제외)환자를 유치하기 위한 행위(「보험업법」에 따른 보험회사, 상호회사, 보험설계사, 보험대리점 또는 보험중개사는 예외)

④ 누구든지 의료인이 아닌 자에게 의료행위를 하게 하거나 의료인에게 면허사항 외의 의료행위를 하게 하여서는 아니 됨

제4절 의료인 단체

중앙회와 지부(제28조)

① 의사 · 치과의사 · 한의사 및 조산사는 각각 전국적 조직을 두는 중앙회(의사회 · 치과의사회 · 한의사회 및 조산사회)를 각각 설립하여야 함

② 중앙회

- 법인, 「민법」 중 사단법인에 관한 규정 준용
- 시 · 도에 지부를 의무적으로 설치, 시 · 군 · 구에 분회 설치 가능, 그 외의 지부나 외국에 의사회 지부를 설치하려면 보건복지부장관의 승인 필요
- 회원의 자격정지 처분 요구에 관한 사항 등을 심의 · 의결하기 위하여 윤리위원회를 두어야 함

설립 허가 등(제29조)

① 중앙회를 설립하려면 보건복지부장관에게 설립 허가를 받아야 함

② 중앙회가 정관을 변경하려면 보건복지부장관의 허가를 받아야 함

협조 의무(제30조)

① 중앙회는 보건복지부장관으로부터 의료와 국민보건 향상에 관한 협조 요청을 받으면 협조하여야 함

② 중앙회는 회원의 자질 향상을 위하여 필요한 보수교육을 매년 실시하여야 함

③ 의사·치과의사·한의사 및 조산사는 연간 8시간 이상의 보수교육을 받아야 함

시행규칙 제20조 보수교육

① 각 중앙회장은 보수교육을 다음 각 호의 기관으로 하여금 실시하게 할 수 있음

1. 지부 또는 중앙회의 정관에 따라 설치된 분야별 전문학회 및 전문단체
2. 의과대학·치과대학·한의과대학·의학전문대학원·치의학전문대학원·한의학전문대학원·간호대학 및 그 부속병원
3. 수련병원
4. 한국보건복지인력개발원
5. 다른 법률에 따른 보수교육 실시기관

② 해당 연도의 보수교육 면제자

1. 전공의
2. 의과대학·치과대학·한의과대학·간호대학의 대학원 재학생
3. 면허증을 발급받은 신규 면허취득자
4. 보건복지부장관이 보수교육을 받을 필요가 없다고 인정하는 사람

③ 해당 연도의 보수교육 유예자

1. 해당 연도에 6개월 이상 환자진료 업무에 종사하지 아니한 사람
2. 보건복지부장관이 보수교육을 받기가 곤란하다고 인정하는 사람

감독(제32조)

보건복지부장관은 중앙회나 ① 그 지부가 정관으로 정한 사업 외의 사업을 하거나 ② 국민보건 향상에 장애가 되는 행위를 한 때, ③ 보건복지부장관으로부터 의료와 국민보건 향상에 관한 협조 요청을 받고 협조하지 아니한 경우에는 정관을 변경하거나 임원을 새로 뽑을 것을 명할 수 있음

제3장 의료기관

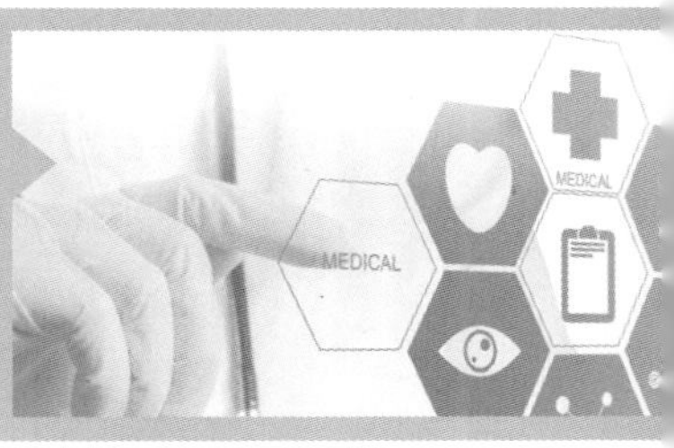

제1절 의료기관의 개설

개설 등(제33조)

① 의료인은 이 법에 따른 의료기관을 개설하지 아니하고는 의료업을 할 수 없으며, 그 의료기관 내에서 의료업을 하여야 함

- 의료기관 내에서 의료업 수행 예외 경우
  1. 「응급의료에 관한 법률」에 따른 응급환자를 진료하는 경우
  2. 환자나 환자 보호자의 요청에 따라 진료하는 경우
  3. 국가나 지방자치단체의 장이 공익상 필요하다고 인정하여 요청하는 경우
  4. 보건복지부령으로 정하는 바에 따라 가정간호를 하는 경우
  5. 그 밖에 이 법 또는 다른 법령으로 특별히 정한 경우나 환자가 있는 현장에서 진료를 하여야 하는 부득이한 사유가 있는 경우

② 의사는 종합병원 · 병원 · 요양병원, 정신병원 또는 의원을, 치과의사는 치과병원 또는 치과의원을, 한의사는 한방병원 · 요양병원 또는 한의원을, 조산사는 조산원만을 개설할 수 있음

- 의료기관 개설이 가능한 자
  1. 의사, 치과의사, 한의사 또는 조산사 : 간호사를 제외한 의료인
  2. 국가나 지방자치단체
  3. 의료업을 목적으로 설립된 법인(의료법인)
  4. 「민법」이나 특별법에 따라 설립된 비영리법인
  5. 「공공기관의 운영에 관한 법률」에 따른 준정부기관, 「지방의료원의 설립 및 운영에 관한 법률」에 따른 지방의료원, 「한국보훈복지의료공단법」에 따른 한국보훈복지의료공단

③ **의원급 이하는 신고** : 의원 · 치과의원 · 한의원, 조산원을 개설하려는 자는 시장 · 군수 · 구청장에게 신고해야 함

④ **병원급 이상은 허가** : 종합병원 · 병원 · 치과병원 · 한방병원, 요양병원 또는 정신병원을 개설하려면 시 · 도 의료기관개설위원회의 사전심의 및 본심의를 거쳐 시 · 도지사의 허가를 받아야 하고, 종합병원을 개설하려는 경우 또는 300병상 이상 종합병원의 의료기관 개설자가 병원급 의료기관을 추가로 개설하려는 경우에는 보건복지부령으로 정하는 바에 따라 시 · 도 의료기관개설위원회의 사전심의 단계에서 보건복지부장관의 승인을 받아야 함

- **시 · 도지사가 개설허가를 할 수 없는 경우**
  1. 제36조에 따른 시설기준에 맞지 아니하는 경우
  2. 제60조에 따른 병상 수급 기본시책과 수급 및 관리계획에 적합하지 아니한 경우

⑤ 조산원을 개설하는 자는 반드시 지도의사를 정하여야 함

⑥ 다음 각 호의 어느 하나에 해당하는 경우에는 의료기관을 개설할 수 없음

1. 약국 시설 안이나 구내인 경우
2. 약국의 시설이나 부지 일부를 분할 · 변경 또는 개수하여 의료기관을 개설하는 경우
3. 약국과 전용 복도 · 계단 · 승강기 또는 구름다리 등의 통로가 설치되어 있거나 이런 것들을 설치하여 의료기관을 개설하는 경우
4. 「건축법」 등 관계 법령에 따라 허가를 받지 아니하거나 신고를 하지 아니하고 건축 또는 증축 · 개축한 건축물에 의료기관을 개설하는 경우

⑦ 의료인은 어떠한 명목으로도 둘 이상의 의료기관을 개설 · 운영할 수 없으며, 두개 이상의 의료인 면허를 소지한 자가 의원급 의료기관을 개설하려는 경우에는 하나의 장소에 한하여 면허 종별에 따른 의료기관을 함께 개설할 수 있음

⑧ 의료법인 및 비영리법인이 의료기관을 개설하려면 그 법인의 정관에 개설하고자 하는 의료기관의 소재지를 기재하여 대통령령으로 정하는 바에 따라 정관의 변경허가를 얻어야 함. 이 경우 그 법인의 주무관청은 정관의 변경허가를 하기 전에 그 법인이 개설하고자 하는 의료기관이 소재하는 시 · 도지사 또는 시장 · 군수 · 구청장과 협의하여야 함

⑨ 의료기관을 개설 · 운영하는 의료법인등은 다른 자에게 그 법인의 명의를 빌려주어서는 안 됨

의료기관개설위원회 설치 등(제33조의2)

① 의료기관 개설 허가에 관한 사항을 심의하기 위하여 시 · 도지사 소속으로 의료기관개설

위원회를 둠

② 의료기관개설위원회의 위원은 의사회・치과의사회・한의사회・조산사회 및 간호사중앙회의 의료인으로서 경험이 풍부한 사람과 의료기관단체의 회원으로서 해당 지역 내 의료기관의 개설・운영 등에 관한 경험이 풍부한 사람으로 함

실태조사(제33조의3)

① 보건복지부장관은 의료기관을 개설할 수 없는 자가 개설・운영하는 의료기관의 실태를 파악하기 위하여 매년 실태조사를 실시하고, 위법이 확정된 경우 또는 수사기관의 수사로 위법이 확정된 경우 그 결과를 공표하여야 한다.

② 보건복지부장관은 실태조사를 위하여 관계 중앙행정기관의 장, 지방자치단체의 장, 관련 기관・법인 또는 단체 등에 협조를 요청할 수 있으며, 요청을 받은 자는 특별한 사정이 없으면 이에 협조하여야 함

③ 실태조사의 시기・방법 및 결과 공표의 방법 등에 관하여 필요한 사항은 보건복지부령으로 정함

원격의료(제34조)

① 의료인(의사・치과의사・한의사만 해당)은 컴퓨터・화상통신 등 정보통신기술을 활용하여 먼 곳에 있는 의료인에게 의료지식이나 기술을 지원하는 원격의료(이하 “원격의료”라 한다)를 할 수 있음

② 원격의료를 하는 자(원격지의사)는 환자를 직접 대면하여 진료하는 경우와 같은 책임을 짐

③ 원격지의사의 원격의료에 따라 의료행위를 한 의료인이 의사・치과의사 또는 한의사(현지의사)인 경우에는 그 의료행위에 대하여 원격지의사의 과실을 인정할 만한 명백한 근거가 없으면 환자에 대한 책임은 현지의사에게 있는 것으로 봄

> **시행규칙** 제29조 원격의료의 시설 및 장비
> 1. 원격진료실
> 2. 데이터 및 화상(畵像)을 전송・수신할 수 있는 단말기, 서버, 정보통신망 등의 장비

의료기관 개설 특례(제35조)

그 소속 직원, 종업원, 그 밖의 구성원(수용자를 포함)이나 그 가족의 건강관리를 위하여 부

속 의료기관을 개설하려면 그 개설 장소를 관할하는 시장·군수·구청장에게 신고하여야 함. 다만, 부속 의료기관으로 병원급 의료기관을 개설하려면 그 개설 장소를 관할하는 시·도지사의 허가를 받아야 함

준수사항(제36조)

의료기관을 개설하는 자는 보건복지부령으로 정하는 바에 따라 다음 각 호의 사항을 지켜야 함

1. 의료기관의 종류에 따른 시설기준 및 규격에 관한 사항
2. 의료기관의 안전관리시설 기준에 관한 사항
3. 의료기관 및 요양병원의 운영 기준에 관한 사항
4. 고가의료장비의 설치·운영 기준에 관한 사항
5. 의료기관의 종류에 따른 의료인 등의 정원 기준에 관한 사항
6. 급식관리 기준에 관한 사항
7. 의료기관의 위생 관리에 관한 사항
8. 의료기관의 의약품 및 일회용 의료기기의 사용에 관한 사항
9. 의료기관의 「감염병의 예방 및 관리에 관한 법률」 제41조제4항에 따른 감염병환자등의 진료 기준에 관한 사항
10. 의료기관 내 수술실, 분만실, 중환자실 등 감염관리가 필요한 시설의 출입 기준에 관한 사항
11. 의료인 및 환자 안전을 위한 보안장비 설치 및 보안인력 배치 등에 관한 사항
12. 의료기관의 신체보호대 사용에 관한 사항
13. 의료기관의 의료관련감염 예방에 관한 사항
14. 종합병원과 요양병원의 임종실 설치에 관한 사항

시행규칙 제34조 의료기관의 시설기준 및 규격

1. 시설기준
   ① 종합병원 : 입원환자 100명 이상을 수용할 수 있는 입원실(병상이 300개 이상이면 중환자실 필요)
   ② 병원, 요양병원, 한방병원 : 입원환자 30명 이상을 수용할 수 있는 입원실
   ③ 의원, 치과의원, 한의원 : 입원실을 두는 경우 입원환자 29명 이하를 수용할 수 있는 입원실
   ④ 조산원 : 분만실 겸용의 입원실 1개
   ⑤ 치과병원 : 입원실 관련 규정 없음
2. 시설규격
   ① 입원실
   - 3층 이상 또는 지하층에는 설치할 수 없으나, 내화구조(耐火構造)인 경우에는 3층 이상에

설치 가능
- 입원실의 면적은 환자 1명을 수용하는 곳인 경우에는 10제곱미터 이상이어야 하고, 환자 2명 이상을 수용하는 곳인 경우에는 환자 1명에 대하여 6.3제곱미터 이상이어야 함
- 입원실에 설치하는 병상 수는 최대 4병상(요양병원의 경우에는 6병상)으로 하며, 병상간 이격거리는 최소 1.5미터 이상이어야 함

② 중환자실 : 병상이 300개 이상인 종합병원은 입원실 병상 수의 100분의 5 이상을 중환자실 병상으로 만들어야 함

※ 의료법 시행규칙 [별표 3] 의료기관의 종류별 시설기준 참조

※ 의료법 시행규칙 [별표 4] 의료기관의 시설규격 참조

시행규칙 제35조의2 의료기관의 운영기준

1. 입원실의 정원을 초과하여 환자를 입원시키지 말 것
2. 입원실은 남·여별로 구별하여 운영할 것
3. 입원실이 아닌 장소에 환자를 입원시키지 말 것
4. 외래진료실에는 진료 중인 환자 외에 다른 환자를 대기시키지 말 것

시행규칙 제36조 요양병원의 운영 : 요양병원의 입원 대상

1. 노인성 질환자
2. 만성질환자
3. 외과적 수술 후 또는 상해 후 회복기간에 있는 자
4. 정신질환자 중 노인성 치매환자

시행규칙 제38조 의료인 등의 정원

① 의료기관의 종류에 따른 의료인의 정원

구분	종합병원	병원	치과병원	한방병원	요양병원	의원	치과의원	한의원
의사	연평균 1일 입원환자를 20명으로 나눈 수(이 경우 소수점은 올림). 외래환자 3명은 입원환자 1명으로 환산함	종합병원과 같음	추가하는 진료과목당 1명(법 제43조 제2항에 따라 의과 진료과목을 설치하는 경우)	추가하는 진료과목당 1명(법 제43조 제2항에 따라 의과 진료과목을 설치하는 경우)	연평균 1일 입원환자 80명까지는 2명으로 하되, 80명을 초과하는 입원환자는 매 40명마다 1명을 기준으로 함(한의사를 포함하여 환산함). 외래환자 3명은 입원환자 1명으로 환산함	종합병원과 같음		
치과의사	의사의 경우와 같음	추가하는 진료과목당 1명	종합병원과 같음	추가하는 진료과목당 1명	추가하는 진료과목당 1명		종합병원과 같음	
한의사	추가하는 진료과목당 1명	추가하는 진료과목당 1명	추가하는 진료과목당 1명	연평균 1일 입원환자를 20명으로 나눈 수(이 경우	연평균 1일 입원환자 40명마다 1명을 기준으로 함(의사			한방병원과 같음

				소수점은 올림). 외래환자 3명은 입원환자 1명으로 환산함	를 포함하여 환산함). 외래환자 3명은 입원환자 1명으로 환산함			
조산사	산부인과에 배정된 간호사 정원의 3분의 1 이상	종합병원과 같음(산부인과가 있는 경우에만 둠)		종합병원과 같음(법 제43조제2항에 따라 산부인과를 설치하는 경우)		병원과 같음		
간호사(치과 의료기관의 경우에는 치과위생사 또는 간호사)	연평균 1일 입원환자를 2.5명으로 나눈 수(이 경우 소수점은 올림). 외래환자 12명은 입원환자 1명으로 환산함	종합병원과 같음	종합병원과 같음	연평균 1일 입원환자를 5명으로 나눈 수(이 경우 소수점은 올림). 외래환자 12명은 입원환자 1명으로 환산함	연평균 1일 입원환자 6명마다 1명을 기준으로 함(다만, 간호조무사는 간호사 정원의 3분의 2 범위 내에서 둘 수 있음). 외래환자 12명은 입원환자 1명으로 환산함	종합병원과 같음	종합병원과 같음	한방병원과 같음

② 의료기관은 위의 의료인 외에 다음의 기준에 따라 필요한 인원을 두어야 함

1. 병원급 의료기관에는 약사 또는 한약사를 두어야 함
2. 입원시설을 갖춘 종합병원 · 병원 · 치과병원 · 한방병원 또는 요양병원에는 1명 이상의 영양사를 둠
3. 의료기관에는 보건복지부장관이 정하는 바에 따라 각 진료과목별로 필요한 수의 의료기사를 둠
4. 종합병원에는 보건복지부장관이 정하는 바에 따라 필요한 수의 보건의료정보관리사를 둠
5. 의료기관에는 보건복지부장관이 정하는 바에 따라 필요한 수의 간호조무사를 둠
6. 종합병원에는 「사회복지사업법」에 따른 사회복지사 자격을 가진 자 중에서 환자의 갱생 · 재활과 사회복귀를 위한 상담 및 지도 업무를 담당하는 요원을 1명 이상 둠
7. 요양병원에는 시설 안전관리를 담당하는 당직근무자를 1명 이상 둠

③ 보건복지부장관은 간호사나 치과위생사의 인력 수급상 필요하다고 인정할 때에는 간호사 또는 치과위생사 정원의 일부를 간호조무사로 충당하게 할 수 있음

시행규칙 제39조 급식관리

입원시설을 갖춘 종합병원 · 병원 · 치과병원 · 한방병원 · 요양병원 또는 정신병원을 개설하는 자는 환자의 식사를 위생적으로 관리 · 제공하여야 함

공중보건의사 등의 고용금지(제36조의2)

① 의료기관 개설자는 공중보건의사에게 의료행위를 하게 하거나, 당직의료인으로 두어서는 안 됨

② 의료기관 개설자는 군병원 또는 병무청장이 지정하는 병원에서 직무와 관련된 수련을 실

시하는 경우가 아니면 병역판정검사전담의사에게 의료행위를 하게 하거나 당직의료인으로 두어서는 안 됨

진단용 방사선 발생장치(제37조)

① 진단용 방사선 발생장치를 설치・운영하려는 의료기관은 시장・군수・구청장에게 신고하여야 하며, 보건복지부령으로 정하는 안전관리기준에 맞도록 설치・운영하여야 함
② 의료기관 개설자나 관리자는 진단용 방사선 발생장치를 설치한 경우에는 보건복지부령으로 정하는 바에 따라 안전관리책임자를 선임하고, 정기적으로 검사와 측정을 받아야 하며, 방사선 관계 종사자에 대한 피폭관리(被曝管理)를 하여야 함
③ 안전관리책임자로 선임된 사람은 선임된 날부터 1년 이내에 질병관리청장이 지정하는 방사선 분야 관련 단체(안전관리책임자 교육기관)가 실시하는 안전관리책임자 교육을 받아야 하며, 주기적으로 보수교육을 받아야 함
④ 진단용 방사선 발생장치의 범위・신고・검사・설치 및 측정기준 등에 필요한 사항은 보건복지부령으로 정하고, 안전관리책임자 교육 및 안전관리책임자 교육기관의 지정에 필요한 사항은 질병관리청장이 정하여 고시함
※ 진단용 방사선 발생장치의 안전관리에 관한 규칙[보건복지부령 제1068호, 2024.11.7.] 참조

특수의료장비의 설치・운영(제38조)

① 의료기관은 보건의료 시책상 적정한 설치와 활용이 필요하여 보건복지부장관이 정하여 고시하는 의료장비(특수의료장비)를 설치・운영하려면 보건복지부령으로 정하는 바에 따라 시장・군수・구청장에게 등록하여야 하며, 보건복지부령으로 정하는 설치인정기준에 맞게 설치・운영하여야 함
② 의료기관의 개설자나 관리자는 특수의료장비를 설치하면 보건복지부령으로 정하는 바에 따라 보건복지부장관에게 정기적인 품질관리검사를 받아야 함
③ 의료기관의 개설자나 관리자는 품질관리검사에서 부적합하다고 판정받은 특수의료장비를 사용하여서는 안 됨
④ 보건복지부장관은 품질관리검사업무의 전부 또는 일부를 보건복지부령으로 정하는 바에 따라 관계 전문기관에 위탁할 수 있음

수술실 내 폐쇄회로 텔레비전의 설치 · 운영(제38조의2)

① 전신마취 등 환자의 의식이 없는 상태에서 수술을 시행하는 의료기관의 개설자는 수술실 내부에 「개인정보 보호법」 및 관련 법령에 따른 폐쇄회로 텔레비전을 설치하여야 함. 이 경우 국가 및 지방자치단체는 폐쇄회로 텔레비전의 설치 등에 필요한 비용을 지원할 수 있음

② 환자 또는 환자의 보호자가 요청하는 경우 의료기관의 장이나 의료인은 전신마취 등 환자의 의식이 없는 상태에서 수술을 하는 장면을 제1항에 따라 설치한 폐쇄회로 텔레비전으로 촬영하여야 함. 이 경우 의료기관의 장이나 의료인은 다음 각 호의 어느 하나에 해당하는 정당한 사유가 없으면 이를 거부할 수 없음

- 촬영을 거부할 수 있는 사유
  1. 수술이 지체되면 환자의 생명이 위험하여지거나 심신상의 중대한 장애를 가져오는 응급 수술을 시행하는 경우
  2. 환자의 생명을 구하기 위하여 적극적 조치가 필요한 위험도 높은 수술을 시행하는 경우
  3. 수련병원등의 전공의 수련 등 그 목적 달성을 현저히 저해할 우려가 있는 경우
  4. 그 밖에 보건복지부령으로 정하는 사유가 있는 경우

③ 수술을 하는 장면을 촬영하는 경우 녹음 기능은 사용할 수 없음. 다만, 환자 및 해당 수술에 참여한 의료인 등 정보주체 모두의 동의를 받은 경우에는 가능함

④ 폐쇄회로 텔레비전이 설치된 의료기관의 장은 촬영한 영상정보가 분실 · 도난 · 유출 · 변조 또는 훼손되지 아니하도록 보건복지부령으로 정하는 바에 따라 내부 관리계획의 수립, 저장장치와 네트워크의 분리, 접속기록 보관 및 관련 시설의 출입자 관리 방안 마련 등 안전성 확보에 필요한 기술적 · 관리적 및 물리적 조치를 하여야 함

⑤ 의료기관의 장은 촬영한 영상정보를 열람하게 하거나 제공하여서는 아니 됨
(☞ 위반시 5년 이하의 징역이나 5천만원 이하의 벌금)

- (예외) 촬영한 영상정보를 열람하게 하거나 제공이 가능한 경우
  1. 범죄의 수사와 공소의 제기 및 유지, 법원의 재판업무 수행을 위하여 관계 기관이 요청하는 경우
  2. 한국의료분쟁조정중재원이 의료분쟁의 조정 또는 중재 절차 개시 이후 환자 또는 환자 보호자의 동의를 받아 해당 업무의 수행을 위하여 요청하는 경우
  3. 환자 및 해당 수술에 참여한 의료인 등 정보주체 모두의 동의를 받은 경우

⑥ 누구든지 이 법의 규정에 따르지 아니하고 촬영한 영상정보를 탐지하거나 누출·변조 또는 훼손하여서는 아니 됨(☞ 위반시 5년 이하의 징역이나 5천만원 이하의 벌금)

⑦ 누구든지 촬영한 영상정보를 이 법에서 정하는 목적 외의 용도로 사용하여서는 아니 됨(☞ 위반시 5년 이하의 징역이나 5천만원 이하의 벌금)

⑧ 의료기관의 개설자는 보건복지부장관이 정하는 범위에서 촬영한 영상정보의 열람 등에 소요되는 비용을 열람 등을 요청한 자에게 청구할 수 있음

⑨ 의료기관의 장은 촬영한 영상정보를 30일 이상 보관하여야 함

⑩ 이 법에서 정한 것 외에 폐쇄회로 텔레비전의 설치·운영 등에 관한 사항은 「개인정보 보호법」에 따름

> **시행규칙** 제39조의10 촬영의 범위
> 촬영의 범위는 환자가 마취되는 시작 시점부터 환자가 수술실에서 퇴실하는 시점까지로 함

시설 등의 공동이용(제39조)

① 의료인은 다른 의료기관의 장의 동의를 받아 그 의료기관의 시설·장비 및 인력 등을 이용하여 진료할 수 있음

② 의료기관의 장은 그 의료기관의 환자를 진료하는 데에 필요하면 해당 의료기관에 소속되지 아니한 의료인에게 진료하도록 할 수 있음

③ 의료인이 다른 의료기관의 시설·장비 및 인력 등을 이용하여 진료하는 과정에서 발생한 의료사고에 대하여는 진료를 한 의료인의 과실 때문이면 그 의료인에게, 의료기관의 시설·장비 및 인력 등의 결함 때문이면 그것을 제공한 의료기관 개설자에게 각각 책임이 있는 것으로 봄

폐업·휴업의 신고(제40조)

① 의료기관 개설자는 의료업을 폐업하거나 1개월 이상 휴업(입원환자가 있는 경우에는 1개월 미만의 휴업도 포함)하려면 보건복지부령으로 정하는 바에 따라 관할 시장·군수·구청장에게 신고하여야 함

② 시장·군수·구청장은 「감염병의 예방 및 관리에 관한 법률」에 따라 질병관리청장, 시·도지사 또는 시장·군수·구청장이 감염병의 역학조사 및 예방접종에 관한 역학조사를 실시하거나 의료인 또는 의료기관의 장이 질병관리청장, 시·도지사 또는 시장·군수·

구청장에게 역학조사 실시를 요청한 경우로서 그 역학조사를 위하여 필요하다고 판단하는 때에는 의료기관 폐업 신고를 수리하지 아니할 수 있음

③ 의료기관 개설자는 의료업을 폐업 또는 휴업하는 경우 보건복지부령으로 정하는 바에 따라 해당 의료기관에 입원 중인 환자를 다른 의료기관으로 옮길 수 있도록 하는 등 환자의 권익을 보호하기 위한 조치를 하여야 함

④ 시장·군수·구청장은 폐업 또는 휴업 신고를 받은 경우 의료기관 개설자가 환자의 권익을 보호하기 위한 조치를 취하였는지 여부를 확인하는 등 대통령령으로 정하는 조치를 하여야 함

진료기록부등의 이관(제40조의2)

① 의료기관 개설자는 폐업 또는 휴업 신고를 할 때 기록·보존하고 있는 진료기록부등의 수량 및 목록을 확인하고 진료기록부등을 관할 보건소장에게 넘겨야 한다. 다만, 의료기관 개설자가 보건복지부령으로 정하는 바에 따라 진료기록부등의 보관계획서를 제출하여 관할 보건소장의 허가를 받은 경우에는 직접 보관할 수 있음

② 관할 보건소장의 허가를 받아 진료기록부등을 직접 보관하는 의료기관 개설자는 보관계획서에 기재된 사항 중 보건복지부령으로 정하는 사항이 변경된 경우 관할 보건소장에게 이를 신고하여야 하며, 직접 보관 중 질병, 국외 이주 등 보건복지부령으로 정하는 사유로 보존 및 관리가 어려운 경우 이를 대행할 책임자를 지정하여 보관하게 하거나 진료기록부등을 관할 보건소장에게 넘겨야 함

진료기록보관시스템의 구축·운영(제40조의3)

① 보건복지부장관은 폐업 또는 휴업한 의료기관의 진료기록부등을 보관하는 관할 보건소장 및 의료기관 개설자가 안전하고 효과적으로 진료기록부등을 보존·관리할 수 있도록 지원하기 위한 시스템(이하 "진료기록보관시스템"이라 한다)을 구축·운영할 수 있음

② 폐업 또는 휴업한 의료기관의 진료기록부등을 보관하는 관할 보건소장 및 의료기관 개설자는 진료기록보관시스템에 진료기록부등을 보관할 수 있음

③ 누구든지 정당한 접근 권한 없이 또는 허용된 접근 권한을 넘어 진료기록보관시스템에 보관된 정보를 훼손·멸실·변경·위조·유출하거나 검색·복제하여서는 아니 됨

당직의료인(제41조)

① 각종 병원에는 응급환자와 입원환자의 진료 등에 필요한 당직의료인을 두어야 함

② 당직의료인의 수와 배치 기준은 병원의 종류, 입원환자의 수 등을 고려하여 보건복지부령으로 정함

> **시행규칙** 제39조의18 당직의료인
>
> ① 각종 병원(요양병원 제외)에 두어야 하는 당직의료인의 수는 입원환자 200명까지는 의사·치과의사 또는 한의사의 경우에는 1명, 간호사의 경우에는 2명을 두되, 입원환자 200명을 초과하는 200명마다 의사·치과의사 또는 한의사의 경우에는 1명, 간호사의 경우에는 2명을 추가한 인원 수로 함
>
> ② 요양병원은 의사·치과의사 또는 한의사의 경우에는 입원환자 300명까지는 1명, 입원환자 300명을 초과하는 300명마다 1명을 추가한 인원 수를 두되, 간호사의 경우에는 입원환자 80명까지는 1명, 입원환자 80명을 초과하는 80명마다 1명을 추가한 인원 수로 함

의료기관의 명칭(제42조)

① 의료기관은 의료기관의 종류에 따르는 명칭 외의 명칭을 사용하지 못하며, 의료기관이 아니면 의료기관의 명칭이나 이와 비슷한 명칭을 사용하지 못함

다만, 다음 각 호의 어느 하나에 해당하는 경우에는 예외임

1. 종합병원 또는 정신병원이 그 명칭을 병원으로 표시하는 경우
2. 상급종합병원으로 지정받거나 전문병원으로 지정받은 의료기관이 지정받은 기간 동안 그 명칭을 사용하는 경우
3. 2 이상의 면허를 소지한 자의 의원급 의료기관이 면허 종별에 따른 종별명칭을 함께 사용하는 경우
4. 국가나 지방자치단체에서 개설하는 의료기관이 보건복지부장관이나 시·도지사와 협의하여 정한 명칭을 사용하는 경우
5. 다른 법령으로 따로 정한 명칭을 사용하는 경우

> **시행규칙** 제40조 의료기관의 명칭 표시
>
> 1. 의료기관이 명칭을 표시하는 경우에는 의료기관의 종류에 따르는 명칭(종합병원·정신병원의 경우에는 병원을 포함) 앞에 고유명칭을 붙임. 이 경우 의료기관의 종류 명칭의 글자 크기는 고유명칭의 2분의 1 범위에서 크거나 작게 하되, 고유 명칭은 의료기관의 종류 명칭과 혼동할 우려가 있거나 특정 진료과목 또는 질환명과 비슷한 명칭을 사용하지 못함

2. 상급종합병원으로 지정받은 종합병원은 의료기관의 종류에 따른 명칭 대신 상급종합병원의 명칭을 표시할 수 있음
3. 전문병원으로 지정받은 병원은 지정받은 특정 진료과목 또는 질환명을 표시할 수 있으며, 의료기관의 종류에 따른 명칭 대신 전문병원의 명칭을 표시할 수 있음
4. 병원·한방병원·치과병원·의원·한의원 또는 치과의원의 개설자가 전문의인 경우에는 그 의료기관의 고유명칭 앞에 전문과목 및 전문의를 함께 표시하거나 의료기관의 고유명칭과 의료기관의 종류 명칭 사이에 인정받은 전문과목을 삽입하여 표시할 수 있음.
5. 부속 의료기관이 명칭을 표시하는 경우에는 의료기관의 종류에 따르는 명칭 앞에 그 개설기관의 명칭과 "부속"이라는 문자를 붙여야 함
6. 의료기관의 명칭표시판에는 의료기관의 명칭 및 로고, 전화번호 및 주소(인터넷 홈페이지 주소 포함), 진료에 종사하는 의료인의 면허 종류 및 성명, 상급종합병원이나 전문병원으로 지정받은 사실, 병원·한방병원·치과병원·의원·한의원 또는 치과의원의 개설자가 전문의인 경우에는 해당 개설자의 전문의 자격 및 전문과목, 의료기관 인증을 받은 사실, 진료시간 및 진료일 만을 표시할 수 있음. 다만, 장소가 좁거나 그 밖에 부득이한 사유가 있는 경우에는 진료과목을 명칭표시판에 함께 표시 가능함
7. 의료기관의 명칭은 한글로 표시하되, 외국어를 함께 표시할 수 있음

진료과목 등(제43조)

① 병원·치과병원 또는 종합병원은 한의사를 두어 한의과 진료과목을 추가로 설치·운영할 수 있음

② 한방병원 또는 치과병원은 의사를 두어 의과 진료과목을 추가로 설치·운영할 수 있음

③ 병원·한방병원·요양병원 또는 정신병원은 치과의사를 두어 치과 진료과목을 추가로 설치·운영할 수 있음

④ 추가로 설치한 진료과목을 포함한 의료기관의 진료과목은 보건복지부령으로 정하는 바에 따라 표시하여야 함

시행규칙 제41조 진료과목의 표시

의료기관이 표시할 수 있는 진료과목

1. 종합병원(37개) : 제2호 및 제3호의 진료과목
2. 병원·정신병원이나 의원(26개) : 내과, 신경과, 정신건강의학과, 외과, 정형외과, 신경외과, 심장혈관흉부외과, 성형외과, 마취통증의학과, 산부인과, 소아청소년과, 안과, 이비인후과, 피부과, 비뇨의학과, 영상의학과, 방사선종양학과, 병리과, 진단검사의학과, 재활의학과, 결핵과, 예방의학과, 가정의학과, 핵의학과, 직업환경의학과 및 응급의학과
3. 치과병원이나 치과의원(11개) : 구강악안면외과, 치과보철과, 치과교정과, 소아치과, 치주과, 치과보존과, 구강내과, 영상치의학과, 구강병리과, 예방치과 및 통합치의학과
4. 한방병원이나 한의원(8개) : 한방내과, 한방부인과, 한방소아과, 한방안·이비인후·피부과, 한

방신경정신과, 한방재활의학과, 사상체질과 및 침구과
5. 요양병원(34개) : 제2호 및 제4호의 진료과목

비급여 진료비용 등의 고지(제45조)

① 의료기관 개설자는 비급여 진료비용(요양급여의 대상에서 제외되는 사항 또는 의료급여의 대상에서 제외되는 사항의 비용)을 환자 또는 환자의 보호자가 쉽게 알 수 있도록 보건복지부령으로 정하는 바에 따라 고지하여야 함

시행규칙 제42조의2 비급여 진료비용 등의 고지
① 의료기관 개설자는 비급여 대상의 항목과 그 가격을 적은 책자 등을 접수창구 등 환자 또는 환자의 보호자가 쉽게 볼 수 있는 장소에 갖추어 두어야 함
② 의료기관 개설자는 비급여 대상 중 보건복지부장관이 정하여 고시하는 비급여 대상을 제공하려는 경우 환자 또는 환자의 보호자에게 진료 전 해당 비급여 대상의 항목과 그 가격을 직접 설명해야 함(수술, 수혈, 전신마취 등이 지체되면 환자의 생명이 위험해지거나 심신상의 중대한 장애를 가져오는 경우는 예외)
③ 의료기관 개설자는 진료기록부 사본·진단서 등 제증명수수료의 비용을 접수창구 등 환자 및 환자의 보호자가 쉽게 볼 수 있는 장소에 게시하여야 함
④ 인터넷 홈페이지를 운영하는 의료기관은 비급여 대상의 항목과 가격, 제증명수수료의 비용을 이용자가 알아보기 쉽도록 인터넷 홈페이지에 따로 표시하여야 함

② 의료기관 개설자는 보건복지부령으로 정하는 바에 따라 의료기관이 환자로부터 징수하는 제증명수수료의 비용을 게시하여야 함

③ 의료기관 개설자는 위에서 고지·게시한 금액을 초과하여 징수할 수 없음

비급여 진료비용 등의 보고 및 현황조사 등(제45조의2)

① 의료기관의 장은 보건복지부령으로 정하는 바에 따라 비급여진료비용등(비급여 진료비용 및 제증명수수료)의 항목, 기준, 금액 및 진료내역 등에 관한 사항을 보건복지부장관에게 보고하여야 함

② 보건복지부장관은 보고받은 내용을 바탕으로 모든 의료기관에 대한 비급여진료비용등의 항목, 기준, 금액 및 진료내역 등에 관한 현황을 조사·분석하여 그 결과를 공개할 수 있으며, 병원급 의료기관에 대하여는 그 결과를 공개하여야 함

③ 보건복지부장관은 비급여진료비용등의 현황에 대한 조사·분석을 위하여 필요하다고 인정하는 경우에는 의료기관의 장에게 관련 자료의 제출을 명할 수 있으며, 이 경우 해당

의료기관의 장은 특별한 사유가 없으면 그 명령에 따라야 함

④ 현황조사·분석 및 결과 공개의 범위·방법·절차 등에 필요한 사항은 보건복지부령으로 정함

제증명수수료의 기준 고시(제45조의3)

보건복지부장관은 비급여 진료비용 등의 현황조사·분석의 결과를 고려하여 제증명수수료의 항목 및 금액에 관한 기준을 정하여 고시하여야 함

환자의 진료의사 선택 등(제46조)

① 환자나 환자의 보호자는 종합병원·병원·치과병원·한방병원·요양병원 또는 정신병원의 특정한 의사·치과의사 또는 한의사를 선택하여 진료를 요청할 수 있으며, 이 경우 의료기관의 장은 특별한 사유가 없으면 환자나 환자의 보호자가 요청한 의사·치과의사 또는 한의사가 진료하도록 하여야 함

② 진료의사를 선택하여 진료를 받는 환자나 환자의 보호자는 진료의사의 변경을 요청할 수 있다. 이 경우 의료기관의 장은 정당한 사유가 없으면 이에 응하여야 함

③ 의료기관의 장은 환자 또는 환자의 보호자에게 진료의사 선택을 위한 정보를 제공하여야 함

④ 의료기관의 장은 의사를 선택하여 진료하게 한 경우에도 환자나 환자의 보호자로부터 추가비용을 받을 수 없음

의료관련감염 예방(제47조)

① 100개 이상의 병상을 갖춘 병원급 의료기관의 장은 의료관련감염 예방을 위하여 감염관리위원회와 감염관리실을 설치·운영하고 보건복지부령으로 정하는 바에 따라 감염관리 업무를 수행하는 전담 인력을 두는 등 필요한 조치를 하여야 함

② 의료기관의 장은 「감염병의 예방 및 관리에 관한 법률」에 따른 감염병의 예방을 위하여 해당 의료기관에 소속된 의료인 및 의료기관 종사자에게 정기적으로 교육을 실시하여야 함 (2021년 12월 30일부터 '「보건의료인력지원법」에 따라 보건의료인력을 양성하는 학교 및 기관의 학생으로서 해당 의료기관에서 실습하는 자' 추가)

③ 의료기관의 장은 「감염병의 예방 및 관리에 관한 법률」에 따른 감염병이 유행하는 경우

환자, 환자의 보호자, 의료인, 의료기관 종사자 및 경비원 등 해당 의료기관 내에서 업무를 수행하는 사람에게 감염병의 확산 방지를 위하여 필요한 정보를 제공하여야 함

④ 질병관리청장은 의료관련감염의 발생·원인 등에 대한 의과학적인 감시를 위하여 의료관련감염 감시 시스템을 구축·운영할 수 있음

⑤ 의료기관은 의료관련감염 감시 시스템을 통하여 매월 의료관련감염 발생 사실을 등록할 수 있음

⑥ 질병관리청장은 의료관련감염 감시 시스템의 구축·운영 업무를 대통령령으로 정하는 바에 따라 관계 전문기관에 위탁할 수 있으며, 업무를 위탁한 전문기관에 대하여 그 업무에 관한 보고 또는 자료의 제출을 명할 수 있음

⑦ 의료관련감염이 발생한 사실을 알게 된 의료기관의 장, 의료인, 의료기관 종사자 또는 환자 등은 보건복지부령으로 정하는 바에 따라 질병관리청장에게 그 사실을 자율보고 할 수 있고, 이 경우 질병관리청장은 자율보고한 사람의 의사에 반하여 그 신분을 공개하여서는 아니 됨

⑧ 자율보고한 사람이 해당 의료관련감염과 관련하여 관계 법령을 위반한 사실이 있는 경우에는 그에 따른 행정처분을 감경하거나 면제할 수 있음

⑨ 자율보고가 된 의료관련감염에 관한 정보는 보건복지부령으로 정하는 검증을 한 후에는 개인식별이 가능한 부분을 삭제하여야 함

⑩ 자율보고의 접수 및 분석 등의 업무에 종사하거나 종사하였던 사람은 직무상 알게 된 비밀을 다른 사람에게 누설하거나 직무 외의 목적으로 사용하여서는 아니 됨

⑪ 의료기관의 장은 해당 의료기관에 속한 자율보고를 한 보고자에게 그 보고를 이유로 해고 또는 전보나 그 밖에 신분 또는 처우와 관련하여 불리한 조치를 할 수 없음

⑫ 질병관리청장은 수집한 의료관련감염 관련 정보를 감염 예방·관리에 필요한 조치, 계획 수립, 조사·연구, 교육 등에 활용할 수 있음

시행규칙 제43조 감염관리위원회 및 감염관리실의 설치 등

① 감염관리위원회가 심의해야 하는 업무

1. 의료관련감염에 대한 대책, 연간 감염예방계획의 수립 및 시행에 관한 사항
2. 감염관리요원의 선정 및 배치에 관한 사항
3. 감염병환자등의 처리에 관한 사항
4. 병원의 전반적인 위생관리에 관한 사항
5. 의료관련감염 관리에 관한 자체 규정의 제정 및 개정에 관한 사항
6. 그 밖에 의료관련감염 관리에 관한 중요한 사항

② 감염관리실의 업무
1. 의료관련감염의 발생 감시
2. 의료관련감염 관리 실적의 분석 및 평가
3. 직원의 감염관리교육 및 감염과 관련된 직원의 건강관리에 관한 사항
4. 그 밖에 감염 관리에 필요한 사항

입원환자의 전원(제47조의2)

의료기관의 장은 천재지변, 감염병 의심 상황, 집단 사망사고의 발생 등 입원환자를 긴급히 전원시키지 않으면 입원환자의 생명·건강에 중대한 위험이 발생할 수 있음에도 환자나 보호자의 동의를 받을 수 없는 등 보건복지부령으로 정하는 불가피한 사유가 있는 경우에는 보건복지부령으로 정하는 바에 따라 시장·군수·구청장의 승인을 받아 입원환자를 다른 의료기관으로 전원시킬 수 있음

간병서비스의 관리·감독(제47조의3)

① 보건복지부령으로 정하는 일정 규모 이상의 병원급 의료기관의 장은 입원서비스 및 간병의 질 향상을 위하여 입원실 내에서 상주하여 환자를 간병하는 사람이 제공하는 간병서비스에 대한 관리·감독 방안을 마련하여야 함

② 보건복지부장관은 간병서비스 관리·감독에 관한 표준지침을 정하고 의료기관의 장에게 이를 적용하도록 권장할 수 있음

[시행일 : 2025.12.21.]

제2절 의료법인

설립 허가 등(제48조)

① 의료법인을 설립하려는 자는 대통령령으로 정하는 바에 따라 정관과 그 밖의 서류를 갖추어 그 법인의 주된 사무소의 소재지를 관할하는 시·도지사의 허가를 받아야 하며 재산을 처분하거나 정관을 변경할 때에도 시·도지사의 허가를 받아야 함

② 이 법에 따른 의료법인이 아니면 의료법인이나 이와 비슷한 명칭을 사용할 수 없음

임원(제48조의2)

① 의료법인에는 5명 이상 15명 이하의 이사와 2명의 감사를 두고, 이사의 임기는 4년, 감사의 임기는 2년을 초과할 수 없으나, 연임 가능함

② 이사회의 구성에 있어서 각 이사 상호 간에 친족관계에 있는 사람이 그 정수의 4분의 1을 초과해서는 아니 됨

③ 다음 각 호의 어느 하나에 해당하는 사람은 의료법인의 임원이 될 수 없음

1. 미성년자
2. 피성년후견인 또는 피한정후견인
3. 파산선고를 받은 사람으로서 복권되지 아니한 사람
4. 금고 이상의 실형을 선고받고 그 집행이 끝나거나(집행이 끝난 것으로 보는 경우를 포함한다) 집행이 면제된 날부터 3년이 지나지 아니한 사람
5. 금고 이상의 형의 집행유예를 선고받고 그 유예기간 중에 있는 사람

④ 감사는 이사 또는 이사의 친족관계에 있는 사람과 특별한 관계에 있는 사람이 아니어야 함

부대사업(제49조)

① 의료법인은 그 법인이 개설하는 의료기관에서 의료업무 외에 다음의 부대사업을 할 수 있으며, 이 경우 부대사업으로 얻은 수익에 관한 회계는 의료법인의 다른 회계와 구분하여 계산하여야 함

1. 의료인과 의료관계자 양성이나 보수교육
2. 의료나 의학에 관한 조사 연구
3. 「노인복지법」에 따른 노인의료복지시설의 설치・운영
4. 「장사 등에 관한 법률」에 따른 장례식장의 설치・운영
5. 「주차장법」에 따른 부설주차장의 설치・운영
6. 의료업 수행에 수반되는 의료정보시스템 개발・운영사업 중 대통령령으로 정하는 사업
7. 그 밖에 휴게음식점영업, 일반음식점영업, 이용업, 미용업 등 환자 또는 의료법인이 개설한 의료기관 종사자 등의 편의를 위하여 보건복지부령으로 정하는 사업

② 장례식장, 부설주차장, 그 밖에 휴게음식점영업, 일반음식점영업, 이용업, 미용업 등 환자 또는 의료법인이 개설한 의료기관 종사자 등의 편의를 위하여 보건복지부령으로 정하는 사업을 하려는 의료법인은 타인에게 임대 또는 위탁하여 운영할 수 있음

③ 부대사업을 하려는 의료법인은 보건복지부령으로 정하는 바에 따라 미리 의료기관의 소재지를 관할하는 시·도지사에게 신고하여야 함

「민법」의 준용(제50조)

의료법인에 대하여 이 법에 규정된 것 외에는 「민법」 중 재단법인에 관한 규정을 준용함

설립 허가 취소(제51조)

보건복지부장관 또는 시·도지사는 의료법인이 다음 각 호의 어느 하나에 해당하면 그 설립 허가를 취소할 수 있음

1. 정관으로 정하지 아니한 사업을 한 때
2. 설립된 날부터 2년 안에 의료기관을 개설하지 아니한 때
3. 의료법인이 개설한 의료기관이 개설허가를 취소당한 때
4. 보건복지부장관 또는 시·도지사가 감독을 위하여 내린 명령을 위반한 때
5. 부대사업 외의 사업을 한 때

임원 선임 관련 금품 등 수수의 금지(제51조의2)

누구든지 의료법인의 임원 선임과 관련하여 금품, 향응 또는 그 밖의 재산상 이익을 주고받거나 주고받을 것을 약속해서는 아니 됨

제3절 의료기관 단체

의료기관단체 설립(제52조)

① 병원급 의료기관의 장은 의료기관의 건전한 발전과 국민보건 향상에 기여하기 위하여 전국 조직을 두는 단체를 설립할 수 있음

② 의료기관단체는 법인으로 함

대한민국의학한림원(제52조의2)

① 의료인에 관련되는 의학 및 관계 전문분야(의학 등)의 연구・진흥기반을 조성하고 우수한 보건의료인을 발굴・활용하기 위하여 대한민국의학한림원(한림원)을 둠

② 한림원은 법인으로 함

③ 한림원은 다음 각 호의 사업을 함

1. 의학등의 연구진흥에 필요한 조사・연구 및 정책자문
2. 의학등의 분야별 중장기 연구 기획 및 건의
3. 의학등의 국내외 교류협력사업
4. 의학등 및 국민건강과 관련된 사회문제에 관한 정책자문 및 홍보
5. 보건의료인의 명예를 기리고 보전하는 사업
6. 보건복지부장관이 의학등의 발전을 위하여 지정 또는 위탁하는 사업

④ 보건복지부장관은 한림원의 사업수행에 필요한 경비의 전부 또는 일부를 예산의 범위에서 지원할 수 있음

⑤ 한림원에 대하여 이 법에서 정하지 아니한 사항에 관하여는「민법」중 사단법인에 관한 규정을 준용함

제4장 신의료기술평가

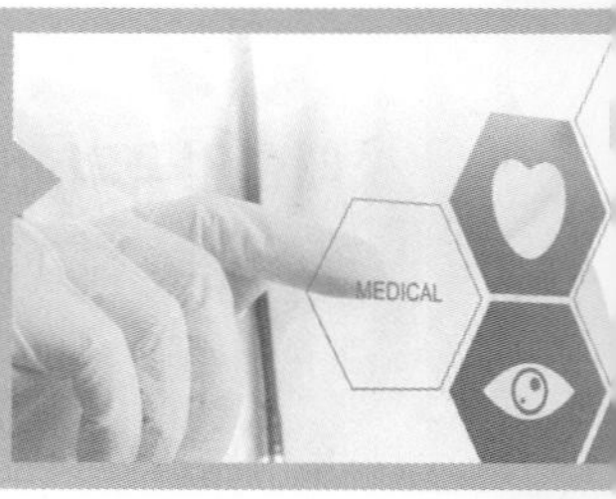

신의료기술의 평가(제53조)

① 보건복지부장관은 국민건강을 보호하고 의료기술의 발전을 촉진하기 위하여 대통령령으로 정하는 바에 따라 따른 신의료기술평가위원회의 심의를 거쳐 신의료기술의 안전성·유효성 등에 관한 평가(신의료기술평가)를 하여야 함

② 신의료기술은 새로 개발된 의료기술로서 보건복지부장관이 안전성·유효성을 평가할 필요성이 있다고 인정하는 것을 말함

③ 보건복지부장관은 신의료기술평가의 결과를 「국민건강보험법」에 따른 건강보험심사평가원의 장에게 알려야 하며, 이 경우 신의료기술평가의 결과를 보건복지부령으로 정하는 바에 따라 공표할 수 있음

신의료기술평가위원회의 설치 등(제54조)

① 보건복지부장관은 신의료기술평가에 관한 사항을 심의하기 위하여 보건복지부에 신의료기술평가위원회(이하 "위원회"라 한다)를 둠

② 위원회는 위원장 1명을 포함하여 20명 이내의 위원으로 구성함

③ 위원은 다음 각 호의 자 중에서 보건복지부장관이 위촉하거나 임명하고, 위원장은 제1호 또는 제2호의 자 중에서 임명함

1. 의사회·치과의사회·한의사회에서 각각 추천하는 자
2. 보건의료에 관한 학식이 풍부한 자
3. 소비자단체에서 추천하는 자
4. 변호사의 자격을 가진 자로서 보건의료와 관련된 업무에 5년 이상 종사한 경력이 있는 자
5. 보건의료정책 관련 업무를 담당하고 있는 보건복지부 소속 5급 이상의 공무원

④ 위원장과 위원의 임기는 3년으로 하되, 연임할 수 있음

자료의 수집 업무 등의 위탁(제55조)

보건복지부장관은 신의료기술평가에 관한 업무를 수행하기 위하여 필요한 경우 보건복지부령으로 정하는 바에 따라 자료 수집·조사 등 평가에 수반되는 업무를 관계 전문기관 또는 단체에 위탁할 수 있음

제5장 의료광고

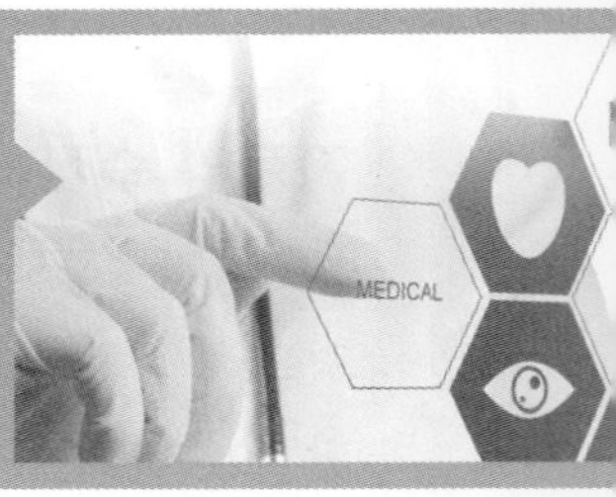

의료광고의 금지 등(제56조)

① 의료기관 개설자, 의료기관의 장 또는 의료인(의료인 등)이 아닌 자는 의료에 관한 광고를 하지 못함

② 다음에 해당하는 의료광고는 하지 못함(의료인 등도 불가)

1. 평가를 받지 아니한 신의료기술에 관한 광고
2. 환자에 관한 치료경험담 등 소비자로 하여금 치료 효과를 오인하게 할 우려가 있는 내용의 광고
3. 거짓된 내용을 표시하는 광고
4. 다른 의료인등의 기능 또는 진료 방법과 비교하는 내용의 광고
5. 다른 의료인등을 비방하는 내용의 광고
6. 수술 장면 등 직접적인 시술행위를 노출하는 내용의 광고
7. 의료인등의 기능, 진료 방법과 관련하여 심각한 부작용 등 중요한 정보를 누락하는 광고
8. 객관적인 사실을 과장하는 내용의 광고
9. 법적 근거가 없는 자격이나 명칭을 표방하는 내용의 광고
10. 신문, 방송, 잡지 등을 이용하여 기사 또는 전문가의 의견 형태로 표현되는 광고
11. 심의를 받지 아니하거나 심의받은 내용과 다른 내용의 광고
12. 외국인환자를 유치하기 위한 국내광고
13. 소비자를 속이거나 소비자로 하여금 잘못 알게 할 우려가 있는 방법으로 제45조에 따른 비급여 진료비용을 할인하거나 면제하는 내용의 광고
14. 각종 상장·감사장 등을 이용하는 광고 또는 인증·보증·추천을 받았다는 내용을 사용하거나 이와 유사한 내용을 표현하는 광고

    다만, 의료기관 인증을 표시한 광고, 중앙행정기관·특별지방행정기관 및 그 부속기관, 지방자치단체 또는 공공기관으로부터 받은 인증·보증을 표시한 광고, 다른 법

령에 따라 받은 인증·보증을 표시한 광고, 세계보건기구와 협력을 맺은 국제평가기구로부터 받은 인증을 표시한 광고 등 대통령령으로 정하는 광고는 가능

15. 그 밖에 의료광고의 방법 또는 내용이 국민의 보건과 건전한 의료경쟁의 질서를 해치거나 소비자에게 피해를 줄 우려가 있는 것으로서 대통령령으로 정하는 내용의 광고

시행령 제23조 의료광고의 금지 기준

1. 신의료기술평가를 받지 아니한 신의료기술에 관하여 광고하는 것
2. 특정 의료기관·의료인의 기능 또는 진료 방법이 질병 치료에 반드시 효과가 있다고 표현하거나 환자의 치료경험담이나 6개월 이하의 임상경력을 광고하는 것
3. 의료인, 의료기관, 의료서비스 및 의료 관련 각종 사항에 대하여 객관적인 사실과 다른 내용 등 거짓된 내용을 광고하는 것
4. 의료인 등(특정 의료기관 개설자, 의료기관의 장 또는 의료인)이 수행하거나 광고하는 기능 또는 진료 방법이 다른 의료인등의 것과 비교하여 우수하거나 효과가 있다는 내용으로 광고하는 것
5. 다른 의료인등을 비방할 목적으로 해당 의료인등이 수행하거나 광고하는 기능 또는 진료 방법에 관하여 불리한 사실을 광고하는 것
6. 의료인이 환자를 수술하는 장면이나 환자의 환부 등을 촬영한 동영상·사진으로서 일반인에게 혐오감을 일으키는 것을 게재하여 광고하는 것
7. 의료인등의 의료행위나 진료 방법 등을 광고하면서 예견할 수 있는 환자의 안전에 심각한 위해를 끼칠 우려가 있는 부작용 등 중요 정보를 빠뜨리거나 글씨 크기를 작게 하는 등의 방법으로 눈에 잘 띄지 않게 광고하는 것
8. 의료인, 의료기관, 의료서비스 및 의료 관련 각종 사항에 대하여 객관적인 사실을 과장하는 내용으로 광고하는 것
9. 법적 근거가 없는 자격이나 명칭을 표방하는 내용을 광고하는 것
10. 특정 의료기관·의료인의 기능 또는 진료 방법에 관한 기사나 전문가의 의견을 신문·인터넷신문 또는 정기간행물이나 방송에 싣거나 방송하면서 특정 의료기관·의료인의 연락처나 약도 등의 정보도 함께 싣거나 방송하여 광고하는 것
11. 심의 대상이 되는 의료광고를 심의를 받지 아니하고 광고하거나 심의 받은 내용과 다르게 광고하는 것
12. 외국인환자를 유치할 목적으로 국내광고 하는 것
13. 비급여 진료비용의 할인·면제 금액, 대상, 기간이나 범위 또는 할인·면제 이전의 비급여 진료비용에 대하여 허위 또는 불명확한 내용이나 정보 등을 게재하여 광고하는 것
14. 각종 상장·감사장 등을 이용하여 광고하는 것 또는 인증·보증·추천을 받았다는 내용을 사용하거나 이와 유사한 내용을 표현하여 광고하는 것

③ 다음에 해당하는 방법으로는 광고하지 못함

1. 텔레비전, 라디오, 데이터, 이동멀티미디어 방송
2. 그 밖에 국민의 보건과 건전한 의료경쟁의 질서를 유지하기 위하여 제한할 필요가 있는 경우로서 대통령령으로 정하는 방법

④ 보건복지부장관, 시장・군수・구청장은 위반한 의료인등에 대하여 처분을 하려는 경우에는 지체 없이 그 내용을 공정거래위원회에 통보하여야 함

의료광고의 심의(제57조)

① 의료인등이 다음의 어느 하나에 해당하는 매체를 이용하여 의료광고를 하려는 경우 미리 의료광고가 규정에 위반되는지 여부에 관하여 제2항에 따른 기관 또는 단체의 심의를 받아야 함

1. 신문・인터넷신문 또는 잡지 등 정기간행물
2. 옥외광고물 중 현수막, 벽보, 전단 및 교통시설・교통수단에 표시(교통수단 내부에 표시되거나 영상・음성・음향 및 이들의 조합으로 이루어지는 광고를 포함한다)되는 것
3. 전광판
4. 대통령령으로 정하는 인터넷 매체[이동통신단말장치에서 사용되는 애플리케이션 포함]
5. 그 밖에 매체의 성질, 영향력 등을 고려하여 대통령령으로 정하는 광고매체

② 다음 각 호의 기관 또는 단체는 대통령령으로 정하는 바에 따라 자율심의를 위한 조직 등을 갖추어 보건복지부장관에게 신고한 후 의료광고 심의 업무를 수행할 수 있음

1. 의사회・치과의사회・한의사회
2. 「소비자기본법」에 따라 등록한 소비자단체로서 대통령령으로 정하는 기준을 충족하는 단체

③ 다음의 사항으로만 구성된 의료광고는 심의를 받지 아니할 수 있음

1. 의료기관의 명칭・소재지・전화번호
2. 의료기관이 설치・운영하는 진료과목
3. 의료기관에 소속된 의료인의 성명・성별 및 면허의 종류
4. 그 밖에 대통령령으로 정하는 사항

④ 자율심의기구는 심의를 할 때 적용하는 심의 기준을 상호 협의하여 마련하여야 함

⑤ 의료광고 심의를 받으려는 자는 자율심의기구가 정하는 수수료를 내야 함

⑥ 심의의 유효기간은 심의를 신청하여 승인을 받은 날부터 3년으로 함

⑦ 의료인등이 결격사유 유효기간의 만료 후 계속하여 의료광고를 하려는 경우에는 유효기간 만료 6개월 전에 자율심의기구에 의료광고 심의를 신청하여야 함

의료광고에 관한 심의위원회(제57조의2)

① 자율심의기구는 의료광고를 심의하기 위하여 제2항 각 호의 구분에 따른 심의위원회를 설치・운영하여야 함

② 심의위원회의 종류와 심의 대상

1. 의사회 : 의료광고심의위원회 → 의사, 의원, 의원의 개설자, 병원, 병원의 개설자, 요양병원(한의사가 개설한 경우 제외), 요양병원의 개설자, 정신병원, 정신병원의 개설자, 종합병원(치과 제외), 종합병원의 개설자, 조산사, 조산원, 조산원의 개설자가 하는 의료광고의 심의
2. 치과의사회 : 치과의료광고심의위원회 → 치과의사, 치과의원, 치과의원의 개설자, 치과병원, 치과병원의 개설자, 종합병원(치과만 해당), 종합병원의 개설자가 하는 의료광고의 심의
3. 한의사회 : 한방의료광고심의위원회 → 한의사, 한의원, 한의원의 개설자, 한방병원, 한방병원의 개설자, 요양병원(한의사가 개설한 경우만 해당), 요양병원의 개설자가 하는 의료광고의 심의

의료광고 모니터링(제57조의3)

자율심의기구는 의료광고가 규정을 준수하는지 여부에 관하여 모니터링하고, 보건복지부령으로 정하는 바에 따라 모니터링 결과를 보건복지부장관에게 제출하여야 함

제6장 감 독

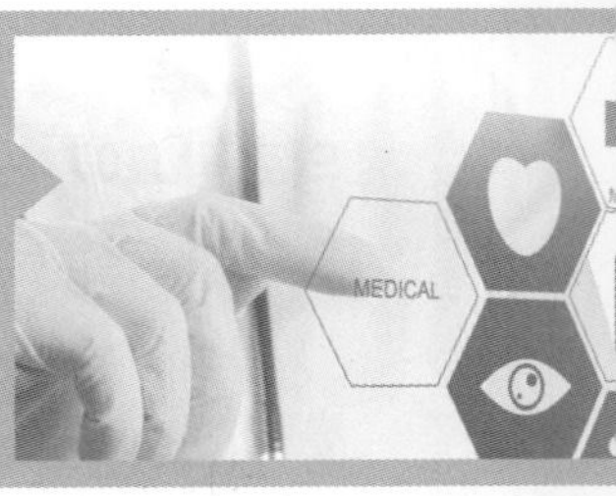

의료기관 인증(제58조)

① 보건복지부장관은 의료의 질과 환자 안전의 수준을 높이기 위하여 병원급 의료기관 및 대통령령으로 정하는 의료기관에 대한 인증(의료기관 인증)을 할 수 있음

② 보건복지부장관은 대통령령으로 정하는 바에 따라 의료기관 인증에 관한 업무를 의료기관평가인증원에 위탁할 수 있음

③ 보건복지부장관은 다른 법률에 따라 의료기관을 대상으로 실시하는 평가를 통합하여 의료기관평가인증원으로 하여금 시행하도록 할 수 있음

의료기관인증위원회(제58조의2)

① 보건복지부장관은 의료기관 인증에 관한 주요 정책을 심의하기 위하여 보건복지부장관 소속으로 의료기관인증위원회를 둠

② 의료기관인증위원회는 위원장 1명을 포함한 15인 이내의 위원으로 구성함

③ 의료기관인증위원회의 위원장은 보건복지부차관으로 하고, 위원은 다음 각 호의 사람 중에서 보건복지부장관이 임명 또는 위촉함

1. 의료인 단체 및 의료기관단체에서 추천하는 자
2. 노동계, 시민단체, 소비자단체에서 추천하는 자
3. 보건의료에 관한 학식과 경험이 풍부한 자
4. 시설물 안전진단에 관한 학식과 경험이 풍부한 자
5. 보건복지부 소속 3급 이상 공무원 또는 고위공무원단에 속하는 공무원

④ 위원회는 다음 각 호의 사항을 심의함

1. 인증기준 및 인증의 공표를 포함한 의료기관 인증과 관련된 주요 정책에 관한 사항
2. 의료기관 대상 평가제도 통합에 관한 사항
3. 의료기관 인증 활용에 관한 사항

4. 그 밖에 위원장이 심의에 부치는 사항

의료기관 인증기준 및 방법 등(제58조의3)

① 의료기관 인증기준은 다음 각 호의 사항을 포함하여야 함

1. 환자의 권리와 안전
2. 의료기관의 의료서비스 질 향상 활동
3. 의료서비스의 제공과정 및 성과
4. 의료기관의 조직 · 인력관리 및 운영
5. 환자 만족도

② 인증등급은 인증(유효기간 4년), 조건부인증(유효기간 1년) 및 불인증으로 구분함

③ 조건부인증을 받은 의료기관의 장은 유효기간 내에 보건복지부령으로 정하는 바에 따라 재인증을 받아야 함

의료기관 인증의 신청 및 평가(제58조의4)

① 의료기관 인증을 받고자 하는 의료기관의 장은 보건복지부령으로 정하는 바에 따라 보건복지부장관에게 신청할 수 있음

② 요양병원의 장은 보건복지부장관에게 인증을 신청하여야 함

③ 보건복지부장관은 인증을 신청한 의료기관에 대하여 인증기준 적합 여부를 평가하여야 하고, 이 경우 보건복지부장관은 보건복지부령으로 정하는 바에 따라 필요한 조사를 할 수 있고, 인증을 신청한 의료기관은 정당한 사유가 없으면 조사에 협조하여야 함

이의신청(제58조의5)

① 의료기관 인증을 신청한 의료기관의 장은 평가결과 또는 인증등급을 통보받은 날부터 30일 이내에 보건복지부장관에게 이의신청을 할 수 있음

인증서와 인증마크(제58조의6)

① 보건복지부장관은 인증을 받은 의료기관에 인증서를 교부하고 인증을 나타내는 표시(인증마크)를 제작하여 인증을 받은 의료기관이 사용하도록 할 수 있음

② 누구든지 인증을 받지 아니하고 인증서나 인증마크를 제작 · 사용하거나 그 밖의 방법으

로 인증을 사칭하여서는 아니 됨

인증의 공표 및 활용(제58조의7)

① 보건복지부장관은 인증을 받은 의료기관에 관하여 인증기준, 인증 유효기간 및 평가한 결과 등 보건복지부령으로 정하는 사항을 인터넷 홈페이지 등에 공표하여야 함

② 보건복지부장관은 평가 결과와 인증등급을 활용하여 의료기관에 대하여 다음 각 호에 해당하는 행정적·재정적 지원 등 필요한 조치를 할 수 있음

1. 상급종합병원 지정
2. 전문병원 지정
3. 의료의 질 및 환자 안전 수준 향상을 위한 교육, 컨설팅 지원
4. 그 밖에 다른 법률에서 정하거나 보건복지부장관이 필요하다고 인정한 사항

자료의 제공요청(제58조의8)

① 보건복지부장관은 인증과 관련하여 필요한 경우에는 관계 행정기관, 의료기관, 그 밖의 공공단체 등에 대하여 자료의 제공 및 협조를 요청할 수 있음

② 자료의 제공과 협조를 요청받은 자는 정당한 사유가 없는 한 요청에 따라야 함

의료기관 인증의 사후관리(제58조의9)

보건복지부장관은 인증의 실효성을 유지하기 위하여 보건복지부령으로 정하는 바에 따라 인증을 받은 의료기관에 대하여 인증기준의 충족 여부를 조사할 수 있음

의료기관 인증의 취소 등(제58조의10)

① 보건복지부장관은 다음의 경우에 의료기관 인증 또는 조건부인증을 취소하거나 인증마크의 사용정지 또는 시정을 명할 수 있음

- **반드시 취소** : 거짓이나 그 밖의 부정한 방법으로 인증 또는 조건부인증을 받은 경우, 의료기관 개설 허가가 취소되거나 폐쇄명령을 받은 경우
- **취소 가능** : 의료기관의 종별 변경 등 인증 또는 조건부인증의 전제나 근거가 되는 중대한 사실이 변경된 경우 또는 인증기준을 충족하지 못하게 된 경우, 인증마크의 사용정지 또는 시정명령을 위반한 경우

② 거짓이나 그 밖의 부정한 방법으로 인증 또는 조건부인증을 받아 인증이 취소된 의료기관은 인증 또는 조건부인증이 취소된 날부터 1년 이내에 인증 신청을 할 수 없음

의료기관평가인증원의 설립 등(제58조의11)

① 의료기관 인증에 관한 업무와 의료기관을 대상으로 실시하는 각종 평가 업무를 효율적으로 수행하기 위하여 의료기관평가인증원(이하 "인증원")을 설립함

② 인증원은 보건복지부장관의 승인을 받아 의료기관 인증을 신청한 의료기관의 장으로부터 인증에 소요되는 비용을 징수할 수 있음

③ 인증원은 업무 수행에 지장이 없는 범위에서 보건복지부령으로 정하는 바에 따라 교육, 컨설팅 등 수익사업을 할 수 있음

④ 인증원에 관하여 이 법 및 「공공기관의 운영에 관한 법률」에서 정하는 사항 외에는 「민법」 중 재단법인에 관한 규정을 준용함

의료평가통합정보시스템의 구축 · 운영(제58조의12)

① 보건복지부장관은 의료기관을 대상으로 실시하는 평가, 인증, 지정 등에 관한 정보를 통합 · 연계하여 처리 · 기록 및 관리하는 시스템("의료평가통합정보시스템")을 구축 · 운영할 수 있음

② 보건복지부장관은 평가 수행기관, 지방자치단체, 관계 행정기관 및 단체 등 관계 기관의 장에게 의료평가통합정보시스템의 구축 · 운영에 필요한 자료 또는 정보의 제공 및 연계를 요청할 수 있음. 이 경우 요청을 받은 기관의 장은 정당한 사유가 없으면 이에 따라야 함

③ 보건복지부장관은 의료평가통합정보시스템의 구축 · 운영에 관한 업무의 전부 또는 일부를 관계 전문기관 또는 단체에 위탁할 수 있음

④ 위의 규정한 사항 외에 의료평가통합정보시스템의 구축 · 운영, 정보의 제공 및 연계 요청 등에 필요한 사항은 보건복지부령으로 정함

[시행일 : 2025.12.21.]

지도와 명령(제59조)

① 보건복지부장관 또는 시 · 도지사는 보건의료정책을 위하여 필요하거나 국민보건에 중대한 위해가 발생하거나 발생할 우려가 있으면 의료기관이나 의료인에게 필요한 지도와 명

령을 할 수 있음

② 보건복지부장관, 시・도지사 또는 시장・군수・구청장은 의료인이 정당한 사유 없이 진료를 중단하거나 의료기관 개설자가 집단으로 휴업하거나 폐업하여 환자 진료에 막대한 지장을 초래하거나 초래할 우려가 있다고 인정할 만한 상당한 이유가 있으면 그 의료인이나 의료기관 개설자에게 업무개시 명령을 할 수 있으며, 의료인과 의료기관 개설자는 정당한 사유 없이 명령을 거부할 수 없음

병상 수급계획의 수립 등(제60조)

① 보건복지부장관은 병상의 합리적인 공급과 배치에 관한 기본시책을 5년마다 수립하여야 하며, 시・도지사는 기본시책에 따라 지역 실정을 고려하여 특별시・광역시 또는 도 단위의 지역별・기능별・종별 의료기관 병상 수급 및 관리계획을 수립한 후 보건복지부장관에게 제출하여야 함

② 보건복지부장관은 제출된 병상 수급 및 관리계획이 기본시책에 맞지 아니하는 등 보건복지부령으로 정하는 사유가 있으면 시・도지사와 협의하여 보건복지부령으로 정하는 바에 따라 이를 조정하여야 함

의료인 수급계획 등(제60조의2)

① 보건복지부장관은 우수한 의료인의 확보와 적절한 공급을 위한 기본시책을 수립하여야 하며, 기본시책은 「보건의료기본법」에 따른 보건의료발전계획과 연계하여 수립하여야 함

보고와 업무 검사 등(제61조)

① 보건복지부장관 시・도지사 또는 시장・군수・구청장은 의료기관 개설자 또는 의료인에게 필요한 사항을 보고하도록 명할 수 있고, 관계 공무원을 시켜 그 업무 상황, 시설 또는 진료기록부・조산기록부・간호기록부 등 관계 서류를 검사하게 하거나 관계인에게서 진술을 들어 사실을 확인받게 할 수 있음. 이 경우 의료기관 개설자 또는 의료인은 정당한 사유 없이 이를 거부하지 못함

② 이 경우 관계 공무원은 권한을 증명하는 증표 및 조사기간, 조사범위, 조사담당자, 관계 법령 등이 기재된 조사명령서를 지니고 이를 관계인에게 내보여야 함

자료제공의 요청(제61조의2)

① 보건복지부장관은 이 법의 위반 사실을 확인하기 위한 경우 등 소관 업무를 수행하기 위하여 필요한 경우에는 의료인, 의료기관의 장, 국민건강보험공단 및 건강보험심사평가원, 그 밖의 관계 행정기관 및 단체 등에 대하여 필요한 자료의 제출이나 의견의 진술 등을 요청할 수 있음

② 자료의 제공 또는 협조를 요청받은 자는 특별한 사유가 없으면 이에 따라야 함

의료기관 회계기준(제62조)

① 의료기관 개설자는 의료기관 회계를 투명하게 하도록 노력하여야 함

② 100병상 이상의 병원급 의료기관으로서 보건복지부령으로 정하는 일정 규모 이상의 병원급 의료기관 개설자는 회계를 투명하게 하기 위하여 의료기관 회계기준을 지켜야 하며, 의료기관 회계기준은 보건복지부령으로 정함

* 의료기관 회계기준 규칙[보건복지부령 제72호, 2021.2.1.] 참조

시정 명령 등(제63조)

① 보건복지부장관 또는 시장・군수・구청장은 의료기관이 진료거부(제15조 제1항), 세탁물의 위생적인 처리(제16조제2항), 기록열람(제21조 1항~3항), 전원시 진료기록의 전송등 요청거부(제21조의3제1항 후단), 전자의무기록의 안전관리를 위한 시설(제23조제2항), 원격의료의 시설과 장비(제34조제2항), 의료기관 개설특례의 조건(제35조제2항), 원격의료의 시설과 장비(제36조), 공중보건의사 고용금지(제36조의2), 진단용 방사선 발생장치의 신고 및 안전한 설치(제37조제1항), 안전관리책임자 선임 및 피폭관리(제37조 제2항), 특수의료장비의 시・도지사 신고와 정기적인 품질관리검사(제38조제1항・제2항), 수술실 내 폐쇄회로 텔레비전의 설치・운영(제38조의2), 당직의료인・의료기관의 명칭・진료과목 등(제41조~제43조), 교육전담간호사 배치 등(제41조의 2), 비급여 진료비용 등의 고지(제45조), 환자의 진료의사 선택(제46조), 의료관련감염 예방을 위한 조치(47조제1항), 요양병원의 의료기관 인증신청(제58조의4제2항 및 제3항), 의료기관 회계기준(제62조제2항)을 위반한 때 또는 종합병원・상급종합병원・전문병원이 각각 종합병원, 상급종합병원, 전문병원의 요건(제3조의3제1항・제3조의4제1항・제3조의5제2항 제1호 또는 제2호)에 따른 요건에 해당하지 아니하게 된 때, 의료기관의 장이 제4조제5항을 위

반한 때 또는 자율심의기구가 제57조제11항을 위반한 때에는 일정한 기간을 정하여 그 시설·장비 등의 전부 또는 일부의 사용을 제한 또는 금지하거나 위반한 사항을 시정하도록 명할 수 있음

② 보건복지부장관 또는 시장·군수·구청장은 의료인등이 제56조제2항·제3항(의료광고의 금지)을 위반할 때에는 다음의 조치를 명할 수 있음
1. 위반행위의 금지
2. 위반사실의 공표
3. 정정광고

개설 허가 취소 등(제64조)

① 보건복지부장관 또는 시장·군수·구청장이 의료업을 1년의 범위에서 정지시키거나 개설 허가의 취소 또는 의료기관 폐쇄를 명할 수 있는 경우
1. 개설 신고나 개설 허가를 한 날부터 3개월 이내에 정당한 사유 없이 업무를 시작하지 아니한 때
2. 의료인이 다른 의료인 또는 의료법인 등의 명의로 의료기관을 개설하거나 운영한 때(제4조 제2항)
3. 무자격자에게 의료행위를 하게 하거나 의료인에게 면허 사항 외의 의료행위를 하게 한 때
4. 관계 공무원의 직무 수행을 기피 또는 방해하거나 지도와 명령(제59조) 또는 시정명령 등(제63조)에 따른 명령을 위반한 때
5. 의료법인·비영리법인, 준정부기관·지방의료원 또는 한국보훈복지의료공단의 설립허가가 취소되거나 해산된 때
6. 의료기관을 개설할 수 없는 자가 의료기관을 개설한 때
7. 둘 이상의 의료기관을 개설·운영한 때(제33조 제8항)
8. 의료기관이 개설 장소를 이전하거나 개설에 관한 신고 또는 허가사항 중 보건복지부령으로 정하는 중요사항을 변경하면서 신고(허가)를 하지 아니한 때(제33조 제5항)
9. 약국 시설 안이나 구내, 약국의 시설이나 부지 일부를 분할·변경 또는 개수하여 의료기관 개설, 약국과 전용 복도 등 통로를 설치하여 개설한 때(제33조 제7항)
10. 의료법인이 의료기관 설립시 정관의 변경허가를 득하지 아니한 때(제33조 제9항)
11. 의료법인 등이 법인의 명의 대여시(제33조 제10항)

12. 폐업·휴업 신고(제40조), 진료기록부등의 이관(제40조의2) 또는 의료광고의 금지 등(제56조)를 위반한 때
13. 정당한 사유 없이 폐업·휴업 신고를 하지 아니하고 6개월 이상 의료업을 하지 아니한 때
14. 시정명령(제63조)을 이행하지 아니한 때
15. 「약사법」을 위반하여 담합행위를 한 때
16. 의료기관 개설자가 거짓으로 진료비를 청구하여 금고 이상의 형을 선고받고 그 형이 확정된 때
    → 반드시 의료기관 개설 허가의 취소 또는 의료기관 폐쇄를 명하여야 하며, 취소당한 날이나 폐쇄명령을 받은 날로부터 3년 안에는 의료기관을 개설·운영하지 못함
17. 의료기관 개설 준수사항(제36조)을 위반하여 사람의 생명 또는 신체에 중대한 위해를 발생하게 한 때

② 개설 허가를 취소당하거나 폐쇄 명령을 받은 자는 그 취소된 날이나 폐쇄 명령을 받은 날부터 6개월 이내에, 의료업 정지처분을 받은 자는 그 업무 정지 기간 중에 각각 의료기관을 개설·운영하지 못함(거짓진료비 청구로 금고 이상의 형이 확정된 경우는 3년 안에 불가)

③ 보건복지부장관 또는 시장·군수·구청장은 의료기관이 제1항에 따라 그 의료업이 정지되거나 개설 허가의 취소 또는 폐쇄 명령을 받은 경우 해당 의료기관에 입원 중인 환자를 다른 의료기관으로 옮기도록 하는 등 환자의 권익을 보호하기 위하여 필요한 조치를 하여야 함

면허 취소와 재교부(제65조)

① 보건복지부장관은 의료인이 다음 각 호의 어느 하나에 해당할 경우에는 그 면허를 취소할 수 있음

1. 의료인 결격사유 중 어느 하나에 해당하게 된 경우 : 반드시 면허를 취소하여야 함
2. 자격 정지 처분 기간 중에 의료행위를 하거나 3회 이상 자격 정지 처분을 받은 경우
3. 면허를 재교부받은 사람이 자격정지 사유에 해당하는 경우
4. 특정 지역이나 특정 업무에 종사할 것을 조건으로 한 면허 조건을 이행하지 아니한 경우
5. 면허를 대여한 경우

6. 일회용 의료기기를 재사용하여 사람의 생명 또는 신체에 중대한 위해를 발생하게 한 경우
7. 사람의 생명 또는 신체에 중대한 위해를 발생하게 할 우려가 있는 수술, 수혈, 전신마취를 의료인 아닌 자에게 하게 하거나 의료인에게 면허 사항 외로 하게 한 경우
8. 거짓이나 그 밖의 부정한 방법으로 의료인 면허 발급 요건을 취득하거나 국가시험에 합격한 경우 : 반드시 면허를 취소하여야 함

② 보건복지부장관은 제1항에 따라 면허가 취소된 자라도 취소의 원인이 된 사유가 없어지거나 개전(改悛)의 정이 뚜렷하다고 인정되고 대통령령으로 정하는 교육프로그램을 이수한 경우에는 면허를 재교부할 수 있음

- **1년 이내 불가능** : 조건부 면허 위반
- **2년 이내 불가능** : 자격 정지 처분 기간 중에 의료행위를 하거나 3회 이상 자격 정지 처분을 받은 경우, 면허를 재교부받은 사람이 자격정지 사유에 해당하는 경우
- **3년 이내 불가능** :
  - 면허를 대여한 경우
  - 일회용 의료기기를 재사용하여 사람의 생명 또는 신체에 중대한 위해를 발생하게 한 경우
  - 사람의 생명 또는 신체에 중대한 위해를 발생하게 할 우려가 있는 수술, 수혈, 전신마취를 의료인 아닌 자에게 하게 하거나 의료인에게 면허 사항 외로 하게 한 경우
  - 금고 이상의 실형을 선고받고 그 집행이 끝나거나 그 집행을 받지 아니하기로 확정된 후 5년이 지나지 아니한 경우
  - 금고 이상의 형의 집행유예를 선고받고 그 유예기간이 지난 후 2년이 지나지 아니한 경우
  - 금고 이상의 형의 선고유예를 받고 그 유예기간 중에 있는 경우
- **10년 이내 불가능** :
  - 금고 이상의 실형을 선고받아 면허가 취소된 사람이 다시 금고 이상의 실형을 선고받아 면허가 취소된 경우

시행령 제31조의8 면허재교부 교육프로그램

① 보건복지부장관은 면허를 재교부하려는 때에는 면허재교부 대상자가 아래의 내용으로 40시간 이상 교육프로그램을 이수하도록 해야 함

가. 환자 권리의 이해

나. 의료인의 역할과 윤리
다. 의료 관련 법령의 이해
라. 그 밖에 보건·의료 질서의 유지를 위하여 필요한 내용으로서 보건복지부장관이 고시하는 내용

자격정지 등(제66조)

① 보건복지부장관은 의료인이 다음 각 호의 어느 하나에 해당하면 1년의 범위에서 면허자격을 정지시킬 수 있으며, 이 경우 의료기술과 관련한 판단이 필요한 사항에 관하여는 관계 전문가의 의견을 들어 결정할 수 있음

1. 의료인의 품위를 심하게 손상시키는 행위를 한 때

시행령 제32조 의료인의 품위 손상행위의 범위
1. 학문적으로 인정되지 아니하는 진료행위(조산 업무와 간호 업무 포함)
2. 비도덕적 진료행위
3. 거짓 또는 과대 광고행위
3의2. 방송, 신문·인터넷신문, 정기간행물 또는 인터넷 매체(애플리케이션 포함)에서 다음의 건강·의학정보에 대하여 거짓 또는 과장하여 제공하는 행위
가. 「식품위생법」에 따른 식품에 대한 건강·의학정보
나. 「건강기능식품에 관한 법률」에 따른 건강기능식품에 대한 건강·의학정보
다. 「약사법」에 따른 의약품, 한약, 한약제제 또는 의약외품에 대한 건강·의학정보
라. 「의료기기법」에 따른 의료기기에 대한 건강·의학정보
마. 「화장품법」에 따른 화장품, 기능성화장품 또는 유기농화장품에 대한 건강·의학정보
4. 불필요한 검사·투약·수술 등 지나친 진료행위를 하거나 부당하게 많은 진료비를 요구하는 행위
5. 전공의의 선발 등 직무와 관련하여 부당하게 금품을 수수하는 행위
6. 다른 의료기관을 이용하려는 환자를 영리를 목적으로 자신이 종사하거나 개설한 의료기관으로 유인하거나 유인하게 하는 행위
7. 자신이 처방전을 발급하여 준 환자를 영리를 목적으로 특정 약국에 유치하기 위하여 약국개설자나 약국에 종사하는 자와 담합하는 행위

2. 의료기관 개설자가 될 수 없는 자에게 고용되어 의료행위를 한 때
3. 일회용 의료기기를 재사용한 때
4. 진단서·검안서 또는 증명서를 거짓으로 작성하여 내주거나 진료기록부 등을 거짓으로 작성하거나 고의로 사실과 다르게 추가기재·수정한 때
5. 태아 성감별 행위를 한 때
6. 의료기사가 아닌 자에게 의료기사의 업무를 하게 하거나 의료기사에게 그 업무 범위를 벗어나게 한 때

7. 관련 서류를 위조·변조하거나 속임수 등 부정한 방법으로 진료비를 거짓 청구한 때
8. 의약품공급업자, 의료기기 관련 업자 등으로부터 부당한 경제적 이익 등을 제공받은 때
9. 그 밖에 이 법 또는 이 법에 따른 명령을 위반한 때

② 자격정지처분은 그 사유가 발생한 날부터 5년(의료인이 아닌 자로 하여금 의료행위 시킨 경우, 부정한 방법으로 진료비 거짓 청구는 7년)이 지나면 하지 못함. 다만, 「형사소송법」에 따른 공소가 제기된 경우에는 공소가 제기된 날부터 해당 사건의 재판이 확정된 날까지의 기간은 시효 기간에 산입하지 아니 함

중앙회의 자격정지 처분 요구 등(제66조의2)

각 중앙회의 장은 의사·치과의사·한의사 또는 조산사가 의료인의 품위를 심하게 손상시키는 행위를 한 때에 해당하는 경우에는 각 중앙회의 윤리위원회의 심의·의결을 거쳐 보건복지부장관에게 자격정지 처분을 요구할 수 있음

과징금 처분(제67조)

보건복지부장관이나 시장·군수·구청장은 의료기관이 의료업 정지, 개설허가 취소, 의료기관 폐쇄 등의 사유에 해당할 때에는 대통령령으로 정하는 바에 따라 의료업 정지 처분을 갈음하여 10억원 이하의 과징금을 부과할 수 있으며, 이 경우 과징금은 3회까지만 부과할 수 있음. 다만, 동일한 위반행위에 대하여 「표시·광고의 공정화에 관한 법률」에 따른 과징금 부과처분이 이루어진 경우에는 과징금을 감경하여 부과하거나 부과하지 아니할 수 있음

행정처분의 기준(제68조)

행정처분의 세부적인 기준은 보건복지부령으로 정함

※ 의료관계 행정처분 규칙(보건복지부령 773호, 2020.12.31) 별표 '행정처분기준' 참조

의료지도원(제69조)

① 보고와 업무 검사 등에 따른 관계 공무원의 직무를 행하게 하기 위하여 보건복지부, 시·도 및 시·군·구에 의료지도원을 둠

② 의료지도원은 보건복지부장관, 시·도지사 또는 시장·군수·구청장이 그 소속 공무원

중에서 임명하며, 의료지도원 및 그 밖의 공무원은 직무를 통하여 알게 된 의료기관, 의료인, 환자의 비밀을 누설하지 못함

시행규칙 제65조 의료지도원의 자격

보건복지부장관, 시・도지사 또는 시장・군수・구청장이 다음의 자 중에서 임명

1. 의료인 면허를 가진 자
2. 의료 관계 업무에 관한 지식과 경험이 풍부한 자

시행규칙 제66조 의료지도원의 담당 구역

① 보건복지부 소속 의료지도원의 담당 구역 : 전국

② 시・도 또는 시・군・구(자치구를 말한다) 소속 의료지도원 : 해당 행정구역

제7장 삭제 〈2011.4.7.〉

제8장 보 칙

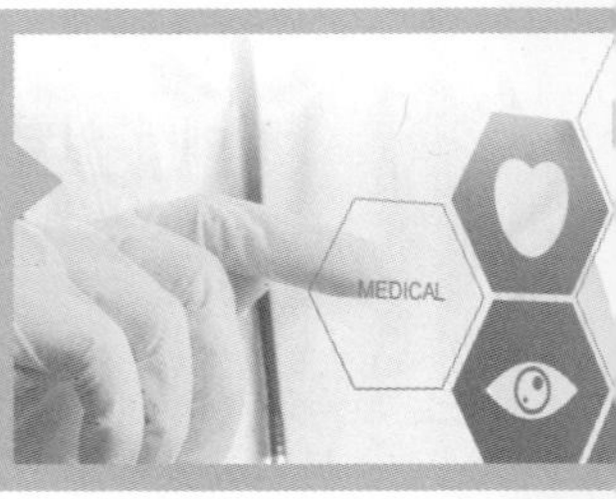

전문의(제77조)

① 의사·치과의사 또는 한의사로서 전문의가 되려는 자는 대통령령으로 정하는 수련을 거쳐 보건복지부장관에게 자격 인정을 받아야 함

② 전문의 자격을 인정받은 자가 아니면 전문과목을 표시하지 못함

한지 의료인(제79조)

① 이 법이 시행되기 전의 규정에 따라 면허를 받은 한지 의사(限地 醫師), 한지 치과의사 및 한지 한의사는 허가받은 지역에서 의료업무에 종사하는 경우 의료인으로 봄

② 보건복지부장관은 한지 의료인이 허가받은 지역 밖에서 의료행위를 하는 경우에는 그 면허를 취소할 수 있음

③ 한지 의료인의 허가지역 변경, 그 밖에 필요한 사항은 보건복지부령으로 정함

④ 한지 의사, 한지 치과의사, 한지 한의사로서 허가받은 지역에서 10년 이상 의료업무에 종사한 경력이 있는 자 또는 이 법 시행 당시 의료업무에 종사하고 있는 자 중 경력이 5년 이상인 자에게는 의사, 치과의사 또는 한의사의 면허를 줄 수 있음

간호법 제6조 간호조무사 자격인정 등

① 간호조무사가 되려는 사람은 다음 각 호의 어느 하나에 해당하는 사람으로서 보건복지부령으로 정하는 교육과정을 이수하고 간호조무사 국가시험에 합격한 후 보건복지부장관의 자격인정을 받아야 함

1. 특성화고등학교의 간호 관련 학과를 졸업한 사람(졸업예정자 포함)
2. 고등학교 졸업자(졸업예정자 포함) 또는 초·중등교육법령에 따라 같은 수준의 학력이 있다고 인정되는 사람(고등학교 졸업학력 인정자)으로서 보건복지부령으로 정하는 국·공립 간호조무사양성소의 교육을 이수한 사람
3. 고등학교 졸업학력 인정자로서 평생교육법령에 따른 평생교육시설에서 고등학교 교과 과정에 상응하는 교육과정 중 간호 관련 학과를 졸업한 사람(졸업예정자 포함)
4. 고등학교 졸업학력 인정자로서 「학원의 설립·운영 및 과외교습에 관한 법률」 제2조의2제2

항에 따른 학원의 간호조무사 교습과정을 이수한 사람
5. 고등학교 졸업학력 인정자로서 외국의 간호조무사 교육과정(보건복지부장관이 정하여 고시하는 인정기준에 해당하는 교육과정)을 이수하고 해당 국가의 간호조무사 자격을 취득한 사람
6. 간호사 국가고시 자격기준에 해당하는 사람

② 간호조무사 교육훈련기관은 보건복지부장관의 지정・평가를 받아야 하며, 이 경우 보건복지부장관은 간호조무사 교육훈련기관의 지정을 위한 평가업무를 대통령령으로 정하는 절차・방식에 따라 관계 전문기관에 위탁할 수 있음
③ 보건복지부장관은 간호조무사 교육훈련기관이 거짓이나 그 밖의 부정한 방법으로 지정받는 등 대통령령으로 정하는 사유에 해당하는 경우에는 그 지정을 취소할 수 있음

준용규정(제80조의3)

간호조무사에 대하여는 제12조, 제16조, 제19조, 제20조, 제22조, 제23조, 제59조제1항, 제61조, 제66조, 제68조, 제84조, 제87조, 제87조의2, 제88조, 제88조의2 및 제91조를 준용하며, 이 경우 "면허"는 "자격"으로, "면허증"은 "자격증"으로 봄

의료유사업자(제81조)

① 이 법이 시행되기 전의 규정에 따라 자격을 받은 의료유사업자(접골사(接骨士), 침사(鍼士), 구사(灸士))는 무면허의료행위 금지 조항에도 불구하고 각 해당 시술소에서 시술(施術)을 업(業)으로 할 수 있음
② 의료유사업자에 대하여는 이 법 중 의료인과 의료기관에 관한 규정을 준용하고, 이 경우 "의료인"은 "의료유사업자"로, "면허"는 "자격"으로, "면허증"은 "자격증"으로, "의료기관"은 "시술소"로 함
③ 의료유사업자의 시술행위, 시술업무의 한계 및 시술소의 기준 등에 관한 사항은 보건복지부령으로 정함

안마사(제82조)

① 안마사는 「장애인복지법」에 따른 시각장애인 중 다음 각 호의 어느 하나에 해당하는 자로서 시・도지사에게 자격인정을 받아야 함
1. 「초・중등교육법」에 따른 특수학교 중 고등학교에 준한 교육을 하는 학교에서 안마사의 업무한계에 따라 물리적 시술에 관한 교육과정을 마친 자
2. 중학교 과정 이상의 교육을 받고 보건복지부장관이 지정하는 안마수련기관에서 2년

이상의 안마수련과정을 마친 자

② 안마사는 무면허 의료행위 금지조항에도 불구하고 안마업무를 할 수 있음

③ 안마사에 대하여는 이 법 중 제8조, 제25조, 제28조부터 제32조까지, 제33조제2항제1호·제3항·제5항·제8항 본문, 제36조, 제40조, 제59조제1항, 제61조, 제63조(제36조를 위반한 경우만 해당), 제64조부터 제66조까지, 제68조, 제83조, 제84조를 준용함. 이 경우 "의료인"은 "안마사"로, "면허"는 "자격"으로, "면허증"은 "자격증"으로, "의료기관"은 "안마시술소 또는 안마원"으로, "해당 의료관계단체의 장"은 "안마사회장"으로 함

④ 국가나 지방자치단체가 관계 법령에 따라 시행하는 장애인일자리 사업 등을 수행하는 자로서 보건복지부령으로 정하는 자가 그 사업 수행과정에서 안마사를 고용하는 경우에는 제66조제1항제2호(의료기관 개설자가 될 수 없는 자에게 고용되어 의료행위시 자격정지)를 준용하지 아니함

⑤ 안마사의 업무한계, 안마시술소나 안마원의 시설 기준 등에 관한 사항은 보건복지부령으로 정함

경비 보조 등(제83조)

① 보건복지부장관 또는 시·도지사는 국민보건 향상을 위하여 필요하다고 인정될 때에는 의료인·의료기관·중앙회 또는 의료 관련 단체에 대하여 시설, 운영 경비, 조사·연구 비용의 전부 또는 일부를 보조할 수 있음

② 보건복지부장관은 다음 각 호의 의료기관이 인증을 신청할 때 예산의 범위에서 인증에 소요되는 비용의 전부 또는 일부를 보조할 수 있음

1. 인증을 신청하여야 하는 의료기관
2. 300병상 미만인 의료기관(종합병원은 제외) 중 보건복지부장관이 정하는 기준에 해당하는 의료기관

청문(제84조)

보건복지부장관, 시·도지사 또는 시장·군수·구청장은 다음 각 호의 어느 하나에 해당하는 처분을 하려면 청문을 실시하여야 함

1. 전자의무기록시스템 표준, 시스템 간 호환성, 정보 보안 등에 대한 인증의 취소
2. 의료법인의 설립 허가의 취소

3. 의료기관 인증 또는 조건부인증의 취소
4. 시정명령 등(제63조)에 따른 시설·장비 등의 사용금지 명령
5. 의료기관 개설허가 취소 등(제64조제1항)에 따른 개설허가 취소나 의료기관 폐쇄 명령
6. 의료인의 면허의 취소

수수료(제85조)

① 이 법에 따른 의료인의 면허나 면허증을 재교부 받으려는 자, 국가시험등에 응시하려는 자, 진단용 방사선 발생 장치의 검사를 받으려는 자, 진단용 방사선 발생장치 안전관리 책임자 교육을 받으려는 자는 보건복지부령으로 정하는 바에 따라 수수료를 내야 함

② 한국보건의료인국가시험원은 납부받은 국가시험등의 응시수수료를 보건복지부장관의 승인을 받아 시험 관리에 필요한 경비에 직접 충당할 수 있음

권한의 위임 및 위탁(제86조)

① 이 법에 따른 보건복지부장관 또는 시·도지사의 권한은 그 일부를 대통령령으로 정하는 바에 따라 질병관리청장, 시·도지사 또는 시장·군수·구청장이나 보건소장에게 위임할 수 있음

② 보건복지부장관은 이 법에 따른 업무의 일부를 대통령령으로 정하는 바에 따라 관계 전문기관에 위탁할 수 있음

벌칙 적용에서 공무원 의제(제86조의2)

의료광고 심의위원회 위원은 「형법」 제129조부터 제132조까지의 규정을 적용할 때에는 공무원으로 봄

기록의 보존·보관 의무에 대한 면책(제86조의3)

의료법에 따라 보존·보관하여야 하는 기록이 천재지변이나 그 밖의 불가항력으로 멸실된 경우에는 해당 기록의 보존·보관의무자는 책임을 면함

제9장
벌 칙

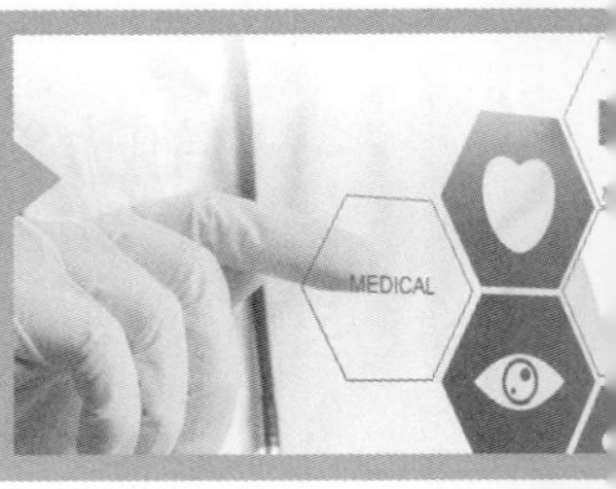

벌칙(제87조)

10년 이하의 징역이나 1억원 이하의 벌금 : 의료기관 개설 기준을 위반하여 의료기관을 개설하거나 운영하는 자

벌칙(제87조의2)

① 의료행위가 이루어지는 장소에서 의료행위를 행하는 의료인, 간호조무사 및 의료기사 또는 의료행위를 받는 사람 폭행·협박(제12조 제3항 위반)

1. 사람을 상해에 이르게 한 경우 : 7년 이하의 징역 또는 1천만원 이상 7천만원 이하의 벌금
2. 중상해에 이르게 한 경우 : 3년 이상 10년 이하의 징역
3. 사망에 이르게 한 경우 : 무기 또는 5년 이상의 징역

② **5년 이하의 징역이나 5천만원 이하의 벌금**

1. 면허를 대여한 사람
2. 면허를 대여받거나 면허 대여를 알선한 사람
3. 의료기관의 의료용 시설·기재·약품, 그 밖의 기물 등을 파괴·손상하거나 의료기관을 점거하여 진료를 방해하거나, 이를 교사하거나 방조한 자(제12조 제2항)
4. 의료행위가 이루어지는 장소에서 의료행위를 행하는 의료인, 간호조무사 및 의료기사 또는 의료행위를 받는 사람을 폭행·협박한 자(제12조 제3항) → 피해자의 명시한 의사에 반하여 공소를 제기할 수 없음
5. 정당한 사유 없이 전자처방전에 저장된 개인정보를 탐지하거나 누출·변조 또는 훼손한 자(제18조 제3항)
6. 진료기록전송지원시스템의 구축·운영을 위탁받은 기관이 재위탁, 정보누출, 변조 등

을 한 경우(제21조의2제5항 · 제8항)

7. 정당한 사유 없이 전자의무기록에 저장된 개인정보를 탐지하거나 누출 · 변조 또는 훼손한 자(제23조 제3항)
8. 무면허 의료행위자(제27조 제1항)
9. 무자격자의 의료기관 개설, 2개 이상의 의료기관 개설(제33조제2항 · 제8항)
10. 의료법인 등의 법인 명의 대여(제33조 제10항)
11. 의료인이 아닌 자에게 의료행위를 하게 하거나 의료인에게 면허 사항 외의 의료행위를 하게 한 자(제27조 제5항)
12. 촬영한 영상정보를 열람하게 하거나 제공한 자(제38조의2 제5항)
13. 촬영한 영상정보를 탐지하거나 누출 · 변조 또는 훼손한 자(제38조의2 제6항)
14. 촬영한 영상정보를 이 법에서 정한 목적 외의 용도로 사용한 자(제38조의2 제7항)

벌칙(제88조, 제88조의2)

① 3년 이하의 징역이나 3천만원 이하의 벌금

- 의료인의 정보 누설(제19조) : 친고죄에 해당
  ※ 친고죄 : 고소권자의 고소가 있어야 공소제기를 할 수 있는 범죄
- 환자가 아닌 다른 사람에게 환자의 기록열람 등 내용 확인을 할 수 있게 한 자(제21조 제2항) : 친고죄에 해당
- 진료기록부 등을 거짓으로 작성 또는 고의로 사실과 다르게 추가 기재(제22조 제3항)
- 영리를 목적으로 환자를 소개 · 알선하는 행위 및 이를 사주하는 행위(제27조 제3항)
- 보험회사, 상호회사, 보험설계사, 보험대리점 또는 보험중개사의 외국인 환자 유치 행위(제27조 제4항)
- 병원급 의료기관이 시 · 도지사의 개설허가를 받지 아니한 자(제33조 제4항)
- 병원급 부속 의료기관이 시 · 도지사의 개설허가를 받지 아니한 자(제35조 제1항 단서)
- 품질관리검사에서 부적합 판정을 받은 특수의료장비 사용(제38조 제3항)
- 자율보고의 접수 및 분석 등의 업무에 종사하거나 종사하였던 사람이 직무상 알게 된 비밀을 다른 사람에게 누설하거나 직무 외의 목적으로 사용(제47조 제11항)
- 의료인 · 의료기관 개설자가 정당한 사유 없이 업무개시 명령을 거부한 자(제59조 제3항)
- 개설허가를 취소당하거나 폐쇄명령을 받은 자가 그 금지기간 중에 의료기관을 개설 · 운영한 자(제64조 제2항, 안마사 포함)

- 의료지도원・공무원이 비밀을 누설한 자(제69조 제3항) : 친고죄에 해당
- 부당한 경제적 이익 등의 취득 금지를 위반한 자(제23조의5) : 취득한 경제적 이익등은 몰수하고, 몰수할 수 없을 때에는 그 가액을 추징
- 폐쇄회로 텔레비전으로 의료행위를 하는 장면을 임의로 촬영한 자(제38조의2 제2항)
- 안마사의 자격인정을 받지 아니하고 영리를 목적으로 안마를 한 자(제82조 제1항)

② 2년 이하의 징역이나 2천만원 이하의 벌금
- 태아 성 감별 행위 금지(제20조)를 위반한 자
- 안전성 확보에 필요한 조치를 하지 아니하여 폐쇄회로 텔레비전으로 촬영한 영상정보를 분실・도난・유출・변조 또는 훼손당한 자(제38조의2 제4항)
- 의료관련감염 자율보고를 한자를 보고를 이유로 불리한 조치를 한 자(제47조 제12항)

벌칙(제89조)

1년 이하의 징역이나 1천만원 이하의 벌금
- 진료나 조산요청 거부(제15조 제1항)
- 직접 진찰・검안을 한 의사・치과의사・한의사가 아닌 자가 진단서 등 교부 발송(제17조 제1항)
- 직접 조산한 의사・한의사・조산사가 아닌 자가 관련 증명서를 내준 경우(제17조 제2항)
- 인증을 받지 아니한 자가 인증의 표시 또는 이와 유사한 표시를 한 경우(제23조의2 제3항 후단)
- 의료법인 및 비영리법인이 의료기관을 개설시 정관의 변경허가를 얻지 아니한 경우(제33조 제9항)
- 의료법인・의료기관・의료인이 아닌 자가 의료에 관한 광고를 한 자(제56조 제1항)
- 의료법인・의료기관・의료인이 의료광고 금지사항을 광고한 자(제56조 제2항)
- 의료법인・의료기관・의료인이 거짓이나 과장의 내용으로 의료광고를 한 자(제56조 제3항)
- 인증을 받지 아니하고 인증서나 인증마크를 제작・사용한 자(제58조의6 제2항)
- 정당한 사유 없이 권익보호조치를 하지 아니한 자(제40조 제4항)
- 의료법인의 임원 선임과 관련하여 금품 등을 주고받거나 주고받을 것을 약속한 자(제51조의2)
- 검사를 거부・방해 또는 기피한 자(제61조 제1항)

벌칙(제90조)

500만원 이하의 벌금

- 의료인 · 의료기관 또는 특별자치시장 · 특별자치도지사 · 시장 · 군수 · 구청장에게 신고하지 아니한 자가 의료기관 세탁물을 처리한 자(제16조 제1항)
- 세탁물을 위생적으로 보관 · 운반 · 처리하지 아니한 자(제16조 제2항)
- 정당한 사유 없이 진단서 · 검안서 · 증명서 교부를 거부한 자(제17조 제3항)
- 정당한 사유 없이 출생 · 사망 · 사산 증명서 교부를 거부한 자(제17조 제4항)
- 처방전 대리수령 규정 위반, 직접 진찰하지 아니하고 처방전을 교부하거나, 진찰받지 아니하고 받은 자(제17조의2제1항 · 제2항)
- 약사 또는 한약사의 처방전 문의에 대하여 의사 · 치과의사 및 한의사의 응답의무를 이행하지 아니한 자(제18조 제4항)
- 정당한 사유 없이 환자 본인의 기록의 열람, 사본의 발급, 내용 확인요청을 거부한 자(제21조 제1항 후단)
- 다른 의료인 또는 의료기관의 장으로부터 제진료기록의 내용 확인이나 진료기록의 사본 및 환자의 진료경과에 대한 소견 등을 송부 또는 전송 요청을 거부한 자(제21조의2 제1항)
- 응급환자를 다른 의료기관으로 이송할 때에 환자 이송과 함께 초진기록을 보내지 아니한 자(제21조의2 제2항)
- 전원시 진료기록의 전송등 요청거부(제21조의3제1항 후단)
- 진료기록부 등을 기록하지 아니하거나 보존기간 동안 보존하지 아니한 자(제22조 제1항 · 제2항)
- 전자의무기록에 추가기재 · 수정을 한 경우 접속기록을 별도로 보관하지 아니한 자(제23조 제4항)
- 변사체를 신고하지 아니한 자(제26조)
- 의료인이 아니면서 이와 비슷한 명칭을 사용한 자(제27조 제2항)
- 의료기관을 개설하지 아니하고 의료업을 한 자(제33조 제1항)
- 의원급 의료기관 개설 신고를 하지 아니한 자(안마사 포함)(제33조 제3항)
- 개설된 의료기관이 시 · 도지사 또는 시장 · 군수 · 구청장에게 허가를 받아야 하는 사항을 받지 아니한 자(제33조 제5항)
- 부속 의료기관을 시장 · 군수 · 구청장에게 신고하지 않고 개설한 자(제35조 제1항 본문)
- 각종 병원에 당직의료인을 두지 아니한 자(제41조)

- 의료기관의 종별에 따르는 명칭을 사용하지 아니한 자(제42조 제1항)
- 의료법인의 재산을 처분하거나 변경하면서 시·도지사의 허가를 받지 아니한 자(제48조 제3항)
- 의료법인이 아니면서 의료법인이나 이와 비슷한 명칭을 사용한 자(제48조 제4항)
- 전문의 자격을 인정받은 자가 아니면서 전문과목을 표시한 자(제77조 제2항)
- 보건복지부장관이나 시장·군수·구청장의 시정명령을 위반한 자(제63조)
- 의료기관 개설자가 될 수 없는 자에게 고용되어 의료행위를 한 자

「형법」상 감경규정에 관한 특례(제90조의2)

음주로 인한 심신장애 상태에서 의료행위가 이루어지는 장소에서 의료행위를 행하는 의료인, 간호조무사 및 의료기사 또는 의료행위를 받는 사람을 폭행·협박하는 죄를 범한 때에는 「형법」 제10조제1항(심신장애인 처벌 특례)을 적용하지 아니할 수 있음

양벌규정(제91조)

법인의 대표자나 법인 또는 개인의 대리인, 사용인, 그 밖의 종업원이 그 법인 또는 개인의 업무에 관하여 위반행위를 하면 그 행위자를 벌하는 외에 그 법인 또는 개인에게도 해당 조문의 벌금형을 과함. 다만, 법인 또는 개인이 그 위반행위를 방지하기 위하여 해당 업무에 관하여 상당한 주의와 감독을 게을리하지 아니한 경우에는 그러하지 아니함

과태료(제92조)

① 300만원 이하의 과태료 부과

- 세탁물의 처리업무에 종사하는 사람에게 감염 예방에 관한 교육을 실시하지 아니한 자(제16조 제3항)
- 진료정보 침해사고를 통지하지 아니한 자(제23조의3 제1항)
- 의사의 설명의무를 위반하여 환자에게 설명을 하지 아니하거나 서면 동의를 받지 아니한 자(제24조의2 제1항)
- 동의를 받은 사항이 변경된 경우 환자에게 변경 사유와 내용을 서면으로 알리지 아니한 자(제24조의2 제4항)
- 신고를 하지 아니하고 진단용 방사선 발생장치를 설치·운영한 자(제37조 제1항)

• 안전관리책임자를 선임하지 아니하거나 정기검사와 측정 또는 방사선 관계 종사자에 대한 피폭관리를 실시하지 아니한 자(제37조 제2항)
• 의료법인의 부대사업을 사전에 신고하지 아니한 자(제49조 제3항)

② 200만원 이하의 과태료 부과

• 진료기록 송부요청을 거부하여 자료를 제출하지 아니하거나 거짓 자료를 제출한 자(제21조의2 제6항)
• 비급여진료비용등의 항목, 기준, 금액 및 진료내역 등에 관한 사항을 보고를 하지 아니하거나 거짓으로 보고한 자(제45조의2 제1항)
• 비급여진료비용등의 현황에 대한 조사・분석을 위한 자료제출의 요구에 응하지 아니하거나 거짓으로 제출한 자(제45조의2 제3항)
• 보고를 하지 아니하거나 검사를 거부・방해 또는 기피한 자(제61조 제1항)

③ 100만원 이하의 과태료 부과

• 세탁물처리업무에 종사하는 사람의 감염 예방에 관한 기록 및 유지를 하지 아니한 자(제16조 제3항)
• 세탁물 처리업자가 신고사항 변경이나 휴업・폐업 또는 재개업을 신고하지 아니한 경우(제16조 제4항)
• 의료기관이 개설 장소 이전 등의 중요사항 변경시 변경신고를 하지 아니한 경우(제33조 제5항)
• 교육을 받지 아니한 진단용 방사선 발생장치 안전관리책임자(제37조 제3항)
• 휴업 또는 폐업 신고를 하지 아니하거나 휴업 또는 폐업 신고시 진료기록부등을 관할 보건소장에게 이관하지 아니한 자(제40조 제1항, 제2항)
• 의료기관의 명칭 또는 이와 비슷한 명칭을 사용한 자(제42조 제3항)
• 진료과목 표시를 위반한 자(제43조 제5항)
• 환자의 권리 등을 게시하지 아니한 자(제4조 제3항)
• 대한민국의학한림원 또는 이와 유사한 명칭을 사용한 자(제52조의2 제6항)
• 명찰패용을 위반하여 그 위반행위에 대하여 내려진 시정명령을 따르지 아니한 사람(제4조 제5항)

④ 과태료는 대통령령으로 정하는 바에 따라 보건복지부장관 또는 시장・군수・구청장이 부과・징수함

제 3 부

의료기사 등에 관한 법률(약칭 : 의료기사법)

[시행 2024.11.1.] [법률 제19817호, 2023.10.31., 일부개정]

제정배경) 법률 제2534호, 1973.2.16.

- 의료 또는 치과의료를 행함에 있어서 필요불가결한 전문분야의 기술자를 의료기사로 하고 그 자격요건을 법률로 명문화하여 의료기술자에 대한 대우와 질적 향상을 기함으로써 국민의 보건 및 의료발전에 기여하게 하기 위하여 종전의 의료보조원법을 폐지하고 새로이 이 법을 제정하려는 것임
- 이 법의 적용대상에서 위생사·위생시험사와 같은 보건요원이나 간호보조원과 같은 보편적인 진료보조자를 제외하고, 임상병리사·방사선사·물리치료사·작업치료사·치과기공사 및 치과위생사등 의료 및 치과의료의 전문분야별 기술자만을 의료기사로 함
- 의료기사가 되고자 하는 자는 보건의료에 관한 학문을 전공하는 초급대학 이상의 학교를 졸업한 자나 최소한도 고등학교 이상의 학력이 있고 일정한 수습과정을 거친 자로서 의료기사 국가시험에 합격하고 보건복지부장관의 면허를 받아야 함
- 수습중에 있는 자를 제외하고는 이 법에 의한 의료기사가 아니면 의료기사의 업무를 행하지 못하고 의료기사 또는 이와 유사한 명칭을 사용하지 못함
- 최근 의료정보는 환자 스스로 자신의 건강상태를 확인하고 점검할 수 있는 자료로 활용되면서 의료정보를 관리하는 의무기록사(현 보건의료정보관리사)의 역할이 강조되고 있다는 점을 감안하여 의무기록사의 명칭을 보건의료정보관리사로 변경하고, 교육부장관의 인정을 받은 기관으로부터 교육과정의 전문성·적합성을 인증 받은 대학등을 졸업한 경우에 한하여 보건의료정보관리사 국가시험을 응시할 수 있도록 개편함
- 최근 보건의료 환경의 변화와 의료 활동 및 관리 영역의 세분화, 전문화로 인해 의료기사등 역시 각종 보건의료 영역에서 국민에게 의료서비스를 제공하는 전문가로서의 책임과 역할이 강조됨에 따라, 의료기사등의 면허의 종류에 따라 전국적 조직을 가지는 중앙회와 지부를 설립할 수 있도록 법을 개정하였으며, 이를 통해 의료기사등 인력을 효율적으로 관리하고 국민에게 양질의 보건의료서비스가 제공될 수 있도록 하고자 함

제3부
의료기사 등에 관한 법률

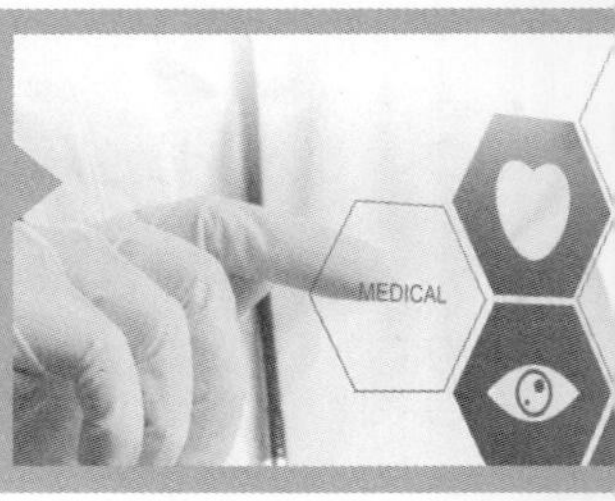

목적(제1조)

의료기사 등에 관한 법률은 의료기사, 보건의료정보관리사 및 안경사의 자격·면허 등에 관하여 필요한 사항을 정함으로써 국민의 보건 및 의료 향상에 이바지함을 목적으로 함

정의(제1조의2)

1. **의료기사** : 의사 또는 치과의사의 지도 아래 진료나 의화학적(醫化學的) 검사에 종사하는 사람
2. **보건의료정보관리사** : 의료 및 보건지도 등에 관한 기록 및 정보의 분류·확인·유지·관리를 주된 업무로 하는 사람
3. **안경사** : 안경(시력보정용에 한정)의 조제 및 판매와 콘택트렌즈(시력보정용이 아닌 경우를 포함)의 판매를 주된 업무로 하는 사람

의료기사의 종류 및 업무(제2조)

1. **의료기사(6종)** : 임상병리사, 방사선사, 물리치료사, 작업치료사, 치과기공사 및 치과위생사
2. **의료기사 등(8종)** : "의료기사" + 보건의료정보관리사, 안경사
3. **의료기사의 업무**
   - 임상병리사 : 각종 화학적 또는 생리학적 검사
   - 방사선사 : 방사선 등의 취급 또는 검사 및 방사선 등 관련 기기의 취급 또는 관리
   - 물리치료사 : 신체의 교정 및 재활을 위한 물리요법적 치료
   - 작업치료사 : 신체적·정신적 기능장애를 회복시키기 위한 작업요법적 치료
   - 치과기공사 : 보철물의 제작, 수리 또는 가공
   - 치과위생사 : 치아 및 구강질환의 예방과 위생 관리 등

업무 범위와 한계(제3조)

구체적인 업무의 범위와 한계는 대통령령으로 정함

시행령 제2조 의료기사, 보건의료정보관리사 및 안경사의 업무 범위 등

1. 임상병리사 : 기생충학・미생물학・법의학・병리학・생화학・세포병리학・수혈의학・요화학(尿化學)・혈액학・혈청학 분야, 방사성동위원소를 사용한 검사물 분야 및 기초대사・뇌파・심전도・심폐기능 등 생리기능 분야의 화학적・생리학적 검사에 관한 다음의 업무와 그 밖의 화학적・생리학적 검사
   1) 검사물 등의 채취・검사
   2) 검사용 시약의 조제
   3) 기계・기구・시약 등의 보관・관리・사용
   4) 혈액의 채혈・제제・제조・조작・보존・공급
2. 방사선사 : 방사선 등의 취급・검사 및 방사선 등 관련 기기의 취급・관리에 관한 업무
   1) 방사선기기와 부속 기자재의 선택・관리
   2) 방사성동위원소를 이용한 핵의학적 검사
   3) 의료영상진단기와 초음파진단기의 취급
   4) 전리방사선・비전리방사선의 취급
3. 물리치료사 : 신체의 교정 및 재활을 위한 물리요법적 치료에 관한 업무
   1) 물리요법적 기능훈련・재활훈련
   2) 기계・기구를 이용한 물리요법적 치료
   3) 도수치료: 기구나 약물을 사용하지 않고 손으로 하는 치료
   4) 도수근력(손근력)・관절가동범위 검사
   5) 마사지
   6) 물리요법적 치료에 필요한 기기・약품의 사용・관리
   7) 신체 교정운동
   8) 온열・전기・광선・수(水)치료
   9) 물리요법적 교육
4. 작업치료사 : 신체적・정신적 기능장애를 회복시키기 위한 작업요법적 치료에 관한 업무
   1) 감각・지각・활동 훈련
   2) 삼킴장애 재활치료
   3) 인지 재활치료
   4) 일상생활 훈련: 일상생활에서 사용하는 물체나 기구를 활용한 훈련
   5) 운전 재활훈련
   6) 직업 재활훈련
   7) 작업수행능력 분석・평가
   8) 작업요법적 치료에 필요한 기기의 사용・관리
   9) 팔보조기 제작 및 팔보조기를 사용한 훈련
   10) 작업요법적 교육
5. 치과기공사 : 치과의사의 진료에 필요한 다음의 구분에 따른 치과기공물을 전산설계(CAD/CAM), 삼차원(3D)프린터 또는 주조기 등을 이용해 디자인, 제작, 수리 또는 가공하는 업무

1) 교정장치・충전물・작업 모형
2) 보철물
3) 임플란트 맞춤 지대주・상부구조

6. 치과위생사 : 치아 및 구강질환의 예방과 위생 관리 등에 관한 업무
   1) 교정용 호선(弧線 : 둥근 형태의 교정용 줄)의 장착・제거
   2) 불소 바르기
   3) 보건기관 또는 의료기관에서 수행하는 구내 진단용 방사선 촬영
   4) 임시 충전
   5) 임시 부착물의 장착
   6) 부착물의 제거
   7) 치석 등 침착물의 제거
   8) 치아 본뜨기
7. 보건의료정보관리사 : 의료기관에서의 의료 및 보건지도 등에 관한 기록 및 정보의 분류・확인・유지・관리에 관한 업무
   1) 보건의료정보의 분석
   2) 보건의료정보의 전사(轉寫)
   3) 암 등록
   4) 진료통계 관리
   5) 질병・사인(死因)・의료행위의 분류
8. 안경사 : 시력보정용 안경의 조제 및 판매와 콘택트렌즈의 판매에 관한 업무
   1) 안경의 조제 및 판매(6세 이하의 아동의 안경은 의사의 처방에 따라 조제・판매)
   2) 콘택트렌즈의 판매(6세 이하의 아동의 콘택트렌즈는 의사의 처방에 따라 판매)
   3) 안경・콘택트렌즈의 도수를 조정하기 위한 목적으로 수행하는 자각적(주관적) 굴절검사로서 약제를 사용하지 않는 검사
   4) 안경・콘택트렌즈의 도수를 조정하기 위한 목적으로 수행하는 타각적(객관적) 굴절검사로서 약제를 사용하지 않는 검사 중 자동굴절검사기기를 이용한 검사

면허(제4조)

① 의료기사 등의 국가시험 자격요건

1. 「고등교육법」에 따른 대학・산업대학・전문대학에서 취득하려는 면허에 상응하는 보건의료에 관한 학문을 전공하고 졸업한 사람. 다만, 보건의료정보관리사의 경우 「고등교육법」에 따른 인정기관의 보건의료정보관리사 교육과정 인증을 받은 대학등에서 보건의료정보 관련 학문을 전공하고 보건복지부령으로 정하는 교과목을 이수하여 졸업한 사람
2. 외국의 제1호에 해당하는 학교(보건복지부장관이 정하여 고시하는 인정기준에 해당하는 학교)와 같은 수준 이상의 교육과정을 이수하고 외국의 해당 의료기사등의 면허를 받은 사람

3. 6개월 이내에 졸업할 것으로 예정된 사람(그 졸업예정시기에 졸업하여야 면허 취득 가능)

② **보건의료정보관리사** : 입학 당시 인정기관의 인증을 받은 대학등에 입학한 사람으로서 그 대학등에서 보건의료정보 관련 학문을 전공하고 보건복지부령으로 정하는 교과목을 이수하여 졸업한 사람이 졸업 당시 해당 대학등이 인정기관의 인증을 받지 못한 경우, 대학등이 인정기관의 인증을 처음 신청한 날부터 그 인증신청의 결과가 나오기 전까지의 기간 동안 해당 대학등에 입학한 사람이 그 대학등에서 보건의료정보 관련 학문을 전공하고 보건복지부령으로 정하는 교과목을 이수하여 졸업한 경우에는 보건의료정보관리사 국가시험 응시자격을 갖춘 것으로 봄

시행규칙 제7조 국가시험 응시 요건

① 「의료기사 등에 관한 법률」에 따라 의료기사·안경사 국가시험에 응시하려는 사람은 별표 1에 따른 현장실습과목을 최소 이수시간 이상 이수해야 함

② 보건의료정보관리사 국가시험에 응시하려는 사람은 별표 1의2에 따른 보건의료정보 관련 과목을 모두 이수해야 함

결격사유(제5조)

① 정신질환자(전문의가 의료기사등으로서 적합하다고 인정하는 사람은 가능)

② 마약류 중독자

③ 피성년후견인, 피한정후견인

④ 금고 이상의 실형을 선고받고 그 집행이 끝나지 아니하거나 면제되지 아니한 사람

국가시험(제6조)

① 국가시험은 대통령령으로 정하는 바에 따라 해마다 1회 이상 보건복지부장관이 실시

② 보건복지부장관은 대통령령으로 정하는 바에 따라 한국보건의료인국가시험원으로 하여금 국가시험을 관리하게 할 수 있음

시행령 제3조 국가시험의 범위

① 의료기사등의 국가시험(이하 "국가시험"이라 한다)은 의료기사등의 종류에 따라 임상병리·방사선·물리치료·작업치료·치과기공·치과위생·보건의료정보관리·안경광학 및 보건의료 관계 법규에 대하여 의료기사등이 갖추어야 할 지식과 기능에 관하여 실시

② 국가시험은 필기시험과 실기시험으로 구분하여 실시하되, 실기시험은 필기시험 합격자에 대해

서만 실시한다. 다만, 보건복지부장관이 필요하다고 인정하는 경우에는 필기시험과 실기시험을 병합하여 실시 가능

③ 필기시험의 과목, 실기시험의 범위 및 합격자 결정, 그 밖에 필요한 사항은 보건복지부령으로 정함

시행령 제4조 국가시험의 시행과 공고

① 보건복지부장관은 「한국보건의료인국가시험원법」에 따른 한국보건의료인국가시험원(이하 "국가시험관리기관")으로 하여금 국가시험을 관리하도록 함

② 국가시험관리기관의 장은 국가시험을 실시하려는 경우에는 미리 보건복지부장관의 승인을 받아 시험일시・시험장소・시험과목, 응시원서 제출기간, 그 밖에 시험 실시에 필요한 사항을 시험일 90일 전까지 공고하여야 함. 다만, 시험장소는 지역별 응시인원이 확정된 후 시험일 30일 전까지 공고 가능

시행령 제6조 국가시험의 응시

국가시험에 응시하려는 사람은 국가시험관리기관의 장이 정하는 응시원서를 국가시험관리기관의 장에게 제출하여야 함

시행규칙 제9조 합격자 결정 등

① 의료기사등의 국가시험의 합격자는 필기시험에서는 각 과목 만점의 40퍼센트 이상 및 전 과목 총점의 60퍼센트 이상 득점한 사람으로 하고, 실기시험에서는 만점의 60퍼센트 이상 득점한 사람으로 함

② 국가시험의 출제방법, 과목별 배점비율, 그 밖에 시험 시행에 필요한 사항은 보건복지부장관이 지정・고시하는 관계 전문기관(국가시험관리기관)의 장이 정함

응시자격의 제한 등(제7조)

① 결격사유에 해당하는 자

② 부정한 방법으로 국가시험에 응시한 사람 또는 국가시험에 관하여 부정행위를 한 사람에 대하여는 그 시험을 정지시키거나 합격을 무효로 함

③ 보건복지부장관은 위에 따라 시험이 정지되거나 합격이 무효가 된 사람에 대하여 처분의 사유와 위반 정도 등을 고려하여 보건복지부령으로 정하는 바에 따라 그 다음에 치러지는 국가시험 응시를 3회의 범위에서 제한할 수 있음

면허의 등록 등(제8조)

① 보건복지부장관은 의료기사등의 면허를 할 때에는 그 종류에 따르는 면허대장에 그 면허

에 관한 사항을 등록하고 그 면허증을 발급하여야 함

② 면허의 등록과 면허증에 관하여 필요한 사항은 보건복지부령으로 정함

무면허자의 업무금지 등(제9조)

① 의료기사등이 아니면 의료기사등의 업무를 하지 못함
다만, 대학 등에서 취득하려는 면허에 상응하는 교육과정을 이수하기 위하여 실습 중에 있는 사람의 실습에 필요한 경우에는 예외임

② 의료기사등이 아니면 의료기사등의 명칭 또는 이와 유사한 명칭을 사용하지 못함

③ 의료기사등은 받은 면허를 다른 사람에게 대여하여서는 아니 됨

④ 누구든지 받은 면허를 대여받아서는 아니 되며 면허 대여를 알선하여서도 아니 됨

비밀누설의 금지(제10조)

의료기사등은 이 법 또는 다른 법령에 특별히 규정된 경우를 제외하고는 업무상 알게 된 비밀을 누설하여서는 안 됨

실태 등의 신고(제11조)

① 의료기사등은 대통령령으로 정하는 바에 따라 최초로 면허를 받은 후부터 3년마다 그 실태와 취업상황을 보건복지부장관에게 신고하여야 함

② 보건복지부장관은 보수교육을 받지 아니한 의료기사등에 대하여 실태 등의 신고를 반려할 수 있음

③ 보건복지부장관은 대통령령으로 정하는 바에 따라 신고 업무를 전자적으로 처리할 수 있는 전자정보처리시스템("신고시스템")을 구축·운영할 수 있음

치과기공소의 개설등록 등(제11조의2)

① 치과의사 또는 치과기공사가 아니면 치과기공소를 개설할 수 없음

② 치과의사 또는 치과기공사는 1개소의 치과기공소만을 개설할 수 있음

③ 치과기공소를 개설하려는 자는 보건복지부령으로 정하는 바에 따라 특별자치시장·특별자치도지사·시장·군수·구청장(자치구의 구청장에 한함)에게 개설등록을 하여야 함

④ 치과기공소를 개설하고자 하는 자는 보건복지부령으로 정하는 시설 및 장비를 갖추어야 함

치과기공사 등의 준수사항(제11조의3)

① 치과기공사는 업무(치과기공물제작등 업무)를 수행할 때 치과의사가 발행한 치과기공물제작의뢰서에 따라야 함

② 치과기공물제작등 업무를 의뢰한 치과의사 및 치과기공소 개설자는 치과기공물제작의뢰서를 2년 동안 보존하여야 함

③ 치과기공물제작등 업무를 의뢰한 치과의사는 실제 기공물 제작 등이 치과기공물제작의뢰서에 따라 적합하게 이루어지고 있는지 여부를 확인할 수 있으며 해당 치과기공소 개설자는 이에 따라야 함

안경업소의 개설등록 등(제12조)

① 안경사가 아니면 안경을 조제하거나 안경 및 콘택트렌즈의 판매업소(안경업소)를 개설할 수 없음

② 안경사는 1개의 안경업소만을 개설할 수 있음

③ 안경업소를 개설하려는 사람은 보건복지부령으로 정하는 바에 따라 특별자치시장・특별자치도지사・시장・군수・구청장에게 개설등록을 하여야 함

④ 안경업소를 개설하려는 사람은 보건복지부령으로 정하는 시설 및 장비를 갖추어야 함

⑤ 누구든지 안경 및 콘택트렌즈를 다음 각 호의 어느 하나에 해당하는 방법으로 판매 등을 하여서는 안 됨

1. 「전자상거래 등에서의 소비자보호에 관한 법률」 제2조에 따른 전자상거래 및 통신판매의 방법
2. 판매자의 사이버몰(컴퓨터 등과 정보통신설비를 이용하여 재화 등을 거래할 수 있도록 설정된 가상의 영업장) 등으로부터 구매 또는 배송을 대행하는 등 보건복지부령으로 정하는 방법

⑥ 안경사는 안경 및 콘택트렌즈를 안경업소에서만 판매하여야 함

⑦ 안경사는 콘택트렌즈를 판매하는 경우 콘택트렌즈의 사용방법과 유통기한 및 부작용에 관한 정보를 제공하여야 함

폐업 등의 신고(제13조)

치과기공소 또는 안경업소의 개설자는 폐업을 하거나 등록사항을 변경한 경우에는 보건복지

부령으로 정하는 바에 따라 지체 없이 특별자치시장 · 특별자치도지사 · 시장 · 군수 · 구청장에게 신고하여야 함

과장광고 등의 금지(제14조)

① 치과기공소 또는 안경업소는 해당 업무에 관하여 거짓광고 또는 과장광고를 하지 못함

② 누구든지 영리를 목적으로 특정 치과기공소 · 안경업소 또는 치과기공사 · 안경사에게 고객을 알선 · 소개 또는 유인하여서는 안 됨

③ 과장광고 등의 금지와 관련하여 필요한 사항은 「표시 · 광고의 공정화에 관한 법률」 및 「독점규제 및 공정거래에 관한 법률」에서 정하는 바에 따름

보고와 검사 등(제15조)

① 특별자치시장 · 특별자치도지사 · 시장 · 군수 · 구청장은 치과기공소 또는 안경업소의 개설자에게 그 지도 · 감독에 필요한 범위에서 보고를 명하거나 소속 공무원으로 하여금 업무 상황, 시설 등을 검사하게 할 수 있음

② 소속 공무원은 그 권한을 나타내는 증표 및 조사기간, 조사범위, 조사담당자 및 관계 법령 등 보건복지부령으로 정하는 사항이 기재된 서류를 지니고 이를 관계인에게 보여주어야 함

③ 소속 공무원이 업무 상황, 시설 등을 검사하는 경우 그 절차 · 방법 등에 관하여는 이 법에서 정하는 사항을 제외하고는 「행정조사기본법」에서 정하는 바에 따름

중앙회(제16조)

① 의료기사 등은 그 면허의 종류에 따라 전국적으로 조직을 가지는 단체(중앙회)를 설립할 수 있음

② 중앙회는 법인으로 함

③ 중앙회에 관하여 이 법에 규정되지 아니한 사항은 「민법」 중 사단법인에 관한 규정을 준용함

④ 중앙회는 대통령령으로 정하는 바에 따라 특별시 · 광역시 · 도 및 특별자치도에 지부를 설치하여야 하며, 시 · 군 · 구(자치구를 말한다)에 분회를 설치할 수 있음. 다만, 그 외의 지부나 외국에 지부를 설치하려면 보건복지부장관의 승인을 받아야 함

설립 인가 등(제17조)

중앙회를 설립하려면 대통령령으로 정하는 바에 따라 정관과 그 밖에 필요한 서류를 보건복지부장관에게 제출하여 설립 인가를 받아야 하며, 정관변경시에도 인가를 받아야 함

협조 의무(제18조)

중앙회는 보건복지부장관으로부터 국민의 보건 및 의료 향상에 관한 협조 요청을 받으면 협조하여야 함

감독(제19조)

① 보건복지부장관이 중앙회나 그 지부에 정관의 변경 또는 시정을 명할 수 있는 경우

1. 정관이 정하는 사업 외의 사업을 한 때
2. 국민의 보건 및 의료향상에 장애가 되는 행위를 한 때
3. 제18조에 따른 요청을 받고 협조하지 아니한 때

② 보건복지부장관은 감독상 필요한 경우 중앙회나 그 지부에 대하여 그 업무에 관한 사항을 보고하게 할 수 있음

보수교육(제20조)

① 보건기관·의료기관·치과기공소·안경업소 등에서 각각 그 업무에 종사하는 의료기사등(1년 이상 그 업무에 종사하지 아니하다가 다시 업무에 종사하려는 의료기사등을 포함)은 보건복지부령으로 정하는 바에 따라 보수교육을 받아야 함

② 보수교육의 시간·방법·내용 등에 필요한 사항은 대통령령으로 정함

시행령 제11조 보수교육

1. 보수교육의 시간 : 매년 8시간 이상
2. 보수교육의 방법 : 대면 교육 또는 정보통신망을 활용한 온라인 교육
3. 보수교육의 내용
   가. 직업윤리에 관한 사항
   나. 업무 전문성 향상 및 업무 개선에 관한 사항
   다. 의료 관계 법령의 준수에 관한 사항
   라. 그 밖에 보건복지부장관이 보수교육에 필요하다고 인정하는 사항

시행규칙 제18조 보수교육

① 의료기사등에 대한 보수교육 업무를 위탁받은 기관(보수교육실시기관)은 매년 보수교육을 실시하여야 함

② 해당 연도의 보수교육면제자

1. 대학원 및 의학전문대학원·치의학전문대학원에서 해당 의료기사등의 면허에 상응하는 보건의료에 관한 학문을 전공하고 있는 사람
2. 군 복무 중인 사람
3. 해당 연도에 의료기사등의 신규 면허를 받은 사람
4. 보건복지부장관이 해당 연도에 보수교육을 받을 필요가 없다고 인정하는 요건을 갖춘 사람

③ 보수교육 유예자

1. 해당 연도에 보건기관·의료기관·치과기공소 또는 안경업소 등에서 그 업무에 종사하지 않은 기간이 6개월 이상인 사람
2. 보건복지부장관이 해당 연도에 보수교육을 받기가 어렵다고 인정하는 요건을 갖춘 사람

④ 해당 업무에 종사하지 않다가 다시 그 업무에 종사하려는 사람은 보수교육이 유예된 연도의 다음 연도에 다음 각 목의 구분에 따른 보수교육을 받아야 함

가. 보수교육이 1년 유예된 경우: 12시간 이상
나. 보수교육이 2년 유예된 경우: 16시간 이상
다. 보수교육이 3년 이상 유예된 경우: 20시간 이상

면허의 취소 등(제21조)

① 보건복지부장관은 의료기사등이 다음 각 호의 어느 하나에 해당하면 그 면허를 취소할 수 있음(1 : 반드시 취소, 2~5 : 취소 가능)

1. 의료기사 등의 결격사유에 해당하게 된 경우 : 반드시 면허를 취소하여야 함
2. 다른 사람에게 면허를 대여한 경우
3. 치과의사가 발행하는 치과기공물제작의뢰서에 따르지 아니하고 치과기공물제작등 업무를 한 때
4. 면허자격정지 또는 면허효력정지 기간에 의료기사등의 업무를 한 때
5. 3회 이상 면허자격정지 또는 면허효력정지 처분을 받은 경우

② 의료기사등이 면허가 취소된 후 그 처분의 원인이 된 사유가 소멸되는 등 대통령령으로 정하는 사유가 있다고 인정될 때에는 보건복지부장관은 그 면허증을 재발급할 수 있음

취소사유	재발급 가능시기
정신질환자, 마약류중독자, 금치산자, 한정치산자	취소의 원인이 된 사유가 소멸되었을 때
금고 이상의 실형 선고	해당 형의 집행이 끝나거나 면제된 후 1년이 지났을 때

취소사유	재발급 가능시기
• 타인에게 의료기사등의 면허증을 빌려 준 경우 • 면허자격정지 또는 면허효력정지 기간에 의료기사등의 업무를 한 때 • 3회 이상 면허자격정지 또는 면허효력정지 처분을 받은 경우	면허가 취소된 후 1년이 지났을 때
치과의사가 발행하는 치과기공물제작의뢰서에 따르지 아니하고 치과기공물제작등 업무를 한 때	면허가 취소된 후 6개월이 지났을 때

자격의 정지(제22조)

① 보건복지부장관은 의료기사등이 다음에 해당하는 경우에는 6개월 이내의 기간을 정하여 그 면허자격을 정지시킬 수 있음

1. 품위를 현저히 손상시키는 행위를 한 경우

> **시행령** 제13조 의료기사등의 품위손상행위의 범위
> 1. 의료기사등의 업무 범위를 벗어나는 행위
> 2. 의사나 치과의사의 지도를 받지 아니하고 의료기사 등의 업무를 하는 행위(보건의료정보관리사와 안경사는 제외)
> 3. 학문적으로 인정되지 아니하거나 윤리적으로 허용되지 아니하는 방법으로 업무를 하는 행위
> 4. 검사 결과를 사실과 다르게 판시하는 행위

2. 치과기공소 또는 안경업소의 개설자가 될 수 없는 사람에게 고용되어 치과기공사 또는 안경사의 업무를 한 경우
3. 치과진료를 행하는 의료기관 또는 등록한 치과기공소가 아닌 곳에서 치과기공사의 업무를 행한 때
4. 개설등록을 하지 아니하고 치과기공소를 개설・운영한 때
5. 치과기공물제작의뢰서를 보존하지 아니한 때
6. 치과기공물제작등 업무를 의뢰한 치과의사가 실제 기공물 제작이 적합하게 이루어지고 있는지 여부를 확인하고자 하였으나, 치과기공소 개설자가 따르지 아니한 때
7. 그 밖에 이 법 또는 이 법에 따른 명령을 위반한 경우

② 보건복지부장관은 의료기사등이 실태 등의 신고를 하지 아니한 때에는 신고할 때까지 면허의 효력을 정지할 수 있음

③ 자격정지처분은 그 사유가 발생한 날부터 5년이 지나면 하지 못함. 다만, 그 사유에 대하여 「형사소송법」에 따른 공소가 제기된 경우에는 공소가 제기된 날부터 해당 사건의 재판이 확정된 날까지의 기간은 시효기간에 산입하지 아니함

중앙회의 자격정지 처분의 요구(제22조의2)

각 중앙회의 장은 의료기사등이 품위를 현저히 손상시키는 행위를 한 경우에는 윤리위원회의 심의·의결을 거쳐 보건복지부장관에게 자격정지 처분을 요구할 수 있음

시정명령(제23조)

① 특별자치시장·특별자치도지사·시장·군수·구청장은 치과기공소 또는 안경업소의 개설자가 다음에 해당되는 때에는 위반된 사항의 시정을 명할 수 있음

1. 시설 및 장비를 갖추지 못한 때
2. 안경사가 콘택트렌즈의 사용방법과 유통기한 및 부작용에 관한 정보를 제공하지 아니한 경우
3. 치과기공소 또는 안경업소의 폐업 또는 등록의 변경사항을 신고하지 아니한 때

② 보건복지부장관은 의료기사등의 실태 등의 신고 수리, 의료기사등에 대한 교육 등 업무의 수탁기관이 보수교육의 시간·방법·내용 등에 관한 사항을 위반하여 보수교육을 실시하거나 실시하지 아니한 경우에는 시정을 명할 수 있음

개설등록의 취소 등(제24조)

① 특별자치시장·특별자치도지사·시장·군수·구청장은 치과기공소 또는 안경업소의 개설자가 다음 각 호의 어느 하나에 해당할 때에는 6개월 이내의 기간을 정하여 영업을 정지시키거나 등록을 취소할 수 있음

1. 2개 이상의 치과기공소 또는 안경업소를 개설한 경우
2. 거짓광고 또는 과장광고를 한 경우
3. 안경사의 면허가 없는 사람으로 하여금 안경의 조제 및 판매와 콘택트렌즈의 판매를 하게 한 경우
4. 영업정지처분을 받은 치과기공소 또는 안경업소의 개설자가 영업정지기간에 영업을 한 경우
5. 치과기공사가 아닌 자로 하여금 치과기공사의 업무를 하게 한 때
6. 특별자치시장·특별자치도지사·시장·군수·구청장의 시정명령을 이행하지 아니한 경우

② 개설등록의 취소처분을 받은 사람은 그 등록취소처분을 받은 날부터 6개월 이내에 치과

기공소 또는 안경업소를 개설하지 못함

③ 치과기공소 또는 안경업소의 개설자가 면허자격정지처분을 받은 경우에는 그 면허자격정지기간 동안 해당 치과기공소 또는 안경업소는 영업을 하지 못함(다만, 치과기공소의 개설자가 치과기공물제작의뢰서와 관련하여 면허자격정지처분을 받은 경우로서 해당 치과기공소에 그 개설자가 아닌 치과의사 또는 치과기공사가 종사하고 있는 경우는 예외로 함)

④ 치과기공소 및 안경업소의 업무정지처분의 효과는 그 처분이 확정된 치과기공소 및 안경업소를 양수한 자에게 승계되고, 업무정지처분절차가 진행 중인 때에는 양수인에 대하여 그 절차를 계속 진행할 수 있음

⑤ 업무정지처분을 받았거나 업무정지처분의 절차가 진행 중인 자는 행정처분을 받은 사실 또는 행정처분 절차가 진행 중인 사실을 보건복지부령으로 정하는 바에 따라 양수인에게 지체 없이 통지하여야 함

행정처분의 기준(제25조)

제21조부터 제24조까지의 규정에 따른 행정처분의 세부적인 사항은 보건복지부령으로 정함

청문(제26조)

보건복지부장관 또는 특별자치시장 · 특별자치도지사 · 시장 · 군수 · 구청장은 다음 각 호의 어느 하나에 해당하는 처분을 하려면 청문을 하여야 함

1. 의료기사 등의 면허의 취소
2. 치과기공소 또는 안경업소의 등록의 취소

자료 제공의 요청 등(제26조의2)

보건복지부장관은 이 법에 따른 업무를 수행하기 위하여 필요한 경우에는 지방자치단체의 장에게 치과기공소 또는 안경업소의 설치 및 운영 현황에 관한 자료 제공을 요청할 수 있으며, 이 경우 요청을 받은 지방자치단체의 장은 특별한 사유가 없으면 이에 따라야 함

수수료(제27조)

1. 의료기사등의 면허를 받으려는 사람, 2. 면허증을 재발급 받으려는 사람, 3. 국가시험에 응시하려는 사람은 보건복지부령으로 정하는 바에 따라 수수료를 내야 함

권한의 위임 또는 위탁(제28조)

① 보건복지부장관의 권한은 그 일부를 대통령령으로 정하는 바에 따라 소속 기관의 장, 특별시장・광역시장・특별자치시장・도지사・특별자치도지사, 시장・군수・구청장 또는 보건소장에게 위임할 수 있음

② 보건복지부장관은 의료기사등의 실태 등의 신고 수리, 의료기사등에 대한 교육 등 업무의 일부를 대통령령으로 정하는 바에 따라 관계 전문기관 또는 단체 등에 위탁할 수 있음

다른 법률과의 관계(제29조)

이 법에 따른 안경업소의 등록 및 그 취소 등에 대하여는 「의료기기법」을 적용하지 아니함

벌칙(제30조)

3년 이하의 징역 또는 3천만원 이하의 벌금

1. 의료기사등의 면허 없이 의료기사등의 업무를 한 사람
2. 다른 사람에게 면허를 대여한 사람
3. 면허를 대여받거나 면허 대여를 알선한 사람
4. 업무상 알게 된 비밀을 누설한 사람 → 고소가 있어야 공소 제기 가능
5. 치과기공사의 면허 없이 치과기공소를 개설한 자(개설등록을 한 치과의사는 제외)
6. 치과의사가 발행한 치과기공물제작의뢰서에 따르지 아니하고 치과기공물제작등 업무를 행한 자
7. 안경사의 면허 없이 안경업소를 개설한 사람

벌칙(제31조)

500만원 이하의 벌금

1. 의료기사등의 면허 없이 의료기사등의 명칭 또는 이와 유사한 명칭을 사용한 자
2. 2개소 이상의 치과기공소, 안경업소를 개설한 자
3. 등록을 하지 아니하고 치과기공소, 안경업소를 개설한 자
4. 전자상거래 및 통신판매의 방법 및 판매자의 사이버몰 등으로부터 구매 또는 배송을 대행하는 등의 방법으로 안경 및 콘택트렌즈를 판매한 자
5. 안경 및 콘택트렌즈를 안경업소 외의 장소에서 판매한 안경사

6. 영리를 목적으로 특정 치과기공소・안경업소 또는 치과기공사・안경사에게 고객을 알선・소개 또는 유인한 자

양벌규정(제32조)

법인의 대표자나 법인 또는 개인의 대리인, 사용인, 그 밖의 종업원이 그 법인 또는 개인의 업무에 관하여 3년 이하의 징역 또는 3천만원 이하의 벌금이나 500만원 이하의 벌금에 해당하는 위반행위를 하면 그 행위자를 벌하는 외에 그 법인 또는 개인에게도 해당 조문의 벌금형을 과(科)함. 다만, 법인 또는 개인이 그 위반행위를 방지하기 위하여 해당 업무에 관하여 상당한 주의와 감독을 게을리 하지 아니한 경우에는 그러하지 아니함

과태료(제33조)

① 500만원 이하의 과태료

보건복지부장관이 의료기사등의 실태 등의 신고 수리, 의료기사등에 대한 교육 등 업무의 수탁기관이 보수교육의 시간・방법・내용 등에 관한 사항을 위반하여 보수교육을 실시하거나 실시하지 아니한 경우에 시정을 명하였으나, 이 시정명령을 이행하지 아니한 자

② 100만원 이하의 과태료

1. 실태와 취업 상황을 허위로 신고한 사람
2. 치과기공소 또는 안경업소의 개설자가 폐업신고를 하지 아니하거나 등록사항의 변경신고를 하지 아니한 사람
3. 치과기공소 또는 안경업소의 개설자가 특별자치시장・특별자치도지사・시장・군수・구청장의 보고명령이나 소속 공무원의 검사를 위반하여, 보고를 하지 아니하거나 검사를 거부・기피 또는 방해한 자

③ 과태료 부과권자

1. 보건복지부장관 : 500만원 이하의 과태료
2. 특별자치시장・특별자치도지사・시장・군수・구청장 : 100만원 이하의 과태료

제 4 부

감염병의 예방 및 관리에 관한 법률

[시행 2025.10.2.] [법률 제20873호, 2025.4.1., 일부개정]
[전염병예방법 1954.2.2., 제정] [감염병의 예방 및 관리에 관한 법률 2009.12.29., 전부개정]

제정배경) 전염병예방법

전염병예방법
[시행 1957.2.28.] [법률 제308호, 1954.2.2., 제정]

[신규제정]
전염병의 발생을 방지하여 국민보건의 향상에 기여하려는 것임
① 전염병의 종류를 제1종·제2종·제3종으로 구분하여 정함
② 의사등이 제1종 및 제2종 전염병환자와 나병환자를 진단하거나 그 시체를 검안한 경우 시·읍·면장에게 신고하도록 함
③ 특별시장 또는 시·읍·면장은 천연두·디프테리아·백일해·장지브스·결핵등에 대하여 정기예방접종을 실시하도록 함
④ 전염병환자는 공중의 집합소 또는 기타 전염병이 전파될 우려가 있는 장소에 출입할 수 없도록 함
⑤ 전염병예방에 관한 사무에 종사시키기 위하여 주무부, 특별시, 도에 방역관을 두도록 함

감염병의 예방 및 관리에 관한 법률
[시행 2010.12.30.] [법률 제9847호, 2009.12.29., 전부개정]

【제정·개정이유】
◇ 개정이유
감염병의 예방 및 관리를 효율적으로 수행하기 위하여 「기생충질환 예방법」과 「전염병예방법」을 통합하여 법 제명을 「감염병의 예방 및 관리에 관한 법률」로 바꾸고, 전염병이라는 용어를 사람들 사이에 전파되지 않는 질환을 포괄할 수 있는 감염병이라는 용어로 정비하며, 최근 국제보건환경의 변화에 따라 세계보건기구가 마련한 「국제보건규칙」의 관리 대상 질환에 신종 감염병 등이 포함됨에 따라 세계보건기구 감시대상 감염병을 국가적으로 관리하도록 하고, 감염병의 예방·관리에 관한 주요 사항을 심의하기 위하여 감염병관리위원회를 설치하는 한편, 감염병의 대유행이 우려되면 예방·치료 의약품 및 장비 등을 미리 비축하거나 구매를 위한 계약을 할 수 있도록 함으로써 신종 감염병 및 생물테러감염병 등에 효율적으로 대응할 수 있도록 하려는 것임

제1장
총 칙

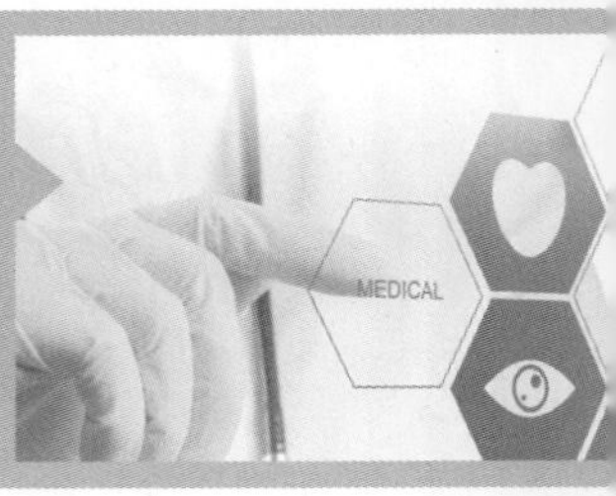

목적(제1조)

국민 건강에 위해(危害)가 되는 감염병의 발생과 유행을 방지하고, 그 예방 및 관리를 위하여 필요한 사항을 규정함으로써 국민 건강의 증진 및 유지에 이바지함

정의(제2조)

1. **감염병** : 제1급감염병, 제2급감염병, 제3급감염병, 제4급감염병, 기생충감염병, 세계보건기구 감시대상 감염병, 생물테러감염병, 성매개감염병, 인수(人獸)공통감염병 및 의료관련감염병
2. **제1급감염병** : 생물테러감염병 또는 치명률이 높거나 집단 발생의 우려가 커서 발생 또는 유행 즉시 신고하여야 하고, 음압격리와 같은 높은 수준의 격리가 필요한 감염병(다만, 갑작스러운 국내 유입 또는 유행이 예견되어 긴급한 예방·관리가 필요하여 질병관리청장이 보건복지부장관과 협의하여 지정하는 감염병 포함)
   → 에볼라바이러스병, 마버그열, 라싸열, 크리미안콩고출혈열, 남아메리카출혈열, 리프트밸리열, 두창, 페스트, 탄저, 보툴리눔독소증, 야토병, 신종감염병증후군, 중증급성호흡기증후군(SARS), 중동호흡기증후군(MERS), 동물인플루엔자 인체감염증, 신종인플루엔자, 디프테리아
3. **제2급감염병** : 전파가능성을 고려하여 발생 또는 유행 시 24시간 이내에 신고하여야 하고, 격리가 필요한 감염병(다만, 갑작스러운 국내 유입 또는 유행이 예견되어 긴급한 예방·관리가 필요하여 질병관리청장이 보건복지부장관과 협의하여 지정하는 감염병
   → 결핵, 수두, 홍역, 콜레라, 장티푸스, 파라티푸스, 세균성이질, 장출혈성대장균감염증, A형간염, 백일해, 유행성이하선염, 풍진, 폴리오, 수막구균 감염증, b형헤모필루스인플루엔자, 폐렴구균 감염증, 한센병, 성홍열, 반코마이신내성황색포도알균(VRSA) 감염증, 카바페넴내성장내세균목(CRE) 감염증, E형간염

4. **제 3급감염병** : 발생을 계속 감시할 필요가 있어 발생 또는 유행 시 24시간 이내에 신고하여야 하는 감염병(다만, 갑작스러운 국내 유입 또는 유행이 예견되어 긴급한 예방・관리가 필요하여 질병관리청장이 보건복지부장관과 협의하여 지정하는 감염병(엠폭스(MPOX)) 포함)
   → 파상풍, B형간염, 일본뇌염, C형간염, 말라리아, 레지오넬라증, 비브리오패혈증, 발진티푸스, 발진열, 쯔쯔가무시증, 렙토스피라증, 브루셀라증, 공수병, 신증후군출혈열, 후천성면역결핍증(AIDS), 크로이츠펠트-야콥병(CJD) 및 변종크로이츠펠트-야콥병(vCJD), 황열, 뎅기열, 큐열, 웨스트나일열, 라임병, 진드기매개뇌염, 유비저, 치쿤구니야열, 중증열성혈소판감소증후군(SFTS), 지카바이러스 감염증, 매독
5. **제 4급감염병** : 제1급감염병~제3급감염병의 감염병 외에 유행 여부를 조사하기 위하여 표본감시 활동이 필요한 감염병. 다만, 질병관리청장이 지정하는 감염병을 포함(코로나바이러스감염증-19)
   → 인플루엔자, 회충증, 편충증, 요충증, 간흡충증, 폐흡충증, 장흡충증, 수족구병, 임질, 클라미디아감염증, 연성하감, 성기단순포진, 첨규콘딜롬, 반코마이신내성장알균(VRE) 감염증, 메티실린내성황색포도알균(MRSA) 감염증, 다제내성녹농균(MRPA) 감염증, 다제내성아시네토박터바우마니균(MRAB) 감염증, 장관감염증, 급성호흡기감염증, 해외유입기생충감염증, 엔테로바이러스감염증, 사람유두종바이러스 감염증
6. **기생충감염병** : 기생충에 감염되어 발생하는 감염병 중 질병관리청장이 고시하는 감염병

> 기생충 감염병의 종류(질병관리청고시 제2024-1호, 2024.1.1., 일부개정)
> • 회충증, 편충증, 요충증, 간흡충증, 폐흡충증, 장흡충증, 해외유입기생충감염증

7. 삭제 〈2018.3.27.〉
8. **세계보건기구 감시대상 감염병** : 세계보건기구가 국제공중보건의 비상사태에 대비하기 위하여 감시대상으로 정한 질환으로서 질병관리청장이 고시하는 감염병

> 세계보건기구 감시대상 감염병의 종류(질병관리청고시 제2024-1호, 2024.1.1., 일부개정)
> • 두창, 폴리오, 신종인플루엔자, 중증급성호흡기증후군(SARS), 콜레라, 폐렴형 페스트, 황열, 바이러스성 출혈열, 웨스트나일열

9. **생물테러감염병** : 고의 또는 테러 등을 목적으로 이용된 병원체에 의하여 발생된 감염병 중 질병관리청장이 고시하는 감염병

생물테러감염병의 종류(질병관리청고시 제2024-1호, 2024.1.1., 일부개정)
• 탄저, 보툴리눔독소증, 페스트, 마버그열, 에볼라바이러스병, 라싸열, 두창, 야토병

10. **성매개감염병** : 성 접촉을 통하여 전파되는 감염병 중 질병관리청장이 고시하는 감염병

성매개감염병의 종류(질병관리청고시 제2024-1호, 2024.1.1., 일부개정)
• 매독, 임질, 클라미디아감염증, 연성하감, 성기단순포진, 첨규콘딜롬, 사람유두종바이러스 감염증

11. **인수공통감염병** : 동물과 사람 간에 서로 전파되는 병원체에 의하여 발생되는 감염병 중 질병관리청장이 고시하는 감염병

인수공통감염병의 종류(질병관리청고시 제2024-1호, 2024.1.1., 일부개정)
• 장출혈성대장균감염증, 일본뇌염, 브루셀라증, 탄저, 공수병, 동물인플루엔자 인체감염증, 중증급성호흡기증후군(SARS), 변종크로이츠펠트-야콥병(vCJD), 큐열, 결핵, 중증열성혈소판감소증후군(SFTS), 장관감염증(살모넬라균 감염증, 캄필로박터균 감염증)

12. **의료관련감염병** : 환자나 임산부 등이 의료행위를 적용받는 과정에서 발생한 감염병으로서 감시활동이 필요하여 질병관리청장이 고시하는 감염병

의료관련감염병의 종류(질병관리청고시 제2024-1호, 2024.1.1., 일부개정)
• 반코마이신내성황색포도알균(VRSA) 감염증, 반코마이신내성장알균(VRE) 감염증, 메티실린내성황색포도알균(MRSA) 감염증, 다제내성녹농균(MRPA) 감염증, 다제내성아시네토박터바우마니균(MRAB) 감염증, 카바페넴내성장내세균속균종(CRE) 감염증

13. **감염병환자** : 감염병의 병원체가 인체에 침입하여 증상을 나타내는 사람으로서 제11조제6항의 진단 기준에 따른 의사, 치과의사 또는 한의사의 진단이나 제16조의2에 따른 감염병병원체 확인기관의 실험실 검사를 통하여 확인된 사람
14. **감염병의사환자** : 감염병병원체가 인체에 침입한 것으로 의심이 되나 감염병환자로 확인되기 전 단계에 있는 사람
15. **병원체보유자** : 임상적인 증상은 없으나 감염병병원체를 보유하고 있는 사람

15의2. **감염병의심자** : 다음 각 목의 어느 하나에 해당하는 사람
  가. 감염병환자, 감염병의사환자 및 병원체보유자(이하 “감염병환자등”)와 접촉하거나 접촉이 의심되는 사람(이하 “접촉자”)
  나. 「검역법」 제2조제7호 및 제8호에 따른 검역관리지역 또는 중점검역관리지역에 체류하거나 그 지역을 경유한 사람으로서 감염이 우려되는 사람
  다. 감염병병원체 등 위험요인에 노출되어 감염이 우려되는 사람

16. **감시** : 감염병 발생과 관련된 자료, 감염병병원체·매개체에 대한 자료를 체계적이고 지속적으로 수집, 분석 및 해석하고 그 결과를 제때에 필요한 사람에게 배포하여 감염병 예방 및 관리에 사용하도록 하는 일체의 과정

16의2. **표본감시** : 감염병 중 감염병환자의 발생빈도가 높아 전수조사가 어렵고 중증도가 비교적 낮은 감염병의 발생에 대하여 감시기관을 지정하여 정기적이고 지속적인 의과학적 감시를 실시하는 것

17. **역학조사** : 감염병환자등이 발생한 경우 감염병의 차단과 확산 방지 등을 위하여 감염병환자등의 발생 규모를 파악하고 감염원을 추적하는 등의 활동과 감염병 예방접종 후 이상반응 사례가 발생한 경우나 감염병 여부가 불분명하나 그 발병원인을 조사할 필요가 있는 사례가 발생한 경우 그 원인을 규명하기 위하여 하는 활동

18. **예방접종 후 이상반응** : 예방접종 후 그 접종으로 인하여 발생할 수 있는 모든 증상 또는 질병으로서 해당 예방접종과 시간적 관련성이 있는 것

19. **고위험병원체** : 생물테러의 목적으로 이용되거나 사고 등에 의하여 외부에 유출될 경우 국민 건강에 심각한 위험을 초래할 수 있는 감염병병원체로서 보건복지부령으로 정하는 것

시행규칙 제5조 고위험병원체의 종류

1. 세균 및 진균 : 페스트균, 탄저균(탄저균 스턴 제외), 브루셀라균, 비저균, 멜리오이도시스균, 보툴리눔균, 이질균, 클라미디아 시타시, 큐열균, 야토균, 발진티푸스균, 홍반열 리케치아균, 콕시디오이데스균, 콜레라균
2. 바이러스 및 프리온 : 헤르페스 B 바이러스, 크리미안 콩고 출혈열 바이러스, 이스턴 이콰인 뇌염 바이러스, 에볼라 바이러스, 헨드라 바이러스, 라싸 바이러스, 마버그 바이러스, 원숭이폭스 바이러스, 니파 바이러스, 리프트 벨리열 바이러스, 남아메리카 출혈열 바이러스, 황열 바이러스, 서부 마 뇌염 바이러스, 진드기 매개뇌염 바이러스, 두창 바이러스, 소두창 바이러스, 베네주엘라 이콰인 뇌염 바이러스, 중증 급성호흡기 증후군 코로나 바이러스, 조류 인플루엔자 인체감염증 바이러스(인체 유래 H5N1, H7N7, H7N9), 고위험 인플루엔자 바이러스(1918 influenza virus의 8개 병원성 유전자중 하나 이상의 유전자를 포함하는 influenza virus), 전염성 해면상 뇌병증 병원체, 중동 호흡기증후군 코로나 바이러스(MERS-CoV), 차파레 바이러스, 루요 바이러스, 폴리오바이러스
3. 그 밖에 질병관리청장이 외부에 유출될 경우 공중보건상 위해 우려가 큰 세균, 진균, 바이러스 또는 프리온으로서 긴급한 관리가 필요하다고 인정하여 지정·공고하는 병원체

20. **관리대상 해외 신종감염병** : 기존 감염병의 변이 및 변종 또는 기존에 알려지지 아니한 새로운 병원체에 의해 발생하여 국제적으로 보건문제를 야기하고 국내 유입에 대비하여야 하는 감염병으로서 질병관리청장이 보건복지부장관과 협의하여 지정하는 것

21. **의료·방역 물품** : 「약사법」 제2조에 따른 의약품·의약외품, 「의료기기법」 제2조에 따른 의료기기 등 의료 및 방역에 필요한 물품 및 장비로서 질병관리청장이 지정하는 것

국가 및 지방자치단체의 책무(제4조)

① 국가 및 지방자치단체는 감염병환자등의 인간으로서의 존엄과 가치를 존중하고 그 기본적 권리를 보호, 법률에 따르지 아니하고는 취업 제한 등의 불이익을 주어서는 아니 됨

② 국가 및 지방자치단체의 감염병 예방 및 관리를 위한 사업

1. 감염병의 예방 및 방역대책
2. 감염병환자등의 진료 및 보호
3. 감염병 예방을 위한 예방접종계획의 수립 및 시행
4. 감염병에 관한 교육 및 홍보
5. 감염병에 관한 정보의 수집·분석 및 제공
6. 감염병에 관한 조사·연구
7. 감염병병원체(감염병병원체 확인을 위한 혈액, 체액 및 조직 등 검체 포함) 수집·검사·보존·관리 및 약제내성 감시
8. 감염병 예방 및 관리 등을 위한 전문인력의 양성

8의2. 감염병 예방 및 관리 등의 업무를 수행한 전문인력의 보호

9. 감염병 관리정보 교류 등을 위한 국제협력
10. 감염병의 치료 및 예방을 위한 의료·방역 물품의 비축
11. 감염병 예방 및 관리사업의 평가
12. 기후변화, 저출산·고령화 등 인구변동 요인에 따른 감염병 발생조사·연구 및 예방대책 수립
13. 한센병의 예방 및 진료 업무를 수행하는 법인 또는 단체에 대한 지원
14. 감염병 예방 및 관리를 위한 정보시스템의 구축 및 운영
15. 해외 신종감염병의 국내 유입에 대비한 계획 준비, 교육 및 훈련
16. 해외 신종감염병 발생 동향의 지속적 파악, 위험성 평가 및 관리대상 해외 신종감염병의 지정
17. 관리대상 해외 신종감염병에 대한 병원체 등 정보 수집, 특성 분석, 연구를 통한 예방과 대응체계 마련, 보고서 발간 및 지침(매뉴얼 포함) 고시

③ 국가·지방자치단체(교육감을 포함) 감염병의 효율적 치료 및 확산방지를 위하여 질병의 정보, 발생 및 전파 상황 공유, 상호 협력하여야 함

④ 국가 및 지방자치단체는 「의료법」에 따른 의료기관 및 의료인단체(「간호법」 제18조에 따른 간호사중앙회 포함)와 감염병의 발생 감시·예방을 위하여 관련 정보를 공유하여야

함 〈신설 2015.7.6., 2024.9.20.〉[시행일: 2025.6.21.]

의료인 등의 책무와 권리(제5조)

「의료법」에 따른 의료인 및 의료기관의 장 등은

① 감염병 환자의 진료에 관한 정보를 제공받을 권리가 있고, 감염병 환자의 진단 및 치료 등으로 인하여 발생한 피해에 대하여 보상받을 수 있음

② 감염병 환자의 진단・관리・치료 등에 최선을 다하여야하며, 보건복지부장관, 질병관리청장 또는 지방자치단체의 장의 행정명령에 적극 협조하여야 함

③ 국가와 지방자치단체가 수행하는 감염병의 발생 감시와 예방・관리 및 역학조사 업무에 적극 협조하여야 함

국민의 권리와 의무(제6조)

① 감염병으로 격리 및 치료 등을 받은 경우 이로 인한 피해를 보상받을 수 있음

② 감염병 발생 상황, 감염병 예방 및 관리 등에 관한 정보와 대응방법을 알 권리가 있고, 국가와 지방자치단체는 신속하게 정보를 공개하여야 함

③ 의료기관에서 감염병에 대한 진단 및 치료를 받을 권리가 있고, 국가와 지방자치단체는 이에 소요되는 비용을 부담하여야 함

④ 치료 및 격리조치 등 국가와 지방자치단체의 감염병 예방 및 관리를 위한 활동에 적극 협조하여야 함

제2장 기본계획 및 사업

감염병 예방 및 관리 계획의 수립 등(제7조)

① 질병관리청장은 보건복지부장관과 협의하여 감염병의 예방 및 관리에 관한 기본계획(이하 "기본계획")을 5년마다 수립·시행

② 기본계획에 포함되는 사항

1. 감염병 예방·관리의 기본목표 및 추진방향

2. 주요 감염병의 예방·관리에 관한 사업계획 및 추진방법

2의2. 감염병 대비 의료·방역 물품의 비축 및 관리에 관한 사항

3. 감염병 전문인력의 양성 방안

3의2. 「의료법」 제3조제2항 각 호에 따른 의료기관 종별 감염병 위기대응역량의 강화 방안

> **의료법 제3조제2항 의료기관**
> 1. 의원급 의료기관 : 의사, 치과의사 또는 한의사가 주로 외래환자를 대상으로 각각 그 의료행위를 하는 의료기관으로서 종류 → 의원, 치과의원, 한의원
> 2. 조산원 : 조산사가 조산과 임산부 및 신생아를 대상으로 보건활동과 교육·상담을 하는 의료기관
> 3. 병원급 의료기관 : 의사, 치과의사 또는 한의사가 주로 입원환자를 대상으로 의료행위를 하는 의료기관으로서 종류 → 병원, 치과병원, 한방병원, 요양병원, 정신병원, 종합병원

4. 감염병 통계 및 정보통신기술 등을 활용한 감염병 정보의 관리 방안

5. 감염병 관련 정보의 의료기관 간 공유 방안

6. 그 밖에 감염병의 예방 및 관리에 필요한 사항

③ 특별시장·광역시장·특별자치시장·도지사·특별자치도지사(이하 "시·도지사")와 시장·군수·구청장(자치구의 구청장)은 기본계획에 따라 시행계획을 수립·시행하여야 함

④ 질병관리청장, 시·도지사 또는 시장·군수·구청장은 기본계획이나 제3항에 따른 시행계획의 수립·시행에 필요한 자료의 제공 등을 관계 행정기관 또는 단체에 요청할 수 있음

⑤ 제4항에 따라 요청받은 관계 행정기관 또는 단체는 특별한 사유가 없으면 이에 따라

야 함

감염병관리사업지원기구의 운영(제8조)

① 질병관리청장 및 시・도지사는 제7조에 따른 기본계획 및 시행계획의 시행과 국제협력 등의 업무를 지원하기 위하여 민간전문가 등으로 구성된 감염병관리사업지원기구를 둘 수 있음

> **시행령** 제1조의2 감염병관리사업지원기구의 설치・운영 등
>
> ① 질병관리청에 중앙감염병사업지원기구를, 특별시・광역시・특별자치시・도・특별자치도(이하 "시・도")에 질병관리청장이 정하는 바에 따라 시・도감염병사업지원기구를 둠
>
> ② 중앙감염병사업지원기구의 구성원은 각 호에 해당하는 사람 중에서 질병관리청장이 위촉
> 1. 의사・치과의사・한의사・조산사 및 간호사로서 감염병 관련 분야에서 근무한 사람
> 2. 대학 또는 공공기관의 감염병 관련 분야에서 근무한 사람
> 3. 감염병 예방 및 관리에 관한 전문지식과 경험이 풍부한 사람
> 4. 역학조사 및 방역 분야 등에 관한 전문지식과 경험이 풍부한 사람
> 5. 그 밖에 질병관리청장이 감염병관리사업의 지원에 필요하다고 인정하는 사람
>
> ③ 중앙감염병사업지원기구는 업무수행에 필요한 경우 관계 기관・단체 및 전문가 등에게 자료 또는 의견의 제출 등을 요청할 수 있음
>
> ④ 중앙감염병사업지원기구는 매 반기별로 질병관리청장이 정하는 바에 따라 활동현황 등을 질병관리청장에게 보고
>
> ⑤ 질병관리청장은 중앙감염병사업지원기구에 예산의 범위에서 각 호의 비용 지원
> 1. 자료수집, 조사, 분석 및 자문 등에 소요되는 비용
> 2. 국내외 협력사업의 추진에 따른 여비 및 수당 등의 경비
> 3. 그 밖에 질병관리청장이 업무수행을 위하여 특히 필요하다고 인정하는 경비
>
> ⑥ 제2항~제5항에서 규정한 사항 외에 중앙감염병사업지원기구의 설치・운영 및 지원 등에 필요한 세부사항은 질병관리청장이 정함
>
> ⑦ 시・도감염병사업지원기구의 구성원 위촉, 자료제출 요청, 활동현황 보고 및 비용지원 등에 관하여는 제2항~제6항까지의 규정을 준용. 이 경우 "질병관리청장"은 "특별시장・광역시장・특별자치시장・도지사・특별자치도지사(이하 "시・도지사")"로, "중앙감염병사업지원기구"는 "시・도감염병사업지원기구"로 봄

② 국가 및 지방자치단체는 감염병관리사업지원기구의 운영 등에 필요한 예산을 지원할 수 있음

③ 제1항 및 제2항에 따른 감염병관리사업지원기구의 설치・운영 및 지원 등에 필요한 사항은 대통령령으로 정함

감염병병원(제8조의2)

국가는

① 감염병의 연구·예방, 전문가 양성 및 교육, 환자의 진료 및 치료 등을 위한 시설, 인력 및 연구능력을 갖춘 중앙감염병전문병원을 설립하거나 지정하여 운영

② 국가는 감염병환자의 진료 및 치료 등을 위하여 권역별로 보건복지부령으로 정하는 일정 규모(36병상) 이상의 병상(음압병상 및 격리병상 포함)을 갖춘 권역별 감염병전문병원을 설립하거나 지정하여 운영. 이 경우 인구 규모, 지리적 접근성 등을 고려하여 권역을 설정하여야 함

③ 국가는 예산의 범위에서 제1항 및 제2항에 따른 중앙감염병전문병원 또는 권역별 감염병전문병원을 설립하거나 지정하여 운영하는 데 필요한 예산을 지원할 수 있음

감염병병원(제8조의2)

④ 보건복지부장관은 제1항 및 제2항에 따른 중앙감염병전문병원 및 권역별 감염병전문병원의 효율적인 의료 자원 관리와 감염병 정보의 수집·분석·활용을 위하여 의료자원정보시스템을 구축·운영할 수 있음. 이 경우 의료자원정보시스템은 제40조의5에 따른 감염병관리통합정보시스템과 연계할 수 있음

⑤ 국가는 제1항에 따른 중앙감염병전문병원의 업무에 관한 자문 등을 수행하기 위하여 중앙감염병전문병원에 감염병임상위원회를 설치할 수 있음

⑥ 제1항 및 제2항에 따른 중앙감염병전문병원 또는 권역별 감염병전문병원을 설립하거나 지정하여 운영하는 데 필요한 절차, 방법, 지원내용과 제4항에 따른 의료자원정보시스템 구축·운영 등에 필요한 사항은 대통령령으로 정함

[시행일 : 2025.10.2.]

시행령 제1조의3 감염병전문병원의 지정 등

① 감염병전문병원(이하 "중앙감염병병원")으로 지정받을 수 있는 의료기관은 종합병원 또는 상급종합병원으로서 보건복지부장관이 정하여 고시하는 의료기관

② 중앙감염병병원의 지정기준 : 별표 1 참조

③ 보건복지부장관은 중앙감염병병원을 지정하는 경우에는 지정기준 또는 업무수행 등에 필요한 조건을 붙일 수 있음

④ 보건복지부장관은 중앙감염병병원을 지정한 경우 지정서를 교부, 보건복지부 인터넷 홈페이지에 지정내용을 게시하여야 함

⑤ 중앙감염병병원은 매 분기별 보건복지부장관이 정하는 바에 따라 업무추진 현황 등을 보건복지

부장관에게 보고하여야 함

⑥ 보건복지부장관은 법 제8조의2제3항에 따라 중앙감염병병원에 대해서는 기획재정부장관과 협의하여 건축비용, 운영비용 및 설비비용 등을 지원할 수 있음

⑦ 제3항~제6항에서 규정한 사항 외에 중앙감염병병원의 지정절차 및 경비지원 등에 필요한 세부사항은 보건복지부장관이 정하여 고시

감염병전문병원 지정 의료기관 등(보건복지부고시 제2020-140호, 2020.7.1., 시행) 참조

• 중앙감염병병원으로 지정받을 수 있는 의료기관은 국립중앙의료원으로 함

시행령 제1조의4 권역별 감염병전문병원의 지정

① 권역별 감염병전문병원(이하 “권역별 감염병병원”)으로 지정받을 수 있는 의료기관은 종합병원 또는 상급종합병원으로서 질병관리청장이 정하여 고시하는 의료기관

② 권역별 감염병병원의 지정기준 : 별표 1의2 참조

③ 질병관리청장은 법 제8조의2제2항에 따라 권역별 감염병병원을 지정하는 경우 다음 사항을 종합적으로 고려

- 해당 권역에서의 의료자원의 분포 수준, 주민의 인구와 생활권 범위, 감염병의 발생 빈도 및 관리 수준, 항만 및 공항 등의 인접도, 그 밖에 질병관리청장이 권역별 감염병 관리와 관련하여 특히 필요하다고 인정하는 사항

④ 질병관리청장은 권역별 감염병병원을 지정하기 위하여 필요한 경우에는 지방자치단체의 장, 관계 공공기관 또는 관계 단체 등의 의견을 듣거나 자료의 제출을 요청할 수 있음

⑤ 권역별 감염병병원에 대한 지정조건의 부과, 지정서의 교부, 지정사실의 공표, 업무추진 현황보고, 경비 지원, 지정절차 등에 필요한 세부사항의 고시 등에 관하여는 제1조의3제3항~제7항의 규정을 준용. 이 경우 “보건복지부장관”은 “질병관리청장”으로, “중앙감염병병원”은 “권역별 감염병병원”으로, “보건복지부”는 “질병관리청”으로 봄

내성균 관리대책(제8조의3)

① 보건복지부장관은 내성균 발생 예방 및 확산 방지 등을 위하여 제9조에 따른 감염병관리위원회의 심의를 거쳐 내성균 관리대책을 5년마다 수립 · 추진

② 내성균 관리대책에는 정책목표 및 방향, 진료환경 개선 등 내성균 확산 방지를 위한 사항 및 감시체계 강화에 관한 사항, 그 밖에 내성균 관리대책에 필요하다고 인정되는 사항 포함

③ 내성균 관리대책의 수립 절차 등에 관하여 필요한 사항은 대통령령으로 정함

시행령 제1조의5 내성균 관리대책의 수립

① 보건복지부장관은 내성균 관리대책에 포함된 사항 중 보건복지부장관이 정하는 중요 사항을 변경하려는 경우에는 감염병관리위원회의 심의를 거쳐야 함

② 보건복지부장관은 내성균 관리대책을 수립하거나 변경한 경우에는 보건복지부의 인터넷 홈페이지에 게재하고, 관계 중앙행정기관의 장, 건강보험심사평가원의 원장, 그 밖에 내성균 관련 기

관·법인·단체의 장에게 그 내용을 알려야 함
③ 내성균 관리대책의 수립 및 변경에 필요한 세부 사항은 보건복지부장관이 정함

업무의 협조(제8조의4)

① 보건복지부장관은 내성균 관리대책의 수립·시행을 위하여 관계 공무원 또는 관계 전문가의 의견을 듣거나 관계 기관 및 단체 등에 필요한 자료제출 등 협조를 요청할 수 있음
② 보건복지부장관은 내성균 관리대책의 작성을 위하여 관계 중앙행정기관의 장에게 내성균 관리대책의 정책목표 및 방향과 관련한 자료 또는 의견의 제출 등 필요한 협조를 요청할 수 있음

긴급상황실(제8조의5)

① 질병관리청장은 감염병 정보의 수집·전파, 상황관리, 감염병이 유입되거나 유행하는 긴급한 경우의 초동조치 및 지휘 등의 업무를 수행하기 위하여 상시 긴급상황실을 설치·운영
② 긴급상황실의 설치·운영에 필요한 사항은 대통령령으로 정함

시행령 제1조의6 긴급상황실의 설치·운영
① 긴급상황실(이하 "긴급상황실")은 다음 각 호의 설치·운영 요건을 모두 갖추어야 함
1. 신속한 감염병 정보의 수집·전파와 감염병 위기상황의 종합관리 등을 위한 정보통신체계를 갖출 것
2. 감염병 위기상황의 효율적 대처를 위한 시설·장비 및 그 운영·관리체계를 갖출 것
3. 긴급상황실의 24시간 운영에 필요한 전담인력을 확보할 것
4. 긴급상황실의 업무를 원활하게 수행하기 위한 운영규정 및 업무매뉴얼을 마련할 것

② 긴급상황실의 설치·운영에 관한 세부사항은 질병관리청장이 정함

감염병 연구개발 지원 등(제8조의6)

① 질병관리청장은 감염병에 관한 조사·연구를 위하여 감염병 연구개발 기획 및 치료제·백신 등의 연구개발에 관한 사업을 추진할 수 있음. 이 경우 질병관리청장은 예산의 범위에서 연구개발사업을 하는 기관 또는 단체에 그 연구에 드는 비용을 충당할 자금을 출연금으로 지급할 수 있음
② 질병관리청장은 제1항에 따른 조사·연구를 위하여 보건복지부령으로 「국가연구개발혁신법」 제2조제4호에 따른 전문기관을 지정 또는 해제함

③ 제1항에 따른 출연금의 지급·사용·관리 및 제2항에 따른 전문기관의 지정·운영 등에 관하여 필요한 사항은「보건의료기술 진흥법」 제5조를 준용함

④ 질병관리청장은 감염병 치료제·백신 개발 관련 연구기관·대학 및 기업 등의 의뢰를 받아 보건복지부령으로 정하는 바에 따라 감염병 치료제·백신 개발에 관한 시험·분석을 할 수 있음

⑤ 제4항에 따라 시험·분석을 의뢰하는 자는 보건복지부령으로 정하는 바에 따라 수수료를 내야 함

시행규칙 제5조의4 감염병 연구개발사업 전문기관의 지정·해제

① 질병관리청장은 법 제8조의6제2항에 따라「국가연구개발혁신법」 제22조제2항 각 호의 기관 중 감염병 관련 분야의 업무를 전문적으로 수행하는 기관을 감염병 연구개발사업 전문기관으로 지정
② 질병관리청장은 제1항에 따라 지정된 전문기관(이하 "감염병연구전문기관")이 수행하는 감염병 연구개발 업무에 관하여 그 감염병연구전문기관을 감독
③ 질병관리청장은 감염병연구전문기관의 감염병 연구개발 업무가 종료되거나 업무를 계속하여 수행하는 것이 불가능하다고 인정되는 경우에는 감염병연구전문기관 지정을 해제할 수 있음
④ 질병관리청장은 제1항에 따라 감염병연구전문기관을 지정하거나 제3항에 따라 감염병연구전문기관 지정을 해제한 때에는 과학기술정보통신부장관에게 그 사실을 알려야 함
⑤ 제1항~제4항까지에서 규정한 사항 외에 감염병연구전문기관의 지정 또는 해제 등에 관하여 필요한 사항은 질병관리청장이 정하여 고시

감염병관리위원회(제9조)

① 감염병의 예방 및 관리에 관한 주요 시책을 심의하기 위하여 질병관리청에 감염병관리위원회(이하 "위원회")를 둠

시행령 제2조 감염병관리위원회의 및 임무 및 임기

① 위원장 : 위원회를 대표하고 위원회의 사무를 총괄
② 부위원장 : 위원장을 보좌, 위원장이 부득이한 사유로 직무를 수행할 수 없을 때 그 직무를 대행
③ 위촉위원의 임기 : 2년
④ 위원의 자리가 빈 경우 보궐위원의 임기는 전임위원 임기의 남은 기간으로 함

② 위원회는 다음 각 호의 사항을 심의

1. 기본계획의 수립
2. 감염병 관련 의료 제공
3. 감염병에 관한 조사 및 연구

4. 감염병의 예방·관리 등에 관한 지식 보급 및 감염병환자등의 인권 증진
5. 제20조에 따른 해부명령에 관한 사항
6. 제32조제3항에 따른 예방접종의 실시기준과 방법에 관한 사항
6의2. 제33조의2제1항에 따라 제24조의 필수예방접종 및 제25조의 임시예방접종에 사용되는 의약품(이하 "필수예방접종약품등")의 사전 비축 및 장기 구매에 관한 사항
6의3. 제33조의2제2항에 따른 필수예방접종약품등의 공급의 우선순위 등 분배기준, 그 밖에 필요한 사항의 결정
7. 제34조에 따른 감염병 위기관리대책의 수립 및 시행
8. 제40조제1항 및 제2항에 따른 예방·치료 의료·방역 물품의 사전 비축, 장기 구매 및 생산에 관한 사항
8의2. 제40조의2에 따른 의료·방역 물품(「약사법」에 따른 의약품 및 「의료기기법」에 따른 의료기기로 한정) 공급의 우선순위 등 분배기준, 그 밖에 필요한 사항의 결정
8의3. 제40조의6에 따른 개발 중인 백신 또는 의약품의 구매 및 공급에 필요한 계약에 관한 사항
9. 제71조에 따른 예방접종 등으로 인한 피해에 대한 국가보상에 관한 사항
10. 내성균 관리대책에 관한 사항
11. 그 밖에 감염병의 예방 및 관리에 관한 사항으로서 위원장이 위원회의 회의에 부치는 사항

위원회의 구성(제10조)

① 위원장 1명과 부위원장 1명을 포함하여 30명 이내의 위원으로 구성

② 위원장은 질병관리청장이 되고, 부위원장은 위원 중에서 위원장이 지명하며, 위원은 다음 각 호의 어느 하나에 해당하는 사람 중에서 위원장이 임명하거나 위촉하는 사람으로 함(공무원이 아닌 위원이 전체 위원의 과반수가 되도록 하여야 함)

1. 감염병의 예방 또는 관리 업무를 담당하는 공무원
2. 감염병 또는 감염관리를 전공한 의료인
3. 감염병과 관련된 전문지식을 소유한 사람
4. 「지방자치법」 제182조에 따른 시·도지사협의체가 추천하는 사람
5. 「비영리민간단체 지원법」 제2조에 따른 비영리민간단체가 추천하는 사람

6. 그 밖에 감염병에 관한 지식과 경험이 풍부한 사람

③ 위원회의 업무를 효율적으로 수행하기 위하여 위원회의 위원과 외부 전문가로 구성되는 분야별 전문위원회를 둘 수 있음

시행령 제7조 전문위원회의 구성

① 위원회에 다음 각 호의 분야별 전문위원회를 둠

1. 예방접종 전문위원회
2. 예방접종피해보상 전문위원회
3. 후천성면역결핍증 전문위원회
4. 결핵 전문위원회
5. 역학조사 전문위원회
6. 인수(人獸)공통감염 전문위원회

6의2. 의료관련감염 전문위원회

7. 감염병 위기관리 전문위원회

7의2. 감염병 진단분석 전문위원회

8. 감염병 연구기획 전문위원회
9. 항생제 내성(耐性) 전문위원회
10. 검역 전문위원회

② 전문위원회 : 각각 위원장 1명을 포함한 25명 이내의 위원으로 구성

③ 전문위원회 위원장 : 위원회 위원 중에서 위원회의 위원장이 임명

④ 전문위원회 위원 : 위원회 위원 중 위원회 위원장이 임명하거나 관련 학회와 단체 또는 위원회 위원의 추천을 받아 위원회의 위원장이 위촉

시행령 제8조 전문위원회의 회의 및 운영

① 전문위원회의 회의는 위원회 위원장 또는 전문위원회 위원 과반수가 요구하거나 전문위원회 위원장이 필요하다고 인정할 때에 소집

② 전문위원회의 회의는 재적위원 과반수의 출석으로 개의하고 출석위원 과반수의 찬성으로 의결

③ 전문위원회 위원장은 전문위원회에서 심의・의결한 사항을 위원회 위원장에게 보고

④ 이 영에서 규정한 사항 외에 전문위원회의 운영에 필요한 사항은 전문위원회의 의결을 거쳐 전문위원회 위원장이 정함

④ 1항~3항에서 규정한 사항 외에 위원회 및 전문위원회의 구성・운영 등에 관하여 필요한 사항은 대통령령으로 정함

제3장 신고 및 보고

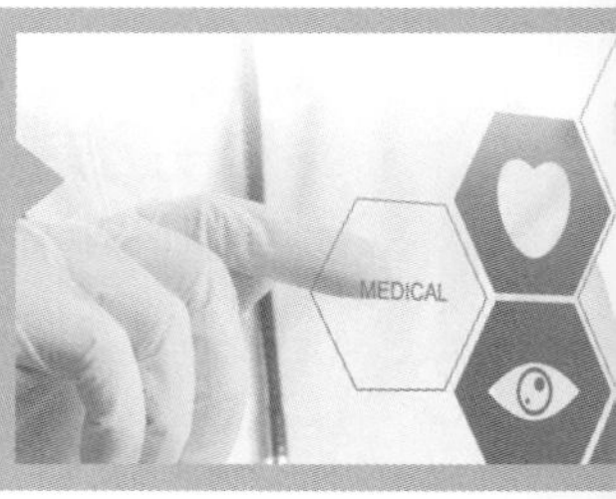

의사 등의 신고(제11조)

① 의사, 치과의사 또는 한의사는 다음 각 호의 어느 하나에 해당하는 사실(제16조제6항에 따라 표본감시 대상이 되는 제4급감염병으로 인한 경우 제외)이 있으면 소속 의료기관의 장에게 보고하여야 하고, 해당 환자와 그 동거인에게 질병관리청장이 정하는 감염 방지 방법 등을 지도하여야 함(다만, 의료기관에 소속되지 아니한 의사, 치과의사 또는 한의사는 그 사실을 관할 보건소장에게 신고)

1. 감염병환자등을 진단하거나 그 사체를 검안(檢案)한 경우
2. 예방접종 후 이상반응자를 진단하거나 그 사체를 검안한 경우
3. 감염병환자등이 제1급감염병~제3급감염병에 해당하는 감염병으로 사망한 경우
4. 감염병환자로 의심되는 사람이 감염병병원체 검사를 거부하는 경우

② 제16조의2에 따른 감염병병원체 확인기관의 소속 직원은 실험실 검사 등을 통하여 보건복지부령으로 정하는 감염병환자등을 발견한 경우 그 사실을 그 기관의 장에게 보고

③ 제1항 및 제2항에 따라 보고를 받은 의료기관의 장 및 제16조의2에 따른 감염병병원체 확인기관의 장은 제1급감염병의 경우에는 즉시, 제2급감염병 및 제3급감염병의 경우에는 24시간 이내에, 제4급감염병의 경우에는 7일 이내에 질병관리청장 또는 관할 보건소장에게 신고

④ 육군, 해군, 공군 또는 국방부 직할 부대에 소속된 군의관은 제1항 각 호의 어느 하나에 해당하는 사실(제16조제6항에 따라 표본감시 대상이 되는 제4급감염병으로 인한 경우는 제외)이 있으면 소속 부대장에게 보고하여야 하고, 보고를 받은 소속 부대장은 제1급감염병의 경우에는 즉시, 제2급감염병 및 제3급감염병의 경우에는 24시간 이내에 관할 보건소장에게 신고

⑤ 제16조제1항에 따른 감염병 표본감시기관은 제16조제6항에 따라 표본감시 대상이 되는 제4급감염병으로 인하여 제1항 제1호 또는 제3호에 해당하는 사실이 있으면 보건복지부령으로 정하는 바에 따라 질병관리청장 또는 관할 보건소장에게 신고

⑥ 제1항~제5항의 규정에 따른 감염병환자등의 진단 기준, 신고의 방법 및 절차 등에 관하여 필요한 사항은 보건복지부령으로 정함

그 밖의 신고의무자(제12조)

① 제1급감염병~제3급감염병에 해당하는 감염병 중 보건복지부령으로 정하는 감염병이 발생한 경우 → 의사, 치과의사 또는 한의사의 진단이나 검안을 요구하거나 해당 주소지를 관할하는 보건소장에게 신고

1. 일반가정에서는 세대를 같이하는 세대주(다만, 세대주가 부재중인 경우에는 그 세대원)
2. 학교, 사회복지시설, 병원, 관공서, 회사, 공연장, 예배장소, 운송수단(선박・항공기・열차 등), 각종 사무소・사업소, 음식점, 숙박업소 또는 그 밖에 여러 사람이 모이는 장소로서 보건복지부령으로 정하는 장소의 관리인, 경영자 또는 대표자
3. 「약사법」에 따른 약사・한약사 및 약국개설자

② 제1항에 따른 신고의무자가 아니더라도 감염병환자등 또는 감염병으로 인한 사망자로 의심되는 사람을 발견하면 보건소장에게 알려야 함

③ 제1항에 따른 신고의 방법과 기간 및 제2항에 따른 통보의 방법과 절차 등에 관하여 필요한 사항은 보건복지부령으로 정함

시행규칙 제8조 그 밖의 신고대상 감염병

① 법 제12조제1항 각 호 외의 부분 중에서 보건복지부령으로 정하는 감염병 : 결핵, 홍역, 콜레라, 장티푸스, 파라티푸스, 세균성이질, 장출혈성대장균감염증, A형간염

② 법 제12조제1항제2호에서 보건복지부령으로 정하는 장소 : 산후조리원, 목욕장업소, 이용업소, 미용업소

시행규칙 제9조 그 밖의 신고의무자의 신고

법 제12조제1항 및 제2항에 따라 그 밖의 신고의무자는 다음 각 호의 사항을 서면, 구두, 전보, 전화 또는 컴퓨터통신의 방법으로 보건소장에게 지체 없이 신고하거나 알려야 함

1. 신고인의 성명, 주소와 감염병환자등 또는 사망자와의 관계
2. 감염병환자등 또는 사망자의 성명, 주소 및 직업
3. 감염병환자등 또는 사망자의 주요 증상 및 발병일

보건소장 등의 보고 등(제13조)

① 제11조 및 제12조에 따라 신고를 받은 보건소장은 그 내용을 관할 특별자치시장・특별자치도지사 또는 시장・군수・구청장에게 보고하여야 하며, 보고를 받은 특별자치시장・

특별자치도지사는 질병관리청장에게, 시장·군수·구청장은 질병관리청장 및 시·도지사에게 이를 각각 보고하여야 함

> **시행규칙** 제10조 보건소장 등의 보고
>
> 보고하려는 보건소장은 다음 각 호의 구분에 따른 시기에 감염병 발생·사망(검안) 신고서, 병원체 검사결과 신고서 또는 예방접종 후 이상반응 발생보고서를 특별자치시장·특별자치도지사(관할 구역 안에 지방자치단체인 시·군이 있는 특별자치도의 도지사는 제외) 또는 시장·군수·구청장(자치구의 구청장)에게 정보시스템을 이용하여 제출해야 하고, 보고를 받은 특별자치시장·특별자치도지사 또는 시장·군수·구청장은 해당 신고서 또는 발생보고서를 질병관리청장 및 특별시장·광역시장·도지사에게 정보시스템을 이용하여 각각 제출
>
> 1. 제1급감염병의 발생, 사망, 병원체 검사결과의 보고: 법 제11조 및 제12조에 따라 신고를 받은 후 즉시
> 2. 제2급감염병 및 제3급감염병의 발생, 사망 및 병원체 검사결과의 보고: 법 제11조 및 제12조에 따라 신고를 받은 후 24시간 이내
> 3. 제4급감염병의 발생 및 사망의 보고: 법 제11조 및 제12조에 따라 신고를 받은 후 7일 이내
> 4. 예방접종 후 이상반응의 보고: 법 제11조에 따라 신고를 받은 후 즉시

② 제1항에 따라 보고를 받은 질병관리청장, 시·도지사 또는 시장·군수·구청장은 제11조 제1항제4호에 해당하는 사람(제1급감염병 환자로 의심되는 경우에 한정)에 대하여 감염병병원체 검사를 하게 할 수 있음

③ 제1항에 따른 보고의 방법 및 절차 등에 관하여 필요한 사항은 보건복지부령으로 정함

인수공통감염병의 통보(제14조)

① 「가축전염병예방법」 제11조제1항제2호에 따라 신고를 받은 국립가축방역기관장, 신고대상 가축의 소재지를 관할하는 시장·군수·구청장 또는 시·도 가축방역기관의 장은 같은 법에 따른 가축전염병 중 다음 각 호의 어느 하나에 해당하는 감염병의 경우에는 즉시 질병관리청장에게 통보

→ 탄저, 고병원성조류인플루엔자, 광견병, 그 밖에 대통령령으로 정하는 인수공통감염병(동물인플루엔자)

② 제1항에 따른 통보를 받은 질병관리청장은 감염병의 예방 및 확산 방지를 위하여 적절한 조치를 취하여야 함

③ 제1항에 따른 신고 또는 통보를 받은 행정기관의 장은 신고자의 요청이 있는 때에는 신고자의 신원을 외부에 공개하여서는 아니 됨

④ 제1항에 따른 통보의 방법 및 절차 등에 관하여 필요한 사항은 보건복지부령으로 정함

감염병환자등의 파악 및 관리(제15조)

보건소장은 관할구역에 거주하는 감염병환자등에 관하여 제11조 및 제12조에 따른 신고를 받았을 때에는 보건복지부령으로 정하는 바에 따라 기록하고 그 명부(전자문서 포함)를 관리

시행규칙 제12조 감염병환자등의 명부 작성 및 관리

① 보건소장은 감염병환자등의 명부를 작성하고 3년간 보관

② 보건소장은 예방접종 후 이상반응자의 명부를 작성하고 10년간 보관

제4장 감염병감시 및 역학조사 등

감염병 표본감시 등(제16조)

① 질병관리청장은 감염병의 표본감시를 위하여 질병의 특성과 지역을 고려하여 「보건의료기본법」에 따른 보건의료기관이나 그 밖의 기관 또는 단체를 감염병 표본감시기관으로 지정할 수 있음

시행규칙 제14조 감염병 표본감시기관의 지정 등

① 질병관리청장은 표본감시 대상 감염병별로 다음 각 호의 구분에 따른 기관·시설·단체 또는 법인 중에서 특별시장·광역시장·특별자치시장·도지사·특별자치도지사(이하 "시·도지사")의 추천을 받아 감염병 표본감시기관(이하 "표본감시기관")을 지정할 수 있음

1. 인플루엔자: 다음 각 목의 기관·시설·단체 또는 법인
   가. 보건소 중 보건의료원
   나. 보건환경연구원·의료기관 중 진단검사의학과 전문의가 상근(常勤)하는 기관 및 인체에서 채취한 검사물에 대한 검사를 국가, 지방자치단체, 의료기관 등으로부터 위탁받아 처리하는 기관 중 진단검사의학과 전문의가 상근하는 기관에 따른 기관
   다. 의료기관 중 소아과·내과·가정의학과·이비인후과 진료과목이 있는 의료기관
2. 제4급감염병 중 기생충감염병에 해당하는 감염병: 다음 각 목의 기관·시설·단체 또는 법인
   가. 보건소
   나. 법 제16조의2제1항제3호·제5호 및 제9호에 따른 기관
   다. 의료기관 중 의원·병원 및 종합병원
   라. 기생충감염병에 관한 연구 및 학술발표 등을 목적으로 결성된 학회
   마. 기생충감염병의 예방 및 관리를 목적으로 설립된 비영리법인
3. 제4급감염병(인플루엔자 및 기생충감염병은 제외): 다음 각 목의 기관·시설·단체 또는 법인
   가. 보건소
   나. 법 제16조의2제1항제3호·제5호 및 제9호에 따른 기관
   다. 의료기관 중 의원·병원 및 종합병원
   라. 제4급감염병에 관한 연구 및 학술발표 등을 목적으로 결성된 학회

② 질병관리청장은 제1항에 따라 표본감시기관을 지정한 경우에는 해당 표본감시기관에 표본감시기관 지정서를 발급해야 함

③ 질병관리청장은 법 제16조제5항에 따라 표본감시기관이 다음 각 호의 어느 하나에 해당하는 경우에는 그 지정을 취소할 수 있음

1. 표본감시 업무를 게을리하는 경우

2. 그 밖에 법 제11조제5항에 따른 신고 실적이 없는 등 질병관리청장이 표본감시기관으로서 표본감시 업무를 계속하여 수행할 수 없다고 인정하는 경우
3. 삭제 〈2020.6.4.〉

④ 질병관리청장은 제3항에 따라 표본감시기관의 지정을 취소한 경우에는 표본감시기관 지정취소 통보서에 따라 그 사실을 해당 표본감시기관에 통보해야 함

② 질병관리청장, 시·도지사 또는 시장·군수·구청장은 지정받은 감염병 표본감시기관(이하 "표본감시기관")의 장에게 감염병의 표본감시와 관련하여 필요한 자료의 제출을 요구하거나 감염병의 예방·관리에 필요한 사항 협조 요청할 수 있음

③ 질병관리청장, 시·도지사 또는 시장·군수·구청장은 수집한 정보 중 국민 건강에 관한 중요한 정보를 관련 기관·단체·시설 또는 국민들에게 제공하여야 함

④ 질병관리청장, 시·도지사 또는 시장·군수·구청장은 표본감시활동에 필요한 경비를 표본감시기관에 지원할 수 있음

⑤ 질병관리청장은 표본감시기관이 다음 각 호의 어느 하나에 해당하는 경우에는 그 지정을 취소할 수 있음

1. 제2항에 따른 자료 제출 요구 또는 협조 요청에 따르지 아니하는 경우
2. 폐업 등으로 감염병 표본감시 업무를 수행할 수 없는 경우
3. 그 밖에 감염병 표본감시 업무를 게을리하는 등 보건복지부령으로 정하는 경우

⑥ 표본감시의 대상이 되는 감염병은 제4급감염병으로 하고, 표본감시기관의 지정 및 지정취소의 사유 등에 관하여 필요한 사항은 보건복지부령으로 정함

⑦ 질병관리청장은 감염병이 발생하거나 유행할 가능성이 있어 관련 정보를 확보할 긴급한 필요가 있다고 인정하는 경우 공공기관(건강보험심사평가원 및 국민건강보험공단) 중 대통령령으로 정하는 공공기관의 장에게 정보 제공을 요구할 수 있음

시행령 제11조 제공 정보의 내용

요구할 수 있는 정보의 내용에는 다음 각 호의 사항이 포함될 수 있음

1. 감염병환자, 감염병의사환자 또는 병원체보유자(이하 "감염병환자등")의 성명·주민등록번호·성별·주소·전화번호·직업·감염병명·발병일 및 진단일
2. 감염병환자등을 진단한 의료기관의 명칭·주소지·전화번호 및 의사 이름

⑧ 제7항에 따라 제공되는 정보의 내용, 절차 및 정보의 취급에 필요한 사항은 대통령령으로 정함

감염병병원체 확인기관(제16조의2)

① 다음 각 호의 기관(이하 "감염병병원체 확인기관")은 실험실 검사 등을 통하여 감염병병원체를 확인할 수 있음

1. 질병관리청
2. 질병대응센터
3. 「보건환경연구원법」 제2조에 따른 보건환경연구원
4. 「지역보건법」 제10조에 따른 보건소
5. 「의료법」 제3조에 따른 의료기관 중 진단검사의학과 전문의가 상근(常勤)하는 기관
6. 「고등교육법」 제4조에 따라 설립된 의과대학 중 진단검사의학과가 개설된 의과대학
7. 「결핵예방법」 제21조에 따라 설립된 대한결핵협회(결핵환자의 병원체를 확인하는 경우만 해당)
8. 「민법」 제32조에 따라 한센병환자 등의 치료・재활을 지원할 목적으로 설립된 기관(한센병환자의 병원체를 확인하는 경우만 해당)
9. 인체에서 채취한 검사물에 대한 검사를 국가, 지방자치단체, 의료기관 등으로부터 위탁받아 처리하는 기관 중 진단검사의학과 전문의가 상근하는 기관

② 질병관리청장은 감염병병원체 확인의 정확성・신뢰성을 확보하기 위하여 감염병병원체 확인기관의 실험실 검사능력을 평가하고 관리할 수 있음

③ 제2항에 따른 감염병병원체 확인기관의 실험실 검사능력 평가 및 관리에 관한 방법, 절차 등에 관하여 필요한 사항은 보건복지부령으로 정함

시행규칙 제14조의2 감염병병원체 확인기관의 실험실 검사능력 평가 및 관리

① 법 제16조의2제2항에 따라 질병관리청장이 감염병병원체 확인기관(이하 "감염병병원체 확인기관")의 실험실 검사능력을 평가할 때에는 다음 각 호의 사항을 평가

1. 실험실 검사 숙련도
2. 실험실 검사 운영체계

② 질병관리청장은 감염병병원체 확인기관의 실험실 검사능력을 평가하기 위한 계획을 매년 수립하여 공고

③ 질병관리청장은 제1항에 따라 평가한 결과 실험실 검사능력이 미흡하다고 판단되는 감염병병원체 확인기관의 장에게 그 원인을 분석하여 시정하도록 할 수 있고, 해당 기관에 대하여 현장 지도 또는 교육을 하거나 평가를 다시 할 수 있음

④ 질병관리청장은 감염병병원체 확인기관의 실험실 검사능력을 관리하기 위하여 필요한 경우에는 감염병병원체 확인기관의 장에게 시설・장비 및 인력 등의 현황 자료를 요청할 수 있음

⑤ 제1항~제4항의 규정에서 정한 사항 외에 감염병병원체 확인기관의 실험실 검사능력 평가 및 관

리에 필요한 사항은 질병관리청장이 정하여 고시

실태조사(제17조)

① 질병관리청장 및 시·도지사는 감염병의 관리 및 감염 실태와 내성균 실태를 파악하기 위하여 실태조사를 실시하고, 그 결과를 공표하여야 함

② 질병관리청장 및 시·도지사는 제1항에 따른 조사를 위하여 의료기관 등 관계 기관·법인 및 단체의 장에게 필요한 자료의 제출 또는 의견의 진술을 요청할 수 있음(요청을 받은 자는 정당한 사유가 없으면 이에 협조하여야 함)

③ 제1항에 따른 실태조사에 포함되어야 할 사항과 실태조사의 시기, 방법, 절차 및 공표 등에 관하여 필요한 사항은 보건복지부령으로 정함

실태조사(제17조)

① 질병관리청장, 시·도지사 및 시장·군수·구청장은 감염병의 예방 및 관리에 관한 정책을 효과적으로 수립·시행하기 위하여 다음 각 호의 구분에 따라 실태조사를 실시하고, 그 결과를 공표하여야 함 〈개정 2024.1.30.〉

1. 감염병 및 내성균 발생 등에 대한 실태조사: 질병관리청장 또는 시·도지사
2. 의료기관의 감염관리 현황에 대한 실태조사: 질병관리청장, 시·도지사 또는 시장·군수·구청장

② 질병관리청장, 시·도지사 또는 시장·군수·구청장은 제1항에 따른 조사를 위하여 의료기관 등 관계 기관·법인 및 단체의 장에게 필요한 자료의 제출 또는 의견의 진술을 요청할 수 있음. 이 경우 요청을 받은 자는 정당한 사유가 없으면 이에 협조하여야 함 〈신설 2020.3.4., 2020.8.11., 2024.1.30.〉

[시행일: 2025.7.31.]

시행규칙 제15조 실태조사의 방법 및 절차 등

① 실태조사에 포함되어야 할 사항

1. 의료기관 감염관리 실태조사
   가. 「의료법」 제47조에 따라 의료기관에 두는 감염관리위원회와 감염관리실의 설치·운영 등에 관한 사항
   나. 의료기관의 감염관리 인력·장비 및 시설 등에 관한 사항
   다. 의료기관의 감염관리체계에 관한 사항
   라. 의료기관의 감염관리 교육 및 감염예방에 관한 사항

마. 그 밖에 의료기관의 감염관리에 관하여 질병관리청장이 특히 필요하다고 인정하는 사항
2. 감염병 실태조사
가. 감염병환자등의 연령별·성별·지역별 분포 등에 관한 사항
나. 감염병환자등의 임상적 증상 및 경과 등에 관한 사항
다. 감염병환자등의 진단·검사·처방 등 진료정보에 관한 사항
라. 감염병의 진료 및 연구와 관련된 인력·시설 및 장비 등에 관한 사항
마. 감염병에 대한 각종 문헌 및 자료 등의 조사에 관한 사항
바. 그 밖에 감염병의 관리를 위하여 질병관리청장이 특히 필요하다고 인정하는 사항
3. 내성균 실태조사
가. 항생제 사용 실태에 관한 사항
나. 내성균의 유형 및 발생경로 등에 관한 사항
다. 내성균의 연구와 관련된 인력·시설 및 장비 등에 관한 사항
라. 내성균에 대한 각종 문헌 및 자료 등의 조사에 관한 사항
마. 그 밖에 내성균의 관리를 위하여 질병관리청장이 특히 필요하다고 인정하는 사항

② 실태조사의 실시 주기는 다음 각 호의 구분에 따름(다만, 질병관리청장 또는 시·도지사가 필요하다고 인정하는 경우에는 제1호 및 제2호에 해당하는 실태조사를 수시로 실시할 수 있음)
1. 의료기관의 감염관리 실태조사: 3년
2. 감염병 실태조사: 3년
3. 내성균 실태조사: 매년

③ 실태조사의 방법
1. 감염병환자등 또는 내성균과 관련된 환자에 대한 설문조사 및 검체(檢體) 검사
2. 의료기관의 진료기록부 등에 대한 자료조사
3. 국민건강보험 및 의료급여 청구 명세 등에 대한 자료조사
4. 일반 국민에 대한 표본 설문조사 및 검체 검사

④ 질병관리청장 또는 시·도지사는 실태조사를 전문연구기관·단체나 관계 전문가에게 의뢰하여 실시할 수 있음

⑤ 질병관리청장 또는 시·도지사는 법 제17조제1항에 따라 실태조사의 결과를 질병관리청 또는 시·도의 인터넷 홈페이지 등에 공표

⑥ 제1항~제5항의 규정에서 정한 사항 외에 실태조사에 필요한 사항은 질병관리청장이 정함

역학조사(제18조)

① 질병관리청장, 시·도지사 또는 시장·군수·구청장은 감염병이 발생하여 유행할 우려가 있거나, 감염병 여부가 불분명하나 발병원인을 조사할 필요가 있다고 인정하면 지체 없이 역학조사를 하여야 하고, 그 결과에 관한 정보를 필요한 범위에서 해당 의료기관에 제공하여야 함(다만, 지역확산 방지 등을 위하여 필요한 경우 다른 의료기관에 제공하여야 함)

시행령 제12조 역학조사의 내용

1. 감염병환자등 및 감염병의심자의 인적 사항
2. 감염병환자등의 발병일 및 발병 장소
3. 감염병의 감염원인 및 감염경로
4. 감염병환자등 및 감염병의심자에 관한 진료기록
5. 그 밖에 감염병의 원인 규명과 관련된 사항

시행령 제13조 역학조사의 시기

1. 질병관리청장이 역학조사를 하여야 하는 경우
   가. 둘 이상의 시・도에서 역학조사가 동시에 필요한 경우
   나. 감염병 발생 및 유행 여부 또는 예방접종 후 이상반응에 관한 조사가 긴급히 필요한 경우
   다. 시・도지사의 역학조사가 불충분하였거나 불가능하다고 판단되는 경우
2. 시・도지사 또는 시장・군수・구청장(자치구의 구청장)이 역학조사를 하여야 하는 경우
   가. 관할 지역에서 감염병이 발생하여 유행할 우려가 있는 경우
   나. 관할 지역 밖에서 감염병이 발생하여 유행할 우려가 있는 경우로서 그 감염병이 관할구역과 역학적 연관성이 있다고 의심되는 경우
   다. 관할 지역에서 예방접종 후 이상반응 사례가 발생하여 그 원인 규명을 위한 조사가 필요한 경우

시행령 제14조 역학조사의 방법

별표 1의3 참조

시행령 제15조 역학조사반의 구성

① 역학조사를 하기 위하여 질병관리청에 중앙역학조사반을 두고, 시・도에 시・도역학조사반을 두며, 시・군・구(자치구)에 시・군・구역학조사반을 둠
② 중앙역학조사반은 30명 이상, 시・도역학조사반 및 시・군・구역학조사반은 각각 10명 이상의 반원으로 구성
③ 역학조사반의 반장은 법 제60조에 따른 방역관 또는 법 제60조의2에 따른 역학조사관으로 함
④ 역학조사반원은 다음 각 호의 어느 하나에 해당하는 사람 중에서 질병관리청장, 시・도지사 및 시장・군수・구청장이 각각 임명하거나 위촉
   1. 방역, 역학조사 또는 예방접종 업무를 담당하는 공무원
   2. 법 제60조의2에 따른 역학조사관 또는 수습역학조사관
   3. 공중보건의사
   4. 「의료법」 제2조제1항에 따른 의료인
   5. 그 밖에 감염병 등과 관련된 분야의 전문가 등으로서 질병관리청장, 시・도지사 및 시장・군수・구청장이 역학조사를 위해 필요하다고 인정하는 사람
⑤ 역학조사반은 감염병 분야와 예방접종 후 이상반응 분야로 구분하여 운영하되, 분야별 운영에 필요한 사항은 질병관리청장이 정함

② 질병관리청장, 시・도지사 또는 시장・군수・구청장은 역학조사를 하기 위하여 역학조사반을 각각 설치

③ 누구든지 질병관리청장, 시・도지사 또는 시장・군수・구청장이 실시하는 역학조사에서 다음 각 호의 행위를 하여서는 아니 됨

1. 정당한 사유 없이 역학조사를 거부・방해 또는 회피하는 행위
2. 거짓으로 진술하거나 거짓 자료를 제출하는 행위
3. 고의적으로 사실을 누락・은폐하는 행위

④ 제1항에 따른 역학조사의 내용과 시기・방법 및 제2항에 따른 역학조사반의 구성・임무 등에 관하여 필요한 사항은 대통령령으로 정함

시행령 제16조 역학조사반의 임무 등

1. 중앙역학조사반
   가. 역학조사 계획의 수립, 시행 및 평가
   나. 역학조사의 실시 기준 및 방법의 개발
   다. 시・도역학조사반 및 시・군・구역학조사반에 대한 교육・훈련
   라. 감염병에 대한 역학적인 연구
   마. 감염병의 발생・유행 사례 및 예방접종 후 이상반응의 발생 사례 수집, 분석 및 제공
   바. 시・도역학조사반에 대한 기술지도 및 평가
2. 시・도 역학조사반
   가. 관할 지역 역학조사 계획의 수립, 시행 및 평가
   나. 관할 지역 역학조사의 세부 실시 기준 및 방법의 개발
   다. 중앙역학조사반에 관할 지역 역학조사 결과 보고
   라. 관할 지역 감염병의 발생・유행 사례 및 예방접종 후 이상반응의 발생 사례 수집, 분석 및 제공
   마. 시・군・구역학조사반에 대한 기술지도 및 평가
3. 시・군・구 역학조사반
   가. 관할 지역 역학조사 계획의 수립 및 시행
   나. 시・도역학조사반에 관할 지역 역학조사 결과 보고
   다. 관할 지역 감염병의 발생・유행 사례 및 예방접종 후 이상반응의 발생 사례 수집, 분석 및 제공

② 역학조사를 하는 역학조사반원은 보건복지부령으로 정하는 역학조사반원증을 지니고 관계인에게 보여 주어야 함

③ 질병관리청장, 시・도지사 또는 시장・군수・구청장은 역학조사반원에게 예산의 범위에서 역학조사 활동에 필요한 수당과 여비를 지급할 수 있음

역학조사의 요청(제18조의2)

① 「의료법」에 따른 의료인 또는 의료기관의 장은 감염병 또는 알 수 없는 원인으로 인한 질병이 발생하였거나 발생할 것이 우려되는 경우 질병관리청장 또는 시・도지사에게 역학

조사를 실시할 것을 요청할 수 있음

② 요청을 받은 질병관리청장 또는 시・도지사는 역학조사의 실시 여부 및 그 사유 등을 지체 없이 해당 의료인 또는 의료기관 개설자에게 통지하여야 함

③ 역학조사 실시 요청 및 통지의 방법・절차 등 필요한 사항은 보건복지부령으로 정함

역학조사의 요청(제18조의2)

① 「의료법」에 따른 의료인 또는 의료기관의 장은 감염병 또는 알 수 없는 원인으로 인한 질병이 발생하였거나 발생할 것이 우려되는 경우 질병관리청장, 시・도지사 또는 시장・군수・구청장에게 제18조에 따른 역학조사를 실시할 것을 요청할 수 있음 〈개정 2024.1.30.〉

② 제1항에 따른 요청을 받은 질병관리청장, 시・도지사 또는 시장・군수・구청장은 역학조사의 실시 여부 및 그 사유 등을 지체 없이 해당 의료인 또는 의료기관 개설자에게 통지하여야 함 〈개정 2024.1.30.〉

[시행일: 2025.7.31.]

역학조사인력의 양성(제18조의3)

① 질병관리청장은 역학조사관 또는 수습역학조사관에 대하여 정기적으로 역학조사에 관한 교육・훈련을 실시할 수 있음

② 제1항에 따른 대상별 교육・훈련 과정 및 그 밖에 필요한 사항은 보건복지부령으로 정함

자료제출 요구 등(제18조의4)

① 질병관리청장은 제18조에 따른 역학조사 등을 효율적으로 시행하기 위하여 관계 중앙행정기관의 장, 대통령령으로 정하는 기관・단체(의료기관, 국민건강보험공단, 건강보험심사평가원) 등에 대하여 역학조사에 필요한 자료제출을 요구할 수 있음

② 질병관리청장 또는 시・도지사는 감염병과 관련하여 「재난 및 안전관리 기본법」 제38조 제2항에 따른 주의 이상의 위기경보가 발령된 경우에는 제18조에 따른 역학조사를 효율적으로 시행하기 위하여 법인・단체・개인 등에 대하여 역학조사에 필요한 자료제출을 요구할 수 있음

③ 질병관리청장은 제18조에 따른 역학조사를 실시하는 경우 필요에 따라 관계 중앙행정기관의 장에게 인력 파견 등 필요한 지원을 요청할 수 있음

④ 제1항 및 제2항에 따른 자료제출 요구 및 제3항에 따른 지원 요청 등을 받은 자는 특별한 사정이 없으면 이에 따라야 함

⑤ 제1항 및 제2항에 따른 자료제출 요구 및 제3항에 따른 지원 요청 등의 범위와 방법 등에 관하여 필요한 사항은 대통령령으로 정함

자료제출 요구 등(제18조의4)

① 질병관리청장, 시・도지사 또는 시장・군수・구청장은 제18조에 따른 역학조사 등을 효율적으로 시행하기 위하여 관계 중앙행정기관의 장, 대통령령으로 정하는 기관・단체 등에 대하여 역학조사에 필요한 자료제출을 요구할 수 있음 〈개정 2024.1.30.〉

[시행일: 2025.7.31.]

시행령 제16조의3 지원 요청 등의 범위

질병관리청장은 관계 중앙행정기관의 장에게 역학조사를 실시하는 데 필요한 인력 파견 및 물자 지원, 역학조사 대상자 및 대상 기관에 대한 관리, 감염원 및 감염경로 조사를 위한 검사・정보 분석 등의 지원을 요청할 수 있음

감염병 교육의 실시(제18조의5)

① 국가기관의 장 및 지방자치단체의 장은 소속 공무원 및 직원 등에 대하여 감염병의 예방・관리 및 위기 대응을 위한 교육(이하 "감염병 교육")을 연 1회 이상 실시하고, 그 결과를 질병관리청장에게 제출하여야 함

②「공공기관의 운영에 관한 법률」 제4조에 따른 공공기관의 장은 소속된 임직원 및 종사자에게 감염병 교육을 실시할 수 있음

③ 질병관리청장은 제1항 및 제2항에 따른 감염병 교육을 효과적으로 실시하기 위하여 관련 교육과정을 개발하여 보급하여야 함

④ 제1항 및 제2항에 따른 감염병 교육의 대상과 범위, 내용 및 방법, 제3항에 따른 교육과정 개발 및 보급 등에 필요한 사항은 대통령령으로 정함

시행령 제17조 감염병 교육의 실시

① 법 제18조의5제1항에 따라 감염병의 예방・관리 및 위기 대응을 위한 교육(이하 "감염병 교육")을 실시해야 하는 국가기관의 장 및 지방자치단체의 장은 소속 공무원 및 직원 등에게 매년 1시간 이상 감염병 교육을 실시. 다만, 다음 각 호의 소속 공무원 및 직원에게는 해당 호에서 정하는 시간 이상 감염병 교육을 실시해야 함

1. 「지역보건법」에 따른 지역보건의료기관 및 「농어촌 등 보건의료를 위한 특별조치법」에 따른

보건진료소 소속 공무원 및 직원(제2호에 따른 역학조사반원은 제외): 매년 4시간
2. 제15조제4항제1호~제3호까지의 규정에 따라 임명한 역학조사반원: 매년 10시간
② 「공공기관의 운영에 관한 법률」 제4조에 따른 공공기관의 장은 감염병 교육을 실시하기 위하여 교육 대상 및 교육 시간이 포함된 감염병 교육 계획을 수립하여 시행할 수 있음
③ 법 제18조의5제1항 및 제2항에 따른 감염병 교육의 내용은 다음 각 호와 같음
1. 감염병 위기 대응 체계 및 관련 법령 현황
2. 감염병 유행 및 위기 대응 관련 주요 사례
3. 그 밖에 질병관리청장이 감염병 예방·관리 및 위기 대응을 위하여 필요하다고 인정하는 사항
④ 감염병 교육은 집합 교육이나 인터넷 강의 등의 방법으로 실시할 수 있음
⑤ 질병관리청장은 법 제18조의5제3항에 따른 교육과정 개발 및 보급을 위하여 관계 기관·단체 및 전문가 등에게 자문 또는 자료의 제공 등 필요한 협조를 요청할 수 있음
⑥ 제1항~제5항에서 규정한 사항 외에 감염병 교육의 실시에 필요한 세부 사항은 질병관리청장이 정함

건강진단(제19조)

성매개감염병의 예방을 위하여 종사자의 건강진단이 필요한 직업으로 보건복지부령으로 정하는 직업에 종사하는 사람과 성매개감염병에 감염되어 그 전염을 매개할 상당한 우려가 있다고 특별자치시장·특별자치도지사 또는 시장·군수·구청장이 인정한 사람은 보건복지부령으로 정하는 바에 따라 성매개감염병에 관한 건강진단을 받아야 함

해부명령(제20조)

① 질병관리청장은 국민 건강에 중대한 위협을 미칠 우려가 있는 감염병으로 사망한 것으로 의심이 되어 시체를 해부하지 아니하고는 감염병 여부의 진단과 사망의 원인규명을 할 수 없다고 인정하면 그 시체의 해부를 명할 수 있음
② 해부를 하려면 미리 「장사 등에 관한 법률」 제2조제16호에 따른 연고자(같은 호 각 목에 규정된 선순위자가 없는 경우에는 그 다음 순위자)의 동의를 받아야 함. 다만, 소재불명 및 연락두절 등 미리 연고자의 동의를 받기 어려운 특별한 사정이 있고 해부가 늦어질 경우 감염병 예방과 국민 건강의 보호라는 목적을 달성하기 어렵다고 판단되는 경우에는 연고자의 동의를 받지 아니하고 해부를 명할 수 있음
③ 질병관리청장은 감염병 전문의, 해부학, 병리학 또는 법의학을 전공한 사람을 해부를 담당하는 의사로 지정하여 해부를 하여야 함
④ 해부는 사망자가 걸린 것으로 의심되는 감염병의 종류별로 질병관리청장이 정하여 고시한 생물학적 안전 등급을 갖춘 시설에서 실시하여야 함
⑤ 해부를 담당하는 의사의 지정, 감염병 종류별로 갖추어야 할 시설의 기준, 해당 시체의

관리 등에 관하여 필요한 사항은 보건복지부령으로 정함

시행규칙 제17조 해부시설 기준 등

① 시설의 기준 : 크로이츠펠트-야콥병(CJD) 및 변종크로이츠펠트-야콥병(vCJD)의 경우 「유전자변형생물체의 국가간 이동 등에 관한 법률 시행령」 제23조제1항에 따른 안전관리등급 2등급에 해당하는 연구시설

② 시체의 관리방법(각 호 외에 세부 사항은 질병관리청장이 정함)

1. 시체의 이동이나 보관 시 시체 및 시체의 일부가 외부에 노출되지 않도록 밀봉할 것
2. 해부를 통해 외부로 배출된 시체의 체액으로 인한 오염에 주의할 것
3. 시체 취급 시 일회용 마스크, 가운, 장갑 등 개인보호장구를 착용할 것
4. 크로이츠펠트-야콥병(CJD) 및 변종크로이츠펠트-야콥병(vCJD)으로 사망한 시체의 장례 시 작업장과 관계자의 안전을 확보할 것

시신의 장사방법 등(제20조의2)

① 질병관리청장은 감염병환자등이 사망한 경우(사망 후 감염병병원체를 보유하였던 것으로 확인된 사람 포함) 감염병의 차단과 확산 방지 등을 위하여 필요한 범위에서 그 시신의 장사방법 등을 제한할 수 있음

② 질병관리청장은 제1항에 따른 제한을 하려는 경우 연고자에게 해당 조치의 필요성 및 구체적인 방법·절차 등을 미리 설명하여야 함

③ 질병관리청장은 화장시설의 설치·관리자에게 제1항에 따른 조치에 협조하여 줄 것을 요청할 수 있으며, 요청을 받은 화장시설의 설치·관리자는 이에 적극 협조하여야 함

④ 제1항에 따른 제한의 대상·방법·절차 등 필요한 사항은 보건복지부령으로 정함

시행규칙 제17조의2 시신의 장사방법 제한 대상 등

① 장사방법이 제한되는 시신은 질병관리청장이 정하여 공고하는 감염병과 관련된 감염병환자등(감염병병원체를 보유하였던 것으로 확인된 사람 포함)의 시신으로 함. 이 경우 질병관리청장은 해당 감염병의 공고를 하기 전에 관계 기관·단체 및 전문가 등의 의견 또는 자료의 제출을 요청할 수 있음

② 감염병환자등의 시신에 대한 장사방법은 화장의 방법으로 함. 다만, 질병관리청장이 해당 감염병환자등의 시신을 화장의 방법으로 장사하는 것이 현저히 곤란하다고 인정하는 경우에는 질병관리청장이 지정하는 다른 방법으로 처리할 수 있음

③ 장사방법 제한 및 절차 등에 대한 설명은 구술로 함. 이 경우 장사의 제한방법 및 절차 등을 설명하는 관계 공무원은 그 권한을 표시하는 증표를 제시하여야 함

④ 제2항 및 제3항에서 정한 사항 외에 감염병환자등의 시신에 대한 장사방법 및 장사절차 등에 필요한 사항은 질병관리청장이 정하여 고시함

제5장 고위험병원체

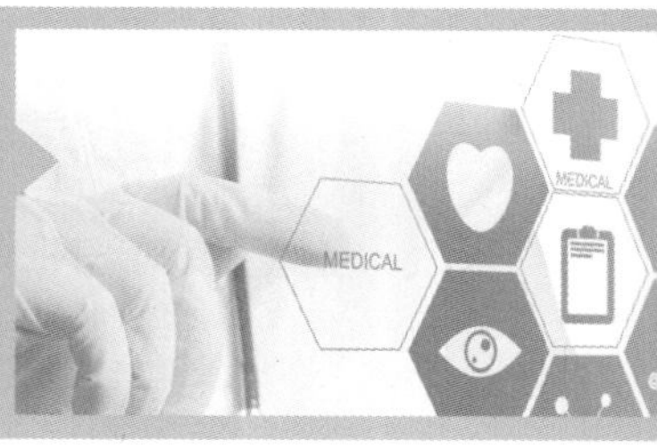

고위험병원체의 분리, 분양 · 이동 및 이동신고(제21조)

① 감염병환자, 식품, 동식물, 그 밖의 환경 등으로부터 고위험병원체를 분리한 자는 지체 없이 고위험병원체의 명칭, 분리된 검체명, 분리 일자 등을 질병관리청장에게 신고

② 고위험병원체를 분양 · 이동받으려는 자는 사전에 고위험병원체의 명칭, 분양 및 이동계획 등을 질병관리청장에게 신고

③ 고위험병원체를 이동하려는 자는 사전에 고위험병원체의 명칭과 이동계획 등을 질병관리청장에게 신고

④ 질병관리청장은 제1항~제3항의 신고를 받은 경우 그 내용을 검토하여 이 법에 적합하면 신고를 수리

⑤ 질병관리청장은 제1항에 따라 고위험병원체의 분리신고를 받은 경우 현장조사를 실시

⑥ 고위험병원체를 보유 · 관리하는 자는 매년 고위험병원체 보유현황에 대한 기록을 작성하여 질병관리청장에게 제출

⑦ 제1항~제3항에 따른 신고 및 제6항에 따른 기록 작성 · 제출의 방법 및 절차 등에 관하여 필요한 사항은 보건복지부령으로 정함

시행규칙 제18조 고위험병원체 분리, 분양 · 이동 및 이동 신고 등

① 고위험병원체의 분리신고를 하려는 자는 고위험병원체 분리신고서에 고위험병원체 분리경위서를 첨부하여 질병관리청장에게 제출

② 신고를 받은 질병관리청장은 신고서를 제출받은 날부터 10일 이내에 신고수리 여부를 통지해야 함. 신고를 수리하는 때에는 고위험병원체 분리신고 확인서를 신고자에게 발급

③ 고위험병원체를 분양 · 이동받으려는 자는 고위험병원체 분양 · 이동신고서에 다음 각 호의 서류를 첨부하여 질병관리청장에게 제출

1. 고위험병원체 분양계약서 또는 주문서
2. 분양 · 이동받으려는 고위험병원체의 사용계획서
3. 법 제23조제1항에 따른 고위험병원체 취급시설의 허가서 · 신고확인서 또는 사용계약서
4. 분양 · 이동받으려는 고위험병원체의 운반계획서(운반경로, 운반수단 및 운반자에 관한 사항 포함)
5. 이동대행계약서(대행기관이 고위험병원체의 이동을 대행하는 경우만 해당)

6. 고위험병원체를 취급하는 사람의 성명·학력 및 경력이 기재된 서류
④ 제3항에 따라 신고를 받은 질병관리청장은 신고서를 제출받은 날부터 10일 이내에 신고수리 여부를 통지해야 함. 이 경우 신고를 수리하는 때에는 고위험병원체 분양·이동신고 확인서를 신고자에게 발급
⑤ 법 제21조제3항에 따라 고위험병원체의 이동신고를 하려는 자는 고위험병원체 이동신고서에 다음 각 호의 서류를 첨부하여 질병관리청장에게 제출
1. 이동하는 고위험병원체의 사용계획서
2. 이동하는 고위험병원체의 운반계획서(운반경로, 운반수단 및 운반자에 관한 사항 포함)
3. 이동대행계약서(대행기관이 고위험병원체의 이동을 대행하는 경우만 해당)
⑥ 제5항에 따라 신고를 받은 질병관리청장은 신고서를 제출받은 날부터 10일 이내에 신고수리 여부를 통지. 이 경우 신고를 수리하는 때에는 고위험병원체 이동신고 확인서를 신고자에게 발급
⑦ 법 제21조제6항에 따라 고위험병원체를 보유·관리하는 자는 고위험병원체 보유현황보고서를 작성하여 매년 1월 31일까지 질병관리청장에게 제출

고위험병원체의 반입 허가 등(제22조)

① 감염병의 진단 및 학술 연구 등을 목적으로 고위험병원체를 국내로 반입하려는 자는 다음 각 호의 요건을 갖추어 질병관리청장의 허가를 받아야 함
1. 제23조제1항에 따른 고위험병원체 취급시설을 설치·운영하거나 고위험병원체 취급시설을 설치·운영하고 있는 자와 고위험병원체 취급시설을 사용하는 계약을 체결할 것
2. 고위험병원체의 안전한 수송 및 비상조치 계획을 수립할 것
3. 보건복지부령으로 정하는 요건을 갖춘 고위험병원체 전담관리자를 둘 것

시행규칙 제19조 고위험병원체 반입 허가 신청 등
① 법 제22조제1항에 따라 고위험병원체의 반입 허가를 받으려는 자는 고위험병원체 반입허가신청서(전자문서로 된 신청서를 포함)에 다음 각 호의 서류를 첨부하여 질병관리청장에게 제출
1. 반입계약서(반입을 대행하는 경우에는 반입대행계약서) 또는 주문서
2. 반입하려는 고위험병원체 사용계획서
3. 운반경로·운반수단 및 운반업자가 기록된 운반계약서 또는 자가 운반계획서
4. 법 제23조제1항에 따른 고위험병원체 취급시설 허가서·신고확인서 또는 사용계약서
5. 고위험병원체를 취급하는 사람의 성명·학력 및 경력이 기재된 서류
② 제1항에 따라 신청을 받은 질병관리청장이 그 허가를 하는 경우에는 고위험병원체 반입허가서를 해당 신청자에게 발급
③ 법 제22조제2항 본문에 따라 변경 허가를 받으려는 자는 고위험병원체 반입허가 변경신청서에 다음 각 호의 서류를 첨부하여 질병관리청장에게 제출
1. 반입허가서 또는 조건부 반입허가서 사본
2. 변경 내용을 증명하는 서류
④ 제3항에 따라 신청을 받은 질병관리청장이 그 변경 허가를 하는 경우에는 변경 허가 사항을 반

영한 고위험병원체 반입허가서를 해당 신청자에게 재발급

⑤ 법 제22조제2항 단서에 따라 변경신고를 하려는 자는 고위험병원체 반입허가 변경신청서에 제3항 각 호의 서류를 첨부하여 질병관리청장에게 제출

시행규칙 제19조의2 고위험병원체 전담관리자의 요건

"보건복지부령으로 정하는 요건을 갖춘 고위험병원체 전담관리자"란 다음 각 호의 요건을 모두 갖춘 사람을 말함

1. 법 제23조의4제1항 각 호의 어느 하나에 해당할 것
2. 제20조의10제2항에 따른 교육을 이수했을 것

② 제1항에 따라 허가받은 사항을 변경하려는 자는 질병관리청장의 허가를 받아야 함. 다만, 대통령령으로 정하는 경미한 사항을 변경하려는 경우에는 질병관리청장에게 신고

시행령 제18조 고위험병원체의 반입 허가 변경신고 사항

대통령령으로 정하는 경미한 사항

1. 고위험병원체의 반입 허가를 받은 자(자연인인 경우로 한정)의 성명 · 주소 및 연락처
2. 고위험병원체의 반입 허가를 받은 자(법인인 경우로 한정)의 명칭 · 주소 및 연락처와 그 대표자의 성명 및 연락처
3. 고위험병원체 전담관리자의 성명 · 직위 및 연락처

③ 제1항에 따라 고위험병원체의 반입 허가를 받은 자가 해당 고위험병원체를 인수하여 이동하려면 대통령령으로 정하는 바에 따라 그 인수 장소를 지정하고 제21조제1항에 따라 이동계획을 질병관리청장에게 미리 신고(질병관리청장은 그 내용을 검토하여 이 법에 적합하면 신고를 수리)

시행령 제19조 고위험병원체 인수 장소 지정

고위험병원체를 인수하여 이동하려는 자는 질병관리청장이 정하는 장소 중에서 인수 장소를 지정하여야 함

④ 질병관리청장은 제1항에 따라 허가를 받은 자가 다음 각 호의 어느 하나에 해당하는 경우에는 그 허가를 취소할 수 있음(다만, 제1호 또는 제2호에 해당하는 경우에는 그 허가를 취소)

1. 속임수나 그 밖의 부정한 방법으로 허가를 받은 경우
2. 허가를 받은 날부터 1년 이내에 제3항에 따른 인수 신고를 하지 않은 경우
3. 제1항의 요건을 충족하지 못하는 경우

⑤ 제1항~제4항의 규정에 따른 허가, 신고 또는 허가 취소의 방법과 절차 등에 관하여 필요

한 사항은 보건복지부령으로 정함

시행규칙 제19조 고위험병원체 반입 허가 신청 등

① 고위험병원체의 반입 허가를 받으려는 자는 고위험병체 반입허가신청서에 다음 각 호의 서류를 첨부하여 질병관리청장에게 제출
  1. 반입계약서(반입을 대행하는 경우에는 반입대행계약서) 또는 주문서
  2. 반입하려는 고위험병원체 사용계획서
  3. 운반경로・운반수단 및 운반업자가 기록된 운반계약서 또는 자가 운반계획서
  4. 법 제23조제1항에 따른 고위험병원체 취급시설 허가서・신고확인서 또는 사용계약서
  5. 고위험병원체를 취급하는 사람의 성명・학력 및 경력이 기재된 서류

② 신청을 받은 질병관리청장이 허가를 하는 경우에는 고위험병원체 반입허가서를 해당 신청자에게 발급하여야 함

③ 변경 허가를 받으려는 자는 고위험병원체 반입허가 변경신청서에 다음 각 호의 서류를 첨부하여 질병관리청장에게 제출하여야 함
  1. 반입허가서 또는 조건부 반입허가서 사본
  2. 변경 내용을 증명하는 서류

④ 제3항에 따라 신청을 받은 질병관리청장이 변경 허가를 하는 경우에는 변경 허가 사항을 반영한 고위험병원체 반입허가서를 해당 신청자에게 재발급

⑤ 법 제22조제2항 단서에 따라 변경신고를 하려는 자는 고위험병원체 반입허가 변경신청서에 제3항 각 호의 서류를 첨부하여 질병관리청장에게 제출

시행규칙 제20조 고위험병원체 인수신고

① 법 제22조제3항 전단에 따라 고위험병원체를 인수하여 이동하려는 자는 고위험병원체 인수신고서(전자문서로 된 신고서 포함)에 다음 각 호의 서류를 첨부하여 질병관리청장에게 제출
  1. 인수하려는 병원체별 상세 정보 및 사용 목적
  2. 대행기관이 고위험병원체의 인수를 대행하는 경우 서류
    가. 인수대행계약서
    나. 운반경로・운반수단・운반업자 및 보관정보가 기록된 운반계약서 또는 운반계획서

② 신고를 받은 질병관리청장은 신고서를 제출받은 날부터 10일 이내에 신고수리 여부를 통지. 이 경우 신고를 수리하는 때에는 고위험병원체 인수신고 확인서를 신고자에게 발급

고위험병원체의 안전관리 등(제23조)

① 고위험병원체를 검사, 보유, 관리 및 이동하려는 자는 그 검사, 보유, 관리 및 이동에 필요한 시설(이하 "고위험병원체 취급시설")을 설치・운영하거나 고위험병원체 취급시설을 설치・운영하고 있는 자와 고위험병원체 취급시설을 사용하는 계약을 체결하여야 함

② 고위험병원체 취급시설을 설치・운영하려는 자는 고위험병원체 취급시설의 안전관리 등급별로 질병관리청장의 허가를 받거나 질병관리청장에게 신고. 이 경우 고위험병원체 취

급시설을 설치・운영하려는 자가 둘 이상인 경우에는 공동으로 허가를 받거나 신고

③ 제2항에 따라 허가를 받은 자는 허가받은 사항을 변경하려면 변경허가를 받아야 함(다만, 대통령령으로 정하는 경미한 사항을 변경하려면 변경신고)

④ 제2항에 따라 신고한 자는 신고한 사항을 변경하려면 변경신고를 하여야 함

⑤ 제2항에 따라 허가를 받거나 신고한 자는 고위험병원체 취급시설을 폐쇄하는 경우 그 내용을 질병관리청장에게 신고

⑥ 질병관리청장은 제2항, 제4항 및 제5항에 따른 신고를 받은 경우 그 내용을 검토하여 이 법에 적합하면 신고를 수리

⑦ 제2항에 따라 허가를 받거나 신고한 자는 고위험병원체 취급시설의 안전관리 등급에 따라 대통령령으로 정하는 안전관리 준수사항을 지켜야 함

⑧ 질병관리청장은 고위험병원체를 검사, 보유, 관리 및 이동하는 자가 제7항에 따른 안전관리 준수사항 및 제9항에 따른 허가 및 신고 기준을 지키고 있는지 여부 등을 점검할 수 있음

⑨ 제1항~제5항의 규정에 따른 고위험병원체 취급시설의 안전관리 등급, 설치・운영 허가 및 신고의 기준과 절차, 폐쇄 신고의 기준과 절차 등에 필요한 사항은 대통령령으로 정함

시행령 제19조의2 고위험병원체 취급시설의 설치・운영 허가 및 신고

① 고위험병원체 취급시설의 안전관리 등급의 분류와 허가 또는 신고의 대상이 되는 고위험병원체 취급시설은 별표 1의4와 같음

② 질병관리청장은 고위험병원체 취급시설의 안전관리 등급별로 다음 각 호의 사항에 대한 설치・운영의 허가 및 신고수리 기준을 정하여 고시하여야 함

1. 고위험병원체 취급시설의 종류
2. 고위험병원체의 검사・보유・관리 및 이동에 필요한 설비・인력 및 안전관리
3. 고위험병원체의 검사・보유・관리 및 이동의 과정에서 인체에 대한 위해(危害)가 발생하는 것을 방지할 수 있는 시설(이하 "인체 위해방지시설")의 설비・인력 및 안전관리

③ 허가대상이 되는 고위험병원체 취급시설을 설치・운영하려는 자는 보건복지부령으로 정하는 허가신청서에 다음 각 호의 서류를 첨부하여 질병관리청장에게 제출

1. 고위험병원체 취급시설의 설계도서 또는 그 사본
2. 고위험병원체 취급시설의 범위와 그 소유 또는 사용에 관한 권리를 증명하는 서류
3. 인체 위해방지시설의 기본설계도서 또는 그 사본
4. 제2항에 따른 허가기준을 갖추었음을 증명하는 서류

④ 질병관리청장은 허가신청서를 제출받은 날부터 60일 이내에 허가 여부를 신청인에게 통지하여야 함. 허가를 하는 때에는 보건복지부령으로 정하는 고위험병원체 취급시설 설치・운영허가서 발급

⑤ 신고대상이 되는 고위험병원체 취급시설을 설치・운영하려는 자는 보건복지부령으로 정하는 신고서에 다음 각 호의 서류를 첨부하여 질병관리청장에게 제출

1. 제2항에 따른 신고수리 기준을 갖추었음을 증명하는 서류
2. 제3항제1호~제3호의 서류

⑥ 질병관리청장은 제5항에 따른 신고서를 제출받은 날부터 60일 이내에 신고수리 여부를 신고인에게 통지하여야 함. 신고수리를 하는 때에는 보건복지부령으로 정하는 고위험병원체 취급시설 설치·운영 신고확인서를 발급

시행령 제19조의3 고위험병원체 취급시설 변경허가 등

① 법 제23조제3항 본문에 따라 변경허가를 받으려는 자는 보건복지부령으로 정하는 변경허가신청서에 허가사항의 변경사유와 변경내용을 증명하는 서류를 첨부하여 질병관리청장에게 제출

② 질병관리청장은 제1항에 따른 변경허가신청서를 제출받은 날부터 60일 이내에 변경허가 여부를 신청인에게 통지하여야 함. 변경허가를 하는 때에는 보건복지부령으로 정하는 변경허가서를 발급

③ 법 제23조제3항 단서에서 "대통령령으로 정하는 경미한 사항"이란 다음 각 호의 어느 하나에 해당하는 사항을 말함

1. 고위험병원체 취급시설을 설치·운영하는 자(자연인인 경우로 한정)의 성명·주소 및 연락처
2. 고위험병원체 취급시설을 설치·운영하는 자(법인인 경우로 한정)의 명칭·주소 및 연락처와 그 대표자의 성명·연락처
3. 제19조의6제1항제1호에 따른 고위험병원체 취급시설의 설치·운영 책임자, 고위험병원체의 전담관리자 및 생물안전관리책임자의 성명·연락처

④ 법 제23조제3항 단서에 따라 변경신고를 하려는 자는 보건복지부령으로 정하는 허가사항 변경신고서를 질병관리청장에게 제출하여야 함

⑤ 질병관리청장은 제4항에 따른 허가사항 변경신고서를 제출받은 때에는 보건복지부령으로 정하는 변경신고확인서를 발급하여야 함

시행령 제19조의4 고위험병원체 취급시설 변경신고

① 변경신고를 하려는 자는 보건복지부령으로 정하는 변경신고서를 질병관리청장에게 제출

② 질병관리청장은 제1항에 따른 변경신고서를 제출받은 날부터 60일 이내에 신고수리 여부를 신고인에게 통지. 신고를 수리하는 때에는 보건복지부령으로 정하는 변경신고확인서 발급

시행령 제19조의5 고위험병원체 취급시설의 폐쇄신고 등

① 고위험병원체 취급시설의 폐쇄신고를 하려는 자는 보건복지부령으로 정하는 폐쇄신고서에 고위험병원체의 폐기처리를 증명하는 서류를 첨부하여 질병관리청장에게 제출

② 질병관리청장은 제1항에 따른 폐쇄신고서를 제출받은 날부터 10일 이내에 신고수리 여부를 신고인에게 통지. 신고를 수리하는 때에는 보건복지부령으로 정하는 폐쇄신고확인서 발급

③ 고위험병원체 취급시설을 폐쇄하는 경우 고위험병원체 취급시설의 소독과 고위험병원체에 대한 폐기처리 등 고위험병원체 취급시설의 폐쇄방법과 절차 등은 질병관리청장이 정하여 고시

시행령 제19조의6 고위험병원체 취급시설 설치·운영의 안전관리 준수사항

① 법 제23조제7항에서 "대통령령으로 정하는 안전관리 준수사항"

1. 고위험병원체 취급시설의 설치·운영 책임자, 고위험병원체의 전담관리자 및 생물안전관리책임자를 둘 것

2. 고위험병원체의 검사·보유·관리 및 이동과 관련된 안전관리에 대한 사항을 심의하기 위하여 고위험병원체 취급시설에 외부전문가, 생물안전관리책임자 등으로 구성되는 심의기구를 설치·운영할 것
3. 고위험병원체는 보존 단위용기에 고위험병원체의 이름, 관리번호 등 식별번호, 제조일 등 관련 정보를 표기하여 보안 잠금장치가 있는 별도의 보존상자 또는 보존장비에 보존할 것
4. 고위험병원체의 취급구역 및 보존구역에 대한 출입제한 및 고위험병원체의 취급을 확인할 수 있는 보안시스템을 운영할 것
5. 고위험병원체를 불활성화(폐기하지 아니하면서 영구적으로 생존하지 못하게 하는 처리)하여 이용하려는 경우에는 제2호에 따른 심의기구의 심의를 거칠 것
6. 제19조의2제2항에 따른 허가 및 신고수리 기준을 준수할 것

② 제1항에서 규정한 사항 외에 안전관리 세부사항 및 제1항제2호에 따른 심의기구의 구성·운영 등의 사항은 질병관리청장이 정하여 고시

고위험병원체 취급시설의 허가취소 등(제23조의2)

① 질병관리청장은 제23조제2항에 따라 고위험병원체 취급시설 설치·운영의 허가를 받거나 신고를 한 자가 다음 각 호의 어느 하나에 해당하는 경우에는 그 허가를 취소하거나 고위험병원체 취급시설의 폐쇄를 명하거나 1년 이내의 기간을 정하여 그 시설의 운영을 정지하도록 명할 수 있음(다만, 제1호에 해당하는 경우에는 허가를 취소하거나 고위험병원체 취급시설의 폐쇄를 명하여야 함)

1. 속임수나 그 밖의 부정한 방법으로 허가를 받거나 신고한 경우
2. 제23조 제3항 또는 제4항에 따른 변경허가를 받지 아니하거나 변경신고를 하지 아니하고 허가 내용 또는 신고 내용을 변경한 경우
3. 제23조 제7항에 따른 안전관리 준수사항을 지키지 아니한 경우
4. 제23조 제9항에 따른 허가 또는 신고의 기준에 미달한 경우

② 제1항에 따라 허가가 취소되거나 고위험병원체 취급시설의 폐쇄명령을 받은 자는 보유하고 있는 고위험병원체를 90일 이내에 폐기하고 그 결과를 질병관리청장에게 보고하여야 함. 다만, 질병관리청장은 본문에 따라 고위험병원체를 폐기 및 보고하여야 하는 자가 천재지변 등 부득이한 사유로 기한 내에 처리할 수 없어 기한의 연장을 요청하는 경우에는 90일의 범위에서 그 기한을 연장할 수 있음

③ 제1항에 따라 허가가 취소되거나 고위험병원체 취급시설의 폐쇄명령을 받은 자가 보유하고 있는 고위험병원체를 제2항의 기한 이내에 폐기 및 보고하지 아니하는 경우에는 질병관리청장은 해당 고위험병원체를 폐기할 수 있음

④ 제2항 및 제3항에 따른 고위험병원체의 폐기 방법 및 절차 등에 필요한 사항은 보건복지

부령으로 정함

시행규칙 제20조의6 고위험병원체의 폐기

① 법 제23조의2제2항에 따라 고위험병원체 취급시설 설치・운영 허가가 취소되거나 고위험병원체 취급시설의 폐쇄명령을 받은 자는 질병관리청 소속 공무원의 참관 하에 보유하고 있는 고위험병원체를 폐기해야 함

② 제1항에 따라 고위험병원체를 폐기한 경우에는 다음 각 호의 사항이 포함된 폐기 결과를 폐기한 날부터 10일 이내에 질병관리청장에게 보고

1. 고위험병원체 정보
2. 고위험병원체 폐기 과정
3. 고위험병원체 폐기 결과[생물학적 표지자 테스트(Biological Indicator test, BI test: 모든 미생물의 생존 여부를 확인함으로써 멸균을 확인하는 실험) 또는 배양실험 결과]

③ 법 제23조의2제3항에 따라 질병관리청장이 고위험병원체를 직접 폐기하는 경우에는 폐기한 날부터 10일 이내에 해당 고위험병원체 취급시설 설치・운영 허가가 취소되거나 고위험병원체 취급시설의 폐쇄명령을 받은 자에게 고위험병원체 폐기 사실을 통보해야 함

생물테러감염병병원체의 보유허가 등(제23조의3)

① 감염병의 진단 및 학술연구 등을 목적으로 생물테러감염병을 일으키는 병원체 중 보건복지부령으로 정하는 병원체(이하 "생물테러감염병병원체")를 보유하고자 하는 자는 사전에 질병관리청장의 허가를 받아야 함. 다만, 감염병의사환자로부터 생물테러감염병병원체를 분리한 후 보유하는 경우 등 대통령령으로 정하는 부득이한 사정으로 사전에 허가를 받을 수 없는 경우에는 보유 즉시 허가를 받아야 함

시행령 제19조의8 생물테러감염병병원체의 보유에 대한 사후 허가 사항

법 제23조의3제1항 단서에서 "대통령령으로 정하는 부득이한 사정"이란 같은 항 본문에 따른 생물테러감염병병원체(이하 "생물테러감염병병원체")를 분리할 의도가 없는 경우로서 다음 각 호의 어느 하나에 해당하는 경우

1. 감염병환자등의 질병진단과정에서 생물테러감염병병원체가 분리되어 보유하는 경우
2. 동물 또는 식물의 질병진단과정에서 생물테러감염병병원체가 분리되어 보유하는 경우
3. 식품 또는 토양 등 환경검체로부터 생물테러감염병병원체가 분리되어 보유하는 경우

② 제22조제1항에 따라 국내반입허가를 받은 경우에는 제1항에 따른 허가를 받은 것으로 봄

③ 제1항에 따라 허가받은 사항을 변경하고자 하는 경우에는 질병관리청장의 변경허가를 받아야 함. 다만, 고위험병원체를 취급하는 사람의 변경 등 대통령령으로 정하는 경미한 사항을 변경하려는 경우에는 질병관리청장에게 변경신고

시행령 제19조의9 생물테러감염병병원체 보유허가의 변경신고 사항

법 제23조의3제3항 단서에서 "대통령령으로 정하는 경미한 사항"
1. 생물테러감염병병원체의 보유허가를 받은 자(자연인인 경우로 한정)의 성명·주소 및 연락처
2. 생물테러감염병병원체의 보유허가를 받은 자(법인인 경우로 한정)의 명칭·주소 및 연락처와 그 대표자의 성명 및 연락처
3. 고위험병원체 전담관리자의 성명·직위 및 연락처

④ 질병관리청장은 제1항에 따라 생물테러감염병병원체의 보유허가를 받은 자가 속임수나 그 밖의 부정한 방법으로 허가를 받은 경우에는 그 허가를 취소하여야 함

⑤ 제1항~제4항의 규정에 따른 허가, 변경허가, 변경신고 또는 허가취소의 방법 및 절차 등에 관하여 필요한 사항은 보건복지부령으로 정함

고위험병원체의 취급 기준(제23조의4)

① 고위험병원체는 다음 각 호의 어느 하나에 해당하는 사람만 취급할 수 있음
1. 「고등교육법」 제2조제4호에 따른 전문대학 이상의 대학에서 보건의료 또는 생물 관련 분야를 전공하고 졸업한 사람 또는 이와 동등한 학력을 가진 사람
2. 「고등교육법」 제2조제4호에 따른 전문대학 이상의 대학을 졸업한 사람 또는 이와 동등 이상의 학력을 가진 사람으로서 보건의료 또는 생물 관련 분야 외의 분야를 전공하고 2년 이상의 보건의료 또는 생물 관련 분야의 경력이 있는 사람
3. 「초·중등교육법」 제2조제3호에 따른 고등학교·고등기술학교를 졸업한 사람 또는 이와 동등 이상의 학력을 가진 사람으로서 4년 이상의 보건의료 또는 생물 관련 분야의 경력이 있는 사람

② 누구든지 제1항 각 호의 어느 하나에 해당하지 아니하는 사람에게 고위험병원체를 취급하도록 하여서는 아니 됨

③ 제1항 각 호의 학력 및 경력에 관한 구체적인 사항은 보건복지부령으로 정함

시행규칙 제20조의9 고위험병원체를 취급하는 사람의 학력 및 경력 기준

① 법 제23조의4제1항제1호에 따른 보건의료 또는 생물 관련 분야
1. 감염학, 미생물학 또는 병리학
2. 의학, 치의학, 한의학, 약학, 간호학 및 수의학
3. 생물학, 미생물학, 생명과학, 생명공학, 생화학, 분자생물학 및 유전공학
4. 그 밖에 질병관리청장이 제1호~제3호의 학과와 동일하거나 유사하다고 인정하는 보건의료 또는 생물 관련 학과

② 법 제23조의4제1항제2호 및 제3호에서 "보건의료 또는 생물 관련 분야의 경력이 있는 사람"이란 각각 다음 각 호의 어느 하나에 해당하는 경력이 있는 사람
  1. 질병 진단관리 및 연구 경력
  2. 병원체 관리 및 연구 경력
  3. 미생물 시험·검사 및 연구 경력
  4. 그 밖에 질병관리청장이 제1호부터 제3호까지의 분야와 동일하거나 유사하다고 인정하는 보건의료 또는 생물 관련 분야의 경력

고위험병원체 취급 교육(제23조의5)

① 고위험병원체를 취급하는 사람은 고위험병원체의 안전한 취급을 위하여 매년 필요한 교육을 받아야 함

② 질병관리청장은 제1항에 따른 교육을 보건복지부령으로 정하는 전문 기관 또는 단체에 위탁할 수 있음

③ 제1항 및 제2항에 따른 교육 및 교육의 위탁 등에 필요한 사항은 보건복지부령으로 정함

시행규칙 제20조의10 고위험병원체 취급 교육의 대상 및 내용

① 고위험병원체의 안전한 취급을 위하여 매년 필요한 교육을 받아야 하는 사람은 다음 각 호의 어느 하나에 해당하는 사람으로 함
  1. 법 제22조제1항제3호에 따른 고위험병원체 전담관리자
  2. 영 제19조의6제1항제1호에 따른 고위험병원체 취급시설의 설치·운영 책임자, 고위험병원체의 전담관리자 및 생물안전관리책임자
  3. 그 밖에 고위험병원체를 취급하는 사람

② 법 제23조의5제1항에 따른 고위험병원체의 안전한 취급을 위한 교육(이하 "고위험병원체 취급 교육")에는 다음 각 호의 내용이 포함되어야 함
  1. 고위험병원체의 안전한 취급 기술
  2. 물리적 밀폐 및 생물학적 밀폐에 관한 사항
  3. 고위험병원체 취급 실험의 위해성 평가에 관한 사항
  4. 고위험병원체 사고 발생 시 비상조치에 관한 사항
  5. 고위험병원체 취급시설의 안전관리 등급별 준수사항 등 생물안전관리에 관한 규정의 내용

③ 제1항 및 제2항에서 정한 사항 외에 고위험병원체 취급 교육의 세부내용 및 이수시간 등 고위험병원체 취급 교육에 필요한 세부 사항은 질병관리청장이 정하여 고시

시행규칙 제20조의11 고위험병원체 취급 교육의 위탁

① "보건복지부령으로 정하는 전문 기관 또는 단체"란 다음 각 호의 어느 하나에 해당하는 전문 기관 또는 단체를 말함
  1. 「고등교육법」 제2조제1호 및 제4호에 따른 대학 및 전문대학
  2. 「공공기관의 운영에 관한 법률」 제4조에 따른 공공기관

3. 「과학기술분야 정부출연연구기관 등의 설립·운영 및 육성에 관한 법률」에 따른 과학기술분야 정부출연연구기관
4. 「민법」 제32조에 따라 보건복지부장관의 허가를 받아 설립된 비영리법인
5. 「정부출연연구기관 등의 설립·운영 및 육성에 관한 법률」에 따른 정부출연연구기관

② 고위험병원체 취급 교육의 위탁기간·방법·절차 및 위탁받은 기관에 대한 평가 등에 관한 세부 사항은 질병관리청장이 정하여 고시

제6장 예방접종

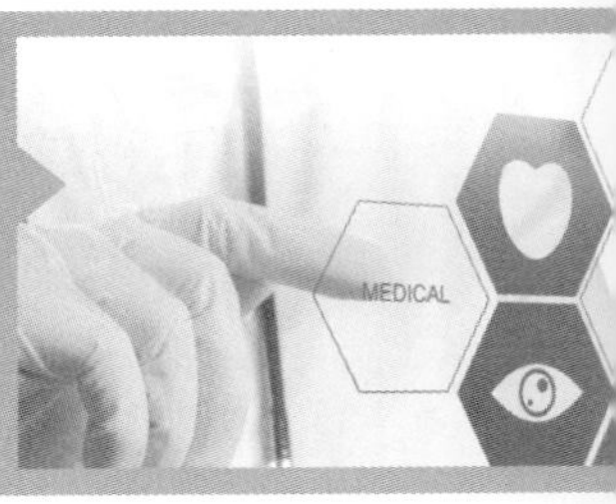

필수예방접종(제24조)

① 특별자치시장·특별자치도지사 또는 시장·군수·구청장은 다음 각 호의 질병에 대하여 관할 보건소를 통하여 필수예방접종(이하 "필수예방접종")을 실시

→ 디프테리아, 폴리오, 백일해, 홍역, 파상풍, 결핵, B형간염, 유행성이하선염, 풍진, 수두, 일본뇌염, b형헤모필루스인플루엔자, 폐렴구균, 인플루엔자, A형간염, 사람유두종바이러스 감염증, 그룹 A형 로타바이러스 감염증, 그 밖에 질병관리청장이 감염병의 예방을 위하여 필요하다고 인정하여 지정하는 감염병

> 필수예방접종이 필요한 감염병(질병관리청고시 제2023-13호, 2023.9.25, 일부개정)
> · 장티푸스, 신증후군출혈열

② 특별자치시장·특별자치도지사 또는 시장·군수·구청장은 제1항에 따른 필수예방접종 업무를 대통령령으로 정하는 바에 따라 관할구역 안에 있는 「의료법」에 따른 의료기관에 위탁할 수 있음

> **시행령** 제20조 예방접종업무의 위탁
> ① 특별자치시장·특별자치도지사(관할 구역 안에 지방자치단체인 시·군이 있는 특별자치도의 도지사는 제외) 또는 시장·군수·구청장은 법 제24조제2항 및 제25조제2항에 따라 보건소에서 시행하기 어렵거나 보건소를 이용하기 불편한 주민 등에 대한 예방접종업무를 다음 각 호에 해당하는 의료기관 중에서 특별자치시장·특별자치도지사(관할 구역 안에 지방자치단체인 시·군이 있는 특별자치도의 도지사는 제외) 또는 시장·군수·구청장이 지정하는 의료기관에 위탁할 수 있음. 이 경우 특별자치시장·특별자치도지사 또는 시장·군수·구청장은 위탁한 기관을 공고해야 함
> 1. 「의료법」 제3조제2항제1호가목에 따른 의원
> 2. 「의료법」 제3조제2항제3호에 따른 병원급 의료기관(치과병원 및 한방병원은 같은 법 제43조제2항에 따라 의사를 두어 의과 진료과목을 추가로 설치·운영하는 경우로 한정)
>
> ② 특별자치시장·특별자치도지사 또는 시장·군수·구청장은 제1항에 따라 예방접종업무를 위탁할 때에는 다음 각 호의 사항이 포함된 위탁계약서를 작성하여야 함
> 1. 예방접종업무의 위탁범위에 관한 사항

2. 위탁계약 기간에 관한 사항
3. 위탁계약 조건에 관한 사항
4. 위탁계약 해지에 관한 사항

③ 예방접종업무를 위탁한 경우의 예방접종 비용 산정 및 비용 상환 절차 등에 관하여 필요한 사항은 질병관리청장이 정하여 고시

예방접종업무의 위탁에 관한 규정(질병관리청고시 제2023-16호, 2023.11.1., 일부개정) 참조

- 예방접종 비용
  ① 예방접종비용은 제4조에 따른 심의위원회의 심의를 거쳐 질병관리청장이 정함
  ② 질병관리청장이 예방접종비용을 정한 경우에는 다음 각 호의 사항을 관보 및 인터넷 홈페이지에 각각 공고함
    1. 백신비
    2. 예방접종 시행비용
- 예방접종비용 상환 신청
  ① 위탁 의료기관은 예방접종 후 특별자치시장・특별자치도지사 또는 시장・군수・구청장에게 비용 상환을 신청
  ② 예방접종비용 상환을 신청하고자 할 때에는 질병관리청의 예방접종통합관리시스템을 통하여 법 제28조에 따른 예방접종에 관한 기록 등을 등록 및 보고하여야 함

③ 특별자치시장・특별자치도지사 또는 시장・군수・구청장은 필수예방접종 대상 아동 부모(아동의 법정대리인 포함)에게 보건복지부령으로 정하는 바에 따라 필수예방접종을 사전에 알려야 함. 이 경우 「개인정보 보호법」 제24조에 따른 고유식별정보를 처리할 수 있음

시행규칙 제21조의2 필수예방접종의 사전 알림

① 특별자치시장・특별자치도지사(관할 구역 안에 지방자치단체인 시・군이 있는 특별자치도의 도지사는 제외) 또는 시장・군수・구청장은 필수예방접종을 사전에 알리는 경우 휴대전화에 의한 문자전송, 전자메일, 전화, 우편 또는 이에 상당하는 방법으로 알려야 함(다만, 사전 알림에 동의한 사람에만 해당)

② 사전 알림에 동의하지 않거나 필요한 개인 정보가 없는 경우에는 해당 지방자치단체의 인터넷 홈페이지에 공고함으로써 필수예방접종을 사전에 알려야 함

임시예방접종(제25조)

① 특별자치시장・특별자치도지사 또는 시장・군수・구청장은 다음 각 호의 어느 하나에 해당하면 관할 보건소를 통하여 임시예방접종(이하 "임시예방접종")을 하여야 함

1. 질병관리청장이 감염병 예방을 위하여 특별자치시장・특별자치도지사 또는 시장・군수・구청장에게 예방접종을 실시할 것을 요청한 경우

2. 특별자치시장・특별자치도지사 또는 시장・군수・구청장이 감염병 예방을 위하여 예방접종이 필요하다고 인정하는 경우

② 제1항에 따른 임시예방접종업무의 위탁에 관하여는 제24조제2항을 준용

예방접종의 공고(제26조)

특별자치시장・특별자치도지사 또는 시장・군수・구청장은 임시예방접종을 할 경우에는 예방접종의 일시 및 장소, 예방접종의 종류, 예방접종을 받을 사람의 범위를 정하여 미리 인터넷 홈페이지에 공고. 다만, 제32조제3항에 따른 예방접종의 실시기준 등이 변경될 경우에는 그 변경 사항을 미리 인터넷 홈페이지에 공고

예방접종 내역의 사전확인(제26조의2)

① 보건소장 및 제24조제2항(제25조제2항에서 준용하는 경우 포함)에 따라 예방접종업무를 위탁받은 의료기관의 장은 예방접종을 하기 전에 대통령령으로 정하는 바에 따라 예방접종을 받으려는 사람 본인 또는 법정대리인의 동의를 받아 해당 예방접종을 받으려는 사람의 예방접종 내역 확인(다만, 예방접종을 받으려는 사람 또는 법정대리인의 동의를 받지 못한 경우에는 그러하지 아니함)

② 예방접종을 확인하는 경우 예방접종통합관리시스템을 활용하여 내역 확인할 수 있음

예방접종증명서(제27조)

① 질병관리청장, 특별자치시장・특별자치도지사 또는 시장・군수・구청장은 필수예방접종 또는 임시예방접종을 받은 사람 본인 또는 법정대리인에게 보건복지부령으로 정하는 바에 따라 예방접종증명서 발급

② 특별자치시장・특별자치도지사 또는 시장・군수・구청장이 아닌 자가 이 법에 따른 예방접종을 한 때에는 질병관리청장, 특별자치시장・특별자치도지사 또는 시장・군수・구청장은 보건복지부령으로 정하는 바에 따라 해당 예방접종을 한 자로 하여금 예방접종증명서를 발급하게 할 수 있음

③ 예방접종증명서는 전자문서를 이용하여 발급할 수 있음

예방접종 기록의 보존 및 보고 등(제28조)

① 특별자치시장・특별자치도지사 또는 시장・군수・구청장은 필수예방접종 및 임시예방접종을 하거나, 제2항에 따라 보고를 받은 경우에는 보건복지부령으로 정하는 바에 따라 예방접종에 관한 기록을 작성・보관하여야 하고, 특별자치시장・특별자치도지사는 질병관리청장에게, 시장・군수・구청장은 질병관리청장 및 시・도지사에게 그 내용을 각각 보고

② 특별자치시장・특별자치도지사 또는 시장・군수・구청장이 아닌 자가 이 법에 따른 예방접종을 하면 보건복지부령으로 정하는 바에 따라 특별자치시장・특별자치도지사 또는 시장・군수・구청장에게 보고

시행규칙 제23조 예방접종에 관한 기록의 작성 및 보고

① 특별자치시장・특별자치도지사 또는 시장・군수・구청장은 필수예방접종 및 임시예방접종을 한 경우 예방접종 실시 기록 및 보고서에 예방접종에 관한 기록 작성

② 특별자치시장・특별자치도지사 또는 시장・군수・구청장이 아닌 자가 예방접종을 실시하면 예방접종 실시 기록 및 보고서에 예방접종에 관한 기록을 작성하고, 예방접종 실시 기록 및 보고서를 특별자치시장・특별자치도지사 또는 시장・군수・구청장에게 제출

③ 특별자치시장・특별자치도지사 또는 시장・군수・구청장은 제1항에 따라 예방접종에 관한 기록을 작성하거나 제2항에 따라 제출받은 예방접종 실시 기록 및 보고서를 시・도지사 및 질병관리청장에게 각각 제출

④ 질병관리청장은 필수예방접종 또는 임시예방접종을 받은 사람(미성년자의 경우에는 그 부모)에게 제출받은 예방접종에 관한 기록을 인터넷 홈페이지를 통하여 열람하게 하거나 전자문서를 이용하여 예방접종증명서를 발급할 수 있음

⑤ 질병관리청장은 예방접종 대상자의 중복접종 등을 예방하기 위하여 다음 각 호의 어느 하나에 해당하는 사람에게 제3항에 따라 제출받은 예방접종에 관한 기록을 열람하게 할 수 있음

1. 예방접종을 실시하는 보건소에서 예방접종을 하는 의료인
2. 예방접종을 실시하는 의료기관에서 예방접종을 하는 의료인
3. 영유아의 예방접종 여부를 확인하여야 하는 어린이집의 원장

예방접종에 관한 역학조사(제29조)

질병관리청장, 시・도지사 또는 시장・군수・구청장은 다음 각 호의 구분에 따라 조사를 실시하고, 예방접종 후 이상반응 사례가 발생하면 그 원인을 밝히기 위하여 제18조에 따라 역학조사를 하여야 함

1. 질병관리청장 : 예방접종의 효과 및 예방접종 후 이상반응에 관한 조사
2. 시・도지사 또는 시장・군수・구청장 : 예방접종 후 이상반응에 관한 조사

> **시행규칙** 제12조 역학조사의 내용
> 역학조사에 포함되어야 하는 내용
> 1. 예방접종 후 이상반응자의 인적 사항
> 2. 예방접종기관, 접종일시 및 접종내용
> 3. 예방접종 후 이상반응에 관한 진료기록
> 4. 예방접종약에 관한 사항
> 5. 그 밖에 예방접종 후 이상반응의 원인 규명과 관련된 사항

예방접종 후 이상반응에 대한 검사(제29조의2)

① 「의료법」에 따른 의료인 및 의료기관의 장은 필수예방접종 또는 임시예방접종 후 혈소판 감소성 혈전증 등 보건복지부령으로 정하는 이상반응이 나타나거나 의심되는 사람을 발견한 경우에는 질병관리청장에게 이상반응에 대한 검사를 의뢰할 수 있음

② 제1항에 따라 의뢰받은 질병관리청장은 검사를 실시하여야 함

③ 제1항 및 제2항에 따른 검사항목, 검사의뢰 방법 및 절차, 검사방법은 질병관리청장이 정함

예방접종피해조사반(제30조)

① 제71조제1항 및 제2항에 규정된 예방접종으로 인한 질병·장애·사망의 원인 규명 및 피해 보상 등을 조사하고 제72조제1항에 따른 제3자의 고의 또는 과실 유무를 조사하기 위하여 질병관리청에 예방접종피해조사반을 둠

② 예방접종피해조사반의 설치 및 운영 등에 관하여 필요한 사항은 대통령령으로 정함

> **시행령** 제21조 예방접종피해조사반의 구성 등
> ① 예방접종피해조사반(이하 "피해조사반")은 감염병 예방접종 후 이상반응의 발생 건수 등을 고려하여 필요한 경우 복수로 설치할 수 있음
> ② 피해조사반은 10명 이내의 반원으로 구성
> ③ 피해조사반원은 질병관리청장이 소속 공무원이나 다음 각 호의 어느 하나에 해당하는 사람 중에서 임명하거나 위촉
> 1. 예방접종 및 예방접종 후 이상반응 분야의 전문가
> 2. 「의료법」 제2조제1항에 따른 의료인
>
> ④ 피해조사반은 다음 각 호의 사항을 조사하고, 그 결과를 예방접종피해보상 전문위원회에 보고하여야 함
> 1. 제31조제2항에 따라 시·도지사가 제출한 기초조사 결과에 대한 평가 및 보완
> 2. 법 제72조제1항에서 규정하는 제3자의 고의 또는 과실 유무

3. 그 밖에 예방접종으로 인한 피해보상과 관련하여 예방접종피해보상 전문위원회가 결정하는 사항

⑤ 피해조사반원은 제4항에 따라 피해조사를 하는 경우 보건복지부령으로 정하는 예방접종피해조사반원증을 지니고 관계인에게 보여 주어야 함

⑥ 질병관리청장은 피해조사반원에게 예산의 범위에서 피해조사 활동에 필요한 수당과 여비를 지급할 수 있음

⑦ 피해조사반의 운영에 관한 세부사항은 예방접종피해보상 전문위원회의 의결을 거쳐 질병관리청장이 정함

예방접종 완료 여부의 확인(제31조)

① 특별자치시장・특별자치도지사 또는 시장・군수・구청장은 초등학교와 중학교의 장에게 「학교보건법」 제10조에 따른 예방접종 완료 여부에 대한 검사 기록을 제출하도록 요청할 수 있음

② 특별자치시장・특별자치도지사 또는 시장・군수・구청장은 「유아교육법」에 따른 유치원의 장과 「영유아보육법」에 따른 어린이집의 원장에게 보건복지부령으로 정하는 바에 따라 영유아의 예방접종 여부를 확인하도록 요청할 수 있음

③ 특별자치시장・특별자치도지사 또는 시장・군수・구청장은 제1항에 따른 제출 기록 및 제2항에 따른 확인 결과를 확인하여 예방접종을 끝내지 못한 영유아, 학생 등이 있으면 그 영유아 또는 학생 등에게 예방접종을 하여야 함

예방접종의 실시주간 및 실시기준 등(제32조)

① 질병관리청장은 국민의 예방접종에 대한 관심을 높여 감염병에 대한 예방접종을 활성화하기 위하여 예방접종주간을 설정할 수 있음

② 누구든지 거짓이나 그 밖의 부정한 방법으로 예방접종을 받아서는 아니 됨

③ 예방접종의 실시기준과 방법 등에 관하여 필요한 사항은 보건복지부령으로 정함

시행규칙 제26조 예방접종의 실시기준과 방법

예방접종의 실시기준과 방법 등에 관한 사항은 「약사법」 제58조제1호에 따른 용법 및 용량 등을 따르되, 예방접종의 실시 대상・시기 및 주의사항은 영 제7조제1항제1호에 따른 예방접종 전문위원회의 심의를 거쳐 질병관리청장이 고시

예방접종 휴가(제32조의2)

① 사업주는 이 법에 따른 예방접종을 받은 근로자에게 유급휴가를 줄 수 있음. 이 경우 국가 및 지방자치단체는 필요한 경우 사업주에게 해당 유급휴가를 위한 비용을 지원할 수 있음

② 국가 및 지방자치단체는 「고용보험법」 제2조제1호에 따른 피보험자 등 대통령령으로 정하는 사람으로서 제1항에 따른 유급휴가를 사용하지 못하는 경우 그 비용을 지원할 수 있음

③ 제1항 및 제2항에 따른 예방접종 및 비용의 지원 범위, 신청·지원 절차 등에 필요한 사항은 대통령령으로 정함

시행령 제21조의2 예방접종 휴가 비용지원 대상 등

① 유급휴가를 위한 비용지원 및 같은 조 제2항에 따른 유급휴가 미사용에 따른 비용지원을 위해서는 다음 각 호의 요건을 모두 충족
  1. 제1급감염병의 유행으로 인해 「재난 및 안전관리 기본법」 제38조제2항에 따른 심각 단계의 위기경보가 발령되었을 것
  2. 제2항에 따른 사업주가 법 제25조에 따른 임시예방접종을 받은 소속 근로자에게 유급휴가를 주었거나 제3항에 해당하는 사람이 법 제25조에 따른 임시예방접종을 받고 유급휴가를 사용하지 못하였을 것

② 비용지원 대상은 상시 4명 이하의 근로자를 사용하는 사업주로 함

③ 비용지원 대상은 다음 각 호의 어느 하나에 해당하는 사람으로 함
  1. 예술인 중 고용산재보험료징수법 제21조에 따라 고용보험료의 지원을 받는 사람
  2. 노무제공자 중 고용보험료의 지원을 받는 사람

④ 제2항에 따른 유급휴가를 위한 비용지원의 범위 및 제3항에 따른 유급휴가 미사용에 따른 비용지원의 범위는 1일의 유급휴가에 상당하는 비용으로 한정함. 다만, 예방접종일 다음 날이 근무일 또는 노무제공일이 아닌 경우에는 비용을 지원하지 않음

⑤ 비용지원 금액의 기준은 질병관리청장이 기획재정부장관과 협의하여 고시

시행령 제21조의3 예방접종 휴가 비용지원 절차

① 비용을 지원받으려는 사업주는 보건복지부령으로 정하는 신청서에 다음 각 호의 서류를 첨부하여 특별자치시장·특별자치도지사 또는 시장·군수·구청장에게 제출
  1. 근로자가 예방접종을 받은 사실 및 예방접종을 받은 다음 날이 근무일임을 확인할 수 있는 서류
  2. 근로자가 예방접종을 받은 다음 날 재직하고 있는 사실을 증명하는 서류
  3. 근로자에게 유급휴가를 준 사실을 증명하는 서류
  4. 그 밖에 질병관리청장이 유급휴가를 위한 비용지원을 위하여 필요하다고 인정하는 서류

② 비용을 지원받으려는 예술인 또는 노무제공자는 보건복지부령으로 정하는 신청서에 다음 각 호의 서류를 첨부하여 특별자치시장·특별자치도지사 또는 시장·군수·구청장에게 제출

1. 예술인 또는 노무제공자가 예방접종을 받은 사실 및 예방접종을 받은 다음 날이 노무제공일임을 확인할 수 있는 서류
2. 다음 각 목의 어느 하나에 해당하는 서류
   가. 예술인이 고용보험료의 지원을 받은 사실을 확인할 수 있는 서류
   나. 노무제공자가 고용보험료의 지원을 받은 사실을 확인할 수 있는 서류
3. 그 밖에 질병관리청장이 유급휴가 미사용에 따른 비용지원을 위하여 필요하다고 인정하는 서류

③ 특별자치시장・특별자치도지사 또는 시장・군수・구청장은 제1항에 따른 신청서를 제출받은 경우에는 행정정보의 공동이용을 통하여 사업자등록증명(주민등록번호가 제외된 사업자등록증명)을 확인해야 함. 다만, 사업주가 확인에 동의하지 않는 경우에는 해당 서류를 첨부하도록 해야 함

④ 제1항 또는 제2항에 따른 신청서를 제출받은 특별자치시장・특별자치도지사 또는 시장・군수・구청장은 비용지원 여부를 결정한 후 해당 신청자에게 서면으로 알려야 함

⑤ 제1항~제4항에서 규정한 사항 외에 유급휴가를 위한 비용지원 및 유급휴가 미사용에 따른 비용지원의 신청절차 및 결과통보에 필요한 사항은 보건복지부령으로 정함

예방접종약품의 계획 생산(제33조)

① 질병관리청장은 예방접종약품의 국내 공급이 부족하다고 판단되는 경우 등 보건복지부령으로 정하는 경우에는 예산의 범위에서 감염병의 예방접종에 필요한 수량의 예방접종약품을 미리 계산하여 「약사법」 제31조에 따른 의약품 제조업자(이하 "의약품 제조업자")에게 생산하게 할 수 있으며, 예방접종약품을 연구하는 자 등을 지원할 수 있음

② 질병관리청장은 보건복지부령으로 정하는 바에 따라 예방접종약품의 생산에 드는 비용의 전부 또는 일부를 해당 의약품 제조업자에게 미리 지급할 수 있음

시행규칙 제27조 예방접종약품의 계획 생산

① 질병관리청장이 의약품 제조업자로 하여금 예방접종약품을 미리 생산하게 할 수 있는 경우
1. 예방접종약품의 원료를 외국으로부터 수입하여야 하는 경우
2. 시범접종에 사용할 목적으로 생산하게 하는 경우
3. 예방접종약품의 생산기간이 6개월 이상 걸릴 경우
4. 예방접종약품의 국내 공급이 부족하다고 판단될 경우

② 질병관리청장은 예방접종약품의 생산에 드는 비용을 다음 각 호의 구분에 따라 의약품 제조업자에게 미리 지급할 수 있음
1. 제1항제1호에 따른 원료의 수입에 드는 금액의 전액
2. 제1항제2호에 따른 예방접종약품의 제조에 드는 금액의 전액
3. 제1항제3호에 따른 예방접종약품의 제조에 드는 금액의 2분의 1

필수예방접종약품등의 비축 등(제33조의2)

① 질병관리청장은 제24조에 따른 필수예방접종 및 제25조에 따른 임시예방접종이 원활하게 이루어질 수 있도록 하기 위하여 필요한 필수예방접종약품등을 위원회의 심의를 거쳐 미리 비축하거나 장기 구매를 위한 계약을 미리 할 수 있음

② 질병관리청장은 비축한 필수예방접종약품등의 공급의 우선순위 등 분배기준, 그 밖에 필요한 사항을 위원회의 심의를 거쳐 정할 수 있음

필수예방접종약품등의 생산 계획 등의 보고(제33조의3)

「약사법」 제31조 및 같은 법 제42조에 따른 품목허가를 받거나 신고를 한 자 중 필수예방접종의약품등을 생산·수입하거나 하려는 자는 보건복지부령으로 정하는 바에 따라 필수예방접종약품등의 생산·수입 계획(계획의 변경 포함) 및 실적을 질병관리청장에게 보고

시행규칙 제27조의2 필수예방접종약품등의 생산·수입 계획의 보고 등

① 필수예방접종 및 임시예방접종에 사용되는 의약품(이하 "필수예방접종약품등")을 생산·수입하거나 하려는 자는 필수예방접종약품등 품목별 생산·수입 계획 보고서를 매월 10일(필수예방접종약품등을 생산·수입하려는 자의 경우에는 그 생산·수입하려는 날이 속하는 달의 직전 달의 10일을 말함)까지 예방접종통합관리시스템(이하 "통합관리시스템")을 통하여 질병관리청장에게 제출

② 필수예방접종약품등을 생산·수입하는 자는 필수예방접종약품등 품목별 생산·수입 실적 보고서를 매 분기가 끝난 후 2주 이내에 통합관리시스템을 통하여 질병관리청장에게 제출

③ 필수예방접종약품등을 생산·수입하거나 하려는 자는 제1항에 따른 생산·수입 계획을 변경하려는 경우에는 필수예방접종약품등 품목별 생산·수입 계획 변경 보고서를 통합관리시스템을 통하여 질병관리청장에게 제출

예방접종통합관리시스템의 구축·운영 등(제33조의4)

① 질병관리청장은 예방접종업무에 필요한 각종 자료 또는 정보의 효율적 처리와 기록·관리업무의 전산화를 위하여 예방접종통합관리시스템(이하 "통합관리시스템")을 구축·운영하여야 함

② 질병관리청장은 통합관리시스템을 구축·운영하기 위하여 다음 각 호의 자료를 수집·관리·보유할 수 있으며, 관련 기관 및 단체에 필요한 자료의 제공을 요청할 수 있음. 이 경우 자료의 제공을 요청받은 기관 및 단체는 정당한 사유가 없으면 이에 따라야 함

1. 예방접종 대상자의 인적사항(「개인정보 보호법」 제24조에 따른 고유식별정보 등 대통

령령으로 정하는 개인정보 포함)

2. 예방접종을 받은 사람의 이름, 접종명, 접종일시 등 예방접종 실시 내역
3. 예방접종 위탁 의료기관 개설 정보, 예방접종 후 이상반응 신고・보고 내용, 예방접종에 관한 역학조사 내용, 예방접종 피해보상 신청 내용 등 그 밖에 예방접종업무를 하는 데에 필요한 자료로서 대통령령으로 정하는 자료

③ 보건소장 및 제24조제2항(제25조제2항에서 준용하는 경우 포함)에 따라 예방접종업무를 위탁받은 의료기관의 장은 이 법에 따른 예방접종을 하면 제2항제2호의 정보를 대통령령으로 정하는 바에 따라 통합관리시스템에 입력

④ 질병관리청장은 대통령령으로 정하는 바에 따라 통합관리시스템을 활용하여 예방접종 대상 아동 부모에게 자녀의 예방접종 내역을 제공하거나 예방접종증명서 발급을 지원할 수 있음. 이 경우 예방접종 내역 제공 또는 예방접종증명서 발급의 적정성을 확인하기 위하여 법원행정처장에게 「등록전산정보자료를 요청할 수 있으며, 법원행정처장은 정당한 사유가 없으면 이에 따라야 함

⑤ 통합관리시스템은 예방접종업무와 관련된 다음 각 호의 정보시스템과 전자적으로 연계하여 활용할 수 있음

1. 「초・중등교육법」 제30조의4에 따른 교육정보시스템
2. 「유아교육법」 제19조의2에 따른 유아교육정보시스템
3. 「민원 처리에 관한 법률」 제12조의2제3항에 따른 통합전자민원창구 등 그 밖에 보건복지부령으로 정하는 정보시스템

시행규칙 **제27조의3 예방접종통합관리시스템의 연계시스템**

"보건복지부령으로 정하는 정보시스템"

1. 법 제40조의5제1항에 따른 감염병관리통합정보시스템
2. 「주민등록법」 제28조제1항에 따른 주민등록전산정보를 처리하는 정보시스템
3. 「사회보장기본법」 제37조제2항에 따른 사회보장정보시스템
4. 「지역보건법」 제5조제1항에 따른 지역보건의료정보시스템
5. 「지방재정법」 제96조의2제1항에 따른 정보시스템
6. 그 밖에 예방접종 업무의 효율적 운영을 위하여 질병관리청장이 필요하다고 인정하는 정보시스템

⑥ 제1항~제5항의 정보의 보호 및 관리에 관한 사항은 이 법에서 규정된 것을 제외하고는 「개인정보 보호법」의 규정에 따름

시행령 제21조의4 예방접종 대상자의 개인정보 등

① 질병관리청장이 관련 기관 및 단체에 요청할 수 있는 예방접종 대상자의 인적사항에 관한 자료는 다음 각 호의 구분에 따름

1. 예방접종 대상자가 국민인 경우 :
   가. 예방접종 대상자의 성명, 주민등록번호, 주소 및 전화번호(휴대전화번호 포함)
   나. 예방접종 대상자의 소속에 관한 자료
      1) 「초·중등교육법」 제2조에 따른 소속 학교에 관한 자료
      2) 「유아교육법」 제2조제2호에 따른 소속 유치원에 관한 자료
      3) 「영유아보육법」 제2조제3호에 따른 소속 어린이집에 관한 자료
      4) 「아동복지법」 제3조제10호에 따른 소속 아동복지시설에 관한 자료
   다. 그 밖에 예방접종 대상자에 대한 자료
      1) 「장애인복지법」 제32조에 따라 등록된 장애인인지 여부
      2) 「다문화가족지원법」 제2조제1호에 따른 다문화가족의 구성원인지 여부
      3) 「국민기초생활 보장법」 제2조제2호에 따른 수급자(차상위계층 포함) 또는 수급자의 자녀인지 여부
2. 예방접종 대상자가 외국인 또는 외국국적동포인 경우 :
   가. 「출입국관리법」 제31조에 따른 외국인등록에 관한 정보
   나. 「재외동포의 출입국과 법적 지위에 관한 법률」 제6조에 따른 외국국적동포의 국내거소신고에 관한 정보
3. 그 밖에 예방접종 대상자의 인적사항에 관한 정보로서 예방접종업무의 수행과 관련하여 질병관리청장이 특히 필요하다고 인정하여 고시하는 정보

② 질병관리청장이 예방접종업무를 하는 데 필요한 자료로서 관련 기관 및 단체에 요청할 수 있는 자료

1. 제24조제2항(법 제25조제2항에서 준용하는 경우 포함)에 따라 예방법 접종업무를 위탁받은 의료기관의 개설정보

1의2. 법 제11조 및 제13조에 따른 예방접종 후 이상반응 신고·보고 내용에 관한 자료

1의3. 법 제29조에 따른 예방접종에 관한 역학조사 내용에 관한 자료

2. 법 제71조에 따른 예방접종 피해보상 신청 내용에 관한 자료
3. 예방접종을 하는 데에 현저히 곤란한 질병이나 질환 또는 감염병의 관리 등에 관한 정보

시행령 제21조의5 예방접종 정보의 입력

보건소장등이 예방접종을 실시한 경우에는 예방접종통합관리시스템(이하 "통합관리시스템")에 다음 각 호의 정보를 지체 없이 입력

1. 예방접종을 받은 사람에 대한 정보 : 성명, 주민등록번호(다만, 예방접종을 받은 사람이 외국인이거나 외국국적동포인 경우에는 외국인등록번호 또는 국내거소신고번호)
2. 예방접종의 내용에 대한 정보 : 예방접종 명칭, 예방접종 차수, 예방접종 연월일, 예방접종에 사용된 백신의 이름, 예진의사 및 접종의사의 성명

시행령 제21조의6 예방접종 내역의 제공 등

① 질병관리청장은 예방접종 대상 아동 부모에게 자녀의 예방접종 내역을 제공하는 경우에는 통합

관리시스템을 활용한 열람의 방법으로 제공(다만, 질병관리청장이 필요하다고 인정하는 경우에는 통합관리시스템을 활용하여 문자전송, 전자메일, 전화, 우편 또는 이에 상응하는 방법으로 제공할 수 있음)

② 질병관리청장은 예방접종증명서를 발급하는 경우에는 질병관리청장이 정하는 바에 따라 통합관리시스템에서 직접 발급하거나 전자민원창구와 연계하여 발급할 수 있음

제7장 감염 전파의 차단 조치

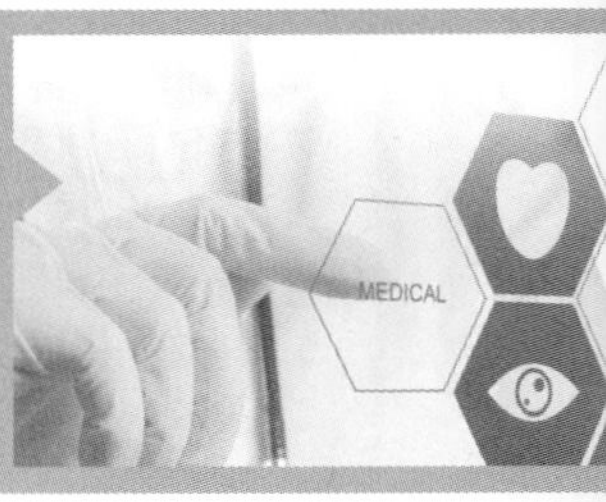

감염병 위기관리대책의 수립 · 시행(제34조)

① 보건복지부장관 및 질병관리청장은 감염병의 확산 또는 해외 신종감염병의 국내 유입으로 인한 재난상황에 대처하기 위하여 위원회의 심의를 거쳐 감염병 위기관리대책(이하 "감염병 위기관리대책")을 수립 · 시행

> **시행령** 제22조 감염병 위기관리대책 수립 절차 등
>
> ① 보건복지부장관 및 질병관리청장은 감염병 위기관리대책을 수립하기 위하여 관계 행정기관, 지방자치단체 및 「공공기관의 운영에 관한 법률」 제4조에 따른 공공기관 등에 자료의 제출을 요청할 수 있음
>
> ② 보건복지부장관 및 질병관리청장은 수립한 감염병 위기관리대책을 관계 중앙행정기관의 장에게 통보하여야 함

② 감염병 위기관리대책에 포함될 사항

1. 재난상황 발생 및 해외 신종감염병 유입에 대한 대응체계 및 기관별 역할
2. 재난 및 위기상황의 판단, 위기경보 결정 및 관리체계
3. 감염병위기 시 동원하여야 할 의료인 등 전문인력, 시설, 의료기관의 명부 작성
4. 의료 · 방역 물품의 비축방안 및 조달방안
5. 재난 및 위기상황별 국민행동요령, 동원 대상 인력, 시설, 기관에 대한 교육 및 도상연습, 제1급감염병 등 긴급한 대처가 필요한 감염병에 대한 위기대응 등 실제 상황대비 훈련

5의2. 감염취약계층에 대한 유형별 보호조치 방안 및 사회복지시설의 유형별 · 전파상황별 대응방안

6. 그 밖에 재난상황 및 위기상황 극복을 위하여 필요하다고 보건복지부장관 및 질병관리청장이 인정하는 사항

③ 보건복지부장관 및 질병관리청장은 감염병 위기관리대책에 따른 정기적인 훈련을 실시하여야 함

④ 감염병 위기관리대책의 수립 및 시행 등에 필요한 사항은 대통령령으로 정함

감염병위기 시 정보공개(제34조의2)

① 질병관리청장, 시・도지사 및 시장・군수・구청장은 국민의 건강에 위해가 되는 감염병 확산으로 인하여 「재난 및 안전관리 기본법」 제38조제2항에 따른 주의 이상의 위기경보가 발령되면 감염병 환자의 이동경로, 이동수단, 진료의료기관 및 접촉자 현황, 감염병의 지역별・연령대별 발생 및 검사 현황 등 국민들이 감염병 예방을 위하여 알아야 하는 정보를 정보통신망 게재 또는 보도자료 배포 등의 방법으로 신속히 공개(다만, 성별, 나이, 그 밖에 감염병 예방과 관계없다고 판단되는 정보로서 대통령령으로 정하는 정보는 제외)

> **시행령** 제22조의2 감염병위기 시 공개 제외 정보
> ① 법 제34조의2제1항에서 "대통령령으로 정하는 정보"
> 1. 성명
> 2. 읍・면・동 단위 이하의 거주지 주소
> 3. 그 밖에 질병관리청장이 감염병별 특성을 고려하여 감염병의 예방과 관계없다고 정하는 정보
> ② 질병관리청장은 제1항제3호에 따라 감염병의 예방과 관계없는 정보를 정한 경우에는 그 내용을 질병관리청의 인터넷 홈페이지에 게재하고, 시・도지사 및 시장・군수・구청장에게 알려야 함

② 질병관리청장, 시・도지사 및 시장・군수・구청장은 제1항에 따라 공개한 정보가 그 공개목적의 달성 등으로 공개될 필요가 없어진 때에는 지체 없이 그 공개된 정보를 삭제하여야 함

③ 누구든지 제1항에 따라 공개된 사항이 다음 각 호의 어느 하나에 해당하는 경우에는 질병관리청장, 시・도지사 또는 시장・군수・구청장에게 서면이나 말로 또는 정보통신망을 이용하여 이의신청을 할 수 있음

1. 공개된 사항이 사실과 다른 경우
2. 공개된 사항에 관하여 의견이 있는 경우

④ 질병관리청장, 시・도지사 또는 시장・군수・구청장은 제3항에 따라 신청한 이의가 상당한 이유가 있다고 인정하는 경우에는 지체 없이 공개된 정보의 정정 등 필요한 조치를 하여야 함

⑤ 제1항~제3항에 따른 정보공개 및 삭제와 이의신청의 범위, 절차 및 방법 등에 관하여 필요한 사항은 보건복지부령으로 정함

시행규칙 제27조의4 감염병위기 시 정보공개 범위 및 절차 등

① 질병관리청장, 시・도지사 및 시장・군수・구청장은 정보를 공개하는 경우에는 감염병 위기상황, 감염병의 특성 및 역학적 필요성을 고려하여 공개하는 정보의 범위를 결정해야 함
② 법 제34조의2제3항에 따라 서면으로 이의신청을 하려는 사람은 정보공개 이의신청서를 질병관리청장, 시・도지사 또는 시장・군수・구청장에게 제출

시・도별 감염병 위기관리대책의 수립 등(제35조)

질병관리청장은 제34조제1항에 따라 수립한 감염병 위기관리대책을 시・도지사에게 알려야 하고, 시・도지사는 통보된 감염병 위기관리대책에 따라 특별시・광역시・특별자치시・도・특별자치도(이하 "시・도")별 감염병 위기관리대책을 수립・시행

재난 시 의료인에 대한 거짓 진술 등의 금지(제35조의2)

누구든지 감염병에 관하여 「재난 및 안전관리 기본법」 제38조제2항에 따른 주의 이상의 예보 또는 경보가 발령된 후에는 의료인에 대하여 의료기관 내원이력 및 진료이력 등 감염 여부 확인에 필요한 사실에 관하여 거짓 진술, 거짓 자료를 제출하거나 고의적으로 사실을 누락・은폐하여서는 아니 됨

감염병관리기관의 지정 등(제36조)

① 보건복지부장관, 질병관리청장 또는 시・도지사는 보건복지부령으로 정하는 바에 따라 「의료법」 제3조에 따른 의료기관을 감염병관리기관으로 지정

시행규칙 제28조 감염병관리기관의 지정

① 감염병관리기관은 「의료법」 제3조제2항제3호가목 및 바목에 따른 병원 및 종합병원 중에서 지정
② 감염병관리기관을 지정한 보건복지부장관, 질병관리청장, 시・도지사 또는 시장・군수・구청장은 해당 감염병관리기관의 장에게 감염병관리기관 지정서를 발급해야 함

② 시장・군수・구청장은 보건복지부령으로 정하는 바에 따라 「의료법」에 따른 의료기관을 감염병관리기관으로 지정

③ 지정받은 의료기관(이하 "감염병관리기관")의 장은 감염병을 예방하고 감염병환자등을 진료하는 시설(이하 "감염병관리시설")을 설치. 이 경우 보건복지부령으로 정하는 일정 규모 이상의 감염병관리기관에는 감염병의 전파를 막기 위하여 전실(前室) 및 음압시설(陰壓施設) 등을 갖춘 1인 병실을 보건복지부령으로 정하는 기준에 따라 설치하여야 함

시행규칙 제31조 감염병관리시설 등의 설치 기준 등

① 감염병관리시설, 격리소・요양소 또는 진료소의 설치 기준(그 밖의 세부사항은 질병관리청장이 정함)
   1. 감염병관리시설
      가. 300개 이상의 병상을 갖춘 감염병관리기관 : 음압병실 설치・운영 기준에 적합한 음압병실을 1개 이상 설치
      나. 300개 미만의 병상을 갖춘 감염병관리기관 : 외부와 격리된 진료실 또는 격리된 병실을 1개 이상 설치할 것
   2. 격리소・요양소 : 「의료법 시행규칙」 제34조에 따른 의료기관의 시설 기준 중 의원에 해당하는 시설을 갖추거나 임시숙박시설 및 간이진료시설을 갖출 것
   3. 진료소 : 「의료법 시행규칙」 제34조에 따른 의료기관의 시설 기준 중 의원에 해당하는 시설을 갖추거나 「지역보건법」 제13조에 따른 보건지소일 것

④ 보건복지부장관, 질병관리청장, 시・도지사 또는 시장・군수・구청장은 감염병관리시설의 설치 및 운영에 드는 비용을 감염병관리기관에 지원하여야 함

⑤ 감염병관리기관이 아닌 의료기관이 감염병관리시설을 설치・운영하려면 보건복지부령으로 정하는 바에 따라 특별자치시장・특별자치도지사 또는 시장・군수・구청장에게 신고하여야 함. 이 경우 특별자치시장・특별자치도지사 또는 시장・군수・구청장은 그 내용을 검토하여 이 법에 적합하면 신고를 수리

⑥ 보건복지부장관, 질병관리청장, 시・도지사 또는 시장・군수・구청장은 감염병 발생 등 긴급상황 발생 시 감염병관리기관에 진료개시 등 필요한 사항을 지시할 수 있음

감염병위기 시 감염병관리기관의 설치 등(제37조)

① 보건복지부장관, 질병관리청장, 시・도지사 또는 시장・군수・구청장은 감염병환자가 대량으로 발생하거나 제36조에 따라 지정된 감염병관리기관만으로 감염병환자등을 모두 수용하기 어려운 경우에는 다음 각 호의 조치를 취할 수 있음
   1. 제36조에 따라 지정된 감염병관리기관이 아닌 의료기관을 일정 기간 동안 감염병관리기관으로 지정
   2. 격리소・요양소 또는 진료소의 설치・운영

시행규칙 제30조 감염병위기 시 감염병관리기관의 지정절차

감염병관리기관의 지정에 관하여는 제28조제2항을 준용함

② 지정된 감염병관리기관의 장은 보건복지부령으로 정하는 바에 따라 감염병관리시설을 설치

③ 보건복지부장관, 질병관리청장, 시・도지사 또는 시장・군수・구청장은 시설의 설치 및 운영에 드는 비용을 감염병관리기관에 지원

④ 제1항제1호에 따라 지정된 감염병관리기관의 장은 정당한 사유없이 제2항의 명령을 거부할 수 없음

⑤ 보건복지부장관, 질병관리청장, 시・도지사 또는 시장・군수・구청장은 감염병 발생 등 긴급상황 발생 시 감염병관리기관에 진료개시 등 필요한 사항을 지시할 수 있음

감염병환자등의 입소 거부 금지(제38조)

감염병관리기관은 정당한 사유 없이 감염병환자등의 입소(入所)를 거부할 수 없음

감염병관리시설 등의 설치 및 관리방법(제39조)

감염병관리시설 및 제37조에 따른 격리소・요양소 또는 진료소의 설치 및 관리방법 등에 관하여 필요한 사항은 보건복지부령으로 정함

감염병관리시설 평가(제39조의2)

질병관리청장, 시・도지사 및 시장・군수・구청장은 감염병관리시설을 정기적으로 평가하고 그 결과를 시설의 감독・지원 등에 반영할 수 있음. 이 경우 평가의 방법, 절차, 시기 및 감독・지원의 내용 등은 보건복지부령으로 정함

시행규칙 제31조의2 감염병관리시설 평가

① 감염병관리시설에 대한 정기적 평가의 평가항목
   1. 감염병관리시설의 시설기준 적합성
   2. 감염병관리시설의 근무인력 적정성
   3. 감염병관리시설의 진료 및 운영실적
   4. 그 밖에 감염병관리시설의 설치・운영 및 관리의 적정성을 위하여 질병관리청장이 필요하다고 인정하는 사항

② 감염병관리시설에 대한 정기적 평가는 모든 감염병관리시설을 대상으로 서면평가의 방법에 따라 실시함. 다만, 감염병관리기관의 장이 요청하거나 서면평가 결과 추가적 확인이 필요한 경우에는 방문평가의 방법으로 실시할 수 있음

③ 질병관리청장, 시・도지사 또는 시장・군수・구청장은 감염병관리시설의 평가를 위하여 필요한 경우에는 감염병관리기관의 장에게 자료의 제출을 요청할 수 있음

④ 질병관리청장, 시・도지사 또는 시장・군수・구청장은 제2항에 따른 평가를 실시하는 경우에는 감염병관리기관의 장에게 다음 각 호의 구분에 따라 평가실시일, 평가항목 및 세부 평가일정에

관한 사항을 알려야 함
1. 평가실시일 및 평가항목: 평가실시일 90일 전
2. 세부 평가일정: 평가실시일 7일 전

⑤ 질병관리청장, 시・도지사 또는 시장・군수・구청장은 필요하다고 인정하는 경우에는 감염병관리시설에 대한 평가를 관계 전문기관 또는 전문단체에 의뢰하여 실시

⑥ 질병관리청장, 시・도지사 또는 시장・군수・구청장은 감염병관리시설에 대한 평가결과에 따라 시정을 요구하거나 운영비를 차등하여 지원

⑦ 제2항~제6항에서 정한 사항 외에 감염병관리시설에 대한 평가방법, 평가절차 및 지도・감독 등에 필요한 세부사항은 질병관리청장이 정하여 고시

감염병관리시설 평가에 관한 고시(질병관리청고시 제2024-14호, 2024.12.17., 일부개정) 참고

감염병의심자 격리시설 지정(제39조의3)

① 시・도지사는 감염병 발생 또는 유행 시 감염병의심자를 격리하기 위한 시설(이하 "감염병의심자 격리시설")을 지정. 다만, 「의료법」 제3조에 따른 의료기관은 감염병의심자 격리시설로 지정할 수 없음

② 질병관리청장 또는 시・도지사는 감염병의심자가 대량으로 발생하거나 제1항에 따라 지정된 감염병의심자 격리시설만으로 감염병의심자를 모두 수용하기 어려운 경우에는 제1항에 따라 감염병의심자 격리시설로 지정되지 아니한 시설을 일정기간 동안 감염병의심자 격리시설로 지정할 수 있음

③ 제1항 및 제2항에 따른 감염병의심자 격리시설의 지정 및 관리 방법 등에 필요한 사항은 보건복지부령으로 정함

감염병의심자 격리시설 지정(제39조의3)

① 시・도지사 또는 시장・군수・구청장은 감염병 발생 또는 유행 시 감염병의심자를 격리하기 위한 시설(이하 "감염병의심자 격리시설")을 지정하여야 함. 다만, 「의료법」 제3조에 따른 의료기관은 감염병의심자 격리시설로 지정할 수 없음 〈개정 2024.1.30.〉

[시행일: 2025.7.31.]

시행규칙 제31조의3 감염병의심자 격리시설 지정 기준 등

① 법 제39조의3제1항 및 제2항에 따른 감염병의심자를 격리하기 위한 시설(이하 "감염병의심자 격리시설")의 지정 기준
1. 독립된 건물로서 여러 개의 방으로 구획되어 있을 것
2. 구획된 각 방마다 샤워시설과 화장실이 모두 구비되어 있을 것

3. 음압병상을 보유한 「의료법」에 따른 의료기관에 근접하여, 감염병의심자의 이송이 가능한 거리에 위치할 것
4. 감염병의심자 격리시설의 규모는 해당 특별시 · 광역시 · 특별자치시 · 도 · 특별자치도의 인구, 지리적 여건, 교통 등을 고려하여 정할 것

② 시 · 도지사는 감염병 확산을 방지하기 위하여 감염병의심자와 다른 사람과의 접촉을 차단하여야 하며, 격리기간 동안 감염병의심자의 생활에 불편함이 없도록 필요한 조치를 하여야 함

생물테러감염병 등에 대비한 의료 · 방역 물품의 비축(제40조)

질병관리청장은

① 생물테러감염병 및 그 밖의 감염병의 대유행이 우려되면 위원회의 심의를 거쳐 예방 · 치료 의료 · 방역 물품의 품목을 정하여 미리 비축하거나 장기 구매를 위한 계약을 미리 할 수 있음

② 「약사법」 제31조제2항에도 불구하고 생물테러감염병이나 그 밖의 감염병의 대유행이 우려되면 예방 · 치료 의약품을 정하여 의약품 제조업자에게 생산하게 할 수 있음

③ 2항에 따른 예방 · 치료 의약품의 효과와 이상반응에 관하여 조사하고, 이상반응 사례가 발생하면 제18조에 따라 역학조사를 하여야 함

감염병 대비 의료 · 방역 물품 공급의 우선순위 등 분배기준(제40조의2)

질병관리청장은 생물테러감염병이나 그 밖의 감염병의 대유행에 대비하여 제40조제1항 및 제2항에 따라 비축하거나 생산한 의료 · 방역 물품(「약사법」에 따른 의약품 및 「의료기기법」에 따른 의료기기로 한정) 공급의 우선순위 등 분배기준, 그 밖에 필요한 사항을 위원회의 심의를 거쳐 정할 수 있음. 이 경우 분배기준을 정할 때에는 다음 각 호의 어느 하나에 해당하는 지역에 의료 · 방역 물품이 우선 분배될 수 있도록 노력하여야 함

1. 감염병 확산으로 인하여 「재난 및 안전관리 기본법」 제60조에 따른 특별재난지역으로 선포된 지역
2. 감염병이 급속히 확산하거나 확산될 우려가 있는 지역으로서 치료병상 현황, 환자 중증도 등을 고려하여 질병관리청장이 정하는 지역

수출금지 등(제40조의3)

① 보건복지부장관은 제1급감염병의 유행으로 그 예방 · 방역 및 치료에 필요한 의료 · 방역

물품 중 보건복지부령으로 정하는 물품의 급격한 가격상승 또는 공급부족으로 국민건강을 현저하게 저해할 우려가 있을 때에는 그 물품의 수출이나 국외 반출을 금지할 수 있음

② 보건복지부장관은 제1항에 따른 금지를 하려면 미리 관계 중앙행정기관의 장과 협의하여야 하고, 금지 기간을 미리 정하여 공표하여야 함

시행규칙 제31조의4 수출금지 등

법 제40조의3제1항에서 "의료·방역 물품 중 보건복지부령으로 정하는 물품"이란 다음 각 호의 어느 하나에 해당하는 물품을 말함

1. 「약사법」 제2조제7호에 따른 의약외품에 해당하는 마스크
2. 「약사법」 제2조제7호에 따른 의약외품에 해당하는 손 소독용 외용 소독제
3. 감염병 예방을 위하여 착용하는 보호장비
4. 그 밖에 제1급감염병의 예방·방역 및 치료에 필요한 물품으로서 보건복지부장관이 정하여 고시하는 물품

지방자치단체의 감염병 대비 의료·방역 물품의 비축(제40조의4)

시·도지사 또는 시장·군수·구청장은 감염병의 확산 또는 해외 신종감염병의 국내 유입으로 인한 재난상황에 대처하기 위하여 감염병 대비 의료·방역 물품을 비축·관리하고, 재난상황 발생 시 이를 지급하는 등 필요한 조치를 취할 수 있음

감염병관리통합정보시스템(제40조의5)

① 질병관리청장은 감염병의 예방·관리·치료 업무에 필요한 각종 자료 또는 정보의 효율적 처리와 기록·관리 업무의 전산화를 위하여 감염병환자등, 「의료법」에 따른 의료인, 의약품 및 장비 등을 관리하는 감염병관리통합정보시스템(이하"감염병정보시스템")을 구축·운영할 수 있음

② 질병관리청장은 감염병정보시스템을 구축·운영하기 위하여 다음 각 호의 자료를 수집·관리·보유 및 처리할 수 있으며, 관련 기관 및 단체에 필요한 자료의 입력 또는 제출을 요청할 수 있음

1. 감염병환자등의 인적사항(「개인정보 보호법」 제24조에 따른 고유식별정보 등 대통령령으로 정하는 개인정보 포함)
2. 감염병 치료내용, 그 밖에 감염병환자등에 대한 예방·관리·치료 업무에 필요한 자료로서 대통령령으로 정하는 자료

시행령 제22조의3 감염병관리통합정보시스템

① 법 제40조의5제2항제1호에서 "「개인정보 보호법」 제24조에 따른 고유식별정보 등 대통령령으로 정하는 개인정보"란 다음 각 호의 구분에 따른 정보를 말함

1. 감염병환자등이 대한민국 국민인 경우: 성명, 주민등록번호, 주소, 직업 및 연락처
2. 감염병환자등이 외국인인 경우: 「출입국관리법」 제32조 각 호에 따른 외국인등록사항 및 연락처
3. 감염병환자등이 외국국적동포인 경우: 「재외동포의 출입국과 법적 지위에 관한 법률 시행령」 제7조제1항 각 호에 따른 국내거소 신고사항 및 연락처

② 법 제40조의5제2항제2호에서 "대통령령으로 정하는 자료"란 다음 각 호의 자료를 말함

1. 법 제11조~제14조의 규정에 따른 신고, 보고 및 통보를 통하여 수집된 자료
2. 법 제16조제2항 전단에 따른 감염병의 표본감시 관련 자료
3. 법 제18조제1항 본문에 따른 역학조사의 결과에 관한 정보
4. 법 제76조의2제1항 및 제2항에 따라 수집된 감염병환자등 및 감염병의심자에 관한 정보
5. 의료기관별 다음 각 목의 의료자원 현황에 관한 자료
   가. 「의료법」 제2조제1항에 따른 의료인
   나. 「약사법」 제2조제4호에 따른 의약품
   다. 의료 시설·장비 및 물품
6. 그 밖에 감염병환자등에 대한 예방·관리·치료 업무에 필요한 자료로서 질병관리청장이 정하여 고시하는 자료

③ 법 제40조의5제3항제6호에서 "대통령령으로 정하는 정보시스템"

1. 통합관리시스템
2. 「119구조·구급에 관한 법률」 제10조의2제2항제4호에 따른 119구급이송 관련 정보망
3. 「검역법」 제29조의2제1항에 따른 검역정보시스템
4. 「국민건강보험법」 제13조에 따른 국민건강보험공단의 정보시스템
5. 「국민건강보험법」 제62조에 따른 건강보험심사평가원의 정보시스템
6. 「선박의 입항 및 출항 등에 관한 법률」 제50조제1항에 따른 항만운영정보시스템
7. 「야생생물 보호 및 관리에 관한 법률」 제34조의7제1항에 따른 야생동물의 질병진단 관련 정보를 처리하는 정보시스템
8. 「여권법」 제8조제2항에 따른 여권정보통합관리시스템
9. 「응급의료에 관한 법률」 제15조제1항에 따른 응급의료정보통신망
10. 「초·중등교육법」 제30조의4제1항에 따른 교육정보시스템
11. 「출입국관리법」에 따른 출입국관리정보를 처리하는 정보시스템
12. 그 밖에 질병관리청장이 감염병환자등에 대한 예방·관리·치료 업무를 위해 필요하다고 인정하는 정보시스템

③ 감염병정보시스템은 다음 각 호의 정보시스템과 전자적으로 연계하여 활용할 수 있음. 이 경우 연계를 통하여 수집할 수 있는 자료 또는 정보는 감염병환자등에 대한 예방·관리·치료 업무를 위한 것으로 한정

1. 「주민등록법」 제28조제1항에 따른 주민등록전산정보를 처리하는 정보시스템
2. 「지역보건법」 제5조제1항에 따른 지역보건의료정보시스템

3. 「식품안전기본법」 제24조의2에 따른 통합식품안전정보망
4. 「가축전염병 예방법」 제3조의3에 따른 국가가축방역통합정보시스템
5. 「재난관리자원의 관리 등에 관한 법률」 제46조에 따른 재난관리자원 통합관리시스템
6. 「결핵예방법」 제7조제2항에 따른 결핵통합관리시스템
7. 그 밖에 대통령령으로 정하는 정보시스템

④ 제1항~제3항의 규정에 따른 정보의 보호 및 관리에 관한 사항은 이 법에서 규정된 것을 제외하고는 「개인정보 보호법」 및 「공공기관의 정보공개에 관한 법률」을 따름

⑤ 감염병정보시스템의 구축·운영 및 감염병 관련 정보의 요청 방법 등에 관하여 필요한 사항은 보건복지부령으로 정함

시행규칙 제31조의5 감염병관리통합정보시스템의 구축·운영

① 법 제40조의5제2항 전단에 따라 자료의 입력 또는 제출을 요청받은 기관 및 단체는 해당 자료를 같은 조 제1항에 따른 감염병관리통합정보시스템(이하 "감염병정보시스템")에 입력하거나 이를 통해 제출해야 함

② 법 제40조의5제2항 전단에 따라 자료의 입력 또는 제출을 요청받은 기관 및 단체는 제1항에 따라 입력 또는 제출한 자료의 내용이 변경된 경우에는 지체 없이 그 변경된 내용을 감염병정보시스템에 반영해야 함

③ 제1항 및 제2항에서 규정한 사항 외에 감염병정보시스템의 구축·운영에 필요한 사항은 질병관리청장이 정함

생물테러감염병 등에 대비한 개발 중인 백신 및 치료제 구매 특례(제40조의6)

① 질병관리청장은 생물테러감염병 및 그 밖의 감염병의 대유행에 대하여 기존의 백신이나 의약품으로 대처하기 어렵다고 판단되는 경우 「국가를 당사자로 하는 계약에 관한 법률」에도 불구하고 위원회의 심의를 거쳐 개발 중인 백신이나 의약품의 구매 및 공급에 필요한 계약을 할 수 있음

② 공무원이 제1항에 따른 계약 및 계약 이행과 관련된 업무를 적극적으로 처리한 결과에 대하여 그의 행위에 고의나 중대한 과실이 없는 경우에는 「국가공무원법」 등 관계법령에 따른 징계 또는 문책 등 책임을 묻지 아니함

③ 제1항에 따른 계약의 대상 및 절차, 그 밖에 필요한 사항은 질병관리청장이 기획재정부장관과 협의하여 정함

감염병환자등의 관리(제41조)

① 감염병 중 특히 전파 위험이 높은 감염병으로서 제1급감염병 및 질병관리청장이 고시한 감염병에 걸린 감염병환자등은 감염병관리기관, 중앙감염병전문병원, 권역별 감염병전문병원 및 감염병관리시설을 갖춘 의료기관(이하 "감염병관리기관등")에서 입원치료를 받아야 함

> 감염병관리기관, 감염병전문병원 및 감염병관리시설을 갖출 의료기관에서 입원치료를 받아야 하는 감염병의 종류(질병관리청고시 제2024-1호, 2024.1.1., 일부개정)
> • 결핵, 홍역, 콜레라, 장티푸스, 파라티푸스, 세균성이질, 장출혈성대장균감염증, A형간염, 폴리오, 수막구균 감염증, 성홍열

② 질병관리청장, 시・도지사 또는 시장・군수・구청장은 다음 각 호의 어느 하나에 해당하는 사람에게 자가(自家)치료, 제37조제1항제2호에 따라 설치・운영하는 시설에서의 치료(이하 "시설치료") 또는 의료기관 입원치료를 하게 할 수 있음

1. 제1항에도 불구하고 의사가 자가치료 또는 시설치료가 가능하다고 판단하는 사람
2. 제1항에 따른 입원치료 대상자가 아닌 사람
3. 감염병의심자

③ 보건복지부장관, 질병관리청장, 시・도지사 또는 시장・군수・구청장은 다음 각 호의 어느 하나에 해당하는 경우 제1항 또는 제2항에 따라 치료 중인 사람을 다른 감염병관리기관등이나 감염병관리기관등이 아닌 의료기관으로 전원(轉院)하거나, 자가 또는 제37조제1항제2호에 따라 설치・운영하는 시설로 이송(이하 "전원등")하여 치료받게 할 수 있음

1. 중증도의 변경이 있는 경우
2. 의사가 입원치료의 필요성이 없다고 판단하는 경우
3. 격리병상이 부족한 경우 등 질병관리청장이 전원등의 조치가 필요하다고 인정하는 경우

④ 감염병환자등은 제3항에 따른 조치를 따라야 하며, 정당한 사유 없이 이를 거부할 경우 치료에 드는 비용은 본인이 부담

⑤ 제1항 및 제2항에 따른 입원치료, 자가치료, 시설치료의 방법 및 절차, 제3항에 따른 전원등의 방법 및 절차 등에 관하여 필요한 사항은 대통령령으로 정함

> **시행령** 제23조 치료 및 격리의 방법 및 절차 등
> 법 제41조제1항 및 제2항에 따른 입원치료, 자가(自家)치료 및 시설치료, 법 제42조제2항에 따른 자가격리 및 시설격리의 방법 및 절차 등은 별표 2 참조

시행령 제23조의2 전원등의 방법 및 절차

① 감염병관리기관등(이하 "감염병관리기관등")의 장, 감염병관리기관등이 아닌 의료기관의 장 또는 설치·운영하는 시설(이하 이 조에서 "시설")의 장은 법 제41조제3항 각 호의 어느 하나에 해당하는 경우 관할 특별자치시장·특별자치도지사·시장·군수·구청장에게 같은 조 제1항 또는 제2항에 따라 해당 기관에서 치료 중인 사람에 대한 같은 조 제3항에 따른 전원(轉院) 또는 이송(이하 "전원등")의 조치를 요청할 수 있음

② 특별자치시장·특별자치도지사·시장·군수·구청장은 다음 각 호의 어느 하나에 해당하는 경우 관할구역 내에서 전원등의 조치를 할 수 있음

1. 제1항에 따라 전원등의 조치를 요청받은 경우
2. 법 제41조제3항 각 호의 어느 하나에 해당하는 경우로서 관할구역 내에서 자가치료 중인 사람에 대해 전원등의 조치가 필요하다고 인정되는 경우

③ 시장·군수·구청장은 관할구역 내의 격리병상 및 시설이 부족하여 제2항에 따른 전원등의 조치를 하기 어려울 때에는 해당 시·군·구를 관할하는 시·도지사에게 전원등의 조치를 요청할 수 있음

④ 시·도지사는 제3항에 따라 전원등의 조치를 요청받은 경우 관할구역 내에서 시·군·구 간 전원등의 조치를 할 수 있음

⑤ 감염병관리기관등의 장, 감염병관리기관등이 아닌 의료기관의 장, 시설의 장 또는 시·도지사는 다음 각 호의 구분에 따라 보건복지부장관 또는 질병관리청장에게 전원등의 조치를 요청할 수 있음

1. 감염병관리기관등의 장, 감염병관리기관등이 아닌 의료기관의 장 또는 시설의 장: 제1항에도 불구하고 시·도 간 전원등의 조치가 긴급히 필요한 경우
2. 시·도지사: 관할구역 내의 격리병상 및 시설이 부족하여 제4항에 따른 전원등의 조치를 하기 어려운 경우

⑥ 보건복지부장관 또는 질병관리청장은 제5항에 따라 전원등의 조치를 요청받은 경우 시·도 간 전원등의 조치를 할 수 있음

⑦ 특별자치시장·특별자치도지사·시장·군수·구청장은 관할구역에 주소를 둔 사람에 대해 제2항, 제4항 또는 제6항에 따라 전원등의 조치가 결정된 때에는 전원등 대상자와 그 보호자에게 입원·격리 장소의 변경 사항을 명시한 입원·격리통지서를 보내야 함

⑧ 감염병관리기관등의 장, 감염병관리기관등이 아닌 의료기관의 장 또는 시설의 장은 해당 기관에서 치료 중인 사람이 다른 의료기관 또는 시설로 전원되거나 이송되는 경우에는 해당 의료기관 또는 시설에 의무기록 등 치료에 필요한 정보를 제공해야 함

⑨ 제1항~제8항에서 규정한 사항 외에 전원등에 필요한 사항은 질병관리청장이 정하여 고시

사업주의 협조의무(제41조의2)

① 사업주는 근로자가 입원 또는 격리되는 경우 「근로기준법」 제60조 외에 입원 또는 격리기간 동안 유급휴가를 줄 수 있음. 이 경우 사업주가 국가로부터 유급휴가를 위한 비용을 지원 받을 때에는 유급휴가를 주어야 함

② 사업주는 유급휴가를 이유로 해고나 그 밖의 불리한 처우를 하여서는 아니되며, 유급휴

가 기간에는 그 근로자를 해고하지 못함(다만, 사업을 계속할 수 없는 경우에는 그러하지 아니함)

③ 국가는 제1항에 따른 유급휴가를 위한 비용을 지원할 수 있음

④ 제3항에 따른 비용의 지원 범위 및 신청·지원 절차 등 필요한 사항은 대통령령으로 정함

> **시행령** 제23조의3 유급휴가 비용 지원등
>
> ① 사업주에게 주는 유급휴가 지원비용은 질병관리청장이 기획재정부장관과 협의하여 고시하는 금액에 근로자가 법에 따라 입원 또는 격리된 기간을 곱한 금액으로 함
>
> ② 비용을 지원받으려는 사업주는 보건복지부령으로 정하는 신청서(전자문서로 된 신청서 포함)에 다음 각 호의 서류(전자문서로 된 서류 포함)를 첨부하여 질병관리청장에게 제출
>
> 1. 근로자가 입원 또는 격리된 사실과 기간을 확인할 수 있는 서류
> 2. 재직증명서 등 근로자가 계속 재직하고 있는 사실을 증명하는 서류
> 3. 보수명세서 등 근로자에게 유급휴가를 준 사실을 증명하는 서류
> 4. 그 밖에 질병관리청장이 유급휴가 비용지원을 위하여 특히 필요하다고 인정하는 서류
>
> ③ 질병관리청장은 신청서를 제출받은 경우에는 「전자정부법」 제36조제1항에 따라 행정정보의 공동이용을 통하여 사업자등록증을 확인하여야 함. 다만, 사업주가 확인에 동의하지 아니하는 경우에는 그 서류를 첨부하도록 하여야 함
>
> ④ 질병관리청장은 신청서를 제출받은 경우에는 유급휴가 비용지원 여부와 지원금액을 결정한 후 해당 사업주에게 서면으로 알려야 함
>
> ⑤ 제2항~제4항에서 규정한 사항 외에 유급휴가 비용지원의 신청절차 및 결과통보 등에 필요한 사항은 보건복지부령으로 정함

감염병에 관한 강제처분(제42조)

① 질병관리청장, 시·도지사 또는 시장·군수·구청장은 해당 공무원으로 하여금 다음 각 호의 어느 하나에 해당하는 감염병환자등이 있다고 인정되는 주거시설, 선박·항공기·열차 등 운송수단 또는 그 밖의 장소에 들어가 필요한 조사나 진찰을 하게 할 수 있으며, 진찰 결과 감염병환자등으로 인정될 때에는 동행하여 치료받게 하거나 입원시킬 수 있음

1. 제1급감염병
2. 제2급감염병 중 결핵, 홍역, 콜레라, 장티푸스, 파라티푸스, 세균성이질, 장출혈성대장균감염증, A형간염, 수막구균 감염증, 폴리오, 성홍열 또는 질병관리청장이 정하는 감염병(코로나바이러스감염증-19, 엠폭스(MPOX))
3. 삭제 〈2018.3.27.〉
4. 제3급감염병 중 질병관리청장이 정하는 감염병(엠폭스(MPOX))
5. 세계보건기구 감시대상 감염병

6. 삭제 〈2018.3.27.〉

② 질병관리청장, 시·도지사 또는 시장·군수·구청장은 제1급감염병이 발생한 경우 해당 공무원으로 하여금 감염병의심자에게 다음 각 호의 조치를 하게 할 수 있음. 이 경우 해당 공무원은 감염병 증상 유무를 확인하기 위하여 필요한 조사나 진찰을 할 수 있음

1. 자가(自家) 또는 시설에 격리

1의2. 제1호에 따른 격리에 필요한 이동수단의 제한

2. 유선·무선 통신, 정보통신기술을 활용한 기기 등을 이용한 감염병의 증상 유무 확인이나 위치정보의 수집. 이 경우 위치정보의 수집은 제1호에 따라 격리된 사람으로 한정

3. 감염 여부 검사

③ 질병관리청장, 시·도지사 또는 시장·군수·구청장은 제2항에 따른 조사나 진찰 결과 감염병환자등으로 인정된 사람에 대해서는 해당 공무원과 동행하여 치료받게 하거나 입원시킬 수 있음

④ 질병관리청장, 시·도지사 또는 시장·군수·구청장은 제1항·제2항에 따른 조사·진찰이나 제13조제2항에 따른 검사를 거부하는 사람(이하 이 조에서 "조사거부자")에 대해서는 해당 공무원으로 하여금 감염병관리기관에 동행하여 필요한 조사나 진찰을 받게 하여야 함

⑤ 제1항~제4항에 따라 조사·진찰·격리·치료 또는 입원 조치를 하거나 동행하는 공무원은 그 권한을 증명하는 증표를 지니고 이를 관계인에게 보여주어야 함

⑥ 질병관리청장, 시·도지사 또는 시장·군수·구청장은 제2항~제4항 및 제7항에 따른 조사·진찰·격리·치료 또는 입원 조치를 위하여 필요한 경우에는 관할 경찰서장에게 협조를 요청할 수 있음. 이 경우 요청을 받은 관할 경찰서장은 정당한 사유가 없으면 이에 따라야 함

⑦ 질병관리청장, 시·도지사 또는 시장·군수·구청장은 조사거부자를 자가 또는 감염병관리시설에 격리할 수 있으며, 제4항에 따른 조사·진찰 결과 감염병환자등으로 인정될 때에는 감염병관리시설에서 치료받게 하거나 입원시켜야 함

⑧ 질병관리청장, 시·도지사 또는 시장·군수·구청장은 감염병의심자 또는 조사거부자가 감염병환자등이 아닌 것으로 인정되면 제2항 또는 제7항에 따른 격리 조치를 즉시 해제하여야 함

⑨ 질병관리청장, 시·도지사 또는 시장·군수·구청장은 제7항에 따라 조사거부자를 치료·입원시킨 경우 그 사실을 조사거부자의 보호자에게 통지. 이 경우 통지의 방법·절차 등

에 관하여 필요한 사항은 제43조 준용

⑩ 제8항에도 불구하고 정당한 사유 없이 격리 조치가 해제되지 아니하는 경우 감염병의심자 및 조사거부자는 구제청구를 할 수 있으며, 그 절차 및 방법 등에 대해서는 「인신보호법」을 준용. 이 경우 "감염병의심자 및 조사거부자"는 "피수용자"로, 격리 조치를 명한 "질병관리청장, 시・도지사 또는 시장・군수・구청장"은 "수용자"로 봄(다만, 「인신보호법」 제6조제1항제3호는 적용 제외)

⑪ 제1항~제4항 및 제7항에 따라 조사・진찰・격리・치료를 하는 기관의 지정 기준, 제2항에 따른 감염병의심자에 대한 격리나 증상여부 확인 방법 등 필요한 사항은 대통령령으로 정함

⑫ 제2항제2호에 따라 수집된 위치정보의 저장・보호・이용 및 파기 등에 관한 사항은 「위치정보의 보호 및 이용 등에 관한 법률」을 따름

시행령 제23조의4(감염병환자등의 격리 등을 위한 감염병관리기관의 지정)

① 감염병환자등에 대한 조사・진찰을 하거나 격리・치료 등을 하는 감염병관리기관으로 지정받을 수 있는 기관은 지정받은 감염병관리기관(이하"감염병관리기관")으로서 감염병환자등을 위한 1인 병실[전실(前室) 및 음압시설(陰壓施設)을 갖춘 병실]을 설치한 감염병관리기관으로 함
② 질병관리청장, 시・도지사 또는 시장・군수・구청장은 조사・진찰・격리・치료를 하는 감염병관리기관을 지정하는 경우에는 감염병관리시설에 대한 평가 결과를 고려하여야 함
③ 질병관리청장, 시・도지사 또는 시장・군수・구청장은 조사・진찰・격리・치료를 하는 감염병관리기관을 지정한 경우에는 질병관리청장이 정하는 바에 따라 지정서를 발급

감염병환자등의 입원 통지(제43조)

① 질병관리청장, 시・도지사 또는 시장・군수・구청장은 감염병환자등이 제41조에 따른 입원치료가 필요한 경우에는 그 사실을 입원치료 대상자와 그 보호자에게 통지하여야 함

② 통지의 방법・절차 등에 관하여 필요한 사항은 보건복지부령으로 정함

격리자에 대한 격리 통지(제43조의2)

① 질병관리청장, 시・도지사 또는 시장・군수・구청장은 제42조제2항・제3항 및 제7항, 제47조제3호 또는 제49조제1항제14호에 따른 입원 또는 격리 조치를 할 때에는 그 사실을 입원 또는 격리 대상자와 그 보호자에게 통지

② 통지의 방법・절차 등에 관하여 필요한 사항은 보건복지부령으로 정함

수감 중인 환자의 관리(제44조)

교도소장은 수감자로서 감염병에 감염된 자에게 감염병의 전파를 차단하기 위한 조치와 적절한 의료를 제공

업무 종사의 일시 제한(제45조)

① 감염병환자등은 보건복지부령으로 정하는 바에 따라 업무의 성질상 일반인과 접촉하는 일이 많은 직업에 종사할 수 없고, 누구든지 감염병환자등을 그러한 직업에 고용할 수 없음

> **시행규칙** 제33조 업무 종사의 일시 제한
> ① 일시적으로 업무 종사의 제한을 받는 감염병환자등은 다음 각 호의 감염병에 해당하는 감염병환자등으로 하고, 그 제한 기간은 감염력이 소멸되는 날까지로 함
> → 콜레라, 장티푸스, 파라티푸스, 세균성이질, 장출혈성대장균감염증, A형간염
> ② 업무 종사의 제한을 받는 업종 : 집단급식소, 식품접객업

② 제19조에 따른 성매개감염병에 관한 건강진단을 받아야 할 자가 건강진단을 받지 아니한 때에는 같은 조에 따른 직업에 종사할 수 없으며 해당 영업을 영위하는 자는 건강진단을 받지 아니한 자를 그 영업에 종사하게 하여서는 아니 됨

건강진단 및 예방접종 등의 조치(제46조)

질병관리청장, 시·도지사 또는 시장·군수·구청장은 보건복지부령으로 정하는 바에 따라 다음 각 호의 어느 하나에 해당하는 사람에게 건강진단을 받거나 감염병 예방에 필요한 예방접종을 받게 하는 등의 조치를 할 수 있음

1. 감염병환자등의 가족 또는 그 동거인
2. 감염병 발생지역에 거주하는 사람 또는 그 지역에 출입하는 사람으로서 감염병에 감염되었을 것으로 의심되는 사람
3. 감염병환자등과 접촉하여 감염병에 감염되었을 것으로 의심되는 사람

감염병 유행에 대한 방역 조치(제47조)

질병관리청장, 시·도지사 또는 시장·군수·구청장은 감염병이 유행하면 감염병 전파를 막기 위하여 다음 각 호에 해당하는 모든 조치를 하거나 그에 필요한 일부 조치를 하여야 함

1. 감염병환자등이 있는 장소나 감염병병원체에 오염되었다고 인정되는 장소에 대한 조치
   가. 일시적 폐쇄
   나. 일반 공중의 출입금지
   다. 해당 장소 내 이동제한
   라. 그 밖에 통행차단을 위하여 필요한 조치
2. 의료기관에 대한 업무 정지
3. 감염병의심자를 적당한 장소에 일정한 기간 입원 또는 격리시키는 것
4. 감염병병원체에 오염되었거나 오염되었다고 의심되는 물건을 사용·접수·이동하거나 버리는 행위 또는 해당 물건의 세척을 금지하거나 태우거나 폐기처분하는 것
5. 감염병병원체에 오염된 장소에 대한 소독이나 그 밖에 필요한 조치를 명하는 것
6. 일정한 장소에서 세탁하는 것을 막거나 오물을 일정한 장소에서 처리하도록 명하는 것

오염장소 등의 소독 조치(제48조)

① 육군·해군·공군 소속 부대의 장, 국방부직할부대의 장 및 제12조제1항 각 호의 어느 하나에 해당하는 사람은 감염병환자등이 발생한 장소나 감염병병원체에 오염되었다고 의심되는 장소에 대하여 의사, 한의사 또는 관계 공무원의 지시에 따라 소독이나 그 밖에 필요한 조치를 하여야 함

② 소독 등의 조치에 관하여 필요한 사항은 보건복지부령으로 정함

> **시행규칙** 제35조 소독의 기준 및 방법
> ① 소독 등 조치의 기준 : 별표 5 참조
> ② 소독 등 조치의 방법 : 별표 6 참조

제8장
예방 조치

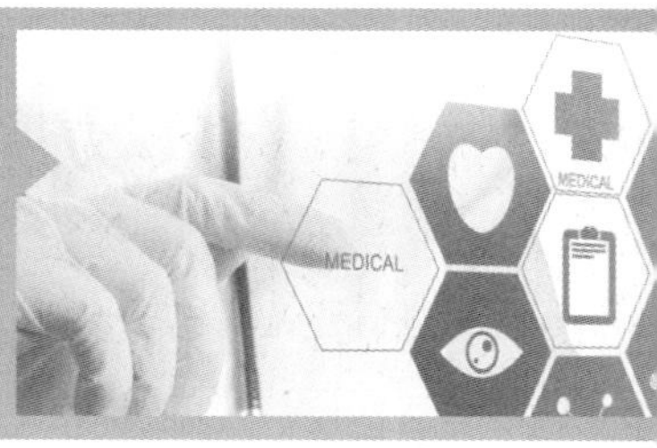

감염병의 예방 조치(제49조)

① 질병관리청장, 시·도지사 또는 시장·군수·구청장은 감염병을 예방하기 위하여 다음 각 호에 해당하는 모든 조치를 하거나 그에 필요한 일부 조치를 하여야 하며, 보건복지부장관은 감염병을 예방하기 위하여 제2호, 제2호의2~제2호의4, 제12호 및 제12호의2에 해당하는 조치를 할 수 있음

1. 관할 지역에 대한 교통의 전부 또는 일부를 차단하는 것
2. 흥행, 집회, 제례 또는 그 밖의 여러 사람의 집합을 제한하거나 금지하는 것

2의2. 감염병 전파의 위험성이 있는 장소 또는 시설의 관리자·운영자 및 이용자 등에 대하여 출입자 명단 작성, 마스크 착용 등 방역지침의 준수를 명하는 것

2의3. 버스·열차·선박·항공기 등 감염병 전파가 우려되는 운송수단의 이용자에 대하여 마스크 착용 등 방역지침의 준수를 명하는 것

2의4. 감염병 전파가 우려되어 지역 및 기간을 정하여 마스크 착용 등 방역지침 준수를 명하는 것

3. 건강진단, 시체 검안 또는 해부를 실시하는 것
4. 감염병 전파의 위험성이 있는 음식물의 판매·수령을 금지하거나 그 음식물의 폐기나 그 밖에 필요한 처분을 명하는 것
5. 인수공통감염병 예방을 위하여 살처분(殺處分)에 참여한 사람 또는 인수공통감염병에 드러난 사람 등에 대한 예방조치를 명하는 것
6. 감염병 전파의 매개가 되는 물건의 소지·이동을 제한·금지하거나 그 물건에 대하여 폐기, 소각 또는 그 밖에 필요한 처분을 명하는 것
7. 선박·항공기·열차 등 운송 수단, 사업장 또는 그 밖에 여러 사람이 모이는 장소에 의사를 배치하거나 감염병 예방에 필요한 시설의 설치를 명하는 것
8. 공중위생에 관계있는 시설 또는 장소에 대한 소독이나 그 밖에 필요한 조치를 명하거나 상수도·하수도·우물·쓰레기장·화장실의 신설·개조·변경·폐지 또는 사용

을 금지하는 것

9. 쥐, 위생해충 또는 그 밖의 감염병 매개동물의 구제(驅除) 또는 구제시설의 설치를 명하는 것

10. 일정한 장소에서의 어로(漁撈)·수영 또는 일정한 우물의 사용을 제한하거나 금지하는 것

11. 감염병 매개의 중간 숙주가 되는 동물류의 포획 또는 생식을 금지하는 것

12. 감염병 유행기간 중 의료인·의료업자 및 그 밖에 필요한 의료관계요원을 동원하는 것

12의2. 감염병 유행기간 중 의료기관 병상, 연수원·숙박시설 등 시설을 동원하는 것

13. 감염병병원체에 오염되었거나 오염되었을 것으로 의심되는 시설 또는 장소에 대한 소독이나 그 밖에 필요한 조치를 명하는 것

14. 감염병의심자를 적당한 장소에 일정한 기간 입원 또는 격리시키는 것

② 시·도지사 또는 시장·군수·구청장은 제1항제8호 및 제10호에 따라 식수를 사용하지 못하게 하려면 그 사용금지기간 동안 별도로 식수를 공급하여야 하며, 제1항제1호·제2호·제6호·제8호·제10호 및 제11호에 따른 조치를 하려면 사실을 주민에게 미리 알려야 함

③ 시·도지사 또는 시장·군수·구청장은 제1항제2호의2의 조치를 따르지 아니한 관리자·운영자에게 해당 장소나 시설의 폐쇄를 명하거나 3개월 이내의 기간을 정하여 운영의 중단을 명할 수 있음. 다만, 운영중단 명령을 받은 자가 그 운영중단기간 중에 운영을 계속한 경우에는 해당 장소나 시설의 폐쇄를 명하여야 함

④ 제3항에 따라 장소나 시설의 폐쇄 또는 운영 중단 명령을 받은 관리자·운영자는 정당한 사유가 없으면 이에 따라야 함

⑤ 시·도지사 또는 시장·군수·구청장은 제3항에 따른 폐쇄 명령에도 불구하고 관리자·운영자가 그 운영을 계속하는 경우에는 관계 공무원에게 해당 장소나 시설을 폐쇄하기 위한 다음 각 호의 조치를 하게 할 수 있음

1. 해당 장소나 시설의 간판이나 그 밖의 표지판의 제거

2. 해당 장소나 시설이 제3항에 따라 폐쇄된 장소나 시설임을 알리는 게시물 등의 부착

⑥ 제3항에 따른 장소나 시설의 폐쇄를 명한 시·도지사 또는 시장·군수·구청장은 위기경보 또는 방역지침의 변경으로 장소 또는 시설 폐쇄의 필요성이 없어진 경우, 「재난 및 안전관리 기본법」 제11조의 지역위원회 심의를 거쳐 폐쇄 중단 여부를 결정할 수 있음

⑦ 제3항에 따른 행정처분의 기준은 그 위반행위의 종류와 위반 정도 등을 고려하여 보건복

지부령으로 정함

감염취약계층의 보호 조치(제49조의2)

① 보건복지부장관, 시·도지사 또는 시장·군수·구청장은 호흡기와 관련된 감염병으로부터 저소득층과 사회복지시설을 이용하는 어린이, 노인, 장애인 및 기타 보건복지부령으로 정하는 대상(이하 "감염취약계층")을 보호하기 위하여 「재난 및 안전관리 기본법」 제38조제2항에 따른 주의 이상의 위기경보가 발령된 경우 감염취약계층에게 의료·방역 물품(「약사법」에 따른 의약외품으로 한정) 지급 등 필요한 조치를 취할 수 있음

② 질병관리청장, 시·도지사 또는 시장·군수·구청장은 「재난 및 안전관리 기본법」 제38조제2항에 따른 주의 이상의 위기경보가 발령된 경우 감염취약계층이 이용하는 「사회복지사업법」 제2조제4호의 사회복지시설에 대하여 소독이나 그 밖에 필요한 조치를 명할 수 있음

③ 제1항에 따른 감염병의 종류, 감염취약계층의 범위 및 지급절차 등에 관하여 필요한 사항은 보건복지부령으로 정함

시행규칙 제35조의2 감염취약계층의 범위 등

① 법 제49조의2제1항에 따라 의료·방역 물품 지급 등 필요한 조치를 취할 수 있는 감염병은 중증급성호흡기증후군(SARS), 중동호흡기증후군(MERS) 등 질병관리청장이 정하여 고시하는 호흡기감염병으로 함

② 법 제49조의2제1항에 따른 감염취약계층

1. 「국민기초생활 보장법」 제2조제2호에 따른 수급자
2. 「국민기초생활 보장법」 제2조제10호에 따른 차상위계층으로서 다음 각 목의 어느 하나에 해당하는 사람
   가. 「국민기초생활 보장법」 제7조제1항제7호에 따른 자활급여의 수급자
   나. 「국민건강보험법 시행령」 별표 2 제3호라목에 따라 요양급여비용 중 본인부담액을 경감받는 사람
   다. 「장애인복지법」 제49조제1항에 따른 장애수당 또는 같은 법 제50조제1항에 따른 장애아동수당을 지급받는 사람
   라. 「장애인연금법」 제2조제4호에 따른 수급자
3. 「의료급여법」 제2조제1호에 따른 수급권자
4. 사회복지시설 이용자로서 다음 각 목의 어느 하나에 해당하는 사람
   가. 만 12세 이하의 어린이 및 만 65세 이상의 노인
   나. 임산부 및 기저질환자
   다. 「장애인복지법」 제2조제1항에 따른 장애인

③ 보건복지부장관, 시·도지사 또는 시장·군수·구청장은 법 제49조의2제1항에 따라 의료·방역 물품 등을 관할 보건소를 통해 사회복지시설의 장에게 지급할 수 있음

의료인, 환자 및 의료기관 보호를 위한 한시적 비대면 진료(제49조의3)

① 의료업에 종사하는 의료인(「의료법」 제2조에 따른 의료인 중 의사・치과의사・한의사만 해당)은 감염병과 관련하여 「재난 및 안전관리 기본법」 제38조제2항에 따른 심각 단계 이상의 위기경보가 발령된 때에는 환자, 의료인 및 의료기관 등을 감염의 위험에서 보호하기 위하여 필요하다고 인정하는 경우 「의료법」 제33조제1항에도 불구하고 보건복지부장관이 정하는 범위에서 유선・무선・화상통신, 컴퓨터 등 정보통신기술을 활용하여 의료기관 외부에 있는 환자에게 건강 또는 질병의 지속적 관찰, 진단, 상담 및 처방을 할 수 있음

② 보건복지부장관은 위원회의 심의를 거쳐 제1항에 따른 한시적 비대면 진료의 지역, 기간 등 범위를 결정함

그 밖의 감염병 예방 조치(제50조)

① 육군・해군・공군 소속 부대의 장, 국방부직할부대의 장 및 제12조제1항제2호에 해당하는 사람은 감염병환자등이 발생하였거나 발생할 우려가 있으면 소독이나 그 밖에 필요한 조치를 하여야 하고, 특별자치시장・특별자치도지사 또는 시장・군수・구청장과 협의하여 감염병 예방에 필요한 추가 조치를 하여야 함

② 교육부장관 또는 교육감은 감염병 발생 등을 이유로 「학교보건법」 제2조제2호의 학교에 대하여 「초・중등교육법」 제64조에 따른 휴업 또는 휴교를 명령하거나 「유아교육법」 제31조에 따른 휴업 또는 휴원을 명령할 경우 질병관리청장과 협의하여야 함

소독 의무(제51조)

① 특별자치시장・특별자치도지사 또는 시장・군수・구청장은 감염병을 예방하기 위하여 청소나 소독을 실시하거나 쥐, 위생해충 등의 구제조치(이하 “소독”)를 하여야 함. 이 경우 소독은 사람의 건강과 자연에 유해한 영향을 최소화하여 안전하게 실시

② 제1항에 따른 소독의 기준과 방법은 보건복지부령으로 정함

③ 공동주택, 숙박업소 등 여러 사람이 거주하거나 이용하는 시설 중 대통령령으로 정하는 시설을 관리・운영하는 자는 보건복지부령으로 정하는 바에 따라 감염병 예방에 필요한 소독을 하여야 함

시행령 제24조 소독을 해야 하는 시설

1. 숙박업소(객실 수 20실 이상), 관광숙박업소
2. 식품접객업 업소 중 연면적 300제곱미터 이상의 업소
3. 시내버스 · 농어촌버스 · 마을버스 · 시외버스 · 전세버스 · 장의자동차, 항공기 및 공항시설, 여객선, 연면적 300제곱미터 이상의 대합실, 여객운송 철도차량과 역사(驛舍) 및 역 시설
4. 대형마트, 전문점, 백화점, 쇼핑센터, 복합쇼핑몰, 그 밖의 대규모 점포와 전통시장
5. 병원급 의료기관
6. 집단급식소(한 번에 100명 이상에게 계속적으로 식사를 공급하는 경우만 해당)

6의2. 위탁급식영업을 하는 식품접객업소 중 연면적 300제곱미터 이상의 업소

7. 기숙사

7의2. 학교의 합숙소(50명 이상을 수용할 수 있는 경우만 해당)

8. 공연장(객석 수 300석 이상인 경우만 해당)
9. 「초 · 중등교육법」 제2조 및 「고등교육법」 제2조에 따른 학교
10. 연면적 1천제곱미터 이상의 학원
11. 연면적 2천제곱미터 이상의 사무실용 건축물 및 복합용도의 건축물
12. 어린이집 및 유치원(50명 이상을 수용하는 어린이집 및 유치원만 해당)
13. 공동주택(300세대 이상인 경우만 해당)

④ 소독을 하여야 하는 시설의 관리 · 운영자는 제52조제1항에 따라 소독업의 신고를 한 자에게 소독하게 하여야 함. 다만, 주택관리업자가 소독장비를 갖추었을 때에는 그가 관리하는 공동주택은 직접 소독할 수 있음

시행규칙 제36조 방역기동반의 운영 및 소독의 기준 등

① 특별자치시장 · 특별자치도지사 또는 시장 · 군수 · 구청장은 청소나 소독을 실시하거나 쥐, 위생해충 등의 구제조치(이하 "소독")를 실시하기 위하여 관할 보건소마다 방역기동반을 편성 · 운영할 수 있음
② 소독 기준 : 별표 5 참조
③ 소독 방법 : 별표 6 참조
④ 소독을 하여야 하는 시설을 관리 · 운영하는 자 : 별표 7의 소독횟수 기준에 따라 소독

소독업의 신고 등(제52조)

① 소독을 업으로 하려는 자(제51조제4항 단서에 따른 주택관리업자 제외)는 보건복지부령으로 정하는 시설 · 장비 및 인력을 갖추어 특별자치시장 · 특별자치도지사 또는 시장 · 군수 · 구청장에게 신고하여야 함. 신고한 사항을 변경하려는 경우에도 또한 같음

시행규칙 제37조 소독업의 신고

① 소독을 업으로 하려는 자가 갖추어야 하는 시설 · 장비 및 인력기준은 별표 8과 같음

② 소독을 업으로 하려는 자는 소독업 신고서에 시설·장비 및 인력 명세서를 첨부하여 특별자치시장·특별자치도지사 또는 시장·군수·구청장에게 제출
③ 특별자치시장·특별자치도지사 또는 시장·군수·구청장은 제1항에 따라 신고를 수리(受理)하였을 때에는 소독업 신고증을 신고자에게 발급

시행규칙 제38조 신고사항의 변경
① 법 제52조제1항 후단에 따라 소독업자가 신고사항을 변경하려는 경우에는 소독업 신고사항 변경신고서에 소독업 신고증과 변경사항을 증명할 수 있는 서류를 첨부하여 특별자치시장·특별자치도지사 또는 시장·군수·구청장에게 제출
② 제1항에 따른 변경신고를 받은 특별자치시장·특별자치도지사 또는 시장·군수·구청장은 신고사항을 소독업 신고증 뒷면에 적어 이를 신고자에게 발급

② 특별자치시장·특별자치도지사 또는 시장·군수·구청장은 제1항에 따른 신고를 받은 경우 그 내용을 검토하여 이 법에 적합하면 신고를 수리하여야 함
③ 특별자치시장·특별자치도지사 또는 시장·군수·구청장은 제1항에 따라 소독업의 신고를 한 자(이하 "소독업자")가 다음 각 호의 어느 하나에 해당하면 소독업 신고가 취소된 것으로 봄
1. 관할 세무서장에게 폐업 신고를 한 경우
2. 관할 세무서장이 사업자등록을 말소한 경우
3. 휴업이나 폐업 신고를 하지 아니하고 소독업에 필요한 시설 등이 없어진 상태가 6개월 이상 계속된 경우
④ 특별자치시장·특별자치도지사 또는 시장·군수·구청장은 제3항에 따른 소독업 신고가 취소된 것으로 보기 위하여 필요한 경우 관할 세무서장에게 소독업자의 폐업 여부에 대한 정보 제공을 요청할 수 있음. 이 경우 요청을 받은 관할 세무서장은 「전자정부법」 제36조제1항에 따라 소독업자의 폐업 여부에 대한 정보를 제공

소독업의 휴업 등의 신고(제53조)

① 소독업자가 그 영업을 30일 이상 휴업하거나 폐업하려면 보건복지부령으로 정하는 바에 따라 특별자치시장·특별자치도지사 또는 시장·군수·구청장에게 신고
② 소독업자가 휴업한 후 재개업을 하려면 보건복지부령으로 정하는 바에 따라 특별자치시장·특별자치도지사 또는 시장·군수·구청장에게 신고하여야 함. 이 경우 특별자치시장·특별자치도지사 또는 시장·군수·구청장은 그 내용을 검토하여 이 법에 적합하면 신고를 수리

시행규칙 제39조 소독업의 휴업 등의 신고

① 휴업·폐업 또는 재개업을 신고하려는 소독업자는 소독업 신고증을 첨부하여 특별자치시장·특별자치도지사 또는 시장·군수·구청장에게 제출. 다만, 폐업을 신고하려는 소독업자가 소독업 신고증을 분실한 경우에는 신고서에 분실 사유를 적으면 소독업 신고증을 첨부하지 않을 수 있음

② 제1항에도 불구하고 관할 세무서장이 송부한 제1항의 신고서를 관할 특별자치시장·특별자치도지사 또는 시장·군수·구청장이 접수한 경우에는 제1항에 따라 신고서를 제출한 것으로 봄

③ 제1항 또는 제2항에 따른 신고서를 접수한 특별자치시장·특별자치도지사 또는 시장·군수·구청장은 신고사항을 소독업 신고증 뒷면에 적어 이를 신고자에게 발급. 다만, 폐업신고인 경우에는 발급하지 아니함

소독의 실시 등(제54조)

① 소독업자는 보건복지부령으로 정하는 기준과 방법에 따라 소독하여야 함

② 소독업자가 소독하였을 때에는 보건복지부령으로 정하는 바에 따라 그 소독에 관한 사항을 기록·보존하여야 함

시행규칙 제40조 소독의 기준 및 소독에 관한 사항의 기록 등

① 소독의 기준과 방법은 각각 별표 5 및 별표 6과 같음

② 소독을 실시한 소독업자는 소독증명서를 소독을 실시한 시설의 관리·운영자에게 발급

③ 소독업자는 소독실시대장에 소독에 관한 사항을 기록하고, 이를 2년간 보존

소독업자 등에 대한 교육(제55조)

① 소독업자(법인인 경우에는 그 대표자)는 소독에 관한 교육을 받아야 함

② 소독업자는 소독업무 종사자에게 소독에 관한 교육을 받게 하여야 함

③ 교육의 내용과 방법, 교육시간, 교육비 부담 등에 관하여 필요한 사항은 보건복지부령으로 정함

시행규칙 제41조 소독업자 등에 대한 교육

① 소독업자는 소독업의 신고를 한 날부터 6개월 이내에 별표 9의 교육과정에 따른 소독에 관한 교육을 받아야 함. 다만, 신고를 한 날이 본문에 따른 교육을 받은 날(해당 교육이 종료된 날을 말함)부터 3년이 지나지 아니한 경우에는 그러하지 아니함

② 소독업자는 소독업무 종사자에게 소독업무에 종사한 날부터 6개월 이내에 별표 9의 교육과정에 따른 소독에 관한 교육을 받게 해야 하고, 그 후에는 직전의 교육이 종료된 날부터 3년이 되는 날이 속하는 달의 말일까지 1회 이상 보수교육을 받게 해야 함

③ 소독업자 등에 대한 교육은 질병관리청장이 지정하는 기관이 실시하며, 질병관리청장이 교육기관을 지정하는 경우에는 교육기관 지정서를 교육기관에 발급해야 함

④ 교육에 필요한 경비는 교육을 받는 자가 부담

소독업무의 대행(제56조)

특별자치시장·특별자치도지사 또는 시장·군수·구청장은 제47조제5호, 제48조제1항, 제49조제1항제8호·제9호·제13호, 제50조 및 제51조제1항·제3항에 따라 소독을 실시하여야 할 경우에는 그 소독업무를 소독업자가 대행하게 할 수 있음

서류제출 및 검사 등(제57조)

① 특별자치시장·특별자치도지사 또는 시장·군수·구청장은 소속 공무원으로 하여금 소독업자에게 소독의 실시에 관한 관계 서류의 제출을 요구하게 하거나 검사 또는 질문을 하게 할 수 있음

② 제1항에 따라 서류제출을 요구하거나 검사 또는 질문을 하려는 소속 공무원은 그 권한을 표시하는 증표를 지니고 이를 관계인에게 보여주어야 함

시정명령(제58조)

특별자치시장·특별자치도지사 또는 시장·군수·구청장은 소독업자가 다음 각 호의 어느 하나에 해당하면 1개월 이상의 기간을 정하여 그 위반 사항을 시정하도록 명하여야 함

1. 제52조제1항에 따른 시설·장비 및 인력 기준을 갖추지 못한 경우
2. 제55조제1항에 따른 교육을 받지 아니하거나 소독업무 종사자에게 같은 조 제2항에 따른 교육을 받게 하지 아니한 경우

영업정지 등(제59조)

① 특별자치시장·특별자치도지사 또는 시장·군수·구청장은 소독업자가 다음 각 호의 어느 하나에 해당하면 영업소의 폐쇄를 명하거나 6개월 이내의 기간을 정하여 영업의 정지를 명할 수 있음. 다만, 제5호에 해당하는 경우에는 영업소의 폐쇄를 명하여야 함

  1. 변경 신고를 하지 아니하거나 휴업, 폐업 또는 재개업 신고를 하지 아니한 경우
  2. 소독의 기준과 방법에 따르지 아니하고 소독을 실시하거나 같은 조 2항을 위반하여 소독실시 사항을 기록·보존하지 아니한 경우

3. 관계 서류의 제출 요구에 따르지 아니하거나 소속 공무원의 검사 및 질문을 거부·방해 또는 기피한 경우
4. 시정명령에 따르지 아니한 경우
5. 영업정지기간 중에 소독업을 한 경우

② 특별자치시장·특별자치도지사 또는 시장·군수·구청장은 영업소의 폐쇄명령을 받고도 계속하여 영업을 하거나 신고를 하지 아니하고 소독업을 하는 경우에는 관계 공무원에게 해당 영업소를 폐쇄하기 위한 다음 각 호의 조치를 하게 할 수 있음

1. 해당 영업소의 간판이나 그 밖의 영업표지 등의 제거·삭제
2. 해당 영업소가 적법한 영업소가 아님을 알리는 게시물 등의 부착

③ 제1항에 따른 행정처분의 기준은 그 위반행위의 종류와 위반 정도 등을 고려하여 보건복지부령으로 정함

제9장

방역관, 역학조사관, 검역위원 및 예방위원 등

방역관(제60조)

① 질병관리청장 및 시・도지사는 감염병 예방 및 방역에 관한 업무를 담당하는 방역관을 소속 공무원 중에서 임명. 다만, 감염병 예방 및 방역에 관한 업무를 처리하기 위하여 필요한 경우에는 시장・군수・구청장이 방역관을 소속 공무원 중에서 임명할 수 있음

② 방역관은 제4조제2항제1호~제7호의 업무 담당. 다만, 질병관리청 소속 방역관은 같은 항제8호(감염병 예방 및 관리 등을 위한 전문인력의 양성)의 업무도 담당

③ 방역관은 감염병의 국내 유입 또는 유행이 예견되어 긴급한 대처가 필요한 경우 제4조제2항제1호 및 제2호(감염병의 예방 및 방역대책, 감염병환자등의 진료 및 보호)에 따른 업무를 수행하기 위하여 통행의 제한 및 주민의 대피, 감염병의 매개가 되는 음식물・물건 등의 폐기・소각, 의료인 등 감염병 관리인력에 대한 임무부여 및 방역물자의 배치 등 감염병 발생지역의 현장에 대한 조치권한을 가짐

④ 감염병 발생지역을 관할하는 경찰관서 및 소방관서의 장, 보건소의 장 등 관계 공무원 및 그 지역 내의 법인・단체・개인은 정당한 사유가 없으면 제3항에 따른 방역관의 조치에 협조하여야 함

⑤ 제1항~제4항 규정한 사항 외에 방역관의 자격・직무・조치권한의 범위 등에 관하여 필요한 사항은 대통령령으로 정함

시행령 제25조 방역관의 자격 및 직무 등

① 방역관은 감염병 관련 분야의 경험이 풍부한 4급 이상 공무원 중에서 임명(다만, 시・군・구 소속 방역관은 감염병 관련 분야의 경험이 풍부한 5급 이상 공무원 중에서 임명할 수 있음)

② 법 제60조제3항에 따른 조치권한 외에 방역관이 가지는 감염병 발생지역의 현장에 대한 조치권한

1. 감염병의심자를 적당한 장소에 일정한 기간 입원조치 또는 격리조치
2. 감염병병원체에 오염된 장소 또는 건물에 대한 소독이나 그 밖에 필요한 조치
3. 일정한 장소에서 세탁하는 것을 막거나 오물을 일정한 장소에서 처리하도록 명하는 조치
4. 인수공통감염병 예방을 위하여 살처분에 참여한 사람 또는 인수공통감염병에 노출된 사람 등에 대한 예방조치

역학조사관(제60조의2)

① 감염병 역학조사에 관한 사무를 처리하기 위하여 질병관리청 소속 공무원으로 100명 이상, 시・도 소속 공무원으로 각각 2명 이상의 역학조사관을 두어야 함. 이 경우 시・도 역학조사관 중 1명 이상은 「의료법」 제2조제1항에 따른 의료인 중 의사로 임명

② 시장・군수・구청장은 역학조사에 관한 사무를 처리하기 위하여 필요한 경우 소속 공무원으로 역학조사관을 둘 수 있음. 다만, 인구수 등을 고려하여 보건복지부령으로 정하는 기준을 충족하는 시・군・구(10만명 이상인 시・군・구)의 장은 소속 공무원으로 1명 이상의 역학조사관을 두어야 함

③ 제1항 및 제2항에 따른 역학조사관은 다음 각 호의 어느 하나에 해당하는 사람으로서 제18조의3에 따른 역학조사 교육・훈련 과정을 이수한 사람 중에서 임명

1. 방역, 역학조사 또는 예방접종 업무를 담당하는 공무원
2. 「의료법」 제2조제1항에 따른 의료인
3. 그 밖에 「약사법」 제2조제2호에 따른 약사, 「수의사법」 제2조제1호에 따른 수의사 등 감염병・역학 관련 분야의 전문가

④ 질병관리청장, 시・도지사 또는 시장・군수・구청장은 소속 공무원을 역학조사관으로 임명하기 위하여 제18조의3에 따른 역학조사 교육・훈련 과정을 이수하도록 하여야 할 경우 해당 공무원을 수습역학조사관으로 임명

⑤ 역학조사관은 감염병의 확산이 예견되는 긴급한 상황으로서 즉시 조치를 취하지 아니하면 감염병이 확산되어 공중위생에 심각한 위해를 가할 것으로 우려되는 경우 일시적으로 제47조제1호 각 목의 조치를 할 수 있음. 다만, 수습역학조사관은 방역관 또는 역학조사관의 지휘를 받는 경우에 한정하여 일시적으로 제47조제1호 각 목의 조치를 할 수 있음

⑥ 경찰관서 및 소방관서의 장, 보건소의 장 등 관계 공무원은 정당한 사유가 없으면 제5항에 따른 역학조사관 및 수습역학조사관의 조치에 협조하여야 함

⑦ 역학조사관 및 수습역학조사관은 제5항에 따른 조치를 한 경우 즉시 질병관리청장, 시・도지사 또는 시장・군수・구청장에게 보고

⑧ 질병관리청장, 시・도지사 또는 시장・군수・구청장은 제1항・제2항 및 제4항에 따라 임명된 역학조사관 및 수습역학조사관에게 예산의 범위에서 직무 수행에 필요한 비용 등을 지원할 수 있음

⑨ 제1항~제8항까지 규정한 사항 외에 역학조사관 및 수습역학조사관의 자격・직무・권한・비용지원 등에 관하여 필요한 사항은 대통령령으로 정함

시행령 제26조 역학조사관 및 수습역학조사관의 직무 등

① 삭제 〈2016.1.6.〉
② 역학조사관 및 수습역학조사관 담당 업무
  1. 역학조사 계획 수립
  2. 역학조사 수행 및 결과 분석
  3. 역학조사 실시 기준 및 방법의 개발
  4. 역학조사 기술지도
  5. 역학조사 교육훈련
  6. 감염병에 대한 역학적인 연구
③ 삭제 〈2016.1.6.〉
④ 질병관리청장, 시・도지사 및 시장・군수・구청장은 역학조사관 및 수습역학조사관에게 예산의 범위에서 연구비와 여비를 지급할 수 있음

한시적 종사명령(제60조의3)

① 질병관리청장 또는 시・도지사는 감염병의 유입 또는 유행이 우려되거나 이미 발생한 경우 기간을 정하여 「의료법」 제2조제1항의 의료인에게 제36조(감염병관리기관의 지정 등) 및 제37조(감염병위기 시 감염병관리기관의 설치 등)에 따라 감염병관리기관으로 지정된 의료기관 또는 제8조의2에 따라 설립되거나 지정된 중앙감염병전문병원 또는 권역별 감염병전문병원에서 방역업무에 종사하도록 명할 수 있음

시행령 제26조의2 의료인에 대한 방역업무 종사명령

① 질병관리청장 또는 시・도지사는 방역업무 종사명령을 하는 경우에는 방역업무 종사명령서를 발급하여야 함(해당 명령서에는 방역업무 종사기관, 종사기간 및 종사업무 등 포함)
② 방역업무 종사기간은 30일 이내로 함(다만, 본인이 사전에 서면으로 동의하는 경우에는 그 기간을 달리 정할 수 있음)
③ 질병관리청장 또는 시・도지사는 방역업무 종사기간을 연장하는 경우에는 해당 종사기간이 만료되기 전에 본인의 동의를 받아야 함(연장기간은 30일을 초과할 수 없되, 본인이 동의하는 경우에는 그 연장기간을 달리 정할 수 있음)
④ 질병관리청장 또는 시・도지사는 방역업무 종사기간을 연장하는 경우에는 방역업무 종사명령서를 새로 발급

② 질병관리청장, 시・도지사 또는 시장・군수・구청장은 감염병이 유입되거나 유행하는 긴급한 경우 제60조의2제3항제2호(의료인) 또는 제3호(약사, 수의사 등 감염병・역학 관련 분야의 전문가)에 해당하는 자를 기간을 정하여 방역관으로 임명하여 방역업무를 수행하게 할 수 있음

③ 질병관리청장, 시・도지사 또는 시장・군수・구청장은 감염병의 유입 또는 유행으로 역

학조사인력이 부족한 경우 제60조의2제3항제2호 또는 제3호에 해당하는 자를 기간을 정하여 역학조사관으로 임명하여 역학조사에 관한 직무를 수행하게 할 수 있음

④ 질병관리청장, 시・도지사 또는 시장・군수・구청장이 임명한 방역관 또는 역학조사관은 「국가공무원법」 제26조의5에 따른 임기제공무원으로 임용된 것으로 봄

⑤ 종사명령 및 임명의 기간・절차 등 필요한 사항은 대통령령으로 정함

한시적 종사명령(제60조의3)

① 질병관리청장, 시・도지사 또는 시장・군수・구청장은 감염병의 유입 또는 유행이 우려되거나 이미 발생한 경우 기간을 정하여 「의료법」 제2조제1항의 의료인에게 제36조 및 제37조에 따라 감염병관리기관으로 지정된 의료기관 또는 제8조의2에 따라 설립되거나 지정된 중앙감염병전문병원 또는 권역별 감염병전문병원에서 방역업무에 종사하도록 명할 수 있음 〈개정 2024.1.30.〉

[시행일: 2025.7.31.]

시행령 제26조의3 방역관 등의 임명

① 질병관리청장, 시・도지사 또는 시장・군수・구청장은 방역관을 임명하는 경우에는 임명장을 발급해야 함. 이 경우 해당 임명장에는 직무수행기간이 포함되어야 함

② 질병관리청장, 시・도지사 또는 시장・군수・구청장은 역학조사관을 임명하는 때에는 임명장을 발급해야 함. 이 경우 해당 임명장에는 직무수행기간이 포함되어야 함

③ 방역관 또는 역학조사관의 직무수행기간, 직무수행기간 연장 및 직무수행기간 연장에 따른 임명장의 발급 등에 관하여는 제26조의2제2항~제4항의 규정을 준용

검역위원(제61조)

① 시・도지사는 감염병을 예방하기 위하여 필요하면 검역위원을 두고 검역에 관한 사무를 담당하게 하며, 특별히 필요하면 운송수단 등을 검역하게 할 수 있음

② 검역위원은 사무나 검역을 수행하기 위하여 운송수단 등에 무상으로 승선하거나 승차할 수 있음

③ 검역위원의 임명 및 직무 등에 관하여 필요한 사항은 보건복지부령으로 정함

시행규칙 제43조 검역위원의 임명 및 직무

① 시・도지사는 보건・위생 분야에 종사하는 소속 공무원 중에서 검역위원을 임명할 수 있음

② 검역위원의 직무

1. 역학조사에 관한 사항

2. 감염병병원체에 오염된 장소의 소독에 관한 사항
3. 감염병환자등의 추적, 입원치료 및 감시에 관한 사항
4. 감염병병원체에 오염되거나 오염이 의심되는 물건 및 장소에 대한 수거, 파기, 매몰 또는 폐쇄에 관한 사항
5. 검역의 공고에 관한 사항

예방위원(제62조)

① 특별자치시장・특별자치도지사 또는 시장・군수・구청장은 감염병이 유행하거나 유행할 우려가 있으면 특별자치시・특별자치도 또는 시・군・구(자치구를 말함)에 감염병 예방 사무를 담당하는 예방위원을 둘 수 있음

② 예방위원은 무보수로 함. 다만, 특별자치시・특별자치도 또는 시・군・구의 인구 2만명당 1명의 비율로 유급위원을 둘 수 있음

③ 예방위원의 임명 및 직무 등에 관하여 필요한 사항은 보건복지부령으로 정함

시행규칙 제44조 예방위원의 임명 및 직무

① 특별자치시장・특별자치도지사 또는 시장・군수・구청장은 다음 각 호의 어느 하나에 해당하는 사람 중에서 예방위원을 임명 또는 위촉할 수 있음
1. 의사, 한의사, 수의사, 약사 또는 간호사
2. 「고등교육법」 제2조에 따른 학교에서 공중보건 분야 학과를 졸업한 사람
3. 공중보건 분야에 근무하고 있는 소속 공무원
4. 그 밖에 공중보건 분야에 관한 학식과 경험이 풍부하다고 인정하는 사람

② 예방위원의 직무
1. 역학조사에 관한 사항
2. 감염병 발생의 정보 수집 및 판단에 관한 사항
3. 위생교육에 관한 사항
4. 감염병환자등의 관리 및 치료에 관한 기술자문에 관한 사항
5. 그 밖에 감염병 예방을 위하여 필요한 사항

한국건강관리협회(제63조)

① 제2조제6호에 따른 기생충감염병에 관한 조사・연구 등 예방사업을 수행하기 위하여 한국건강관리협회(이하 “협회”)를 둠

② 협회는 법인으로 함

③ 협회에 관하여는 이 법에서 정한 사항 외 「민법」 중 사단법인에 관한 규정을 준용

국가첨단백신개발센터의 설립(제63조의2)

① 감염병을 치료하고 예방하기 위한 치료제 및 백신의 연구개발 촉진에 관한 업무를 수행하기 위하여 국가첨단백신개발센터(이하 "첨단백신센터")를 둠

② 첨단백신센터는 법인으로 함

③ 첨단백신센터의 정관에는 다음 각 호의 사항을 기재

1. 명칭
2. 목적
3. 주된 사무소가 있는 곳
4. 자산에 관한 사항
5. 임직원에 관한 사항
6. 이사회에 관한 사항
7. 업무와 그 집행에 관한 사항
8. 회계에 관한 사항
9. 공고에 관한 사항
10. 정관의 변경에 관한 사항
11. 그 밖에 첨단백신센터의 운영에 관한 사항

④ 첨단백신센터가 정관의 기재사항을 변경하는 경우에는 질병관리청장의 인가를 받아야 함

⑤ 첨단백신센터에 관하여 이 법에서 규정한 사항 외에는 「민법」 중 재단법인에 관한 규정을 준용

⑥ 제1항에 따른 첨단백신센터의 운영 등에 필요한 사항은 대통령령으로 정함

[본조신설 2024.12.20.]

[시행일: 2025.6.21.]

첨단백신센터의 사업(제63조의3)

① 첨단백신센터 수행 사업

1. 감염병의 치료제·백신 후보물질 발굴 및 연구개발
2. 감염병의 치료제·백신 비임상시료 생산
3. 감염병의 치료제·백신 항원 보존, 자원화, 분양 및 통합관리
4. 기타 대통령령으로 정하는 업무

② 첨단백신센터는 제1항 각 호의 사업에 관하여 수수료와 그 밖의 실비를 징수할 수 있음. 이 경우 수수료와 실비 징수의 방법 및 절차는 보건복지부령으로 정함

③ 질병관리청장은 첨단백신센터가 제1항 각 호에 따른 사업을 하는 경우 행정적·재정적 지원을 할 수 있음

[본조신설 2024.12.20.]

[시행일: 2025.6.21.]

제10장 경 비

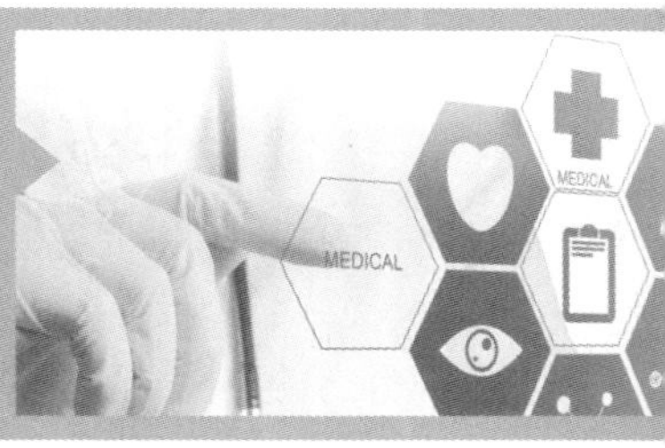

특별자치시 · 특별자치도와 시 · 군 · 구가 부담할 경비(제64조)

1. 제4조제2항제13호에 따른 한센병의 예방 및 진료 업무를 수행하는 법인 또는 단체에 대한 지원 경비의 일부
2. 제24조제1항 및 제25조제1항에 따른 예방접종에 드는 경비
3. 제24조제2항 및 제25조제2항에 따라 의료기관이 예방접종을 하는 데 드는 경비의 전부 또는 일부
4. 제36조에 따라 특별자치시장 · 특별자치도지사 또는 시장 · 군수 · 구청장이 지정한 감염병관리기관의 감염병관리시설의 설치 · 운영에 드는 경비
5. 제37조에 따라 특별자치시장 · 특별자치도지사 또는 시장 · 군수 · 구청장이 설치한 격리소 · 요양소 또는 진료소 및 같은 조에 따라 지정된 감염병관리기관의 감염병관리시설 설치 · 운영에 드는 경비
6. 제47조제1호 및 제3호에 따른 교통 차단 또는 입원으로 인하여 생업이 어려운 사람에 대한 「국민기초생활 보장법」 제2조제6호에 따른 최저보장수준 지원
7. 제47조, 제48조, 제49조제1항제8호 · 제9호 · 제13호 및 제51조제1항에 따라 특별자치시 · 특별자치도와 시 · 군 · 구에서 실시하는 소독이나 그 밖의 조치에 드는 경비
8. 제49조제1항제7호 및 제12호에 따라 특별자치시장 · 특별자치도지사 또는 시장 · 군수 · 구청장이 의사를 배치하거나 의료인 · 의료업자 · 의료관계요원 등을 동원하는 데 드는 수당 · 치료비 또는 조제료

8의2. 제49조제1항제12호의2에 따라 특별자치시장 · 특별자치도지사 또는 시장 · 군수 · 구청장이 동원한 의료기관 병상, 연수원 · 숙박시설 등 시설의 운영비 등 경비

9. 제49조제2항에 따른 식수 공급에 드는 경비
10. 제62조에 따른 예방위원의 배치에 드는 경비

10의2. 제70조의6제1항에 따라 특별자치시장 · 특별자치도지사 또는 시장 · 군수 · 구청장이 실시하는 심리지원에 드는 경비

10의3. 제70조의6제2항에 따라 특별자치시장・특별자치도지사 또는 시장・군수・구청장이 위탁하여 관계 전문기관이 심리지원을 실시하는 데 드는 경비

11. 그 밖에 이 법에 따라 특별자치시・특별자치도와 시・군・구가 실시하는 감염병 예방 사무에 필요한 경비

특별자치시・특별자치도와 시・군・구가 부담할 경비(제64조) 〈개정 2024.1.30.〉

5의2. 제39조의3에 따라 시장・군수・구청장이 지정한 감염병의심자 격리시설의 설치・운영에 드는 경비

9의2. 제60조의3제1항~제3항까지에 따라 시장・군수・구청장이 의료인 등을 방역업무에 종사하게 하는 데 드는 수당 등 경비

[시행일: 2025.7.31.]

시・도가 부담할 경비(제65조)

1. 제4조제2항제13호에 따른 한센병의 예방 및 진료 업무를 수행하는 법인 또는 단체에 대한 지원 경비의 일부

1의2. 제35조제2항에 따른 시・도의 위기대응 훈련에 드는 경비

2. 제36조에 따라 시・도지사가 지정한 감염병관리기관의 감염병관리시설의 설치・운영에 드는 경비

3. 제37조에 따른 시・도지사가 설치한 격리소・요양소 또는 진료소 및 같은 조에 따라 지정된 감염병관리기관의 감염병관리시설 설치・운영에 드는 경비

3의2. 제39조의3에 따라 시・도지사가 지정한 감염병의심자 격리시설의 설치・운영에 드는 경비

4. 제41조 및 제42조에 따라 내국인 감염병환자등의 입원치료, 조사, 진찰 등에 드는 경비

5. 제46조에 따른 건강진단, 예방접종 등에 드는 경비

6. 제49조제1항제1호에 따른 교통 차단으로 생업이 어려운 자에 대한 「국민기초생활 보장법」 제2조제6호에 따른 최저보장수준 지원

6의2. 제49조제1항제12호에 따라 시・도지사가 의료인・의료업자・의료관계요원 등을 동원하는 데 드는 수당・치료비 또는 조제료

6의3. 제49조제1항제12호의2에 따라 시・도지사가 동원한 의료기관 병상, 연수원・숙박시설 등 시설의 운영비 등 경비

7. 제49조제2항에 따른 식수 공급에 드는 경비
7의2. 제60조의3제1항 및 제3항에 따라 시·도지사가 의료인 등을 방역업무에 종사하게 하는 데 드는 수당 등 경비
8. 제61조에 따른 검역위원의 배치에 드는 경비
8의2. 제70조의6제1항에 따라 시·도지사가 실시하는 심리지원에 드는 경비
8의3. 제70조의6제2항에 따라 시·도지사가 위탁하여 관계 전문기관이 심리지원을 실시하는 데 드는 경비
9. 그 밖에 이 법에 따라 시·도가 실시하는 감염병 예방 사무에 필요한 경비

시·도가 부담할 경비(제65조) 〈개정 2024.1.30.〉

7의2. 제60조의3제1항~제3항까지에 따라 시·도지사가 의료인 등을 방역업무에 종사하게 하는 데 드는 수당 등 경비

[시행일: 2025.7.31.]

시·도가 보조할 경비(제66조)

시·도(특별자치시·특별자치도는 제외)는 제64조에 따라 시·군·구가 부담할 경비에 관하여 대통령령으로 정하는 바에 따라 보조하여야 함

시행령 제27조 시·도의 보조 비율

시·도[특별자치시 및 특별자치도(관할 구역 안에 지방자치단체인 시·군이 없는 특별자치도를 말한다)는 제외]의 경비 보조액은 시·군·구가 부담하는 금액의 3분의 2

국고 부담 경비(제67조)

1. 제4조제2항제2호에 따른 감염병환자등의 진료 및 보호에 드는 경비
2. 제4조제2항제4호에 따른 감염병 교육 및 홍보를 위한 경비
3. 제4조제2항제8호에 따른 감염병 예방을 위한 전문인력의 양성에 드는 경비
4. 제16조제4항에 따른 표본감시활동에 드는 경비
4의2. 제18조의3에 따른 교육·훈련에 드는 경비
5. 제20조에 따른 해부에 필요한 시체의 운송과 해부 후 처리에 드는 경비
5의2. 제20조의2에 따라 시신의 장사를 치르는 데 드는 경비
6. 제33조에 따른 예방접종약품의 생산 및 연구 등에 드는 경비

6의2. 제33조의2제1항에 따른 필수예방접종약품등의 비축에 드는 경비
6의3. 제34조제2항제5호에 따른 국가의 위기대응 훈련에 드는 경비
6의4. 제36조제1항에 따라 보건복지부장관 또는 질병관리청장이 지정한 감염병관리기관의 감염병관리시설의 설치·운영에 드는 경비
7. 제37조에 따라 보건복지부장관 및 질병관리청장이 설치한 격리소·요양소 또는 진료소 및 같은 조에 따라 지정된 감염병관리기관의 감염병관리시설 설치·운영에 드는 경비
7의2. 제39조의3에 따라 질병관리청장이 지정한 감염병의심자 격리시설의 설치·운영에 드는 경비
8. 제40조제1항에 따라 위원회의 심의를 거친 품목의 비축 또는 장기구매를 위한 계약에 드는 경비
9. 삭제 〈2020.8.12.〉
9의2. 제49조제1항제12호에 따라 국가가 의료인·의료업자·의료관계요원 등을 동원하는 데 드는 수당·치료비 또는 조제료
9의3. 제49조제1항제12호의2에 따라 국가가 동원한 의료기관 병상, 연수원·숙박시설 등 시설의 운영비 등 경비
9의4. 제60조의3제1항~제3항에 따라 국가가 의료인 등을 방역업무에 종사하게 하는 데 드는 수당 등 경비
9의5. 제70조의6제1항에 따라 국가가 실시하는 심리지원에 드는 경비
9의6. 제70조의6제2항에 따라 국가가 위탁하여 관계 전문기관이 심리지원을 실시하는 데 드는 경비
10. 제71조에 따른 예방접종 등으로 인한 피해보상을 위한 경비

국가가 보조할 경비(제68조)

1. 제4조제2항제13호에 따른 한센병의 예방 및 진료 업무를 수행하는 법인 또는 단체에 대한 지원 경비의 일부
2. 제65조 및 제66조에 따라 시·도가 부담할 경비의 2분의 1 이상

본인으로부터 징수할 수 있는 경비(제69조)

특별자치시장·특별자치도지사 또는 시장·군수·구청장은 보건복지부령으로 정하는 바에

따라 제41조(감염병환자등의 관리) 및 제42조(감염병에 관한 강제처분)에 따른 입원치료비 외에 본인의 지병이나 본인에게 새로 발병한 질환 등으로 입원, 진찰, 검사 및 치료 등에 드는 경비를 본인이나 그 보호자로부터 징수할 수 있음

> 시행규칙 제45조 본인으로부터 징수할 수 있는 경비
> 본인이나 보호자로부터 징수할 수 있는 경비
> → 진찰비, 치료비, 검사료, 수술비, 입원료, 그 밖에 진료에 든 경비

외국인의 비용 부담(제69조의2)

질병관리청장은 국제관례 또는 상호주의 원칙 등을 고려하여 외국인인 감염병환자등 및 감염병의심자에 대한 다음 각 호의 경비를 본인에게 전부 또는 일부 부담하게 할 수 있음. 다만, 국내에서 감염병에 감염된 것으로 확인된 외국인에 대해서는 그러하지 아니함

1. 제41조에 따른 치료비
2. 제42조에 따른 조사・진찰・치료・입원 및 격리에 드는 경비

손실보상(제70조)

① 보건복지부장관, 시・도지사 및 시장・군수・구청장은 다음 각 호의 어느 하나에 해당하는 손실을 입은 자에게 손실보상심의위원회의 심의・의결에 따라 그 손실을 보상하여야 함

1. 제36조 및 37조에 따른 감염병관리기관의 지정 또는 격리소 등의 설치・운영으로 발생한 손실

1의2. 제39조의3에 따른 감염병의심자 격리시설의 설치・운영으로 발생한 손실

2. 감염병환자, 감염병의사환자 등을 진료한 의료기관의 손실
3. 의료기관의 폐쇄 또는 업무 정지 등으로 의료기관에 발생한 손실
4. 제47조제1호, 제4호 및 제5호, 제48조제1항, 제49조제1항제4호, 제6호~제10호, 제12호, 제12호의2 및 제13호에 따른 조치로 인하여 발생한 손실
5. 감염병환자등이 발생・경유하거나 질병관리청장, 시・도지사 또는 시장・군수・구청장이 그 사실을 공개하여 발생한 「국민건강보험법」 제42조에 따른 요양기관의 손실로서 제1호~제4호의 손실에 준하고, 제70조의2에 따른 손실보상심의위원회가 심의・의결하는 손실

② 손실보상금을 받으려는 자는 보건복지부령으로 정하는 바에 따라 손실보상 청구서에 관

련 서류를 첨부하여 보건복지부장관, 시・도지사 또는 시장・군수・구청장에게 청구

시행규칙 제46조 손실보상 청구

① 손실보상을 청구하려는 자는 손실보상청구서(전자문서로 된 청구서 포함)에 손실을 증명하는 서류(전자문서로 된 서류 포함)를 첨부하여 보건복지부장관, 시・도지사 또는 시장・군수・구청장에게 제출

② 제1항에 따른 청구서를 받은 보건복지부장관, 시・도지사 또는 시장・군수・구청장은 제출 서류에 흠결이 있거나 사실 확인 등이 필요한 경우에는 추가 자료의 제출을 요청할 수 있음

③ 제1항 및 제2항에서 정한 사항 외에 손실보상 청구방법 및 청구절차에 필요한 세부사항은 보건복지부장관이 정하여 고시

③ 보상액을 산정함에 있어 손실을 입은 자가 이 법 또는 관련 법령에 따른 조치의무를 위반하여 그 손실을 발생시켰거나 확대시킨 경우에는 보상금을 지급하지 아니하거나 보상금을 감액하여 지급할 수 있음

④ 보상의 대상・범위와 보상액의 산정, 지급 제외 및 감액의 기준 등에 관하여 필요한 사항은 대통령령으로 정함

시행령 제28조 손실보상의 대상 및 범위 등

① 법 제70조제1항에 따른 손실보상의 대상 및 범위 : 별표 2의2 참조

② 손실보상심의위원회(이하 "심의위원회")는 손실보상액을 산정하기 위하여 필요한 경우에는 관계 분야의 전문기관이나 전문가로 하여금 손실 항목에 대한 감정, 평가 또는 조사 등을 하게 할 수 있음

③ 심의위원회는 법 제70조제1항제1호~제3호의 손실에 대하여 보상금을 산정하는 경우에는 해당 의료기관의 연평균수입 및 영업이익 등을 고려

시행령 제28조의2 손실보상금의 지급제외 및 감액기준

① 법 제70조제3항에 따라 법 또는 관련 법령에 따른 조치의무를 위반하여 손실보상금을 지급하지 않거나 손실보상금을 감액하여 지급할 수 있는 위반행위의 종류

1. 법 제11조에 따른 보고・신고를 게을리하거나 방해한 경우 또는 거짓으로 보고・신고한 경우
2. 법 제12조에 따른 신고의무를 게을리하거나 같은 조 제1항 각 호에 따른 신고의무자의 신고를 방해한 경우
3. 법 제18조제3항에 따른 역학조사 시 금지행위를 한 경우
4. 법 제36조제3항 또는 제37조제2항에 따른 감염병관리시설을 설치하지 않은 경우
5. 법 제60조제4항에 따른 협조의무를 위반한 경우
6. 「의료법」 제59조제1항에 따른 지도와 명령을 위반한 경우
7. 그 밖에 법령상의 조치의무로서 보건복지부장관이 특히 중요하다고 인정하여 고시하는 조치의무를 위반한 경우

② 손실보상금을 지급하지 아니하거나 감액을 하는 경우에는 제1항 각 호의 위반행위가 그 손실의 발생 또는 확대에 직접적으로 관련되는지 여부와 중대한 원인인지의 여부를 기준으로 함

③ 심의위원회는 제2항에 따라 제1항 각 호의 위반행위와 손실 발생 또는 손실 확대와의 인과관계를 인정하는 경우에는 해당 위반행위의 동기, 경위, 성격 및 유형 등을 종합적으로 고려하여야 함
④ 손실보상금 지급제외 및 감액기준 등에 필요한 세부사항은 보건복지부장관이 정하여 고시

손실보상심의위원회(제70조의2)

① 손실보상에 관한 사항을 심의・의결하기 위하여 보건복지부 및 시・도에 손실보상심의위원회(이하 "심의위원회")를 둠
② 위원회는 위원장 2인을 포함한 20인 이내의 위원으로 구성하되, 보건복지부에 설치된 심의위원회의 위원장은 보건복지부차관과 민간위원이 공동으로 되며, 시・도에 설치된 심의위원회의 위원장은 부시장 또는 부지사와 민간위원이 공동으로 됨
③ 심의위원회 위원은 관련 분야에 대한 학식과 경험이 풍부한 사람과 관계 공무원 중에서 대통령령으로 정하는 바에 따라 보건복지부장관 또는 시・도지사가 임명하거나 위촉
④ 심의위원회는 심의・의결을 위하여 필요한 경우 관계자에게 출석 또는 자료의 제출 등을 요구할 수 있음
⑤ 그 밖의 심의위원회의 구성과 운영 등에 관하여 필요한 사항은 대통령령으로 정함

시행령 제28조의3 손실보상심의위원회의 구성 및 운영

① 보건복지부에 두는 심의위원회의 위원은 보건복지부장관이 성별을 고려하여 다음 각 호의 사람 중에서 임명하거나 위촉
1. 의료인 단체 및 의료기관 단체와 대한약사회 및 대한한약사회에서 추천하는 사람
2. 비영리민간단체로서 보건의료분야와 밀접한 관련이 있다고 보건복지부장관이 인정하는 단체에서 추천하는 사람
3. 국민건강보험공단의 이사장 또는 건강보험심사평가원의 원장이 추천하는 사람
4. 대학의 보건의료 관련 학과에서 부교수 이상 또는 이에 상당하는 직위에 재직 중이거나 재직하였던 사람
5. 감염병 예방 및 관리에 관한 전문지식과 경험이 풍부한 사람
6. 손실보상에 관한 전문지식과 경험이 풍부한 사람
7. 보건의료 정책을 담당하는 고위공무원단에 속하는 공무원

② 위촉위원의 임기 : 3년(다만, 위원의 해촉 등으로 인하여 새로 위촉된 위원의 임기는 전임 위원 임기의 남은 기간으로 함)
③ 보건복지부장관은 심의위원회의 위촉위원이 다음 각 호의 어느 하나에 해당하는 경우에는 해당 위촉위원을 해촉할 수 있음
1. 심신장애로 인하여 직무를 수행할 수 없게 된 경우
2. 직무와 관련된 비위사실이 있는 경우
3. 직무태만, 품위손상이나 그 밖의 사유로 인하여 위원으로 적합하지 아니하다고 인정되는 경우
4. 위원 스스로 직무를 수행하는 것이 곤란하다고 의사를 밝히는 경우

④ 심의위원회의 위원장은 심의위원회를 대표하고, 심의위원회의 업무를 총괄함
⑤ 심의위원회의 회의는 재적위원 과반수의 요구가 있거나 심의위원회의 위원장이 필요하다고 인정할 때에 소집하고, 심의위원회의 위원장이 그 의장이 됨
⑥ 심의위원회의 회의는 재적위원 과반수의 출석으로 개의(開議), 출석위원 과반수의 찬성으로 의결
⑦ 심의위원회는 업무를 효율적으로 수행하기 위하여 심의위원회에 관계 분야의 전문가로 구성되는 전문위원회를 둘 수 있음
⑧ 제1항~제7항에서 규정한 사항 외에 심의위원회 및 전문위원회의 구성·운영 등에 필요한 사항은 심의위원회의 의결을 거쳐 심의위원회의 위원장이 정함
⑨ 법 제70조의2제1항에 따라 시·도에 두는 심의위원회의 구성·운영 등에 관하여는 제1항~제8항을 준용(이 경우 "보건복지부장관"은 "시·도지사"로 봄)

보건의료인력 등에 대한 재정적 지원(제70조의3)

① 질병관리청장, 시·도지사 및 시장·군수·구청장은 감염병의 발생 감시, 예방·관리 및 역학조사업무에 조력한 의료인, 의료기관 개설자 또는 약사에 대하여 예산의 범위에서 재정적 지원을 할 수 있음

시행령 제28조의4 보건의료인력 등에 대한 지원 등
① 질병관리청장, 시·도지사 또는 시장·군수·구청장은 감염병의 발생 감시, 예방·관리 또는 역학조사업무에 조력한 의료인, 의료기관 개설자 또는 약사에게 수당 및 여비 등의 비용을 지원할 수 있음
② 질병관리청장, 시·도지사 및 시장·군수·구청장은 감염병의 발생 감시, 예방·방역·검사·치료·관리 및 역학조사 업무에 조력한 보건의료인력 및 보건의료기관 종사자에게 수당 및 여비 등의 비용을 지원할 수 있음
③ 제1항 또는 제2항에 따른 지원을 받으려는 자는 감염병의 발생 감시, 예방·방역·검사·치료·관리 및 역학조사업무에 조력한 사실을 증명하는 자료를 첨부하여 질병관리청장, 시·도지사 또는 시장·군수·구청장에게 신청
④ 제3항에 따른 지원 신청을 받은 질병관리청장, 시·도지사 또는 시장·군수·구청장은 지원여부, 지원항목 및 지원금액 등을 결정하고, 그 사실을 신청인에게 알려야 함

② 질병관리청장, 시·도지사 및 시장·군수·구청장은 감염병 확산으로 인하여 「재난 및 안전관리 기본법」 제38조제2항에 따른 심각 단계 이상의 위기경보가 발령되는 경우 이 법에 따른 감염병의 발생 감시, 예방·방역·검사·치료·관리 및 역학조사 업무에 조력한 보건의료인력 및 보건의료기관 종사자(「보건의료인력지원법」 제2조제3호에 따른 보건의료인력 및 같은 조 제4호에 따른 보건의료기관 종사자)에 대하여 예산의 범위에서 재정적 지원을 할 수 있음

③ 제1항 및 제2항에 따른 지원 내용, 절차, 방법 등 지원에 필요한 사항은 대통령령으로

정함

감염병환자등에 대한 생활지원(제70조의4)

① 질병관리청장, 시・도지사 및 시장・군수・구청장은 입원 또는 격리된 사람에 대하여 예산의 범위에서 치료비, 생활지원 및 그 밖의 재정적 지원을 할 수 있음

② 시・도지사 및 시장・군수・구청장은 제1항에 따른 사람 및 제70조의3제1항에 따른 의료인이 입원 또는 격리조치, 감염병의 발생 감시, 예방・관리 및 역학조사업무에 조력 등으로 자녀에 대한 돌봄 공백이 발생한 경우 아이돌봄서비스를 제공하는 등 필요한 조치를 하여야 함

③ 제1항 및 제2항에 따른 지원・제공을 위하여 필요한 사항은 대통령령으로 정함

> **시행령** 제28조의5 감염병환자등에 대한 생활지원 등
> 질병관리청장, 시・도지사 또는 시장・군수・구청장은 다음 각 호의 지원을 할 수 있음(다만, 유급휴가를 받은 경우에는 제2호에 따른 지원을 하지 아니함)
> 1. 치료비 및 입원비 : 본인이 부담하는 치료비 및 입원비. 다만, 「국민건강보험법」에 따른 요양급여의 대상에서 제외되는 비용 등 질병관리청장이 정하는 비용은 제외
> 2. 생활지원비 : 질병관리청장이 기획재정부장관과 협의하여 고시하는 금액

손실보상금의 긴급지원(제70조의5)

보건복지부장관, 시・도지사 및 시장・군수・구청장은 심의위원회의 심의・의결에 따라 제70조제1항 각 호의 어느 하나에 해당하는 손실을 입은 자로서 경제적 어려움으로 자금의 긴급한 지원이 필요한 자에게 제70조제1항에 따른 손실보상금의 일부를 우선 지급할 수 있음

심리지원(제70조의6)

① 보건복지부장관, 시・도지사 또는 시장・군수・구청장은 감염병환자등과 그 가족, 감염병의심자, 감염병 대응 의료인, 그 밖의 현장대응인력에 대하여 「정신건강증진 및 정신질환자 복지서비스 지원에 관한 법률」 제15조의2에 따른 심리지원(이하"심리지원")을 할 수 있음

② 보건복지부장관, 시・도지사 또는 시장・군수・구청장은 심리지원을 「정신건강증진 및 정신질환자 복지서비스 지원에 관한 법률」 제15조의2에 따른 국가트라우마센터 또는 대통령령으로 정하는 관계 전문기관에 위임 또는 위탁할 수 있음

③ 제1항에 따른 현장대응인력의 범위와 제1항 및 제2항에 따른 심리지원에 관하여 필요한 사항은 대통령령으로 정함

시행령 제28조의6 심리지원의 대상 등

① 법 제70조의6제1항에 따라 「정신건강증진 및 정신질환자 복지서비스 지원에 관한 법률」 제15조의2제1항에 따른 심리지원(이하 "심리지원")을 받을 수 있는 현장대응인력의 범위는 다음 각 호와 같음
   1. 감염병 유행기간 중 동원된 의료업자 및 의료관계요원
   2. 방역관
   3. 역학조사관 및 수습역학조사관
   4. 그 밖에 감염병의 예방 또는 관리 업무를 담당하는 사람으로서 심리지원을 받을 필요가 있다고 보건복지부장관이 인정하는 사람

② 보건복지부장관, 시·도지사 또는 시장·군수·구청장은 심리지원에 관한 권한 또는 업무를 다음 각 호의 기관에 위임하거나 위탁할 수 있음

② 보건복지부장관, 시·도지사 또는 시장·군수·구청장은 심리지원에 관한 권한 또는 업무를 다음 각 호의 기관에 위임하거나 위탁할 수 있음
   1. 「정신건강증진 및 정신질환자 복지서비스 지원에 관한 법률」 제3조제3호에 따른 정신건강복지센터
   2. 「정신건강증진 및 정신질환자 복지서비스 지원에 관한 법률」 제3조제5호에 따른 정신의료기관
   3. 「정신건강증진 및 정신질환자 복지서비스 지원에 관한 법률」 제15조의2에 따른 국가트라우마센터
   4. 그 밖에 보건복지부장관이 심리지원에 관한 전문성이 있다고 인정하는 기관

③ 보건복지부장관, 시·도지사 또는 시장·군수·구청장은 제2항에 따라 심리지원에 관한 권한 또는 업무를 위임하거나 위탁한 경우에는 다음 각 호의 사항을 고시해야 함
   1. 위임받거나 위탁받은 기관
   2. 위임 또는 위탁한 내용

예방접종 등에 따른 피해의 국가보상(제71조)

① 국가는 제24조(필수예방접종) 및 제25조(임시예방접종)에 따라 예방접종을 받은 사람 또는 제40조제2항에 따라 생산된 예방·치료 의약품을 투여받은 사람이 그 예방접종 또는 예방·치료 의약품으로 인하여 질병에 걸리거나 장애인이 되거나 사망하였을 때에는 대통령령으로 정하는 기준과 절차에 따라 다음 각 호의 구분에 따른 보상
   1. 질병으로 진료를 받은 사람 : 진료비 전액 및 정액 간병비
   2. 장애인이 된 사람 : 일시보상금
   3. 사망한 사람 : 대통령령으로 정하는 유족에 대한 일시보상금 및 장제비

시행령 제29조 예방접종 등에 따른 피해의 보상 기준

1. 진료비:
   가. 지급 기준: 예방접종피해로 발생한 질병의 진료비 중 「국민건강보험법」에 따라 보험자가 부담하거나 지급한 금액을 제외한 잔액 또는 「의료급여법」에 따라 의료급여기금이 부담한 금액을 제외한 잔액. 다만, 제3호에 따른 일시보상금을 지급받은 경우에는 진료비를 지급하지 않음
   나. 신청기한: 해당 예방접종피해가 발생한 날부터 5년 이내
2. 간병비 : 입원진료의 경우에 한정하여 1일당 5만원
3. 장애인이 된 사람에 대한 일시보상금 :
   가. 지급 기준
      1) 「장애인복지법」에 따른 장애인 중 장애의 정도가 심한 장애인: 사망한 사람에 대한 일시보상금의 100분의 100
      2) 「장애인복지법」에 따른 장애인 중 장애의 정도가 심하지 않은 장애인: 사망한 사람에 대한 일시보상금의 100분의 55
      3) 1) 및 2) 외의 장애인으로서 「국민연금법」, 「공무원연금법」, 「공무원 재해보상법」 및 「산업재해보상보험법」 등 질병관리청장이 정하여 고시하는 법률에서 정한 장애 등급이나 장해등급에 해당하는 장애인: 사망한 사람에 대한 일시보상금의 100분의 20 범위에서 해당 장애 등급이나 장해 등급의 기준별로 질병관리청장이 정하여 고시하는 금액
   나. 신청기한: 장애진단을 받은 날부터 5년 이내
4. 사망한 사람에 대한 일시보상금
   가. 지급 기준: 사망 당시의 「최저임금법」에 따른 월 최저임금액에 240을 곱한 금액에 상당하는 금액
   나. 신청기한: 사망한 날부터 5년 이내
5. 장제비: 30만원

시행령 제30조 예방접종 등에 따른 피해의 보상대상자

① 보상을 받을 수 있는 사람은 다음 각 호의 구분에 따름
   1. 질병으로 진료를 받은 사람, 장애인이 된 사람의 경우(법 제71조제1항제1호 및 제2호): 본인
   2. 사망한 사람의 경우(법 제71조제1항제3호): 유족 중 우선순위자
② "대통령령으로 정하는 유족"이란 배우자(사실상 혼인관계에 있는 사람 포함), 자녀, 부모, 손자·손녀, 조부모, 형제자매를 말함
③ 유족의 순위는 제2항에 열거한 순위에 따르되, 행방불명 등으로 지급이 어려운 사람은 제외하며, 우선순위의 유족이 2명 이상일 때에는 사망한 사람에 대한 일시보상금을 균등하게 배분

시행령 제31조 예방접종 등에 따른 피해의 보상 절차

① 법 제71조제1항에 따라 보상을 받으려는 사람은 보건복지부령으로 정하는 바에 따라 보상청구서에 피해에 관한 증명서류를 첨부하여 관할 특별자치시장·특별자치도지사 또는 시장·군수·구청장에게 제출
② 시장·군수·구청장은 받은 서류(이하 "피해보상청구서류")를 시·도지사에게 제출하고, 시·도지사와 제1항에 따라 피해보상청구서류를 받은 특별자치시장·특별자치도지사는 지체 없이

예방접종으로 인한 피해에 관한 기초조사를 한 후 피해보상청구서류에 기초조사 결과 및 의견서를 첨부하여 질병관리청장에게 제출
③ 질병관리청장은 예방접종피해보상 전문위원회의 의견을 들어 보상 여부를 결정한 후 그 사실을 시·도지사에게 통보, 시·도지사(특별자치시장·특별자치도지사는 제외)는 시장·군수·구청장에게 통보. 이 경우 통보를 받은 특별자치시장·특별자치도지사 또는 시장·군수·구청장은 제1항에 따라 보상을 받으려는 사람에게 결정 내용을 통보
④ 질병관리청장은 보상을 하기로 결정한 사람에 대하여 제29조의 보상 기준에 따른 보상금을 지급
⑤ 이 영에서 규정한 사항 외에 예방접종으로 인한 피해보상 심의의 절차 및 방법에 관하여 필요한 사항은 질병관리청장이 정함

② 보상받을 수 있는 질병, 장애 또는 사망은 예방접종약품의 이상이나 예방접종 행위자 및 예방·치료 의약품 투여자 등의 과실 유무에 관계없이 해당 예방접종 또는 예방·치료 의약품을 투여받은 것으로 인하여 발생한 피해로서 질병관리청장이 인정하는 경우로 함
③ 질병관리청장은 보상청구가 있은 날부터 120일 이내에 질병, 장애 또는 사망에 해당하는지를 결정(이 경우 미리 위원회의 의견을 들어야 함)
④ 제1항에 따른 보상의 청구, 제3항에 따른 결정의 방법과 절차 등에 관하여 필요한 사항은 대통령령으로 정함

시행규칙 제47조 보상의 신청 등

① 법 제71조제1항 및 영 제31조제1항에 따라 진료비 및 간병비를 신청하려는 사람은 진료비 및 간병비 신청서에 다음 각 호의 서류를 첨부하여 관할 특별자치시장·특별자치도지사 또는 시장·군수·구청장에게 제출. 이 경우 특별자치시장·특별자치도지사 또는 시장·군수·구청장은 「전자정부법」 제36조제1항에 따른 행정정보의 공동이용을 통하여 주민등록표 등본 또는 가족관계증명서를 확인하여야 하며, 신청인이 확인에 동의하지 않는 경우에는 이를 첨부하도록 하여야 함
1. 별지 제33호서식의 진료확인서 1부
2. 신청인과 본인과의 관계를 증명하는 서류 1부(주민등록표 등본 또는 가족관계증명서로 신청인과 본인의 관계를 증명할 수 없는 경우만 해당)

② 일시보상금 및 장제비를 신청하려는 사람은 일시보상금 및 장제비 신청서에 다음 각 호의 서류를 첨부하여 관할 특별자치시장·특별자치도지사 또는 시장·군수·구청장에게 제출. 이 경우 특별자치시장·특별자치도지사 또는 시장·군수·구청장은 행정정보의 공동이용을 통하여 주민등록표 등본 또는 가족관계증명서를 확인하여야 하며, 신청인이 확인에 동의하지 않는 경우에는 이를 첨부하도록 하여야 함
1. 사망 일시보상금 및 장제비의 경우
   가. 사망진단서
   나. 부검소견서(다만, 다음의 어느 하나에 해당하는 경우는 제외)
      1) 시신 화장 등으로 인하여 부검을 실시할 수 없는 경우
      2) 질병관리청장이 역학조사 등을 실시하여 예방접종으로 인한 사망임을 인정한 경우로서 특별자치시장·특별자치도지사, 시장·군수·구청장 또는 신청인이 이에 관한 통지를 받은 경우

다. 보상금 신청인이 유족임을 증명하는 서류(주민등록표 등본 또는 가족관계증명서로 유족임을 증명할 수 없는 경우만 해당)
2. 장애인 일시보상금의 경우
가. 의료기관이 발행한 진단서
나. 보상금 신청인과 본인의 관계를 증명하는 서류(주민등록표 등본 또는 가족관계증명서로 신청인과 본인의 관계를 증명할 수 없는 경우만 해당)

손해배상청구권과의 관계 등(제72조)

① 국가는 예방접종약품의 이상이나 예방접종 행위자, 예방·치료 의약품의 투여자 등 제3자의 고의 또는 과실로 인하여 제71조에 따른 피해보상을 하였을 때에는 보상액의 범위에서 보상을 받은 사람이 제3자에 대하여 가지는 손해배상청구권을 대위함

② 예방접종을 받은 자, 예방·치료 의약품을 투여받은 자 또는 제71조제1항제3호에 따른 사망한 사람에 따른 유족이 제3자로부터 손해배상을 받았을 때에는 국가는 그 배상액의 범위에서 보상금을 지급하지 아니하며, 보상금을 잘못 지급하였을 때에는 해당 금액을 국세 징수의 예에 따라 징수할 수 있음

손해배상청구권(제72조의2)

보건복지부장관, 질병관리청장, 시·도지사 및 시장·군수·구청장은 이 법을 위반하여 감염병을 확산시키거나 확산 위험성을 증대시킨 자에 대하여 입원치료비, 격리비, 진단검사비, 손실보상금 등 이 법에 따른 예방 및 관리 등을 위하여 지출된 비용에 대해 손해배상을 청구할 권리를 갖음

국가보상을 받을 권리의 양도 등 금지(제73조)

제70조 및 제71조에 따라 보상받을 권리는 양도하거나 압류할 수 없음

제11장
보 칙

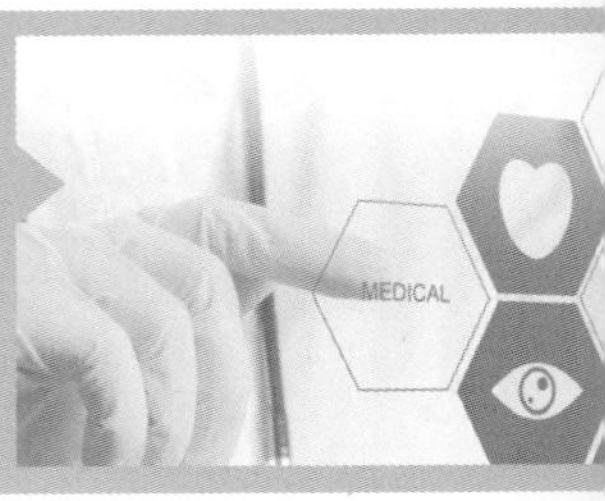

비밀누설의 금지(제74조)

건강진단, 입원치료, 진단 등 감염병 관련 업무에 종사하는 자 또는 종사하였던 자는 그 업무상 알게 된 비밀을 다른 사람에게 누설하거나 업무목적 외의 용도로 사용하여서는 아니 됨

자료의 제공 요청 및 검사(제74조의2)

① 질병관리청장, 시・도지사 또는 시장・군수・구청장은 감염병관리기관의 장 등에게 감염병관리시설, 제37조에 따른 격리소・요양소 또는 진료소, 제39조의3에 따른 감염병의심자 격리시설의 설치 및 운영에 관한 자료의 제공을 요청할 수 있으며, 소속 공무원으로 하여금 해당 시설에 출입하여 관계 서류나 시설・장비 등을 검사하게 하거나 관계인에게 질문을 하게 할 수 있음

② 출입・검사를 행하는 공무원은 그 권한을 표시하는 증표를 지니고 이를 관계인에게 제시하여야 함

청문(제75조)

시・도지사 또는 시장・군수・구청장은 다음 각 호의 어느 하나에 해당하는 처분을 하려면 청문을 실시하여야 함

1. 제49조제3항에 따른 장소나 시설의 폐쇄 명령
2. 제59조제1항에 따른 영업소의 폐쇄 명령

위임 및 위탁(제76조)

① 보건복지부장관의 권한 또는 업무는 대통령령으로 정하는 바에 따라 그 일부를 질병관리청장 또는 시・도지사에게 위임하거나 관련 기관 또는 관련 단체에 위탁할 수 있음

② 이 법에 따른 질병관리청장의 권한 또는 업무는 대통령령으로 정하는 바에 따라 그 일부

를 시・도지사에게 위임하거나 관련 기관 또는 관련 단체에 위탁할 수 있음

시행령 제32조 권한의 위임 및 업무의 위탁

① 보건복지부장관은 법 제76조제1항에 따라 다음 각 호의 권한을 질병관리청장에게 위임
  1. 법 제8조의2제1항・제3항 및 이 영 제1조의3에 따른 중앙감염병병원의 운영 및 지원
  2. 법 제8조의3 및 이 영 제1조의5에 따른 내성균 관리대책의 수립・추진
  3. 법 제8조의4에 따른 의견 청취 및 자료 제출 요청 등 협조 요청

② 보건복지부장관은 법 제76조제1항에 따라 법 제70조에 따른 업무를 다음 각 호의 어느 하나에 해당하는 자에게 위탁할 수 있음
  1. 「고등교육법」 제2조에 따른 학교
  2. 「공공기관의 운영에 관한 법률」 제4조에 따른 공공기관
  3. 「민법」 또는 다른 법률에 따라 설립된 비영리법인으로서 감염병의 예방 및 관리와 관련된 업무를 수행하는 법인
  4. 「정부출연연구기관 등의 설립・운영 및 육성에 관한 법률」에 따른 정부출연연구기관
  5. 그 밖에 감염병의 예방 및 관리 업무에 전문성이 있다고 보건복지부장관이 인정하는 기관 또는 단체

③ 질병관리청장은 법 제76조제2항에 따라 법 제71조제2항・제3항 및 이 영 제31조제3항・제4항에 따른 보상(법 제71조제1항제1호 및 이 영 제29조제1호가목에 따라 보상금으로 지급받을 수 있는 진료비가 30만원 미만인 보상으로 한정)의 결정 및 지급 권한을 시・도지사에게 위임

④ 질병관리청장은 법 제76조제2항에 따라 법 제4조제2항제4호부터 제9호까지・제14호부터 제17호까지, 제16조의2제2항, 제29조제1호, 제41조제3항, 제41조의2제3항, 제70조의3제1항・제2항, 제70조의4제1항 및 제71조제2항・제3항에 따른 업무의 전부 또는 일부를 다음 각 호의 어느 하나에 해당하는 자에게 위탁할 수 있음
  1. 「고등교육법」 제2조에 따른 학교
  2. 「공공기관의 운영에 관한 법률」 제4조에 따른 공공기관
  3. 「민법」 또는 다른 법률에 따라 설립된 비영리법인으로서 감염병의 예방 및 관리와 관련된 업무를 수행하는 법인
  4. 「정부출연연구기관 등의 설립・운영 및 육성에 관한 법률」에 따른 정부출연연구기관
  5. 그 밖에 질병관리청장이 감염병의 예방 및 관리 업무에 전문성이 있다고 인정하는 기관 또는 단체

⑤ 보건복지부장관 및 질병관리청장은 제2항 및 제4항에 따라 업무를 위탁하는 경우 위탁받는 기관 및 위탁업무의 내용 고시

정보 제공 요청 및 정보 확인 등(제76조의2)

① 질병관리청장 또는 시・도지사는 감염병 예방・관리 및 감염 전파의 차단을 위하여 필요한 경우 관계 중앙행정기관(그 소속기관 및 책임운영기관 포함)의 장, 지방자치단체의 장(교육감 포함), 「공공기관의 운영에 관한 법률」 제4조에 따른 공공기관, 의료기관 및 약국, 법인・단체・개인에 대하여 감염병환자등, 감염병의심자 및 예방접종을 받은 자에

관한 다음 각 호의 정보 제공을 요청할 수 있으며, 요청을 받은 자는 이에 따라야 함

1. 성명, 주민등록번호, 주소 및 전화번호(휴대전화번호 포함) 등 인적사항
2. 처방전 및 진료기록부등
3. 「국민건강보험법」 제5조에 따른 가입자 및 피부양자 또는 「의료급여법」 제3조에 따른 수급권자에 관한 정보 중 장애중증도, 장애유형, 소득분위 등 감염병 예방·관리를 위하여 필요한 정보로서 대통령령으로 정하는 정보
4. 진료이력, 투약정보, 상병내역 등 「국민건강보험법」 제47조에 따른 요양급여비용의 청구와 지급에 관한 정보 및 「의료급여법」 제11조에 따른 급여비용의 청구와 지급에 관한 정보로서 대통령령으로 정하는 정보
5. 질병관리청장이 정하는 기간의 출입국관리기록
6. 그 밖에 이동경로를 파악하기 위하여 대통령령으로 정하는 정보

시행령 제32조의2 제공 요청할 수 있는 정보

① 법 제76조의2제1항제3호에서 "대통령령으로 정하는 정보"
1. 「국민건강보험법」 제5조에 따른 가입자 및 피부양자에 관한 정보 중 장애중증도, 장애유형, 소득분위 및 사업장 정보
2. 「의료급여법」 제3조에 따른 수급권자에 관한 정보 중 장애중증도, 장애유형 및 소득분위 정보
3. 그 밖에 제1호 또는 제2호에 준하는 것으로서 질병관리청장이 감염병 예방·관리 및 감염 전파의 차단을 위하여 필요하다고 정하여 고시하는 정보

② 법 제76조의2제1항제4호에서 "대통령령으로 정하는 정보"
1. 「국민건강보험법」 제47조에 따른 요양급여비용의 청구와 지급에 관한 정보 중 진료이력, 투약정보, 상병내역 및 요양기관 정보
2. 「의료급여법」 제11조에 따른 급여비용의 청구와 지급에 관한 정보 중 진료이력, 투약정보, 상병내역 및 의료급여기관 정보
3. 그 밖에 제1호 또는 제2호에 준하는 것으로서 질병관리청장이 감염병 예방·관리 및 감염 전파의 차단을 위하여 필요하다고 정하여 고시하는 정보

③ 법 제76조의2제1항제6호에서 "대통령령으로 정하는 정보"
1. 「여신전문금융업법」 제2조제3호·제6호 및 제8호에 따른 신용카드·직불카드·선불카드 사용명세
2. 「대중교통의 육성 및 이용촉진에 관한 법률」 제10조의2제1항에 따른 교통카드 사용명세
3. 「개인정보 보호법」 제2조제7호에 따른 고정형 영상정보처리기기를 통하여 수집된 영상정보

② 질병관리청장, 시·도지사 또는 시장·군수·구청장은 감염병 예방·관리 및 감염 전파의 차단을 위하여 필요한 경우 감염병환자등 및 감염병의심자의 위치정보를 경찰청, 시·도경찰청 및 경찰서(이하 이 조에서 "경찰관서")의 장에게 요청할 수 있음. 이 경우 질병관리청장, 시·도지사 또는 시장·군수·구청장의 요청을 받은 경찰관서의 장은 「위치

정보의 보호 및 이용 등에 관한 법률」 제15조 및 「통신비밀보호법」 제3조에도 불구하고 「위치정보의 보호 및 이용 등에 관한 법률」 제5조제7항에 따른 개인위치정보사업자, 「전기통신사업법」 제2조제8호에 따른 전기통신사업자에게 감염병환자등 및 감염병의심자의 위치정보를 요청할 수 있고, 요청을 받은 위치정보사업자와 전기통신사업자는 정당한 사유가 없으면 이에 따라야 함

③ 질병관리청장은 수집한 정보를 관련 중앙행정기관의 장, 지방자치단체의 장, 국민건강보험공단 이사장, 건강보험심사평가원 원장, 「보건의료기본법」 제3조제4호의 보건의료기관(이하 "보건의료기관") 및 그 밖의 단체 등에게 제공할 수 있음. 이 경우 보건의료기관 등에 제공하는 정보는 감염병 예방·관리 및 감염 전파의 차단을 위하여 해당 기관의 업무에 관련된 정보로 한정

④ 질병관리청장은 감염병 예방·관리 및 감염 전파의 차단을 위하여 필요한 경우 제3항 전단에도 불구하고 다음 각 호의 정보시스템을 활용하여 보건의료기관에 제1항제5호에 따른 정보 및 같은 항 제6호에 따른 이동경로 정보를 제공하여야 함. 이 경우 보건의료기관에 제공하는 정보는 해당 기관의 업무에 관련된 정보로 한정

1. 국민건강보험공단의 정보시스템
2. 건강보험심사평가원의 정보시스템
3. 감염병의 국내 유입 및 확산 방지를 위하여 질병관리청장이 필요하다고 인정하여 지정하는 기관의 정보시스템

⑤ 의료인, 약사 및 보건의료기관의 장은 의료행위를 하거나 의약품을 처방·조제하는 경우 제4항 각 호의 어느 하나에 해당하는 정보시스템을 통하여 같은 항에 따라 제공된 정보를 확인하여야 함

⑥ 제3항 및 제4항에 따라 정보를 제공받은 자는 이 법에 따른 감염병 관련 업무 이외의 목적으로 정보를 사용할 수 없으며, 업무 종료 시 지체 없이 파기하고 질병관리청장에게 통보하여야 함

⑦ 질병관리청장, 시·도지사 또는 시장·군수·구청장은 제1항 및 제2항에 따라 수집된 정보의 주체(이하 "정보주체")에게 다음 각 호의 사실을 통지

1. 감염병 예방·관리 및 감염 전파의 차단을 위하여 필요한 정보가 수집되었다는 사실
2. 제1호의 정보가 다른 기관에 제공되었을 경우 그 사실
3. 제2호의 경우에도 이 법에 따른 감염병 관련 업무 이외의 목적으로 정보를 사용할 수 없으며, 업무 종료 시 지체 없이 파기된다는 사실

⑧ 제3항 및 제4항에 따라 정보를 제공받은 자가 이 법의 규정을 위반하여 해당 정보를 처리한 경우에는 「개인정보 보호법」에 따름

⑨ 제3항에 따른 정보 제공의 대상・범위 및 제7항에 따른 통지의 방법 등에 관하여 필요한 사항은 보건복지부령으로 정함

> **시행규칙** 제47조의2 감염병 차단을 위한 정보 제공 대상 등
>
> ① 질병관리청장은 법 제76조의2제3항에 따라 다음 각 호의 대상에게 법 제76조의2제1항 및 제2항에 따라 수집한 정보 제공
> 1. 중앙행정기관의 장
> 2. 지방자치단체의 장
> 3. 국민건강보험공단 이사장
> 4. 건강보험심사평가원 원장
> 5. 「보건의료기본법」 제3조제4호에 따른 보건의료기관
> 6. 「의료법」 제28조에 따른 의료인 단체 및 「약사법」 제11조에 따른 약사회
> 7. 「의료법」 제52조에 따른 의료기관 단체
>
> ② 질병관리청장은 제1항에 따라 정보를 제공하는 경우에 다음 각 호의 정보시스템 활용
> 1. 국민건강보험공단의 정보시스템
> 2. 건강보험심사평가원의 정보시스템
> 3. 그 밖에 감염병 예방 및 감염 전파의 차단을 위하여 질병관리청장이 필요하다고 인정하여 지정하는 기관의 정보시스템
>
> ③ 법 제76조의2제6항에 따른 정보의 파기 결과 통보는 서면으로 해야 함
>
> ④ 법 제76조의2제7항에 따른 통지는 전자우편・서면・팩스・전화 또는 이와 유사한 방법 중 어느 하나의 방법으로 해야 함

개인정보처리 보고서 작성 및 공개(제76조의3)

① 질병관리청장은 정보주체에 대한 통지 등 개인정보처리에 관한 보고서(이하 "개인정보처리 보고서")를 매년 작성하여야 함

② 시・도지사 또는 시장・군수・구청장은 정보주체에 대한 통지 관련 자료를 질병관리청장에게 제출

③ 질병관리청장은 제1항에 따라 작성된 개인정보처리 보고서를 보건복지부령으로 정하는 바에 따라 다음 연도 상반기까지 질병관리청의 인터넷 홈페이지에 공개

④ 개인정보처리 보고서의 작성 및 자료제출에 필요한 사항은 보건복지부령으로 정함

감염병 정보의 분석 및 연구(제76조의4)

① 질병관리청장은 감염병 예방·관리 및 감염 전파의 차단을 위하여 필요한 경우 다음 각 호의 정보를 분석하거나 감염병 관련 연구에 이용할 수 있음

1. 제11조제5항에 따른 신고 및 제13조에 따른 보고를 통하여 수집한 정보
2. 제18조에 따른 역학조사 정보
3. 제28조의 예방접종 기록 정보
4. 제29조의 예방접종에 관한 역학조사 정보
5. 제76조의2제1항 및 제2항에 따라 제공받은 정보
6. 그 밖에 감염병 예방·관리 및 감염 전파의 차단을 위하여 필요한 정보로서 질병관리청장이 정하는 정보

② 질병관리청장이 제1항에 따라 개인정보를 이용하는 경우에는 「개인정보 보호법」 제2조제1호의2에 따른 가명처리(이하 이 조에서 "가명처리")를 하여야 함. 다만, 다음 각 호의 어느 하나에 해당하는 경우에는 그러하지 아니함

1. 병상배정 등 긴급한 조치가 필요하여 가명처리를 할 시간적 여유가 없는 경우
2. 예방접종 후 이상반응 대응, 감염병 후유증 관리, 감염취약계층 지원 등 가명처리한 개인정보로는 원활한 업무 수행이 어려운 경우

③ 제1항에 따라 개인정보를 이용하는 경우에는 그 법적 근거, 목적 및 범위 등에 관하여 필요한 사항을 「개인정보 보호법」 제18조제4항에 따라 관보 또는 인터넷 홈페이지 등에 게재하여야 함. 다만, 제2항 각 호 외의 부분 본문에 따라 가명처리하여 이용하는 경우에는 그러하지 아니함

준용규정(제76조의5)

제42조제6항은 제41조제1항, 제47조제3호, 제49조제1항제14호에 따른 입원 또는 격리에 관하여도 준용

벌칙 적용에서 공무원 의제(제76조의6)

심의위원회 위원 중 공무원이 아닌 사람은 「형법」 제127조 및 제129조~제132조까지의 규정을 적용할 때에는 공무원으로 봄

벌칙 적용에서 공무원 의제(제76조의6) 〈개정 2024.12.20.〉

다음 각 호의 어느 하나에 해당하는 사람은 「형법」 제127조 및 제129조~제132조까지의 규정을 적용할 때에는 공무원으로 봄

1. 첨단백신센터에 근무하는 임직원
2. 심의위원회 위원 중 공무원이 아닌 사람

[시행일: 2025.6.21.]

제12장 벌 칙

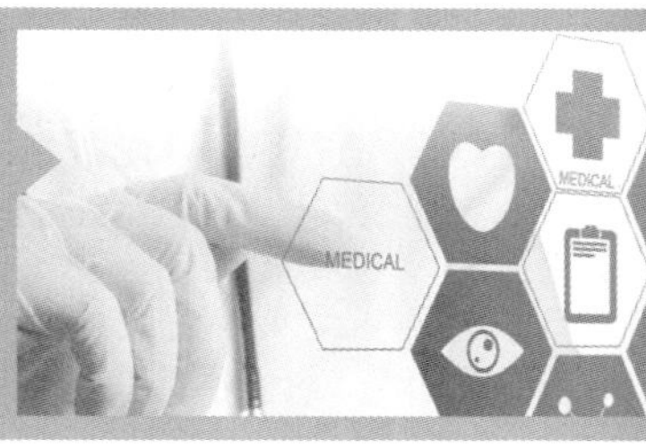

벌칙(제77조)

5년 이하의 징역 또는 5천만원 이하의 벌금

1. 제22조제1항 또는 제2항을 위반하여 고위험병원체의 반입 허가를 받지 아니하고 반입한 자
2. 제23조의3제1항을 위반하여 보유허가를 받지 아니하고 생물테러감염병병원체를 보유한 자
3. 제40조의3제1항을 위반하여 의료·방역 물품을 수출하거나 국외로 반출한 자

벌칙(제78조)

3년 이하의 징역 또는 3천만원 이하의 벌금

1. 제23조제2항에 따른 허가를 받지 아니하거나 같은 조 제3항 본문에 따른 변경허가를 받지 아니하고 고위험병원체 취급시설을 설치·운영한 자
2. 제23조의3제3항에 따른 변경허가를 받지 아니한 자
3. 제74조를 위반하여 업무상 알게 된 비밀을 누설하거나 업무목적 외의 용도로 사용한 자

벌칙(제79조)

2년 이하의 징역 또는 2천만원 이하의 벌금

1. 제18조제3항을 위반한 자
2. 제21조제1항~제3항 또는 제22조제3항에 따른 신고를 하지 아니하거나 거짓으로 신고한 자

2의2. 제21조제5항에 따른 현장조사를 정당한 사유 없이 거부·방해 또는 기피한 자

2의3. 제23조제2항에 따른 신고를 하지 아니하고 고위험병원체 취급시설을 설치·운영한 자

3. 제23조제8항에 따른 안전관리 점검을 거부·방해 또는 기피한 자

3의2. 제23조의2에 따른 고위험병원체 취급시설의 폐쇄명령 또는 운영정지명령을 위반한 자
3의3. 제49조제4항을 위반하여 정당한 사유 없이 폐쇄 명령에 따르지 아니한 자
4. 제60조제4항을 위반한 자(공무원 제외)
5. 제76조의2제6항을 위반한 자

벌칙(제79조의2)

1년 이하의 징역 또는 2천만원 이하의 벌금

1. 제18조의4제4항을 위반하여 같은 조 제2항에 따른 질병관리청장 또는 시・도지사의 자료제출 요구를 받고 이를 거부・방해・회피하거나, 거짓자료를 제출하거나 또는 고의적으로 사실을 누락・은폐한 자
2. 제23조의4제1항을 위반하여 고위험병원체를 취급한 자
3. 제23조의4제2항을 위반하여 고위험병원체를 취급하게 한 자
4. 제76조의2제1항을 위반하여 질병관리청장 또는 시・도지사의 요청을 거부하거나 거짓자료를 제공한 의료기관 및 약국, 법인・단체・개인
5. 제76조의2제2항 후단을 위반하여 경찰관서의 장의 요청을 거부하거나 거짓자료를 제공한 자

벌칙(제79조의3)

1년 이하의 징역 또는 1천만원 이하의 벌금

1. 제41조제1항을 위반하여 입원치료를 받지 아니한 자
2. 삭제 〈2020.8.12.〉
3. 제41조제2항을 위반하여 자가치료 또는 시설치료 및 의료기관 입원치료를 거부한 자
4. 제42조제1항・제2항제1호・제3항 또는 제7항에 따른 입원 또는 격리 조치를 거부한 자
5. 제47조제3호 또는 제49조제1항제14호에 따른 입원 또는 격리 조치를 위반한 자

벌칙(제79조의4)

500만원 이하의 벌금

1. 제1급감염병 및 제2급감염병에 대하여 제11조에 따른 보고 또는 신고 의무를 위반하거나 거짓으로 보고 또는 신고한 의사, 치과의사, 한의사, 군의관, 의료기관의 장 또는 감염병

병원체 확인기관의 장

2. 제1급감염병 및 제2급감염병에 대하여 제11조에 따른 의사, 치과의사, 한의사, 군의관, 의료기관의 장 또는 감염병병원체 확인기관의 장의 보고 또는 신고를 방해한 자

벌칙(제80조)

300만원 이하의 벌금

1. 제3급감염병 및 제4급감염병에 대하여 제11조에 따른 보고 또는 신고 의무를 위반하거나 거짓으로 보고 또는 신고한 의사, 치과의사, 한의사, 군의관, 의료기관의 장, 감염병병원체 확인기관의 장 또는 감염병 표본감시기관
2. 제3급감염병 및 제4급감염병에 대하여 제11조에 따른 의사, 치과의사, 한의사, 군의관, 의료기관의 장, 감염병병원체 확인기관의 장 또는 감염병 표본감시기관의 보고 또는 신고를 방해한 자

2의2. 제13조제2항에 따른 감염병병원체 검사를 거부한 자

3. 제37조제4항을 위반하여 감염병관리시설을 설치하지 아니한 자
4. 삭제 〈2020.3.4.〉
5. 제42조에 따른 강제처분에 따르지 아니한 자(제42조제1항·제2항제1호·제3항 및 제7항에 따른 입원 또는 격리 조치를 거부한 자는 제외)
6. 제45조를 위반하여 일반인과 접촉하는 일이 많은 직업에 종사한 자 또는 감염병환자등을 그러한 직업에 고용한 자
7. 제47조(같은 조 제3호 제외) 또는 제49조제1항(같은 항 제2호의2부터 제2호의4까지 및 제3호 중 건강진단에 관한 사항과 같은 항 제14호는 제외)에 따른 조치에 위반한 자
8. 제52조제1항에 따른 소독업 신고를 하지 아니하거나 거짓이나 그 밖의 부정한 방법으로 신고하고 소독업을 영위한 자
9. 제54조제1항에 따른 기준과 방법에 따라 소독하지 아니한 자

벌칙(제81조)

200만원 이하의 벌금

1. 삭제 〈2018.3.27.〉
2. 삭제 〈2018.3.27.〉

3. 제12조제1항에 따른 신고를 게을리한 자
4. 세대주, 관리인 등으로 하여금 제12조제1항에 따른 신고를 하지 아니하도록 한 자
5. 삭제 〈2015.7.6.〉
6. 제20조에 따른 해부명령을 거부한 자
7. 제27조에 따른 예방접종증명서를 거짓으로 발급한 자
8. 제29조를 위반하여 역학조사를 거부·방해 또는 기피한 자

8의2. 제32조제2항을 위반하여 거짓이나 그 밖의 부정한 방법으로 예방접종을 받은 사람

9. 제45조제2항을 위반하여 성매개감염병에 관한 건강진단을 받지 아니한 자를 영업에 종사하게 한 자
10. 제46조 또는 제49조제1항제3호에 따른 건강진단을 거부하거나 기피한 자
11. 정당한 사유 없이 제74조의2제1항에 따른 자료 제공 요청에 따르지 아니하거나 거짓 자료를 제공한 자, 검사나 질문을 거부·방해 또는 기피한 자

형의 가중처벌(제81조의2)

① 단체나 다중(多衆)의 위력(威力)을 통하여 조직적·계획적으로 제79조제1호의 죄를 범한 경우 그 죄에서 정한 형의 2분의 1까지 가중함

② 제79조의3 각 호의 죄를 범하여 고의 또는 중과실로 타인에게 감염병을 전파시킨 경우 그 죄에서 정한 형의 2분의 1까지 가중함

양벌규정(제82조)

법인의 대표자나 법인 또는 개인의 대리인, 사용인, 그 밖의 종업원이 그 법인 또는 개인의 업무에 관하여 제77조~제81조의 어느 하나에 해당하는 위반행위를 하면 그 행위자를 벌하는 외에 그 법인 또는 개인에게도 해당 조문의 벌금형을 과함. 다만, 법인 또는 개인이 그 위반행위를 방지하기 위하여 해당 업무에 관하여 상당한 주의와 감독을 게을리하지 아니한 경우에는 그러하지 아니함

과태료(제83조)

① 1천만원 이하의 과태료 부과

1. 제23조제3항 단서 또는 같은 조 제4항에 따른 변경신고를 하지 아니한 자

2. 제23조제5항에 따른 신고를 하지 아니한 자
3. 제23조의3제3항 단서에 따른 변경신고를 하지 아니한 자
4. 제35조의2를 위반하여 거짓 진술, 거짓 자료를 제출하거나 고의적으로 사실을 누락·은폐한 자

② 제49조제1항제2호의2의 조치를 따르지 아니한 관리자·운영자에게는 300만원 이하의 과태료 부과

③ 100만원 이하의 과태료 부과

1. 제28조제2항에 따른 보고를 하지 아니하거나 거짓으로 보고한 자
2. 제33조의3에 따른 보고를 하지 아니하거나 거짓으로 보고한 자

2의2. 제41조제3항에 따른 전원등의 조치를 거부한 자

3. 제51조제3항에 따른 소독을 하지 아니한 자
4. 제53조제1항 및 제2항에 따른 휴업·폐업 또는 재개업 신고를 하지 아니한 자
5. 제54조제2항에 따른 소독에 관한 사항을 기록·보존하지 아니하거나 거짓으로 기록한 자

④ 10만원 이하의 과태료 부과

1. 제49조제1항제2호의2 또는 제2호의3의 조치를 따르지 아니한 이용자
2. 제49조제1항제2호의4의 조치를 따르지 아니한 자

⑤ 제1항~제4항에 따른 과태료는 대통령령으로 정하는 바에 따라 보건복지부장관, 질병관리청장, 관할 시·도지사 또는 시장·군수·구청장이 부과·징수

제 5 부

암관리법

[시행 2025.1.3.] [법률 제19896호, 2024.1.2., 일부개정]
[시행 2003.11.30.] [법률 제6908호, 2003.5.29., 제정]

제정배경) 제6908호, 2003.5.29.

◇ 제정이유

암 발생률과 암으로 인한 사망률이 해마다 증가하여 국민의 건강을 위협하는 추세에 있고, 암 진료에는 막대한 비용이 소요되는 등 암 질환이 사회적 문제로 대두됨에 따라 암의 예방, 진료 및 연구사업 등의 암 관련 정책을 국가에서 수립하여 암에 대한 종합적이고 체계적인 관리를 수행하기 위한 근거법을 마련하려는 것임

◇ 주요골자

가. 보건복지부장관은 암관리종합계획을 수립하고, 지방자치단체의 장은 그에 따라 세부집행계획을 마련하여 암을 체계적으로 관리하도록 함(법 제3조)

나. 암관리사업에 관한 중요사항을 심의하도록 하기 위하여 보건복지부장관 소속하에 국가암관리위원회를 두도록 함(법 제4조 내지 제6조)

다. 보건복지부장관은 암의 예방 및 진료기술 발전을 위하여 암연구사업을 시행하고, 학계·연구기관 및 산업체간의 공동연구 지원과 암연구사업에 관한 국제협력의 증진을 위하여 노력하도록 함(법 제7조)

라. 암관리의 기반이 되는 정확한 통계산출을 위한 암등록통계사업을 실시하고, 암으로 인한 사망률을 줄이기 위하여 암조기검진사업을 실시하며, 저소득층에 대한 암조기검진비용 지원의 근거를 마련함(법 제8조 및 제9조)

마. 정신적·육체적으로 어려운 상태에 있는 말기암환자의 통증관리 등 삶의 질 향상을 위하여 보건복지부장관은 말기암환자관리사업을 실시하도록 함(법 제11조)

제1장 총 칙

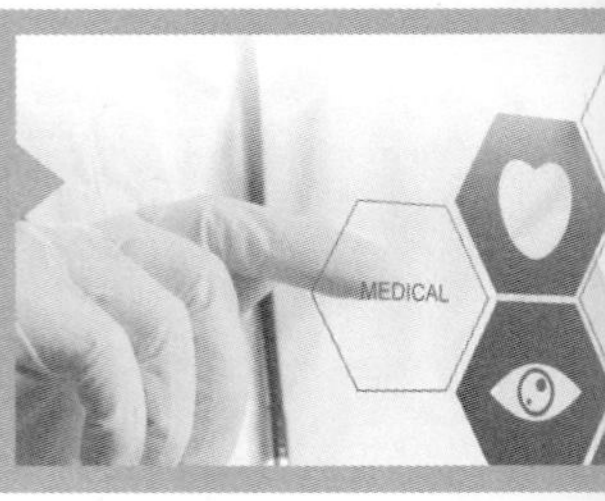

목적(제1조)

국가가 암의 예방, 진료, 연구 및 암 치료 후 사후관리 등에 관한 정책을 종합적으로 수립·시행함으로써 암으로 인한 개인적 고통과 피해 및 사회적 부담을 줄이고 국민건강증진에 이바지함

정의(제2조) 삭제 〈2020.4.7.〉

국가 등의 의무(제3조)

① 국가 및 지방자치단체는 암의 예방, 진료, 연구 및 암 치료 후 사후관리 등(이하 "암관리")에 관한 사업을 시행하고 지원함으로써 암을 예방하고 암환자에게 적절한 의료서비스가 제공될 수 있도록 적극 노력

② 「의료법」에 따른 의료인 및 의료기관의 장은 국가 및 지방자치단체가 시행하는 암관리에 관한 사업(이하 "암관리사업")에 적극 협조

암 예방의 날 및 홍보 등(제4조)

① 암에 대한 국민의 이해를 높이고 암의 예방·치료 및 관리 의욕을 고취시키기 위하여 매년 3월 21일을 암 예방의 날로 정하고, 이에 적합한 행사를 하여야 함

② 국가와 지방자치단체는 암의 발생을 예방하고, 암의 조기 발견 및 암에 대한 인식 개선 등 암관리에 대한 범국민적인 관심을 높이기 위한 교육·홍보 사업 시행

제2장 암관리

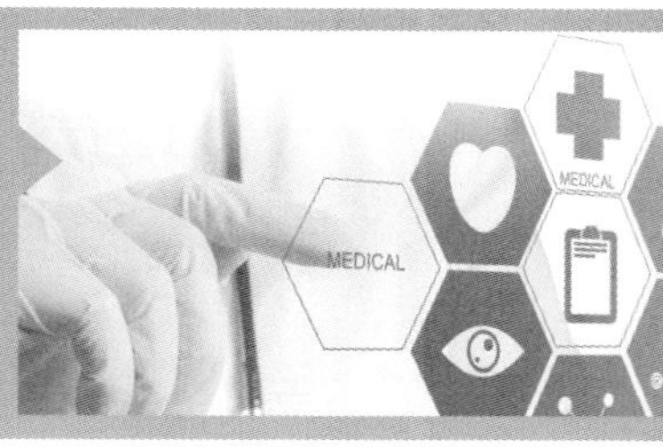

제1절 암관리종합계획 수립 등

암관리종합계획의 수립(제5조)

① 보건복지부장관은 국가암관리위원회의 심의를 거쳐 암관리종합계획(이하 “종합계획”)을 5년마다 수립

② 종합계획 포함 사항

1. 암관리사업의 기본목표와 추진방향
2. 암관리사업의 계획 및 추진 방법
3. 암관리에 필요한 전문 인력의 육성에 관한 사항
4. 암 치료 후 사후관리에 관한 사항
5. 그 밖에 암관리에 필요한 사항

③ 특별시장・광역시장・특별자치시장・도지사・특별자치도지사(이하 “시・도지사”) 및 시장・군수・구청장(자치구의 구청장)은 그 지방자치단체의 실정을 고려하여 종합계획에 따른 세부집행계획을 각각 수립

④ 세부집행계획은 「지역보건법」 제7조에 따른 지역보건의료계획에 포함하여 수립

⑤ 그 밖에 종합계획 및 제3항에 따른 세부집행계획의 수립・시행에 필요한 사항은 대통령령으로 정함

시행령 제1조의2 암관리종합계획의 수립・시행 등

① 보건복지부장관은 「암관리법」 제5조제1항에 따른 암관리종합계획을 수립했을 때에는 그 내용을 보건복지부의 인터넷 홈페이지에 공고하고, 특별시장・광역시장・특별자치시장・도지사・특별자치도지사(이하 “시・도지사”) 및 시장・군수・구청장(자치구의 구청장)에게 알려야 함

② 보건복지부장관은 제1항에 따른 암관리종합계획의 시행을 위해 연차별 시행계획을 수립

국가암관리위원회(제6조)

종합계획의 수립 등 암관리에 관한 중요사항을 심의하기 위하여 보건복지부장관 소속으로 국가암관리위원회(이하 "위원회")를 둠

시행령 제2조 국가암관리위원회 위원의 임기 등

① 국가암관리위원회(이하 "위원회") 위원의 임기는 3년으로 하며, 한 차례만 연임가능
② 위원의 사임 등으로 인하여 새로 위촉된 위원의 임기는 전임 위원 임기의 남은 기간으로 함
③ 보건복지부장관은 위원의 과반수를 암 관련 전문 단체의 추천을 받아 임명하거나 위촉

위원회의 구성(제7조)

① 위원회는 위원장 1인을 포함한 15인 이내의 위원으로 구성
② 위원장은 보건복지부차관이 되고, 위원은 다음 각 호의 어느 하나에 해당하는 사람 중에서 보건복지부장관이 임명 또는 위촉
  1. 암의 예방 및 관리 업무를 담당하는 공무원
  2. 암에 관한 학식과 경험이 풍부한 사람
③ 위원회는 업무를 효율적으로 수행하기 위하여 위원회의 위원과 외부 전문가로 구성되는 분야별 전문위원회를 둘 수 있음
④ 그 밖에 위원회 및 전문위원회의 구성·운영 등에 필요한 사항은 대통령령으로 정함

시행령 제3조 위원회의 운영 등

① 위원장은 위원회를 대표하며, 위원회의 업무를 총괄
② 위원장이 부득이한 사유로 직무를 수행할 수 없을 때에는 위원장이 지명하는 위원이 그 직무를 대행
③ 위원회의 회의는 보건복지부장관이나 위원 3분의 1 이상이 요구할 때 또는 위원장이 필요하다고 인정할 때에 소집하고, 위원장이 그 의장이 됨
④ 위원회의 회의는 재적위원 과반수의 출석으로 개의(開議)하고 출석위원 과반수의 찬성으로 의결
⑤ 이 영에서 규정한 사항 외에 위원회의 운영 등에 필요한 사항은 위원회의 의결을 거쳐 위원장이 정함

시행령 제4조 간사

위원회의 사무를 처리하기 위하여 위원회에 간사 1명을 두되, 간사는 보건복지부 소속 공무원 중에

서 보건복지부장관이 임명

시행령 제4조의2 전문위원회의 구성 및 운영

① 법 제7조제3항에 따라 위원회에 다음 각 호의 전문위원회를 둠
  1. 암 예방 전문위원회
  2. 암 검진 전문위원회
  3. 암환자 관리 전문위원회
  4. 암데이터 관리 전문위원회

② 각 전문위원회는 위원장 1명을 포함하여 10명 이내의 위원으로 성별을 고려하여 구성

③ 각 전문위원회 위원장은 해당 전문위원회 위원 중에서 호선(互選)하며, 각 전문위원회 위원은 다음 각 호의 사람 중에서 위원회 위원장이 임명하거나 위촉
  1. 위원회 위원
  2. 암 예방 및 관리 업무를 담당하는 공무원
  3. 암 관련 분야의 전문지식과 경험이 풍부한 사람으로서 관련 학회나 단체 또는 위원회 위원의 추천을 받은 사람

④ 위원회 위원장이 위촉한 전문위원회 위원의 임기는 3년으로 하며, 한 차례만 연임할 수 있음

⑤ 전문위원회 회의는 다음 각 호의 어느 하나에 해당할 때에 해당 전문위원회 위원장이 소집
  1. 위원회 위원장이 소집을 요구할 때
  2. 해당 전문위원회 재적위원 2분의 1 이상이 소집을 요구할 때
  3. 해당 전문위원회 위원장이 필요하다고 인정할 때

⑥ 제1항~제5항에서 규정한 사항 외에 전문위원회의 구성 및 운영에 필요한 사항은 위원회 의결을 거쳐 위원회 위원장이 정함

시행령 제5조 수당 등

위원회 및 전문위원회의 회의에 출석한 위원에게는 예산의 범위에서 수당·여비와 그 밖에 필요한 경비를 지급할 수 있음(다만, 공무원인 위원이 그 소관 업무와 직접 관련하여 출석하는 경우는 제외)

위원회의 기능(제8조)

위원회는 다음 각 호의 사항을 심의

1. 국가암관리체계 및 제도의 발전에 관한 사항
2. 종합계획의 수립 및 평가에 관한 사항
3. 연도별 암관리사업 시행계획에 관한 사항
4. 암관리사업의 예산에 관한 중요 사항
5. 그 밖에 위원장이 심의에 부치는 사항

제2절 암연구사업 등

암연구사업(제9조)

보건복지부장관은

① 암의 예방과 진료기술의 발전을 위하여 암 연구·개발사업(이하 "암연구사업")을 시행

> **시행규칙** 제2조 암정복추진기획단
>
> ① 보건복지부장관은 암 연구·개발사업(이하 "암연구사업")에 대하여 지원하거나 자문하게 하기 위하여 보건복지부에 암정복추진기획단(이하 "추진기획단")을 둘 수 있음
>
> ② 추진기획단 : 단장 1명을 포함한 30명 이내의 위원으로 구성(위원은 암 연구에 관한 학식과 경험이 풍부한 사람 중에서 보건복지부장관이 임명하거나 위촉)
>
> ③ 위원의 임기 : 2년
>
> ④ 그 밖에 추진기획단의 구성 및 운영 등에 필요한 사항은 보건복지부장관이 정함

② 암연구사업을 추진할 때 학계·연구기관 및 산업체 간의 공동연구사업을 우선 지원

③ 암연구사업에 관한 국제협력의 증진을 위하여 노력하고 선진기술의 도입을 위한 전문 인력의 국외 파견 및 국내 유치 등의 방안 마련

④ 암연구사업의 구체적이고 세부적인 사항에 대한 기획·관리 및 평가 등의 업무를 효율적으로 수행하기 위하여 국립암센터(이하 "국립암센터")로 하여금 다음 각 호의 업무를 수행하게 할 수 있음

1. 암연구사업의 국내외 추세 및 암연구사업에 대한 수요 예측
2. 암연구사업 계획의 작성
3. 연도별 암연구사업 과제의 공모·심의 및 선정
4. 암연구사업 결과의 평가 및 활용
5. 그 밖에 암연구사업에 필요한 사항

⑤ 제4항에 따라 국립암센터가 업무를 수행할 때에 지켜야 하는 사항은 보건복지부령으로 정함

> **시행규칙** 제3조 암연구사업의 수행절차 등
>
> ① 국립암센터는 법 제9조제4항에 따른 업무를 수행하기 위하여 매년 연간 시행계획과 지침을 수립하여 보건복지부장관의 승인을 받아야 함

② 법 제9조제4항제3호에 따른 암연구사업 과제는 다음 각 호의 구분에 따름
1. 공모과제: 공모에 의해 심의・선정된 과제
2. 지정과제: 보건복지부장관이 필요하다고 인정하여 발굴・기획하고, 주관 연구기관과 주관 연구책임자를 지정하는 과제

암데이터사업(제9조의2)

① 보건복지부장관은 공익적 목적으로 다음 각 호의 사업을 수행하기 위하여 필요한 데이터를 수집, 처리, 분석 및 제공하는 사업(이하 "암데이터사업")을 수행할 수 있음
1. 암관리를 위한 정책 수립 및 평가
2. 암관리를 위한 연구・개발

② 보건복지부장관은 암데이터사업을 수행하기 위하여 중앙행정기관, 지방자치단체, 국립암센터, 「국민건강보험법」에 따른 국민건강보험공단 및 건강보험심사평가원과 그 밖에 대통령령으로 정하는 공공기관(이하 "자료제공기관")에 필요한 자료의 제공을 요청할 수 있음. 이 경우 요청을 받은 자료제공기관은 특별한 사유가 없으면 그 요청에 따라야 함

시행령 제5조의2 암데이터사업 관련 자료제공기관

법 제9조의2제2항 전단에서 "대통령령으로 정하는 공공기관"
: 공공보건의료기관, 과학기술분야 정부출연연구기관 및 국가과학기술연구회, 국립대학병원, 국립대학치과병원, 국립중앙의료원, 한국원자력의학원, 한국보건의료연구원, 서울대학교병원, 서울대학교치과병원, 정부출연연구기관 및 경제・인문사회연구회, 지방의료원, 한국보건산업진흥원, 한국산업안전보건공단, 한국환경공단, 그 밖에 보건복지부장관이 암데이터사업을 위해 필요하다고 인정하는 기관

③ 보건복지부장관은 제2항에 따라 필요한 자료를 요청할 경우 「개인정보 보호법」에 따른 개인정보가 포함된 자료의 제공을 요청할 수 있음. 이 경우 자료제공기관은 개인정보를 「개인정보 보호법」에 따라 가명처리한 후 제공하여야 함

④ 보건복지부장관은 제2항 및 제3항에 따라 제공받은 가명정보 중 두 개 이상의 정보를 결합하여 분석할 필요가 있는 경우 「개인정보 보호법」에 따라 가명정보를 결합하여 처리할 수 있음

⑤ 보건복지부장관은 제1항~제4항의 규정에 따라 처리하는 가명정보를 암데이터사업의 목적을 위하여 「개인정보 보호법」에 따라 제3자에게 제공할 수 있음. 이 경우 특정 개인을 알아보기 위하여 사용될 수 있는 정보를 포함하여서는 아니 됨

⑥ 제3항에 따른 가명처리의 방법・절차, 제4항에 따른 가명정보 결합의 방법・절차 및 제

5항에 따른 자료 제공의 절차 등에 관하여 필요한 사항은 대통령령으로 정함

⑦ 개인정보 보호에 관하여는 이 법에서 정하는 사항을 제외하고는 「개인정보 보호법」에 따름

시행령 제5조의3 가명처리 및 가명정보 결합의 방법·절차 등

① 보건복지부장관은 다음 각 호의 경우에는 자료제공기관과 가명처리 또는 가명정보 결합에 필요한 사항을 사전에 협의해야 함

1. 법 제9조의2제3항에 따라 개인정보가 포함된 자료를 요청하는 경우
2. 법 제9조의2제4항에 따라 가명정보를 결합하여 처리하는 경우

② 보건복지부장관으로부터 가명정보를 제공받은 제3자는 보건복지부장관이 안전성 확보에 필요한 기술적·관리적·물리적 조치가 되어 있다고 인정하는 공간(이하 이 조에서 "분석공간")에서 가명정보를 분석해야 함(다만, 분석공간에서 분석 목적을 달성할 수 없다고 보건복지부장관이 인정하는 경우에는 분석공간 외부로 가명정보를 반출할 수 있음)

③ 보건복지부장관은 가명정보를 제공받은 제3자에게 가명정보의 제공에 드는 비용을 청구할 수 있음

④ 제1항~제3항에서 규정한 사항 외에 가명처리 및 가명정보 결합의 방법·절차와 자료제공의 절차 등에 필요한 사항은 보건복지부장관이 정하여 고시

진료방법의 개발 및 보급 등(제10조)

보건복지부장관은

① 효과적이고 적절한 암의 예방 및 진료방법 등을 개발하고 적극 보급하여야 함

② 개발한 암의 예방 및 진료방법 등에 관한 신기술의 활용을 촉진하기 위하여 필요한 지원 시책을 마련

암예방사업(제10조의2)

보건복지부장관은 암 발생 위험을 낮추거나 암 발생을 감소시키기 위하여 다음 각 호의 예방사업(이하 "암예방사업")을 시행하여야 함

1. 국민 암 예방수칙 및 실천지침의 개발과 보급
2. 암 위험요인에 대한 인식과 암 예방 실천에 대한 모니터링
3. 효과적인 암 예방을 위한 사업 개발
4. 대국민 암 예방 교육·홍보사업
5. 암을 조기에 발견하기 위한 검진활동
6. 그 밖에 암 예방을 위하여 보건복지부장관이 필요하다고 인정하는 사업

발암요인관리사업(제10조의3)

보건복지부장관은 발암요인을 관리하기 위하여 다음 각 호의 사업을 시행

1. 발암요인의 목록 작성 및 보급
2. 발암요인 및 그 위해성에 대한 정보 제공
3. 발암요인의 위해성 평가와 관리를 위한 국제협력사업
4. 그 밖에 발암요인의 관리와 관련하여 보건복지부령으로 정하는 사업

시행규칙 제3조의2 발암요인관리사업

법 제10조의3제1항제4호에서 "보건복지부령으로 정하는 사업"

1. 발암요인의 위해성 평가 및 평가지침 개발
2. 발암요인의 위해성 평가와 관리를 위한 부처 간 협력사업
3. 발암요인의 위해성에 관한 교육 및 홍보
4. 발암요인을 관리하기 위한 통합정보시스템의 개발 및 운영

암검진사업(제11조)

① 보건복지부장관은 암의 치료율을 높이고 암으로 인한 사망률을 줄이기 위하여 암 및 암의 원인질환을 조기에 발견하고 예방하기 위한 검진사업(이하 "암검진사업")을 시행

② 암검진사업의 범위, 대상자, 암의 종류・검진주기, 연령 기준 등에 관하여 필요한 사항은 대통령령으로 정하며, 이 경우 보건복지부장관은 암의 발생률, 생존율, 사망률 등 암 통계 및 치료에 관한 자료를 고려하여 암검진사업의 대상자, 암의 종류・검진주기 등을 정하여야 함

③ 암의 검진 방법 및 절차 등에 관하여 필요한 사항은 보건복지부령으로 정함

④ 보건복지부장관은 암검진을 받는 사람 중 의료급여수급자 및 대통령령으로 정하는 건강보험가입자에 대하여는 예산 또는 국민건강증진기금에서 그 비용의 전부 또는 일부를 지원

시행령 제6조 암검진사업의 범위

법 제11조제1항에 따른 암을 조기에 발견하는 검진사업(이하 "암검진사업")의 범위

1. 암검진의 기준 연구 및 질 관리
2. 암검진 대상자 중 해당 연도 내 암검진을 받을 사람(이하 "수검 예정자")의 선정 및 통보
3. 수검 예정자에 대한 검사 및 진단
4. 법 제11조제4항에 따른 검진비 지원
5. 암검진에 관한 교육 및 홍보
6. 암검진에 관한 정보시스템의 개발 및 관리
7. 그 밖에 암검진사업과 관련하여 보건복지부장관이 필요하다고 인정하는 사업

시행령 제7조 암검진사업의 대상자 등

① 법 제11조제2항에 따른 암검진사업의 대상자 : 건강보험가입자 및 피부양자, 의료급여수급자
② 법 제11조제4항에서 대통령령으로 정하는 건강보험가입자 : 「국민건강보험법」 제69조에 따른 월별 보험료액 등을 기준으로 하여 보건복지부장관이 정하여 고시하는 사람

시행령 제8조 암검진사업 대상 암의 종류·검진주기 등

① 법 제11조제2항에 따른 암검진사업의 대상이 되는 암의 종류 : 위암, 간암, 대장암, 유방암, 자궁경부암, 폐암
② 암의 종류별 검진주기와 연령 기준 등

암의 종류	검진주기	연령 기준 등
위암	2년	40세 이상의 남·여
간암	6개월	40세 이상의 남·여 중 간암 발생 고위험군
대장암	1년	50세 이상의 남·여
유방암	2년	40세 이상의 여성
자궁경부암	2년	20세 이상의 여성
폐암	2년	54세 이상 74세 이하의 남·여 중 폐암 발생 고위험군

※ 비고
1. "간암 발생 고위험군"이란 간경변증, B형간염 항원 양성, C형간염 항체 양성, B형 또는 C형 간염 바이러스에 의한 만성 간질환 환자
2. "폐암 발생 고위험군"이란 30갑년[하루 평균 담배소비량(갑)×흡연기간(년)] 이상의 흡연력을 가진 현재 흡연자와 폐암 검진의 필요성이 높아 보건복지부장관이 정하여 고시하는 사람

재가암환자 관리사업(제12조)

보건복지부장관은 가정에서 치료 또는 요양 중인 암환자(이하 "재가암환자")에 대하여 다음 각 호의 재가암환자 관리사업을 시행

1. 재가암환자에 대한 통증관리, 완화의료, 간호 및 상담서비스 등을 위한 가정방문사업
2. 재가암환자와 그 가족을 위한 교육프로그램의 개발 및 보급
3. 그 밖에 보건복지부령으로 정하는 사업

시행규칙 제5조 재가암환자 관리사업의 내용

"보건복지부령으로 정하는 사업" :
1. 암생존자에 대한 자가(自家) 관리 교육 및 2차 암검진 등 안내
2. 영양관리, 운동 지도 등 건강 증진
3. 불안·우울 상담 및 정서적 지지(支持)

암생존자통합지지사업(제12조의2)

① 보건복지부장관은 암생존자(암환자 중 「호스피스·완화의료 및 임종과정에 있는 환자의 연명의료결정에 관한 법률」 제2조제3호에 따른 말기환자에 해당하지 아니하는 사람을 말함)의 건강증진과 사회복귀를 지원하기 위하여 다음 각 호의 지지(支持) 사업(이하 "암생존자통합지지사업")을 시행

1. 암생존자의 건강관리와 학교복귀 및 직업복귀에 대한 상담·교육
2. 암생존자 관리 프로그램 개발 및 보급
3. 그 밖에 암생존자의 건강증진 및 사회복귀와 관련하여 보건복지부령으로 정하는 사업

② 보건복지부장관은 암생존자통합지지사업을 효율적으로 추진하기 위하여 국립암센터와 지역암센터를 중앙암생존자통합지지센터와 권역암생존자통합지지센터로 각각 지정할 수 있음

③ 보건복지부장관은 중앙암생존자통합지지센터 또는 권역암생존자통합지지센터가 다음 각 호의 어느 하나에 해당하는 경우에는 그 지정을 취소할 수 있음. 다만, 제1호에 해당하는 경우에는 그 지정을 취소

1. 거짓이나 그 밖의 부정한 방법으로 지정을 받은 경우
2. 정당한 사유 없이 암생존자통합지지사업을 수행하지 아니한 경우

④ 중앙암생존자통합지지센터와 권역암생존자통합지지센터의 지정, 운영 및 지정취소 등에 필요한 사항은 보건복지부령으로 정함

시행규칙 제5조의2 암생존자통합지지사업

법 제12조의2제1항제3호에서 "보건복지부령으로 정하는 사업"

1. 암생존자의 현황과 실태에 관한 자료 수집 및 분석
2. 암생존자통합지지사업에 관한 홍보
3. 그 밖에 보건복지부장관이 필요하다고 인정하는 사업

시행규칙 제5조의3 중앙암생존자통합지지센터의 지정 기준 및 절차

① 법 제12조의2제2항에 따른 중앙암생존자통합지지센터로 지정받으려는 자는 다음 각 호의 기준을 갖춰야 함

1. 소관 업무를 전문적으로 수행할 수 있는 전담부서와 전담인력을 갖출 것
2. 소관 업무 수행에 필요한 전산장비를 갖출 것
3. 소관 업무 수행에 필요한 독립된 사무실·회의실 및 교육장을 갖출 것

② 법 제12조의2제2항에 따라 중앙암생존자통합지지센터로 지정받으려는 자는 중앙암생존자통합지지센터 지정신청서에 다음 각 호의 서류를 첨부해 보건복지부장관에게 제출해야 함

1. 사업계획서 및 재정운용계획서
2. 중앙암생존자통합지지센터의 운영을 위한 시설·인력·장비 등의 현황

③ 보건복지부장관은 중앙암생존자통합지지센터를 지정한 경우에는 중앙암생존자통합지지센터 지정서를 발급해야 함
④ 제1항~제3항에서 규정한 사항 외에 중앙암생존자통합지지센터의 지정 기준 및 절차에 필요한 세부사항은 보건복지부장관이 정하여 고시

시행규칙 제5조의4 권역암생존자통합지지센터의 지정 기준 및 절차

① 법 제12조의2제2항에 따른 권역암생존자통합지지센터의 지정 기준에 관하여는 제5조의3제1항을 준용
② 법 제12조의2제2항에 따라 권역암생존자통합지지센터로 지정받으려는 자는 권역암생존자통합지지센터 지정신청서에 다음 각 호의 서류를 첨부해 관할 특별시장・광역시장・특별자치시장・도지사・특별자치도지사(이하 "시・도지사")를 거쳐 보건복지부장관에게 제출
1. 사업계획서 및 재정운용계획서
2. 권역암생존자통합지지센터의 운영을 위한 시설・인력・장비 등의 현황
③ 제2항에 따른 신청서를 받은 시・도지사는 신청서에 권역암생존자통합지지센터 지정에 대한 의견서를 첨부해 보건복지부장관에게 제출
④ 보건복지부장관은 권역암생존자지지센터를 지정한 경우에는 권역암생존자통합지지센터 지정서를 발급해야 함
⑤ 제1항~제4항에서 규정한 사항 외에 권역암생존자통합지지센터의 지정 기준 및 절차에 필요한 세부사항은 보건복지부장관이 정하여 고시

시행규칙 제5조의5 중앙・권역암생존자통합지지센터의 운영 및 평가

① 중앙암생존자통합지지센터 및 권역암생존자통합지지센터의 장은 소관 업무의 원활한 수행을 위해 보건복지부장관이 정하는 바에 따라 보건의료 관련 공공기관・단체・전문가 등과 협조체계를 구축하여 운영해야 함
② 중앙암생존자통합지지센터 및 권역암생존자통합지지센터의 장은 매년 해당 연도의 사업운영실적 및 재정집행실적과 다음 연도의 사업계획 및 재정운용계획을 중앙암생존자통합지지센터의 장은 보건복지부장관에게, 권역암생존자통합지지센터의 장은 관할 시・도지사를 거쳐 보건복지부장관에게 보고
③ 보건복지부장관은 중앙암생존자통합지지센터 및 권역암생존자통합지지센터가 수행하는 사업을 정기적으로 평가하고, 그 결과를 재정 지원 등에 반영할 수 있음

시행규칙 제5조의6 중앙・권역암생존자통합지지센터의 지정 취소 등

① 보건복지부장관은 중앙암생존자통합지지센터 및 권역암생존자통합지지센터가 정당한 사유 없이 법 제12조의2제1항 각 호의 사업을 수행하지 않는 경우에는 기간을 정하여 시정을 명하고, 그 기간 동안 시정되지 않으면 지정을 취소할 수 있음
② 보건복지부장관은 법 제12조의2제3항에 따라 중앙암생존자통합지지센터 및 권역암생존자통합지지센터의 지정을 취소하려는 경우에는 그 사유를 명시한 서면으로 관할 시・도지사(권역암생존자통합지지센터만 해당)와 중앙암생존자통합지지센터 및 권역암생존자통합지지센터의 장에게 각각 통지
③ 제1항 및 제2항에서 규정한 사항 외에 중앙암생존자통합지지센터 및 권역암생존자통합지지센터에 대한 시정 명령 및 지정 취소에 필요한 세부사항은 보건복지부장관이 정하여 고시

암환자의 의료비 지원사업 등(제13조)

① 국가와 지방자치단체는 암환자의 암 종류별 경제적 부담능력 등을 고려하여 암 치료에 드는 비용을 예산 또는 국민건강증진기금에서 지원할 수 있음

② 의료비를 지원받으려는 사람 또는 그를 대리하는 사람(이하 “암환자등”)은 관할 보건소장에게 지원 신청을 하여야 함

③ 관할 보건소장은 소속 공무원으로 하여금 암환자등의 동의를 받아 제2항에 따른 의료비 지원의 신청을 대리하게 할 수 있음

④ 제2항에 따라 신청할 때에는 다음 각 호의 자료 또는 정보의 제공에 대한 암환자와 그 가구원(「국민기초생활 보장법」 제2조제8호에 따른 개별가구의 가구원)의 동의 서면을 제출

1. 「금융실명거래 및 비밀보장에 관한 법률」에 따른 금융자산 및 금융거래의 내용에 대한 자료 또는 정보 중 예금의 평균잔액과 그 밖에 대통령령으로 정하는 자료 또는 정보(이하 “금융정보”)
2. 「신용정보의 이용 및 보호에 관한 법률」에 따른 신용정보 중 채무액과 그 밖에 대통령령으로 정하는 자료 또는 정보(이하 “신용정보”)
3. 「보험업법」에 따른 보험에 가입하여 납부한 보험료와 그 밖에 대통령령으로 정하는 자료 또는 정보(이하 “보험정보”)

시행령 제10조의2 금융정보등의 범위 등

① 관할 보건소장에게 제출하는 동의 서면에는 암환자와 그 가구원(「국민기초생활 보장법」 제2조제8호에 따른 개별가구의 가구원)의 자필서명 또는 기명날인이 있어야 함

② 법 제13조제4항제1호에서 “대통령령으로 정하는 자료 또는 정보”

1. 보통예금, 저축예금 및 자유저축예금 등 요구불예금: 최근 3개월 이내의 평균잔액
2. 정기예금, 정기적금 및 정기저축 등 저축성예금: 잔액 또는 총납입금
3. 주식, 수익증권, 출자금 및 출자지분: 최종 시세가액. 이 경우 비상장주식의 가액 평가에 관하여는 「상속세 및 증여세법 시행령」 제54조제1항 준용
4. 채권, 어음, 수표, 채무증서 및 신주인수권 증서: 액면가액
5. 연금저축: 정기적으로 지급된 금액 또는 최종 잔액
6. 제1호~제5호의 규정에 따른 금융재산에서 발생하는 이자액과 배당액 또는 할인액

③ 법 제13조제4항제2호에서 “대통령령으로 정하는 자료 또는 정보”

1. 대출 현황 및 연체 내용
2. 신용카드 미결제금액

④ 법 제13조제4항제3호에서 “대통령령으로 정하는 자료 또는 정보”

1. 보험증권: 해약하는 경우 지급받게 될 환급금 또는 최근 1년 이내에 지급된 보험금
2. 연금보험: 해약하는 경우 지급받게 될 환급금 또는 정기적으로 지급되는 금액

⑤ 보건소장이 지정한 법인・단체・시설・기관 등은 암환자등의 요청에 따라 제2항에 따른 의료비 지원 신청을 지원할 수 있음

⑥ 제1항에 따른 의료비 지원의 대상・기준・방법, 제3항에 따른 대리 신청 및 제4항에 따른 동의의 방법・절차 등 의료비 지원을 위하여 필요한 사항은 대통령령으로 정함

시행령 제9조 암환자의 의료비 지원사업의 범위

암환자의 의료비 지원사업에 포함되는 사업

→ 대상자에 대한 재산 및 소득에 관한 자료조사, 대상자의 선정 및 통보, 대상자에 대한 의료비 지급, 홍보, 정보시스템의 개발 및 관리

시행령 제10조 암환자의 의료비 지원 대상・기준 및 방법 등

① 법 제13조제1항에 따라 의료비를 지원받을 수 있는 사람은 다음 각 호의 어느 하나에 해당하는 사람 중 소득과 재산 등이 보건복지부장관이 매년 정하여 고시하는 기준 이하인 사람(제1호의 경우에는 그 부양의무자 포함)으로 함

1. 「아동복지법」에 따른 아동 중 암환자. 다만, 의료비를 지원받는 아동이 18세가 된 경우에는 보건복지부장관이 정하여 고시하는 바에 따라 의료비 지원을 연장할 수 있음
2. 「국민건강보험법」 제5조에 따른 건강보험가입자 및 피부양자 중 암환자
3. 「의료급여법」에 따른 의료급여수급자 중 암환자
4. 삭제 〈2021.4.6.〉

② 삭제 〈2016.7.26.〉

③ 법 제13조제2항에 따른 의료비 지원 신청을 받은 보건소장은 관계 기관에 의료비 지원 대상자(제1항제1호의 경우에는 그 부양의무자 포함)의 소득・재산 등에 관한 자료조사를 요청할 수 있음

④ 법 제13조제3항에 따라 관할 보건소 소속 공무원이 의료비 지원의 신청을 대리하려는 경우에는 암환자 또는 그를 대리하는 사람으로부터 의료비 지원의 대리 신청에 필요한 자필서명 또는 기명날인이 있는 동의 서면을 제출(전자적 방법을 통한 제출 포함)받아야 함

⑤ 의료비의 지원한도액, 지원기간 및 지급 절차 등 세부적인 사항은 보건복지부장관이 정하여 고시

시행령 제10조의3 금융정보등의 제공

① 관할 보건소장은 암환자와 그 가구원의 동의 서면을 제출받은 경우에는 보건복지부장관이 정하는 바에 따라 「사회보장기본법」에 따른 사회보장정보시스템(이하 "사회보장정보시스템")을 통하여 보건복지부장관에게 제출

② 동의 서면을 제출받은 보건복지부장관은 금융회사등이나 종합신용정보집중기관(이하 "금융기관등")의 장에게 암환자와 그 가구원에 대한 법 제13조제4항제1호~제3호의 금융정보・신용정보 및 보험정보(이하 "금융정보등")의 제공을 요청하는 경우에는 다음 각 호의 사항을 포함하여 요청하여야 함

1. 암환자와 그 가구원의 성명 및 주민등록번호
2. 제공을 요청하는 금융정보등의 범위와 조회기준일 및 조회기간

③ 제2항에 따라 금융정보등의 제공을 요청받은 금융기관등의 장은 보건복지부장관에게 해당 금융정보등을 제공하는 경우에는 다음 각 호의 사항을 포함하여 제공

1. 암환자와 그 가구원의 성명 및 주민등록번호
2. 금융정보등을 제공하는 금융기관등의 명칭
3. 제공대상 금융상품명과 계좌번호
4. 금융정보등의 내용

④ 보건복지부장관은 금융기관등의 장에게 해당 금융기관등이 가입한 협회, 연합회 또는 중앙회 등의 정보통신망을 이용하여 제2항에 따른 금융정보등을 제공하도록 요청할 수 있음
⑤ 보건복지부장관은 제3항 또는 제4항에 따라 금융정보등을 제공받은 경우에는 사회보장정보시스템을 통하여 관할 보건소장에게 통보하여야 함

금융정보등의 제공(제13조의2)

① 국가와 지방자치단체는 암환자와 그 가구원이 제출한 동의 서면을 전자적 형태로 바꾼 문서로 금융회사등이나 신용정보집중기관(이하 "금융기관등")의 장에게 금융정보 · 신용정보 또는 보험정보(이하 "금융정보등")의 제공을 요청할 수 있음
② 제1항에 따라 금융정보등의 제공을 요청받은 금융기관등의 장은 명의인의 금융정보등을 제공하여야 함
③ 제2항에 따라 금융정보등을 제공한 금융기관등의 장은 금융정보등의 제공 사실을 명의인에게 통보하여야 함. 다만, 명의인이 동의하는 경우에는 통보하지 아니할 수 있음
④ 제1항 및 제2항에 따른 금융정보등의 제공 요청 및 제공은 정보통신망을 이용. 다만, 정보통신망이 손상되는 등 불가피한 경우에는 그러하지 아니함
⑤ 제1항 및 제2항에 따른 업무에 종사하거나 종사하였던 사람은 업무를 수행하면서 취득한 금융정보등을 이 법에서 정한 목적 외의 다른 용도로 사용하거나 다른 사람 또는 기관에 제공하거나 유출하여서는 아니 됨
⑥ 제1항 · 제2항 및 제4항에 따른 금융정보등의 제공 요청 및 제공 등에 필요한 사항은 대통령령으로 정함

암등록통계사업(제14조)

보건복지부장관은

① 암 발생 위험 요인과 암의 발생 및 치료에 관한 자료를 지속적이고 체계적으로 수집 · 분석하여 암 발생률, 생존율 등의 통계를 산출하기 위한 등록 · 관리 · 조사사업(이하 "암등록통계사업")을 시행하여야 함. 이 경우 통계자료의 수집 및 통계의 작성 등에 관하여는 「통계법」을 준용하며, 통계의 산출을 위하여 처리되는 개인정보는 「개인정보 보호법」 제

58조제1항에 따라 같은 법이 적용되지 아니하는 개인정보로 봄

② 암환자를 진단·치료하는 의료인 또는 의료기관, 국민건강보험공단 및 건강보험심사평가원, 행정안전부, 통계청, 「통계법」에 따른 통계작성기관, 그 밖에 암에 관한 사업을 하는 법인·기관·단체에 대하여 보건복지부령으로 정하는 바에 따라 암등록통계사업에 필요한 자료의 제출이나 의견의 진술 등을 요구할 수 있음. 이 경우 자료의 제출을 요구받은 자는 특별한 사유가 없으면 요구에 따라야 함

③ 암등록통계사업과 관련하여 고유식별정보를 처리하는 경우에는 개인정보 보호를 위하여 보건복지부령으로 정하는 바에 따라 암호화 등 안전성 확보에 필요한 조치를 하여야 함

시행규칙 제6조 암등록통계자료의 제출 요구

보건복지부장관은 법 제14조제2항에 따라 암환자의 진료와 관련된 자료 및 의무기록 등의 제공을 요청할 때에는 사용목적·사용기한 및 사용방법 등을 적은 서면으로 요구

시행규칙 제6조의2 암등록통계사업 관련 개인정보 안전성 확보 조치

① 보건복지부장관은 법 제14조제3항에 따라 개인정보의 안전성 확보를 위한 각 호의 조치를 하여야 함

1. 개인정보의 안전한 처리를 위한 관리계획 수립·시행
2. 개인정보에 대한 접근 통제 및 접근 권한 제한 조치
3. 개인정보에 대한 보안프로그램의 설치 및 갱신
4. 개인정보를 안전하게 저장·전송할 수 있는 암호화 기술 적용 또는 이에 상응하는 조치
5. 개인정보 침해사고 대응을 위한 접속기록의 보관 및 위조·변조 방지를 위한 조치
6. 개인정보의 안전한 보관을 위한 잠금장치 설치 등 물리적 조치

② 안전성 확보 조치에 관한 세부 기준은 보건복지부장관이 정하여 고시

암정보사업(제15조)

① 보건복지부장관은 암에 관한 정보를 지속적이고 체계적으로 구축하여 효율적으로 국민에게 제공하는 사업(이하 "암정보사업")을 시행

② 암정보사업을 효율적으로 추진하기 위하여 국립암센터로 하여금 암정보사업을 수행하게 할 수 있음

③ 제1항에 따른 암정보사업

1. 암에 관한 각종 정보의 생산, 수집 및 관리
2. 국민에 대한 암 정보 제공 및 상담
3. 암에 관한 교육자료 개발 및 교육·홍보

4. 그 밖에 암정보사업의 수행을 위하여 보건복지부장관이 필요하다고 인정하는 업무

역학조사(제16조)

① 질병관리청장 또는 시・도지사는 암 발생의 원인 규명 등을 위하여 필요하다고 인정하면 역학조사를 할 수 있음

② 질병관리청장 또는 시・도지사는 역학조사를 수행하기 위하여 역학조사반을 각각 설치하여야 함

③ 질병관리청장 또는 시・도지사는 제1항에 따른 역학조사를 효율적으로 시행하기 위하여 관계 행정기관의 장, 대통령령으로 정하는 기관・단체 등의 장에게 역학조사에 필요한 자료의 제출을 요청할 수 있음. 이 경우 자료의 제출을 요청받은 기관의 장은 특별한 사정이 없으면 이에 따라야 함

④ 누구든지 질병관리청장 또는 시・도지사가 실시하는 역학조사에서 다음 각 호의 행위를 하여서는 아니 됨

1. 정당한 사유 없이 역학조사를 거부・방해 또는 회피하는 행위
2. 거짓으로 진술하거나 거짓 자료를 제출하는 행위
3. 고의적으로 사실을 누락・은폐하는 행위

⑤ 제1항에 따른 역학조사의 내용・시기 및 방법과 제2항에 따른 역학조사반의 구성・임무 등에 관하여 필요한 사항은 대통령령으로 정함

시행령 제11조 역학조사반의 구성・운영 및 임무

① 역학조사를 하기 위하여 질병관리청에 중앙역학조사반을 두고, 특별시・광역시・특별자치시・도・특별자치도(이하 "시・도")에 지역역학조사반을 둠

② 중앙역학조사반 : 30명 이내의 반원으로 구성
지역역학조사반 : 20명 이내의 반원으로 구성

③ 중앙역학조사반 및 지역역학조사반(이하 "역학조사반")의 반원은 중앙역학조사반의 경우 질병관리청장이, 지역역학조사반의 경우 시・도지사가 다음 각 호의 어느 하나에 해당하는 사람 중에서 임명하거나 위촉

1. 암관리사업 또는 역학조사 업무를 담당하는 4급 또는 5급 공무원
2. 역학조사 분야의 전문가
3. 암에 관한 의학적 전문지식이 있는 사람
4. 환경 및 직업성 질환 관련 전문가
5. 영양학 분야의 전문가
6. 보건통계 분야의 전문가
7. 그 밖에 의학 또는 과학 분야의 전문가

④ 역학조사반의 임무
1. 역학조사 계획의 수립
2. 역학조사 실시 기준 및 방법의 개발
3. 역학조사의 시행 및 평가
4. 역학조사 능력 개발을 위한 교육·훈련
5. 암의 발병 사례 수집·분석 및 제공
6. 암 발생 위험 요인의 위험도 평가

⑤ 역학조사를 하는 반원은 보건복지부령으로 정하는 증표를 지니고 관계인이 요청할 때에는 이를 보여주어야 함

⑥ 질병관리청장 및 시·도지사는 반원으로 임명되거나 위촉되어 활동하는 사람에게 예산의 범위에서 수당·여비와 역학조사 활동에 필요한 경비를 지급할 수 있음. 다만, 공무원인 반원이 그 소관업무와 직접 관련하여 활동하는 경우에는 그러하지 아니함

⑦ 제1항~제6항에서 규정한 사항 외에 역학조사반의 운영 등에 필요한 사항은 질병관리청장이 정함

시행령 제12조 역학조사의 시기·방법 및 내용 등

① 법 제16조제1항에 따른 역학조사는 다음 각 호의 구분에 따라 실시
1. 중앙역학조사반이 역학조사를 하는 경우
   가. 둘 이상의 시·도에서 역학조사가 동시에 필요한 경우
   나. 시·도지사의 역학조사가 불충분하거나 인력·장비의 부족으로 역학조사가 곤란한 경우
   다. 특정 지역의 암 발생과 그로 인한 사망이 증가하여 전국적인 조사가 긴급히 필요한 경우
   라. 그 밖에 국가암관리사업 및 연구에 대한 지원과 정책 근거자료의 제시를 위하여 질병관리청장이 필요하다고 인정하는 경우
2. 지역역학조사반이 역학조사를 하는 경우
   가. 암등록통계 및 사망원인 통계, 그 밖의 의학적인 전문자료에 근거하여 관할 지역의 암 발생률 및 그에 따른 사망률이 증가할 우려가 있거나 사망률이 다른 지역에 비하여 높은 경우
   나. 관할 지역에서 암을 발생시킬 수 있는 특정 위험물질 및 위험 요인(이하 "특정위험물질등")으로 인한 암 발생률의 증가가 우려되는 경우
   다. 그 밖에 관할 지역의 암 관리에 필요한 연구를 지원하기 위하여 시·도지사가 필요하다고 인정하는 경우

② 제1항에 따른 역학조사를 할 때에는 다음 각 호의 사항을 조사하여야 함
1. 암환자의 발생 일시·장소, 성별, 연령 및 증상
2. 특정위험물질등에의 노출 여부 및 노출 경로
3. 연령별 암 발생 현황
4. 그 밖에 조사 대상의 인구학적·경제학적·사회학적 특성에 관한 사항

시행령 제12조의2 역학조사 관련 자료제출기관

법 제16조제3항 전단에서 "대통령령으로 정하는 기관·단체 등"
1. 법 제17조제1항에 따른 중앙암등록본부 및 같은 조 제2항에 따른 지역암등록본부
2. 법 제18조의2에 따른 국가암데이터센터
3. 법 제19조에 따른 지역암센터

4. 법 제27조에 따른 국립암센터
5. 「국민건강보험법」 제13조에 따른 국민건강보험공단
6. 「국민건강보험법」 제62조에 따른 건강보험심사평가원
7. 「의료법」 제3조에 따른 의료기관
8. 「한국산업안전보건공단법」에 따른 한국산업안전보건공단

제3절 중앙암등록본부, 지역암등록본부, 국가암데이터센터 및 지역암센터

중앙암등록본부 및 지역암등록본부의 지정 등(제17조)

① 보건복지부장관은 다음 각 호의 업무를 수행하기 위하여 국립암센터 또는 보건복지부령으로 정하는 시설・인력・장비 등의 기준을 충족하는 암 전문 연구기관 중 1개 기관을 중앙암등록본부로 지정할 수 있음

1. 암 발생률 및 생존율 등 암 통계 산출을 위한 자료의 수집・분석・관리
2. 암등록통계사업과 관련한 조사・연구
3. 암등록통계사업과 관련한 교육훈련・국제협력
4. 지역별 암 등록자료 수집・분석 및 지역암등록본부 지원
5. 그 밖에 암등록통계사업과 관련하여 보건복지부장관이 필요하다고 인정하는 사업

② 보건복지부장관은 다음 각 호의 업무를 수행하기 위하여 제19조에 따른 지역암센터 또는 보건복지부령으로 정하는 시설・인력・장비 등의 기준을 충족하는 관련 전문기관 중 1개 기관을 특별시・광역시・특별자치시・도・특별자치도(이하 "시・도")별 지역암등록본부로 지정할 수 있음

1. 해당 지역의 암 발생률 및 생존율 등 암 통계 산출을 위한 자료의 수집・분석・관리
2. 해당 지역의 암등록통계사업과 관련한 조사・연구
3. 그 밖에 암등록통계사업과 관련하여 보건복지부장관 또는 중앙암등록본부의 장이 필요하다고 인정하는 사업

③ 보건복지부장관은 중앙암등록본부 및 지역암등록본부가 다음 각 호의 어느 하나에 해당하는 경우에는 그 지정을 취소할 수 있음

1. 제1항 또는 제2항에 따른 업무를 수행하지 아니하거나 제18조에 따른 지도・감독을

따르지 아니한 경우

2. 제1항 또는 제2항에 따른 지정 기준에 미달한 경우

3. 그 밖에 대통령령으로 정하는 사유에 해당한 경우

시행령 제13조 중앙암등록본부 및 지역암등록본부의 지정 취소 사유

"대통령령으로 정하는 사유":

1. 암등록통계 산출을 위한 조사를 하지 않거나 조사자료를 제출하지 않은 경우
2. 암등록통계자료를 법 제14조제1항에 따른 목적에 부합되지 않는 용도로 활용한 경우
3. 지정받은 지역이 아닌 다른 지역으로 기관을 이전하는 경우

④ 중앙암등록본부 및 지역암등록본부의 지정 절차 등에 관하여 필요한 사항은 보건복지부령으로 정함

시행규칙 제8조 중앙암등록본부 및 지역암등록본부의 지정 기준

① 법 제17조제1항 각 호 외의 부분에서 "보건복지부령으로 정하는 시설·인력·장비 등의 기준을 충족하는 암 전문 연구기관"이란 다음 각 호의 요건을 모두 갖춘 기관을 말함
  1. 전문적인 암 연구가 가능한 연구소가 설치된 대학 또는 종합병원일 것
  2. 통계 분석 및 조사·연구에 관한 전문 인력(이하 "통계 분석 전문가")을 보유할 것

② 법 제17조제2항 각 호 외의 부분에서 "보건복지부령으로 정하는 시설·인력·장비 등의 기준을 충족하는 관련 전문기관"이란 다음 각 호의 요건을 모두 갖춘 기관을 말함
  1. 지역의 암 진료·연구를 수행할 수 있는 대학 또는 종합병원일 것
  2. 법 제17조제2항의 업무를 전담하는 통계 분석 전문가 및 보건의료정보관리사를 둘 것

시행규칙 제9조 중앙암등록본부 및 지역암등록본부의 지정 절차

① 중앙암등록본부 또는 지역암등록본부로 지정받으려는 자는 암등록본부 지정신청서에 다음 각 호의 서류를 첨부하여 보건복지부장관에게 제출
  1. 정관
  2. 암등록통계사업(법 제14조제1항에 따른 암등록통계사업)을 위한 시설 및 인력 현황
  3. 암등록통계사업계획서

② 보건복지부장관이 중앙암등록본부 또는 지역암등록본부를 지정하는 경우에는 암등록본부 지정서를 발급해야 함

중앙암등록본부 및 지역암등록본부의 지도·감독 등(제18조)

① 중앙암등록본부의 장은 매년 암등록통계사업계획을 수립하여 암등록통계자료의 기재사항 및 기준 등을 지역암등록본부 및 암환자를 진단·치료하는 의료인 또는 의료기관의 장에게 통보

② 중앙암등록본부의 장은 전년도의 암등록통계사업 결과를 종합·분석하여 그 다음 연도 2

월 말일까지 보건복지부장관에게 보고한 후 매년 공표

③ 지역암등록본부의 장이 암등록통계사업 결과를 공표하려는 경우에는 중앙암등록본부의 장과 미리 협의

④ 보건복지부장관은 암등록통계사업과 관련하여 필요하면 중앙암등록본부의 장 및 지역암등록본부의 장에게 관련 업무의 처리상황을 보고

국가암데이터센터의 지정 등(제18조의2)

① 보건복지부장관은 암데이터사업의 효율적인 수행을 위하여 국립암센터 또는 보건복지부령으로 정하는 시설・인력・장비 등의 기준을 충족하는 기관 중 1개 기관을 국가암데이터센터로 지정하여 다음 각 호의 업무를 수행하게 할 수 있음. 이 경우 국가암데이터센터는 「개인정보 보호법」 제28조의3제1항에 따른 전문기관으로 지정받은 것으로 봄

1. 암데이터사업을 위한 시설, 장비, 조직의 구축 및 운영
2. 암데이터사업을 위한 조사 및 기획
3. 암데이터사업을 위한 자료의 수집, 결합, 분석 및 제공
4. 암데이터사업의 수행을 위한 세부 지침과 절차의 마련
5. 암데이터사업의 수행을 위하여 처리하는 정보의 안전성 확보 조치
6. 그 밖에 암데이터사업과 관련하여 보건복지부장관이 필요하다고 인정하는 업무

② 보건복지부장관은 국가암데이터센터가 다음 각 호의 어느 하나에 해당하는 경우에는 그 지정을 취소할 수 있음. 다만, 제1호에 해당하는 경우에는 그 지정을 취소하여야 함

1. 거짓이나 그 밖의 부정한 방법으로 지정을 받은 경우
2. 제1항에 따른 지정 기준에 미달한 경우
3. 제1항에 따른 업무를 수행하지 아니한 경우

③ 국가암데이터센터의 지정 및 운영 등에 필요한 사항은 보건복지부령으로 정함

시행규칙 제9조의2 국가암데이터센터의 지정 기준 및 절차 등

① 법 제18조의2제1항에서 "보건복지부령으로 정하는 시설・인력・장비 등의 기준을 충족하는 기관"

1. 「공공기관의 운영에 관한 법률」 제4조에 따른 공공기관 또는 그 소속 기관일 것
2. 보건복지부장관이 정하여 고시하는 바에 따라 암데이터사업을 담당하는 조직을 구성하고, 개인정보 보호 및 데이터 처리와 관련된 자격이나 경력을 갖춘 사람을 10명 이상 상시 고용할 것
3. 보건복지부장관이 정하여 고시하는 바에 따라 암데이터의 수집・처리 및 결합정보 분석을 위한 안전성 확보에 필요한 분석공간, 시설 및 장비를 구축하고 가명정보의 결합・반출 관련 정책 및 절차 등을 마련할 것

4. 보건복지부장관이 정하여 고시하는 기준에 따른 재정능력을 갖출 것
5. 「개인정보 보호법」 제28조의3에 따른 전문기관 지정기준을 충족할 것
6. 그 밖에 국가암데이터센터의 지정 및 운영에 관해 보건복지부장관이 정하여 고시하는 요건을 갖출 것

② 법 제18조의2제1항에 따라 국가암데이터센터로 지정받으려는 기관은 국가암데이터센터 지정신청서에 다음 각 호의 서류를 첨부해 보건복지부장관에게 제출해야 함
1. 정관 또는 규약
2. 사업계획서
3. 제1항 각 호의 요건을 모두 갖추었음을 증명하는 서류

③ 보건복지부장관은 국가암데이터센터를 지정한 경우에는 국가암데이터센터 지정서를 발급해야 함

④ 국가암데이터센터의 장은 매년 다음 각 호의 서류를 보건복지부장관에게 제출해야 함. 이 경우 제5호의 서류는 「개인정보 보호법」 제7조에 따른 개인정보 보호위원회에 함께 제출해야 함
1. 해당 연도의 사업운영실적 및 재정집행실적 보고서
2. 다음 연도의 사업계획 및 재정운용계획 보고서
3. 국가암데이터센터의 지정 기준을 유지하고 있음을 증명하는 서류
4. 가명정보의 안전성 확보에 필요한 조치를 하고 있음을 증명하는 서류
5. 「개인정보 보호법 시행령」 제29조의4제2항에 따라 결합전문기관이 제출해야 하는 서류

⑤ 제1항~제4항에서 규정한 사항 외에 국가암데이터센터의 지정 기준, 절차 및 운영 등에 필요한 사항은 보건복지부장관이 정하여 고시

지역암센터의 지정 등(제19조)

① 보건복지부장관은 「의료법」에 따른 종합병원 중 보건복지부령으로 정하는 기준을 충족하는 종합병원을 시·도별 지역암센터로 지정할 수 있음

② 지역암센터의 수행 사업
1. 암의 발생·예방·진단·치료 및 관리 등에 관한 조사·연구
2. 암검진, 암환자의 진료 및 재활 등의 의료서비스 제공
3. 암의 예방과 관리에 관한 홍보 및 교육·훈련
4. 종합계획 관련 사업 수행
5. 그 밖에 암관리에 필요한 사업으로서 보건복지부령으로 정하는 사업

③ 보건복지부장관은 지역암센터가 제2항 각 호의 사업을 하지 아니하거나 잘못 수행한 경우에는 시정을 명할 수 있음

④ 보건복지부장관은 지역암센터가 수행하는 사업을 정기적으로 평가하고 그 결과를 지원에 반영할 수 있음

⑤ 보건복지부장관은 지역암센터가 다음 각 호의 어느 하나에 해당하는 경우에는 그 지정을 취소할 수 있음. 다만, 제1호에 해당하는 경우에는 그 지정을 취소하여야 함

1. 거짓이나 그 밖의 부정한 방법으로 지정을 받은 경우
2. 제1항에 따른 지정 기준에 미달한 경우
3. 제2항 각 호의 사업을 하지 아니하거나 잘못 수행한 경우
4. 제3항에 따른 시정명령을 따르지 아니한 경우

⑥ 제1항에 따른 지역암센터의 지정 기준·절차 및 제4항에 따른 평가 등에 필요한 사항은 보건복지부령으로 정함

시행규칙 제10조 지역암센터의 지정 기준

① 1개의 특별시·광역시·특별자치시·도·특별자치도(이하 "시·도")에 1개소를 지정할 수 있음. 다만, 해당 시·도의 의료자원 분포 및 주민 수 등을 고려하여 2개 이상의 시·도를 통합하여 1개소를 지정하거나 1개의 시·도에 2개소를 지정할 수 있음

② 법 제19조제1항에서 "보건복지부령으로 정하는 기준을 충족하는 종합병원"이란 다음 각 호의 요건을 모두 갖춘 종합병원을 말함

1. 해당 병원의 암환자 진료 실적, 암 관리능력, 암 연구에 필요한 시설·장비 및 전문 인력이 우수할 것
2. 소관 사업을 전문적으로 수행할 수 있는 전담부서와 전담인력을 갖출 것
3. 소관 사업 수행에 필요한 독립된 사무실 및 교육실 등을 갖출 것

③ 제2항에 따른 지정 기준의 세부 사항은 보건복지부장관이 정하여 고시

시행규칙 제11조 지역암센터의 사업

① 법 제19조제2항제5호에서 "보건복지부령으로 정하는 사업"

1. 법 제5조제3항에 따른 세부집행계획의 수립과 수행 지원
2. 암 진료와 암관리사업의 질 향상
3. 지역사회의 암생존자 관리
4. 지역사회의 암 관련 진료자원 및 관리자원의 연계
5. 그 밖에 보건복지부장관이 암관리를 위하여 필요하다고 인정하는 사업

② 보건복지부장관은 국립암센터로 하여금 제1항에 따른 지역암센터의 사업을 지원하게 할 수 있음

시행규칙 제12조 지역암센터의 지정 절차 등

① 지역암센터로 지정받으려는 종합병원은 지정신청서(별지 제8호서식)에 다음 각 호의 서류를 첨부하여 관할 시·도지사를 거쳐 보건복지부장관에게 신청하여야 함

1. 제10조제2항의 요건을 모두 갖추었음을 증명하는 서류
2. 지역암센터 사업계획서

② 제1항에 따른 신청서를 받은 시·도지사는 신청서에 지역암센터 지정에 대한 의견서를 첨부하여 보건복지부장관에게 제출

③ 제2항에 따라 신청서를 받은 보건복지부장관은 제10조제2항 각 호의 요건을 갖춘 종합병원을 지역암센터로 지정하고 지역암센터 지정서를 발급한 후, 관할 시·도지사에게 그 사실을 통보

④ 제1항~제3항에서 규정한 사항 외에 지역암센터의 지정에 필요한 세부사항은 보건복지부장관이 정하여 고시

시행규칙 제13조 지역암센터의 운영 및 평가

① 지역암센터의 장은 소관 업무의 원활한 수행을 위해 보건복지부장관이 정하는 바에 따라 보건의료 관련 공공기관·단체·전문가 등과 협조체계를 구축하여 운영해야 함
② 지역암센터의 장은 매년 해당 연도의 사업운영실적 및 재정집행실적과 다음 연도의 사업계획 및 재정운용계획을 관할 시·도지사를 거쳐 보건복지부장관에게 보고해야 함
③ 보건복지부장관은 지역암센터가 수행하는 사업을 매년 정기적으로 평가해야 함. 다만, 보건복지부장관이 필요하다고 인정하는 경우에는 수시로 평가할 수 있음

시행규칙 제14조 지역암센터의 지정 취소 통지

보건복지부장관은 법 제19조제5항에 따라 지역암센터의 지정을 취소하려는 경우에는 그 사유를 명시한 서면으로 관할 시·도지사 및 지역암센터의 장에게 각각 통지해야 함

제4절 삭제 〈2016.2.3.〉

제20조~제26조 삭제

제3장 국립암센터

제1절 설립 등

국립암센터 설립 등(제27조)

① 암에 관한 전문적인 연구와 암환자의 진료 등을 위하여 국립암센터를 설립·운영

② 국립암센터는 법인으로 함

③ 국립암센터는 주된 사무소의 소재지에서 설립등기를 함으로써 성립

④ 제3항에 따른 설립등기 사항 : 목적, 명칭, 주된 사무소 및 부속기관, 임원의 성명 및 주소, 공고의 방법

정관(제28조)

① 국립암센터의 정관에는 다음 각 호의 사항을 기재하여야 함

1. 목적
2. 명칭
3. 주된 사무소 및 부속기관의 소재지
4. 사업 및 재정에 관한 사항
5. 이사회에 관한 사항
6. 기구와 직원의 정원에 관한 사항
7. 정관의 변경에 관한 사항
8. 해산에 관한 사항
9. 공고의 방법에 관한 사항
10. 인력 및 기술의 지원에 관한 협약 체결에 관한 사항

② 국립암센터는 정관을 변경하려는 경우에는 보건복지부장관의 인가를 받아야 함

부속기관의 설치(제29조)

① 국립암센터에 연구소, 부속병원, 국가암관리사업본부 및 그 밖에 필요한 기구를 둠

② 국립암센터는 교육부장관의 인가를 받아 대학원대학(이하 "대학원대학")을 설치할 수 있음

③ 대학원대학의 조직, 교원, 학위 과정 운영 등에 관하여 필요한 사항은 대통령령으로 정함

> **시행령** 제15조 대학원대학의 조직 및 교원 등
>
> ① 국립암센터의 원장(이하 "원장")은 대학원대학을 설치한 경우에는 다음 각 호의 사항을 포함하는 대학원대학규칙을 정하여 보건복지부장관에게 보고
>
> 1. 목적
> 2. 명칭
> 3. 자산 및 회계에 관한 사항
> 4. 교직원의 자격 및 임면(任免)에 관한 사항
> 5. 학생의 정원·선발 및 입학에 관한 사항
> 6. 교육과정에 관한 사항
> 7. 대학원대학의 직제·조직에 관한 사항
> 8. 공고에 관한 사항과 그 방법
> 9. 그 밖에 대학원대학의 운영에 관한 중요 사항
>
> ② 대학원대학의 교원은 해당 분야에 관한 전문적인 지식과 경력을 갖춘 사람 중에서 임용하되, 국립암센터 소속의 겸임교원은 대학원대학의 정원에 포함시키지 아니함
>
> ③ 대학원대학의 설치·운영에 필요한 사항으로서 이 영에서 정하지 아니한 사항은 「대학설립·운영 규정」을 준용. 다만, 「대학설립·운영 규정」 제2조제6항은 준용하지 아니함

사업(제30조)

국립암센터의 사업

1. 암의 발생·예방·진단·치료·관리 및 암관리 정책 등에 관한 연구
2. 암환자의 진료
3. 제12조에 따른 재가암환자 관리사업에 관련된 교육·훈련 및 지원 업무
4. 암의 예방 및 관리에 관한 교육 및 홍보
5. 암과 관련된 정보·통계의 수집·분석 및 제공
6. 암과 관련된 국내외 협력
7. 암의 예방·진단 및 치료 등에 관한 신기술의 개발 및 보급

8. 제29조제2항에 따라 설치된 대학원대학을 통한 국내외 암전문인력 양성 및 훈련
9. 암 통합 데이터 구축
10. 제50조제2항에 따라 암에 관한 각종 사업을 위탁받은 경우 그 사업
11. 제1호~제10호의 사업에 부대되는 사업

제2절 임원과 이사회 등

임원(제31조)

① **국립암센터 임원** : 이사장·원장을 포함한 9명 이내의 이사와 감사 1명

② 이사장, 이사(대통령령으로 정하는 5명 이내의 당연직 이사는 제외) 및 감사는 이사회에서 선임하되, 보건복지부장관의 승인을 받아야 함

> **시행령** 제16조 당연직 이사
> 기획재정부 제2차관, 교육부차관, 행정안전부차관, 보건복지부차관 및 원장

③ 원장을 제외한 임원은 비상근으로 함

④ 이사장 및 이사의 임기는 3년으로 하되, 1차에 한하여 연임할 수 있음

⑤ 감사의 임기는 2년으로 하되, 1차에 한하여 연임할 수 있음

⑥ 임원이 임기 중 결원이 된 경우 당연직 이사를 제외한 후임 임원의 임기는 전임자 임기의 남은 기간으로 함

⑦ 감사는 국립암센터의 업무 및 회계를 감사함

⑧ 「국가공무원법」 제33조 각 호의 어느 하나에 해당하는 사람은 임원이 될 수 없음

이사회(제32조)

① 국립암센터에 다음 각 호의 사항을 심의·의결하기 위하여 이사회를 둠

1. 예산 및 결산
2. 이사장, 이사 및 감사의 선임
3. 원장 추천

4. 정관의 변경
5. 기부금의 관리·운용 및 사용
6. 그 밖에 이사회가 특히 필요하다고 인정하는 사항

② **이사회** : 이사장 및 원장을 포함한 이사로 구성
③ **이사장** : 이사회를 소집하고, 그 의장이 됨
④ 이사장은 원장을 겸할 수 없음
⑤ 감사는 이사회에 출석하여 발언할 수 있음

원장(제33조)

① **국립암센터 원장** : 1명
② 국립암센터를 대표하며, 국립암센터의 업무를 총괄하고 소속 직원 지휘·감독
③ 이사회의 추천을 받아 보건복지부장관이 임명
④ **임기** : 3년으로 하되, 1차에 한하여 연임 가능
⑤ 원장이 부득이한 사유로 직무를 수행할 수 없을 때에는 정관으로 정하는 사람이 그 직무를 대행

직원의 임면(제34조)

① 제29조제1항에 따른 연구소장 및 국가암관리사업본부장은 보건복지부장관의 승인을 받아 국립암센터의 원장이 임면(任免)함
② 제29조제2항에 따른 대학원대학의 총장은 국립암센터의 원장으로 함
③ 그 밖의 직원은 정관으로 정하는 바에 따라 국립암센터의 원장이 임면함

직원 겸직(제35조)

① 대학에 근무하는 교육공무원은 제30조의 사업을 하기 위하여 필요한 경우에는 그 소속 대학의 총장·학장의 허가를 받아 국립암센터의 연구소 및 부속병원의 연구 및 진료업무를 겸할 수 있음
② 교육공무원이 업무를 겸하는 경우 그 직무, 보수 및 그 밖에 겸직에 필요한 사항은 대통령령으로 정함

시행령 제17조 겸직자의 직무 및 보수
① 법 제35조제1항에 따라 국립암센터의 연구소 및 부속병원의 연구 및 진료업무를 겸하는 교육공무원(이하 "겸직자")은 국립암센터의 정관 및 관련 규정을 준수해야 하며, 국립암센터의 연구 또는 진료업무를 성실하게 수행해야 함
② 겸직자의 보수는 「공무원보수규정」 및 「공무원 수당 등에 관한 규정」에서 정하는 바에 따르되, 소속 대학에서 지급
③ 국립암센터는 정관에서 정하는 바에 따라 겸직자에게 수당을 지급할 수 있음

제3절 관리 · 운영 등

재원(제36조)

국립암센터는 제37조에 따른 출연금, 제30조에 따른 사업의 수익금, 기부금 및 그 밖의 수입금으로 운영

출연 또는 보조(제37조)

① 정부는 국립암센터의 사업 및 운영에 드는 경비를 예산 또는 국민건강증진기금에서 출연 또는 보조할 수 있음
② 국립암센터는 매 사업연도의 4월 30일까지 다음 연도의 출연금예산요구서를 대통령령으로 정하는 바에 따라 보건복지부장관에게 제출

시행령 제19조 출연금예산요구서의 제출
국립암센터는 매 사업연도의 4월 30일까지 다음 연도의 출연금예산요구서에 다음 각 호의 서류를 첨부하여 보건복지부장관에게 제출
1. 다음 연도의 사업계획서
2. 다음 연도의 추정재무상태표 및 추정손익계산서
3. 그 밖에 출연금예산요구서의 내용을 명백히 하는 데에 필요한 자료

시행령 제20조 출연금 지급 신청
국립암센터는 출연금을 지급받으려면 출연금 지급신청서에 분기별 예산집행계획서를 첨부하여 보건복지부장관에게 제출

국유재산의 무상대부 등(제38조)

① 정부는 국립암센터의 설립·운영을 위하여 필요하다고 인정하는 때에는 「국유재산법」에도 불구하고 국유재산을 국립암센터에 무상으로 사용허가 또는 대부할 수 있음

② 제1항에 따른 사용허가 또는 대부에 필요한 사항은 대통령령으로 정함

> **시행령** 제21조 국유재산의 무상대부 등
> ① 법 제38조제1항에 따른 국유재산의 무상 사용허가 또는 무상 대부는 해당 국유재산을 관리하는 「국가재정법」 제6조제2항에 따른 중앙관서의 장과 국립암센터와의 계약에 따름
> ② 제1항에 따른 국유재산의 무상 사용허가기간 또는 무상 대부기간은 5년으로 하며, 그 기간은 갱신할 수 있음

국유재산의 전대 등(제38조의2)

① 국립암센터는 제30조에 따른 사업을 효율적으로 수행하기 위하여 필요한 경우에는 제38조에 따라 사용허가 또는 대부받은 국유재산을 목적 사업에 지장을 주지 아니하는 범위에서 전대(轉貸)할 수 있음

② 국립암센터는 제1항에 따른 전대를 하려면 미리 보건복지부장관의 승인을 받아야 하며, 승인받은 사항을 변경하려는 경우에도 또한 같음

③ 제1항에 따라 국유재산을 전대받은 자는 그 재산을 다른 자에게 대부하거나 사용·수익하게 하여서는 아니 됨

④ 제1항에 따라 국유재산을 전대받은 자는 그 재산에 건물이나 그 밖의 영구시설물을 축조하지 못함. 다만, 보건복지부장관이 행정 목적의 달성 또는 국립암센터의 업무를 수행하는 데에 필요하다고 인정하는 시설물로서 국가에 기부할 것을 조건으로 하는 경우에는 그러하지 아니함

사업연도(제39조)

국립암센터의 사업연도는 정부의 회계연도에 따름

사업계획서 등의 제출 등(제40조)

① 국립암센터는 대통령령으로 정하는 바에 따라 매 사업연도 개시 전까지 사업계획서 및 예산서를 작성·제출하여 보건복지부장관의 승인을 받아야 함

시행령 제22조 사업계획서
법 제40조제1항에 따른 사업계획서에는 사업의 목표, 방침, 주요 내용 및 필요한 예산을 구분하여 표시하여야 함

② 제1항에 따른 사업계획서 및 예산서의 중요한 내용을 변경하려는 경우에는 미리 그 변경할 내용 및 변경사유를 명시한 사업계획서 및 예산서를 작성・제출하여 보건복지부장관의 승인을 받아야 함

결산서의 제출(제41조)

국립암센터는 대통령령으로 정하는 바에 따라 매 사업연도의 결산서를 작성하여 공인회계사의 회계감사를 받아 다음 연도 2월 말일까지 보건복지부장관에게 제출

시행령 제23조 결산서의 제출
결산서 첨부 서류
1. 해당 연도의 재무상태표 및 손익계산서
2. 해당 연도의 사업계획과 그 집행실적의 대비표
3. 감사의 감사보고서와 공인회계사의 회계감사보고서
4. 그 밖에 결산 내용을 확인할 수 있는 참고서류

업무협력 및 협약체결(제42조)

① 국립암센터는 다른 의료기관이나 연구기관 등과 협력하여 암에 관한 의료 지식과 암 치료 기술의 보급 등에 관한 업무를 추진할 수 있음
② 국립암센터의 원장은 제30조의 사업을 하기 위하여 필요하다고 인정하는 경우에는 대학, 연구기관 및 의료기관과 인력 및 기술의 지원에 관한 협약을 체결할 수 있음

동일 명칭 사용의 금지(제43조)

이 법에 따른 국립암센터가 아니면 국립암센터의 명칭을 사용할 수 없음

비밀유지 의무(제44조)

국립암센터의 임직원 또는 그 직에 있었던 자는 직무상 알게 된 비밀을 누설하거나 도용(盜用)하여서는 아니 됨

「민법」 등의 준용(제45조)

국립암센터에 관하여 이 법과 「공공기관의 운영에 관한 법률」에서 정한 사항 외에는 「민법」 중 재단법인에 관한 규정을 준용

제4장
보 칙

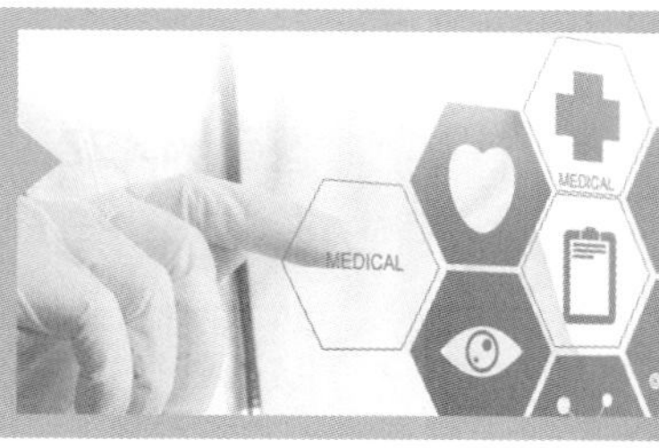

비용 지원(제46조)

국가와 지방자치단체는 다음 각 호의 어느 하나에 해당하는 비용의 전부 또는 일부를 지원할 수 있음

1. 지역암센터가 제19조제2항의 사업을 하기 위하여 필요한 시설·인력 및 장비 등을 확충하는 데 드는 비용
2. 중앙암등록본부 및 지역암등록본부의 암등록통계사업에 드는 비용과 의료기관의 암등록통계자료 제출에 드는 비용
3. 암검진사업의 시행 및 지원에 드는 비용
4. 암예방사업에 드는 비용
5. 재가암환자 관리사업에 드는 비용
6. 암데이터사업에 드는 비용
7. 암생존자통합지지사업에 드는 비용
8. 제50조제2항에 따라 위탁받은 암관리사업을 하는 법인·단체의 암에 관한 교육 및 홍보사업에 드는 비용
9. 「장기등 이식에 관한 법률」 제13조에 따른 장기이식등록기관이 시행하는 골수기증희망자 등록사업에 드는 비용
10. 소아청소년암 진료체계 구축에 드는 비용

지도·감독(제47조)

보건복지부장관은 국립암센터의 업무를 지도·감독하며, 업무·회계 등에 관하여 필요한 사항을 보고하게 하거나 필요한 서류의 제출을 명할 수 있음

청문(제48조)

보건복지부장관은 제12조의2제3항, 제17조제3항, 제18조의2제2항 또는 제19조제5항에 따라 지정을 취소하려는 경우에는 청문을 하여야 함

개인정보의 목적 외 사용 금지(제49조)

암관리사업에 종사하거나 종사하였던 사람은 「개인정보 보호법」 제18조제2항에 따른 경우를 제외하고는 업무상 알게 된 개인정보를 타인에게 제공 또는 누설하거나 목적 외의 용도로 사용하여서는 아니 됨

위임 및 위탁(제50조)

① 보건복지부장관의 권한은 그 일부를 대통령령으로 정하는 바에 따라 시・도지사 또는 시장・군수・구청장에게 위임할 수 있음

② 보건복지부장관의 업무는 그 일부를 대통령령으로 정하는 바에 따라 국립암센터, 국민건강보험공단・건강보험심사평가원 또는 그 밖에 암관리사업을 하는 법인・단체에 위탁할 수 있음

시행령 제24조 업무의 위탁

① 삭제 〈2014.8.20.〉

② 보건복지부장관은 다음 각 호의 업무를 국립암센터에 위탁함

1. 법 제4조제2항에 따른 교육・홍보 사업
2. 법 제10조제1항에 따른 진료방법의 개발 및 보급
3. 법 제10조의2에 따른 암예방사업
4. 법 제10조의3에 따른 발암요인관리사업
5. 제6조제1호에 따른 암검진의 기준 연구 및 질 관리
6. 제6조제6호에 따른 암검진에 관한 정보시스템의 개발 및 관리
7. 제9조제5호에 따른 의료비 지원사업 정보시스템의 개발 및 관리

③ 법 제50조제2항에 따라 보건복지부장관은 암검진사업을 위한 다음 각 호의 업무를 국민건강보험공단에 위탁

1. 제6조제2호에 따른 수검 예정자의 선정 및 통보
2. 제6조제4호에 따른 검진 지원비 지원

④ 법 제50조제2항에 따라 보건복지부장관은 다음 각 호의 업무를 국가암데이터센터에 위탁

1. 법 제9조의2제2항・제3항에 따른 자료의 요청
2. 법 제9조의2제4항에 따른 가명정보의 결합・분석 필요성 판단
3. 법 제9조의2제5항에 따른 가명정보의 제공
4. 제5조의3제3항에 따른 비용의 청구

제5장
벌 칙

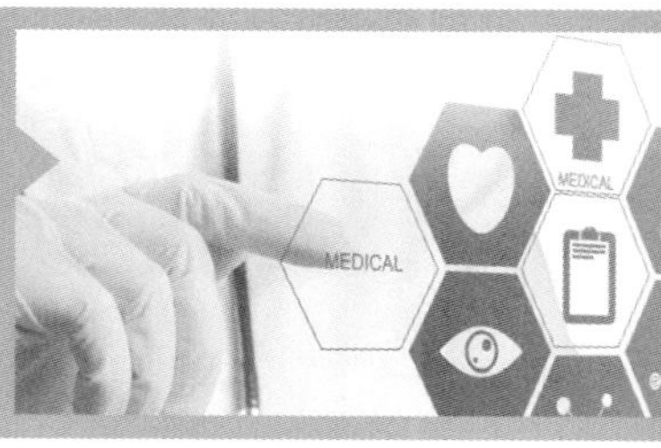

벌칙(제50조의2)

① 5년 이하의 징역 또는 5천만원 이하의 벌금 : 제13조의2제5항 또는 제49조를 위반하여 금융정보 등 또는 개인정보를 이 법에서 정한 목적 외의 다른 용도로 사용하거나 다른 사람 또는 기관에 제공 또는 유출한 사람

② 삭제 〈2017.9.19.〉

벌칙(제51조)

3년 이하의 징역 또는 3천만원 이하의 벌금 : 비밀유지 의무(법 제44조)를 위반한 자

벌칙(제51조의2)

200만원 이하의 벌금 : 제16조제4항을 위반하여 정당한 사유 없이 역학조사를 거부・방해 또는 회피하거나 거짓으로 진술 또는 거짓 자료의 제출을 하거나 고의적으로 사실을 누락・은폐한 사람

과태료(제52조)

① 200만원 이하의 과태료 부과 : 동일 명칭 사용의 금지(법 제43조)를 위반한 자

시행령 제25조 과태료의 부과기준

1. 일반기준
   가. 보건복지부장관은 다음의 어느 하나에 해당하는 경우에는 제2호에 따른 과태료 금액의 2분의 1의 범위에서 그 금액을 줄일 수 있으나, 과태료를 체납하고 있는 위반행위자에 대해서는 그러하지 아니함
      1) 위반행위자가 「질서위반행위규제법 시행령」 제2조의2제1항 각 호의 어느 하나에 해당하는 경우
      2) 위반행위자가 사소한 부주의나 오류로 인한 것으로 인정되는 경우

3) 위반의 내용・정도가 경미하다고 인정되는 경우
4) 위반행위자가 법 위반 상태를 시정하거나 해소하기 위하여 노력한 것이 인정되는 경우
5) 그 밖에 위반행위의 정도, 위반행위의 동기와 그 결과 등을 고려하여 줄일 필요가 있다고 인정되는 경우

나. 보건복지부장관은 위반행위의 정도, 위반행위의 동기와 그 결과 등을 고려하여 제2호에 따른 과태료 금액의 2분의 1의 범위에서 그 금액을 늘릴 수 있음

2. 개별기준
동일 명칭 사용의 금지를 위반(법 제43조)하여 국립암센터가 아닌 자가 국립암센터의 명칭을 사용한 경우 과태료 100만원

② 제1항에 따른 과태료는 대통령령으로 정하는 바에 따라 보건복지부장관이 부과・징수

제 6 부

지역보건법

[시행 2025.6.21.] [법률 제20445호, 2024.9.20., 타법개정]

제정배경) 법률 제5101호, 1995.12.29., 전부개정

국민소득수준의 향상, 질병 및 인구구조의 변화 등에 따라 그 동안 전염병관리와 가족계획사업 위주로 운영되어 온 보건소를 지역주민의 중추적 건강관리기관으로 육성하기 위하여 보건소법(법률 제406호, 1956.12.13., 제정)을 지역보건법으로 전면개정하려는 것임

① 지방자치단체는 지역적 특성에 맞는 종합적인 지역보건의료계획을 수립하고, 이를 추진하도록 함
② 보건소의 업무에 건강평가・건강증진등 국민건강증진사업, 가정・사회복지시설등을 방문하여 행하는 보건의료사업, 만성퇴행성질환의 관리등을 추가함
③ 보건소의 조직에 관하여는 지방자치법 제125조의 규정에 의하도록 함
④ 보건소에 그 업무수행에 필요한 면허・자격등을 갖춘 전문인력을 두도록 하고, 필요한 경우 보건소간에 전문인력의 인사교류를 할 수 있는 근거를 마련함
⑤ 보건소 및 보건지소의 수수료 및 진료비의 수입은 지방회계법 제26조의 규정에 의한 수입대체경비의 방법에 의하여 직접 사용할 수 있도록 함
⑥ 보건소 및 보건지소의 진료수준을 향상시키기 위하여 그 업무 중 보건복지부장관으로부터 위임 또는 재위임받은 업무에 대하여 의료기관등에 위탁하거나 의료인에게 업무를 대행하게 하고 그에 소요되는 비용을 보조하거나 변상할 수 있는 근거를 마련함

제1장 총 칙

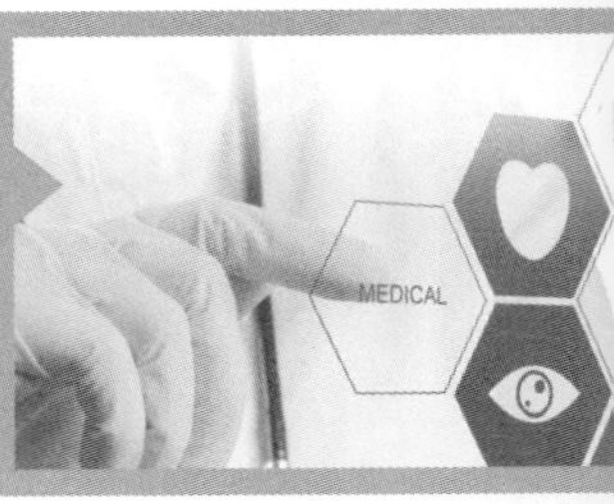

목적(제1조)

1. 보건소 등 지역보건의료기관의 설치・운영에 관한 사항
2. 보건의료 관련기관・단체와의 연계・협력을 통하여
3. 지역보건의료기관의 기능을 효과적으로 수행하는 데 필요한 사항을 규정함으로써
4. 지역보건의료정책을 효율적으로 추진하여
5. 지역주민의 건강 증진에 이바지함을 목적으로 함

정의(제2조)

이 법에서 사용하는 용어의 뜻

1. **"지역보건의료기관"** : 지역주민의 건강을 증진하고 질병을 예방・관리하기 위하여 이 법에 따라 설치・운영하는 보건소, 보건의료원, 보건지소 및 건강생활지원센터를 말함
2. **"지역보건의료서비스"** : 지역주민의 건강을 증진하고 질병을 예방・관리하기 위하여 지역보건의료기관이 직접 제공하거나 보건의료 관련기관・단체를 통하여 제공하는 서비스로서 보건의료인(「보건의료기본법」 제3조제3호에 따른 보건의료인을 말한다)이 행하는 모든 활동
3. **"보건의료 관련기관・단체"** : 지역사회 내에서 공중(公衆) 또는 특정 다수인을 위하여 지역보건의료서비스를 제공하는 의료기관, 약국, 보건의료인 단체 등

국가와 지방자치단체의 책무(제3조)

① 지역보건의료에 관한 조사・연구, 정보의 수집・관리・활용・보호, 인력의 양성・확보 및 고용 안정과 자질 향상 등을 위하여 노력해야 함

② 지역보건의료 업무의 효율적 추진을 위하여 기술적・재정적 지원

③ 지역주민의 건강 상태에 격차가 발생하지 아니하도록 필요한 방안을 마련

지역사회 건강실태조사(제4조)

① 질병관리청장과 특별자치시장・특별자치도지사・시장・군수・구청장(구청장은 자치구의 구청장을 말하며, 이하 "시장・군수・구청장"이라 한다)은 지역주민의 건강 상태 및 건강 문제의 원인 등을 파악하기 위하여 매년 지역사회 건강실태조사를 실시

② 질병관리청장은 제1항에 따라 지역사회 건강실태조사를 실시할 때에는 미리 보건복지부장관과 협의

시행령 제2조 지역사회 건강실태조사의 방법 및 내용

① 질병관리청장은 보건복지부장관과 협의하여 「지역보건법」(이하 "법"이라 한다) 제4조제1항에 따른 지역사회 건강실태조사(이하 "지역사회 건강실태조사"라 한다)를 매년 지방자치단체의 장에게 협조를 요청하여 실시

② 제1항에 따라 협조 요청을 받은 지방자치단체의 장은 매년 보건소(보건의료원을 포함한다)를 통하여 지역 주민을 대상으로 지역사회 건강실태조사를 실시하여야 한다. 이 경우 지방자치단체의 장은 지역사회 건강실태조사의 결과를 질병관리청장에게 통보

③ 지역사회 건강실태조사는 표본조사를 원칙으로 하되, 필요한 경우에는 전수조사를 할 수 있음

④ 지역사회 건강실태조사의 내용에는 다음 각 호의 사항이 포함

1. 흡연, 음주 등 건강 관련 생활습관에 관한 사항
2. 건강검진 및 예방접종 등 질병 예방에 관한 사항
3. 질병 및 보건의료서비스 이용 실태에 관한 사항
4. 사고 및 중독에 관한 사항
5. 활동의 제한 및 삶의 질에 관한 사항
6. 그 밖에 지역사회 건강실태조사에 포함되어야 한다고 질병관리청장이 정하는 사항

③ 제1항에 따른 지역사회 건강실태조사의 방법, 내용 등에 필요한 사항은 대통령령으로 정함

자료 또는 정보의 처리 및 이용 등(제5조)

① 보건복지부장관은 지역보건의료기관(「농어촌 등 보건의료를 위한 특별조치법」 제2조제4호에 따른 보건진료소를 포함한다)의 기능 및 업무를 수행하는 데 필요한 각종 자료 및 정보의 효율적 처리(「개인정보 보호법」 제2조제2호의 처리를 말한다. 이하 이 조에서 같다)를 위하여 지역보건의료정보시스템을 구축・운영

② 보건복지부장관은 제1항에 따른 지역보건의료정보시스템을 구축・운영하는 데 필요한 자료로서 다음 각 호의 어느 하나에 해당하는 자료 또는 정보를 처리할 수 있으며, 관계 중앙행정기관, 지방자치단체, 관련 기관・단체・법인・시설 등에 필요한 자료의 제공을 요청할 수 있음. 이 경우 요청을 받은 중앙행정기관, 지방자치단체, 관련 기관・단체・

법인·시설 등의 장은 정당한 사유가 없으면 그 요청에 따라야 함

1. 제11조제1항제5호에 따른 지역보건의료서비스의 제공에 관한 자료
2. 제19조부터 제21조까지의 규정에 따른 지역보건의료서비스 제공의 신청, 조사 및 실시에 관한 자료
3. 그 밖에 지역보건의료기관의 기능을 수행하는 데 필요한 것으로서 대통령령으로 정하는 자료

③ 누구든지 정당한 접근 권한 없이 또는 허용된 접근 권한을 넘어 지역보건의료정보시스템의 정보를 훼손·멸실·변경·위조·유출하거나 검색·복제하여서는 아니 됨

시행규칙 제11조 자료 제출 등

① 법 제27조에 따라 지역보건의료기관의 설치·운영에 관한 자료의 제출을 요구받은 시장·군수·구청장(특별자치시장·특별자치도지사는 제외한다)은 매년 12월 31일 기준으로 별지 제2호서식의 지역보건의료기관 설치·운영 현황을 작성하여 다음해 3월 31일까지 시·도지사를 거쳐 보건복지부장관에게 제출

② 법 제27조에 따라 지역보건의료기관의 설치·운영에 관한 자료의 제출을 요구받은 특별자치시장·특별자치도지사는 매년 12월 31일 기준으로 별지 제2호서식의 지역보건의료기관 설치·운영 현황을 작성하여 다음해 3월 31일까지 보건복지부장관에게 제출

③ 보건복지부장관은 지역보건의료기관의 설치·운영에 관한 지도·감독을 위하여 필요한 경우에는 소속 공무원으로 하여금 실태조사를 하게 할 수 있으며 실태조사 결과 부적절하다고 판단되는 경우에는 해당 지방자치단체의 장에게 시정을 요구

④ 제1항 및 제2항에 따른 제출은 법 제5조에 따른 지역보건의료정보시스템에 입력하는 방법으로 할 수 있음

④ 보건복지부장관은 지역보건의료기관의 기능과 업무 수행에 필요한 각종 자료 및 정보의 효율적 처리를 위하여 제1항에 따른 지역보건의료정보시스템을 다음 각 호의 정보시스템과 전자적으로 연계하여 활용할 수 있음

1. 「주민등록법」 제30조제1항에 따른 주민등록전산정보자료를 처리하는 정보시스템
2. 「사회보장기본법」 제37조제2항에 따른 사회보장정보시스템
3. 「사회보장급여의 이용·제공 및 수급권자 발굴에 관한 법률」 제24조의2제1항에 따른 사회서비스정보시스템
4. 「감염병의 예방 및 관리에 관한 법률」 제33조의4제1항에 따른 예방접종통합관리시스템
5. 「감염병의 예방 및 관리에 관한 법률」 제40조의5제1항에 따른 감염병관리통합정보시스템

6. 「건강검진기본법」 제3조제4호에 따른 건강검진자료를 처리하는 정보시스템
7. 「지방재정법」 제96조의2제1항에 따른 정보시스템
8. 「치매관리법」 제13조의2제1항에 따른 치매정보시스템
9. 그 밖에 대통령령으로 정하는 정보시스템

시행령 제2조의2 지역보건의료정보시스템의 연계 및 이용 등

① 법 제5조제4항제9호에서 "대통령령으로 정하는 정보시스템"이란 다음 각 호의 정보시스템을 말함
  1. 「노인장기요양보험법」 제15조에 따른 장기요양등급판정 자료를 처리하는 정보시스템
  2. 「모자보건법」 제11조제2항제1호에 따른 난임치료를 위한 시술비 지원 자료를 처리하는 정보시스템

② 법 제5조제7항에 따라 지역보건의료정보시스템을 이용하거나 관할 업무시스템과 연계하려는 관계 중앙행정기관의 장, 특별시장·광역시장·도지사(이하 "시·도지사"라 한다) 또는 특별자치시장·특별자치도지사·시장·군수·구청장(구청장은 자치구의 구청장을 말하며, 이하 "시장·군수·구청장"이라 한다)은 보건복지부장관에게 다음 각 호의 사항이 포함된 지역보건의료정보시스템 이용 협의 신청서를 제출
  1. 신청기관의 명칭
  2. 지역보건의료정보시스템을 통하여 이용하려는 지역보건의료정보의 명칭, 범위, 이용 근거 및 보유기관
  3. 지역보건의료정보시스템을 통하여 수행하려는 사무의 명칭, 목적 및 내용
  4. 지역보건의료정보시스템의 이용 방식 및 안전성 확보 방안
  5. 그 밖에 보건복지부장관이 지역보건의료정보시스템 이용을 위하여 필요하다고 정한 사항

③ 보건복지부장관은 제2항에 따른 신청을 받으면 다음 각 호의 사항을 고려하여 신청한 관계 중앙행정기관의 장, 시·도지사 또는 시장·군수·구청장과 협의
  1. 지역보건의료정보시스템을 통하여 수행하려는 사무가 지역보건의료서비스에 해당하는지 여부
  2. 지역보건의료정보시스템의 추가 개발이 필요한 경우 소요될 것으로 예상되는 적정한 예산을 편성했는지 여부
  3. 지역보건의료정보시스템의 추가 개발이 필요한 경우 적정한 개발기간을 고려했는지 여부
  4. 지역보건의료정보시스템의 보안 및 안전에 관한 대책을 마련했는지 여부
  5. 그 밖에 연계하려는 업무시스템의 변경, 연계 가능 여부 등 보건복지부장관이 지역보건의료정보시스템의 이용 협의를 위하여 필요하다고 정한 사항에 적합한지 여부

④ 보건복지부장관은 제3항에 따른 협의를 하면서 필요한 경우에는 다음 각 호의 이용 범위를 협의사항에 포함해야 한다.
  1. 이용 대상 지역보건의료정보의 범위 제한
  2. 지역보건의료정보시스템의 이용자 범위 및 접근 권한의 제한
  3. 지역보건의료정보시스템의 이용 방식, 지역보건의료정보의 제공 방법 및 지역보건의료정보 전달체계
  4. 지역보건의료정보시스템의 이용에 필요한 예산, 시설 및 인력의 확보

⑤ 보건복지부장관은 제3항과 제4항에 따라 지역보건의료정보시스템의 이용이나 연계 이용에 관한 협의가 완료된 경우에는 협의 결과를 신청기관과 해당 정보의 보유기관에 각각 통보

⑥ 제2항부터 제5항까지에서 규정한 사항 외에 지역보건의료정보시스템의 이용 협의 절차에 관한

세부 사항은 보건복지부장관이 정함

⑤ 보건복지부장관은 제1항에 따라 지역보건의료정보시스템을 통해 처리하는 자료 또는 정보를 지역주민의 건강 증진 및 질병의 예방·관리를 위하여 관계 중앙행정기관의 장과 특별시장·광역시장·도지사(이하 "시·도지사"라 한다) 또는 시장·군수·구청장에게 제공할 수 있음

⑥ 시·도지사 또는 시장·군수·구청장은 필요한 경우 제5항에 따라 보건복지부장관으로부터 제공받은 자료 또는 정보를 제19조제2항에 따른 서비스대상자 및 부양의무자의 동의를 받아 제30조제3항에 따른 보건의료 관련기관·단체 또는 의료인에게 제공할 수 있음. 이 경우 이용 목적을 고려하여 필요 최소한의 정보를 제공

⑦ 관계 중앙행정기관의 장, 시·도지사 또는 시장·군수·구청장이 제4항 및 제5항에 따라 지역보건의료정보시스템을 이용하거나 연계하고자 하는 경우에는 지역보건의료정보시스템을 이용하여 처리하고자 하는 자료 또는 정보와 그 범위, 처리 목적·방식, 해당 자료 또는 정보의 보유기관 등을 특정하여 보건복지부장관과 미리 협의

⑧ 제7항에 규정된 사항 외에 지역보건의료정보시스템의 이용 범위·방법 및 절차 등은 대통령령으로 정함

지역보건의료심의위원회(제6조)

① 지역보건의료에 관한 다음 각 호의 사항을 심의하기 위하여 특별시·광역시·도(이하 "시·도"라 한다) 및 특별자치시·특별자치도·시·군·구(구는 자치구를 말하며, 이하 "시·군·구"라 한다)에 지역보건의료심의위원회(이하 "위원회"라 한다)를 둠

1. 지역사회 건강실태조사 등 지역보건의료의 실태조사에 관한 사항
2. 지역보건의료계획 및 연차별 시행계획의 수립·시행 및 평가에 관한 사항
3. 지역보건의료계획의 효율적 시행을 위하여 보건의료 관련기관·단체, 학교, 직장 등과의 협력이 필요한 사항
4. 그 밖에 지역보건의료시책의 추진을 위하여 필요한 사항

② 위원회의 구성

1. 위원장 1명
   - 위원장은 해당 지방자치단체의 부단체장(부단체장이 2명 이상인 지방자치단체에서는 대통령령으로 정하는 부단체장)

• 제4항에 따라 다른 위원회가 위원회의 기능을 대신하는 경우 위원장은 조례로

2. 위원 : 위원장 포함한 20명 이내

③ 위원회의 위원

1. 해당 위원회가 속하는 지방자치단체의 장이 임명하거나 위촉

2. 위원회 위원의 구성

• 지역주민 대표

• 학교보건 관계자

• 산업안전 · 보건 관계자

• 보건의료 관련기관 · 단체의 임직원 및 관계 공무원

④ 위원회는 그 기능을 담당하기에 적합한 다른 위원회가 있고 그 위원회의 위원이 제3항에 따른 자격을 갖춘 경우에는 시 · 도 또는 시 · 군 · 구의 조례에 따라 위원회의 기능을 통합하여 운영

⑤ 제1항부터 제4항까지에서 규정한 사항 외에 위원회의 구성과 운영 등에 필요한 사항은 대통령령으로 정함

시행령 제3조 지역보건의료심의위원회의 구성과 운영

① 법 제6조제2항 본문에서 "대통령령으로 정하는 부단체장"이란 지방자치법 시행령」 제71조제2항에 따른 행정부시장이나 행정부지사를 말한다. 이 경우 행정부시장이나 행정부지사가 2명 있는 지방자치단체는 행정(1)부시장이나 행정(1)부지사를 말함

② 법 제6조에 따른 지역보건의료심의위원회(이하 "위원회"라 한다)에 출석한 위원에게는 예산의 범위에서 수당과 여비를 지급할 수 있다. 다만, 공무원인 위원이 그 소관 업무와 직접 관련되어 참석하는 경우에는 그러하지 아니함

③ 제1항 및 제2항에서 규정한 사항 외에 위원회의 구성과 운영에 필요한 사항은 해당 지방자치단체의 조례로 정함

제2장 지역보건의료계획의 수립 · 시행

지역보건의료계획의 수립 등(제7조)

① 시 · 도지사 또는 시장 · 군수 · 구청장은 지역주민의 건강 증진을 위하여 다음 각 호의 사항이 포함된 지역보건의료계획을 4년마다 제3항 및 제4항에 따라 수립

1. 보건의료 수요의 측정
2. 지역보건의료서비스에 관한 장기 · 단기 공급대책
3. 인력 · 조직 · 재정 등 보건의료자원의 조달 및 관리
4. 지역보건의료서비스의 제공을 위한 전달체계 구성 방안
5. 지역보건의료에 관련된 통계의 수집 및 정리

② 시 · 도지사 또는 시장 · 군수 · 구청장은 매년 제1항에 따른 지역보건의료계획에 따라 연차별 시행계획을 수립

③ 시장 · 군수 · 구청장(특별자치시장 · 특별자치도지사는 제외한다)은 해당 시 · 군 · 구(특별자치시 · 특별자치도는 제외한다) 위원회의 심의를 거쳐 지역보건의료계획(연차별 시행계획을 포함한다)을 수립한 후 해당 시 · 군 · 구의회에 보고하고 시 · 도지사에게 제출

④ 특별자치시장 · 특별자치도지사 및 제3항에 따라 관할 시 · 군 · 구의 지역보건의료계획을 받은 시 · 도지사는 해당 위원회의 심의를 거쳐 시 · 도(특별자치시 · 특별자치도를 포함한다)의 지역보건의료계획을 수립한 후 해당 시 · 도의회에 보고하고 보건복지부장관에게 제출

⑤ 제3항 및 제4항에 따른 지역보건의료계획은 「사회보장기본법」 제16조에 따른 사회보장기본계획, 「사회보장급여의 이용 · 제공 및 수급권자 발굴에 관한 법률」에 따른 지역사회보장계획 및 「국민건강증진법」 제4조에 따른 국민건강증진종합계획과 연계

⑥ 특별자치시장 · 특별자치도지사, 시 · 도지사 또는 시장 · 군수 · 구청장은 제3항 또는 제4항에 따라 지역보건의료계획을 수립하는 데에 필요하다고 인정하는 경우에는 보건의료 관련기관 · 단체, 학교, 직장 등에 중복 · 유사 사업의 조정 등에 관한 의견을 듣거나 자료의 제공 및 협력을 요청할 수 있다. 이 경우 요청을 받은 해당 기관은 정당한 사유가

없으면 그 요청에 협조하여야 함

⑦ 지역보건의료계획의 내용에 관하여 필요하다고 인정하는 경우 보건복지부장관은 특별자치시장 · 특별자치도지사 또는 시 · 도지사에게, 시 · 도지사는 시장 · 군수 · 구청장에게 각각 보건복지부령으로 정하는 바에 따라 그 조정을 권고할 수 있음

⑧ 제1항부터 제7항까지에서 규정한 사항 외에 지역보건의료계획의 세부 내용, 수립 방법 · 시기 등에 관하여 필요한 사항은 대통령령으로 정함

시행령 **제4조 지역보건의료계획의 세부 내용**

① 시 · 도지사 및 특별자치시장 · 특별자치도지사는 법 제7조제1항에 따라 수립하는 지역보건의료계획(이하 "지역보건의료계획"이라 한다)에 다음 각 호의 내용을 포함

1. 지역보건의료계획의 달성 목표
2. 지역현황과 전망
3. 지역보건의료기관과 보건의료 관련기관 · 단체 간의 기능 분담 및 발전 방향
4. 법 제11조에 따른 보건소의 기능 및 업무의 추진계획과 추진현황
5. 지역보건의료기관의 인력 · 시설 등 자원 확충 및 정비 계획
6. 취약계층의 건강관리 및 지역주민의 건강 상태 격차 해소를 위한 추진계획
7. 지역보건의료와 사회복지사업 사이의 연계성 확보 계획
8. 의료기관의 병상(病床)의 수요 · 공급
9. 정신질환 등의 치료를 위한 전문치료시설의 수요 · 공급
10. 특별자치시 · 특별자치도 · 시 · 군 · 구(구는 자치구를 말하며, 이하 "시 · 군 · 구"라 한다) 지역보건의료기관의 설치 · 운영 지원
11. 시 · 군 · 구 지역보건의료기관 인력의 교육훈련
12. 지역보건의료기관과 보건의료 관련기관 · 단체 간의 협력 · 연계
13. 그 밖에 시 · 도지사 및 특별자치시장 · 특별자치도지사가 지역보건의료계획을 수립함에 있어서 필요하다고 인정하는 사항

② 시장 · 군수 · 구청장은 지역보건의료계획에 다음 각 호의 내용을 포함

1. 제1항제1호부터 제7호까지의 내용
2. 그 밖에 시장 · 군수 · 구청장이 지역보건의료계획을 수립함에 있어서 필요하다고 인정하는 사항

시행규칙 **제2조 지역보건의료계획의 조정 권고**

① 「지역보건법」(이하 "법"이라 한다) 제7조제7항에 따라 같은 조 제1항에 따른 지역보건의료계획(같은 조 제2항에 따른 연차별 시행계획을 포함한다)의 내용에 대한 조정 권고가 필요한 경우

1. 지역보건의료계획의 내용이 관계 법령을 위반한 경우
2. 지역보건의료계획의 내용이 국가 또는 특별시 · 광역시 · 특별자치시 · 특별자치도 · 도의 보건의료정책에 부합하지 아니하는 경우
3. 지방자치단체의 생활권역과 행정구역이 서로 다름에도 불구하고 해당 지방자치단체에서 그 사실을 고려하지 아니한 경우
4. 2개 이상의 지방자치단체에 걸친 광역보건의료행정에 대하여 해당 지방자치단체에서 그 사

정을 고려하지 아니한 경우
5. 지방자치단체 간 지역보건의료계획의 내용에 현저한 불균형이 있는 경우
② 보건복지부장관 또는 특별시장・광역시장・도지사(이하 "시・도지사"라 한다)는 법 제7조제7항에 따라 지역보건의료계획의 조정 권고를 하는 경우에는 해당 지방자치단체의 장에게 관련 자료의 제출을 요구

시행령 제5조 지역보건의료계획의 수립 방법 등

① 시・도지사 또는 시장・군수・구청장은 지역보건의료계획을 수립하기 전에 지역 내 보건의료실태와 지역주민의 보건의료의식・행동양상 등에 대하여 조사하고 자료를 수집
② 시・도지사 또는 시장・군수・구청장은 제1항에 따른 지역 내 보건의료실태 조사 결과에 따라 해당 지역에 필요한 사업 계획을 포함하여 지역보건의료계획을 수립하되 국가 또는 특별시・광역시・도(이하 "시・도"라 한다)의 보건의료시책에 맞춰 수립
③ 시・도지사 또는 시장・군수・구청장은 지역보건의료계획을 수립하는 경우에 그 주요 내용을 시・도 또는 시・군・구의 홈페이지 등에 2주 이상 공고하여 지역주민의 의견을 수렴

시행령 제6조 지역보건의료계획의 제출 시기 등

① 시장・군수・구청장(특별자치시장・특별자치도지사는 제외한다)은 법 제7조제3항에 따라 지역보건의료계획(연차별 시행계획을 포함한다)을 계획 시행연도 1월 31일까지 시・도지사에게 제출
② 시・도지사(특별자치시장・특별자치도지사를 포함한다)는 법 제7조제4항에 따라 지역보건의료계획을 계획 시행연도 2월 말일까지 보건복지부장관에게 제출
③ 시장・군수・구청장은 지역 내 인구의 급격한 변화 등 예측하지 못한 보건의료환경 변화에 따라 지역보건의료계획을 변경할 필요가 있는 경우에는 시・군・구(특별자치시・특별자치도는 제외한다) 위원회의 심의를 거쳐 변경한 후 시・군・구 의회에 변경 사실 및 변경 내용을 보고하고, 시・도지사에게 지체 없이 변경 사실 및 변경 내용을 제출
④ 시・도지사(특별자치시장・특별자치도지사를 포함한다)는 지역 내 인구의 급격한 변화 등 예측하지 못한 보건의료환경 변화에 따라 지역보건의료계획을 변경할 필요가 있는 경우에는 시・도(특별자치시・특별자치도를 포함) 위원회의 심의를 거쳐 변경한 후 시・도 의회에 변경 사실 및 변경 내용을 보고하고, 보건복지부장관에게 지체 없이 변경 사실 및 변경 내용을 제출

지역보건의료계획의 시행(제8조)

① 시・도지사 또는 시장・군수・구청장은 지역보건의료계획을 시행할 때에는 제7조제2항에 따라 수립된 연차별 시행계획에 따라 시행
② 시・도지사 또는 시장・군수・구청장은 지역보건의료계획을 시행하는 데에 필요하다고 인정하는 경우에는 보건의료 관련기관・단체 등에 인력・기술 및 재정 지원

지역보건의료계획 시행 결과의 평가(제9조)

① 제8조제1항에 따라 지역보건의료계획을 시행한 때에는 보건복지부장관은 특별자치시 · 특별자치도 또는 시 · 도의 지역보건의료계획의 시행결과를, 시 · 도지사는 시 · 군 · 구(특별자치시 · 특별자치도는 제외한다)의 지역보건의료계획의 시행 결과를 대통령령으로 정하는 바에 따라 각각 평가할 수 있음

② 보건복지부장관 또는 시 · 도지사는 필요한 경우 제1항에 따른 평가 결과를 제24조에 따른 비용의 보조에 반영할 수 있음

시행령 제7조 지역보건의료계획 시행 결과의 평가

① 시장 · 군수 · 구청장은 법 제9조제1항에 따른 지역보건의료계획 시행 결과의 평가를 위하여 해당 시 · 군 · 구 지역보건의료계획의 연차별 시행계획에 따른 시행 결과를 매 시행연도 다음 해 1월 31일까지 시 · 도지사에게 제출

② 시 · 도지사(특별자치시장 · 특별자치도지사를 포함한다)는 법 제9조제1항에 따른 지역보건의료계획 시행 결과의 평가를 위하여 해당 시 · 도 지역보건의료계획의 연차별 시행계획에 따른 시행 결과를 매 시행연도 다음 해 2월 말일까지 보건복지부장관에게 제출

③ 보건복지부장관 또는 시 · 도지사는 제1항 또는 제2항에 따라 제출받은 지역보건의료계획의 연차별 시행계획에 따른 시행 결과를 평가하려는 경우에는 다음 각 호의 기준에 따라 평가

1. 지역보건의료계획 내용의 충실성
2. 지역보건의료계획 시행 결과의 목표달성도
3. 보건의료자원의 협력 정도
4. 지역주민의 참여도와 만족도
5. 그 밖에 지역보건의료계획의 연차별 시행계획에 따른 시행 결과를 평가하기 위하여 보건복지부장관이 필요하다고 정하는 기준

④ 보건복지부장관 또는 시 · 도지사는 제3항에 따라 지역보건의료계획의 연차별 시행계획에 따른 시행 결과를 평가한 경우에는 그 평가 결과를 공표

제3장 지역보건의료기관의 설치 · 운영

보건소의 설치(제10조)

① 지역주민의 건강을 증진하고 질병을 예방·관리하기 위하여 시·군·구에 1개소의 보건소(보건의료원을 포함한다. 이하 같다)를 설치. 다만, 시·군·구의 인구가 30만 명을 초과하는 등 지역주민의 보건의료를 위하여 특별히 필요하다고 인정되는 경우에는 대통령령으로 정하는 기준에 따라 해당 지방자치단체의 조례로 보건소를 추가로 설치할 수 있음

② 동일한 시·군·구에 2개 이상의 보건소가 설치되어 있는 경우 해당 지방자치단체의 조례로 정하는 바에 따라 업무를 총괄하는 보건소를 지정하여 운영

시행령 제8조 보건소의 추가설치

① 법 제10조제1항 단서에 따라 보건소를 추가로 설치할 수 있는 경우는 다음 각 호의 어느 하나에 해당하는 경우로 함.

1. 해당 시·군·구의 인구가 30만명을 초과하는 경우
2. 해당 시·군·구의 「보건의료기본법」에 따른 보건의료기관 현황 등 보건의료 여건과 아동·여성·노인·장애인 등 보건의료 취약계층의 보건의료 수요 등을 고려하여 보건소를 추가로 설치할 필요가 있다고 인정되는 경우

② 법 제10조제1항 단서 및 이 조 제1항에 따라 보건소를 추가로 설치하려는 경우에는 「지방자치법 시행령」 제73조에 따름. 이 경우 해당 지방자치단체의 장은 보건복지부장관과 미리 협의해야 함

보건소의 기능 및 업무(제11조)

① 보건소는 해당 지방자치단체의 관할 구역에서 다음 각 호의 기능 및 업무를 수행

1. 건강 친화적인 지역사회 여건의 조성
2. 지역보건의료정책의 기획, 조사·연구 및 평가
3. 보건의료인 및 「보건의료기본법」 제3조제4호에 따른 보건의료기관 등에 대한 지도·관리·육성과 국민보건 향상을 위한 지도·관리
4. 보건의료 관련기관·단체, 학교, 직장 등과의 협력체계 구축

5. 지역주민의 건강증진 및 질병예방 · 관리를 위한 다음 각 목의 지역보건의료서비스의 제공
   가. 국민건강증진 · 구강건강 · 영양관리사업 및 보건교육
   나. 감염병의 예방 및 관리
   다. 모성과 영유아의 건강유지 · 증진
   라. 여성 · 노인 · 장애인 등 보건의료 취약계층의 건강유지 · 증진
   마. 정신건강증진 및 생명존중에 관한 사항
   바. 지역주민에 대한 진료, 건강검진 및 만성질환 등의 질병관리에 관한 사항
   사. 가정 및 사회복지시설 등을 방문하여 행하는 보건의료 및 건강관리사업
   아. 난임의 예방 및 관리

② 보건복지부장관이 지정하여 고시하는 의료취약지의 보건소는 제1항제5호아목 중 대통령령으로 정하는 업무를 수행

③ 보건소 기능 및 업무 등에 관하여 필요한 세부 사항은 대통령령으로 정함

시행령 제9조 보건소의 기능 및 업무의 세부 사항

① 법 제11조제1항제2호에 따른 지역보건의료정책의 기획, 조사 · 연구 및 평가의 세부 사항
   1. 지역보건의료계획 등 보건의료 및 건강증진에 관한 중장기 계획 및 실행계획의 수립 · 시행 및 평가에 관한 사항
   2. 지역사회 건강실태조사 등 보건의료 및 건강증진에 관한 조사 · 연구에 관한 사항
   3. 보건에 관한 실험 또는 검사에 관한 사항

② 법 제11조제1항제3호에 따른 보건의료인 및 「보건의료기본법」 제3조제4호에 따른 보건의료기관 등에 대한 지도 · 관리 · 육성과 국민보건 향상을 위한 지도 · 관리의 세부 사항
   1. 의료인 및 의료기관에 대한 지도 등에 관한 사항
   2. 의료기사 · 보건의료정보관리사 및 안경사에 대한 지도 등에 관한 사항
   3. 응급의료에 관한 사항
   4. 「농어촌 등 보건의료를 위한 특별조치법」에 따른 공중보건의사, 보건진료 전담공무원 및 보건진료소에 대한 지도 등에 관한 사항
   5. 약사에 관한 사항과 마약 · 향정신성의약품의 관리에 관한 사항
   6. 공중위생 및 식품위생에 관한 사항

③ 법 제11조제2항에서 "대통령령으로 정하는 업무"란 난임시술 주사제 투약에 관한 지원 및 정보제공을 말함

시행규칙 제3조 보건소에서 수행할 수 있는 기능 및 업무의 예시

법 제11조제1항 및 「지역보건법 시행령」(이하 "영"이라 한다) 제9조에 따라 보건소(보건의료원을 포함한다)에서 수행할 수 있는 기능 및 업무의 예시는 별표 1과 같음

시행령 제23조 업무의 위탁 및 대행

① 법 제30조제2항에 따라 시·도지사 또는 시장·군수·구청장은 다음 각 호의 업무를 보건의료 관련기관·단체에 위탁

1. 법 제4조에 따른 지역사회 건강실태조사에 관한 업무
2. 법 제8조에 따른 지역보건의료계획의 시행에 관한 업무
3. 법 제11조제1항제5호나목에 따른 감염병의 예방 및 관리에 관한 업무
4. 법 제11조제1항제5호바목에 따른 지역주민에 대한 진료, 건강검진 및 만성질환 등 질병관리에 관한 사항 중 전문지식 및 기술이 필요한 진료, 실험 또는 검사 업무
5. 법 제11조제1항제5호사목에 따른 가정 및 사회복지시설 등을 방문하여 행하는 보건의료사업에 관한 업무

② 법 제30조제2항에 따라 시·도지사 또는 시장·군수·구청장은 「의료법」 제2조에 따른 의료인에게 법 제11조제1항제5호바목에 따른 지역주민에 대한 진료, 건강검진 및 만성질환 등 질병관리에 관한 사항 중 전문지식 및 기술이 필요한 진료에 관한 업무를 대행

③ 시·도지사 또는 시장·군수·구청장은 법 제30조제2항에 따라 제1항 각 호에 따른 업무를 위탁하는 경우 그 수탁자 및 위탁업무 등을 고시

④ 법 제30조제3항에 따른 비용보조, 실비보조, 그 밖의 업무의 위탁 또는 대행에 필요한 사항은 해당 지방자치단체의 조례로 정함

시행령 제24조 민감정보 및 고유식별정보의 처리

① 보건복지부장관(법 제30조제4항에 따라 보건복지부장관의 업무를 대행하는 자를 포함한다)은 다음 각 호의 사무를 수행하기 위하여 불가피한 경우 「개인정보 보호법 시행령」 제19조제1호, 제2호 또는 제4호에 따른 주민등록번호, 여권번호 또는 외국인등록번호가 포함된 자료를 처리

1. 법 제5조에 따른 지역보건의료업무의 전자화에 관한 사무
2. 법 제27조에 따른 보고 및 지도·감독에 관한 사무

② 지역보건의료기관의 장(법 제30조제2항에 따라 지역보건의료기관의 업무를 위탁받거나 대행하는 자를 포함한다)은 법 제11조에 따른 보건소의 업무에 관한 사무를 수행하기 위하여 불가피한 경우 「개인정보 보호법」 제23조에 따른 건강에 관한 정보, 같은 법 시행령 제19조제1호, 제2호 또는 제4호에 따른 주민등록번호, 여권번호 또는 외국인등록번호가 포함된 자료를 처리

③ 보건소장은 법 제23조에 따른 건강검진 등의 신고에 관한 사무를 수행하기 위하여 불가피한 경우 「개인정보 보호법 시행령」 제19조제1호, 제2호 또는 제4호에 따른 주민등록번호, 여권번호 또는 외국인등록번호가 포함된 자료를 처리

보건의료원(제12조)

보건소 중 「의료법」 제3조제2항제3호가목에 따른 병원의 요건을 갖춘 보건소는 보건의료원이라는 명칭

보건지소의 설치(제13조)

지방자치단체는 보건소의 업무수행을 위하여 필요하다고 인정하는 경우에는 대통령령으로 정하는 기준에 따라 해당 지방자치단체의 조례로 보건소의 지소(이하 "보건지소"라 한다)를 설치

> **시행령** 제10조 보건지소의 설치
>
> 법 제13조에 따른 보건지소는 읍·면(보건소가 설치된 읍·면은 제외한다)마다 1개씩 설치할 수 있음. 다만, 지역주민의 보건의료를 위하여 특별히 필요하다고 인정되는 경우에는 필요한 지역에 보건지소를 설치·운영하거나 여러 개의 보건지소를 통합하여 설치·운영할 수 있음

건강생활지원센터의 설치(제14조)

지방자치단체는 보건소의 업무 중에서 특별히 지역주민의 만성질환 예방 및 건강한 생활습관 형성을 지원하는 건강생활지원센터를 대통령령으로 정하는 기준에 따라 해당 지방자치단체의 조례로 설치할 수 있음

> **시행령** 제11조 건강생활지원센터의 설치
>
> 법 제14조에 따른 건강생활지원센터는 읍·면·동(보건소가 설치된 읍·면·동은 제외한다)마다 1개씩 설치할 수 있음
>
> **시행령** 제15조 건강생활지원센터장
>
> ① 건강생활지원센터에 건강생활지원센터장 1명을 두되, 보건등 직렬의 공무원 또는 「보건의료기본법」 제3조제3호에 따른 보건의료인을 건강생활지원센터장으로 임용
>
> ② 건강생활지원센터장은 보건소장의 지휘·감독을 받아 건강생활지원센터의 업무를 관장하고 소속 직원을 지휘·감독

지역보건의료기관의 조직(제15조)

① 지역보건의료기관의 조직은 대통령령으로 정하는 사항 외에는 「지방자치법」 제125조에 따름

② 보건소에 보건소장(보건의료원의 경우에는 원장을 말한다) 1명을 두되, 의사 면허가 있는 사람 중에서 보건소장을 임용. 다만, 의사 면허가 있는 사람 중에서 임용하기 어려운 경우에는 「의료법」 제2조제2항에 따른 치과의사·한의사·조산사, 「간호법」 제12조에 따른 간호사, 「약사법」 제2조제2호에 따른 약사 또는 보건소에서 실제로 보건 등과 관련된 업무를 하는 공무원으로서 대통령령으로 정하는 자격을 갖춘 사람을 보건소장으로 임용할

수 있음

시행령 제12조 지역보건의료기관의 조직 기준

① 행정안전부장관은 법 제15조제1항에 따라 지역보건의료기관의 조직 기준을 정하는 경우에 미리 보건복지부장관과 협의

② 행정안전부장관은 제1항에 따른 지역보건의료기관의 조직 기준을 정하는 경우에 해당 시·군·구의 인구 규모, 지역 특성, 보건의료 수요 등을 고려하여야 하고, 다른 지방자치단체와의 균형을 유지하도록 합리적으로 정하여야 함

③ 지역보건의료기관의 기능과 업무량이 변경될 경우에는 그에 따라 지역보건의료기관의 조직과 정원도 조정

시행령 제13조 보건소장

① 법 제15조제2항 단서에서 "대통령령으로 정하는 자격을 갖춘 사람"이란 다음 각 호의 구분에 따른 자격을 갖춘 사람을 말함

1. 4급 공무원으로 임용하는 경우: 다음 각 목의 구분에 따른 요건을 갖출 것
   가. 치과의사·한의사·간호사·조산사·약사 면허 소지자
      1) 보건·식품위생·의료기술·의무·약무·간호·보건진료(이하 "보건등"이라 한다) 분야에서의 근무·연구 경력이 4년 이상이면서 치과의사·한의사·간호사·조산사·약사 면허를 취득한 이후의 근무·연구 경력이 2년 이상인 사람
      2) 보건등 분야에서의 근무·연구 경력이 2년 이상이면서 법인 또는 「비영리민간단체 지원법」 제4조에 따라 등록된 비영리민간단체에서 보건소장 직위에 상응하는 직위의 근무 경력이 있는 사람
   나. 보건소에서 실제로 보건 등과 관련된 업무를 하는 공무원
      1) 보건등 분야에서의 근무 경력이 1년 이상이면서 4급 또는 이에 상응하는 공무원(「지방공무원 임용령」 별표 1에 따른 보건등 직렬의 공무원으로 한정한다)으로 근무한 경력이 있는 사람
      2) 보건등 분야에서의 근무 경력이 3년 이상이면서 5급 또는 이에 상응하는 공무원(「지방공무원 임용령」 별표 1에 따른 보건등 직렬의 공무원으로 한정한다)으로 근무한 경력이 있는 사람
      3) 보건등 분야에서의 근무·연구 경력이 2년 이상이면서 법인 또는 「비영리민간단체 지원법」 제4조에 따라 등록된 비영리민간단체에서 보건소장 직위에 상응하는 직위의 근무 경력이 있는 사람
2. 5급 공무원으로 임용하는 경우: 다음 각 목의 구분에 따른 요건을 갖출 것
   가. 치과의사·한의사·간호사·조산사·약사 면허 소지자
      1) 보건등 분야에서의 근무·연구 경력이 2년 이상이면서 치과의사·한의사·간호사·조산사·약사 면허를 취득한 이후의 근무·연구 경력이 1년 이상인 사람
      2) 보건등 분야에서의 근무·연구 경력이 1년 이상이면서 법인 또는 「비영리민간단체 지원법」 제4조에 따라 등록된 비영리민간단체에서 보건소장 직위에 상응하는 직위의 근무 경력이 있는 사람
   나. 보건소에서 실제로 보건 등과 관련된 업무를 하는 공무원
      1) 보건등 분야에서의 근무 경력이 1년 이상이면서 5급 또는 이에 상응하는 공무원(「지방공무원 임용령」 별표 1에 따른 보건등 직렬의 공무원으로 한정한다)으로 근무한 경력

이 있는 사람
2) 보건등 분야에서의 근무 경력이 3년 이상이면서 6급 또는 이에 상응하는 공무원(「지방공무원 임용령」 별표 1에 따른 보건등 직렬의 공무원으로 한정한다)으로 근무한 경력이 있는 사람
3) 보건등 분야에서의 근무 · 연구 경력이 1년 이상이면서 법인 또는 「비영리민간단체 지원법」 제4조에 따라 등록된 비영리민간단체에서 보건소장 직위에 상응하는 직위의 근무 경력이 있는 사람

② 삭제
③ 보건소장은 시장 · 군수 · 구청장의 지휘 · 감독을 받아 보건소의 업무를 관장하고 소속 공무원을 지휘 · 감독하며, 관할 보건지소, 건강생활지원센터 및 「농어촌 등 보건의료를 위한 특별조치법」 제2조제4호에 따른 보건진료소(이하 "보건진료소"라 한다)의 직원 및 업무에 대하여 지도 · 감독

시행령 제14조 보건지소장

① 보건지소에 보건지소장 1명을 두되, 지방의무직공무원 또는 임기제공무원을 보건지소장으로 임용
② 보건지소장은 보건소장의 지휘 · 감독을 받아 보건지소의 업무를 관장하고 소속 직원을 지휘 · 감독하며, 보건진료소의 직원 및 업무에 대하여 지도 · 감독

시행령 제15조 건강생활지원센터장

① 건강생활지원센터에 건강생활지원센터장 1명을 두되, 보건등 직렬의 공무원 또는 「보건의료기본법」 제3조제3호에 따른 보건의료인을 건강생활지원센터장으로 임용
② 건강생활지원센터장은 보건소장의 지휘 · 감독을 받아 건강생활지원센터의 업무를 관장하고 소속 직원을 지휘 · 감독

전문인력의 적정 배치 등(제16조)

① 지역보건의료기관에는 기관의 장과 해당 기관의 기능을 수행하는 데 필요한 면허 · 자격 또는 전문지식을 가진 인력(이하 "전문인력"이라 한다)을 둠
② 시 · 도지사(특별자치시장 · 특별자치도지사를 포함한다)는 지역보건의료기관의 전문인력을 적정하게 배치하기 위하여 필요한 경우 「지방공무원법」 제30조의2제2항에 따라 지역보건의료기관 간에 전문인력의 교류를 할 수 있음
③ 보건복지부장관과 시 · 도지사(특별자치시장 · 특별자치도지사를 포함한다)는 지역보건의료기관의 전문인력의 자질 향상을 위하여 필요한 교육훈련을 시행
④ 보건복지부장관은 지역보건의료기관의 전문인력의 배치 및 운영 실태를 조사할 수 있으며, 그 배치 및 운영이 부적절하다고 판단될 때에는 그 시정을 위하여 시 · 도지사 또는 시장 · 군수 · 구청장에게 권고할 수 있음
⑤ 제1항에 따른 전문인력의 배치 및 임용자격 기준과 제3항에 따른 교육훈련의 대상 · 기간 ·

평가 및 그 결과 처리 등에 필요한 사항은 대통령령으로 정함

시행령 제16조 전문인력의 배치 기준

법 제16조제1항에 따라 지역보건의료기관에 두어야 하는 전문인력(이하 "전문인력"이라 한다)의 면허 또는 자격의 종류에 따른 최소 배치 기준은 보건복지부령으로 정함

시행규칙 제4조 전문인력의 배치

① 영 제16조에 따른 전문인력의 면허 또는 자격의 종류에 따른 최소 배치 기준은 별표 2와 같음

② 특별자치시장・특별자치도지사・시장・군수・구청장(구청장은 자치구의 구청장을 말하며, 이하 "시장・군수・구청장"이라 한다)은 제1항의 전문인력 최소 배치 기준에 따른 전문인력의 정원을 확보하기 위하여 해당 특별자치시・특별자치도・시・군・구(구는 자치구를 말한다)의 직제 및 정원에 관한 규칙에 반영

③ 시장・군수・구청장은 특별한 사유가 없으면 지역보건의료기관의 전문인력을 보유 면허 또는 자격과 관련되는 직위에 보직

시행령 제17조 전문인력의 임용 자격 기준

전문인력의 임용 자격 기준은 지역보건의료기관의 기능을 수행하는 데 필요한 면허・자격 또는 전문지식이 있는 사람으로 하되, 해당 분야의 업무에서 2년 이상 종사한 사람을 우선적으로 임용

시행령 제18조 전문인력에 대한 교육훈련

① 보건복지부장관 또는 시・도지사(특별자치시장・특별자치도지사를 포함한다)는 법 제16조제3항에 따라 전문인력에 대하여 기본교육훈련과 직무분야별 전문교육훈련을 실시

② 보건복지부장관 또는 시・도지사는 제1항에 따른 교육훈련을 소속 교육훈련기관에서 받게 하거나 다음 각 호의 어느 하나에 해당하는 기관에 위탁

1. 질병관리청장
2. 다른 행정기관 소속의 교육훈련기관
3. 민간교육기관

시행령 제19조 교육훈련의 대상 및 기간

법 제16조제3항에 따른 교육훈련 과정별 교육훈련의 대상 및 기간은 다음 각 호의 구분에 따름

1. 기본교육훈련 : 해당 직급의 공무원으로서 필요한 능력과 자질을 배양할 수 있도록 신규로 임용되는 전문인력을 대상으로 하는 3주 이상의 교육훈련
2. 직무 분야별 전문교육훈련 : 보건소에서 현재 담당하고 있거나 담당할 직무 분야에 필요한 전문적인 지식과 기술을 습득할 수 있도록 재직 중인 전문인력을 대상으로 하는 1주 이상의 교육훈련

시행령 제20조 전문인력 배치 및 운영 실태 조사

① 보건복지부장관은 법 제16조제4항에 따라 지역보건의료기관의 전문인력 배치 및 운영 실태를 2년마다 조사하여야 하며, 필요한 경우에는 시・도 또는 시・군・구에 대하여 수시로 조사

② 보건복지부장관은 제1항에 따른 실태 조사 결과 전문인력의 적절한 배치 및 운영에 필요하다고 판단하는 경우에는 시・도지사(특별자치시장・특별자치도지사를 포함한다)에게 전문인력의 교

류를 권고할 수 있음

시행령 제21조 전문인력의 결원 보충

시 · 도지사(특별자치시장 · 특별자치도지사를 포함한다) 또는 시장 · 군수 · 구청장(특별자치시장 · 특별자치도지사는 제외한다)은 지역보건의료기관에 전문인력의 결원이 생겼을 때에는 지체 없이 결원 보충에 필요한 조치를 하여야 함

방문건강관리 전담공무원(제16조의2)

① 제11조제1항제5호사목의 방문건강관리사업을 담당하게 하기 위하여 지역보건의료기관에 보건복지부령으로 정하는 전문인력을 방문건강관리 전담공무원으로 둘 수 있음

② 국가는 제1항에 따른 방문건강관리 전담공무원의 배치에 필요한 비용의 전부 또는 일부를 보조

시행규칙 제4조의2 방문건강관리 전담공무원

① 법 제16조의2에 따른 방문건강관리 전담공무원은 다음 각 호의 어느 하나에 해당하는 사람으로 함

1. 「의료법」 제2조제1항에 따른 의사, 치과의사, 한의사 및 간호사
2. 「의료기사 등에 관한 법률」 제2조제2항제3호, 제4호 및 제6호에 따른 물리치료사, 작업치료사 및 치과위생사
3. 「국민영양관리법」 제15조에 따른 영양사
4. 「약사법」 제2조제2호에 따른 약사 및 한약사
5. 「국민체육진흥법」 제2조제6호에 따른 체육지도자
6. 그 밖에 법 제11조제1항제5호사목에 따른 방문건강관리사업에 관한 전문지식과 경험이 있다고 보건복지부장관이 인정하여 고시하는 사람

② 방문건강관리 전담공무원의 임용 등에 관하여는 「지방공무원 임용령」에서 정하는 바에 따름

③ 제1항 및 제2항에서 규정한 사항 외에 방문건강관리 전담공무원 제도 운영에 관하여 필요한 사항은 보건복지부장관이 정함

지역보건의료기관의 시설 · 장비 등(제17조)

① 지역보건의료기관은 보건복지부령으로 정하는 기준에 적합한 시설 · 장비 등을 갖추어야 함

② 지역보건의료기관의 장은 지역주민이 지역보건의료기관을 쉽게 알아볼 수 있고 이용하기에 편리하도록 보건복지부령으로 정하는 표시를 하여야 함

시행규칙 제7조 지역보건의료기관의 시설 · 장비 및 표시

제7조(지역보건의료기관의 시설 · 장비 및 표시) 법 제17조에 따른 지역보건의료기관의 시설 · 장비 및 표시의 기준은 별표 3과 같음

[별표 3] 지역보건의료기관의 시설·장비 및 표시 기준(제7조 관련)

Ⅰ. 지역보건의료기관의 시설·장비 기준
1. 시설기준
가. 진료실: 일반진료, 치과진료, 한방진료, 만성질환 상담 등 진료에 필요한 시설
나. 진료지원실: 방사선 촬영, 임상병리검사 등 진료지원에 필요한 시설
다. 보건사업실: 건강증진 사업, 보건교육 등 보건사업에 필요한 시설
라. 감염병검사시설: 검체 채취, 검체 보관 등 감염병 검사에 필요한 시설
2. 장비기준
가. 진료실: 청진기, 진찰대, 혈압계, 체온계 등 진료에 필요한 장비
나. 진료지원실: 방사선 촬영 장비, 임상병리검사 장비 등 진료지원에 필요한 장비
다. 보건사업실: 건강증진 장비, 기초체력측정 장비, 교육용 모형 등 보건사업에 필요한 장비
라. 감염병검사시설: 검체 채취 장비, 검체 보관용 냉장고 등 감염병 검사에 필요한 장비
Ⅱ. 지역보건의료기관의 표시 기준
지역보건의료기관은 다음의 표지와 함께 해당 지역 명을 표시하여야 한다.

시설의 이용(제18조)

지역보건의료기관은 보건의료에 관한 실험 또는 검사를 위하여 의사·치과의사·한의사·약사 등에게 그 시설을 이용하게 하거나, 타인의 의뢰를 받아 실험 또는 검사를 할 수 있음

시행령 제22조 시설이용의 편의제공 등
① 지역보건의료기관의 장은 법 제18조에 따른 지역보건의료기관의 시설 이용, 타인이 의뢰한 실험 또는 검사를 정당한 사유 없이 거부할 수 없으며 편의를 제공
② 지역보건의료기관의 장은 제1항에 따라 타인의 의뢰를 받아 실험 또는 검사를 하였을 때에는 그 결과를 지체 없이 의뢰인에게 통지

지역보건의료기관협의회(제18조의2)

① 지역보건의료기관은 2개 이상의 지방자치단체에 관련된 보건의료사업과 감염병 업무에 공동으로 대응하고, 관계 중앙행정기관 및 지역보건의료기관 상호 간에 소통과 업무의 효율성을 증진하기 위하여 지역보건의료기관 협의회를 구성할 수 있음
② 지역보건의료기관의 장은 제1항에 따른 협의회를 구성하려면 관계 지역보건의료기관 간의 협의에 따라 규약을 정하여 전국 단위 협의회인 경우에는 보건복지부장관에게, 시·도(특별자치시·특별자치도를 포함한다) 단위 협의회인 경우에는 특별자치시장·특별자치도지사 또는 시·도지사에게 이를 보고하여야 함
③ 제1항 및 제2항에 따른 협의회의 구성과 운영 등에 필요한 사항은 보건복지부령으로 정함

제4장 지역보건의료서비스의 실시

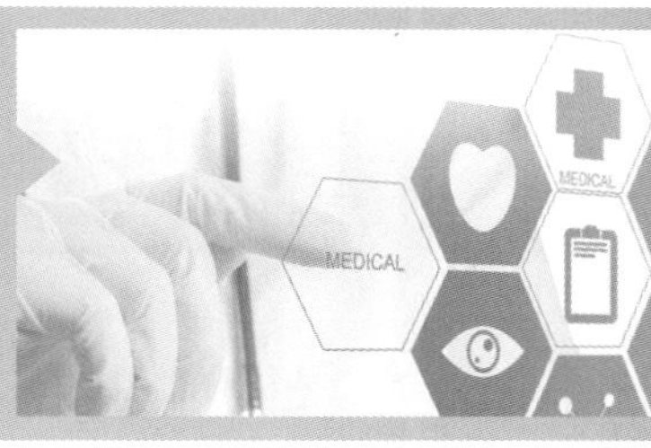

지역보건의료서비스의 신청(제19조)

① 지역보건의료서비스 중 보건복지부령으로 정하는 서비스를 필요로 하는 사람(이하 "서비스대상자"라 한다)과 그 친족, 그 밖의 관계인은 관할 시장・군수・구청장에게 지역보건의료서비스의 제공(이하 "서비스 제공"이라 한다)을 신청할 수 있음

② 시장・군수・구청장이 제1항에 따른 서비스 제공 신청을 받는 경우 제20조에 따라 조사하려 하거나 제출받으려는 자료 또는 정보에 관하여 서비스대상자와 그 서비스대상자의 1촌 직계혈족 및 그 배우자(이하 "부양의무자"라 한다)에게 다음 각 호의 사항을 알리고, 해당 자료 또는 정보의 수집에 관한 동의를 받아야 함

1. 법적 근거, 이용 목적 및 범위
2. 이용 방법
3. 보유기간 및 파기방법

③ 서비스 제공의 신청인은 서비스 제공 신청을 철회하는 경우 시장・군수・구청장에게 조사하거나 제출한 자료 또는 정보의 반환 또는 삭제를 요청할 수 있음. 이 경우 요청을 받은 시장・군수・구청장은 특별한 사유가 없으면 그 요청에 따라야 함

④ 제1항부터 제3항까지의 규정에 따른 서비스 제공의 신청・철회 및 고지・동의 방법 등에 관하여 필요한 사항은 보건복지부령으로 정함

시행규칙 제8조 지역보건의료서비스 제공의 신청・철회 및 고지・동의

① 법 제19조제1항에서 "지역보건의료서비스 중 보건복지부령으로 정하는 서비스"란 소득, 재산, 건강상태 등에 따라 선별하여 제공하는 서비스

② 법 제19조제1항 및 제3항에 따라 지역보건의료서비스의 제공(이하 "서비스 제공"이라 한다)을 신청하거나 철회하려는 자는 지역보건의료서비스 신청서나 철회서(전자문서를 포함한다)에 관련 서류(전자문서를 포함한다)를 첨부하여 시장・군수・구청장에게 신청하거나 철회하여야 함. 다만, 첨부하여야 하는 관련 서류 중「전자정부법」제36조제1항에 따른 행정정보의 공동이용을 통하여 관련 서류를 확인할 수 있는 경우에는 그 확인으로 첨부서류를 갈음하되, 신청인이 확인에 동의하지 아니하는 경우에는 그 서류를 첨부하여야 함

③ 시장・군수・구청장은 법 제19조제2항에 따라 알리거나 자료 또는 정보의 수집에 관한 동의를

받아야 하는 경우에는 서면 또는 전자적인 방법. 다만, 서면 또는 전자적인 방법으로 알리기 곤란한 경우에는 전화, 담당 공무원의 안내 등의 방법으로 알릴 수 있음

신청에 따른 조사(제20조)

① 시장·군수·구청장은 제19조제1항에 따라 서비스 제공 신청을 받으면 서비스대상자와 부양의무자의 인적사항·가족관계·소득·재산·사회보장급여 수급이력·건강상태 등에 관한 자료 및 정보에 대하여 조사하고 처리할 수 있다. 다만, 서비스대상자와 부양의무자에 대한 조사가 필요하지 아니하거나 그 밖에 대통령령으로 정하는 사유에 해당하는 경우는 제외

② 시장·군수·구청장은 제1항에 따른 조사에 필요한 자료를 확보하기 위하여 서비스대상자 또는 그 부양의무자에게 필요한 자료 또는 정보의 제출을 요구할 수 있음

③ 시장·군수·구청장은 제1항에 따른 조사를 위하여 주민등록전산정보·가족관계등록전산정보·금융·국세·지방세, 토지·건물·건강보험·국민연금·고용보험·산업재해보상보험·보훈급여 등 대통령령으로 정하는 관련 전산망 또는 자료를 이용하고자 하는 경우에는 관계 중앙행정기관, 지방자치단체, 관련 기관·단체·법인·시설 등에 협조를 요청할 수 있음. 이 경우 자료의 제출을 요청받은 중앙행정기관, 지방자치단체, 관련 기관·단체·법인·시설 등은 정당한 사유가 없으면 이에 따라야 함

④ 시장·군수·구청장은 제1항의 사항을 확인하기 위하여 필요한 경우 그 권한을 표시하는 증표 및 조사기간, 조사범위, 조사담당자, 관계 법령 등이 기재된 서류를 제시하고 거주지 및 사실 확인에 필요한 관련 장소를 방문할 수 있음

시행령 제22조2 신청에 따른 조사

① 법 제20조제1항 단서에서 "대통령령으로 정하는 사유"란 다음 각 호의 사유를 말함

1. 다른 법령에 따라 법 제19조제1항에 따른 서비스대상자(이하 "서비스대상자"라 한다)가 사회보장급여를 받고 있는 경우로서 수급자격의 증명만으로 지역보건의료서비스 제공의 실시 여부를 결정할 수 있는 경우
2. 「의료법」 제17조에 따른 진단서 등에 의한 서비스대상자의 건강상태 확인만으로 지역보건의료서비스 제공의 실시 여부를 결정할 수 있는 경우
3. 그 밖에 시장·군수·구청장이 소득·재산·건강상태에 관한 조사가 필요하지 않다고 인정하는 경우

② 법 제20조제3항 전단에서 "주민등록전산정보·가족관계등록전산정보·금융·국세·지방세, 토지·건물·건강보험·국민연금·고용보험·산업재해보상보험·보훈급여 등 대통령령으로 정하는 관련 전산망 또는 자료"란 별표에 따른 전산망 또는 자료를 말함

서비스 제공의 결정 및 실시(제21조)

① 시장・군수・구청장은 제20조에 따른 조사를 하였을 때에는 예산 상황 등을 고려하여 서비스 제공의 실시 여부를 결정한 후 이를 서면이나 전자문서로 신청인에게 통보

② 시장・군수・구청장은 서비스대상자에게 서비스 제공을 하기로 결정하였을 때에는 서비스대상자와 그 부양의무자의 소득・재산 수준 및 건강상태가 보건복지부장관이 정하는 기준 이하인 경우에는 관련 조사의 일부를 생략하고 서비스 제공의 실시를 결정

정보의 파기(제22조)

① 시장・군수・구청장은 제20조에 따라 조사하거나 제출받은 정보 중 서비스대상자가 아닌 사람의 정보는 5년을 초과하여 보유할 수 없다. 이 경우 시장・군수・구청장은 정보의 보유기한이 지나면 지체 없이 이를 파기

② 시장・군수・구청장은 제1항에 따른 정보가 지역보건의료정보시스템 또는 「사회보장기본법」 제37조제2항에 따른 사회보장정보시스템에 수집되어 있는 경우 보건복지부장관에게 해당 정보의 파기를 요청할 수 있다. 이 경우 보건복지부장관은 지체 없이 이를 파기

③ 시・도지사, 시장・군수・구청장, 보건의료 관련 기관・단체 또는 의료인은 제5조제5항 및 제6항에 따라 제공받은 자료 또는 정보를 5년이 지나면 파기

건강검진 등의 신고(제23조)

①「의료법」 제27조제1항 각 호의 어느 하나에 해당하는 사람이 지역주민 다수를 대상으로 건강검진 또는 순회 진료 등 주민의 건강에 영향을 미치는 행위(이하 "건강검진등"이라 한다)를 하려는 경우에는 보건복지부령으로 정하는 바에 따라 건강검진 등을 하려는 지역을 관할하는 보건소장에게 신고

② 의료기관이 「의료법」 제33조제1항 각 호의 어느 하나에 해당하는 사유로 의료기관 외의 장소에서 지역주민 다수를 대상으로 건강검진등을 하려는 경우에도 제1항에 따른 신고를 하여야 함

③ 보건소장은 제1항 및 제2항에 따른 신고를 받은 경우에는 그 내용을 검토하여 이 법에 적합하면 신고를 수리하여야 함

시행규칙 제9조 건강검진 등의 신고

① 법 제23조에 따른 신고는 건강검진 등을 실시하기 10일 전까지 별지 제1호서식의 건강검진 등

신고서를 관할 보건소장(보건의료원장을 포함한다)에게 제출. 이 경우 관할 보건소장은 「전자정부법」 제36조제1항에 따른 행정정보의 공동이용을 통하여 의료기관 개설허가증 또는 의료기관 개설신고증명서(의료기관만 해당한다)와 의사・치과의사 또는 한의사 면허증을 확인할 수 있는 경우에는 그 확인으로 첨부자료의 제공을 갈음할 수 있고, 신고인이 자료 확인에 동의하지 않는 경우에는 해당 자료를 첨부

② 보건소장은 건강검진 등 신고서를 제출받은 날부터 7일 이내에 신고의 수리 여부를 신고인에게 통지. 이 경우 신고를 수리하는 때에는 별지 제1호의2서식의 건강검진 등 신고확인서를 발급해야 함

제5장 보 칙

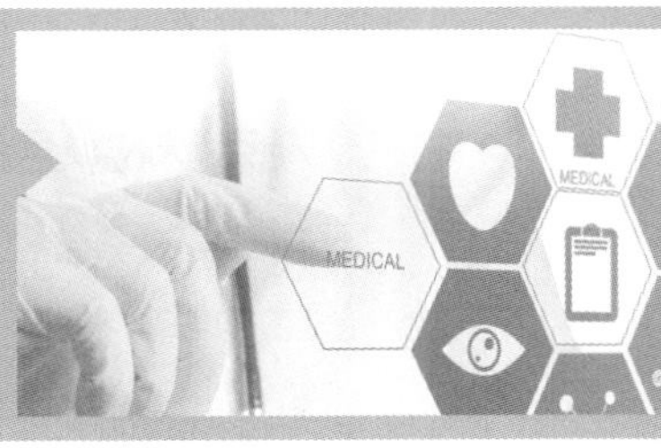

비용의 보조(제24조)

① 국가와 시・도는 지역보건의료기관의 설치와 운영에 필요한 비용 및 지역보건의료계획의 시행에 필요한 비용의 일부를 보조

② 제1항에 따라 보조금을 지급하는 경우

- 설치비와 부대비에 있어서는 그 3분의 2 이내
- 운영비 및 지역보건의료계획의 시행에 필요한 비용에 있어서는 그 2분의 1 이내

수수료 등(제25조)

① 지역보건의료기관은 그 시설을 이용한 자, 실험 또는 검사를 의뢰한 자 또는 진료를 받은 자로부터 수수료 또는 진료비를 징수할 수 있음

② 제1항에 따른 수수료와 진료비는 보건복지부령으로 정하는 기준에 따라 해당 지방자치단체의 조례로 정함

시행규칙 제10조 수수료 등

법 제25조제2항에 따라 지역보건의료기관에서 징수하는 수수료와 진료비는 「국민건강보험법」 제45조제4항에 따라 보건복지부장관이 고시하는 요양급여비용 명세의 기준에 따라 지방자치단체의 조례로 정함. 다만, 「전자정부법」 제9조2항 및 제3항에 따른 전자민원창구를 통하여 증명서를 발급받는 경우에는 수수료를 면제함

지역보건의료기관의 회계(제26조)

지역보건의료기관의 수수료 및 진료비의 수입은 「지방회계법」 제26조에 따른 수입 대체 경비로 직접 지출할 수 있으며, 회계 사무는 해당 지방자치단체의 규칙으로 정하는 바에 따라 간소화할 수 있음

자료 제출 등(제27조)

보건복지부장관은 지방자치단체에 대하여 보건복지부령으로 정하는 바에 따라 지역보건의료기관의 설치·운영에 관한 자료의 제출을 요구하거나 소속 공무원으로 하여금 지역보건의료기관에 대하여 실태조사 등 지도·감독을 할 수 있음

> **시행규칙** 제11조 자료 제출 등
>
> ① 법 제27조에 따라 지역보건의료기관의 설치·운영에 관한 자료의 제출을 요구받은 시장·군수·구청장(특별자치시장·특별자치도지사는 제외한다)은 매년 12월 31일 기준으로 별지 제2호서식의 지역보건의료기관 설치·운영 현황을 작성하여 다음해 3월 31일까지 시·도지사를 거쳐 보건복지부장관에게 제출
>
> ② 법 제27조에 따라 지역보건의료기관의 설치·운영에 관한 자료의 제출을 요구받은 특별자치시장·특별자치도지사는 매년 12월 31일 기준으로 별지 제2호서식의 지역보건의료기관 설치·운영 현황을 작성하여 다음해 3월 31일까지 보건복지부장관에게 제출
>
> ③ 보건복지부장관은 지역보건의료기관의 설치·운영에 관한 지도·감독을 위하여 필요한 경우에는 소속 공무원으로 하여금 실태조사를 하게 할 수 있으며 실태조사 결과 부적절하다고 판단되는 경우에는 해당 지방자치단체의 장에게 시정을 요구
>
> ④ 제1항 및 제2항에 따른 제출은 법 제5조에 따른 지역보건의료정보시스템에 입력하는 방법으로 할 수 있음

개인정보의 누설금지(제28조)

지역보건의료기관(「농어촌 등 보건의료를 위한 특별조치법」 제2조제4호에 따른 보건진료소를 포함한다)의 기능 수행과 관련한 업무에 종사하였거나 종사하고 있는 사람 또는 지역보건의료정보시스템을 구축·운영하였거나 구축·운영하고 있는 자(제30조제3항 및 제5항에 따라 위탁받거나 대행하는 업무에 종사하거나 종사하였던 자를 포함)는 업무상 알게 된 다음 각 호의 정보를 업무 외의 목적으로 사용하거나 다른 사람에게 제공 또는 누설하여서는 아니 됨

1. 보건의료인이 진료과정(건강검진을 포함한다)에서 알게 된 개인 및 가족의 진료 정보
2. 제5조에 따라 수집·관리·보유하거나 제공받은 자료 또는 정보
3. 제20조에 따라 조사하거나 제출받은 다음 각 호의 정보
   가. 금융정보(「국민기초생활 보장법」 제21조제3항제1호의 금융정보)
   나. 신용정보 또는 보험정보(「국민기초생활 보장법」 제21조제3항제2호·제3호의 신용정보 및 보험정보)
4. 제1호부터 제3호까지에 따른 자료 또는 정보를 제외한 개인정보(「개인정보 보호법」 제2

조제1호의 개인정보)

동일 명칭 사용금지(제29조)

이 법에 따른 보건소, 보건의료원, 보건지소 또는 건강생활지원센터가 아닌 자는 각각 보건소, 보건의료원, 보건지소 또는 건강생활지원센터라는 명칭을 사용하지 못함

권한의 위임 등(제30조)

① 이 법에 따른 보건복지부장관의 권한은 대통령령으로 정하는 바에 따라 그 일부를 시·도지사 또는 시장·군수·구청장에게 위임할 수 있음

② 이 법에 따른 질병관리청장의 권한은 대통령령으로 정하는 바에 따라 그 일부를 소속 기관의 장에게 위임할 수 있음

③ 시·도지사 또는 시장·군수·구청장은 이 법에 따른 지역보건의료기관의 기능 수행에 필요한 업무의 일부를 대통령령으로 정하는 바에 따라 보건의료 관련기관·단체에 위탁하거나, 「의료법」 제2조에 따른 의료인에게 대행하게 할 수 있음

④ 시·도지사 또는 시장·군수·구청장은 제3항에 따라 업무를 위탁한 경우에는 그 비용의 전부 또는 일부를 보조할 수 있고, 의료인에게 그 업무의 일부를 대행하게 한 경우에는 그 업무수행에 드는 실비(實費)를 보조할 수 있음

⑤ 보건복지부장관은 지역보건의료정보시스템의 구축·운영 등에 관한 업무를 대통령령으로 정하는 바에 따라 「공공기관의 운영에 관한 법률」 제4조에 따른 공공기관에 대행하게 할 수 있음

시행령 제23조 업무의 위탁 및 대행

① 법 제30조제3항에 따라 시·도지사 또는 시장·군수·구청장은 다음 각 호의 업무를 보건의료 관련기관·단체에 위탁

1. 법 제4조에 따른 지역사회 건강실태조사에 관한 업무
2. 법 제8조에 따른 지역보건의료계획의 시행에 관한 업무
3. 법 제11조제1항제5호나목에 따른 감염병의 예방 및 관리에 관한 업무
4. 법 제11조제1항제5호바목에 따른 지역주민에 대한 진료, 건강검진 및 만성질환 등 질병관리에 관한 사항 중 전문지식 및 기술이 필요한 진료, 실험 또는 검사 업무
5. 법 제11조제1항제5호사목에 따른 가정 및 사회복지시설 등을 방문하여 행하는 보건의료사업에 관한 업무

② 법 제30조제3항에 따라 시·도지사 또는 시장·군수·구청장은 「의료법」 제2조에 따른 의료인에게 법 제11조제1항제5호바목에 따른 지역주민에 대한 진료, 건강검진 및 만성질환 등 질병관

리에 관한 사항 중 전문지식 및 기술이 필요한 진료에 관한 업무를 대행

③ 시·도지사 또는 시장·군수·구청장은 법 제30조제2항에 따라 제1항 각 호에 따른 업무를 위탁하는 경우 그 수탁자 및 위탁업무 등을 고시

④ 법 제30조제3항에 따른 비용보조, 실비보조, 그 밖의 업무의 위탁 또는 대행에 필요한 사항은 해당 지방자치단체의 조례로 정함

⑤ 보건복지부장관은 법 제30조제5항에 따라 지역보건의료정보시스템의 구축·운영 등에 관한 업무를 「사회보장급여의 이용·제공 및 수급권자 발굴에 관한 법률」 제29조에 따른 한국사회보장정보원이 대행

시행령 제24조 민감정보 및 고유식별정보의 처리

① 보건복지부장관(법 제30조제5항에 따라 보건복지부장관의 업무를 대행하는 자를 포함한다)은 다음 각 호의 사무를 수행하기 위하여 불가피한 경우 「개인정보 보호법 시행령」 제19조제1호, 제2호 또는 제4호에 따른 주민등록번호, 여권번호 또는 외국인등록번호가 포함된 자료를 처리

1. 법 제5조에 따른 지역보건의료업무의 전자화에 관한 사무
2. 법 제27조에 따른 보고 및 지도·감독에 관한 사무

② 지역보건의료기관의 장(법 제30조제3항에 따라 지역보건의료기관의 업무를 위탁받거나 대행하는 자를 포함한다)은 법 제11조에 따른 보건소의 업무에 관한 사무를 수행하기 위하여 불가피한 경우 「개인정보 보호법」 제23조에 따른 건강에 관한 정보, 같은 법 시행령 제19조제1호, 제2호 또는 제4호에 따른 주민등록번호, 여권번호 또는 외국인등록번호가 포함된 자료를 처리

③ 보건소장은 법 제23조에 따른 건강검진 등의 신고에 관한 사무를 수행하기 위하여 불가피한 경우 「개인정보 보호법 시행령」 제19조제1호, 제2호 또는 제4호에 따른 주민등록번호, 여권번호 또는 외국인등록번호가 포함된 자료를 처리

「의료법」에 대한 특례(제31조)

제12조에 따른 보건의료원은 「의료법」 제3조제2항제3호가목에 따른 병원 또는 같은 항 제1호나목·다목에 따른 치과의원 또는 한의원으로 보고, 보건소·보건지소 및 건강생활지원센터는 같은 호에 따른 의원·치과의원 또는 한의원으로 봄

제6장 벌 칙

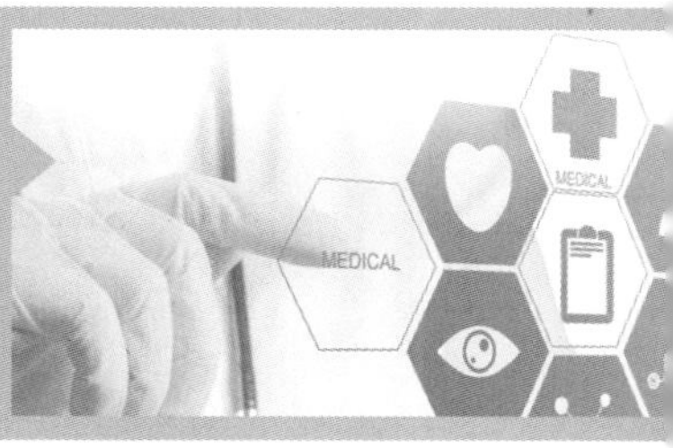

벌칙(제32조)

① 5년 이하의 징역 또는 5천만원 이하의 벌금

1. 제5조제3항을 위반하여 정당한 접근 권한 없이 또는 허용된 접근 권한을 넘어 지역보건의료정보시스템의 정보를 훼손·멸실·변경·위조 또는 유출한 자
2. 제28조를 위반하여 같은 조 제1호부터 제4호까지의 어느 하나에 해당하는 정보를 사용·제공·누설한 자 및 그 사정을 알면서도 영리 목적 또는 부정한 목적으로 해당 정보를 제공받은 자

② 3년 이하의 징역 또는 3천만원 이하의 벌금

제5조제3항을 위반하여 정당한 접근 권한 없이 또는 허용된 접근 권한을 넘어 지역보건의료정보시스템의 정보를 검색 또는 복제한 자

양벌규정(제33조)

법인의 대표자나 법인 또는 개인의 대리인·사용인, 그 밖의 종업원이 그 법인 또는 개인의 업무에 관하여 제32조의 위반행위를 하면 그 행위자를 벌하는 외에 그 법인 또는 개인에게도 해당 조문의 벌금형을 과(科). 다만, 법인 또는 개인이 그 위반행위를 방지하기 위하여 해당 업무에 관하여 상당한 주의와 감독을 게을리하지 아니한 경우에는 그러하지 아니함

과태료(제34조)

① 제22조제3항을 위반하여 정보 또는 자료를 파기하지 아니한 자에게는 3천만원 이하의 과태료를 부과

② 다음 각 호의 어느 하나에 해당하는 자에게는 300만원 이하의 과태료를 부과

1. 제23조에 따른 신고를 하지 아니하거나 거짓으로 신고하고 건강검진등을 한 자

2. 제29조를 위반하여 동일 명칭을 사용한 자

③ 제1항 및 제2항에 따른 과태료는 해당 지방자치단체의 조례에서 정하는 바에 따라 해당 시장·군수·구청장이 부과·징수

제 7 부

국민건강보험법

[시행 2025.4.23.] [법률 제20505호, 2024.10.22. 일부개정]

제정배경) 법률 제5854호, 1999. 2. 8.

◇ 제정이유

국민의 질병・부상에 대한 예방・진단・치료・재활과 출산・사망 및 건강증진에 대하여 보험급여를 실시함으로써 국민보건을 향상시키고 사회보장을 증진하기 위함을 목적으로 제정됨(1999. 2. 8. 법률 제5854호). 의료보험제도의 통합 운영에 따라 종전의 의료보험법(1973)과 국민의료보험법(1997)이 대체되었음

◇ 주요골자

- 국민건강보험법은 국가가 개입하여 국민의 기본적인 의료문제를 해결하고, 사회보험원리에 의해 개인의 위험을 분산하며, 의료비용을 사회연대성의 원리에 따라 공동체적으로 해결함을 목적으로 함
- 적용대상은 국내에 거주하는 국민의 의료급여법상의 의료급여대상자, 독립유공자예우에 관한 법률 및 국가유공자 등 예우 및 지원에 관한 법률에 의해서 의료보호를 받는 자를 제외하고는 건강보험의 가입자 또는 피부양자가 됨
- 건강보험의 보험자란 건강보험의 운영주체로서 보험료의 징수 및 보험급여를 행하는 자이며, 가입자 및 피부양자의 자격관리, 보험료 기타 동법에 의한 징수금의 부과・징수, 보험급여의 관리 등의 업무를 수행함
- 국민건강보험법상 보험급여에는 법정급여로서 요양급여, 건강검진, 요양비(출산비 포함), 장애인보장구급여비가 있으며, 임의급여로서 장제비 및 본인부담액보상금이 있음. 법정급여는 일정한 보험사고에 대하여 지급이 법정된 급여이며, 임의급여는 급여의 종류는 법정되어 있으나 그 급여실시여부가 보험자에게 위임되고 있는 것을 말하며 부가급여라고도 함
- 건강보험급여는 요양기관에 의하여 지급되므로 민간의료기관의 의료비용청구를 심사・통제하여 의료비용의 적절성과 경제성을 도모할 필요가 있음. 이에 요양급여비용을 심사하고 요양급여의 적정성을 평가하기 위하여 건강보험심사평가원을 두고 있음
- 요양급여의 기준과 요양급여비용 기타 건강보험에 관한 주요사항을 심의・의결하기 위하여 보건복지부장관 소속하에 건강보험정책심의위원회를 두고 있음
- 건강보험의 재정은 주로 가입자 및 사용자가 납부하는 보험료에 의하여 충당되는데, 직장가입자의 보험료 산정은 직장가입자의 보수월액에 보험료율을 곱하여 산정하고, 지역가입자의 보험료는 세대단위로 산정하되, 지역가입자가 속한 세대의 월별 보험료액은 보험료부과점수에 보험료부과점수당 금액을 곱한 금액으로 산정함

제1장 총 칙

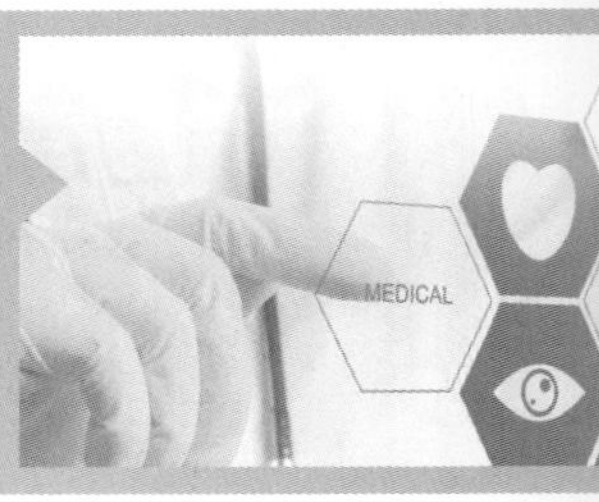

목적(제1조)

• 국민건강보험법의 목적 : 국민의 질병・부상에 대한 예방・진단・치료・재활과 출산・사망 및 건강증진에 대하여 보험급여를 실시함으로써 국민보건 향상과 사회보장 증진에 이바지

업무관장(제2조)

• 업무의 관장 : 건강보험사업은 보건복지부장관이 주관

정의(제3조)

• 근로자 : 직업의 종류와 관계없이 근로의 대가로 보수를 받아 생활하는 사람(법인의 이사와 그 밖의 임원을 포함)으로서 공무원 및 교직원을 제외한 사람
• 사용자 : ① 근로자가 소속되어 있는 사업장의 사업주, ② 공무원이 소속되어 있는 기관의 장으로서 대통령령으로 정하는 사람, ③ 교직원이 소속되어 있는 사립학교를 설립・운영하는 자
• 사업장 : 사업소, 사무소
• 공무원 : 국가나 지방자치단체에서 상시 공무에 종사하는 사람
• 교직원 : 사립학교나 사립학교의 경영기관에서 근무하는 교원과 직원

국민건강보험종합계획의 수립 등(제3조의2)

• 국민건강보험종합계획의 수립 : 보건복지부장관은 이 법에 따른 건강보험의 건전한 운영을 위하여 건강보험정책심의위원회의 심의를 거쳐 5년마다 국민건강보험종합계획(이하 "종합계획")을 수립

- **종합계획**(매 5년, 시행 연도 전년도의 9월 30일까지 수립)**에는 다음 각 호의 사항이 포함**
  1. 건강보험정책의 기본목표 및 추진방향
  2. 건강보험 보장성 강화의 추진계획 및 추진방법
  3. 건강보험의 중장기 재정 전망 및 운영
  4. 보험료 부과체계에 관한 사항
  5. 요양급여비용에 관한 사항
  6. 건강증진 사업에 관한 사항
  7. 취약계층 지원에 관한 사항
  8. 건강보험에 관한 통계 및 정보의 관리에 관한 사항
  9. 그 밖에 건강보험의 개선을 위하여 필요한 사항으로 대통령령으로 정하는 사항(건강보험의 제도적 기반 조성에 관한 사항, 건강보험과 관련된 국제협력에 관한 사항, 그 밖에 건강보험의 개선을 위하여 보건복지부장관이 특히 필요하다고 인정하는 사항)
- **시행계획**(매 1년, 시행 연도 전년도의 12월 31일까지 수립) : 보건복지부장관은 종합계획에 따라 매년 연도별 시행계획을 건강보험정책심의위원회의 심의를 거쳐 수립・시행(매년 시행계획에 따른 추진실적을 평가)
- **보고** : 보건복지부장관은 다음 각 호의 사유가 발생한 경우 관련 사항에 대한 보고서를 작성하여 지체 없이 국회 소관 상임위원회에 보고
  1. 종합계획의 수립 및 변경
  2. 시행계획의 수립
  3. 시행계획에 따른 추진실적의 평가
- **자료의 제출 요구** : 보건복지부장관은 종합계획의 수립, 시행계획의 수립・시행 및 시행계획에 따른 추진실적의 평가를 위하여 필요하다고 인정하는 경우 관계 기관의 장에게 자료의 제출을 요구

건강보험정책심의위원회(제4조)

- **건강보험정책심의위원회**(이하 "심의위원회") : 건강보험정책에 관한 다음 각 호의 사항을 심의・의결하기 위한 보건복지부장관 소속 위원회
  1. 종합계획 및 시행계획에 관한 사항(의결은 제외)
  2. 요양급여의 기준
  3. 요양급여비용에 관한 사항
  4. 직장가입자의 보험료율

5. 지역가입자의 보험료율과 재산보험료부과점수당 금액
5의2. 보험료 부과 관련 제도 개선에 관한 다음 각 목의 사항(의결은 제외)
   가. 건강보험 가입자(이하 "가입자"라 한다)의 소득 파악 실태에 관한 조사 및 연구에 관한 사항
   나. 가입자의 소득 파악 및 소득에 대한 보험료 부과 강화를 위한 개선 방안에 관한 사항
   다. 그 밖에 보험료 부과와 관련된 제도 개선 사항으로서 심의위원회 위원장이 회의에 부치는 사항
6. 그 밖에 건강보험에 관한 주요 사항으로서 대통령령으로 정하는 사항(시행령 3조)

- **심의위원회의 구성** : 위원장 1명과 부위원장 1명을 포함하여 25명의 위원으로 구성(심의위원회의 위원장은 보건복지부차관, 부위원장은 위원 중에서 위원장이 지명하는 사람)
- **심의위원회 위원 임명 또는 위촉** : 다음 각 호에 해당하는 사람을 보건복지부장관이 임명 또는 위촉
  1. 근로자단체 및 사용자단체가 추천하는 각 2명
  2. 시민단체(비영리민간단체), 소비자단체, 농어업인단체 및 자영업자단체가 추천하는 각 1명
  3. 의료계를 대표하는 단체 및 약업계를 대표하는 단체가 추천하는 8명
  4. 다음 각 목에 해당하는 8명
     가. 대통령령으로 정하는 중앙행정기관 소속 공무원 2명(시행령 4조)
     나. 국민건강보험공단의 이사장 및 건강보험심사평가원의 원장이 추천하는 각 1명
     다. 건강보험에 관한 학식과 경험이 풍부한 4명
- **심의위원회 위원의 임기** : 3년(다만, 위원의 사임 등으로 새로 위촉된 위원의 임기는 전임 위원 임기의 남은 기간으로 함)
- **국회 보고** : 보건복지부장관은 심의위원회가 심의한 사항에 대해 국회 보고

시행령 제3조 심의위원회의 심의 · 의결사항

1. 요양급여 각 항목에 대한 상대가치점수
2. 약제 · 치료재료별 요양급여비용의 상한
3. 부가급여에 관한 사항 등 건강보험에 관한 주요사항으로서 건강보험정책심의위원회의 위원장이 회의에 부치는 사항

시행령 제4조 공무원인 위원

"대통령령으로 정하는 중앙행정기관 소속 공무원"이란 기획재정부와 보건복지부 소속의 3급 공무원 또는 고위공무원단에 속하는 일반직공무원 중에서 그 소속 기관의 장이 1명씩 지명하는 사람을 말한다.

제2장 가입자

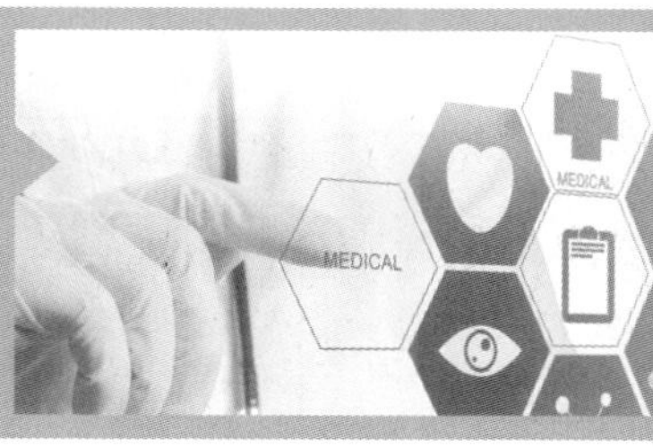

적용 대상 등(제5조)

• **적용대상** : 국내에 거주하는 국민은 건강보험의 가입자 또는 피부양자가 됨. 다만, 다음 각 호의 어느 하나에 해당하는 사람은 제외함

1. 「의료급여법」에 따라 의료급여를 받는 사람(이하 “수급권자”)
2. 「독립유공자예우에 관한 법률」 및 「국가유공자 등 예우 및 지원에 관한 법률」에 따라 의료보호를 받는 사람(이하 “유공자등 의료보호대상자”라 한다). 다만, 다음 각 목의 어느 하나에 해당하는 사람은 가입자 또는 피부양자임
   가. 유공자등 의료보호대상자 중 건강보험의 적용을 보험자에게 신청한 사람
   나. 건강보험을 적용받고 있던 사람이 유공자등 의료보호대상자로 되었으나 건강보험의 적용배제신청을 보험자에게 하지 아니한 사람

• **피부양자** : 다음 각 호의 어느 하나에 해당하는 사람 중 직장가입자에게 주로 생계를 의존하는 사람으로서 소득 및 재산이 보건복지부령으로 정하는 기준 이하에 해당하는 사람

1. 직장가입자의 배우자
2. 직장가입자의 직계존속(배우자의 직계존속을 포함)
3. 직장가입자의 직계비속(배우자의 직계비속을 포함)과 그 배우자
4. 직장가입자의 형제・자매

• **피부양자 자격의 인정 기준, 취득・상실시기 및 그 밖에 필요한 사항** : 보건복지부령(시행규칙 제2조)

시행규칙 제2조 ① 피부양자 자격의 인정기준은 다음의 부양요건과 소득 및 재산요건을 모두 충족해야 함

1. 부양요건

피부양자 자격의 인정기준 중 부양요건(제2조제1항제1호 관련)

가입자와의 관계	부양요건	
	동거 시	비동거 시
1. 배우자	ㅇ 부양 인정	ㅇ 부양 인정

2. 부모인 직계존속		
가. 부모(아버지 또는 어머니와 재혼한 배우자 포함)	○ 부양 인정	○ 부모(아버지 또는 어머니와 재혼한 배우자 포함)와 동거하고 있는 형제자매가 없거나, 있어도 보수 또는 소득이 없는 경우 부양 인정
나. 법률상의 부모가 아닌 친생부모(이하 "친생부모"라 한다)	○ 부양 인정	○ 친생부모의 배우자 또는 동거하고 있는 직계비속이 없거나, 있어도 보수 또는 소득이 없는 경우 부양 인정
3. 자녀(법률상의 자녀가 아닌 친생자녀 포함)인 직계비속	○ 부양 인정	○ 미혼(이혼・사별한 경우 포함)인 경우 부양 인정. 다만, 이혼・사별한 경우 자녀인 직계비속이 없거나, 있어도 보수 또는 소득이 없는 경우 부양 인정
4. 조부모・외조부모 이상인 직계존속	○ 부양 인정	○ 조부모・외조부모 이상인 직계존속과 동거하고 있는 직계비속이 없거나, 있어도 보수 또는 소득이 없는 경우 부양 인정
5. 손・외손 이하인 직계비속	○ 부모가 없거나, 아버지 또는 어머니가 있어도 보수 또는 소득이 없는 경우 부양 인정	○ 미혼(이혼・사별한 경우 포함)으로서 부모가 없는 경우 부양 인정. 다만, 이혼・사별한 경우 자녀인 직계비속이 없거나, 있어도 보수 또는 소득이 없는 경우 부양 인정
6. 직계비속의 배우자	○ 부양 인정	○ 부양 불인정
7. 배우자의 부모인 직계존속(배우자의 아버지 또는 어머니와 재혼한 배우자 포함)	○ 부양 인정	○ 배우자의 부모(아버지 또는 어머니와 재혼한 배우자 포함)와 동거하고 있는 배우자의 형제자매가 없거나, 있어도 보수 또는 소득이 없는 경우 부양 인정
8. 배우자의 조부모・외조부모 이상인 직계존속	○ 부양 인정	○ 배우자의 조부모・외조부모 이상인 직계존속과 동거하고 있는 직계비속이 없거나, 있어도 보수 또는 소득이 없는 경우 부양 인정
9. 배우자의 직계비속	○ 미혼(이혼・사별한 경우 포함)인 경우 부양 인정. 다만, 이혼・사별한 경우 자녀인 직계비속이 없거나, 있어도 보수 또는 소득이 없는 경우 부양 인정	○ 부양 불인정
10. 다음 각 목의 어느 하나에 해당하는 형제・자매 가. 30세 미만 나. 65세 이상 다. 「장애인복지법」 제32조에 따라 등록한 장애인	○ 미혼(이혼・사별한 경우 포함)으로 부모가 없거나, 있어도 부모가 보수 또는 소득이 없는 경우 부양 인정. 다만, 이혼・사별한 경우 자녀인 직계비속이 없거나, 있어도 보수 또는 소득이 없는 경우 부양 인정	○ 미혼(이혼・사별한 경우 포함)으로 부모 및 직장가입자 외의 다른 형제・자매가 없거나, 있어도 부모 및 동거하고 있는 형제・자매가 보수 또는 소득이 없는 경우 부양 인정. 다만, 이혼・사별한 경우 자녀인 직계비속이 없거나, 있어도 보수 또는 소득이 없는 경우 부양 인정

라. 「국가유공자 등 예우 및 지원에 관한 법률」 제4조·제73조 및 제74조에 따른 국가유공자 등(법률 제11041호로 개정되기 전의 「국가유공자 등 예우 및 지원에 관한 법률」 제73조의2에 따른 국가유공자 등을 포함한다)으로서 같은 법 제6조의4에 따른 상이등급 판정을 받은 사람 마. 「보훈보상대상자 지원에 관한 법률」 제2조에 따른 보훈보상대상자로서 같은 법 제6조에 따른 상이등급 판정을 받은 사람		

2. 소득 및 재산요건

피부양자 자격의 인정기준 중 소득 및 재산요건(제2조제1항제2호 관련)

1. 직장가입자의 피부양자가 되려는 사람은 다음 각 목에서 정하는 소득요건을 모두 충족하여야 한다.
   가. 영 제41조제1항 각 호에 따른 소득의 합계액이 연간 2천만원 이하일 것
   나. 영 제41조제1항제3호의 사업소득(이하 이 표에서 "사업소득"이라 한다)이 없을 것. 다만, 피부양자가 되려는 사람이 다음의 어느 하나에 해당하고, 사업소득의 합계액이 연간 500만원 이하인 경우에는 사업소득이 없는 것으로 본다.
      1) 사업자등록이 되어 있지 않은 경우(「소득세법」 제19조제1항제12호에 따른 부동산업에서 발생하는 소득 중 주택임대소득이 있는 경우는 제외한다)
      2) 「장애인복지법」 제32조에 따라 장애인으로 등록한 경우
      3) 「국가유공자 등 예우 및 지원에 관한 법률」 제4조·제73조 및 제74조에 따른 국가유공자 등(법률 제11041호로 개정되기 전의 「국가유공자 등 예우 및 지원에 관한 법률」 제73조의2에 따른 국가유공자 등을 포함한다)으로서 같은 법 제6조의4에 따른 상이등급 판정을 받은 경우
      4) 「보훈보상대상자 지원에 관한 법률」 제2조에 따른 보훈보상대상자로서 같은 법 제6조에 따른 상이등급 판정을 받은 경우
   다. 피부양자가 되려는 사람이 「도시 및 주거환경정비법」에 따른 주택재건축사업으로 발생한 사업소득을 제외하면 가목 및 나목의 요건을 충족하는 경우 등 관계 자료에 의하여 공단이 인정한 경우에는 가목 및 나목의 요건을 충족하는 것으로 본다.
   라. 피부양자가 되려는 사람이 기혼자인 경우에는 부부 모두 가목부터 다목까지의 요건을 충

족하여야 한다.

2. 직장가입자의 피부양자가 되려는 사람은 각 목에서 정하는 재산요건 중 어느 하나에 해당하여야 한다.
   가. 별표 1의 제1호부터 제9호까지에 해당하는 경우: 다음의 어느 하나에 해당할 것
      1) 영 제42조제1항제1호에 따른 재산에 대한 「지방세법」 제110조에 따른 재산세 과세표준의 합이 5억 4천만원을 초과하면서 9억원 이하이고, 영 제41조제1항 각 호에 따른 소득의 합계액이 연간 1천만원 이하일 것
      2) 영 제42조제1항제1호에 따른 재산에 대한 「지방세법」 제110조에 따른 재산세 과세표준의 합이 5억4천만원 이하일 것
   나. 별표 1의 제10호에 해당하는 경우: 영 제42조제1항제1호에 따른 재산에 대한 「지방세법」 제110조에 따른 재산세 과세표준의 합이 1억8천만원 이하일 것

시행규칙 제2조 ② 피부양자의 자격취득일

1. 신생아의 경우: 출생한 날
2. 직장가입자의 자격 취득일 또는 가입자의 자격 변동일부터 90일 이내에 피부양자의 자격취득 신고를 한 경우: 직장가입자의 자격 취득일 또는 해당 가입자의 자격 변동일
3. 직장가입자의 자격 취득일 또는 가입자의 자격 변동일부터 90일을 넘겨 피부양자 자격취득 신고를 한 경우: 법 제13조에 따른 국민건강보험공단(이하 “공단”이라 한다)에 별지 제1호서식의 피부양자 자격(취득·상실) 신고서를 제출한 날. 다만, 천재지변, 질병·사고 등 공단이 정하는 본인의 책임이 없는 부득이한 사유로 90일을 넘겨 피부양자 자격취득 신고를 한 경우에는 직장가입자의 자격 취득일 또는 가입자의 자격 변동일로 한다.

시행규칙 제2조 ③ 피부양자의 자격상실일

1. 사망한 날의 다음 날
2. 대한민국의 국적을 잃은 날의 다음 날
3. 국내에 거주하지 아니하게 된 날의 다음 날
4. 직장가입자가 자격을 상실한 날
5. 법 제5조제1항제1호에 따른 수급권자가 된 날
6. 법 제5조제1항제2호에 따른 유공자등 의료보호대상자인 피부양자가 공단에 건강보험의 적용배제 신청을 한 날의 다음 날
7. 직장가입자 또는 다른 직장가입자의 피부양자 자격을 취득한 경우에는 그 자격을 취득한 날
8. 피부양자 자격을 취득한 사람이 본인의 신고에 따라 피부양자 자격 상실 신고를 한 경우에는 신고한 날의 다음 날
9. 제1항에 따른 요건을 충족하지 아니하는 경우에는 공단이 그 요건을 충족하지 아니한다고 확인한 날의 다음 날
10. 제9호에도 불구하고 「국민건강보험법 시행령」(이하 “영”이라 한다) 제41조의2제3항에 따라 영 제41조제1항제3호 및 제4호의 소득(이하 “사업소득등”이라 한다)의 발생 사실과 그 금액을 신고하여 공단이 제1항제2호에 따른 소득요건을 충족하지 않는다고 확인한 경우에는 그 사업소득등이 발생한 날이 속하는 달의 다음 달 말일
11. 제9호에도 불구하고 영 제41조의2제3항에 따라 사업소득등의 발생 사실과 그 금액을 신고하지

> 않았으나 공단이 제1항제2호에 따른 소득요건을 충족하지 않음을 확인한 경우에는 그 사업소득등이 발생한 날이 속하는 달의 말일
> 12. 제9호부터 제11호까지의 규정에도 불구하고 거짓이나 그 밖의 부정한 방법으로 영 제41조의2 제1항에 따른 소득월액의 조정 신청 또는 이 규칙에 따른 피부양자 자격 취득 신고를 하여 피부양자 자격을 취득한 것을 공단이 확인한 경우에는 그 자격을 취득한 날

가입자의 종류(제6조)

- 가입자의 종류 : 직장가입자, 지역가입자
- 직장가입자 : 모든 사업장의 근로자 및 사용자와 공무원 및 교직원은 직장가입자가 됨. 다만, 다음 각 호의 어느 하나에 해당하는 사람은 직장가입자에서 제외
  1. 고용 기간이 1개월 미만인 일용근로자
  2. 「병역법」에 따른 현역병(지원에 의하지 아니하고 임용된 하사를 포함한다), 전환복무된 사람 및 군간부후보생
  3. 선거에 당선되어 취임하는 공무원으로서 매월 보수 또는 보수에 준하는 급료를 받지 아니하는 사람
  4. 그 밖에 사업장의 특성, 고용 형태 및 사업의 종류 등을 고려하여 대통령령으로 정하는 사업장의 근로자 및 사용자와 공무원 및 교직원(시행령 9조)
- 지역가입자 : 직장가입자와 그 피부양자를 제외한 가입자

> **시행령** **제9조 "대통령령으로 정하는 사업장의 근로자 및 사용자와 공무원 및 교직원"으로 직장가입자에서 제외되는 사람**
> 1. 비상근 근로자 또는 1개월 동안의 소정(所定)근로시간이 60시간 미만인 단시간근로자
> 2. 비상근 교직원 또는 1개월 동안의 소정근로시간이 60시간 미만인 시간제공무원 및 교직원
> 3. 소재지가 일정하지 아니한 사업장의 근로자 및 사용자
> 4. 근로자가 없거나 제1호에 해당하는 근로자만을 고용하고 있는 사업장의 사업주

사업장의 신고(제7조)

- 사업자의 신고 : 사업장의 사용자는 다음 각 호의 어느 하나에 해당하게 되거나 보험자에게 신고한 내용이 변경된 경우 그 때부터 14일 이내에 보건복지부령으로 정하는 바에 따라 보험자에게 신고하여야 함
  1. 직장가입자가 되는 근로자·공무원 및 교직원을 사용하는 사업장이 된 경우
  2. 휴업·폐업 등 보건복지부령으로 정하는 사유가 발생한 경우

시행규칙 제3조 사업장의 적용·변경·탈퇴 신고

① 사용자는 해당 사업장이 법 제6조제2항에 따라 직장가입자가 되는 근로자·공무원 및 교직원을 사용하는 사업장이 된 경우에는 그 때부터 14일 이내에 별지 제2호서식의 사업장(기관) 적용신고서에 통장 사본 1부(자동이체를 신청하는 경우만 해당한다)를 첨부하여 공단에 제출해야 한다. 이 경우 공단은 「전자정부법」 제36조제2항에 따른 행정정보의 공동이용을 통하여 사업자등록증명 및 법인 등기사항증명서를 확인해야 하며, 신고인이 사업자등록증명을 확인하는 것에 동의하지 않는 경우에는 사업자등록증 사본을 첨부하도록 해야 한다.

② 사용자는 제1항에 따라 공단에 신고한 내용이 변경된 경우에는 변경된 날부터 14일 이내에 별지 제3호서식의 사업장(기관)변경신고서를 공단에 제출해야 한다. 이 경우 공단은 「전자정부법」 제36조제2항에 따른 행정정보의 공동이용을 통하여 사업자등록증명 및 법인 등기사항증명서를 확인해야 하며, 신고인이 사업자등록증명을 확인하는 것에 동의하지 않는 경우에는 사업자등록증 사본을 첨부하도록 해야 한다.

③ 사용자는 사업장이 다음 각 호의 어느 하나에 해당하게 된 경우에는 그 날부터 14일 이내에 별지 제4호서식의 사업장 탈퇴신고서에 사업장 탈퇴 사실을 증명할 수 있는 서류를 첨부하여 공단에 제출하여야 한다. 이 경우 공단은 「전자정부법」 제36조제2항에 따른 행정정보의 공동이용을 통하여 휴업·폐업 사실 증명원(사업장이 휴업·폐업한 경우만 해당한다) 및 법인 등기사항증명서를 확인하여야 하며, 신고인이 휴업·폐업 사실 증명원을 확인하는 것에 동의하지 아니하는 경우에는 이를 첨부하도록 하여야 한다.

1. 사업장이 휴업·폐업되는 경우
2. 사업장이 합병되는 경우
3. 사업장이 폐쇄되는 경우
4. 사업장에 근로자가 없게 되거나 영 제9조제1호에 따른 근로자만을 고용하게 되는 경우

자격의 취득 시기 등(제8조)

- 직장 또는 지역가입자의 자격취득일 : 국내에 거주하게 된 날. 다만, 다음 각 호의 어느 하나에 해당하는 사람은 그 해당되는 날에 각각 자격을 취득함
  1. 수급권자이었던 사람은 그 대상자에서 제외된 날
  2. 직장가입자의 피부양자이었던 사람은 그 자격을 잃은 날
  3. 유공자등 의료보호대상자이었던 사람은 그 대상자에서 제외된 날
  4. 보험자에게 건강보험의 적용을 신청한 유공자등 의료보호대상자는 그 신청한 날
- 가입자의 자격취득 신고 : 직장가입자의 사용자 및 지역가입자의 세대주는 자격을 취득한 날부터 14일 이내에 자격취득 신고서를 보험자에게 신고

자격의 변동 시기 등(제9조)

- 직장 또는 지역가입자의 자격 변동시기 : 가입자는 다음 각 호의 어느 하나에 해당하게 된

날에 그 자격이 변동

1. 지역가입자가 적용대상사업장의 사용자로 되거나, 근로자·공무원 또는 교직원(이하 "근로자등"이라 한다)으로 사용된 날
2. 직장가입자가 다른 적용대상사업장의 사용자로 되거나 근로자등으로 사용된 날
3. 직장가입자인 근로자등이 그 사용관계가 끝난 날의 다음 날
4. 적용대상사업장에 제7조제2호에 따른 사유가 발생한 날의 다음 날
5. 지역가입자가 다른 세대로 전입한 날

• **자격 변동신고** : 직장가입자의 사용자와 지역가입자의 세대주는 자격이 변동된 날부터 14일 이내에 자격변동 신고서를 보험자에게 신고
• 법무부장관 및 국방부장관은 직장가입자나 지역가입자가 제54조 제3호(현역병, 군간부후보생, 전환복무생) 또는 제4호(교도소수감자)에 해당하면 보건복지부령으로 정하는 바에 따라 그 사유에 해당된 날부터 1개월 이내에 보험자에게 알려야 함

자격 취득·변동 사항의 고지(제9조의2)

• 공단은 국가, 지방자치단체, 요양기관, 「보험업법」에 따른 보험회사, 공공기관에서 제공받은 자료를 통하여 가입자 자격의 취득 또는 변동 여부를 확인하는 경우에는 자격 취득 또는 변동 후 최초로 납부의무자에게 보험료 납입 고지를 할 때 자격 취득 또는 변동에 관한 사항을 알려야 함

자격의 상실 시기 등(제10조)

• **직장 또는 지역가입자의 자격 상실시기** : 가입자는 다음 각 호의 어느 하나에 해당하게 된 날에 그 자격을 잃음

1. 사망한 날의 다음 날
2. 국적을 잃은 날의 다음 날
3. 국내에 거주하지 아니하게 된 날의 다음 날
4. 직장가입자의 피부양자가 된 날
5. 수급권자가 된 날
6. 건강보험을 적용받고 있던 사람이 유공자등 의료보호대상자가 되어 건강보험의 적용배제신청을 한 날

• **자격 상실신고** : 자격을 잃은 경우 직장가입자의 사용자와 지역가입자의 세대주는 자격을 잃은 날부터 자격상실 신고서를 14일 이내에 보험자에게 신고

건강보험증(제12조)

• **건강보험증 발급** : 국민건강보험공단은 가입자 또는 피부양자가 신청하는 경우 건강보험증을 발급해야 함

• **건강보험증의 제출의무** : 가입자 또는 피부양자가 요양급여를 받을 때에는 건강보험증을 요양기관에 제출. 다만, 천재지변이나 그 밖의 부득이한 사유가 있으면 그러하지 아니함

• **건강보험증을 대체하는 신분증명서** : 가입자 또는 피부양자는 제2항 본문에도 불구하고 주민등록증(모바일 주민등록증을 포함), 운전면허증, 여권 등 본인 여부를 확인할 수 있는 신분증명서로 요양기관이 그 자격을 확인할 수 있으면 건강보험증을 제출하지 아니할 수 있음(시행규칙 7조)

• **건강보험증 사용**

1. 가입자・피부양자는 자격을 잃은 후 자격을 증명하던 서류를 사용하여 보험급여를 받아서는 안됨
2. 누구든지 건강보험증이나 신분증명서를 다른 사람에게 양도(讓渡)하거나 대여하여 보험급여를 받게 하여서는 안됨
3. 누구든지 건강보험증이나 신분증명서를 양도 또는 대여를 받거나 그 밖에 이를 부정하게 사용하여 보험급여를 받아서는 안됨

시행규칙 **제7조 건강보험증을 대체하는 신분증명서**

법 제12조제3항에서 "보건복지부령으로 정하는 본인 여부를 확인할 수 있는 신분증명서"란 다음 각 호의 증명서 또는 서류(관계 법령에서 인정하고 있는 전자적 방식의 증명서 또는 전자문서를 포함한다. 이하 이 조에서 같다)를 말한다. 이 경우 그 증명서 또는 서류에 유효기간이 적혀 있는 경우에는 그 유효기간이 지나지 않아야 한다.

1. 행정기관이나 공공기관이 발행한 증명서로서 사진이 붙어 있고, 주민등록번호 또는 외국인등록번호가 포함되어 본인임을 확인할 수 있는 국가보훈등록증, 장애인 등록증, 외국인 등록증, 그 밖에 신분을 확인할 수 있는 증명서
2. 행정기관이나 공공기관이 기록・관리하는 것으로서 사진이 붙어 있고, 주민등록번호 또는 외국인등록번호가 포함되어 본인임을 확인할 수 있는 서류
3. 「전자서명법」 제2조제2호에 따른 전자서명(서명자의 실지명의를 확인할 수 있는 것을 말한다)이 첨부되어 있거나 「정보통신망 이용촉진 및 정보보호 등에 관한 법률」 제23조의3에 따른 본인확인기관이 제공하는 등 보건복지부장관이 정하여 고시하는 방법에 따라 본인 여부를 확인할 수 있는 증명서 또는 서류

제3장 국민건강보험공단

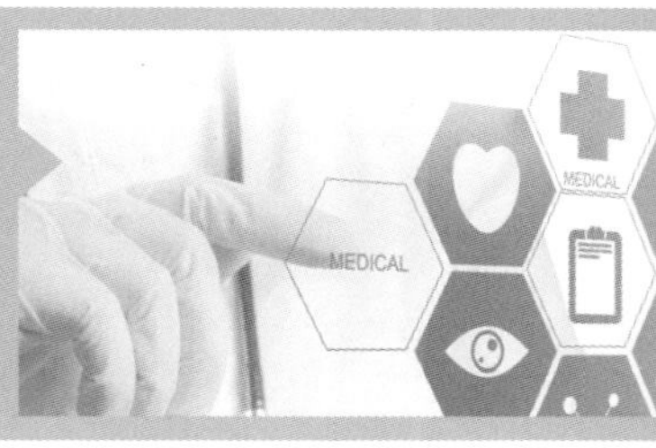

보험자(제13조)

- 건강보험의 보험자 : 국민건강보험공단(이하 "공단")

업무(제14조)

① 국민건강보험공단의 업무

1. 가입자 및 피부양자의 자격 관리
2. 보험료와 그 밖에 이 법에 따른 징수금의 부과·징수
3. 보험급여의 관리
4. 가입자 및 피부양자의 질병의 조기발견·예방 및 건강관리를 위하여 요양급여 실시현황과 건강검진 결과 등을 활용하여 실시하는 예방사업으로서 대통령으로 정하는 사업
5. 보험급여 비용의 지급
6. 자산의 관리·운영 및 증식사업
7. 의료시설의 운영
8. 건강보험에 관한 교육훈련 및 홍보
9. 건강보험에 관한 조사연구 및 국제협력
10. 이 법에서 공단의 업무로 정하고 있는 사항
11. 「국민연금법」, 「고용보험 및 산업재해보상보험의 보험료징수 등에 관한 법률」, 「임금채권보장법」 및 「석면피해구제법」(이하 "징수위탁근거법"이라 한다)에 따라 위탁받은 업무
12. 그 밖에 이 법 또는 다른 법령에 따라 위탁받은 업무
13. 그 밖에 건강보험과 관련하여 보건복지부장관이 필요하다고 인정한 업무

② 자산의 관리·운영 및 증식사업은 안정성과 수익성을 고려하여 다음의 방법에 따라야 함

1. 체신관서 또는 「은행법」에 따른 은행에의 예입 또는 신탁
2. 국가·지방자치단체 또는 「은행법」에 따른 은행이 직접 발행하거나 채무이행을 보증

하는 유가증권의 매입

3. 특별법에 따라 설립된 법인이 발행하는 유가증권의 매입
4. 「자본시장과 금융투자업에 관한 법률」에 따른 신탁업자가 발행하거나 같은 법에 따른 집합투자업자가 발행하는 수익증권의 매입
5. 공단의 업무에 사용되는 부동산의 취득 및 일부 임대
6. 그 밖에 공단 자산의 증식을 위하여 대통령령으로 정하는 사업

③ 공단은 특정인을 위하여 업무를 제공하거나 공단 시설을 이용하게 할 경우 공단의 정관으로 정하는 바에 따라 그 업무의 제공 또는 시설의 이용에 대한 수수료와 사용료를 징수할 수 있음

④ 공단은 「공공기관의 정보공개에 관한 법률」에 따라 건강보험과 관련하여 보유·관리하고 있는 정보를 공개하여야 함

법인격 등(제15조)

- **공단 법인격** : 공단은 법인으로 하며, 주된 사무소의 소재지에서 설립등기

사무소(제16조)

- **공단의 주된 사무소의 소재지** : 정관으로 정하며, 필요시 정관으로 정하는 바에 따라 분사무소를 둘 수 있음

정관(제17조)

- **공단의 정관의 주요내용**(정관을 변경시 보건복지부장관의 인가)

1. 목적
2. 명칭
3. 사무소의 소재지
4. 임직원에 관한 사항
5. 이사회의 운영
6. 재정운영위원회에 관한 사항
7. 보험료 및 보험급여에 관한 사항
8. 예산 및 결산에 관한 사항

9. 자산 및 회계에 관한 사항
10. 업무와 그 집행
11. 정관의 변경에 관한 사항
12. 공고에 관한 사항

등기(제18조)

• 공단의 설립등기 사항

1. 목적
2. 명칭
3. 주된 사무소 및 분사무소의 소재지
4. 이사장의 성명·주소 및 주민등록번호

임원(제20조)

• 공단 임원 : 이사장 1명, 이사 14명 및 감사 1명(이사장, 이사 중 5명 및 감사는 상임)

• 이사장 : 「공공기관의 운영에 관한 법률」에 따라 임원추천위원회가 복수로 추천한 사람 중에서 보건복지부장관의 제청으로 대통령이 임명

• 상임이사 : 보건복지부령으로 정하는 추천 절차를 거쳐 이사장이 임명

• 비상임이사 : 다음 각 호의 사람을 보건복지부장관이 임명

1. 노동조합·사용자단체·시민단체·소비자단체·농어업인단체 및 노인단체가 추천하는 각 1명
2. 대통령령으로 정하는 바에 따라 추천하는 관계 공무원 3명(기획재정부장관, 보건복지부장관 및 인사혁신처장은 해당 기관 소속의 3급 공무원 또는 고위공무원단에 속하는 일반직공무원 중에서 각 1명씩을 지명)

• 감사 : 임원추천위원회가 복수로 추천한 사람 중에서 기획재정부장관의 제청으로 대통령이 임명

• 임원의 임기 : 이사장 임기 3년, 이사(공무원인 이사는 제외)와 감사의 임기 각각 2년

징수이사(제21조)

• 징수이사 : 상임이사 중 국민건강보험공단의 업무 중 제14조제1항제2호 및 제11호의 업무

를 담당하는 이사(이하 "징수이사"라 한다)는 경영, 경제 및 사회보험에 관한 학식과 경험이 풍부한 사람으로서 보건복지부령으로 정하는 자격을 갖춘 사람 중에서 선임

시행규칙 제9조 징수이사 후보의 자격기준 및 심사기준 등

① 보건복지부령으로 정하는 징수이사의 자격을 갖춘 사람 : 징수이사추천위원회가 정하는 단위 부서장 이상의 경력이 있는 사람으로서 징수업무에 관한 전문지식 및 경험을 갖추고 경영혁신을 추진할 수 있는 사람

② 징수이사 선임 심사기준 : 징수이사추천위원회가 징수이사 후보가 다음 각 호의 요소를 갖추고 있는지를 평가하여 이를 점수로 환산하는 방법으로 심사. 이 경우 각 호의 요소별 배점이나 그 밖에 심사에 필요한 사항은 징수이사추천위원회가 정함

1. 경영, 경제 및 사회보험에 관한 학식
2. 문제에 대한 예측 및 예방조치 능력
3. 조직관리 능력
4. 그 밖에 징수이사로서의 자질과 능력을 평가할 수 있는 것으로서 징수이사추천위원회가 정하는 요소

임원의 직무(제22조)

- **이사장의 직무** : 공단을 대표하고 업무를 총괄하며, 임기 중 공단의 경영성과에 대하여 책임
- **상임이사의 직무** : 이사장의 명을 받아 공단의 업무를 집행
- **이사장이 부득이한 사유로 그 직무를 수행할 수 없을 때** : 정관으로 정하는 바에 따라 상임이사 중 1명이 그 직무를 대행하고, 상임이사가 없거나 그 직무를 대행할 수 없을 때에는 정관으로 정하는 임원이 그 직무를 대행
- **감사의 직무** : 공단의 업무, 회계 및 재산 상황을 감사

임원의 당연퇴임 및 해임(제24조)

- **임원의 해임** : 임명권자는 임원이 다음 각 호의 어느 하나에 해당하면 그 임원을 해임

1. 신체장애나 정신장애로 직무를 수행할 수 없다고 인정되는 경우
2. 직무상 의무를 위반한 경우
3. 고의나 중대한 과실로 공단에 손실이 생기게 한 경우
4. 직무 여부와 관계없이 품위를 손상하는 행위를 한 경우
5. 이 법에 따른 보건복지부장관의 명령을 위반한 경우

임원의 겸직금지 등(제25조)

- **임원의 겸직금지** : 공단의 상임임원과 직원은 그 직무 외에 영리를 목적으로 하는 사업에 종사하지 못함. 다만, 공단의 상임임원이 임명권자 또는 제청권자의 허가를 받거나 공단의 직원이 이사장의 허가를 받은 경우에는 비영리 목적의 업무를 겸할 수 있음

이사회(제26조)

- **이사회** : 공단의 주요 사항을 심의·의결하기 위하여 공단에 이사회를 둠
- **이사회의 구성** : 이사장과 이사로 구성
- **감사** : 이사회에 출석하여 발언
- **이사회의 의결 사항 및 운영 등에 필요한 사항** : 대통령령으로 정함

시행령 제11조 이사회의 심의·의결사항

법 제26조제4항에 따라 다음 각 호의 사항은 공단의 이사회의 심의·의결을 거쳐야 함. 다만, 심의위원회의 심의·의결사항 및 재정운영위원회의 심의·의결사항은 제외

1. 사업운영계획 등 공단 운영의 기본방침에 관한 사항
2. 예산 및 결산에 관한 사항
3. 정관 변경에 관한 사항
4. 규정의 제정·개정 및 폐지에 관한 사항
5. 보험료와 그 밖의 법에 따른 징수금(이하 "보험료등"이라 한다) 및 보험급여에 관한 사항
6. 법 제37조에 따른 차입금에 관한 사항
7. 법 제38조에 따른 준비금, 그 밖에 중요재산의 취득·관리 및 처분에 관한 사항
8. 그 밖에 공단 운영에 관한 중요 사항

벌칙 적용시 공무원 의제(제28조)

- **벌칙 적용시의 신분** : 공단의 임직원은 「형법」 제129조부터 제132조까지의 규정을 적용할 때 공무원으로 봄

규정 등(제29조)

- **공단의 조직·인사·보수 및 회계에 관한 규정** : 이사회의 의결을 거쳐 보건복지부장관의 승인

이사장 권한의 위임(제32조)

- 이 법에 규정된 이사장의 권한 중 급여의 제한, 보험료의 납입고지 등 정관으로 정하는 바에 따라 분사무소의 장에게 위임

재정운영위원회(제33조) 및 구성 등(제34조)

- **재정운영위원회 설치 :** 요양급여비용의 계약 및 결손처분 등 보험재정에 관련된 사항을 심의・의결하기 위하여 공단에 재정운영위원회를 둠. 재정운영위원회의 위원장은 재정위원회 구성위원 중에서 호선(互選)
- **재정운영위원회의 구성**
  1. 직장가입자를 대표하는 위원 10명
  2. 지역가입자를 대표하는 위원 10명
  3. 공익을 대표하는 위원 10명
- **재정운영위원회의 임명 및 위촉 :** 위원은 다음 각 호의 사람을 보건복지부장관이 임명하거나 위촉
  1. 직장가입자를 대표하는 위원은 노동조합과 사용자단체에서 추천하는 각 5명
  2. 지역가입자를 대표하는 위원은 대통령령으로 정하는 바에 따라 농어업인 단체・도시자영업자단체 및 시민단체에서 추천하는 사람
  3. 공익을 대표하는 위원은 대통령령으로 정하는 관계 공무원 및 건강보험에 관한 학식과 경험이 풍부한 사람
- **재정운영위원회 위원(공무원인 위원은 제외한다)의 임기 :** 2년(다만, 위원의 사임 등으로 새로 위촉된 위원의 임기는 전임위원 임기의 남은 기간)
- **재정운영위원회의 운영 등에 필요한 사항 :** 대통령령으로 정함

회계(제35조) 및 예산(제36조)

- **공단 회계연도 :** 정부의 회계연도에 따름
- **회계의 통합 :** 직장가입자와 지역가입자의 재정을 통합하여 운영
- **회계의 구분 :** 건강보험사업 및 징수위탁근거법의 위탁에 따른 국민연금사업・고용보험사업・산업재해보상보험사업・임금채권보장사업에 관한 회계를 공단의 다른 회계와 구분하여 각각 회계처리하여야 함

• 예산승인 및 변경 : 회계연도마다 예산안을 편성하여 이사회의 의결을 거친 후 보건복지부장관의 승인을 받아야 하며, 예산변경시도 동일하게 보건복지부장관의 승인

차입금(제37조) 및 준비금(제38조)

• 차입금 : 공단은 지출할 현금이 부족한 경우에는 차입가능. 다만, 1년 이상 장기로 차입하려면 보건복지부장관의 승인을 받아야 함

• 준비금 : 공단은 회계연도마다 결산상의 잉여금 중에서 그 연도의 보험급여에 든 비용의 100분의 5 이상에 상당하는 금액을 그 연도에 든 비용의 100분의 50에 이를 때까지 준비금으로 적립. 준비금은 부족한 보험급여 비용에 충당하거나 지출할 현금이 부족할 때 외에는 사용할 수 없으며, 현금 지출에 준비금을 사용한 경우에는 해당 회계연도 중에 이를 보전(補塡)하여야 함

결산(제39조)

• 공단의 회계결산 보고 : 공단은 회계연도마다 결산보고서와 사업보고서를 작성하여 다음해 2월 말일까지 보건복지부장관에게 보고

• 회계결산 공고 : 공단은 회계결산을 보건복지부장관에게 보고하였을 때에는 결산보고서와 사업보고서를 보건복지부령으로 정하는 바에 따라 그 내용을 공고

시행규칙 제10조 결산보고서 등의 공고

공단은 결산보고서 및 사업보고서를 작성하여 보건복지부장관에게 보고한 경우에는 그 개요를 「신문 등의 진흥에 관한 법률」 제9조제1항에 따라 전국을 보급지역으로 등록한 일반일간신문, 인터넷 홈페이지나 그 밖의 효과적인 방법으로 공고해야 한다.

재난적의료비 지원사업에 대한 출연(제39조의2)

• 재난적의료비 지원사업 : 공단은 「재난적의료비 지원에 관한 법률」에 따른 재난적의료비 지원사업에 사용되는 비용에 충당하기 위하여 매년 예산의 범위에서 출연할 수 있음. 이 경우 출연 금액의 상한 등에 필요한 사항은 대통령령으로 정함

시행령 제17조의2 재난적의료비 지원사업에 대한 출연 금액의 상한

법 제39조의2에 따라 공단이 「재난적의료비 지원에 관한 법률」에 따른 재난적의료비 지원사업에 출연하는 금액의 상한은 전전년도 보험료 수입액의 1천분의 1로 한다.

「민법」의 준용(제40조)

- 공단에 관하여 이 법과 「공공기관의 운영에 관한 법률」에서 정한 사항 외에는 「민법」 중 재단법인에 관한 규정을 준용

제4장 보험급여

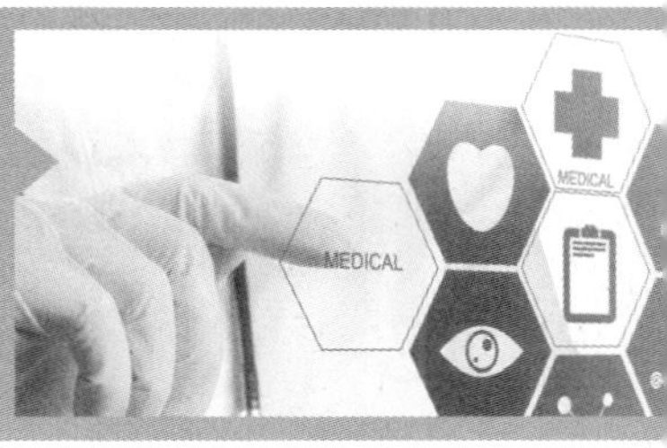

요양급여(제41조)

- **요양급여의 실시** : 가입자와 피부양자의 질병, 부상, 출산 등에 대하여 요양급여를 실시
- **요양급여의 실시범위**

  1. 진찰・검사
  2. 약제(藥劑)・치료재료의 지급
  3. 처치・수술 및 그 밖의 치료
  4. 예방・재활
  5. 입원
  6. 간호
  7. 이송(移送)

- **요양급여의 방법・절차・범위・상한 등의 기준** : 보건복지부령
- **요양급여의 제외대상** : 보건복지부장관은 요양급여의 기준을 정할 때 업무나 일상생활에 지장이 없는 질환, 그 밖에 보건복지부령으로 정하는 사항은 요양급여의 대상에서 제외가능

시행규칙 제20조 요양급여비용의 심사・지급

① 심사평가원은 요양급여비용에 대한 심사청구를 받으면 그 심사청구 내용이 요양급여의 기준 및 보건복지부장관이 고시한 요양급여비용의 명세에 적합한지를 심사하고, 심사평가원의 원장은 제공받은 자료의 사실 여부를 확인할 필요가 있는 경우에는 소속 직원으로 하여금 현장 조사를 통하여 해당 사항을 확인하게 할 수 있음

② 심사평가원의 원장은 제1항에 따라 심사를 하는 경우에는 요양급여비용에 대한 심사청구를 받은 날부터 40일(정보통신망을 통하여 통보하는 경우에는 15일) 이내에 심사하여 그 내용이 기재된 요양급여비용 심사결과통보서를 공단 및 해당 요양기관에 각각 송부해야 하며, 요양급여비용 심사결과통보서를 받은 공단은 지체 없이 요양급여비용 지급명세가 기재된 요양급여비용 지급통보서에 따른 요양급여비용을 해당 요양기관에 지급해야 함. 이 경우 심사기간을 산정할 때 심사평가원의 원장이 요양급여비용에 대한 심사를 청구한 요양기관에 심사에 필요한 자료를 요청한 경우 등 특별한 사유가 있는 경우에는 그에 걸리는 기간은 제외함

③ 공단은 요양기관에 지급할 요양급여비용에서 과다하게 납부된 본인부담액을 공제한 경우에는 그 공제 내용을 요양기관에 통보하여야 함

약제에 대한 요양급여비용 상한금액의 감액 등(제41조의2)

- **약제 요양급여의 감액 지급** : 보건복지부장관은 「약사법」에 의한 의약품 등의 판매 질서 등 경제적 이득 금지(제47조제2항)의 위반과 관련된 약제에 대하여는 요양급여비용 상한금액의 100분의 20을 넘지 아니하는 범위에서 그 금액의 일부를 감액하여 지급 가능
- **5년 이내 재감액 대상 약제의 요양급여 감액 지급** : 요양급여비용의 상한금액이 감액된 약제가 감액된 날부터 5년의 범위에서 대통령령으로 정하는 기간 내에 다시 감액의 대상이 된 경우에는 요양급여비용 상한금액의 100분의 40을 넘지 아니하는 범위에서 요양급여비용 상한금액의 일부를 감액하여 지급 가능
- **약제 요양급여의 적용 정지** : 위의 항에 따라 요양급여비용의 상한금액이 감액된 약제가 감액된 날부터 5년의 범위에서 대통령령으로 정하는 기간 내에 다시 「약사법」 에 의한 의약품 등의 판매 질서 등 경제적 이득 금지(제47조제2항)의 위반과 관련된 경우 해당 약제에 대하여 1년의 범위에서 기간을 정하여 요양급여의 적용을 정지

> 「약사법」 제47조 의약품등의 판매 질서
> ② 의약품공급자 및 의약품 판촉영업자는 의약품 채택・처방유도・거래유지 등 판매촉진을 목적으로 약사・한약사・의료인・의료기관 개설자 또는 의료기관 종사자에게 경제적 이익등을 제공하거나 약사・한약사・의료인・의료기관 개설자 또는 의료기관 종사자로 하여금 약국 또는 의료기관이 경제적 이익등을 취득하게 하여서는 아니 된다. 다만, 견본품 제공, 학술대회 지원, 임상시험 지원, 제품설명회, 대금결제조건에 따른 비용할인, 시판 후 조사 등의 행위(이하 "견본품 제공등의 행위"라 한다)로서 식품의약품안전처장과 협의하여 보건복지부령으로 정하는 범위 안의 경제적 이익등인 경우에는 그러하지 아니하다.

행위・치료재료 및 약제에 대한 요양급여대상 여부의 결정 및 조정(제41조의3)

- **행위 및 치료재료 요양급여 결정 신청** : 요양기관, 치료재료의 제조업자・수입업자 등 보건복지부령으로 정하는 자는 요양급여대상 또는 비급여대상으로 결정되지 아니한 행위 및 치료재료에 대하여 요양급여대상 여부의 결정을 보건복지부장관에게 신청
- **약제 요양급여 결정 신청** : 약제의 제조업자・수입업자 등 보건복지부령으로 정하는 자는 요양급여대상에 포함되지 아니한 약제에 대하여 보건복지부장관에게 요양급여대상 여부의 결정을 신청
- **요양급여 결정 신청의 통보** : 보건복지부장관은 정당한 사유가 없으면 보건복지부령으로 정하는 기간 이내에 요양급여대상 또는 비급여대상의 여부를 결정하여 신청인에게 통보

하여야 함

- **요양급여의 직권결정** : 보건복지부장관은 요양급여 대상의 신청이 없는 경우에도 환자의 진료상 반드시 필요하다고 보건복지부령으로 정하는 경우에는 직권으로 행위·치료재료 및 약제의 요양급여대상의 여부를 결정할 수 있음

선별급여(제41조의4)

- **선별급여의 실시** : 요양급여를 결정함에 있어 경제성 또는 치료효과성 등이 불확실하여 그 검증을 위하여 추가적인 근거가 필요하거나, 경제성이 낮아도 가입자와 피부양자의 건강회복에 잠재적 이득이 있는 등 대통령령으로 정하는 경우에는 예비적인 요양급여인 선별급여로 지정하여 실시
- **선별급여의 적합성 평가** : 보건복지부장관은 대통령령으로 정하는 절차와 방법에 따라 선별급여에 대하여 주기적으로 요양급여의 적합성을 평가하여 요양급여 여부를 다시 결정하고, 요양급여의 기준을 조정

시행령 제18조의4 선별급여

① 법 제41조의4제1항에 따른 선별급여(이하 "선별급여"라 한다)를 실시할 수 있는 경우는 다음 각 호와 같다.

1. 경제성 또는 치료효과성 등이 불확실하여 그 검증을 위하여 추가적인 근거가 필요한 경우
2. 경제성이 낮아도 가입자와 피부양자의 건강회복에 잠재적 이득이 있는 경우
3. 제1호 또는 제2호에 준하는 경우로서 요양급여에 대한 사회적 요구가 있거나 국민건강 증진의 강화를 위하여 보건복지부장관이 특히 필요하다고 인정하는 경우

② 법 제41조의4제2항에 따른 선별급여의 적합성평가(이하 "적합성평가"라 한다)는 다음 각 호의 구분에 따른다.

1. 평가주기 : 선별급여를 실시한 날부터 5년마다 평가할 것. 다만, 보건복지부장관은 해당 선별급여의 내용·성격 또는 효과 등을 고려하여 신속한 평가가 필요하다고 인정하는 경우에는 그 평가주기를 달리 정할 수 있다.
2. 평가항목 : 다음 각 목의 사항을 평가할 것
   가. 치료 효과 및 치료 과정의 개선에 관한 사항
   나. 비용 효과에 관한 사항
   다. 다른 요양급여와의 대체가능성에 관한 사항
   라. 국민건강에 대한 잠재적 이득에 관한 사항
   마. 그 밖에 가목부터 라목까지의 규정에 준하는 사항으로서 보건복지부장관이 적합성평가를 위하여 특히 필요하다고 인정하는 사항
3. 평가방법 : 서면평가의 방법으로 실시할 것. 다만, 보건복지부장관이 필요하다고 인정하는 경우에는 현장조사·문헌조사 또는 설문조사 등의 방법을 추가하여 실시할 수 있다.

③ 보건복지부장관은 적합성평가와 관련하여 전문적·심층적 검토가 필요하다고 인정하는 경우에는 보건의료 관련 연구기관·단체 또는 전문가 등에게 그 평가를 의뢰하여 실시할 수 있다.

④ 보건복지부장관은 적합성평가를 위하여 필요하다고 인정하는 경우에는 관계 중앙행정기관, 지

방자치단체, 「공공기관의 운영에 관한 법률」에 따른 공공기관 또는 보건의료 관련 법인·단체·전문가 등에게 필요한 자료 또는 의견의 제출을 요청할 수 있다.
⑤ 제2항부터 제4항까지에서 규정한 사항 외에 적합성평가의 절차 및 방법 등에 필요한 사항은 보건복지부장관이 정하여 고시한다.

방문요양급여(제41조의5)

- **방문요양급여의 실시** : 가입자 또는 피부양자가 질병이나 부상으로 거동이 불편한 경우 등 보건복지부령으로 정하는 사유에 해당하는 경우에는 가입자 또는 피부양자를 직접 방문하여 요양급여를 실시할 수 있음

요양기관(제42조)

- **요양기관** : 요양급여(간호와 이송은 제외)는 다음 각 호의 요양기관에서 실시
  1. 「의료법」에 따라 개설된 의료기관
  2. 「약사법」에 따라 등록된 약국
  3. 「약사법」 제91조에 따라 설립된 한국희귀·필수의약품센터
  4. 「지역보건법」에 따른 보건소·보건의료원 및 보건지소
  5. 「농어촌 등 보건의료를 위한 특별조치법」에 따라 설치된 보건진료소
- **요양기관 제외** : 보건복지부장관은 공익이나 국가정책에 비추어 요양기관으로 적합하지 아니한 대통령령으로 정하는 의료기관 등은 요양기관에서 제외 가능(시행령 18조)
- **전문요양기관** : 보건복지부장관은 효율적인 요양급여를 위하여 필요하면 보건복지부령으로 정하는 바에 따라 시설·장비·인력 및 진료과목 등 보건복지부령으로 정하는 기준에 해당하는 요양기관을 전문요양기관으로 인정(해당 전문요양기관에 인정서 발급) (시행규칙 11조)
- **요양기관 인정 취소** : 보건복지부장관은 요양기관이 다음 각 호의 어느 하나에 해당하는 경우에는 그 인정을 취소
  1. 시설·장비·인력 및 진료과목 등 요양기관 인정기준에 미달하게 된 경우
  2. 전문요양기관에서 발급받은 인정서를 반납한 경우
- **전문요양기관 및 상급종합병원의 요양급여절차와 요양급여비용** : 전문요양기관으로 인정된 요양기관 또는 「의료법」에 따른 상급종합병원에 대하여는 요양급여의 절차 및 요양급여비용을 다른 요양기관과 달리 적용할 수 있음

• 요양기관의 요양급여 거부 금지 : 요양기관은 정당한 이유 없이 요양급여를 거부하지 못함

시행령 제18조 요양기관에서 제외되는 의료기관 등

① 대통령령으로 정하여 요양기관에서 제외되는 의료기관 또는 약국
  1. 「의료법」 제35조에 따라 개설된 부속 의료기관
  2. 「사회복지사업법」 제34조에 따른 사회복지시설에 수용된 사람의 진료를 주된 목적으로 개설된 의료기관
  3. 제19조제1항에 따른 본인일부부담금을 받지 아니하거나 경감하여 받는 등의 방법으로 가입자나 피부양자를 유인(誘引)하는 행위 또는 이와 관련하여 과잉 진료행위를 하거나 부당하게 많은 진료비를 요구하는 행위를 하여 다음 각 목의 어느 하나에 해당하는 업무정지 처분 등을 받은 의료기관
    가. 법 제98조에 따른 업무정지 또는 법 제99조에 따른 과징금 처분을 5년 동안 2회 이상 받은 의료기관
    나. 「의료법」 제66조에 따른 면허자격정지 처분을 5년 동안 2회 이상 받은 의료인이 개설·운영하는 의료기관
  4. 법 제98조에 따른 업무정지 처분 절차가 진행 중이거나 업무정지 처분을 받은 요양기관의 개설자가 개설한 의료기관 또는 약국

② 제1항제1호 및 제2호에 따른 의료기관은 요양기관에서 제외되려면 보건복지부장관이 정하는 바에 따라 요양기관 제외신청을 하여야 한다.

③ 의료기관 등이 요양기관에서 제외되는 기간은 제1항제3호의 경우에는 1년 이하로 하고, 제1항제4호의 경우에는 해당 업무정지기간이 끝나는 날까지로 한다.

시행규칙 제11조 요양기관의 인정 등

① 전문요양기관의 인정기준(별표 2)

전문요양기관의 인정기준(제11조제1항 관련)

> 전문요양기관은 다음 각 호의 어느 하나에 해당하는 요건을 갖추어야 한다.
> 1. 「의료법」 제3조·제36조에 따른 병원급 이상의 시설·장비·인력 등을 갖추고 결핵, 한센병, 정신질환, 심장질환, 재활치료, 그 밖에 보건복지부장관이 정하는 감염성 질환 및 만성질환 중 1개의 질환을 전문적으로 진료하는 의료기관으로서 해당 특정질환의 진료실적이 총 진료실적의 100분의 80 이상(심장질환을 전문적으로 진료하는 의료기관의 경우에는 심장수술 실적이 연간 300건 이상)이어야 한다.
> 2. 「전문의의 수련 및 자격 인정 등에 관한 규정 시행규칙」 제7조제1항·제2항 및 제4항에 따른 인턴 수련병원 지정기준 또는 레지던트 수련병원 지정기준을 충족하는 의료기관으로서 해당 과목의 진료실적이 총 진료실적의 100분의 50 이상이어야 한다.

② 전문요양기관으로 인정받으려는 요양기관은 별지 제12호서식의 전문요양기관 인정신청서에 다음 각 호의 서류를 첨부하여 보건복지부장관에게 제출하여야 한다.
  1. 시설, 장비 및 진료과목별 인력 현황 1부
  2. 최근 6개월 동안의 입원환자 진료실적 1부

③ 보건복지부장관은 요양기관을 전문요양기관으로 인정한 경우에는 별지 제13호서식의 전문요양기관 인정서를 발급하여야 한다.

④ 제1항부터 제3항까지의 규정에 따른 인정기준의 세부 내용, 그 밖에 전문요양기관의 인정에 필요한 사항은 보건복지부장관이 정하여 고시한다.

요양기관 현황에 대한 신고(제43조)

- 요양기관 현황 신고 : 요양급여비용을 최초로 청구하는 때에 요양기관의 시설·장비 및 인력 등에 대한 현황을 건강보험심사평가원(이하 "심사평가원"이라 한다)에 신고
- 요양기관 현황 변경 : 요양기관 현황 신고내용(제45조에 따른 요양급여비용의 증감에 관련된 사항만 해당한다)이 변경된 경우에는 그 변경된 날부터 15일 이내에 보건복지부령으로 정하는 바에 따라 심사평가원에 신고
- 요양기관 신고의 범위, 대상, 방법 및 절차 등 : 필요한 사항은 보건복지부령으로 정함

시행규칙 제12조 요양기관 현황 신고 등

① 요양기관은 시설·장비 및 인력 등에 대한 현황을 신고하려면 요양기관 현황신고서 및 의료장비 현황(변경) 신고서에 다음 각 호의 구분에 따른 서류를 첨부하여 건강보험심사평가원에 제출하여야 한다. 다만, 보건소·보건의료원 및 보건지소, 보건진료소는 다음 각 호의 구분에 따른 서류를 첨부하지 아니한다.

1. 요양기관 현황 신고서의 경우에는 다음 각 목의 서류
   가. 의료기관 개설신고증, 의료기관 개설허가증, 약국 개설등록증 또는 한국희귀의약품센터 설립허가증 사본 1부
   나. "삭제" 〈2018.9.28.〉
   다. 요양기관의 인력에 관한 면허나 자격을 확인할 수 있는 서류
   라. 통장 사본 1부
2. 의료장비 현황 신고서의 경우에는 다음 각 목의 서류
   가. 장비의 허가·신고·등록을 확인할 수 있는 서류
   나. 장비의 검사나 검사면제에 관한 사항을 확인할 수 있는 서류
   다. 장비를 구입하였거나 임차한 사실을 확인할 수 있는 서류

② 요양기관은 법 제43조제2항에 따라 요양기관의 인력·시설·장비 등의 내용이 변경된 경우에는 별지 16호서식의 의료장비 현황(변경) 신고서 및 별지 제17호서식의 요양기관 현황 변경신고서에 변경된 사항을 증명하는 서류를 첨부하여 심사평가원에 제출하여야 한다. 다만, 요양급여비용 수령 계좌를 변경하려는 경우에는 개설자나 대표자의 인감증명서(법인인 경우에는 법인 인감증명서를 말한다) 또는 「본인서명사실 확인 등에 관한 법률」 제2조제3호에 따른 본인서명사실확인서를 첨부하여야 하며, 별지 제17호서식의 요양기관 현황 변경신고서에 그 등록된 인감을 날인하거나 본인서명사실확인서와 동일한 서명을 하여야 한다.

③ 제1항 및 제2항에 따른 신고서를 제출받은 심사평가원은 「전자정부법」 제36조제2항에 따른 행정정보의 공동이용을 통하여 사업자등록증명(신고인이 법 제42조제1항제4호 및 제5호에 따른 요양기관인 경우는 제외한다) 및 법인 등기사항증명서(법인인 경우만 해당한다)를 확인해야 하며, 신고인이 사업자등록증명을 확인하는 것에 동의하지 않는 경우에는 사업자등록증 사본을 첨부하도록 해야 한다.

④ 제1항 및 제2항에도 불구하고 심사평가원은 특별시장・광역시장・특별자치시장・도지사・특별자치도지사(이하 "시・도지사"라 한다) 또는 시장・군수・구청장(자치구의 구청장을 말한다. 이하 같다)으로부터 다음 각 호의 사항을 통보받은 경우에는 요양기관이 별표 2의2 각 호의 구분에 따라 요양기관 현황(변경) 신고서 또는 의료장비 현황(변경) 신고서 및 첨부 서류를 심사평가원에 제출한 것으로 본다.
1. 「의료법 시행규칙」 제30조의2제2항에 따라 처리한 사항
2. 「약사법 시행규칙」 제9조의2제2항에 따라 처리한 사항
3. 「진단용 방사선 발생장치의 안전관리에 관한 규칙」 제3조의2제2항에 따라 처리한 사항
4. 「특수의료장비의 설치 및 운영에 관한 규칙」 제4조의2제2항에 따라 처리한 사항
5. 「약사법」 제23조제5항에 따라 보건복지부장관이 정하는 의료기관이 없는 지역 또는 약국이 없는 지역에 해당한다는 사실

⑤ 심사평가원은 제2항에 따라 제출받은 요양기관 현황 변경 신고사항 중 다음 각 호의 사항을 소관 시・도지사 또는 시장・군수・구청장에게 통보하여야 한다.
1. 「의료법」 제33조제5항 및 같은 법 시행규칙 제26조제1항제2호에 따른 의료기관 개설자가 입원, 해외 출장 등으로 다른 의사・치과의사・한의사 또는 조산사에게 진료하게 할 경우 그 기간 및 해당 의사 등의 인적 사항
2. 「의료법」 제33조제5항 및 같은 법 시행규칙 제26조제1항제6호에 따른 의료기관의 의료인 수
3. 「의료법」 제33조제5항 및 같은 법 시행규칙 제28조제1항제5호에 따른 의료기관의 의료인 수

⑥ 심사평가원은 제1항과 제2항에 따라 신고받은 사항 중 요양급여비용 지급을 위하여 필요한 다음 각 호의 사항을 공단에 통보하여야 한다.
1. 요양기관의 명칭, 기호 및 소재지
2. 대표자의 성명 및 주민등록번호
3. 개설 신고(허가・등록)일, 폐업일
4. 사업자등록번호
5. 금융기관의 계좌명세 등

⑦ 요양기관이 제1항 및 제2항에 따라 심사평가원에 신고하여야 하는 장비 등 요양기관의 현황을 관리하는 데에 필요한 사항은 보건복지부장관이 정하여 고시한다.

비용의 일부부담(제44조)

- **비용의 일부부담(본인일부부담금)** : 요양급여를 받는 자는 대통령령으로 정하는 바에 따라 비용의 일부(이하 "본인일부부담금"이라 한다)를 본인이 부담함. 선별급여에 대해서는 다른 요양급여에 비하여 본인일부부담금 상향 조정 가능
- **본인부담상한액** : 본인이 연간 부담하는 금액의 합계액(본인일부부담금 총액, 요양이나 출산의 비용으로 부담한 금액에서 요양비로 지급받은 금액을 제외한 금액)이 대통령령으로 정하는 금액을 초과한 경우에는 공단이 그 초과 금액을 부담하고, 당사자에게 그 초과 금액을 통보하고 지급함. 본인부담상한액은 가입자의 소득수준 등에 따라 결정

시행령 제19조 비용의 본인부담

① 법 제44조제1항에 따른 본인일부부담금의 부담률 및 부담액은 별표 2와 같다.

[별표 2] 본인일부부담금의 부담률 및 부담액(제19조제1항 관련) 〈개정 2024.12.10.〉

1. 가입자 또는 피부양자는 요양급여비용 중 다음 각 목의 어느 하나에 해당하는 금액(100원 미만은 제외한다)을 부담한다. 다만, 입원진료의 경우에는 100원 미만의 금액도 부담한다.
   가. 입원진료(나목의 표 중 보건복지부장관이 정하는 의료장비를 이용한 진료의 경우는 제외한다) 및 보건복지부장관이 정하는 요양급여를 받은 경우(약국 또는 한국희귀·필수의약품센터인 요양기관에서 처방전에 따라 의약품을 조제받는 경우를 포함한다)는 다음의 구분에 따라 계산한 금액
      1) 요양급여비용 총액(보건복지부장관이 정하여 고시하는 식대와 장애인 치과진료에 대한 가산금액은 제외한다)의 100분의 20에 입원기간 중 식대[입원환자의 식사의 질과 서비스에 영향을 미치는 부가적 요소에 드는 비용에 해당하는 가산금액(이하 "식대가산금액"이라 한다)을 포함한다. 이하 이 호, 제2호 및 제3호가목·나목에서 같다]의 100분의 50을 더한 금액. 다만, 상급종합병원에서 법 제43조에 따라 신고한 입원병실 중 일반입원실의 2인실·3인실·4인실 및 정신과 입원실의 2인실·3인실·4인실을 이용한 경우에는 그 입원료에 한정하여 각각 100분의 50·100분의 40·100분의 30으로 하고, 종합병원·병원·한방병원·요양병원(「장애인복지법」 제58조제1항제4호에 따른 장애인 의료재활시설로서 「의료법」 제3조의2의 요건을 갖춘 의료기관인 요양병원으로 한정한다)·정신병원에서 법 제43조에 따라 신고한 입원병실 중 일반입원실의 2인실·3인실 및 정신과 입원실의 2인실·3인실을 이용한 경우에는 그 입원료에 한정하여 각각 100분의 40·100분의 30으로 하며, 보건복지부장관이 정하여 고시하는 격리 입원에 대해서는 그 입원료에 한정하여 100분의 10으로 한다.
      2) 「의료법」 제3조제2항제3호라목에 따른 요양병원(「장애인복지법」 제58조제1항제4호에 따른 장애인 의료재활시설로서 「의료법」 제3조의2의 요건을 갖춘 의료기관인 요양병원은 제외한다)에서 입원진료를 받는 사람 중 입원치료보다는 요양시설이나 외래진료를 받는 것이 적합한 환자로서 보건복지부장관이 정하여 고시하는 환자군에 해당하는 경우에는 요양급여비용 총액의 100분의 40에 입원기간 중 식대의 100분의 50을 더한 금액
   나. 외래진료의 경우 및 보건복지부장관이 정하는 의료장비·치료재료를 이용한 진료의 경우에는 다음 표의 구분에 따라 계산한 금액

기관 종류	소재지	환자 구분	본인일부부담금
상급 종합병원	모든 지역	일반환자	진찰료 총액 + (요양급여비용 총액 − 진찰료총액) × 60/100. 다만, 임신부 외래진료의 경우에는 요양급여비용 총액의 40/100, 1세 미만 영유아 외래진료의 경우에는 요양급여비용 총액의 20/100으로 한다.
		의약분업 예외환자	진찰료 총액 + (요양급여비용 총액 − 약값 총액 − 진찰료 총액) × 60/100 + 약값 총액 × 30/100. 다만, 임신부 외래진료의 경우에는 (요양급여비용 총액 − 약값 총액) × 40/100 + 약값 총액 × 30/100, 1세 미만 영유아 외래진료의 경우에는 (요양급여비용 총액 − 약값 총액) × 20/100 + 약값 총액 × 21/100로 한다.

<table>
<tr><td rowspan="4">종합병원</td><td rowspan="2">동 지역</td><td>일반환자</td><td>요양급여비용 총액 × 50/100(임신부 외래진료의 경우에는 30/100, 1세 미만 영유아 외래진료의 경우에는 15/100)</td></tr>
<tr><td>의약분업 예외환자</td><td>(요양급여비용 총액 − 약값 총액) × 50/100(임신부 외래진료의 경우에는 30/100, 1세 미만 영유아 외래진료의 경우에는 15/100) + 약값 총액 × 30/100(1세 미만 영유아의 경우에는 21/100)</td></tr>
<tr><td rowspan="2">읍·면 지역</td><td>일반환자</td><td>요양급여비용 총액 × 45/100(임신부 외래진료의 경우에는 30/100, 1세 미만 영유아 외래진료의 경우에는 15/100)</td></tr>
<tr><td>의약분업 예외환자</td><td>(요양급여비용 총액 − 약값 총액) × 45/100(임신부 외래진료의 경우에는 30/100, 1세 미만 영유아 외래진료의 경우에는 15/100) + 약값 총액 × 30/100(1세 미만 영유아의 경우에는 21/100)</td></tr>
<tr><td rowspan="4">병원, 치과병원, 한방병원, 요양병원, 정신병원</td><td rowspan="2">동 지역</td><td>일반환자</td><td>요양급여비용 총액 × 40/100(임신부 외래진료의 경우에는 20/100, 1세 미만 영유아 외래진료의 경우에는 10/100)</td></tr>
<tr><td>의약분업 예외환자</td><td>(요양급여비용 총액 − 약값 총액) × 40/100(임신부 외래진료의 경우에는 20/100, 1세 미만 영유아 외래진료의 경우에는 10/100) + 약값 총액 × 30/100(1세 미만 영유아의 경우에는 21/100)</td></tr>
<tr><td rowspan="2">읍·면 지역</td><td>일반환자</td><td>요양급여비용 총액 × 35/100(임신부 외래진료의 경우에는 20/100, 1세 미만 영유아 외래진료의 경우에는 10/100)</td></tr>
<tr><td>의약분업 예외환자</td><td>(요양급여비용 총액 − 약값 총액) × 35/100(임신부 외래진료의 경우에는 20/100, 1세 미만 영유아 외래진료의 경우에는 10/100) + 약값 총액 × 30/100(1세 미만 영유아의 경우에는 21/100)</td></tr>
<tr><td rowspan="2">의원, 치과의원, 한의원, 보건의료원</td><td rowspan="2">모든 지역</td><td>일반환자</td><td>요양급여비용 총액 × 30/100(임신부 외래진료의 경우에는 10/100, 1세 미만 영유아 외래진료의 경우에는 5/100).
다만, 요양급여를 받는 사람이 65세 이상이면서 해당 요양급여비용 총액이 보건복지부령으로 정하는 금액을 넘지 않으면 보건복지부령으로 정하는 금액을 본인일부부담금으로 한다.</td></tr>
<tr><td>의약분업 예외환자</td><td>(요양급여비용 총액 − 약값 총액) × 30/100(임신부 외래진료의 경우에는 10/100, 1세 미만 영유아 외래진료의 경우에는 5/100) + 약값 총액 × 30/100(1세 미만 영유아의 경우에는 21/100).
다만, 요양급여를 받는 사람이 65세 이상이면서 해당 요양급여비용 총액이 보건복지부령으로 정하는 금액을 넘지 않으면 보건복지부령으로 정하는 금액을 본인일부부담금으로 한다.</td></tr>
<tr><td>보건소, 보건지소, 보건진료소</td><td>모든 지역</td><td></td><td>요양급여비용 총액 × 30/100. 다만, 요양급여비용 총액이 보건복지부령으로 정하는 금액을 넘지 않으면 보건복지부령으로 정하는 금액을 본인일부부담금으로 한다.</td></tr>
</table>

비고

1. 위 표에서 "의약분업 예외환자"란 「약사법」 제23조제4항제3호 중 조현병(調絃病) 또는 조울증 등으로 자신 또는 타인을 해칠 우려가 있는 정신질환자, 같은 항 제4호 중 「감염병의 예방 및 관리에 관한 법률」에 따른

제1군감염병환자 및 같은 항 제8호·제9호에 해당하는 환자를 말한다. 다만, 제1호가목에 따라 요양급여비용 총액의 100분의 20을 적용받는 사람은 제외한다.
2. 위 표에서 "약값 총액"이란 요양기관이 해당 약제를 구입한 금액의 총액을 말한다.
3. 보건복지부장관이 정하는 의료장비를 이용한 입원진료인 경우의 요양급여비용 총액은 의료장비를 이용한 비용의 총액으로 한정한다.
4. 요양기관의 외래진료를 통하여 주기적으로 의사의 처방에 따라 구입(사용)하여야 하는 치료재료 중 보건복지부장관이 정하여 고시하는 치료재료의 경우에는 해당 치료재료 비용 및 관련 행위(교체를 위한 직접적 행위에 한정한다. 이하 같다) 비용을 제외한 요양급여비용 총액을 위 표의 요양급여비용 총액으로 하여 위 표에 따라 산정한 금액에 해당 치료재료 비용 및 관련 행위 비용의 100분의 20(1세 미만 영유아의 경우에는 14/100)을 더한 금액을 본인일부부담금으로 한다. 다만, 제3호마목이 적용되는 중증질환자는 제외한다.
5. 보건복지부장관이 정하는 질병의 환자가 요양기관(의원으로 한정한다)에 보건복지부장관이 정하는 절차 또는 방법에 따라 외래진료를 지속적으로 받겠다는 의사를 표시한 경우에는 해당 질병에 대하여 그 다음 진료부터 (진찰료 총액 × 20/100) + [(요양급여비용 총액 − 진찰료 총액) × 30/100]에 해당하는 금액을 본인일부부담금으로 한다. 다만, 요양급여를 받는 사람이 65세 이상인 경우에는 요양급여비용 총액이 보건복지부령으로 정하는 금액을 넘지 않으면 보건복지부령으로 정하는 금액을 본인일부부담금으로 한다.
6. 임신부가 유산 또는 사산을 한 경우 해당 유산 또는 사산에 따른 외래진료는 위 표에 따른 임신부 외래진료에 포함한다.

다. 약국 또는 한국희귀·필수의약품센터의 경우

1) 진료를 담당한 의사 또는 치과의사가 발행한 처방전에 따라 의약품을 조제받은 경우에는 요양급여비용 총액의 100분의 30(요양급여를 받는 사람이 65세 이상인 경우 요양급여비용 총액이 보건복지부령으로 정하는 금액을 넘지 않으면 보건복지부령으로 정하는 금액). 다만, 제1호가목 중 보건복지부장관이 정하는 요양급여를 받은 경우(약국 또는 한국희귀·필수의약품센터인 요양기관에서 처방전에 따라 의약품을 조제받는 경우를 포함한다)는 제외한다.

2) 「약사법」 제23조제3항제1호에 따라 의료기관이 없는 지역에서 조제하는 경우로서 진료를 담당한 의사 또는 치과의사가 발행한 처방전에 따르지 않고 의약품을 조제받은 경우에는 다음의 구분에 따라 산정한 금액

가) 요양급여비용 총액이 보건복지부령으로 정하는 금액을 넘는 경우에는 요양급여비용 총액의 100분의 40

나) 요양급여비용 총액이 보건복지부령으로 정하는 금액을 넘지 않는 경우에는 보건복지부령으로 정하는 금액

3) 1)에도 불구하고 상급종합병원 또는 종합병원의 의사가 발행한 처방전에 따라 질병의 중증도를 고려하여 보건복지부장관이 정하여 고시하는 질병에 대한 의약품을 조제받은 경우[읍·면 지역 소재 종합병원의 의사가 발행한 처방전에 따라 의약품을 조제받거나 「한국보훈복지의료공단법」에 따른 보훈병원의 의사나 「독립유공자예우에 관한 법률」, 「국가유공자 등 예우 및 지원에 관한 법률」, 「보훈보상대상자 지원에 관한 법률」, 「5·18민주유공자예우 및 단체설립에 관한 법률」, 「참전유공자예우 및 단체설립에 관한 법률」, 「고엽제후유의증 등 환자지원 및 단체설립에 관한 법률」, 「특수임무유공자 예우 및 단체설립에 관한 법률」 및 「제대군인지원에 관한 법률」에 따라 국가보훈부장관이 진료를 위탁한 상급종합병원 또는 종합병원의 의사가 해당 법률에서 정한 의료지원대상자에게 발행한 처방전에 따라 의약품을 조제받은 경우는 제외한다]에는 다음의 금액

가) 상급종합병원의 의사가 발행한 처방전에 따라 의약품을 조제받은 경우: 요양급여비용 총액의 100분의 50

나) 종합병원의 의사가 발행한 처방전에 따라 의약품을 조제받은 경우: 요양급여비용 총액의 100분의 40

2. 제1호에도 불구하고 제21조제3항제2호에 따라 보건복지부장관이 정하여 고시하는 질병군에 대하여 입원진료를 받는 경우에는 다음 각 목의 구분에 따라 계산한 금액에 입원기간 중 식대의 100분의 50을 더한 금액을 부담한다. 이 경우 질병군 분류번호 결정 요령, 평균 입원 일수, 입원실 이용 비용 등 해당 질병군의 본인일부부담금 산정에 필요한 사항은 보건복지부장관이 정하여 고시한다.

가. 다음 계산식에 따라 계산한 금액과 보건복지부장관이 정하여 고시하는 추가 산정액을 합한 금액의 100분의 20

[질병군별 기준 상대가치점수 + (입원 일수 − 질병군별 평균 입원 일수) × 질병군별 일당 상대가치점수] × 제21조제1항에 따라 정해진 상대가치점수의 점수당 단가

비고
1. 위 표에서 "질병군별 기준 상대가치점수"란 질병군별 평균 입원 일수만큼 입원했을 때 발생하는 입원 건당 상대가치점수를 말한다.
2. 위 표에서 "질병군별 일당 상대가치점수"란 입원 일수가 1일 증가함에 따라 추가되는 질병군별 상대가치점수를 말한다.

나. 가목에도 불구하고 보건복지부장관이 정하여 고시하는 입원실을 이용한 경우에는 가목에 따라 계산한 금액에 보건복지부장관이 정하여 고시하는 입원료 계산식에 따라 계산한 금액을 더한 금액

다. 삭제 〈2021.11.1.〉

라. 가목 및 나목에도 불구하고 제1호나목에 따라 보건복지부장관이 정하는 의료장비를 이용한 진료의 경우에는 가목 또는 나목에 따라 계산한 금액에 제1호나목 표의 구분에 따라 계산한 금액을 더한 금액

3. 제1호와 제2호에도 불구하고 다음 각 목의 어느 하나에 해당하는 경우에는 그 각 목에서 정하는 금액을 부담한다. 다만, 상급종합병원·종합병원·병원·한방병원·요양병원(「장애인복지법」 제58조제1항제4호에 따른 장애인 의료재활시설로서 「의료법」 제3조의2의 요건을 갖춘 의료기관인 요양병원으로 한정한다)·정신병원에서 법 제43조에 따라 신고한 입원병실 중 일반입원실의 2인실·3인실 및 정신과 입원실의 2인실·3인실을 이용한 경우는 그 입원료에 한정하여 제1호가목1) 단서에서 정하는 금액을 부담한다.

가. 다음의 경우에는 입원기간 중 식대의 100분의 50
   1) 자연분만 및 제왕절개분만에 대한 요양급여
   2) 2세 미만 영유아 및 보건복지부장관이 정하여 고시하는 기준에 해당하는 2세 이상 영유아에 대한 입원진료로서 보건복지부장관이 정하는 요양급여
   3) 보건복지부장관이 정하여 고시하는 결핵 질환을 가진 사람에 대하여 보건복지부장관이 정하는 요양급여
   4) 「장기등 이식에 관한 법률」 제4조제2호에 따른 장기등기증자(뇌사자 또는 사망한 사람만 해당한다)의 장기등(같은 법 제4조제1호에 따른 장기등을 말한다) 적출에 대하여 보건복지부장관이 정하는 요양급여

나. 다음의 경우(라목에 해당하는 사람에 대한 요양급여는 제외한다)에는 요양급여비용 총액의 100분의 10에 입원기간 중 식대의 100분의 50을 더한 금액
   1) 삭제 〈2017.9.29.〉
   2) 보건복지부장관이 정하여 고시하는 희귀난치성 질환을 가진 사람에 대하여 보건복지부장관이 정하는 요양급여
   3) 보건복지부장관이 정하여 고시하는 고위험 임신부에 대한 입원진료로서 보건복지부장관

이 정하는 요양급여

4) 삭제 〈2018.12.24.〉

다. 다음의 경우에는 본인이 부담할 비용의 부담률의 100분의 70에 해당하는 금액

1) 1세 이상 6세 미만인 가입자 또는 피부양자가 상급종합병원, 종합병원, 병원, 치과병원, 한방병원, 요양병원, 정신병원, 의원, 치과의원, 한의원 및 보건의료원에서 외래진료를 받는 경우

2) 6세 미만인 가입자 또는 피부양자가 보건소, 보건지소 및 보건진료소에서 외래진료를 받는 경우로서 요양급여비용 총액이 보건복지부령으로 정하는 금액을 넘는 경우. 다만, 요양급여비용 총액이 보건복지부령으로 정하는 금액을 넘지 않는 경우에는 제1호 나목 표에 따른 금액을 부담한다.

3) 6세 미만인 가입자 또는 피부양자가 약국 또는 한국희귀·필수의약품센터인 요양기관에서 처방전에 따라 의약품을 조제받는 경우

라. 보건복지부장관이 정하여 고시하는 희귀난치성질환 또는 중증질환(이하 "희귀난치성질환등"이라 한다)을 가진 사람, 희귀난치성질환등 외의 질환으로 6개월 이상 치료를 받고 있거나 6개월 이상 치료가 필요한 사람 또는 18세 미만의 아동(이하 "희귀난치성질환자등"이라 한다) 중 해당 환자가 속한 세대(배우자를 포함한다)의 소득 및 재산을 더하여 계산한 가액(이하 "소득인정액"이라 한다)이 「국민기초생활 보장법」 제2조제11호에 따른 기준 중위소득의 100분의 50 이하이고, 희귀난치성질환자등의 1촌의 직계혈족 및 그 배우자(이하 "부양의무자"라 한다)가 없거나 부양의무자가 있어도 부양능력이 없거나 부양을 받을 수 없는 사람으로서 보건복지부령으로 정하는 바에 따라 공단의 본인일부부담금 경감 인정 신청(이하 "경감인정신청"이라 한다)을 하여 그 경감 인정을 받은 사람 또는 희귀난치성질환자등 중 본인일부부담금의 경감이 필요하다고 보건복지부장관이 정하는 사람으로서 경감인정신청을 한 사람에 대한 요양급여의 경우에는 다음의 구분에 따라 계산한 금액. 이 경우 소득인정액 산정의 기준이 되는 세대의 범위, 소득 및 재산의 범위, 소득인정액 산정방법 등 소득인정액의 산정에 필요한 사항 및 부양의무자가 부양능력이 없거나 부양을 받을 수 없는 경우의 구체적인 기준은 보건복지부령으로 정한다.

1) 희귀난치성질환등을 가진 사람인 경우에는 입원기간 중 식대(식대가산금액은 제외한다. 이하 이 목에서 같다)의 100분의 20

2) 희귀난치성질환등 외의 질환으로 6개월 이상 치료를 받고 있거나 6개월 이상 치료가 필요한 사람 또는 18세 미만의 아동인 경우에는 다음 표에 해당하는 금액에 입원기간 중 식대의 100분의 20을 더한 금액. 다만, 가목에 해당하거나 6세 미만 아동의 입원진료 또는 보건복지부장관이 정하여 고시하는 중증질환으로 요양급여를 받는 경우에는 입원기간 중 식대의 100분의 20만을 부담한다.

기관 종류	구분	본인일부부담금
상급 종합병원	외래진료 및 입원진료	요양급여비용 총액의 100분의 14에 해당하는 금액. 다만, 다음의 어느 하나에 해당하는 경우에는 그 다음의 구분에 따라 계산한 금액을 부담한다. 가) 정신건강의학과 입원진료 또는 나목2)(치매는 제외한다)에 따라 보건복지부장관이 정하는 요양급여를 받는 경우에는 해당 요양급여비용 총액의 100분의 10

			나) 제1호나목(임신부 외래진료만 해당한다), 이 호 나목2)(치매만 해당한다)ㆍ3), 마목, 차목 또는 하목에 따라 보건복지부장관이 정하는 요양급여를 받는 경우에는 해당 요양급여비용 총액의 100분의 5 다) 자목(6세 이상 15세 이하 아동의 입원진료만 해당한다)에 따라 보건복지부장관이 정하는 요양급여를 받는 경우에는 해당 요양급여비용 총액의 100분의 3 라) 1세 미만 영유아 외래진료의 경우에는 요양급여비용 총액의 100분의 5
종합병원, 병원, 치과병원, 한방병원, 요양병원, 정신병원	「의료급여법 시행령」 별표 1 제2호가목2) 가)에 따른 만성질환자에 해당하는 사람이 그 만성질환에 대하여 외래진료를 받거나 해당 만성질환자가 나목2)(치매를 제외한다) 또는 마목에 따른 외래진료에 대하여 보건복지부장관이 정하는 요양급여를 받는 경우	「약사법」 제23조제4항에 따라 의사 또는 치과의사가 의약품을 직접 조제하는 경우와 법률 제8365호 약사법 전부개정법률 부칙 제8조에 따라 한의사가 한약 및 한약제제를 직접 조제하는 경우	1,500원. 다만, 1세 미만 영유아 외래진료의 경우에는 본인일부부담금 없음
		그 밖의 외래진료	1,000원. 다만, 1세 미만 영유아 외래진료의 경우에는 본인일부부담금 없음
	그 밖의 외래진료 및 입원진료		요양급여비용 총액의 100분의 14에 해당하는 금액. 다만, 다음의 어느 하나에 해당하는 경우에는 그 다음의 구분에 따라 계산한 금액을 부담한다. 가) 정신건강의학과 입원진료 또는 나목2)(치매는 제외한다)에 따라 보건복지부장관이 정하는 요양급여를 받는 경우에는 해당 요양급여비용 총액의 100분의 10 나) 제1호나목(임신부 외래진료만 해당한다), 이 호 나목2)(치매만 해당한다)ㆍ3), 마목, 차목 또는 하목에 따라 보건복지부장관이 정하는 요양급여를 받는 경우에는 해당 요양급여비용 총액의 100

			분의 5 다) 자목(6세 이상 15세 이하 아동의 입원진료만 해당한다)에 따라 보건복지부장관이 정하는 요양급여를 받는 경우에는 해당 요양급여비용 총액의 100분의 3 라) 1세 미만 영유아 외래진료의 경우에는 요양급여비용 총액의 100분의 5
의원, 치과의원, 한의원, 보건의료원	외래진료	「약사법」 제23조제4항에 따라 의사 또는 치과의사가 의약품을 직접 조제하는 경우와 법률 제8365호 약사법 전부개정법률 부칙 제8조에 따라 한의사가 한약 및 한약제제를 직접 조제하는 경우	1,500원. 다만, 1세 미만 영유아 외래진료의 경우에는 본인일부부담금 없음
		그 밖의 외래진료	1,000원. 다만, 1세 미만 영유아 외래진료의 경우에는 본인일부부담금 없음
	입원진료		요양급여비용 총액의 100분의 14에 해당하는 금액. 다만, 다음의 어느 하나에 해당하는 경우에는 그 다음의 구분에 따라 계산한 금액을 부담한다. 가) 정신건강의학과 입원진료 또는 나목2)(치매는 제외한다)에 따라 보건복지부장관이 정하는 요양급여를 받는 경우에는 해당 요양급여비용 총액의 100분의 10 나) 나목2)(치매만 해당한다)·3), 마목 또는 차목(입원진료만 해당한다)에 따라 보건복지부장관이 정하는 요양급여를 받는 경우에는 해당 요양급여비용 총액의 100분의 5 다) 자목(6세 이상 15세 이하 아동의 입원진료만 해당한다)에 따라 보건복지부장관이 정하는 요양급여를 받는 경우에는 해당 요양급여비용 총액의 100분의 3
보건소, 보건지소, 보건진료소	외래진료 및 입원진료		없음

약국, 한국희귀·필수의약품센터	「약사법」 제23조제3항 단서에 따라 처방전에 따르지 않고 직접 조제한 경우	900원
	보건소, 보건지소 및 보건진료소를 제외한 요양기관에서 발급한 처방전에 따라 조제한 경우	500원
	보건소, 보건지소 및 보건진료소에서 발급한 처방전에 따라 조제한 경우	없음

비고

1. 「약사법」 제23조제4항에 따라 의사 또는 치과의사가 의약품을 직접 조제하거나 법률 제8365호 약사법 전부개정법률 부칙 제8조에 따라 한의사가 한약 및 한약제제를 직접 조제하고 처방전을 함께 발급하는 경우에는 1,000원을 부담한다.
2. 외래진료로서 전산화단층촬영(CT), 자기공명영상진단(MRI) 등 보건복지부장관이 정하여 고시하는 장비를 이용한 진료에 대해서는 그 의료장비를 이용한 비용 총액의 100분의 14[나목2)(치매는 제외한다)에 따른 환자의 경우에는 100분의 10, 나목2)(치매만 해당한다), 마목, 하목 또는 제1호나목(임신부 외래진료만 해당한다)에 따른 환자 및 1세 미만 영유아 외래진료의 경우에는 100분의 5]를 부담한다.
3. 제21조제3항제2호에 따른 질병군에 대한 입원 진료의 경우 본인일부부담금은 제2호가목, 나목 또는 라목에 따라 계산한 금액에 위 표의 해당 기관 종류별 입원진료에 해당하는 본인부담률을 곱한 금액으로 한다.
4. 보건복지부장관이 정하여 고시하는 격리 입원에 대해서는 그 입원료에 한정하여 해당 입원료의 100분의 5를 부담한다.
5. 임신부가 유산 또는 사산을 한 경우 해당 유산 또는 사산에 따른 외래진료는 위 표에 따른 임신부 외래진료에 포함한다.

3) 희귀난치성질환등을 가진 사람 중 65세 이상인 사람이 틀니 요양급여를 받는 경우에는 해당 요양급여비용 총액의 100분의 5
4) 희귀난치성질환등 외의 질환으로 6개월 이상 치료를 받고 있거나 6개월 이상 치료가 필요한 사람 중 65세 이상인 사람이 틀니 요양급여를 받는 경우에는 해당 요양급여비용 총액의 100분의 15
5) 희귀난치성질환등을 가진 사람 중 65세 이상인 사람이 치과임플란트 요양급여를 받는 경우에는 해당 요양급여비용 총액의 100분의 10
6) 희귀난치성질환등 외의 질환으로 6개월 이상 치료를 받고 있거나 6개월 이상 치료가 필요한 사람 중 65세 이상인 사람이 치과임플란트 요양급여를 받는 경우에는 해당 요양급여비용 총액의 100분의 20
7) 2)에도 불구하고 희귀난치성질환등 외의 질환으로 6개월 이상 치료를 받고 있거나 6개월 이상 치료가 필요한 사람 또는 18세 미만의 아동이 상급종합병원 또는 종합병원의 의사가 발행한 처방전에 따라 질병의 중증도를 고려하여 보건복지부장관이 정하여 고시하는 질병에 대한 의약품을 조제받은 경우[읍·면 지역 소재 종합병원의 의사가 발행한 처방전에 따라 의약품을 조제받거나 「한국보훈복지의료공단법」에 따른 보훈병원의 의사나 「독립유공자예우에 관한 법률」, 「국가유공자 등 예우 및 지원에 관한 법률」, 「보훈보상대상자 지원에 관한 법률」, 「5·18민주유공자예우 및 단체설립에 관한 법률」, 「참전유공자예우 및 단체설립에 관한 법률」, 「고엽제후유의증 등 환자지원 및 단체설립에 관한 법률」, 「특수임무유공자 예우 및 단체설립에 관한 법률」 및 「제대군인지원에 관한 법률」에 따라 국가보훈부장관이 진료를 위탁한 상급종합병원 또는 종합병원의 의사가 해당 법률에서 정한 의료지원대상자에게 발행한 처방전에 따라 의약품을 조제받은 경우는 제외한다]에는 요양급여비용 총액의 100분의 3. 다만, 본인일부부담금이 500원 미만이 되는 경우에는 500원을 본인일부부담금으로 한다.

8) 삭제 〈2024.12.10.〉

9) 희귀난치성질환등을 가진 사람이 보건복지부장관이 정하여 고시하는 추나요법에 대하여 보건복지부장관이 정하는 요양급여를 받는 경우에는 해당 요양급여비용의 100분의 30. 다만, 보건복지부장관이 따로 정하여 고시하는 추나요법에 대하여 요양급여를 받는 경우에는 해당 요양급여비용의 100분의 80으로 한다.

10) 희귀난치성질환등 외의 질환으로 6개월 이상 치료를 받고 있거나 6개월 이상 치료가 필요한 사람 또는 18세 미만 아동이 보건복지부장관이 정하여 고시하는 추나요법에 대하여 보건복지부장관이 정하는 요양급여를 받는 경우에는 해당 요양급여비용의 100분의 40. 다만, 보건복지부장관이 따로 정하여 고시하는 추나요법에 대하여 요양급여를 받는 경우에는 해당 요양급여비용의 100분의 80으로 한다.

마. 보건복지부장관이 정하여 고시하는 중증질환자에 대하여 보건복지부장관이 정하는 요양급여(라목에 해당하는 사람에 대한 요양급여는 제외한다)의 경우에는 요양급여비용 총액의 100분의 5에 입원기간 중 식대의 100분의 50을 더한 금액

바. 65세 이상인 사람이 틀니 요양급여(라목에 해당하는 사람에 대한 요양급여는 제외한다)를 받는 경우에는 그 요양급여비용 총액의 100분의 30

사. 65세 이상인 사람이 치과임플란트 요양급여(라목에 해당하는 사람에 대한 요양급여는 제외한다)를 받는 경우에는 해당 요양급여비용 총액의 100분의 30

아. 삭제 〈2024.12.10.〉

자. 15세 이하 아동의 입원진료에 대하여 보건복지부장관이 정하는 요양급여[가목2) 및 라목에 해당하는 사람에 대한 요양급여는 제외한다]를 받는 경우에는 해당 요양급여비용 총액의 100분의 5에 입원기간 중 식대의 100분의 50을 더한 금액

차. 18세 이하 아동의 치아홈메우기 외래진료 또는 16세 이상 18세 이하 아동의 치아홈메우기 입원진료에 대하여 보건복지부장관이 정하는 요양급여(라목에 해당하는 사람에 대한 요양급여는 제외한다)를 받는 경우에는 해당 요양급여비용 총액의 100분의 10

카. 보건복지부장관이 정하여 고시하는 난임진료(인공수정 및 체외수정시술을 포함한다)에 대하여 보건복지부장관이 정하는 요양급여(라목에 해당하는 사람에 대한 요양급여는 제외한다)를 받는 경우에는 해당 요양급여비용 총액의 100분의 30

타. 다음의 경우에는 본인일부부담금은 없는 것으로 한다.

1) 제25조제3항제1호에 따른 일반건강검진 결과에 따라 보건복지부장관이 정하여 고시하는 질환이나 질병에 대하여 추가적인 진료 또는 검사의 필요성이 인정되는 사람이 그 질환이나 질병에 대하여 일반건강검진을 받은 날이 속하는 연도의 다음 연도 1월 31일까지 보건복지부장관이 정하여 고시하는 요양급여(의원 및 병원만 해당하되, 결핵에 대한 진료 또는 검사의 경우에는 종합병원 및 상급종합병원도 해당한다)를 받는 경우

2) 「의료법」 제34조에 따른 원격의료에 대하여 보건복지부장관이 정하여 고시하는 요양급여를 받는 경우

3) 요양급여를 의뢰받은 요양기관이 환자의 상태가 호전됨에 따라 요양급여를 의뢰한 요양기관 등으로 환자를 회송(回送)하는 경우로서 해당 환자가 회송과 관련하여 보건복지부장관이 정하여 고시하는 요양급여를 받는 경우

파. 보건복지부장관이 정하여 고시하는 항목에 대해 정신건강의학과 외래진료를 받은 경우(라목에 해당하는 사람에 대한 요양급여는 제외한다)에는 다음 표에 따라 계산한 금액에 제1호나목에 따라 계산한 금액(다음 표에 따라 보건복지부장관이 정하여 고시하는 항목에 대한 요양급여비용을 계산한 금액은 제외한다)을 더한 금액. 다만, 6세 미만의 경우에는 본인이 부담할 비용의 부담률(제1호나목 및 다음 표에 따른 부담률을 말한다)의 100분의 70에 해당하는

금액으로 하고, 65세 이상인 경우에는 요양급여비용 총액이 보건복지부령으로 정하는 금액을 넘지 않으면 보건복지부령으로 정하는 금액으로 한다.

기관 종류	본인일부부담금
상급종합병원	보건복지부장관이 정하여 고시하는 항목에 대한 요양급여비용 × 40/100
종합병원	보건복지부장관이 정하여 고시하는 항목에 대한 요양급여비용 × 30/100
병원, 치과병원, 한방병원, 요양병원, 정신병원	보건복지부장관이 정하여 고시하는 항목에 대한 요양급여비용 × 20/100
의원, 치과의원, 한의원, 보건의료원	보건복지부장관이 정하여 고시하는 항목에 대한 요양급여비용 × 10/100

하. 보건복지부장관이 정하여 고시하는 조산아(早産兒)와 저체중 출생아의 외래진료(출생일부터 5년이 되는 날까지의 외래진료를 말한다)에 대한 요양급여로서 보건복지부장관이 정하는 요양급여의 경우에는 요양급여비용 총액의 100분의 5
  1) 삭제 〈2019.10.22.〉
  2) 삭제 〈2019.10.22.〉
  3) 삭제 〈2019.10.22.〉

거. 가목1)·2)·3), 나목, 다목1), 마목, 자목 및 하목에도 불구하고 보건복지부장관이 정하여 고시하는 추나요법에 대하여 보건복지부장관이 정하는 요양급여를 받는 경우에는 해당 요양급여비용의 100분의 50. 다만, 보건복지부장관이 따로 정하여 고시하는 추나요법에 대하여 요양급여를 받는 경우에는 해당 요양급여비용의 100분의 80으로 한다.

너. 보건복지부장관이 정하여 고시하는 경증질환자가 상급종합병원에서 외래진료를 받는 경우에는 요양급여비용 총액에 보건복지부장관이 정하여 고시하는 본인부담률을 곱한 금액

더. 보건복지부장관이 정하여 고시하는 만성질환자가 의원에서 보건복지부장관이 정하여 고시하는 항목의 외래진료를 받는 경우에는 해당 요양급여비용의 100분의 20(1세 이상 6세 미만의 아동은 해당 요양급여비용의 100분의 14). 다만, 다음의 어느 하나에 해당하는 사람이 외래진료를 받는 경우에는 제외한다.
  1) 임신부
  2) 1세 미만의 영유아
  3) 65세 이상인 사람(해당 요양급여비용이 보건복지부장관이 정하여 고시하는 금액 이하인 경우로 한정한다)
  4) 희귀난치성질환등을 가진 사람
  5) 소득인정액이 「국민기초생활 보장법」 제2조제11호에 따른 기준 중위소득의 100분의 50 이하인 사람으로서 보건복지부장관이 정하여 고시하는 요건에 해당하는 사람

러. 나목, 다목, 라목2), 너목 및 더목에도 불구하고 「감염병의 예방 및 관리에 관한 법률」 제2조제1호에 따른 감염병의 발생·유행 상황을 고려하여 보건복지부장관이 정하여 고시하는 감염병환자가 보건복지부장관이 정하여 고시하는 항목의 요양급여를 받는 경우에는 다음의 구분에 따라 산정한 금액
  1) 해당 요양급여비용 총액에 보건복지부장관이 정하여 고시하는 본인부담률을 곱한 금액
  2) 1)에도 불구하고 소득인정액이 「국민기초생활 보장법」 제2조제11호에 따른 기준 중위소득의 100분의 50 이하에 해당하는 등 보건복지부장관이 정하여 고시하는 요건에 해당하는 경우에는

해당 요양급여비용 총액의 100분의 20 범위에서 보건복지부장관이 정하여 고시하는 금액

4. 제1호부터 제3호까지의 규정에도 불구하고 법 제41조의4 및 이 영 제18조의4에 따른 선별급여 항목의 경우에는 요양급여비용의 100분의 100의 범위에서 보건복지부장관이 정하여 고시하는 금액을 부담한다.

5. 제1호 및 제3호에도 불구하고 「의료법」 제3조제2항제3호라목에 따른 요양병원 및 같은 호 마목에 따른 정신병원 외의 요양기관에서 입원진료를 받는 경우로서 법 제43조에 따라 신고한 입원병실 중 일반입원실에 16일 이상 연속하여 입원하는 환자의 경우에는 요양급여비용 총액 중 입원료에 한정하여 다음 표의 구분에 따라 계산한 금액을 부담한다. 다만, 제21조제3항제2호에 따라 보건복지부장관이 정하여 고시하는 질병군에 대하여 입원진료를 받는 경우 및 질병 또는 환자 특성상 16일 이상 장기입원이 불가피한 경우로 보건복지부장관이 정하여 고시하는 경우는 제외한다.

구분	본인일부부담금	
	입원일수 16일 이상 30일 이하	입원일수 31일 이상
가. 상급종합병원의 5인실 이상, 요양기관의 4인실 이상	16일째 입원일부터 30일째 입원일까지의 입원료 × 25/100	31일째 입원일부터의 입원료 × 30/100
나. 상급종합병원의 4인실, 종합병원・병원・한방병원의 3인실	16일째 입원일부터 30일째 입원일까지의 입원료 × 35/100	31일째 입원일부터의 입원료 × 40/100
다. 상급종합병원의 3인실, 종합병원・병원・한방병원의 2인실	16일째 입원일부터 30일째 입원일까지의 입원료 × 45/100	31일째 입원일부터의 입원료 × 50/100
라. 상급종합병원의 2인실	16일째 입원일부터 30일째 입원일까지의 입원료 × 55/100	31일째 입원일부터의 입원료 × 60/100

5의2. 제1호, 제3호(너목은 제외한다) 및 제4호에도 불구하고 연간 외래진료 횟수가 365회를 초과하는 사람은 그 초과 외래진료에 대한 요양급여비용 총액의 100분의 90을 부담한다. 다만, 다음 각 목의 어느 하나에 해당하는 경우에는 그렇지 않다.
가. 「아동복지법」에 따른 아동
나. 「모자보건법」에 따른 임산부
다. 다음의 사람 중에서 보건복지부장관이 정하여 고시하는 사람
1) 「장애인복지법」 제2조제2항에 따른 장애인
2) 희귀난치성질환등을 가진 사람
3) 제3호마목에 따른 중증질환자
4) 그 밖에 1)부터 3)까지의 규정에 준하는 사람으로서 불가피하게 연간 365회를 초과하는 외래진료가 필요한 사람

6. 제1호부터 제5호까지의 규정에도 불구하고 다음 각 목의 어느 하나에 해당하는 경우에는 보건복지부령으로 정하는 항목의 요양급여비용의 100분의 100의 범위에서 보건복지부령으로 정하는 금액을 부담한다.
가. 법 제53조제3항에 따라 급여가 제한되는 경우

나. 법 제54조제3호 및 제4호에 따라 급여가 정지되는 경우
다. 법 제109조제10항에 따라 공단이 보험급여를 하지 않는 경우
라. 「학교폭력 예방 및 대책에 관한 법률」 제2조제1호에 따른 학교폭력 중 학생 간의 폭행에 의한 경우
마. 보험재정에 상당한 부담을 준다고 인정되는 경우
바. 그 밖에 보건복지부령으로 정하는 경우

② 본인일부부담금은 요양기관의 청구에 따라 요양급여를 받는 사람이 요양기관에 납부한다. 이 경우 요양기관은 법 제41조제3항 및 제4항에 따라 보건복지부령으로 정하는 요양급여사항 또는 비급여사항 외에 입원보증금 등 다른 명목으로 비용을 청구해서는 아니 된다.

③ 법 제44조제2항제1호에 따른 본인일부부담금의 총액은 요양급여를 받는 사람이 연간 부담하는 본인일부부담금을 모두 더한 금액으로 한다. 다만, 다음 각 호의 어느 하나에 해당하는 본인일부부담금은 더하지 않는다.

1. 별표 2 제1호가목1)에 따라 상급종합병원·종합병원·병원·한방병원·요양병원(「장애인복지법」 제58조제1항제4호에 따른 장애인 의료재활시설로서 「의료법」 제3조의2의 요건을 갖춘 의료기관인 요양병원으로 한정한다)·정신병원 일반입원실의 2인실·3인실 및 정신과 입원실의 2인실·3인실을 이용한 경우 그 입원료로 부담한 금액

1의2. 별표 2 별표 2 제1호다목3)에 따라 보건복지부장관이 정하여 고시하는 질병을 주 질병·부상으로 상급종합병원에서 받은 외래진료에 대해 같은 표 제1호나목 또는 제3호너목에 따라 부담한 금액. 다만, 다음 각 목의 어느 하나에 해당하는 사람이 부담한 금액은 제외한다.
   가. 임신부
   나. 6세 미만의 사람
   다. 별표 2 제1호 나목에 따른 의약분업 예외환자
   라. 별표 2 제3호카목에 따라 보건복지부장관이 정하여 고시하는 난임진료를 받은 사람
   마. 다음 법률 규정에 따라 의료지원을 받는 의료지원 대상자
      1) 「5·18민주유공자예우 및 단체설립에 관한 법률」 제33조
      2) 「고엽제후유의증 등 환자지원 및 단체설립에 관한 법률」 제6조제2항
      3) 「국가유공자 등 예우 및 지원에 관한 법률」 제41조
      4) 「독립유공자예우에 관한 법률」 제17조
      5) 「보훈보상대상자 지원에 관한 법률」 제50조
      6) 「제대군인지원에 관한 법률」 제20조
      7) 「참전유공자 예우 및 단체설립에 관한 법률」 제7조
      8) 「특수임무유공자 예우 및 단체설립에 관한 법률」 제32조

2. 별표 2 제3호라목5)·6)·9) 및 10)에 따라 부담한 금액
3. 별표 2 제3호사목 및 거목에 따라 부담한 금액
4. 별표 2 제4호에 따라 부담한 금액

4의2. 별표 2 제5호의2에 따라 부담한 금액

5. 별표 2 제6호에 따라 부담한 금액

④ 법 제44조제2항 각 호 외의 부분 전단에 따른 본인부담상한액(이하 "본인부담상한액"이라 한다)은 별표 3의 산정방법에 따라 산정된 금액을 말한다.

[별표 3] 본인부담상한액의 산정방법(제19조제4항 관련) 〈개정 2024.8.20.〉

1. 본인부담상한액은 지역가입자의 세대별 보험료 부담수준 또는 직장가입자의 개인별 보험료 부담수준(이하 "상한액기준보험료"라 한다)을 구간으로 구분하여 다음 각 목의 구분에 따른 금액으로 한다.
   가. 2024년 본인부담상한액: 다음 표에 따른 금액

구분	상한액기준보험료 구간	120일 초과 입원	그 밖의 경우
지역가입자, 직장가입자 및 피부양자	1구간	138만원	87만원
	2구간	174만원	108만원
	3구간	235만원	167만원
	4구간	388만원	313만원
	5구간	557만원	428만원
	6구간	669만원	514만원
	7구간	1,050만원	808만원

비고: 위 표에서 "120일 초과 입원"이란 「의료법」 제3조제2항제3호라목에 따른 요양병원(「장애인복지법」 제58조제1항제4호에 따른 장애인 의료재활시설로서 「의료법」 제3조의2의 요건을 갖춘 의료기관인 요양병원은 제외한다)에 입원한 기간이 같은 연도에 120일을 초과하는 경우를 말한다.

   나. 2025년 이후 본인부담상한액: 다음 계산식에 따른 금액

해당 연도 본인부담상한액 = 전년도 본인부담상한액 × (1 + 전국소비자물가변동률)

2. 제1호의 상한액기준보험료 구간은 다음 표와 같다. 이 경우 상한액기준보험료의 구체적인 산정기준·방법 등에 관하여 필요한 사항은 보건복지부장관이 정하여 고시한다.

구분	상한액기준보험료 구간	
지역가입자	1구간	상한액기준보험료가 전체 지역가입자의 하위 100분의 10에 상당하는 금액으로서 보건복지부장관이 정하여 고시하는 금액을 넘지 않는 경우
	2구간	상한액기준보험료가 전체 지역가입자의 하위 100분의 10에 상당하는 금액으로서 보건복지부장관이 정하여 고시하는 금액을 넘고 하위 100분의 30에 상당하는 금액으로서 보건복지부장관이 고시하는 금액을 넘지 않는 경우
	3구간	상한액기준보험료가 전체 지역가입자의 하위 100분의 30에 상당하는 금액으로서 보건복지부장관이 정하여 고시하는 금액을 넘고 하위 100분의 50에 상당하는 금액으로서 보건복지부장관이 고시하는 금액을 넘지 않는 경우
	4구간	상한액기준보험료가 전체 지역가입자의 하위 100분의 50에 상당하는 금액으로서 보건복지부장관이 정하여 고시하는 금액을 넘고 하위 100분의 70에 상당하는 금액으로서 보건복지부장관이 고시하는 금액을 넘지 않는 경우

	5구간	상한액기준보험료가 전체 지역가입자의 하위 100분의 70에 상당하는 금액으로서 보건복지부장관이 정하여 고시하는 금액을 넘고 하위 100분의 80에 상당하는 금액으로서 보건복지부장관이 고시하는 금액을 넘지 않는 경우
	6구간	상한액기준보험료가 전체 지역가입자의 하위 100분의 80에 상당하는 금액으로서 보건복지부장관이 정하여 고시하는 금액을 넘고 하위 100분의 90에 상당하는 금액으로서 보건복지부장관이 고시하는 금액을 넘지 않는 경우
	7구간	상한액기준보험료가 전체 지역가입자의 하위 100분의 90에 상당하는 금액으로서 보건복지부장관이 정하여 고시하는 금액을 넘는 경우
직장가입자 및 피부양자	1구간	상한액기준보험료가 전체 직장가입자의 하위 100분의 10에 상당하는 금액으로서 보건복지부장관이 정하여 고시하는 금액을 넘지 않는 경우
	2구간	상한액기준보험료가 전체 직장가입자의 하위 100분의 10에 상당하는 금액으로서 보건복지부장관이 정하여 고시하는 금액을 넘고 하위 100분의 30에 상당하는 금액으로서 보건복지부장관이 고시하는 금액을 넘지 않는 경우
	3구간	상한액기준보험료가 전체 직장가입자의 하위 100분의 30에 상당하는 금액으로서 보건복지부장관이 정하여 고시하는 금액을 넘고 하위 100분의 50에 상당하는 금액으로서 보건복지부장관이 고시하는 금액을 넘지 않는 경우
	4구간	상한액기준보험료가 전체 직장가입자의 하위 100분의 50에 상당하는 금액으로서 보건복지부장관이 정하여 고시하는 금액을 넘고 하위 100분의 70에 상당하는 금액으로서 보건복지부장관이 고시하는 금액을 넘지 않는 경우
	5구간	상한액기준보험료가 전체 직장가입자의 하위 100분의 70에 상당하는 금액으로서 보건복지부장관이 정하여 고시하는 금액을 넘고 하위 100분의 80에 상당하는 금액으로서 보건복지부장관이 고시하는 금액을 넘지 않는 경우
	6구간	상한액기준보험료가 전체 직장가입자의 하위 100분의 80에 상당하는 금액으로서 보건복지부장관이 정하여 고시하는 금액을 넘고 하위 100분의 90에 상당하는 금액으로서 보건복지부장관이 고시하는 금액을 넘지 않는 경우
	7구간	상한액기준보험료가 전체 직장가입자의 하위 100분의 90에 상당하는 금액으로서 보건복지부장관이 정하여 고시하는 금액을 넘는 경우

비고: 상한액기준보험료가 제32조제2호나목에 따른 월별 보험료액 하한 금액 이하인 지역가입자는 위 표에도 불구하고 1구간에 해당하는 것으로 본다.

⑤ 법 제44조제2항 각 호 외의 부분 후단에 따라 공단이 본인부담상한액을 넘는 금액을 지급하는 경우에는 당사자가 지정하는 예금계좌(「우체국예금 · 보험에 관한 법률」에 따른 체신관서 및 「은행법」에 따른 은행에서 개설된 예금계좌 등 보건복지부장관이 정하는 예금계좌를 말한다)로 지

급해야 한다. 다만, 해당 예금계좌로 입금할 수 없는 불가피한 사유가 있는 경우에는 보건복지부장관이 정하는 방법으로 지급할 수 있다.
⑥ 제2항 및 제5항에서 정한 사항 외에 본인일부부담금의 납부방법이나 본인부담상한액을 넘는 금액의 지급방법 등에 필요한 사항은 보건복지부장관이 정하여 고시한다.

요양급여비용의 산정(제45조)

- **요양급여비용 계약** : 요양급여비용은 공단의 이사장과 대통령령으로 정하는 의약계를 대표하는 사람들의 계약으로 정함
- **요양급여비용 계약기간** : 1년
- **계약의 시기** : 직전 계약기간 만료일이 속하는 연도의 5월 31일까지 체결하여야 하며, 그 기한까지 계약이 체결되지 아니하는 경우 보건복지부장관이 그 직전 계약기간 만료일이 속하는 연도의 6월 30일까지 심의위원회의 의결을 거쳐 요양급여비용을 정함
- **계약의 고시** : 요양급여비용이 정해지면 보건복지부장관은 그 요양급여비용의 명세를 지체 없이 고시
- **계약의 당사자** : 공단의 이사장은 재정운영위원회의 심의・의결을 거쳐 대통령령으로 정하는 의약계를 대표하는 사람들과 계약을 체결하여야 함
- **계약에 있어 심사평가원 역할** : 공단의 이사장이 제1항에 따른 계약을 체결하기 위하여 필요한 자료를 요청하면 그 요청에 성실히 따라야 함

시행령 제20조 요양급여비용계약의 당사자

요양급여비용의 계약 당사자인 의약계를 대표하는 사람은 다음 각 호와 같다.
1. 의원에 대한 요양급여비용: 의사회의 장
2. 치과의원 및 치과병원에 대한 요양급여비용: 치과의사회의 장
3. 한의원 및 한방병원에 대한 요양급여비용: 한의사회의 장
4. 조산원에 대한 요양급여비용: 조산사회 또는 간호사회의 장 중 1명
5. 병원・요양병원・정신병원 및 종합병원에 대한 요양급여비용: 병원협회 단체의 장
6. 약국 및 한국희귀・필수의약품센터에 대한 요양급여비용: 대한약사회의 장
7. 보건소・보건의료원 및 보건지소와 보건진료소에 대한 요양급여비용: 보건복지부장관이 지정하는 사람

시행령 제21조 계약의 내용 등

① 요양급여비용의 계약은 공단의 이사장과 제20조 각 호에 따른 사람이 유형별 요양기관을 대표하여 체결하며, 계약의 내용은 요양급여의 각 항목에 대한 상대가치점수의 점수당 단가를 정하는 것으로 한다.
② 상대가치점수는 요양급여에 드는 시간・노력 등 업무량, 인력・시설・장비 등 자원의 양, 요양

급여의 위험도 및 요양급여에 따른 사회적 편익 등을 고려하여 산정한 요양급여의 가치를 각 항목 사이에 상대적인 점수로 나타낸 것으로 하며, 보건복지부장관이 심의위원회의 심의・의결을 거쳐 보건복지부령으로 정하는 바에 따라 고시한다.

③ 제2항에도 불구하고 다음 각 호의 경우에는 다음 각 호의 구분에 따른 방법으로 요양급여의 상대가치점수를 산정할 수 있다.

1. 요양병원에서 입원진료를 받는 경우: 해당 진료에 필요한 요양급여 각 항목의 점수와 약제・치료재료의 비용을 합산하여 증세의 경중도(輕重度)의 구분에 따른 1일당 상대가치점수로 산정
2. 의원, 병원・요양병원・정신병원・종합병원, 상급종합병원 또는 보건의료원에서 보건복지부장관이 정하여 고시하는 질병군(진단명, 시술명, 중증도, 나이 등을 기준으로 분류한 환자집단을 말한다)에 대하여 입원진료를 받는 경우: 해당 진료에 필요한 요양급여 각 항목의 점수와 약제・치료재료의 비용을 포괄하여 입원 건당 하나의 상대가치점수로 산정
3. 호스피스・완화의료를 받는 경우: 해당 진료에 필요한 요양급여 각 항목의 점수와 약제・치료재료의 비용을 합산하여 1일당 상대가치점수로 산정

④ 요양급여비용 계약을 체결할 때 상대가치점수가 고시되지 아니한 새로운 요양급여 항목의 비용에 대한 계약은 제2항에 따라 보건복지부장관이 같은 항목의 상대가치점수를 고시하는 날에 체결된 것으로 본다. 이 경우 그 계약은 그 고시일 이후 최초로 실시된 해당 항목의 요양급여부터 적용한다.

약제・치료재료에 대한 요양급여비용의 산정(제46조)

- **약제・치료재료에 대한 요양급여비용 산정** : 요양급여비용의 산정(제45조)에도 불구하고 요양기관의 약제・치료재료 구입금액 등을 고려하여 대통령령으로 정하는 바에 따라 달리 산정할 수 있음

시행령 제22조 약제・치료재료의 요양급여비용

① 약제・치료재료(상대가치점수가 적용되는 약제・치료재료는 제외)에 대한 요양급여비용은 다음 각 호의 구분에 따라 결정한다. 이 경우 요양기관이 구입금액이 보건복지부장관이 고시한 상한금액보다 많을 때에는 구입금액은 상한금액과 같은 금액으로 한다.

1. 한약제: 상한금액
2. 한약제 외의 약제: 구입금액
3. 삭제
4. 치료재료: 구입금액

② 제1항에 따른 약제 및 치료재료에 대한 요양급여비용의 결정 기준・절차, 그 밖에 필요한 사항은 보건복지부장관이 정하여 고시한다.

요양급여비용의 청구와 지급 등(제47조)

- **요양급여비용의 청구** : 요양기관은 공단에 요양급여비용의 지급 청구(심사평가원의 요양급여비용에 대한 심사청구는 공단에 대한 요양급여비용의 청구로 봄)

• **요양급여비용의 심사** : 요양급여비용을 청구하려는 요양기관은 심사평가원에 요양급여비용의 심사청구를 하여야 하며, 심사청구를 받은 심사평가원은 이를 심사한 후 지체 없이 그 내용을 공단과 요양기관에 알려야 함
• **요양급여비용의 지급** : 심사 내용을 통보받은 공단은 지체 없이 그 내용에 따라 요양급여비용을 요양기관에 지급함. 이 경우 이미 낸 본인일부부담금이 통보된 금액보다 더 많으면 요양기관에 지급할 금액에서 더 많이 낸 금액을 공제하여 해당 가입자에게 지급하여야 함
• **요양급여비용 공제 지급** : 공단은 요양급여비용을 요양기관에 지급하는 경우 해당 요양기관이 공단에 납부하여야 하는 보험료 또는 그 밖에 이 법에 따른 징수금을 체납한 때에는 요양급여비용에서 이를 공제하고 지급할 수 있음
• **보험료와의 상계** : 공단은 가입자에게 지급하여야 하는 금액을 그 가입자가 내야 하는 보험료와 그 밖에 이 법에 따른 징수금(이하 "보험료등"이라 한다)과 상계(相計)할 수 있음
• **요양급여의 적정성 평가의 가감산** : 공단은 심사평가원이 요양급여의 적정성을 평가하여 공단에 통보하면 그 평가 결과에 따라 요양급여비용을 가산하거나 감액 조정하여 지급함. 이 경우 평가 결과에 따라 요양급여비용을 가산하거나 감액하여 지급하는 기준은 보건복지부령으로 정함
• **요양급여비용 심사의 대행청구** : 요양기관은 심사청구를 다음 각 호의 단체가 대행하게 할 수 있음
  1. 「의료법」 제28조제1항에 따른 의사회・치과의사회・한의사회・조산사회 또는 같은 조 제6항에 따라 신고한 각각의 지부 및 분회
  2. 「의료법」 제52조에 따른 의료기관 단체
  3. 「약사법」 제11조에 따른 약사회 또는 같은 법 제14조에 따라 신고한 지부 및 분회
• **요양급여비용의 청구・심사・지급 등의 방법과 절차** : 보건복지부령으로 정함

시행규칙 제18조 요양급여비용의 가감지급 기준

요양급여의 적정성 평가 결과에 따라 요양급여비용을 가산하거나 감액하여 지급하는 금액은 평가대상 요양기관의 평가대상기간에 대한 심사결정 공단부담액의 100분의 10 범위에서 보건복지부장관이 정하여 고시한 기준에 따라 산정한 금액으로 한다

시행규칙 제19조 요양급여비용의 청구

① 법 제47조제1항에 따라 요양기관 또는 같은 조 제6항에 따른 대행청구단체가 요양급여비용을 청구하려면 요양급여비용 심사청구서에 급여를 받은 사람에 대한 요양급여비용 명세서를 첨부하여 심사평가원에 제출하여야 한다.
② 요양기관 또는 대행청구단체는 제1항에 따른 요양급여비용 명세서에 다음 각 호의 사항을 적어야 한다. 〈개정 2024.7.18.〉

1. 제2호 외의 경우: 다음 각 목의 사항
   가. 가입자(지역가입자의 경우에는 세대주를 말한다)의 성명 및 건강보험증 번호
   나. 요양급여를 받은 사람의 성명 및 주민등록번호
2. 요양급여를 받은 사람이 「위기 임신 및 보호출산 지원과 아동 보호에 관한 특별법」 제2조제3호에 따른 비식별화된 가명 또는 「사회보장급여의 이용·제공 및 수급권자 발굴에 관한 법률」 제7조의2제1항에 따른 전산관리번호를 부여받은 경우: 요양급여를 받은 사람의 성명 또는 가명, 전산관리번호 및 건강보험증 번호
3. 질병명 또는 부상명
4. 요양 개시 연월일 및 요양 일수
5. 요양급여비용의 내용
6. 본인부담금 및 비용청구액
7. 처방전 내용 등

③ 요양급여비용의 청구방법, 요양급여비용 심사청구서 및 요양급여비용 명세서의 서식·작성요령, 그 밖에 요양급여비용의 청구에 필요한 사항은 보건복지부장관이 정하여 고시한다. 제19조의 개정규정 중 「사회보장급여의 이용·제공 및 수급권자 발굴에 관한 법률」 제7조의2제1항제1호부터 제3호까지에 따른 전산관리번호와 관련된 부분

시행규칙 제20조 요양급여비용의 심사·지급

① 심사평가원은 요양급여비용에 대한 심사청구를 받으면 그 심사청구 내용이 법 제41조제2항부터 제4항까지에 따른 요양급여의 기준 및 법 제45조제4항에 따라 보건복지부장관이 고시한 요양급여비용의 명세에 적합한지를 보건복지부장관이 정하여 고시한 바에 따라 심사한다. 이 경우 심사평가원의 원장은 제12조, 제19조 및 법 제96조에 따라 제공받은 자료의 사실 여부를 확인할 필요가 있으면 소속 직원으로 하여금 현장 조사를 통하여 해당 사항을 확인하게 할 수 있다.

② 심사평가원의 원장은 제1항에 따라 심사를 하는 경우에는 요양급여비용에 대한 심사청구를 받은 날부터 40일(정보통신망을 통하여 통보하는 경우에는 15일) 이내에 심사하여 그 내용이 기재된 요양급여비용 심사결과통보서를 공단 및 해당 요양기관에 각각 송부해야 하며, 요양급여비용 심사결과통보서를 받은 공단은 지체 없이 요양급여비용 지급명세가 기재된 요양급여비용 지급통보서에 따른 요양급여비용을 해당 요양기관에 지급해야 한다. 이 경우 심사기간을 산정할 때 심사평가원의 원장이 요양급여비용에 대한 심사를 청구한 요양기관에 심사에 필요한 자료를 요청한 경우 등 특별한 사유가 있는 경우에는 그에 걸리는 기간은 제외한다.

③ 공단은 법 제47조제3항에 따라 요양기관에 지급할 요양급여비용에서 과다하게 납부된 본인부담액을 공제한 경우에는 그 공제 내용을 요양기관에 통보하여야 한다.

④ 요양급여비용 심사결과통보서 및 요양급여비용 지급통보서의 서식과 요양급여비용의 심사·지급에 필요한 사항은 보건복지부장관이 정하여 고시한다.

요양급여비용의 지급 보류(제47조의2)

- 요양급여비용의 지급 보류 : 공단은 요양급여비용의 지급을 청구한 요양기관이 「의료법」 제4조제2항(타인명의 의료기관 개설 및 운영), 제33조제2항(의료기관 개설권자)·제8항(둘 이상의 의료기관을 개설·운영) 또는 「약사법」 제20조제1항(약국개설권자), 제21조제1

항(약사 또는 한약사는 하나의 약국만을 개설)을 위반하였거나, 「의료법」 제33조제10항(다른 자에게 의료법인의 명의 대여) 또는 「약사법」 제6조제3항(다른 사람에게 면허 대여)·제4항(면허 대여 알선)을 위반하여 개설·운영되었다는 사실을 수사기관의 수사 결과로 확인한 경우에는 해당 요양기관이 청구한 요양급여비용의 지급을 보류할 수 있음

- **의견제출 기회 부여** : 공단은 요양급여비용의 지급을 보류하기 전에 해당 요양기관에 의견 제출의 기회를 부여해야 함
- **지급 보류에 대한 법원의 무죄 판결** : 법원의 무죄 판결이 확정되는 등 대통령령으로 정하는 사유로 요양기관이 위반한 혐의나 개설·운영된 혐의가 입증되지 아니한 경우에는 공단은 지급보류 처분을 취소하고, 지급 보류된 요양급여비용에 지급 보류된 기간 동안의 이자를 가산하여 해당 요양기관에 지급

요양급여비용의 차등 지급(제47조의3)

- **지역별 차등 지급** : 지역별 의료자원의 불균형 및 의료서비스 격차의 해소 등을 위하여 지역별로 요양급여비용을 달리 정하여 지급할 수 있음

요양급여비용의 적정성 평가(제47조의4)

- **적정성 평가 실시주체** : 심사평가원은 요양급여에 대한 의료의 질을 향상시키기 위하여 요양급여의 적정성 평가(이하 이 조에서 "평가"라 한다) 실시
- **평가 내용** : 심사평가원은 요양기관의 인력·시설·장비, 환자안전 등 요양급여와 관련된 사항을 포함하여 평가
- **평가결과 통보** : 심사평가원은 평가 결과를 평가대상 요양기관에 통보하여야 하며, 평가 결과에 따라 요양급여비용을 가산 또는 감산할 경우에는 그 결정사항이 포함된 평가 결과를 가감대상 요양기관 및 공단에 통보
- 평가의 기준·범위·절차·방법 등에 필요한 사항은 보건복지부령으로 정함

시행규칙 제22조의2 요양급여의 적정성 평가 기준 등

① 법 제47조의4에 따른 요양급여의 적정성 평가(이하 "적정성평가"라 한다)는 의료의 안전성·효과성·효율성·환자중심성 등을 기준으로 하며, 세부적인 기준은 의약학적 타당성 및 계량화 가능성 등을 고려하여 심사평가원이 정하여 인터넷 홈페이지에 공개한다.

② 심사평가원은 요양기관별, 진료과목별, 지역별 및 질병·부상별로 구분하여 적정성평가를 실시한다.

③ 심사평가원의 원장은 적정성평가를 위하여 법 제96조제2항에 따라 제공받은 자료의 사실 여부를 확인할 필요가 있으면 소속 직원으로 하여금 해당 사항을 확인하게 할 수 있다.
④ 심사평가원은 매년 법 제66조제1항에 따른 진료심사평가위원회(이하 "심사위원회"라 한다)의 심의를 거쳐 다음 해의 적정성평가 계획을 수립해야 한다. 〈개정 2024.5.28.〉
⑤ 제1항부터 제4항까지에서 규정한 사항 외에 적정성평가에 필요한 세부적인 사항은 보건복지부장관이 정하여 고시한다.

요양급여 대상 여부의 확인 등(제48조)

- **요양급여 대상 여부 확인** : 가입자나 피부양자는 본인일부부담금 외에 자신이 부담한 비용이 제41조제3항에 따라 요양급여 대상에서 제외되는 비용인지 여부에 대하여 심사평가원에 확인 요청. 확인 요청을 받은 심사평가원은 그 결과를 요청한 사람에게 알려야 하며 확인을 요청한 비용이 요양급여 대상에 해당되는 비용으로 확인되면 그 내용을 공단 및 관련 요양기관에 알려야 함
- **과다본인부담금의 지급** : 통보받은 요양기관은 받아야 할 금액보다 더 많이 징수한 금액(이하 "과다본인부담금"이라 한다)을 지체 없이 확인을 요청한 사람에게 지급하여야 함. 다만, 공단은 해당 요양기관이 과다본인부담금을 지급하지 아니하면 해당 요양기관에 지급할 요양급여비용에서 과다본인부담금을 공제하여 확인을 요청한 사람에게 지급할 수 있음

요양비(제49조)

- **요양비의 지급** : 공단은 가입자나 피부양자가 보건복지부령으로 정하는 긴급하거나 그 밖의 부득이한 사유로 요양기관과 비슷한 기능을 하는 기관으로서 보건복지부령으로 정하는 기관(제98조제1항에 따라 업무정지기간 중인 요양기관을 포함. 이하 "준요양기관")에서 질병·부상·출산 등에 대하여 요양을 받거나 요양기관이 아닌 장소에서 출산한 경우에는 그 요양급여에 상당하는 금액을 보건복지부령으로 정하는 바에 따라 가입자나 피부양자에게 요양비로 지급(시행규칙 23조)
- **요양을 실시한 기관의 제출서류** : 준요양기관은 보건복지부장관이 정하는 요양비 명세서나 요양 명세를 적은 영수증을 요양을 받은 사람에게 내주어야 하며, 요양을 받은 사람은 그 명세서나 영수증을 공단에 제출해야 함
- **요양비의 직접청구** : 요양비의 지급과 명세서 제출시 준요양기관은 요양을 받은 가입자나 피부양자의 위임이 있는 경우 공단에 요양비의 지급을 직접 청구할 수 있으며, 이 경우 공단은 지급이 청구된 내용의 적정성을 심사하여 준요양기관에 요양비를 지급할 수 있음

• 요양기관의 요양비 지급 청구, 공단의 적정성 심사 등에 필요한 사항 : 보건복지부령

시행규칙 제23조 요양비

① 법 제49조제1항에서 "보건복지부령으로 정하는 긴급하거나 그 밖의 부득이한 사유"란 다음 각 호의 어느 하나에 해당하는 경우를 말한다.

1. 요양기관을 이용할 수 없거나 요양기관이 없는 경우
2. 만성신부전증 환자가 의사의 요양비처방전(의사의 소견이나 처방기간 등을 적은 서류로서 보건복지부장관이 정하여 고시하는 서류를 말한다. 이하 같다)에 따라 복막관류액 또는 자동복막투석에 사용되는 소모성 재료를 요양기관 외의 의약품판매업소에서 구입·사용한 경우
3. 산소치료를 필요로 하는 환자가 의사의 산소치료 요양비처방전에 따라 보건복지부장관이 정하여 고시하는 방법으로 산소치료를 받는 경우
4. 당뇨병 환자가 의사의 요양비처방전에 따라 혈당검사 또는 인슐린주사에 사용되는 소모성 재료나 당뇨병 관리기기를 요양기관 외의 의료기기판매업소에서 구입·사용한 경우
5. 신경인성 방광환자가 의사의 요양비처방전에 따라 자가도뇨에 사용되는 소모성 재료를 요양기관 외의 의료기기판매업소에서 구입·사용한 경우
6. 보건복지부장관이 정하여 고시하는 질환이 있는 사람으로서 인공호흡기 또는 기침유발기를 필요로 하는 환자가 의사의 요양비처방전에 따라 인공호흡기 또는 기침유발기를 대여받아 사용하는 경우
7. 수면무호흡증 환자가 의사의 요양비처방전에 따라 양압기(수면 중 좁아진 기도에 지속적으로 공기를 불어 넣어 기도를 확보해 주는 기구를 말한다)를 대여받아 사용하는 경우

② 법 제49조제1항에서 "보건복지부령으로 정하는 기관"(이하 "준요양기관"이라 한다)이란 다음 각 호의 어느 하나에 해당하는 기관을 말한다.

1. 법 제42조제1항 후단에 따라 요양기관에서 제외된 의료기관 등
2. 만성신부전증 환자 중 복막투석으로 요양급여를 받고 있는 사람에게 다음 각 목의 물품을 판매하는 요양기관 외의 의약품판매업소(나목의 경우 공단에 등록한 의약품판매업소만 해당한다)
   가. 복막관류액
   나. 자동복막투석에 사용되는 소모성 재료
3. 산소치료를 필요로 하는 환자에게 의료용 산소발생기 등으로 산소치료 서비스를 제공하는 요양기관 외의 기관으로서 공단에 등록한 기관(해당 환자가 제공받는 경우만 해당한다)
4. 당뇨병 환자에게 혈당검사 또는 인슐린주사에 사용되는 소모성 재료나 당뇨병 관리기기를 판매하는 요양기관 외의 의료기기판매업소로서 공단에 등록한 업소
5. 신경인성 방광환자에게 자가도뇨에 사용되는 소모성 재료를 판매하는 요양기관 외의 의료기기판매업소로서 공단에 등록한 업소
6. 인공호흡기 또는 기침유발기를 필요로 하는 환자에게 이를 대여하는 요양기관 외의 기관으로서 공단에 등록한 기관
7. 양압기를 필요로 하는 환자에게 이를 대여하는 요양기관 외의 기관으로서 공단에 등록한 기관

부가급여(제50조)

• 부가급여 : 공단은 요양급여 외에 대통령령으로 정하는 바에 따라 임신·출산 진료비, 장

제비, 상병수당, 그 밖의 급여를 실시할 수 있음

시행령 제23조 부가급여

① 법 제50조에 따른 부가급여는 임신·출산(이하 유산 및 사산을 포함) 진료비로 한다.

② 제1항에 따른 임신·출산 진료비 지원 대상은 다음 각 호와 같다.

1. 임신·출산한 가입자 또는 피부양자
2. 2세 미만인 가입자 또는 피부양자(이하 "2세 미만 영유아"라 한다)의 법정대리인(출산한 가입자 또는 피부양자가 사망한 경우에 한정한다)

③ 공단은 제2항 각 호의 어느 하나에 해당하는 사람에게 다음 각 호의 구분에 따른 비용을 결제할 수 있는 임신·출산 진료비 이용권(이하 "이용권"이라 한다)을 발급할 수 있다.

1. 임신·출산한 가입자 또는 피부양자의 진료에 드는 비용
2. 임신·출산한 가입자 또는 피부양자의 약제·치료재료의 구입에 드는 비용
3. 2세 미만 영유아의 진료에 드는 비용
4. 2세 미만 영유아에게 처방된 약제·치료재료의 구입에 드는 비용

④ 이용권을 발급받으려는 사람(이하 이 조에서 "신청인"이라 한다)은 보건복지부령으로 정하는 발급 신청서에 제2항 각 호의 어느 하나에 해당한다는 사실을 확인할 수 있는 증명서를 첨부해 공단에 제출해야 한다.

⑤ 제4항에 따라 이용권 발급 신청을 받은 공단은 신청인이 제2항 각 호의 어느 하나에 해당하는지를 확인한 후 신청인에게 이용권을 발급해야 한다.

⑥ 이용권을 사용할 수 있는 기간은 제5항에 따라 이용권을 발급받은 날부터 다음 각 호의 구분에 따른 날까지로 한다.

1. 임신·출산한 가입자 또는 피부양자: 출산일(유산 및 사산의 경우 그 해당일)부터 2년이 되는 날
2. 2세 미만 영유아의 법정대리인: 2세 미만 영유아의 출생일부터 2년이 되는 날

⑦ 이용권으로 결제할 수 있는 금액의 상한은 다음 각 호의 구분에 따른다. 다만, 보건복지부장관이 필요하다고 인정하여 고시하는 경우에는 다음 각 호의 상한을 초과하여 결제할 수 있다.

1. 하나의 태아를 임신·출산한 경우: 100만원
2. 둘 이상의 태아를 임신·출산한 경우: 140만원

⑧ 제2항부터 제7항까지에서 규정한 사항 외에 임신·출산 진료비의 지급 절차와 방법, 이용권의 발급과 사용 등에 필요한 사항은 보건복지부령으로 정한다.

장애인에 대한 특례(제51조)

- **장애인특례** : 공단은 「장애인복지법」에 따라 등록한 장애인인 가입자 및 피부양자에게는 보조기기에 대하여 보험급여 가능
- **장애인 보조기기의 비용청구** : 장애인인 가입자 또는 피부양자에게 보조기기를 판매한 자는 가입자나 피부양자의 위임이 있는 경우 공단에 보험급여를 직접 청구할 수 있음. 이 경우 공단은 지급이 청구된 내용의 적정성을 심사하여 보조기기를 판매한 자에게 보조기

기에 대한 보험급여의 지급 가능

- **보조기기에 대한 보험급여의 범위 · 방법 · 절차와 보조기기 판매업자의 보험급여 청구, 공단의 적정성 심사 및 그 밖에 필요한 사항** : 보건복지부령

건강검진(제52조)

- **검강검진의 실시** : 공단은 가입자와 피부양자에 대하여 질병의 조기 발견과 그에 따른 요양급여를 하기 위하여 건강검진을 실시
- **건강검진의 종류 및 대상**
  1. 일반건강검진: 직장가입자, 세대주인 지역가입자, 20세 이상인 지역가입자 및 20세 이상인 피부양자
  2. 암검진: 「암관리법」 제11조제2항에 따른 암의 종류별 검진주기와 연령 기준 등에 해당하는 사람
  3. 영유아건강검진: 6세 미만의 가입자 및 피부양자
- **건강검진의 검진항목의 설계** : 성별, 연령 등의 특성 및 생애 주기에 맞게 설계되어야 함
- **건강검진의 대상 · 횟수 · 절차와 그 밖에 필요한 사항** : 대통령령(시행령 25조)

시행령 제25조 건강검진

① 법 제52조에 따른 건강검진(이하 "건강검진"이라 한다)은 2년마다 1회 이상 실시하되, 사무직에 종사하지 않는 직장가입자에 대해서는 1년에 1회 실시한다. 다만, 암검진은 「암관리법 시행령」에서 정한 바에 따르며, 영유아건강검진은 영유아의 나이 등을 고려하여 보건복지부장관이 정하여 고시하는 바에 따라 검진주기와 검진횟수를 다르게 할 수 있다.

② 건강검진은 「건강검진기본법」 제14조에 따라 지정된 건강검진기관(이하 "검진기관"이라 한다)에서 실시해야 한다.

③ 공단은 건강검진을 실시하려면 건강검진의 실시에 관한 사항을 다음 각 호의 구분에 따라 통보해야 한다.

1. 일반건강검진 및 암검진: 직장가입자에게 실시하는 건강검진의 경우에는 해당 사용자에게, 직장가입자의 피부양자 및 지역가입자에게 실시하는 건강검진의 경우에는 검진을 받는 사람에게 통보
2. 영유아건강검진: 직장가입자의 피부양자인 영유아에게 실시하는 건강검진의 경우에는 그 직장가입자에게, 지역가입자인 영유아에게 실시하는 건강검진의 경우에는 해당 세대주에게 통보

④ 건강검진을 실시한 검진기관은 공단에 건강검진의 결과를 통보해야 하며, 공단은 이를 건강검진을 받은 사람에게 통보해야 한다. 다만, 검진기관이 건강검진을 받은 사람에게 직접 통보한 경우에는 공단은 그 통보를 생략할 수 있다.

⑤ 건강검진의 검사항목, 방법, 그에 드는 비용, 건강검진 결과 등의 통보 절차, 그 밖에 건강검진을 실시하는 데 필요한 사항은 보건복지부장관이 정하여 고시한다.

급여의 제한(제53조)

- **급여의 제한** : 공단은 보험급여를 받을 수 있는 사람이 다음 각 호의 어느 하나에 해당하면 보험급여를 하지 아니함
  1. 고의 또는 중대한 과실로 인한 범죄행위에 그 원인이 있거나 고의로 사고를 일으킨 경우
  2. 고의 또는 중대한 과실로 공단이나 요양기관의 요양에 관한 지시에 따르지 아니한 경우
  3. 고의 또는 중대한 과실로 제55조에 따른 문서와 그 밖의 물건의 제출을 거부하거나 질문 또는 진단을 기피한 경우
  4. 업무 또는 공무로 생긴 질병・부상・재해로 다른 법령에 따른 보험급여나 보상(報償) 또는 보상(補償)을 받게 되는 경우
- **보험급여의 중복제한** : 공단은 보험급여를 받을 수 있는 사람이 다른 법령에 따라 국가나 지방자치단체로부터 보험급여에 상당하는 급여를 받거나 보험급여에 상당하는 비용을 지급받게 되는 경우에는 그 한도에서 보험급여를 하지 아니함
- **보험료 체납자의 보험급여제한** : 공단은 가입자가 대통령령으로 정하는 기간 이상 다음 각 호의 보험료를 체납한 경우 그 체납한 보험료를 완납할 때까지 그 가입자 및 피부양자에 대하여 보험급여를 실시하지 아니할 수 있음. 다만, 월별 보험료의 총체납횟수(이미 납부된 체납보험료는 총체납횟수에서 제외하며, 보험료의 체납기간은 고려하지 아니한다)가 대통령령으로 정하는 횟수 미만이거나 가입자 및 피부양자의 소득・재산 등이 대통령령으로 정하는 기준 미만인 경우에는 그러하지 아니함
  1. 보수 외 소득월액보험료
  2. 세대단위의 보험료
- **분할납부 승인자의 보험급여** : 공단으로부터 분할납부 승인을 받고 그 승인된 보험료를 1회 이상 낸 경우에는 보험급여를 할 수 있음. 다만, 제82조에 따른 분할납부 승인을 받은 사람이 정당한 사유 없이 5회 이상 그 승인된 보험료를 내지 아니한 경우에는 그러하지 아니함
- **보험급여제한기간 중의 보험급여** : 보험급여를 하지 아니하는 기간(이하 이 항에서 "급여제한기간"이라 한다)에 받은 보험급여는 다음 각 호의 어느 하나에 해당하는 경우에만 보험급여로 인정함
  1. 공단이 급여제한기간에 보험급여를 받은 사실이 있음을 가입자에게 통지한 날부터 2개월이 지난 날이 속한 달의 납부기한 이내에 체납된 보험료를 완납한 경우
  2. 공단이 급여제한기간에 보험급여를 받은 사실이 있음을 가입자에게 통지한 날부터 2

개월이 지난 날이 속한 달의 납부기한 이내에 제82조에 따라 분할납부 승인을 받은 체납보험료를 1회 이상 낸 경우. 다만, 분할납부 승인을 받은 사람이 정당한 사유 없이 5회 이상 그 승인된 보험료를 내지 아니한 경우에는 그러하지 아니함

급여의 정지(제54조)

- 급여의 정지 : 보험급여를 받을 수 있는 사람이 다음 각 호의 어느 하나에 해당하면 그 기간에는 보험급여를 하지 아니함. 다만, 제3호 및 제4호의 경우에는 제60조에 따른 요양급여를 실시함
  1. 삭제 〈2020.4.7.〉
  2. 국외에 체류하는 경우
  3. 현역병, 전환복무된 사람, 군간부후보생(제6조제2항제2호)에 해당하게 된 경우
  4. 교도소, 그 밖에 이에 준하는 시설에 수용되어 있는 경우

요양비 등의 지급(제56조)

- 요양비 등의 지급 : 공단은 지급의무가 있는 요양비 또는 부가급여의 청구를 받으면 지체 없이 지급

요양비 등의 수급계좌(제56조의2)

- 요양비 등의 수급계좌 : 공단은 이 법에 따른 보험급여로 지급되는 현금(이하 "요양비등"이라 한다)을 받는 수급자의 신청이 있는 경우에는 요양비등을 수급자 명의의 지정된 계좌(이하 "요양비등수급계좌"라 한다)로 입금함. 다만, 정보통신장애나 불가피한 사유로 요양비등수급계좌로 이체할 수 없을 때에는 직접 현금으로 지급하는 등 대통령령으로 정하는 바에 따라 요양비 등을 지급할 수 있음

부당이득의 징수(제57조)

- 부당이득의 징수 : 공단은 속임수나 그 밖의 부당한 방법으로 보험급여를 받은 사람·준요양기관 및 보조기기 판매업자나 보험급여 비용을 받은 요양기관에 대하여 그 보험급여나 보험급여 비용에 상당하는 금액을 징수함
- 부당이득의 요양기관 연대책임 : 공단은 속임수나 그 밖의 부당한 방법으로 보험급여 비용

을 받은 요양기관이 다음 각 호의 어느 하나에 해당하는 경우에는 해당 요양기관을 개설한 자에게 그 요양기관과 연대하여 같은 항에 따른 징수금을 납부하게 할 수 있음

1. 「의료법」 제33조제2항을 위반하여 의료기관을 개설할 수 없는 자가 의료인의 면허나 의료법인 등의 명의를 대여받아 개설·운영하는 의료기관
2. 「약사법」 제20조제1항을 위반하여 약국을 개설할 수 없는 자가 약사 등의 면허를 대여받아 개설·운영하는 약국
3. 「의료법」 제4조제2항 또는 제33조제8항·제10항을 위반하여 개설·운영하는 의료기관
4. 「약사법」 제21조제1항을 위반하여 개설·운영하는 약국
5. 「약사법」 제6조제3항·제4항을 위반하여 면허를 대여받아 개설·운영하는 약국

- 사용자나 가입자의 거짓 보고나 거짓 증명(건강보험증이나 신분증명서를 양도·대여하여 다른 사람이 보험급여를 받게 하는 것을 포함), 요양기관의 거짓 진단이나 거짓 확인 또는 준요양기관이나 보조기기를 판매한 자의 속임수 및 그 밖의 부당한 방법으로 보험급여가 실시된 경우 공단은 이들에게 보험급여를 받은 사람과 연대하여 징수금을 내게 할 수 있음
- 공단은 속임수나 그 밖의 부당한 방법으로 보험급여를 받은 사람과 같은 세대에 속한 가입자(속임수나 그 밖의 부당한 방법으로 보험급여를 받은 사람이 피부양자인 경우에는 그 직장가입자를 말한다)에게 속임수나 그 밖의 부당한 방법으로 보험급여를 받은 사람과 연대하여 징수금을 내게 할 수 있음
- **보험료 등과의 상계처리** : 요양기관이 가입자나 피부양자로부터 속임수나 그 밖의 부당한 방법으로 요양급여비용을 받은 경우 공단은 해당 요양기관으로부터 이를 징수하여 가입자나 피부양자에게 지체 없이 지급하여야 함. 이 경우 공단은 가입자나 피부양자에게 지급하여야 하는 금액을 그 가입자 및 피부양자가 내야 하는 보험료등과 상계할 수 있음

부당이득 징수금 체납자의 인적사항등 공개(제57조의2)

- **인적사항등 공개** : 징수금을 납부할 의무가 있는 요양기관 또는 요양기관을 개설한 자가 납입 고지 문서에 기재된 납부기한의 다음 날부터 1년이 경과한 징수금을 1억원 이상 체납한 경우 징수금 발생의 원인이 되는 위반행위, 체납자의 인적사항 및 체납액 등 대통령령으로 정하는 사항을 공개함
- **인적사항등 공개 예외사항** : 체납된 징수금과 관련하여 이의신청, 심판청구 제기, 행정소송이 계류 중인 경우, 체납된 금액의 일부 납부 등의 사유가 있는 경우는 인적사항등 공

개를 제외함

- **인적사항등의 공개 여부 심의 기구** : 공단에 부당이득징수금체납정보공개심의위원회를 둠
- **공개대상자의 소명의 기회 부여** : 공단은 부당이득징수금체납정보공개심의위원회의 심의를 거친 인적사항등의 공개대상자에게 공개대상자임을 서면으로 통지하여 소명의 기회를 부여하여야 하며, 통지일부터 6개월이 경과한 후 체납자의 납부이행 등을 고려하여 공개대상자를 선정함
- **인적사항등 공개방법** : 관보에 게재하거나 공단 인터넷 홈페이지에 게시하는 방법으로 공개함

구상권(제58조)

- **구상권의 행사** : 공단은 제3자의 행위로 보험급여사유가 생겨 가입자 또는 피부양자에게 보험급여를 한 경우에는 그 급여에 들어간 비용 한도에서 그 제3자에게 손해배상을 청구할 권리를 얻음. 또한 보험급여를 받은 사람이 제3자로부터 이미 손해배상을 받은 경우에는 공단은 그 배상액 한도에서 보험급여를 하지 아니함

> **시행규칙** 제28조 제3자의 행위로 인한 급여 통보
> 법 제58조에 따라 가입자(지역가입자의 경우에는 세대주를 포함한다)는 자신이나 피부양자에 대한 보험급여 사유가 제3자의 행위로 인한 것인 경우에는 제3자의 행위로 인한 급여 통보서를 지체 없이 공단에 제출하여야 한다.

수급권의 보호(제59조)

- **수급권 보호** : 보험급여를 받을 권리는 양도하거나 압류할 수 없으며, 요양비등수급계좌에 입금된 요양비등은 압류할 수 없음

현역병 등에 대한 요양급여비용 등의 지급(제60조)

- **현역병 등에 대한 요양급여비용의 지급** : 현역병/전환복무된 사람/군간부후보생, 교도소 및 그 밖에 이에 준하는 시설에 수용되어 있는 자가 요양기관에서 요양급여를 받은 경우 그에 따라 공단이 부담하는 비용(요양급여비용)과 요양비를 법무부장관 · 국방부장관 · 경찰청장 · 소방청장 또는 해양경찰청장으로부터 예탁 받아 지급할 수 있음
- **현역병 등에 대한 요양급여비용의 예탁** : 위의 경우 법무부장관 · 국방부장관 · 경찰청장 ·

소방청장 또는 해양경찰청장은 예산상 불가피한 경우 외에는 연간(年間) 들어갈 것으로 예상되는 요양급여비용과 요양비를 대통령령으로 정하는 바에 따라 미리 공단에 예탁하여야 함

요양급여비용의 정산(제61조)

- **요양급여비용의 정산** : 공단은 「산업재해보상보험법」에 따른 근로복지공단이 요양급여를 받을 수 있는 사람에게 요양급여를 지급한 후 그 지급결정이 취소되어 해당 요양급여의 비용을 청구하는 경우에는 그 요양급여가 이 법에 따라 실시할 수 있는 요양급여에 상당한 것으로 인정되면 그 요양급여에 해당하는 금액을 지급할 수 있음

제5장 건강보험심사평가원

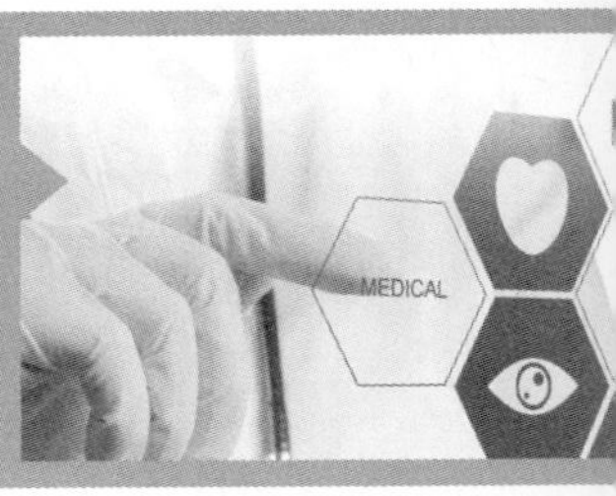

설립(제62조)

- 건강보험심사평가원의 설립목적 : 요양급여비용을 심사하고 요양급여의 적정성을 평가하기 위하여 건강보험심사평가원을 설립함

업무 등(제63조)

- 심사평가원의 관장업무
  1. 요양급여비용의 심사
  2. 요양급여의 적정성 평가
  3. 심사기준 및 평가기준의 개발
  4. 제1호부터 제3호까지의 규정에 따른 업무와 관련된 조사연구 및 국제협력
  5. 다른 법률에 따라 지급되는 급여비용의 심사 또는 의료의 적정성 평가에 관하여 위탁받은 업무
  6. 그 밖에 이 법 또는 다른 법령에 따라 위탁받은 업무
  7. 건강보험과 관련하여 보건복지부장관이 필요하다고 인정한 업무
  8. 그 밖에 보험급여 비용의 심사와 보험급여의 적정성 평가와 관련하여 대통령령으로 정하는 업무(시행령 제28조)
- 보험급여의 적정성 평가의 기준·절차·방법 등 : 보건복지부장관 고시

시행령 제28조 업무

심사평가원의 보험급여 비용의 심사와 보험급여의 적정성 평가와 관련 대통령령으로 정하는 업무
1. 요양급여비용의 심사청구와 관련된 소프트웨어의 개발·공급·검사 등 전산 관리
2. 요양급여의 적정성 평가 결과의 공개
3. 보건복지부령으로 정하는 기관에서 받은 요양비에 대한 심사
4. 환자 분류체계 및 요양급여 관련 질병·부상 분류체계의 개발·관리
5. 업무와 관련된 교육·홍보

법인격 등(제64조)

- **법인격** : 심사평가원은 법인으로 하며, 주된 사무소의 소재지에서 설립등기를 함으로써 성립

임원(제65조)

- **임원** : 원장, 이사 15명 및 감사 1명(원장, 이사 중 4명, 감사 : 상임)
- **원장 임명** : 임원추천위원회가 복수로 추천한 사람 중에서 보건복지부장관의 제청으로 대통령이 임명
- **상임이사 임명** : 보건복지부령으로 정하는 추천 절차를 거쳐 원장이 임명
- **비상임이사** : 다음 각 호의 사람 중에서 10명과 대통령령으로 정하는 바에 따라 추천한 관계 공무원 1명을 보건복지부장관이 임명
  1. 공단이 추천하는 1명
  2. 의약관계단체가 추천하는 5명
  3. 노동조합·사용자단체·소비자단체 및 농어업인단체가 추천하는 각 1명
- **감사 임명** : 임원추천위원회가 복수로 추천한 사람 중에서 기획재정부장관의 제청으로 대통령이 임명
- **임원의 임기** : 원장의 임기는 3년, 이사(공무원인 이사는 제외한다)와 감사의 임기는 각각 2년

진료심사평가위원회(제66조)

- **진료심사평가위원회** : 심사평가원의 업무를 효율적으로 수행하기 위하여 심사평가원에 진료심사평가위원회(이하 "심사위원회"라 한다) 설치
- **심사위원회 구성** : 위원장을 포함하여 90명 이내의 상근 심사위원과 1천명 이내의 비상근 심사위원으로 구성하며, 진료과목별 분과위원회를 둘 수 있음
- **상근 심사위원 임명** : 심사평가원의 원장이 보건복지부령으로 정하는 사람 중에서 임명(시행규칙 제33조)
- **비상근 심사위원 위촉** : 심사평가원의 원장이 보건복지부령으로 정하는 사람 중에서 위촉(시행규칙 제33조)

• 심사위원의 해임 또는 해촉
 1. 신체장애나 정신장애로 직무를 수행할 수 없다고 인정되는 경우
 2. 직무상 의무를 위반하거나 직무를 게을리한 경우
 3. 고의나 중대한 과실로 심사평가원에 손실이 생기게 한 경우
 4. 직무 여부와 관계없이 품위를 손상하는 행위를 한 경우

• **심사위원회 위원의 자격 · 임기 및 심사위원회의 구성 · 운영 등에 필요한 사항** : 보건복지부령(시행규칙 제32조)

시행규칙 제32조 심사위원회 위원의 자격

심사위원회의 위원은 다음 각 호의 어느 하나에 해당하는 사람이어야 한다. 다만, 법 제23조에 따른 결격사유에 해당하는 사람은 제외한다.
1. 의사 면허를 취득한 후 10년이 지난 사람으로서 의과대학 또는 의료기관에서 종사한 사람
2. 치과의사 면허를 취득한 후 10년이 지난 사람으로서 치과대학 또는 의료기관에서 종사한 사람
3. 한의사 면허를 취득한 후 10년이 지난 사람으로서 한의과대학 또는 의료기관에서 종사한 사람
4. 약사 면허를 취득한 후 10년이 지난 사람으로서 약학대학 · 의료기관 · 약국 또는 한국희귀 · 필수의약품센터에서 종사한 사람
5. 「고등교육법」 제2조제1호부터 제3호까지의 학교에서 전임강사 이상의 경력을 가진 사람으로서 보건의약관련 분야에 10년 이상 종사한 사람
6. 보건의약 또는 건강보험과 관련된 분야에 10년 이상 종사한 사람 중 보건복지부장관이 심사위원 자격이 있다고 인정하는 사람

시행규칙 제34조 심사위원의 임기

심사위원 임기 : 2년

자금의 조달 등(제67조)

• **심사평가원의 자금 조달** : 심사평가원은 다른 법률에 따라 지급되는 급여비용의 심사 또는 의료의 적정성 평가에 관하여 위탁받은 업무를 제외한 업무수행을 위하여 공단으로부터 부담금을 징수할 수 있음

• **위탁수수료의 징수** : 심사평가원은 급여비용의 심사 또는 의료의 적정성 평가에 관한 업무를 위탁받은 경우에는 위탁자로부터 수수료를 받을 수 있음

• **부담금 및 수수료의 금액 · 징수 방법 등** : 보건복지부령으로 정함

제6장 보험료

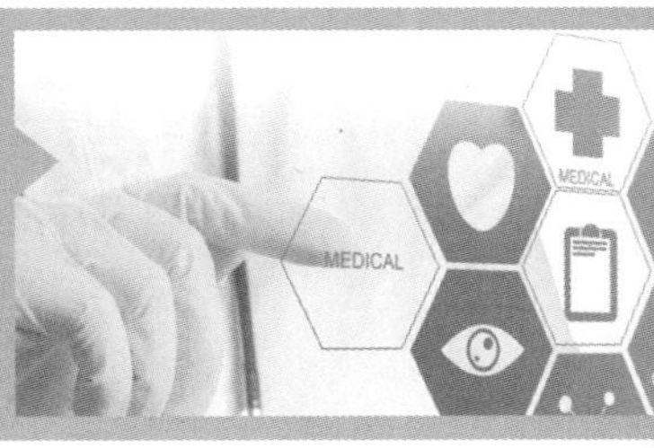

보험료(제69조)

- **보험료 징수대상** : 공단은 건강보험사업에 드는 비용에 충당하기 위하여 보험료 납부의무자로부터 보험료를 징수
- **보험료 징수일시** : 가입자의 자격을 취득한 날이 속하는 달의 다음 달부터 가입자의 자격을 잃은 날의 전날이 속하는 달까지 징수. 다만, 가입자의 자격을 매월 1일에 취득한 경우 또는 제5조제1항제2호가목에 따른 건강보험 적용신청으로 가입자의 자격을 취득하는 경우에는 그 달부터 징수
- **가입자 자격 변동시 보험료 징수일시** : 보험료를 징수할 때 가입자의 자격이 변동된 경우에는 변동된 날이 속하는 달의 보험료는 변동되기 전의 자격을 기준으로 징수. 다만, 가입자의 자격이 매월 1일에 변동된 경우에는 변동된 자격을 기준으로 징수
- **직장가입자의 월별 보험료액 산정**
  1. 보수월액보험료: 보수월액에 보험료율을 곱하여 얻은 금액
  2. 보수 외 소득월액보험료: 보수 외 소득월액에 보험료율을 곱하여 얻은 금액
- **지역가입자의 월별 보험료액 산정** : 세대 단위로 산정하되, 다음 각 호의 구분에 따라 산정한 금액을 합산한 금액으로 산정
  1. 소득: 지역가입자의 소득월액에 보험료율을 곱하여 얻은 금액
  2. 재산: 재산보험료부과점수에 재산보험료부과점수당 금액을 곱하여 얻은 금액
- **보험료의 상한 및 하한** : 직장가입자의 월별 보험료액과 지역가입자의 월별 보험료액은 가입자의 보험료 평균액의 일정비율에 해당하는 금액을 고려하여 대통령령으로 정하는 기준에 따라 상한 및 하한을 정함

보수월액(제70조)

- **직장가입자의 보수월액** : 직장가입자가 지급받는 보수를 기준으로 하여 산정
- **휴직이나 그 밖의 사유로 보수의 전부 또는 일부가 지급되지 아니하는 가입자(이하 "휴직자**

등")의 보수월액보험료 : 해당 사유가 생기기 전 달의 보수월액을 기준으로 산정

- **직장가입자가 지급받는 보수** : 근로자등이 근로를 제공하고 사용자·국가 또는 지방자치단체로부터 지급받는 금품(실비변상적인 성격을 갖는 금품은 제외한다)으로서 대통령령으로 정하는 것. 이 경우 보수 관련 자료가 없거나 불명확한 경우 등 대통령령으로 정하는 사유에 해당하면 보건복지부장관이 정하여 고시하는 금액을 보수로 봄(시행령 제33조)
- **보수월액의 산정 및 보수가 지급되지 아니하는 사용자의 보수월액의 산정 등** : 대통령령으로 정함(시행령 제38조)

시행령 제33조 보수에 포함되는 금품 등

① 법 제70조제3항 전단에서 "대통령령으로 정하는 것"이란 근로의 대가로 받은 봉급, 급료, 보수, 세비(歲費), 임금, 상여, 수당, 그 밖에 이와 유사한 성질의 금품으로서 다음 각 호의 것을 제외한 것을 말한다.

1. 퇴직금
2. 현상금, 번역료 및 원고료
3. 「소득세법」에 따른 비과세근로소득. 다만, 「소득세법」 제12조제3호차목·파목 및 거목에 따라 비과세되는 소득은 제외한다.

② 법 제70조제3항 후단에서 "보수 관련 자료가 없거나 불명확한 경우 등 대통령령으로 정하는 사유"란 다음 각 호의 어느 하나에 해당하는 경우를 말한다.

1. 보수 관련 자료가 없거나 불명확한 경우
2. 「최저임금법」 제5조에 따른 최저임금액 등을 고려할 때 보수 관련 자료의 신뢰성이 없다고 공단이 인정하는 경우

③ 보수의 전부 또는 일부가 현물(現物)로 지급되는 경우에는 그 지역의 시가(時價)를 기준으로 공단이 정하는 가액(價額)을 그에 해당하는 보수로 본다.

④ 법 제70조제3항 후단에 따라 보건복지부장관이 고시하는 금액이 적용되는 기간 중에 사업장 근로자의 보수가 확인되는 경우에는 공단이 확인한 날이 속하는 달의 다음 달부터 그 고시 금액을 적용하지 아니한다.

시행령 제38조 보수가 지급되지 않는 사용자의 보수월액 결정

① 법 제70조제4항에 따른 보수가 지급되지 아니하는 사용자의 보수월액은 다음 각 호의 방법으로 산정한다. 이 경우 사용자는 매년 5월 31일까지[「소득세법」 제70조의2에 따라 세무서장에게 성실신고확인서를 제출한 사용자(이하 이 항에서 "성실신고사용자"라 한다)인 경우에는 6월 30일까지] 수입을 증명할 수 있는 자료를 제출하거나 수입금액을 공단에 통보하여야 하며, 산정된 보수월액은 매년 6월부터 다음 해 5월까지(성실신고사용자의 경우에는 매년 7월부터 다음 해 6월까지) 적용한다.

1. 해당 연도 중 해당 사업장에서 발생한 보건복지부령으로 정하는 수입으로서 객관적인 자료를 통하여 확인된 금액
2. 수입을 확인할 수 있는 객관적인 자료가 없는 경우에는 사용자의 신고금액

② 보수가 지급되지 아니하는 사용자의 보수월액을 결정하거나 변경하는 절차 등에 관하여는 제34조제1항, 제35조제2항 및 제36조를 준용한다.

③ 제1항 및 제2항에도 불구하고 다음 각 호의 어느 하나에 해당하는 경우 사용자의 보수월액은 그 각 호에서 정하는 금액으로 한다.
  1. 제1항제1호 및 제2호에 따른 확인금액 또는 신고금액을 기준으로 산정한 보수월액이 해당 사업장에서 가장 높은 보수월액을 적용받는 근로자의 보수월액보다 낮은 경우(제2호나목에 해당하는 경우는 제외한다): 해당 사업장에서 가장 높은 보수월액을 적용받는 근로자의 보수월액
  2. 다음 각 목의 어느 하나에 해당하는 경우: 해당 사업장 근로자의 보수월액을 평균한 금액
    가. 사용자가 제1항 각 호 외의 부분 후단에 따른 자료 제출과 수입금액 통보를 하지 않고, 같은 항 제1호에 따른 수입을 확인할 수 있는 객관적인 자료도 없는 경우
    나. 제1항제1호에 따른 확인금액이 0원 이하인 경우

소득월액(제71조)

- **직장가입자의 보수 외 소득월액** : 제70조에 따른 보수월액의 산정에 포함된 보수를 제외한 직장가입자의 소득(이하 "보수 외 소득"이라 한다)이 대통령령으로 정하는 금액을 초과하는 경우 다음의 계산식에 따른 값을 보건복지부령으로 정하는 바에 따라 평가하여 산정

(연간 보수 외 소득 - 대통령령으로 정하는 금액) × 1/12

- **지역가입자의 소득월액** : 지역가입자의 연간 소득을 12개월로 나눈 값을 보건복지부령으로 정하는 바에 따라 평가하여 산정
- 소득의 구체적인 범위, 소득월액을 산정하는 기준, 방법 등 소득월액의 산정에 필요한 사항은 대통령령으로 정함

시행령 제41조 소득월액

① 소득월액(직장가입자의 경우에는 법 제71조제1항에 따른 보수 외 소득월액을 말하고, 지역가입자의 경우에는 같은 조 제2항에 따른 소득월액을 말한다. 이하 같다) 산정에 포함되는 소득은 다음 각 호와 같다. 이 경우 「소득세법」에 따른 비과세소득은 제외한다.
  1. 이자소득: 「소득세법」 제16조에 따른 소득
  2. 배당소득: 「소득세법」 제17조에 따른 소득
  3. 사업소득: 「소득세법」 제19조에 따른 소득
  4. 근로소득: 「소득세법」 제20조에 따른 소득
  5. 연금소득: 「소득세법」 제20조의3에 따른 소득. 다만, 같은 조 제1항제1호의 공적연금소득의 경우에는 같은 조 제2항을 적용하지 않고 해당 과세기간에 발생한 연금소득 전부를 연금소득으로 한다.
  6. 기타소득: 「소득세법」 제21조에 따른 소득

② 제1항 각 호의 소득의 구체적인 산정방법은 보건복지부령으로 정한다.

③ 제1항 각 호의 소득 자료의 반영시기는 다음 각 호의 구분에 따른다. 다만, 천재지변 등 부득이한 사유가 발생한 경우에는 공단의 정관으로 정하는 바에 따라 반영시기를 조정할 수 있다.

1. 매년 1월부터 10월까지의 소득월액 산정 시: 소득월액보험료(직장가입자의 경우에는 보수 외 소득월액보험료를 말하고, 지역가입자의 경우에는 소득에 대한 월별 보험료를 말한다. 이하 같다)가 부과되는 연도의 전전년도 자료. 다만, 제1항제5호의 연금소득 자료는 소득월액보험료가 부과되는 연도의 전년도 자료로 한다.
2. 매년 11월 및 12월의 소득월액 산정 시: 소득월액보험료가 부과되는 연도의 전년도 자료

④ 법 제71조제1항 계산식 외의 부분 및 같은 항의 계산식에서 "대통령령으로 정하는 금액"이란 각각 연간 2천만원을 말한다.

⑤ 제1항부터 제4항까지에서 규정한 사항 외에 소득 자료의 구체적인 종류 등 소득월액의 산정에 필요한 세부 사항은 공단의 정관으로 정한다.

재산보험료부과점수(제72조)

- **재산보험료부과점수** : 지역가입자의 재산을 기준으로 산정. 다만, 다만, 대통령령으로 정하는 지역가입자가 실제 거주를 목적으로 대통령령으로 정하는 기준 이하의 주택을 구입 또는 임차하기 위하여 다음 각 호의 어느 하나에 해당하는 대출을 받고 그 사실을 공단에 통보하는 경우에는 해당 대출금액을 대통령령으로 정하는 바에 따라 평가하여 재산보험료부과점수 산정 시 제외
  1. 「금융실명거래 및 비밀보장에 관한 법률」 제2조제1호에 따른 금융회사등으로부터 받은 대출
  2. 「주택도시기금법」에 따른 주택도시기금을 재원으로 하는 대출 등 보건복지부장관이 정하여 고시하는 대출
- 재산보험료부과점수의 산정방법과 산정기준을 정할 때 법령에 따라 재산권의 행사가 제한되는 재산에 대하여는 다른 재산과 달리 정할 수 있음
- 지역가입자는 재산보험료부과점수 산정을 위하여 필요한 금융정보등을 공단에 제공하는 것에 대하여 동의한다는 서면을 함께 제출
- **재산보험료부과점수의 산정방법 · 산정기준 등** : 대통령령으로 정함

시행령 제42조 보험료부과점수의 산정기준

① 법 제72조제1항에 따른 재산보험료부과점수(이하 "재산보험료부과점수"라 한다)는 다음 각 호의 재산을 고려하여 산정하되, 구체적인 산정방법은 별표 4와 같다.

1. 「지방세법」 제105조에 따른 재산세의 과세대상이 되는 토지, 건축물, 주택, 선박 및 항공기. 다만, 종중재산(宗中財産), 마을 공동재산, 그 밖에 이에 준하는 공동의 목적으로 사용하는 건축물 및 토지는 제외한다.
2. 주택을 소유하지 않은 지역가입자의 경우에는 임차주택에 대한 보증금 및 월세금액

② 제1항에서 규정한 사항 외에 재산보험료부과점수의 산정에 필요한 세부 사항은 공단의 정관으로 정한다.

보험료 부과제도에 대한 적정성 평가(제72조의3)

- **적정성 평가의 내용** : 보건복지부장관은 피부양자 인정기준과 보험료, 보수월액, 소득월액 및 재산보험료부과점수의 산정 기준 및 방법 등에 대하여 적정성을 평가하고, 이 법 시행일로부터 4년이 경과한 때 이를 조정
- **보건복지부장관 적정성 평가시 고려사항**
  1. 심의위원회가 심의한 가입자의 소득 파악 현황 및 개선방안
  2. 공단의 소득 관련 자료 보유 현황
  3. 종합소득 과세 현황
  4. 직장가입자에게 부과되는 보험료와 지역가입자에게 부과되는 보험료 간 형평성
  5. 인정기준 및 산정기준의 조정으로 인한 보험료 변동
  6. 그 밖에 적정성 평가 대상이 될 수 있는 사항으로서 보건복지부장관이 정하는 사항

보험료율 등(제73조)

- **직장가입자의 보험료율** : 1천분의 80의 범위에서 심의위원회의 의결을 거쳐 대통령령으로 정함(시행령 제44조)
- **국외에서 업무에 종사하고 있는 직장가입자에 대한 보험료율** : 제1항에 따라 정해진 보험료율의 100분의 50으로 함
- **지역가입자의 보험료율과 재산보험료부과점수당 금액** : 심의위원회의 의결을 거쳐 대통령령으로 정함(시행령 제44조)

시행령 제44조 보험료율 및 재산료부과점수당 금액

① 법 제73조제1항에 따른 직장가입자의 보험료율 및 같은 조 제3항에 따른 지역가입자의 보험요율은 각각 1만분의 709로 한다.

② 법 제73조제3항에 따른 지역가입자의 재산보험료부과점수당 금액은 208.4원으로 한다.

보험료의 면제(제74조)

- **보험료의 면제 사유** : 직장가입자가 국외에 체류하는 경우(1개월 이상의 기간으로서 대통령령으로 정하는 기간 이상 국외에 체류하는 경우에 한정), 현역병, 전환복무된 사람, 군간부후보생(제6조 제2항 제2호)에 해당하게 된 경우, 교도소, 그 밖에 이에 준하는 시설에 수용되어 있는 경우의 어느 하나에 해당하면 그가입자의 보험료를 면제함. 다만, 제54

조제2호(국외에 체류하는 경우)에 해당하는 직장가입자의 경우에는 국내에 거주하는 피부양자가 없을 때에만 보험료를 면제함

- **지역가입자의 보험료 부과점수 제외 사유** : 지역가입자가 국외에 체류하는 경우, 현역병, 전환복무된 사람, 군간부후보생(제6조 제2항 제2호)에 해당하게 된 경우, 교도소, 그 밖에 이에 준하는 시설에 수용되어 있는 경우의 어느 하나에 해당하면 그 가입자가 속한 세대의 보험료를 산정할 때 그 가입자의 소득월액 및 재산보험료부과점수를 제외
- 보험료의 면제나 보험료의 산정에서 제외되는 소득월액 및 재산보험료부과점수에 대하여는 국외에 체류하는 경우, 현역병, 전환복무된 사람, 군간부후보생(제6조 제2항 제2호)에 해당하게 된 경우, 교도소, 그 밖에 이에 준하는 시설에 수용되어 있는 경우 급여정지 사유가 생긴 날이 속하는 달의 다음 달부터 사유가 없어진 날이 속하는 달까지 적용함. 다만, 다음 각 호의 어느 하나에 해당하는 경우에는 그 달의 보험료를 면제하지 아니하거나 보험료의 산정에서 소득월액 및 재산보험료부과점수를 제외하지 아니함
  1. 급여정지 사유가 매월 1일에 없어진 경우
  2. 국외에 체류하는 경우 해당하는 가입자 또는 그 피부양자가 국내에 입국하여 입국일이 속하는 달에 보험급여를 받고 그 달에 출국하는 경우

보험료의 경감 등(제75조)

- **보험료 경감의 사유** : 다음 각 호의 어느 하나에 해당하는 가입자 중 보건복지부령으로 정하는 가입자에 대하여는 그 가입자 또는 그 가입자가 속한 세대의 보험료의 일부를 경감할 수 있음
  1. 섬・벽지(僻地)・농어촌 등 대통령령으로 정하는 지역에 거주하는 사람
  2. 65세 이상인 사람
  3. 「장애인복지법」에 따라 등록한 장애인
  4. 「국가유공자 등 예우 및 지원에 관한 법률」 제4조제1항제4호, 제6호, 제12호, 제15호 및 제17호에 따른 국가유공자
  5. 휴직자
  6. 그 밖에 생활이 어렵거나 천재지변 등의 사유로 보험료를 경감할 필요가 있다고 보건복지부장관이 정하여 고시하는 사람
- **보험료 감액의 사유** : 보험료 납부의무자가 다음 각 호의 어느 하나에 해당하는 경우에는 대통령령으로 정하는 바에 따라 보험료를 감액하는 등 재산상의 이익을 제공할 수 있음

1. 보험료의 납입 고지 또는 독촉을 전자문서로 받는 경우
2. 보험료를 계좌 또는 신용카드 자동이체의 방법으로 내는 경우

시행령 제45조 보험료 경감 대상지역

법 제75조제1항제1호에서 "섬·벽지(僻地)·농어촌 등 대통령령으로 정하는 지역"이란 다음 각 호의 어느 하나에 해당하는 지역을 말한다.

1. 요양기관까지의 거리가 멀거나 대중교통으로 이동하는 시간이 오래 걸리는 지역으로서 보건복지부장관이 정하여 고시하는 섬·벽지 지역
2. 다음 각 목의 어느 하나에 해당하는 농어촌지역
   가. 군 및 도농복합 형태 시의 읍·면 지역
   나. 「지방자치법」 제2조제1항제2호에 따른 시와 군의 지역 중 동(洞) 지역으로서 「국토의 계획 및 이용에 관한 법률」 제36조제1항제1호에 따라 지정된 주거지역·상업지역 및 공업지역을 제외한 지역
   다. 「농어촌주민의 보건복지 증진을 위한 특별법」 제33조에 해당하는 지역
3. 요양기관의 이용이 제한되는 근무지의 특성을 고려하여 보건복지부장관이 인정하는 지역

시행령 제45조의2 계좌이체자 등에 대한 보험료 감액 등

공단은 법 제75조제2항에 따라 전자문서로 납입 고지를 받거나 계좌 또는 신용카드 자동이체의 방법으로 보험료를 내는 납부의무자에 대해서는 그에 따라 절감되는 우편요금 등 행정비용의 범위에서 공단의 정관으로 정하는 바에 따라 보험료를 감액하거나 감액하는 금액에 상당하는 금품을 제공할 수 있다.

시행규칙 제46조 보험료 경감 대상자

법 제75조제1항 각 호 외의 부분에서 "보건복지부령으로 정하는 가입자"란 다음 각 호의 어느 하나에 해당하는 사람을 말한다.

1. 영 제45조제1호에 해당하는 지역에 거주하는 가입자
2. 영 제45조제2호에 해당하는 지역에 거주하는 지역가입자로서 다음 각 목의 어느 하나에 해당하는 사람. 다만, 영 제45조제2호나목 및 다목에 해당하는 지역의 경우 라목에 해당하는 사람은 제외한다.
   가. 「농어업·농어촌 및 식품산업 기본법」 제3조제2호에 따른 농어업인
   나. 「수산업법」 제2조제12호에 따른 어업인
   다. 「광업법」 제3조제2호에 따른 광업에 종사하는 사람
   라. 「소득세법」 제19조에 따른 사업소득이 연간 500만원 이하인 사람
3. 영 제45조제3호에 해당하는 지역에 거주하는 직장가입자로서 보건복지부장관이 정하여 고시하는 사람
4. 법 제75조제1항제2호부터 제4호까지에 해당하는 지역가입자
5. 법 제75조제1항제5호에 해당하는 직장가입자 중 휴직기간이 1개월 이상인 사람
6. 법 제75조제1항제6호에 해당하는 가입자

보험료의 부담(제76조)

- 직장가입자의 공동부담 : 직장가입자의 보수월액보험료는 직장가입자와 다음 각 호의 구분에 따른 자가 각각 보험료액의 100분의 50씩 부담. 다만, 직장가입자가 교직원으로서 사립학교에 근무하는 교원이면 보험료액은 그 직장가입자가 100분의 50을, 사용자가 100분의 30을, 국가가 100분의 20을 각각 부담함
  1. 직장가입자가 근로자인 경우에는 제3조제2호가목에 해당하는 사업주
  2. 직장가입자가 공무원인 경우에는 그 공무원이 소속되어 있는 국가 또는 지방자치단체
  3. 직장가입자가 교직원(사립학교에 근무하는 교원은 제외한다)인 경우에는 제3조제2호다목에 해당하는 사용자
- 직장가입자의 보수 외 소득월액보험료 : 직장가입자가 부담
- 지역가입자의 보험료 : 그 가입자가 속한 세대의 지역가입자 전원이 연대하여 부담
- 직장가입자가 교직원인 경우의 보험료 부담 : 사용자가 부담액 전부를 부담할 수 없으면 그 부족액을 학교에 속하는 회계에서 부담 가능

보험료 납부의무(제77조)

- 직장가입자의 보험료 납무의무
  1. 보수월액보험료 : 사용자. 이 경우 사업장의 사용자가 2명 이상인 때에는 그 사업장의 사용자는 해당 직장가입자의 보험료를 연대하여 납부
  2. 보수 외 소득월액보험료 : 직장가입자
- 지역가입자의 보험료 납부의무 : 그 가입자가 속한 세대의 지역가입자 전원이 연대하여 납부. 다만, 소득 및 재산이 없는 미성년자와 소득 및 재산 등을 고려하여 대통령령으로 정하는 기준에 해당하는 미성년자는 납부의무를 부담하지 아니함
- 사용자의 보험료 공제 : 보수월액보험료 중 직장가입자가 부담하여야 하는 그 달의 보험료액을 그 보수에서 공제하여 납부하여야 한다. 이 경우 직장가입자에게 공제액을 알려야 함

보험료의 납부기한(제78조)

- 보험료의 납부기한 : 보험료 납부의무가 있는 자는 가입자에 대한 그 달의 보험료를 그 다음 달 10일까지 납부. 다만, 직장가입자의 보수 외 소득월액보험료 및 지역가입자의 보험

료는 보건복지부령으로 정하는 바에 따라 분기별로 납부 가능

- **납부기한의 연장** : 공단은 제1항에도 불구하고 납입 고지의 송달 지연 등 보건복지부령으로 정하는 사유가 있는 경우 납부의무자의 신청에 따라 제1항에 따른 납부기한부터 1개월의 범위에서 납부기한을 연장 가능

보험료 등의 납입고지(제79조)

- **보험료 등 납입고지사항** : 공단은 보험료등을 징수하려면 그 금액을 결정하여 납부의무자에게 다음 각 호의 사항을 적은 문서로 납입 고지를 하여야 함
  1. 징수하려는 보험료등의 종류
  2. 납부해야 하는 금액
  3. 납부기한 및 장소
- **납입고지의 효력** : 직장가입자의 사용자가 2명 이상인 경우 또는 지역가입자의 세대가 2명 이상으로 구성된 경우 그 중 1명에게 한 고지는 해당 사업장의 다른 사용자 또는 세대 구성원인 다른 지역가입자 모두에게 효력이 있음
- **휴직자등의 보험료** : 휴직 등의 사유가 끝날 때까지 보건복지부령으로 정하는 바에 따라 납입 고지를 유예가능
- **제2차 납부의무자에게 납입고지** : 해당 법인인 사용자 및 사업 양도인에게 그 사실을 통지

> **시행규칙** 제48조 보험료등의 납입고지 기한
> 공단은 법 제79조에 따라 보험료와 그 밖에 법에 따른 징수금(이하 "보험료등"이라 한다)의 납입고지를 할 때에는 납부의무자에게 보험료등의 납부기한 10일 전까지 납입고지서를 발급하여야 한다.

신용카드등으로 하는 보험료등의 납부(제79조의2)

- **보험료의 신용카드 납부** : 공단이 납입 고지한 보험료등을 납부하는 자는 보험료등의 납부를 대행할 수 있도록 대통령령으로 정하는 기관 등(이하 이 조에서 "보험료등납부대행기관"이라 한다)을 통하여 신용카드, 직불카드 등(이하 이 조에서 "신용카드등"이라 한다)으로 납부 가능(시행령 제46조의4)
- **신용카드등으로 보험료등을 납부하는 경우 납부일 기준** : 보험료등납부대행기관의 승인일
- **신용카드 수수료 등** : 보험료등납부대행기관은 보험료등의 납부자로부터 보험료등의 납부를 대행하는 대가로 수수료를 받을 수 있음

• 보험료등납부대행기관의 지정 및 운영, 수수료 등 : 대통령령

시행령 제46조의4 신용카드등에 의한 보험료등의 납부

① 삭제 〈2017.3.20.〉
② 법 제79조의2제1항에서 "대통령령으로 정하는 기관 등"이란 다음 각 호의 기관을 말한다.
1. 「민법」 제32조에 따라 금융위원회의 허가를 받아 설립된 금융결제원
2. 정보통신망을 이용하여 신용카드, 직불카드 등(이하 이 조에서 "신용카드등"이라 한다)에 의한 결제를 수행하는 기관 중 시설, 업무수행능력 및 자본금 규모 등을 고려하여 공단이 지정하는 기관

③ 법 제79조의2제3항에 따른 납부대행 수수료는 공단이 납부대행기관의 운영경비 등을 종합적으로 고려하여 승인한다. 이 경우 납부대행 수수료는 해당 보험료등 납부금액의 1천분의 10을 초과할 수 없다.

연체금(제80조)

• **연체금 징수** : 공단은 보험료등의 납부의무자가 납부기한까지 보험료등을 내지 아니하면 그 납부기한이 지난 날부터 매 1일이 경과할 때마다 다음 각 호에 해당하는 연체금을 징수
1. 보험료 또는 보험급여 제한 기간 중 받은 보험급여에 대한 징수금을 체납한 경우 : 해당 체납금액의 1천500분의 1에 해당하는 금액. 이 경우 연체금은 해당 체납금액의 1천분의 20을 넘지 못함
2. 제1호 외에 이 법에 따른 징수금을 체납한 경우 : 해당 체납금액의 1천분의 1에 해당하는 금액. 이 경우 연체금은 해당 체납금액의 1천분의 30을 넘지 못함

• **납부기간 체납시 연체금** : 공단은 보험료등의 납부의무자가 체납된 보험료등을 내지 아니하면 납부기한 후 30일이 지난 날부터 매 1일이 경과할 때마다 다음 각 호에 해당하는 연체금을 제1항에 따른 연체금에 더하여 징수
1. 보험료 또는 보험급여 제한 기간 중 받은 보험급여에 대한 징수금을 체납한 경우 : 해당 체납금액의 6천분의 1에 해당하는 금액. 이 경우 연체금은 해당 체납금액의 1천분의 50을 넘지 못함
2. 제1호 외에 이 법에 따른 징수금을 체납한 경우 : 해당 체납금액의 3천분의 1에 해당하는 금액. 이 경우 연체금은 해당 체납금액의 1천분의 90을 넘지 못함

• **연체금 미징수 사유** : 천재지변이나 그 밖에 보건복지부령으로 정하는 부득이한 사유가 있으면 연체금을 징수하지 아니할 수 있음(시행규칙 제51조)

시행규칙 제51조 연체금 징수의 예외사유(보건복지부령으로 정하는 부득이한 사유)

1. 전쟁 또는 사변으로 인하여 체납한 경우
2. 연체금의 금액이 공단의 정관으로 정하는 금액 이하인 경우
3. 사업장 또는 사립학교의 폐업·폐쇄 또는 폐교로 체납액을 징수할 수 없는 경우
4. 화재로 피해가 발생해 체납한 경우
5. 그 밖에 보건복지부장관이 연체금을 징수하기 곤란한 부득이한 사유가 있다고 인정하는 경우

보험료등의 독촉 및 체납처분(제81조)

- **보험료 등의 독촉** : 공단은 납부의무자가 보험료등을 내지 아니하면 기한을 정하여 독촉할 수 있음. 이 경우 직장가입자의 사용자가 2명 이상인 경우 또는 지역가입자의 세대가 2명 이상으로 구성된 경우에는 그 중 1명에게 한 독촉은 해당 사업장의 다른 사용자 또는 세대 구성원인 다른 지역가입자 모두에게 효력이 있는 것으로 봄
- **보험료 납부독촉 기일** : 10일 이상 15일 이내의 납부기한을 정하여 독촉장을 발부
- **보험료의 국세체납** : 공단은 보험료 납부 독촉을 받은 자가 그 납부기한까지 보험료 등을 내지 아니하면 보건복지부장관의 승인을 받아 국세 체납처분의 예에 따라 이를 징수가능
- **압류사실 등에 대한 통보서 발송** : 공단은 국세 체납처분을 하기 전에 보험료 등의 체납내역, 압류 가능한 재산의 종류, 압류 예정 사실 및 「국세징수법」에 따른 소액금융재산에 대한 압류금지 사실 등이 포함된 통보서를 발송하여야 함. 다만, 법인 해산 등 긴급히 체납처분을 할 필요가 있는 경우로서 대통령령으로 정하는 경우에는 통보서를 발송하지 않을 수 있음
- **보험료 징수를 위한 공매** : 공단은 국세 체납처분의 예에 따라 압류하거나 압류한 재산의 공매에 대하여 전문지식이 필요하거나 그 밖에 특수한 사정으로 직접 공매하는 것이 적당하지 아니하다고 인정하는 경우에는 「한국자산관리공사 설립 등에 관한 법률」에 따라 설립된 한국자산관리공사(이하 "한국자산관리공사"라 한다)에 공매를 대행 가능(이 경우 공매는 공단이 한 것으로 봄)
- **공매 수수료의 지급** : 공단은 한국자산관리공사가 공매를 대행하면 보건복지부령으로 정하는 바에 따라 수수료를 지급할 수 있음

체납보험료의 분할납부(제82조)

- **체납보험료의 분할납부** : 공단은 보험료를 3회 이상 체납한 자가 신청하는 경우 보건복지

부령으로 정하는 바에 따라 분할납부를 승인 가능

- **분할납부 신청의 절차·방법 등 안내** : 공단은 보험료를 3회 이상 체납한 자에 대하여 체납처분을 하기 전에 분할납부를 신청할 수 있음을 알리고, 보건복지부령으로 정하는 바에 따라 분할납부 신청의 절차·방법 등에 관한 사항을 안내
- **체납보험료의 분할납부 승인취소** : 공단은 분할납부 승인을 받은 자가 정당한 사유 없이 5회 이상 그 승인된 보험료를 납부하지 아니하면 그 분할납부의 승인을 취소
- **분할납부의 승인과 취소에 관한 절차·방법·기준 등** : 보건복지부령

결손처분(제84조)

- **결손처분 사유** : 공단은 다음 각 호의 어느 하나에 해당하는 사유가 있으면 재정운영위원회의 의결을 받아 보험료등을 결손처분 가능

1. 체납처분이 끝나고 체납액에 충당될 배분금액이 그 체납액에 미치지 못하는 경우
2. 해당 권리에 대한 소멸시효가 완성된 경우
3. 그 밖에 징수할 가능성이 없다고 인정되는 경우로서 대통령령으로 정하는 경우(시행령 제50조)

> **시행령** 제50조 결손처분
> 법 제84조제1항제3호에서 "대통령령으로 정하는 경우"란 다음 각 호의 경우를 말한다.
> 1. 체납자의 재산이 없거나 체납처분의 목적물인 총재산의 견적가격이 체납처분비에 충당하고 나면 남을 여지가 없음이 확인된 경우
> 2. 체납처분의 목적물인 총재산이 보험료등보다 우선하는 국세, 지방세, 전세권·질권·저당권 또는 「동산·채권 등의 담보에 관한 법률」에 따른 담보권에 따라 담보된 채권 등의 변제에 충당하고 나면 남을 여지가 없음이 확인된 경우
> 3. 그 밖에 징수할 가능성이 없다고 재정운영위원회에서 의결한 경우

보험료등의 징수 순위(제85조)

- **보험료의 징수 순위** : 보험료등은 국세와 지방세를 제외한 다른 채권에 우선하여 징수. 다만, 보험료등의 납부기한 전에 전세권·질권·저당권 또는 「동산·채권 등의 담보에 관한 법률」에 따른 담보권의 설정을 등기 또는 등록한 사실이 증명되는 재산을 매각할 때에 그 매각대금 중에서 보험료등을 징수하는 경우 그 전세권·질권·저당권 또는 「동산·채권 등의 담보에 관한 법률」에 따른 담보권으로 담보된 채권에 대하여는 그러하지 아니함

보험료등의 충당과 환급(제86조)

- **보험료등의 충당** : 공단은 납부의무자가 보험료등·연체금 또는 체납처분비로 낸 금액 중 과오납부한 금액이 있으면 대통령령으로 정하는 바에 따라 그 과오납금을 보험료등·연체금 또는 체납처분비에 우선 충당함
- **보험료등의 환급** : 공단은 충당하고 남은 금액이 있는 경우 대통령령으로 정하는 바에 따라 납부의무자에게 환급하여야 함
- **충당 및 환급금 이자의 가산** : 과오납금에 대통령령으로 정하는 이자를 가산함

제7장 이의신청 및 심판청구

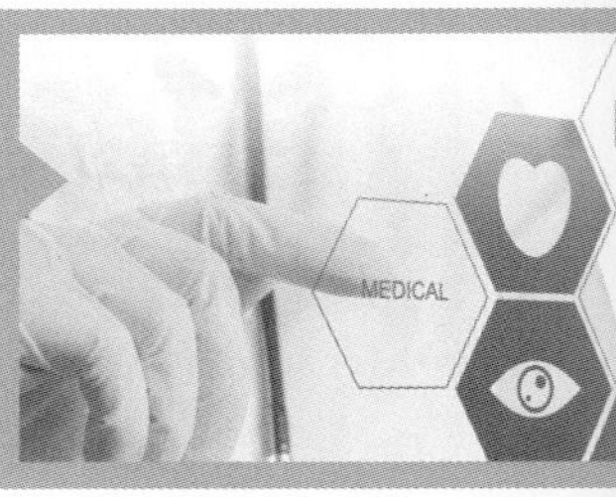

이의신청(제87조)

- 가입자 및 피부양자의 자격, 보험료등, 보험급여, 보험급여 비용에 관한 공단의 처분에 이의가 있는 자 : 건강보험공단에 이의신청
- 요양급여비용 및 요양급여의 적정성 평가 등에 관한 심사평가원의 처분에 이의가 있는 공단, 요양기관 또는 그 밖의 자 : 심사평가원에 이의신청
- 이의신청기간 : 이의신청은 처분이 있음을 안 날부터 90일 이내에 문서(전자문서를 포함한다)로 하여야 하며 처분이 있은 날부터 180일을 지나면 제기하지 못함. 다만, 정당한 사유로 그 기간에 이의신청을 할 수 없었음을 소명한 경우에는 그러하지 아니함
- 요양기관의 이의신청 : 요양기관은 요양급여 대상여부의 확인 및 과다본인부담금 지급에 따른 심사평가원의 확인에 대하여 이의신청을 하려면 통보받은 날부터 30일 이내 이의신청

시행령 제53조 이의신청위원회

이의신청을 효율적으로 처리하기 위하여 공단 및 심사평가원에 각각 이의신청위원회를 설치한다.

시행령 제54조 이의신청위원회의 구성 등

① 제53조에 따른 이의신청위원회는 각각 위원장 1명을 포함한 25명의 위원으로 구성한다.

② 공단에 설치하는 이의신청위원회의 위원장은 공단의 이사장이 지명하는 공단의 상임이사가 되고, 위원은 공단의 이사장이 임명하거나 위촉하는 다음 각 호의 사람으로 한다.

1. 공단의 임직원 1명
2. 사용자단체 및 근로자단체가 각각 4명씩 추천하는 8명
3. 시민단체, 소비자단체, 농어업인단체 및 자영업자단체가 각각 2명씩 추천하는 8명
4. 변호사, 사회보험 및 의료에 관한 학식과 경험이 풍부한 사람 7명

③ 심사평가원에 설치하는 이의신청위원회의 위원장은 심사평가원의 원장이 지명하는 심사평가원의 상임이사가 되고, 위원은 심사평가원의 원장이 임명하거나 위촉하는 다음 각 호의 사람으로 한다.

1. 심사평가원의 임직원 1명
2. 가입자를 대표하는 단체(시민단체를 포함한다)가 추천하는 사람 5명
3. 변호사, 사회보험에 관한 학식과 경험이 풍부한 사람 4명
4. 의약 관련 단체가 추천하는 사람 14명

> ④ 제2항과 제3항에 따라 위촉된 위원의 임기는 3년으로 한다.

심판청구(제88조)

- **심판청구** : 이의신청에 대한 결정에 불복하는 자는 건강보험분쟁조정위원회에 심판청구를 할 수 있음
- **심판청구서의 제출** : 심판청구를 하려는 자는 대통령령으로 정하는 심판청구서를 처분을 한 공단 또는 심사평가원에 제출하거나 건강보험분쟁조정위원회에 제출

건강보험분쟁조정위원회(제89조)

- **건강보험분쟁조정위원회 설치** : 심판청구를 심리·의결하기 위하여 보건복지부에 건강보험분쟁조정위원회(이하 "분쟁조정위원회"라 한다)를 둠
- **분쟁조정위원회의 구성** : 위원장을 포함하여 60명 이내의 위원으로 구성하고, 위원장을 제외한 위원 중 1명은 당연직위원이 됨. 이 경우 공무원이 아닌 위원이 전체 위원의 과반수가 되도록 함
- **분쟁조정위원회 회의** : 위원장, 당연직위원 및 위원장이 매 회의마다 지정하는 7명의 위원을 포함하여 총 9명으로 구성하되, 공무원이 아닌 위원이 과반수가 되도록 함
- **분쟁조정위원회 회의 의결** : 구성원 과반수의 출석과 출석위원 과반수의 찬성으로 의결
- **분쟁조정위원회 사무국 설치** : 실무적으로 지원하기 위하여 분쟁조정위원회에 사무국을 둠

행정소송(제90조)

- **행정소송의 제기** : 공단 또는 심사평가원의 처분에 이의가 있는 자와 제87조에 따른 이의신청 또는 제88조에 따른 심판청구에 대한 결정에 불복하는 자는 「행정소송법」에서 정하는 바에 따라 행정소송을 제기 가능

제8장 보 칙

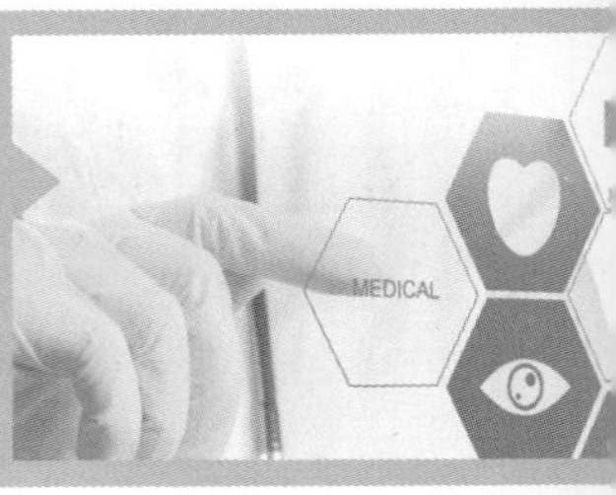

시효(제91조)

- **권리시효** : 다음 각 호의 권리는 3년 동안 행사하지 아니하면 소멸시효가 완성
  1. 보험료·연체금을 징수할 권리
  2. 보험료·연체금으로 과오납부한 금액을 환급받을 권리
  3. 보험급여를 받을 권리
  4. 보험급여 비용을 받을 권리
  5. 제47조제3항 후단에 따라 과다납부된 본인일부부담금을 돌려받을 권리
  6. 제61조에 따른 근로복지공단의 권리
- **권리시효의 중단** : 다음 각 호의 어느 하나의 사유로 중단된다.
  1. 보험료의 고지 또는 독촉
  2. 보험급여 또는 보험급여 비용의 청구
- **휴직자등의 보수월액보험료를 징수할 권리의 소멸시효** : 고지가 유예된 경우 휴직 등의 사유가 끝날 때까지 진행하지 아니함
- **소멸시효기간, 시효 중단 및 시효 정지의 준용** : 이 법에서 정한 사항 외에는 「민법」에 준용

기간 계산(제92조)

- **기간 계산** : 이 법이나 이 법에 따른 명령에 규정된 기간의 계산에 관하여 이 법에서 정한 사항 외에는 「민법」의 기간에 관한 규정을 준용

근로자의 권익 보호(제93조)

- **근로자의 권익 보호** : 고용 기간이 1개월 미만인 일용근로자, 현역병, 전환복무된 사람 및 군간부후보생, 선거에 당선되어 취임하는 공무원으로서 매월 보수 또는 보수에 준하는 급료를 받지 아니하는 사람, 등을 제외한 모든 사업장의 근로자를 고용하는 사용자는 그가

고용한 근로자가 이 법에 따른 직장가입자가 되는 것을 방해하거나 자신이 부담하는 부담금이 증가되는 것을 피할 목적으로 정당한 사유 없이 근로자의 승급 또는 임금 인상을 하지 아니하거나 해고나 그 밖의 불리한 조치를 할 수 없음

신고(제94조)

- **신고 등** : 공단은 사용자, 직장가입자 및 세대주에게 다음 각 호의 사항을 신고하게 하거나 관계 서류(전자적 방법으로 기록된 것을 포함한다)를 제출하게 할 수 있음
  1. 가입자의 거주지 변경
  2. 가입자의 보수·소득
  3. 그 밖에 건강보험사업을 위하여 필요한 사항
- **신고자료의 사실확인** : 공단은 신고한 사항이나 제출받은 자료에 대하여 사실 여부를 확인할 필요가 있으면 소속 직원이 해당 사항에 관하여 조사 가능

소득 축소·탈루 자료의 송부 등(제95조)

- **신고한 보수 또는 소득 등에 축소 또는 탈루(脫漏)가 있다고 인정하는 경우** : 보건복지부장관을 거쳐 소득의 축소 또는 탈루에 관한 사항을 문서로 국세청장에게 송부하고, 국세청장은 송부받은 사항에 대하여 「국세기본법」 등 관련 법률에 따른 세무조사를 하면 그 조사결과 중 보수·소득에 관한 사항을 공단에 송부

자료의 제공(제96조)

- **공단 자료제공 요청** : 국가, 지방자치단체, 요양기관, 「보험업법」에 따른 보험회사 및 보험료율 산출 기관, 「공공기관의 운영에 관한 법률」에 따른 공공기관, 그 밖의 공공단체 등에 대하여 다음 각 호의 업무를 수행하기 위하여 주민등록·가족관계등록·국세·지방세·토지·건물·출입국관리 등의 자료로서 대통령령으로 정하는 자료를 제공하도록 요청 가능
  1. 가입자 및 피부양자의 자격 관리, 보험료의 부과·징수, 보험급여의 관리 등 건강보험사업의 수행
  2. 건강보험공단의 관장업무(건강보험법 제14조)
- **심사평가원 자료제공 요청** : 국가, 지방자치단체, 요양기관, 「보험업법」에 따른 보험회사 및 보험료율 산출 기관, 「공공기관의 운영에 관한 법률」에 따른 공공기관, 그 밖의 공공단체 등에 대하여 요양급여비용을 심사하고 요양급여의 적정성을 평가하기 위하여 주민등

록 · 출입국관리 · 진료기록 · 의약품공급 등의 자료로서 대통령령으로 정하는 자료를 제공하도록 요청

- **보건복지부장관 자료제공 요청** : 관계 행정기관의 장에게 제41조의2에 따른 약제에 대한 요양급여비용 상한금액의 감액 및 요양급여의 적용 정지를 위하여 필요한 자료를 제공하도록 요청

금융정보등의 제공 등(제96조의2)

- **금융정보등의 제공요청** : 공단은 지역가입자의 재산보험료부과점수 산정을 위하여 필요한 경우 「신용정보의 이용 및 보호에 관한 법률」 및 「금융실명거래 및 비밀보장에 관한 법률」에도 불구하고 지역가입자가 제출한 동의 서면을 전자적 형태로 바꾼 문서에 의하여 「신용정보의 이용 및 보호에 관한 법률」에 따른 신용정보집중기관 또는 금융회사등(이하 이 조에서 "금융기관등"이라 한다)의 장에게 금융정보등을 제공하도록 요청 가능

가족관계등록 전산정보의 공동이용(제96조의3)

- **전산정보자료의 공동이용** : 공단은 지역가입자의 보험료부과점수 산정을 위한 업무를 수행하기 위하여 「전자정부법」에 따라 「가족관계의 등록 등에 관한 법률」에 따른 전산정보자료를 공동이용할 수 있음
- **법원행정처장의 조치** : 법원행정처장은 공단이 전산정보자료의 공동이용을 요청하는 경우 그 공동이용을 위하여 필요한 조치를 취하여야 함
- **목적 외 사용금지** : 누구든지 공동이용하는 전산정보자료를 그 목적 외의 용도로 이용하거나 활용하여서는 아니 됨

서류의 보존(제96조의4)

- **요양기관의 서류보존** : 요양기관은 요양급여가 끝난 날부터 5년간 보건복지부령으로 정하는 바에 따라 요양급여비용의 청구에 관한 서류를 보존. 다만, 약국 등 보건복지부령으로 정하는 요양기관은 처방전을 요양급여비용을 청구한 날부터 3년간 보존
- **사용자의 서류보존** : 3년간 보건복지부령으로 정하는 바에 따라 자격 관리 및 보험료 산정 등 건강보험에 관한 서류를 보존
- **준요양기관의 서류보존** : 요양비를 청구한 준요양기관은 요양비를 지급받은 날부터 3년간 보건복지부령으로 정하는 바에 따라 요양비 청구에 관한 서류를 보존

• **보조기기 청구자의 서류보존** : 보조기기에 대한 보험급여를 청구한 자는 보험급여를 지급받은 날부터 3년간 보험급여 청구에 관한 서류를 보존

시행규칙 제58조 서류의 보존

① 요양기관이 법 제96조의4제1항에 따라 보존해야 하는 서류는 다음 각 호와 같다.
1. 요양급여비용 심사청구서 및 요양급여비용 명세서
2. 약제·치료재료, 그 밖의 요양급여의 구성 요소의 구입에 관한 서류
3. 개인별 투약기록 및 처방전(약국 및 한국희귀·필수의약품센터의 경우만 해당한다)
4. 그 밖에 간호관리 등급료의 산정자료 등 요양급여비용 산정에 필요한 서류 및 이를 증명하는 서류
5. 제1호부터 제4호까지의 서류 등을 디스켓, 마그네틱테이프 등 전산기록장치를 이용하여 자기매체에 저장하고 있는 경우에는 해당 자료

② 법 제96조의4제1항 단서에서 "약국 등 보건복지부령으로 정하는 요양기관"이란 약국 및 한국희귀·필수의약품센터를 말한다.

③ 사용자가 법 제96조의4제2항에 따라 보존해야 하는 서류는 다음 각 호와 같다
1. 사업장의 현황, 직장가입자의 자격 취득·변동·상실 및 보험료 산정과 관련하여 관련 규정에 따라 공단에 신고 또는 통보한 내용을 입증할 수 있는 서류
2. 제1호의 서류를 디스켓, 마그네틱테이프 등 전산기록장치를 이용하여 자기매체에 저장하고 있는 경우에는 그 자료

④ 준요양기관(법 제49조제3항에 따라 요양비의 지급을 직접 청구한 경우만 해당한다)이 법 제96조의4제3항에 따라 보존해야 하는 서류는 다음 각 호와 같다. 다만, 요양비 관련 정보통신망을 통하여 제출한 서류와 제23조제5항제1호가목 및 같은 항 제2호에 따라 제출이 생략되는 서류는 제외한다.
1. 가입자나 피부양자에 대한 의사의 요양비처방전(제23조제5항제1호가목에 따라 제출을 생략한 경우는 제외한다), 요양을 실시하였음을 증명하는 서류, 세금계산서, 현금영수증 등 요양비 청구에 관한 서류
2. 제1호의 서류를 디스켓, 마그네틱테이프 등 전산기록장치를 이용하여 자기매체에 저장하고 있는 경우에는 해당 자료

⑤ 보조기기 판매업자(법 제51조제2항에 따라 보조기기 보험급여의 지급을 직접 청구한 경우만 해당한다)가 법 제96조의4제4항에 따라 보존해야 하는 서류는 다음 각 호와 같다.
1. 가입자나 피부양자에 대한 보조기기 처방전, 보조기기 검수확인서, 세금계산서, 현금영수증 등 보조기기에 대한 보험급여 청구에 관한 서류
2. 제1호의 서류를 디스켓, 마그네틱테이프 등 전산기록장치를 이용하여 자기매체에 저장하고 있는 경우에는 해당 자료

보고와 검사(제97조)

• 보건복지부장관의 보고와 검사사항

1. 보건복지부장관은 사용자, 직장가입자 또는 세대주에게 가입자의 이동·보수·소득이

나 그 밖에 필요한 사항에 관한 보고 또는 서류 제출을 명하거나, 소속 공무원이 관계인에게 질문하게 하거나 관계 서류를 검사하게 할 수 있음

2. 보건복지부장관은 요양기관(제49조에 따라 요양을 실시한 기관을 포함한다)에 대하여 요양·약제의 지급 등 보험급여에 관한 보고 또는 서류 제출을 명하거나, 소속 공무원이 관계인에게 질문하게 하거나 관계 서류를 검사하게 할 수 있음
3. 보건복지부장관은 보험급여를 받은 자에게 해당 보험급여의 내용에 관하여 보고하게 하거나, 소속 공무원이 질문하게 할 수 있음
4. 보건복지부장관은 요양급여비용의 심사청구를 대행하는 단체(이하 "대행청구단체"라 한다)에 필요한 자료의 제출을 명하거나, 소속 공무원이 대행청구에 관한 자료 등을 조사·확인하게 할 수 있음
5. 보건복지부장관은 약제에 대한 요양급여비용 상한금액의 감액 및 요양급여의 적용 정지를 위하여 필요한 경우에는 의약품공급자에 대하여 금전, 물품, 편익, 노무, 향응, 그 밖의 경제적 이익등 제공으로 인한 의약품 판매 질서 위반 행위에 관한 보고 또는 서류 제출을 명하거나, 소속 공무원이 관계인에게 질문하게 하거나 관계 서류를 검사하게 할 수 있음
6. 보고와 검사시 소속공무원의 권한 표시 : 질문·검사·조사 또는 확인을 하는 소속 공무원은 그 권한을 표시하는 증표를 지니고 관계인에게 보여주어야 함
7. 공단 또는 심사평가원 업무지원 : 질문·검사·조사 또는 확인 업무를 효율적으로 수행하기 위하여 대통령령으로 정하는 바에 따라 공단 또는 심사평가원으로 하여금 그 업무를 지원하게 할 수 있음
8. 질문·검사·조사 또는 확인의 내용·절차·방법 등에 관하여 이 법에서 정하는 사항을 제외하고는 「행정조사기본법」에서 정하는 바에 따름

업무정지(제98조)

- **업무정지** : 보건복지부장관은 요양기관이 다음 각 호의 어느 하나에 해당하면 그 요양기관에 대하여 1년의 범위에서 기간을 정하여 업무정지를 명할 수 있음. 이 경우 보건복지부장관은 그 사실을 공단 및 심사평가원에 알려야 함

1. 속임수나 그 밖의 부당한 방법으로 보험자·가입자 및 피부양자에게 요양급여비용을 부담하게 한 경우
2. 보고와 검사 명령에 위반하거나 거짓 보고를 하거나 거짓 서류를 제출하거나, 소속 공

무원의 검사 또는 질문을 거부·방해 또는 기피한 경우

3. 정당한 사유 없이 요양기관이 요양급여 결정을 신청하지 아니하고 속임수나 그 밖의 부당한 방법으로 행위·치료재료를 가입자 또는 피부양자에게 실시 또는 사용하고 비용을 부담시킨 경우

- **업무정지 기간 중의 요양급여 제공 금지** : 업무정지 처분을 받은 자는 해당 업무정지기간 중에는 요양급여를 하지 못함
- **업무정지 처분의 효과** : 그 처분이 확정된 요양기관을 양수한 자 또는 합병 후 존속하는 법인이나 합병으로 설립되는 법인에 승계되고, 업무정지 처분의 절차가 진행 중인 때에는 양수인 또는 합병 후 존속하는 법인이나 합병으로 설립되는 법인에 대하여 그 절차를 계속 진행할 수 있음. 다만, 양수인 또는 합병 후 존속하는 법인이나 합병으로 설립되는 법인이 그 처분 또는 위반사실을 알지 못하였음을 증명하는 경우에는 그러하지 아니함

과징금(제99조)

- **과징금 부과 징수** : 보건복지부장관은 요양기관에 대해 업무정지 처분을 하여야 하는 경우로서 그 업무정지 처분이 해당 요양기관을 이용하는 사람에게 심한 불편을 주거나 보건복지부장관이 정하는 특별한 사유가 있다고 인정되면 업무정지 처분을 갈음하여 속임수나 그 밖의 부당한 방법으로 부담하게 한 금액의 5배 이하의 금액을 과징금으로 부과·징수(12개월의 범위에서 분할납부 가능)
- **약제 요양급여 정지에 따른 과징금 부과** : 보건복지부장관은 제41조의2제3항에 따라 약제를 요양급여에서 적용 정지하는 경우, 요양급여의 적용 정지에 갈음하여 과징금을 부과·징수 가능(12개월의 범위에서 분할납부 가능)
- **약제 과징금 부가기간 중 과징금 부가대상** : 보건복지부장관은 과징금 부과 대상이 된 약제가 과징금이 부과된 날부터 5년의 범위에서 다시 과징금 부과 대상이 되는 경우에는 추가적으로 과징금을 부과·징수 가능
- **과징금 부과 금액범위** : 대통령령으로 해당 약제에 대한 요양급여비용 총액을 정할 때에는 그 약제의 과거 요양급여 실적 등을 고려하여 1년간의 요양급여 총액을 넘지 않는 범위에서 정함
- **과징금 납부기한** : 보건복지부장관은 과징금을 납부하여야 할 자가 납부기한까지 이를 내지 아니하면 대통령령으로 정하는 절차에 따라 그 과징금 부과 처분을 취소하고 업무정지 처분을 하거나 국세 체납처분의 예에 따라 이를 징수. 다만, 요양기관의 폐업 등으로 업

무정지 처분을 할 수 없으면 국세 체납처분의 예에 따라 징수

- **과징금징수를 위한 과세정보의 제공요청** : 보건복지부장관은 과징금을 징수하기 위하여 필요하면 다음 각 호의 사항을 적은 문서로 관할 세무관서의 장 또는 지방자치단체의 장에게 과세정보의 제공 요청
  1. 납세자의 인적사항
  2. 사용 목적
  3. 과징금 부과 사유 및 부과 기준
- **과징금의 사용용도**
  1. 공단이 요양급여비용으로 지급하는 자금
  2. 「응급의료에 관한 법률」에 따른 응급의료기금의 지원
  3. 「재난적의료비 지원에 관한 법률」에 따른 재난적의료비 지원사업에 대한 지원

위반사실의 공표(제100조)

- **위반사실의 공표내용** : 보건복지부장관은 관련 서류의 위조·변조로 요양급여비용을 거짓으로 청구하여 업무정지 및 과징금 행정처분을 받은 요양기관이 다음 각 호의 어느 하나에 해당하면 그 위반 행위, 처분 내용, 해당 요양기관의 명칭·주소 및 대표자 성명, 그 밖에 다른 요양기관과의 구별에 필요한 사항으로서 대통령령으로 정하는 사항을 공표할 수 있음
  1. 거짓으로 청구한 금액이 1천 500만원 이상인 경우
  2. 요양급여비용 총액 중 거짓으로 청구한 금액의 비율이 100분의 20 이상인 경우
- 보건복지부장관은 위반사실의 공표 여부 등을 심의하기 위하여 건강보험공표심의위원회(이하 이 조에서 "공표심의위원회"라 한다)를 설치·운영
- **의견의 진술기회 부여** : 보건복지부장관은 공표심의위원회의 심의를 거친 공표대상자에게 공표대상자인 사실을 알려 소명자료를 제출하거나 출석하여 의견을 진술할 기회를 주어야 함
- **공표대상자의 선정** : 보건복지부장관은 공표심의위원회가 제출된 소명자료 또는 진술된 의견을 고려하여 공표대상자를 재심의한 후 공표대상자를 선정

정보의 유지 등(제102조)

- **정보의 유지** : 공단, 심사평가원 및 대행청구단체에 종사하였던 사람 또는 종사하는 사람은 다음 각 호의 행위를 하여서는 아니 됨
  1. 가입자 및 피부양자의 개인정보(「개인정보 보호법」 제2조제1호의 개인정보를 말한다)를

누설하거나 직무상 목적 외의 용도로 이용 또는 정당한 사유 없이 제3자에게 제공하는 행위

2. 업무를 수행하면서 알게 된 정보(제1호의 개인정보는 제외한다)를 누설하거나 직무상 목적 외의 용도로 이용 또는 제3자에게 제공하는 행위

공단 등에 대한 감독 등(제103조)

- 보건복지부장관은 공단과 심사평가원의 경영목표를 달성하기 위하여 다음 각 호의 사업이나 업무에 대하여 보고를 명하거나 그 사업이나 업무 또는 재산상황을 검사하는 등 감독
  1. 공단의 업무 및 심사평가원의 업무
  2. 「공공기관의 운영에 관한 법률」에 따른 경영지침의 이행과 관련된 사업
  3. 이 법 또는 다른 법령에서 공단과 심사평가원이 위탁받은 업무
  4. 그 밖에 관계 법령에서 정하는 사항과 관련된 사업
- **정관이나 규정 변경, 처분** : 보건복지부장관은 제1항에 따른 감독상 필요한 경우에는 정관이나 규정의 변경 또는 그 밖에 필요한 처분을 명할 수 있음

포상금 등의 지급(제104조)

- **포상금의 지급** : 공단은 다음 각 호의 어느 하나에 해당하는 자 또는 재산을 신고한 사람에 대하여 포상금을 지급
  1. 속임수나 그 밖의 부당한 방법으로 보험급여를 받은 사람
  2. 속임수나 그 밖의 부당한 방법으로 다른 사람이 보험급여를 받도록 한 자
  3. 속임수나 그 밖의 부당한 방법으로 보험급여 비용을 받은 요양기관 또는 보험급여를 받은 준요양기관 및 보조기기 판매업자
  4. 징수금을 납부하여야 하는 자의 은닉재산
- **장려금의 지급** : 공단은 건강보험 재정을 효율적으로 운영하는 데에 이바지한 요양기관에 대하여 장려금을 지급

유사명칭의 사용금지(제105조)

- **유사명칭의 사용금지** : 공단이나 심사평가원이 아닌 자는 국민건강보험공단, 건강보험심사평가원 또는 이와 유사한 명칭을 사용하지 못함. 또한 이 법으로 정하는 건강보험사업을 수행하는 자가 아닌 자는 보험계약 또는 보험계약의 명칭에 국민건강보험이라는 용어

를 사용하지 못함

보험재정에 대한 정부지원(제108조의2)

- **보험재정에 대한 정부지원** : 국가는 매년 예산의 범위에서 해당 연도 보험료 예상 수입액의 100분의 14에 상당하는 금액을 국고에서 공단에 지원. 공단은 「국민건강증진법」에서 정하는 바에 따라 같은 법에 따른 국민건강증진기금에서 자금을 지원받을 수 있음
- **국고에서 공단에 지원된 재원의 사용내역**
  1. 가입자 및 피부양자에 대한 보험급여
  2. 건강보험사업에 대한 운영비
  3. 제75조 및 제110조제4항에 따른 보험료 경감에 대한 지원
- **건강증진기금의 자금지원 사용내역**
  1. 건강검진 등 건강증진에 관한 사업
  2. 가입자와 피부양자의 흡연으로 인한 질병에 대한 보험급여
  3. 가입자와 피부양자 중 65세 이상 노인에 대한 보험급여

[법률 제19445호(2023.6.13.) 제108조의2의 개정규정은 같은 법 부칙 제2조의 규정에 의하여 2027년 12월 31일까지 유효함]

실업자에 대한 특례(제110조)

- **실업자에 대한 특례** : 사용관계가 끝난 사람 중 직장가입자로서의 자격을 유지한 기간이 보건복지부령으로 정하는 기간 동안 통산 1년 이상인 사람은 지역가입자가 된 이후 최초로 지역가입자 보험료를 고지받은 날부터 그 납부기한에서 2개월이 지나기 이전까지 공단에 직장가입자로서의 자격을 유지할 것을 신청할 수 있음
- **임의계속가입자** : 실업자에 대한 특례를 공단에 신청한 가입자(이하 "임의계속가입자"라 한다)는 대통령령으로 정하는 기간 동안 직장가입자의 자격을 유지함. 다만, 실업자 특례 신청 후 최초로 내야 할 직장가입자 보험료를 그 납부기한부터 2개월이 지난 날까지 내지 아니한 경우에는 그 자격을 유지할 수 없음
- **임의계속가입자의 보수월액** : 보수월액보험료가 산정된 최근 12개월간의 보수월액을 평균한 금액으로 적용
- **임의계속가입자의 보험료 경감** : 보건복지부장관이 정하여 고시하는 바에 따라 그 일부를 경감가능

• 임의계속가입자의 보수월액보험료 납부 : 사용주 공동부담에도 불구하고 그 임의계속가입자가 전액을 부담하고 납부

시행령 제77조 임의계속가입자 적용기간

① 법 제110조제2항 본문에서 "대통령령으로 정하는 기간"이란 사용관계가 끝난 날의 다음 날부터 기산(起算)하여 36개월이 되는 날을 넘지 아니하는 범위에서 다음 각 호의 구분에 따른 기간을 말한다.

1. 법 제110조제1항에 따라 공단에 신청한 가입자(이하 "임의계속가입자"라 한다)가 법 제9조제1항제2호에 따라 자격이 변동되기 전날까지의 기간
2. 임의계속가입자가 법 제10조제1항에 따라 그 자격을 잃기 전날까지의 기간

② 「의료급여법」 제3조제1항제2호에 따른 수급권자가 되어 법 제10조제1항제5호에 따라 가입자의 자격이 상실된 임의계속가입자가 법 제8조제1항제1호에 따라 가입자의 자격을 다시 취득한 경우로서 다시 취득한 날이 제1항에 따른 사용관계가 끝난 날의 다음 날부터 36개월 이내이면 공단이 정하는 기간 안에 임의계속가입의 재적용을 신청할 수 있다. 이 경우 신청자는 가입자의 자격을 다시 취득한 날부터 제1항에 따른 기간 동안 임의계속가입자로서의 자격을 유지한다.

③ 제2항에서 규정한 사항 외에 임의계속가입의 재적용 신청에 필요한 신청기간, 절차, 방법 등은 공단이 정하는 바에 따른다.

시행규칙 제62조 임의계속가입을 위한 직장가입자 자격 유지 기간

법 제110조제1항에서 "보건복지부령으로 정하는 기간"이란 사용관계가 끝난 날 이전 18개월간을 말한다.

시행규칙 제63조 임의계속가입·탈퇴 및 자격 변동 시기 등

① 법 제110조제2항에 따른 임의계속가입자(이하 "임의계속가입자"라 한다)가 되려는 사람은 별지 제39호서식의 임의계속가입 신청서에 다음 각 호의 서류를 첨부하여 공단에 제출하여야 한다.

1. 제2조제4항제1호에 따른 서류(주민등록표 등본으로 피부양자와 해당 임의계속가입자의 관계를 확인할 수 없는 경우만 해당한다)
2. 제2조제4항제2호에 따른 서류(피부양자가 장애인, 국가유공자 등 또는 보훈보상대상자의 경우만 해당한다)
3. 제2조제4항제3호에 따른 서류(피부양자가 별표 1의2 제2호에 따른 인정을 받으려는 경우만 해당한다)
4. 제61조제1항제1호 또는 제2호에 따른 서류 1부(재외국민 또는 외국인인 경우만 해당한다)

② 임의계속가입자로서의 자격을 더 이상 유지하지 않으려는 사람은 별지 제39호서식의 임의계속탈퇴 신청서를 공단에 제출하여야 한다.

③ 임의계속가입자는 다음 각 호의 어느 하나에 해당하는 날에 지역가입자 또는 직장가입자로 그 자격이 변동된다.

1. 영 제77조에 따른 기간이 끝나는 날의 다음 날
2. 제2항에 따른 임의계속탈퇴 신청서가 접수된 날의 다음 날
3. 직장가입자인 사용자, 근로자, 공무원 또는 교직원이 된 날

제9장 벌 칙

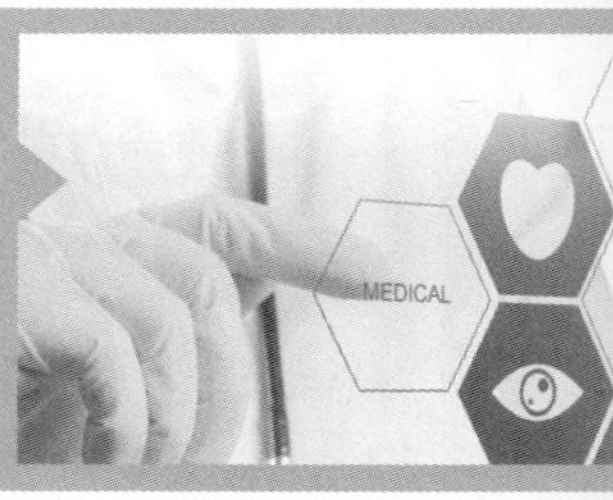

벌칙(제115조)

- 5년 이하의 징역 또는 5천만원 이하의 벌금 : 가입자 및 피부양자의 개인정보를 직무상 목적 외의 용도로 이용하거나 정당한 사유 없이 제3자에게 제공한 자
- 3년 이하의 징역 또는 3천만원 이하의 벌금
  1. 대행청구단체의 종사자로서 거짓이나 그 밖의 부정한 방법으로 요양급여비용을 청구한 자
  2. 업무를 수행하면서 알게 된 정보를 직무상 목적 외의 용도로 이용하거나 제3자에게 제공한 자
- 3년 이하의 징역 또는 1천만원 이하의 벌금 : 가족관계등록 전산정보의 공동이용을 위반하여 공동이용하는 전산정보자료를 목적 외의 용도로 이용하거나 활용한 자
- 2년 이하의 징역 또는 2천만원 이하의 벌금 : 거짓이나 그 밖의 부정한 방법으로 보험급여를 받거나 타인으로 하여금 보험급여를 받게 한 사람
- 1년 이하의 징역 또는 1천만원 이하의 벌금
  1. 요양기관의 선별급여 실시에 대한 관리를 위반하여 선별급여를 제공한 요양기관의 개설자
  2. 대행청구단체가 아닌 자로 하여금 대행하게 한 자
  3. 근로자의 권익 보호를 위반한 사용자
  4. 업무정지 기간 중의 요양급여 제공 금지를 위반한 요양기관의 개설자

벌칙(제116조)

- 1천만원 이하의 벌금
  1. 요양・약제의 지급 등 보험급여에 관한 보고 또는 서류 제출을 명하거나, 소속 공무원이 관계인에게 질문하게 하거나 관계 서류를 제출하지 아니한 자
  2. 거짓으로 보고하거나 거짓 서류를 제출한 자
  3. 검사나 질문을 거부・방해 또는 기피한 자

벌칙(제117조)

- **500만원 이하의 벌금** : 정당한 이유 없이 요양급여를 거부한자(제42조제5항을 위반한 자) 또는 요양비 명세서나 요양 명세를 적은 영수증을 내주지 아니한 자

양벌 규정(제118조)

- **양벌 규정의 적용** : 법인의 대표자나 법인 또는 개인의 대리인, 사용인, 그 밖의 종사자가 그 법인 또는 개인의 업무에 관하여 제115조부터 제117조까지의 규정 중 어느 하나에 해당하는 위반행위를 하면 그 행위자를 벌하는 외에 그 법인 또는 개인에게도 해당 조문의 벌금형을 과(科)함
- **양벌 규정의 예외적용** : 다만, 법인 또는 개인이 그 위반행위를 방지하기 위하여 해당 업무에 관하여 상당한 주의와 감독을 게을리하지 아니한 경우에는 그러하지 아니함

과태료(제119조)

- 500만원 이하의 과태료
  1. 제7조(사업장의 신고)를 위반하여 신고를 하지 아니하거나 거짓으로 신고한 사용자
  2. 정당한 사유 없이 제94조제1항(사용자, 직장가입자 및 세대주에게 거주지의 변경, 가입자의 보수·소득을 신고하게 하거나 관계 서류 제출)을 위반하여 신고·서류제출을 하지 아니하거나 거짓으로 신고·서류제출을 한 자
  3. 정당한 사유 없이 제97조제1항, 제3항, 제4항, 제5항(소속 공무원에 대한 보고와 검사)을 위반하여 보고·서류제출을 하지 아니하거나 거짓으로 보고·서류제출을 한 자
  4. 제98조제4항(업무정지)을 위반하여 행정처분을 받은 사실 또는 행정처분절차가 진행 중인 사실을 지체 없이 알리지 아니한 자
  5. 정당한 사유 없이 제101조제2항(제조업자 등의 금지행위 등)을 위반하여 서류를 제출하지 아니하거나 거짓으로 제출한 자
- 100만원 이하의 과태료
  1. 정당한 사유 없이 건강보험증이나 신분증명서로 가입자 또는 피부양자의 본인 여부 및 그 자격을 확인하지 아니하고 요양급여를 실시한 자
  2. 제96조의4(서류의 보존)을 위반하여 서류를 보존하지 아니한 자
  3. 제103조(공단 등에 대한 감독 등)에 따른 명령을 위반한 자
  4. 제105조(유사명칭의 사용금지)를 위반한 자

제10장 국민건강보험 요양급여의 기준에 관한 규칙 (약칭 : 건강보험요양급여규칙)

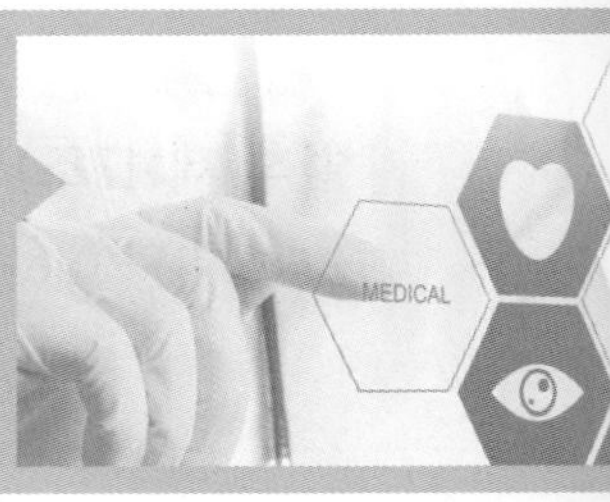

목적(제1조)

- 목적 : 요양급여의 방법·절차·범위·상한 및 제외대상 등 요양급여기준에 관하여 필요한 사항을 규정

요양급여 대상의 여부 결정에 관한 원칙(제1조의2)

- 요양급여대상 여부 결정의 원칙 : 보건복지부장관은 의학적 타당성, 의료적 중대성, 치료효과성 등 임상적 유용성, 비용효과성, 환자의 비용부담 정도, 사회적 편익 및 건강보험 재정상황 등을 고려하여 요양급여대상의 여부를 결정함

요양급여의 절차(제2조)

- 요양급여의 단계 : 1단계 요양급여와 2단계 요양급여로 구분하며, 가입자 또는 피부양자(이하 "가입자등"이라 한다)는 1단계 요양급여를 받은 후 2단계 요양급여를 받아야 함
- 1단계 요양급여 : 「의료법」에 따른 상급종합병원을 제외한 요양기관에서 받는 요양급여(건강진단 또는 건강검진을 포함한다)를 말하며, 2단계 요양급여는 상급종합병원에서 받는 요양급여를 의미
- 상급종합병원에서 1단계 요양급여를 받을 수 있는 경우
  1. 「응급의료에 관한 법률」 제2조제1호에 해당하는 응급환자인 경우
  2. 분만의 경우
  3. 치과에서 요양급여를 받는 경우
  4. 「장애인복지법」 제32조에 따른 등록 장애인 또는 단순 물리치료가 아닌 작업치료·운동치료 등의 재활치료가 필요하다고 인정되는 자가 재활의학과에서 요양급여를 받는 경우
  5. 가정의학과에서 요양급여를 받는 경우
  6. 당해 요양기관에서 근무하는 가입자가 요양급여를 받는 경우

7. 혈우병환자가 요양급여를 받는 경우

- **상급종합병원에서 2단계 요양급여를 받고자 하는 경우 제출서류** : 상급종합병원에서의 요양급여가 필요하다는 의사소견이 기재된 건강진단·건강검진결과서 또는 요양급여의뢰서를 건강보험증 또는 신분증명서(주민등록증, 운전면허증 및 여권을 말한다)와 함께 제출

요양급여의 신청(제3조)

- **요양급여의 신청서류** : 건강보험증 또는 신분증명서. 이 경우 가입자등이 요양급여를 신청한 날(가입자등이 의식불명 등 자신의 귀책사유 없이 건강보험증 또는 신분증명서를 제시하지 못한 경우에는 가입자등임이 확인된 날로 한다)부터 14일 이내에 건강보험증 또는 신분증명서를 제출하는 경우에는 요양급여를 신청한 때에 건강보험증 또는 신분증명서를 제출한 것으로 간주
- **자격확인의 요청** : 가입자등이 건강보험증 또는 신분증명서를 제출하지 못하는 경우에는 가입자등 또는 요양기관은 「국민건강보험법」(이하 "법"이라 한다) 제13조에 따른 국민건강보험공단(이하 "공단"이라 한다)에 자격확인을 요청할 수 있으며, 요청을 받은 공단은 자격이 있는지의 여부를 확인하여 이를 건강보험자격확인통보서에 의하거나 전화, 팩스 또는 정보통신망을 이용하여 지체없이 해당 가입자등 또는 요양기관에 통보하여야 함

급여의 제한여부의 조회 등(제4조)

- **급여 제한여부의 조회** : 요양기관은 가입자등이 법 제53조제1항·제2항 또는 법 제58조제2항의 급여제한 사유에 해당되는 것으로 판단되는 경우에도 요양급여를 실시하되, 지체없이 별지 제2호서식에 의한 급여제한여부조회서에 의하여 공단에 급여제한 여부를 조회하여야 함
- **급여 제한여부의 결과** : 급여제한 여부 조회를 요청받은 공단은 7일(공휴일을 제외한다) 이내에 급여제한 여부를 결정한 후 요양기관에 별지 제2호의2서식의 급여제한 여부 결정통보서로 회신하여야 하며, 회신을 받은 요양기관은 공단의 결정내용을 요양급여를 개시한 날부터 소급하여 적용

요양급여일수의 확인(제4조의2)

- 가입자등은 요양급여일수에 대한 확인을 공단에 요청할 수 있으며, 요청을 받은 공단은

요양급여비용이 청구되어 지급된 요양급여내역별 요양급여일수를 문서, 팩스 또는 정보통신망 등을 이용하여 지체 없이 해당가입자등에게 통보하여야 함

요양급여의 적용기준 및 방법(제5조)

- 요양기관은 가입자등에 대한 요양급여를 요양급여의 적용기준 및 방법에 의하여 실시하여야 함
- 요양급여의 적용기준 및 방법에 관한 세부사항은 의약계·공단 및 건강보험심사평가원의 의견을 들어 보건복지부장관이 정하여 고시함
- 조혈모세포이식 및 심실 보조장치 치료술의 요양급여의 적용기준 및 방법에 관한 세부사항은 의약계·공단 및 건강보험심사평가원의 의견을 들어 보건복지부장관이 따로 정하여 각각 고시함
- 위의 조항에도 불구하고 중증질환자(이하 "중증환자"라 한다)에게 처방·투여하는 약제중 보건복지부장관이 정하여 고시하는 약제에 대한 요양급여의 적용기준 및 방법에 관한 세부사항은 중증질환심의위원회의 심의를 거쳐 건강보험심사평가원장이 정하여 공고함. 이 경우 건강보험심사평가원장은 요양기관 및 가입자등이 해당 공고의 내용을 언제든지 열람할 수 있도록 관리하여야 함
- 위의 규정에도 불구하고 다음 각 호의 어느 하나에 해당하는 경우로서 환자나 질병의 특성을 고려하여 요양급여의 적용기준 및 방법을 달리 적용할 필요가 있다고 보건복지부장관이 인정하여 고시하는 대상의 요양급여의 적용기준 및 방법에 관한 세부사항은 심사제도운영위원회의 심의를 거쳐 건강보험심사평가원장이 정하여 공고하고, 건강보험심사평가원장은 요양기관 및 가입자등이 해당 공고의 내용을 언제든지 열람할 수 있도록 관리해야 함

  1. 고혈압, 당뇨병 등 지속적인 관리가 필요한 만성질환(慢性疾患)의 경우
  2. 감염성 또는 근골격계 질환 등 진료를 위한 의료자원의 효율적 활용이 요구되는 경우
  3. 뇌졸중, 급성심근경색증 등 초기 적극적 치료가 필요한 의료적 중대성이 인정되는 경우

중증질환심의위원회(제5조의2)

- 중증환자에게 처방·투여되는 약제에 대한 요양급여 적용기준 및 방법에 대하여 심의하기 위하여 건강보험심사평가원에 중증질환심의위원회를 둠

• 중증질환심의위원회는 보건의료분야에 관한 학식과 경험이 풍부한 45인 이내의 위원으로 구성하되, 중증질환심의위원회의 구성 및 운영 등에 관하여 필요한 사항은 건강보험심사평가원의 정관으로 정함

동일성분 의약품의 중복 처방 · 조제 제한(제5조의3)

• 가입자등이 3개 이상의 요양기관을 방문하여 동일한 상병(傷病)으로 동일성분 의약품을 처방 · 조제 받을 수 있는 일수는 6개월 동안 215일 미만으로 한다. 이 경우 구체적인 인정기준과 관리 등 필요한 사항은 보건복지부장관이 정하여 고시

심사제도운영위원회(제5조의4)

• 요양급여 적용기준 및 방법에 대하여 심의하기 위하여 건강보험심사평가원에 심사제도운영위원회를 둠

• 심사제도운영위원회는 보건의료 분야에 학식과 경험이 풍부한 18명 이내의 위원으로 구성

요양급여의 의뢰 및 가입자등의 회송 등(제6조)

• 요양기관은 가입자등에게 적절한 요양급여를 행하기 위하여 필요한 경우에는 다른 요양기관에게 요양급여를 의뢰 가능

• 요양급여를 의뢰받은 요양기관은 가입자 등의 상태가 호전되었을 때에는 요양급여를 의뢰한 요양기관이나 1단계 요양급여를 담당하는 요양기관으로 가입자등을 회송 가능

• 요양기관이 요양급여를 의뢰하는 경우에는 요양급여의뢰서를, 가입자등을 회송하는 경우에는 요양급여회송서를 가입자등에게 발급. 이 경우 요양급여를 의뢰하거나 가입자등을 회송하는 요양기관은 가입자등의 동의를 받아 진료기록의 사본 등 요양급여에 관한 자료를 요양급여를 의뢰받거나 가입자등을 회송받는 요양기관에 제공해야 함

• 건강보험심사평가원은 요양급여의 의뢰 및 가입자등의 회송이 효율적으로 이루어질 수 있도록 진료 의뢰 · 회송 중계시스템을 설치하여 운영할 수 있음

요양급여비용 계산서 · 영수증의 발급 및 보존(제7조)

• 요양급여비용 계산서 및 영수증 발급 : 요양기관이 요양급여를 실시한 때에는 가입자등에게 계산서 · 영수증을 발급. 다만, 요양기관중 종합병원 · 병원 · 치과병원 · 한방병원 및

요양병원을 제외한 요양기관이 외래진료를 한 경우에는 간이 외래 진료비계산서·영수증을 발급 가능

- **진료비(약제비) 납입확인서를 발급** : 요양기관은 가입자등이 「소득세법」에 따른 의료비공제를 받기 위하여 당해 연도의 진료비 또는 약제비 납입내역의 확인을 요청한 경우 진료비(약제비) 납입확인서를 발급
- **세부산정내역 제공** : 요양기관은 가입자등이 계산서·영수증에 대하여 세부산정내역을 요구하는 경우에는 이를 제공
- 요양기관은 세부내역 제공에 있어 질병군별로 하나의 포괄적인 행위로 고시된 요양급여를 받거나 1일당 행위로 고시된 요양급여를 받는 경우에는 다음 각 호에 한정하여 세부내역을 제공함
  1. 비급여대상
  2. 요양급여비용의 본인부담항목
  3. 보건복지부장관이 정하여 고시하는 포괄적인 행위 또는 1일당 행위에서 제외되는 항목
- **계산서·영수증 부본의 보존** : 요양기관이 요양급여를 행한 경우에는 계산서·영수증 부본을 당해 요양급여가 종료된 날부터 5년간 보존(전자문서 작성 및 보존 가능)

요양급여대상의 고시(제8조)

- **요양급여대상 급여목록표 고시** : 요양급여행위, 약제 및 치료재료로 구분하여 고시. 다만, 보건복지부장관이 정하여 고시하는 요양기관의 진료에 대하여는 행위·약제 및 치료재료를 묶어 1회 방문에 따른 행위로 정하여 고시할 수 있음
- **질병군 포괄적 행위 고시** : 보건복지부장관이 정하여 고시하는 질병군에 대한 입원진료의 경우에는 해당 질병군별로 비급여대상, 요양급여비용의 본인부담 항목 및 이송처치료를 제외한 모든 행위·약제 및 치료재료를 묶어 하나의 포괄적인 행위로 정하여 고시할 수 있음
- **완화의료의 입원진료의 1일당 고시** : 요양병원의 입원진료나 호스피스·완화의료의 입원진료의 경우에는 행위·약제 및 치료재료를 묶어 1일당 행위로 정하여 고시 가능
- 보건복지부장관은 요양급여대상을 고시함에 있어 행위 또는 하나의 포괄적인 행위의 경우에는 요양급여의 상대가치점수(이하 "상대가치점수"라 한다)를 함께 정하여 고시해야 함

비급여대상(제9조)

• 비급여 대상 : 요양급여의 대상에서 제외되는 사항(이하 "비급여대상"이라 한다)

비급여대상(제9조제1항관련)

1. 다음 각목의 질환으로서 업무 또는 일상생활에 지장이 없는 경우에 실시 또는 사용되는 행위·약제 및 치료재료
   가. 단순한 피로 또는 권태
   나. 주근깨·다모(多毛)·무모(無毛)·백모증(白毛症)·딸기코(주사비)·점(모반)·사마귀·여드름·노화현상으로 인한 탈모 등 피부질환
   다. 발기부전(impotence)·불감증 또는 생식기 선천성기형 등의 비뇨생식기 질환
   라. 단순 코골음
   마. 질병을 동반하지 아니한 단순포경(phimosis)
   바. 검열반 등 안과질환
   사. 기타 가목 내지 바목에 상당하는 질환으로서 보건복지부장관이 정하여 고시하는 질환
2. 다음 각목의 진료로서 신체의 필수 기능개선 목적이 아닌 경우에 실시 또는 사용되는 행위·약제 및 치료재료
   가. 쌍꺼풀수술(이중검수술), 코성형수술(융비술), 유방확대·축소술, 지방흡인술, 주름살제거술 등 미용목적의 성형수술과 그로 인한 후유증치료
   나. 사시교정, 안와격리증의 교정 등 시각계 수술로써 시력개선의 목적이 아닌 외모개선 목적의 수술
   다. 치과교정. 다만, 선천성 기형으로 저하된 씹는 기능 및 발음 기능을 개선하기 위한 치과교정으로서 보건복지부장관이 정하여 고시하는 경우는 제외한다.
   라. 씹는 기능 및 발음 기능의 개선 목적이 아닌 외모개선 목적의 턱얼굴(악안면) 교정술
   마. 관절운동 제한이 없는 반흔구축성형술 등 외모개선 목적의 반흔제거술
   바. 안경, 콘텍트렌즈 등을 대체하기 위한 시력교정술
   사. 질병 치료가 아닌 단순히 키 성장을 목적으로 하는 진료
   아. 그 밖에 가목부터 사목까지에 상당하는 외모개선 목적의 진료로서 보건복지부장관이 정하여 고시하는 진료
3. 다음 각목의 예방진료로서 질병·부상의 진료를 직접목적으로 하지 아니하는 경우에 실시 또는 사용되는 행위·약제 및 치료재료
   가. 본인의 희망에 의한 건강검진(법 제52조의 규정에 의하여 공단이 가입자등에게 실시하는 건강검진 제외)
   나. 예방접종(파상풍 혈청주사 등 치료목적으로 사용하는 예방주사 제외)
   다. 구취제거, 치아 착색물질 제거, 치아 교정 및 보철을 위한 치석제거 및 구강보건증진 차원에서 정기적으로 실시하는 치석제거. 다만, 치석제거만으로 치료가 종료되는 전체 치석제거로서 보건복지부장관이 정하여 고시하는 경우는 제외한다.
   라. 불소부분도포, 치면열구전색(치아홈메우기) 등 치아우식증(충치) 예방을 위한 진료. 다만, 18세 이하인 사람의 치아 중 치아우식증(충치)이 생기지 않은 순수 건전치아인 제1큰어금니 또는 제2큰어금니에 대한 치면열구전색(치아홈메우기)은 제외한다.
   마. 멀미 예방, 금연 등을 위한 진료
   바. 유전성질환 등 태아 또는 배아의 이상유무를 진단하기 위한 유전학적 검사
   사. 장애인 진단서 등 각종 증명서 발급을 목적으로 하는 진료
   아. 기타 가목 내지 마목에 상당하는 예방진료로서 보건복지부장관이 정하여 고시하는 예방진료

4. 보험급여시책상 요양급여로 인정하기 어려운 경우 및 그 밖에 건강보험급여원리에 부합하지 아니하는 경우로서 다음 각목에서 정하는 비용·행위·약제 및 치료재료
  가. 가입자등이 다음 표에 따른 요양기관으로서 다음 각 항목 중 어느 하나의 요건을 갖춘 요양기관에서 1개의 입원실에 1인(「의료법」 제3조제2항제1호에 따른 의원급 의료기관 및 제3호나목에 따른 치과병원의 경우 3인 이하)이 입원할 수 있는 병상(이하 "상급병상"이라 한다)을 이용한 경우에는 다음 표의 구분에 따라 부담하는 비용. 다만, 격리치료 대상인 환자가 1인실에 입원하는 경우 등 보건복지부장관이 정하여 고시하는 불가피한 경우에는 비급여대상에서 제외한다.

요양기관 구분	비용
「의료법」 제3조제2항제1호에 따른 의원급 의료기관	제8조에 따라 고시한 요양급여대상인 입원료(이하 "입원료"라 한다) 외에 추가로 부담하는 입원실 이용 비용
「의료법」 제3조제2항제3호나목에 따른 치과병원	
「의료법」 제3조제2항제3호가목에 따른 병원 중 진료과목에 소아청소년과 또는 산부인과를 둔 병원으로서 보건복지부장관이 정하여 고시하는 요건을 갖춘 병원(이하 "아동·분만병원"이라 한다)	
상급종합병원	입원실 이용 비용 전액
「의료법」 제3조제2항제3호에 따른 병원급 의료 기관(치과병원 및 아동·분만병원은 제외한다)	

(1) 의료법령에 따라 허가를 받거나 신고한 병상 중 입원실 이용비용을 입원료만으로 산정하는 일반병상(이하 "일반병상"이라 한다)을 다음의 구분에 따라 운영하는 경우. 다만, 건강보험규칙 제12조제1항 또는 제2항에 따라 제출한 요양기관 현황신고서 또는 요양기관 현황 변경신고서 상의 격리병실, 무균치료실, 특수진료실, 중환자실 및 임종실과 「의료법」 제27조제3항제2호에 따른 외국인환자를 위한 전용 병실 및 병동의 병상은 일반병상 및 상급병상의 계산에서 제외한다.
  (가) 의료법령에 따라 신고한 병상이 10병상을 초과하는 「의료법」 제3조제2항제1호의 의원급 의료기관(건강보험규칙 제12조제1항 또는 제2항에 따라 제출한 요양기관 현황신고서 또는 요양기관 현황 변경신고서 상에 분만실이 포함된 경우만 해당한다), 같은 법 제3조의5제1항에 따른 지정을 받은 산부인과 또는 주산기(周産期) 전문병원(종합병원은 제외한다), 아동·분만병원(분만병원만 해당한다): 일반병상을 총 병상의 5분의 1 이상 확보할 것
  (나) 의료법령에 따라 신고한 병상이 10병상을 초과하는 「의료법」 제3조제2항제1호의 의원급 의료기관(건강보험규칙 제12조제1항 또는 제2항에 따라 제출한 요양기관 현황신고서 또는 요양기관 현황 변경신고서 상에 분만실이 포함된 경우는 제외한다), 같은 항 제3호나목의 치과병원, 같은 법 제3조의5제1항에 따른 지정을 받은 산부인과 또는 주산기 전문병원(종합병원만 해당한다) 및 아동·분만병원(아동병원만 해당한다): 일반병상을 총 병상의 2분의 1 이상 확보할 것
  (다) 「의료법」 제3조제2항제3호에 따른 병원급 의료기관(치과병원 및 아동·분만병원을 제외한다): 일반병상을 총 병상의 5분의 3 이상 확보할 것
  (라) 「의료법」 제3조제2항제3호바목의 종합병원 및 같은 법 제3조의4제1항에 따른 지정을 받은 상급종합병원: 일반병상을 총 병상의 5분의 4 이상 확보할 것
(2) 의료법령에 의하여 신고한 병상이 10병상 이하인 경우
  나. 가목에도 불구하고 다음 각 항목에 해당하는 경우에는 다음의 구분에 따른 비용
(1) 가입자등이 「의료법」 제3조제2항제3호라목에 따른 요양병원(「정신보건법」 제3조제3호에 따른 정신의료기관 중 정신병원, 「장애인복지법」 제58조제1항제4호에 따른 장애인 의료재활시설로

서「의료법」제3조의2의 요건을 갖춘 의료기관은 제외한다. 이하 같다) 중 입원실 이용비용을 입원료만으로 산정하는 일반병상(건강보험규칙 제12조제1항 또는 제2항에 따라 제출한 요양기관 현황신고서 또는 요양기관 현황 변경신고서 상의 격리병실, 무균치료실, 특수진료실, 중환자실 및 임종실과「의료법」제27조제3항제2호에 따른 외국인환자를 위한 전용 병실 및 병동의 병상은 제외한다)을 50퍼센트 이상 확보하여 운영하는 요양병원에서 1개의 입원실에 5인 이하가 입원할 수 있는 병상을 이용하는 경우(격리치료 대상인 환자가 요양병원에서 1개의 입원실에 5인 이하가 입원할 수 있는 병상을 이용하는 경우 등 보건복지부장관이 정하여 고시하는 불가피한 경우는 제외한다): 제8조제4항에 따라 고시한 입원료 외에 추가로 부담하는 입원실 이용 비용

(2) 가입자등이 가목(1)에서 정한 요건을 갖춘 상급종합병원, 종합병원, 병원 중「호스피스・완화의료 및 임종과정에 있는 환자의 연명의료결정에 관한 법률」제25조에 따라 호스피스전문기관으로 지정된 요양기관에서 1인실 병상을 이용하여 같은 법 제28조에 따른 호스피스・완화의료를 받는 경우(격리치료 대상인 환자가 1인실에 입원하는 경우, 임종실을 이용하는 경우 등 보건복지부장관이 정하여 고시하는 불가피한 경우는 제외한다): 제8조제4항 전단에 따라 고시한 호스피스・완화의료 입원실의 입원료 중 4인실 입원료 외에 추가로 부담하는 입원실 이용 비용

다. 선별급여를 받는 사람이 요양급여비용 외에 추가로 부담하는 비용

라. 법 제51조에 따라 장애인에게 보험급여를 실시하는 보장구를 제외한 보조기・보청기・안경 또는 콘택트렌즈 등 보장구. 다만, 보청기 중 보험급여의 적용을 받게 될 수술과 관련된 치료재료인 보건복지부장관이 정하여 고시하는 보청기는 제외한다.

마. 친자확인을 위한 진단

바. 치과의 보철(보철재료 및 기공료 등을 포함한다) 및 치과임플란트를 목적으로 실시한 부가수술(골이식수술 등을 포함한다). 다만, 보건복지부장관이 정하여 고시하는 65세 이상인 사람의 틀니 및 치과임플란트는 제외한다.

사. 및 아. 삭제 〈2002.10.24.〉

자. 제8조에 따라 보건복지부장관이 고시한 약제에 관한 급여목록표에서 정한 일반의약품으로서「약사법」제23조에 따른 조제에 의하지 아니하고 지급하는 약제

차. 삭제 〈2006.12.29.〉

카. 삭제 〈2018.12.31.〉

타.「장기등 이식에 관한 법률」에 따른 장기이식을 위하여 다른 의료기관에서 채취한 골수 등 장기의 운반에 소요되는 비용

파. 삭제 〈2024.7.5.〉

하. 제11조제1항 또는 제13조제1항에 따라 요양급여대상 또는 비급여대상으로 결정・고시되기 전까지의 행위・치료재료(「신의료기술평가에 관한 규칙」제2조제2항에 따른 평가 유예 신의료기술을 포함하되, 같은 규칙 제3조제3항에 따라 서류를 송부받은 경우와 같은 규칙 제3조의4에 따른 신의료기술평가 결과 안전성・유효성을 인정받지 못한 경우에는 제외한다). 다만, 제11조제9항 또는 제13조제1항 후단의 규정에 따라 소급하여 요양급여대상으로 적용되는 행위・치료재료(「신의료기술평가에 관한 규칙」제2조제2항에 따른 평가 유예 신의료기술을 포함한다)는 제외한다.

거.「신의료기술평가에 관한 규칙」제3조제10항제2호에 따른 제한적 의료기술

너.「의료기기법 시행규칙」제32조제1항제6호에 따른 의료기기를 장기이식 또는 조직이식에 사용하는 의료행위

더. 그 밖에 요양급여를 함에 있어서 비용효과성 등 진료상의 경제성이 불분명하여 보건복지부장관이 정하여 고시하는 검사・처치・수술 기타의 치료 또는 치료재료

5. 삭제 〈2006.12.29〉

6. 영 제21조제3항제2호에 따라 보건복지부장관이 정하여 고시하는 질병군에 대한 입원진료의 경우에는 제1호 내지 제4호(제4호 하목을 제외한다), 제7호에 해당되는 행위·약제 및 치료재료. 다만, 제2호아목, 제3호아목 및 제4호더목은 다음 각 목에서 정하는 경우에 한정한다.
   가. 보건복지부장관이 정하여 고시하는 행위 및 치료재료
   나. 질병군 진료 외의 목적으로 투여된 약제
6의2. 영 제21조제3항제3호에 따른 호스피스·완화의료 입원진료의 경우에는 제1호부터 제3호까지, 제4호나목(2)·더목에 해당되는 행위·약제 및 치료재료. 다만, 제2호사목, 제3호아목 및 제4호더목은 보건복지부장관이 정하여 고시하는 행위 및 치료재료에 한정한다.
7. 건강보험제도의 여건상 요양급여로 인정하기 어려운 경우
   가. 보건복지부장관이 정하여 고시하는 한방물리요법
   나. 한약첩약 및 기상한의서의 처방 등을 근거로 한 한방생약제제
8. 약사법령에 따라 허가를 받거나 신고한 범위를 벗어나 약제를 처방·투여하려는 자가 보건복지부장관이 정하여 고시하는 절차에 따라 의학적 근거 등을 입증하여 비급여로 사용할 수 있는 경우. 다만, 제5조제4항에 따라 중증환자에게 처방·투여하는 약제 중 보건복지부장관이 정하여 고시하는 약제는 건강보험심사평가원장의 공고에 따른다.

요양급여대상·비급여대상 여부 확인(제9조의2)

- **요양급여대상 또는 비급여대상 여부의 확인 신청** : 요양기관, 「의료법」 또는 「약사법」에 따른 의료인 단체, 의료기관 단체, 대한약사회 또는 대한한약사회, 치료재료의 제조업자·수입업자는 보건복지부장관에게 요양급여대상 또는 비급여대상 여부가 불분명한 행위에 대하여 신의료기술평가 유예 신청 전에 요양급여대상 또는 비급여대상 여부의 확인을 신청할 수 있음. 다만, 의료기기의 제조업자·수입업자가 신의료기술평가를 신청하는 경우에는 요양급여대상 또는 비급여대상 여부의 확인도 함께 신청할 수 있음

행위·치료재료의 요양급여 결정신청(제10조)

- **요양급여 결정신청 방법** : 요양기관, 의약관련 단체 또는 치료재료의 제조업자·수입업자는 행위·치료재료에 대한 요양급여대상 여부의 결정신청을 하려는 경우에는 다음 각 호의 구분에 따른 날부터 30일 이내에 보건복지부장관에게 신청
  1. 행위의 경우에는 다음 각 목에서 정한 날
     가. 「신의료기술평가에 관한 규칙」에 따른 신의료기술평가의 유예 고시 이후 가입자등에게 최초로 실시한 날
     나. 「신의료기술평가에 관한 규칙」에 따른 신의료기술의 안전성·유효성 등의 평가결과 고시 이후 가입자 등에게 최초로 실시한 날
     다. 「신의료기술평가에 관한 규칙」에 따른 혁신의료기술의 안전성 등의 평가결과 고시

이후 가입자 등에게 최초로 실시한 날

2. 치료재료의 경우에는 다음 각 목에서 정한 날
   가. 「약사법」 또는 「의료기기법」에 따른 품목허가 · 인증 또는 품목신고 대상인 치료재료인 경우에는 식품의약품안전처장으로부터 품목허가 · 인증을 받거나 품목신고를 한 날. 다만, 품목허가 · 인증 또는 품목신고 대상이 아닌 치료재료의 경우에는 해당 치료재료를 가입자등에게 최초로 사용한 날
   나. 「인체조직안전 및 관리 등에 관한 법률」에 따른 인체조직의 경우에는 식품의약품안전처장으로부터 조직은행 설립허가를 받은 날. 다만, 다음의 어느 하나의 경우에는 그 해당하는 날
      1) 수입인체조직의 경우에는 식품의약품안전처장이 정하는 바에 따라 안전성에 문제가 없다는 통지를 받은 날
      2) 조직은행 설립허가 당시의 취급품목이 변경된 경우에는 식품의약품안전처장이 그 변경사실을 확인한 날
   다. 「의료기기법」에 따라 희소 · 긴급도입 필요 의료기기의 경우에는 식품의약품안전처장으로부터 공급 결정에 관한 통보를 받은 날
   라. 가목부터 다목까지의 규정에도 불구하고 신의료기술평가 대상이 되는 치료재료의 경우에는 고시 이후 해당 치료재료를 가입자등에게 최초로 사용한 날
   마. 가목부터 다목까지의 규정에도 불구하고 요양급여대상 또는 비급여대상 여부의 확인을 신청한 경우에는 그 결과를 통보받은 날

약제 요양급여의 결정신청(제10조의2)

- **약제 요양급여의 결정신청 대상자** : 「약사법」에 따른 제조업자 · 수입업자 등 보건복지부령으로 정하는 자로 다음 각 호의 어느 하나에 해당하는 자
  1. 「약사법」 제31조제1항에 따른 약제의 제조업자
  2. 「약사법」 제31조제3항에 따른 약제의 위탁제조판매업자
  3. 「약사법」 제42조제1항에 따른 약제의 수입자
  4. 「약사법」 제91조에 따른 한국희귀 · 필수의약품센터의 장(같은 조 제1항 각 호의 의약품으로서 「의약품 등의 안전에 관한 규칙」 제57조제1항제1호에 따라 식품의약품안전처장이 환자의 치료를 위하여 긴급한 도입이 필요하다고 인정한 품목만 해당한다)
- **약제 요양급여의 결정신청 서류** : 요양급여대상 여부의 결정신청을 하려는 자는 약제평가

신청서에 다음 각 호의 구분에 따른 해당 서류를 첨부하여 건강보험심사평가원장에게 해당 약제의 경제성, 요양급여의 적정성 및 기준 등에 관한 평가신청을 함으로써 이를 갈음

1. 약제의 제조업자・위탁제조판매업자・수입자의 경우
   가. 제조(수입)품목 허가증(신고서) 사본 또는 「의약품등의 안전에 관한 규칙」에 따른 식품의약품안전처장의 안전성・유효성 검토결과 통보서(보건복지부장관이 따로 공고하는 약제만 해당한다)(품목허가를 받거나 품목신고를 한 약제만 해당한다)
   나. 판매예정가 산출근거 및 내역에 관한 자료
   다. 비용과 효과에 대한 자료(동일하거나 유사한 약제와의 장점・단점 및 판매가의 비교 등을 포함한다)
   라. 국내외의 사용현황에 관한 자료(개발국, 허가국가, 최초허가연도, 국내 사용건수 및 금액 등을 포함한다)
   마. 해당 약제의 예상 사용량, 요양급여비용의 예상 청구금액 및 그 근거에 관한 자료
   바. 국내외의 연구논문 등 그 밖의 참고자료
2. 한국희귀・필수의약품센터의 장의 경우
   가. 식품의약품안전처장의 인정에 관한 서류
   나. 판매예정가 산출근거 및 내역에 관한 자료

결정 및 조정 등의 세부사항(제14조)

• 상대가치점수・상한금액, 요양급여대상・비급여대상의 결정・조정, 요양급여대상・비급여대상 여부 확인 등에 필요한 세부사항과 전문평가위원회의 종류・구성・운영, 평가의 내용・절차・방법 등에 관하여는 보건복지부장관이 정하여 고시

적합성평가위원회의 설치 등(제14조의2)

• 적합성평가위원회의 기능 : 선별급여의 적합성 평가 및 선별급여실시조건 등에 필요한 사항을 심의하기 위하여 보건복지부장관 소속으로 적합성평가위원회를 둠

• 적합성평가위원회의 구성 : 적합성평가위원회는 위원장 1명을 포함하여 20명 이내의 위원으로 구성

선별급여의 실시조건(제14조의3)

• 선별급여의 실시조건의 내용 : 선별급여실시조건의 내용은 다음 각 호의 사항을 고려하여

보건복지부장관이 정함
1. 진료과목의 범위 및 종류 등에 관한 사항
2. 의료인의 정원 및 자격 등에 관한 사항
3. 의료시설 및 의료장비 등에 관한 사항
4. 환자의 요건 및 기준 등에 관한 사항
5. 선별급여의 실시에 따른 요양기관의 준수사항
6. 선별급여를 받는 사람이 요양급여비용 외에 추가로 부담하는 비용
7. 그 밖에 제1호부터 제6호까지의 규정에 준하는 사항으로서 선별급여의 실시를 위하여 보건복지부장관이 특히 필요하다고 인정하는 사항

선별급여의 적합성평가를 위한 자료 제출(제14조의4)

- 선별급여를 실시하는 요양기관(이하 "선별급여 실시기관"이라 한다)이 같은 조 제2항에 따라 제출하는 자료의 범위는 다음 각 호와 같음
  1. 선별급여의 실시 현황에 관한 자료
  2. 해당 선별급여와 대체가능한 요양급여로서 보건복지부장관이 정하여 고시하는 요양급여의 실시 현황에 관한 자료
  3. 선별급여의 실시에 따른 요양급여비용의 청구에 관한 자료
  4. 선별급여실시조건에 대한 현황 자료 및 변경자료(변경자료는 변경이 있는 경우만 해당한다)
  5. 그 밖에 제1호부터 제4호까지의 규정에 준하는 자료로서 보건복지부장관이 선별급여의 적합성평가를 위하여 특히 필요하다고 인정하는 자료
- 선별급여 실시기관이 관련 자료를 제출하는 경우에는 보건복지부장관이 정하는 기준 및 절차에 따라 연 1회 이상 제출하여야 한다. 이 경우 선별급여 실시기관은 건강보험심사평가원장을 거쳐 보건복지부장관에게 제출

선별급여의 실시 제한(제14조의5)

- **선별급여의 실시 제한을 위한 확인 점검** : 보건복지부장관은 선별급여의 실시 제한을 위하여 필요하다고 인정하는 경우에는 선별급여 실시기관에 대하여 관련 자료를 요구하거나 선별급여의 실시 현황을 확인·점검할 수 있음
- **선별급여의 시정명령** : 보건복지부장관은 선별급여 실시기관이 선별급여의 실시 제한사유

에 해당하는 경우에는 보건복지부장관이 정하는 바에 따라 일정한 기간을 정하여 그 시정을 명할 수 있음

- **선별급여의 제한기간** : 보건복지부장관은 선별급여 실시기관이 시정명령을 이행하지 않는 경우에는 3개월의 범위에서 선별급여의 실시를 제한

제 8 부

국민건강증진법

[시행 2025.10.2.] [법률 제20874호, 2025.4.1., 일부개정]

제정배경) 법률 제4914호, 1995.1.5.

국민의 생활수준향상에 따라 급성전염병의 발생은 줄어들고 있으나 식생활변화・운동부족・흡연・음주등으로 인하여 만성퇴행성질환이 증가하고 있어 보건정책의 방향을 종래의 치료중심의 소극적 방법에서 보건교육・영양개선・건강생활실천등 사전예방적 사업으로 전환하여 국민건강증진을 도모하려는 것임

① 보건사회부장관(현 보건복지부장관)은 국민건강증진에 관한 기본시책을 수립・시행하고, 이에 따라 지방자치단체의 장은 지역주민의 건강증진에 관한 세부계획을 수립・시행하도록 함
② 절주를 유도하기 위하여 주류의 판매용 용기에 과다한 음주는 건강에 해롭다는 내용이 표시된 경고문구를 표기하도록 함
③ 금연을 유도하기 위하여 담배자동판매기는 대통령령으로 정하는 일정 장소에만 설치할 수 있도록 제한하고, 19세미만의 자에 대하여는 담배를 판매할 수 없도록 하며, 공중이 이용하는 시설의 소유자등은 당해 시설을 금연구역과 흡연구역으로 구분하여 지정하도록 함
④ 건강한 생활을 위하여 지역사회 주민・단체 및 공공기관이 참여하는 건강생활실천협의회를 구성하여 건강생활실천운동을 전개하도록 함
⑤ 시장・군수・구청장은 지역주민의 건강증진을 위하여 보건소장으로 하여금 보건교육・영양관리・건강검진등 건강증진사업을 수행할 수 있도록 함
⑥ 건강증진사업의 추진에 필요한 재원을 확보하기 위하여 담배사업자의 공익사업 출연금 및 의료보험 보험자의 부담금으로 조성되는 국민건강증진기금을 설치하도록 함

제1장 총 칙

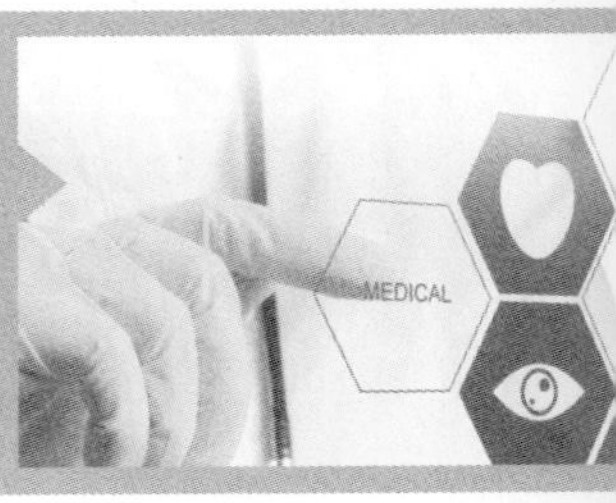

목적(제1조)

국민에게 건강에 대한 가치와 책임의식을 함양하도록 건강에 관한 바른 지식을 보급하고 스스로 건강생활을 실천할 수 있는 여건을 조성함으로써 국민의 건강을 증진함

정의(제2조)

1. **"국민건강증진사업"** : 보건교육, 질병예방, 영양개선, 신체활동장려, 건강관리 및 건강생활의 실천등을 통하여 국민의 건강을 증진시키는 사업
2. **"보건교육"** : 개인 또는 집단으로 하여금 건강에 유익한 행위를 자발적으로 수행하도록 하는 교육
3. **"영양개선"** : 개인 또는 집단이 균형된 식생활을 통하여 건강을 개선시키는 것
4. **"신체활동장려"** : 개인 또는 집단이 일상생활 중 신체의 근육을 활용하여 에너지를 소비하는 모든 활동을 자발적으로 적극 수행하도록 장려하는 것
5. **"건강관리"** : 개인 또는 집단이 건강에 유익한 행위를 지속적으로 수행함으로써 건강한 상태를 유지하는 것
6. **"건강친화제도"** : 근로자의 건강증진을 위하여 직장 내 문화 및 환경을 건강친화적으로 조성하고, 근로자가 자신의 건강관리를 적극적으로 수행할 수 있도록 교육, 상담 프로그램 등을 지원하는 것

책임(제3조)

① 국가 및 지방자치단체는 건강에 관한 국민의 관심을 높이고 국민건강을 증진할 책임

② 모든 국민은 자신 및 가족의 건강을 증진하도록 노력하여야 하며, 타인의 건강에 해를 끼치는 행위를 하여서는 아니 됨

보건의 날(제3조의2) – 매년 4월 7일

1. 목적 : 보건에 대한 국민의 이해와 관심을 높이기 위하여
2. 건강주간 : 보건의 날부터 1주간
3. 국가와 지방자치단체는 보건의 날의 취지에 맞는 행사 등 사업을 시행하도록 노력

국민건강증진종합계획의 수립(제4조)

1. 국민건강증진종합계획의 수립 :「국민건강증진정책심의위원회의」 심의
2. 주무장관 : 보건복지부장관
3. 국민건강증진종합계획의 수립 기간 : 5년마다 수립. 관계중앙행정기관의 장과 협의
4. 종합계획에 포함되어야 할 사항
   1) 국민건강증진의 기본목표 및 추진방향
   2) 국민건강증진을 위한 주요 추진과제 및 추진방법
   3) 국민건강증진에 관한 인력의 관리 및 소요재원의 조달방안
   4) 제22조의 규정에 따른 국민건강증진기금의 운용방안
   4의2) 아동・여성・노인・장애인 등 건강취약 집단이나 계층에 대한 건강증진 지원방안
   5) 국민건강증진 관련 통계 및 정보의 관리 방안
   6) 그 밖에 국민건강증진을 위하여 필요한 사항

시행령 제2조 국민건강증진종합계획의 수립 등

① 보건복지부장관은 「국민건강증진법」(이하 "법"이라 한다) 제4조에 따른 국민건강증진종합계획(이하 "종합계획"이라 한다)의 효율적인 수립을 위하여 미리 종합계획안 작성지침을 작성하여 종합계획이 시행되는 해의 전전년도 12월말까지 관계 중앙행정기관의 장에게 통보

② 관계 중앙행정기관의 장은 제1항에 따른 종합계획안 작성지침에 따라 소관별 계획안을 작성하여 종합계획이 시행되는 해의 전년도 3월말까지 보건복지부장관에게 제출하고, 보건복지부장관은 이를 종합한 종합계획안을 작성하여 법 제5조에 따른 국민건강증진정책심의위원회의 심의를 거쳐 확정

③ 보건복지부장관은 확정된 종합계획을 관계 중앙행정기관의 장과 특별시장・광역시장・특별자치시장・도지사・특별자치도지사(이하 "시・도지사"라 한다)에게 통보

실행계획의 수립 등(제4조의2)

1. 실행계획 수립 주체 : 보건복지부장관, 관계중앙행정기관의 장, 특별시장・광역시장・특별자치시장・도지사・특별자치도지사(이하 "시・도지사"라 한다) 및 시장・군수・구청

장(자치구의 구청장에 한한다)

2. 수립·시행 : 매년
3. 국가는 실행계획의 시행에 필요한 비용의 전부 또는 일부를 지방자치단체에 보조

계획수립의 협조(제4조의3)

① 보건복지부장관, 관계중앙행정기관의 장, 시·도지사 및 시장·군수·구청장은 종합계획과 실행계획의 수립·시행을 위하여 필요한 때에는 관계 기관·단체 등에 대하여 자료제공 등의 협조를 요청

② 제1항의 규정에 따른 협조요청을 받은 관계 기관·단체 등은 특별한 사유가 없는 한 이에 응해야 함

국민건강증진정책심의위원회(제5조)

① 국민건강증진정책심의위원회(이하 '위원회') : 국민건강증진에 관한 주요사항을 심의하기 위하여 보건복지부에 둠

② 위원회의 심의 내용
1. 종합계획
2. 제22조의 규정에 따른 국민건강증진기금의 연도별 운용계획안·결산 및 평가
3. 2 이상의 중앙행정기관이 관련되는 주요 국민건강증진시책에 관한 사항으로서 관계중앙행정기관의 장이 심의를 요청하는 사항
4. 「국민영양관리법」 제9조에 따른 심의사항
5. 다른 법령에서 위원회의 심의를 받도록 한 사항
6. 그 밖에 위원장이 심의에 부치는 사항

시행령 제2조 국민건강증진종합계획의 수립 등(앞 참조)

시행령 제4조 국민건강증진정책심의위원회 위원의 임기 및 운영 등

① 법 제5조에 따른 국민건강증진정책심의위원회(이하 "위원회"라 한다) 위원의 임기는 2년으로 하되, 연임할 수 있음. 다만, 공무원인 위원의 임기는 그 재직기간으로 함
② 위원회의 위원장은 위원회를 대표하고 위원회의 사무를 총괄
③ 위원회의 회의는 재적위원 과반수의 출석으로 개의하고 출석위원 과반수의 찬성으로 의결
④ 위원회는 심의사항을 전문적으로 연구·검토하기 위하여 분야별로 전문위원회를 둠
⑤ 이 영에서 정한 것 외에 위원회의 운영에 관하여 필요한 사항은 위원회의 의결을 거쳐 위원장이

정함

위원회의 구성과 운영(제5조의2)

① **위원회의 구성** : 위원장 1인 및 부위원장 1인을 포함한 15인 이내의 위원

② **위원장** – 보건복지부차관, **부위원장** – 위원장이 공무원이 아닌 위원 중에서 지명한 자

③ **위원**

- 국민건강증진・질병관리에 관한 학식과 경험이 풍부한 자
- 「소비자기본법」에 따른 소비자단체 및 「비영리민간단체 지원법」에 따른 비영리민간단체가 추천하는 자
- 관계공무원 중에서 보건복지부장관이 위촉 또는 지명

④ 그 밖에 위원회의 구성・운영 등에 관하여 필요한 사항은 대통령령으로 정함

시행령 제4조의2 위원회 위원의 해촉 등

보건복지부장관은 위원이 다음 각 호의 어느 하나에 해당하는 경우에는 해당 위원을 해촉(解囑)하거나 지명을 철회할 수 있음

1. 심신장애로 인하여 직무를 수행할 수 없게 된 경우
2. 직무와 관련된 비위사실이 있는 경우
3. 직무태만, 품위손상이나 그 밖의 사유로 인하여 위원으로 적합하지 아니하다고 인정되는 경우
4. 위원 스스로 직무를 수행하는 것이 곤란하다고 의사를 밝히는 경우

시행령 제6조 간사

위원회 간사 : 1인

간사 : 보건복지부 소속공무원 중에서 보건복지부장관이 임명

한국건강증진개발원의 설립 및 운영(제5조의3)

① 한국건강증진개발원(이하 이 조에서 "개발원"이라 한다)의 설립 목적

1. 보건복지부장관은 제22조에 따른 국민건강증진기금의 효율적인 운영
2. 국민건강증진사업의 원활한 추진을 위하여 필요한 정책 수립의 지원과 사업평가 등의 업무를 수행할 수 있도록

② 개발원은 다음 각 호의 업무를 수행

1. 국민건강증진 정책수립을 위한 자료개발 및 정책분석
2. 종합계획 수립의 지원

3. 위원회의 운영지원
4. 제24조에 따른 기금의 관리·운용의 지원 업무
5. 제25조제1항제1호부터 제10호까지의 사업에 관한 업무
6. 국민건강증진사업의 관리, 기술 지원 및 평가
7. 「지역보건법」 제7조부터 제9조까지에 따른 지역보건의료계획에 대한 기술 지원
8. 「지역보건법」 제24조에 따른 보건소의 설치와 운영에 필요한 비용의 보조
9. 국민건강증진과 관련된 연구과제의 기획 및 평가
10. 「농어촌 등 보건의료를 위한 특별조치법」 제2조의 공중보건의사의 효율적 활용을 위한 지원
11. 지역보건사업의 원활한 추진을 위한 지원
12. 그 밖에 국민건강증진과 관련하여 보건복지부장관이 필요하다고 인정한 업무

③ 개발원은 법인으로 하고, 주된 사무소의 소재지에 설립등기를 함으로써 성립

④ 개발원은 다음 각 호를 재원으로

1. 제22조에 따른 기금
2. 정부출연금
3. 기부금
4. 그 밖의 수입금

⑤ 정부는 개발원의 운영에 필요한 예산을 지급

⑥ 개발원에 관하여 이 법과 「공공기관의 운영에 관한 법률」에서 정한 사항 외에는 「민법」 중 재단법인에 관한 규정을 준용

제2장 국민건강의 관리

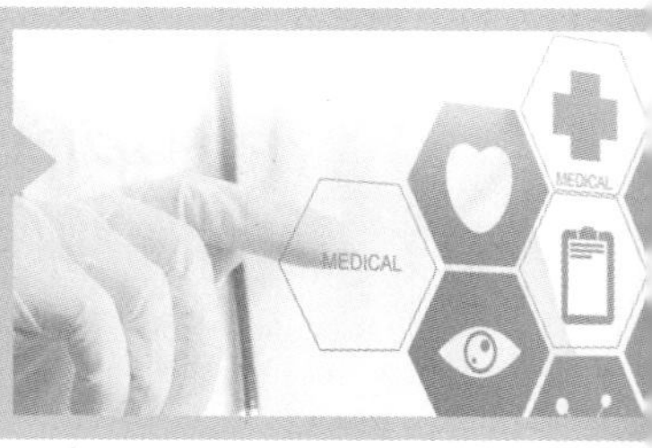

건강생활의 지원등(제6조)

① 국가 및 지방자치단체는 건강친화 환경을 조성하고, 국민이 건강생활을 실천할 수 있도록 지원

② 국가는 혼인과 가정생활을 보호하기 위하여 혼인전에 혼인 당사자의 건강을 확인하도록 권장

③ 제2항의 규정에 의한 건강확인의 내용 및 절차에 관하여 필요한 사항은 보건복지부령

시행규칙 제3조 건강확인의 내용 및 절차

① 「국민건강증진법」(이하 "법"이라 한다) 제6조제3항의 규정에 의한 건강확인의 내용은 다음 각호의 질환으로서 보건복지부장관이 정하는 질환

1. 자녀에게 건강상 현저한 장애를 줄 수 있는 유전성질환
2. 혼인당사자 또는 그 가족에게 건강상 현저한 장애를 줄 수 있는 전염성질환

② 특별자치시장·특별자치도지사·시장·군수·구청장은 혼인하고자 하는 자가 제1항의 규정에 의한 내용을 확인하고자 할 때에는 보건소 또는 특별자치시장·특별자치도지사·시장·군수·구청장이 지정한 의료기관에서 그 내용을 확인받을 수 있도록 하여야 함

③ 제2항의 규정에 의하여 보건소장 또는 의료기관의 장이 혼인하고자 하는 자의 건강을 확인한 경우에는 「의료법」에 의한 진단서에 그 확인내용을 기재하여 교부

시행규칙 제3조의5 건강도시지표의 작성 및 보급 등

① 법 제6조의5제2항에 따른 건강도시지표(이하 이 조에서 "건강도시지표"라 한다)는 다음 각 호의 사항을 포함.

1. 법 제6조의5제1항에 따른 건강도시(이하 이 조에서 "건강도시"라 한다)를 이루기 위해 필요한 정책 기반 조성 현황
2. 건강도시를 구현하기 위한 관계 지방자치단체, 공공기관(「공공기관의 운영에 관한 법률」 제4조에 따른 공공기관을 말한다), 교육기관 및 연구단체 등과의 협력 정도
3. 건강도시 조성 활성화를 위한 지역 주민의 참여 수준
4. 그 밖에 건강도시를 구현하기 위하여 보건복지부장관이 필요하다고 인정하는 사항

② 보건복지부장관은 건강도시지표를 간행물 발간 또는 인터넷 홈페이지 게시 등을 통하여 지방자치단체 및 주민에게 널리 보급해야 함

건강친화기업 인증(제6조의2)

① 보건복지부장관은 건강친화 환경의 조성을 촉진하기 위하여 건강친화제도를 모범적으로 운영하고 있는 기업에 대하여 건강친화인증(이하 "인증"이라 한다)을 할 수 있음
② 인증을 받고자 하는 자는 대통령령으로 정하는 바에 따라 보건복지부장관에게 신청
③ 인증을 받은 기업은 보건복지부령으로 정하는 바에 따라 인증의 표시를 할 수 있음
④ 인증을 받지 아니한 기업은 인증표시 또는 이와 유사한 표시를 하여서는 아니 됨
⑤ 국가 및 지방자치단체는 인증을 받은 기업에 대하여 대통령령으로 정하는 바에 따라 행정적・재정적 지원을 할 수 있음
⑥ 인증의 기준 및 절차는 대통령령으로 정함

인증의 유효기간(제6조의3)

① 인증의 유효기간은 인증을 받은 날부터 3년으로 하되, 대통령령으로 정하는 바에 따라 그 기간을 연장할 수 있음
② 제1항에 따른 인증의 연장신청에 필요한 사항은 보건복지부령으로 정함

인증의 취소(제6조의4)

① 보건복지부장관은 인증을 받은 기업이 다음 각 호의 어느 하나에 해당하면 보건복지부령으로 정하는 바에 따라 그 인증을 취소할 수 있음. 다만, 제1호에 해당하는 경우에는 인증을 취소하여야 함
  1. 거짓이나 그 밖의 부정한 방법으로 인증을 받은 경우
  2. 제6조의2제6항에 따른 인증기준에 적합하지 아니하게 된 경우
② 보건복지부장관은 제1항제1호에 따라 인증이 취소된 기업에 대해서는 그 취소된 날부터 3년이 지나지 아니한 경우에는 인증을 하여서는 아니 됨
③ 보건복지부장관은 제1항에 따라 인증을 취소하고자 하는 경우에는 청문을 실시

건강도시의 조성 등(제6조의5)

① 국가와 지방자치단체는 지역사회 구성원들의 건강을 실현하도록 시민의 건강을 증진하고 도시의 물리적・사회적 환경을 지속적으로 조성・개선하는 도시(이하 "건강도시"라 한다)를 이루도록 노력하여야 함

② 보건복지부장관은 지방자치단체가 건강도시를 구현할 수 있도록 건강도시지표를 작성하여 보급하여야 함
③ 보건복지부장관은 건강도시 조성 활성화를 위하여 지방자치단체에 행정적·재정적 지원을 할 수 있음
④ 그 밖에 건강도시지표의 작성 및 보급 등에 관하여 필요한 사항은 보건복지부령으로 정함

광고의 금지 등(제7조)

① 보건복지부장관 또는 시·도지사는 국민건강의식을 잘못 이끄는 광고를 한 자에 대하여 그 내용의 변경 등 시정을 요구하거나 금지를 명할 수 있음
② 제1항에 따라 보건복지부장관 또는 시·도지사가 광고내용의 변경 또는 광고의 금지를 명할 수 있는 광고는 다음 각 호
  1. 삭제 〈2020.12.29.〉
  2. 의학 또는 과학적으로 검증되지 아니한 건강비법 또는 심령술의 광고
  3. 그 밖에 건강에 관한 잘못된 정보를 전하는 광고로서 대통령령이 정하는 광고
④ 제1항의 규정에 의한 광고내용의 기준, 변경 또는 금지절차 기타 필요한 사항은 대통령령

금연 및 절주운동 등(제8조)

① 국가 및 지방자치단체는 국민에게 담배의 직접흡연 또는 간접흡연과 과다한 음주가 국민건강에 해롭다는 것을 교육·홍보
② 국가 및 지방자치단체는 금연 및 절주에 관한 조사·연구를 하는 법인 또는 단체를 지원
④ 「주류 면허 등에 관한 법률」에 의하여 주류제조의 면허를 받은 자 또는 주류를 수입하여 판매하는 자는 대통령령이 정하는 주류의 판매용 용기에 과다한 음주는 건강에 해롭다는 내용과 임신 중 음주는 태아의 건강을 해칠 수 있다는 내용의 경고문구를 표기

> **시행령** 제13조 경고문구의 표기대상 주류
> 그 판매용 용기에 과다한 음주는 건강에 해롭다는 내용의 경고문구를 표기해야 하는 주류는 국내에 판매되는 「주세법」에 따른 주류 중 알콜분 1도이상의 음료

⑥ 제4항에 따른 경고문구의 표시내용, 방법 등에 관하여 필요한 사항은 보건복지부령으로 정함

시행규칙 제4조 과음에 관한 경고문구의 표시내용 등

① 법 제8조제4항에 따른 경고문구 표기는 과다한 음주가 건강에 해롭다는 사실을 명확하게 알릴 수 있도록 하되, 그 구체적인 표시내용은 보건복지부장관이 정하여 고시
② 제1항에 따른 과음에 대한 경고문구의 표시방법은 별표 1
③ 보건복지부장관은 제1항에 따른 경고문구와 제2항에 따른 경고문구의 표시방법을 정하거나 이를 변경하려면 6개월 전에 그 내용을 일간지에 공고하거나 관보에 고시
④ 다음 각 호의 어느 하나에 해당하는 주류는 제3항에 따른 공고 또는 고시를 한 날부터 1년까지는 종전의 경고문구를 표기하여 판매할 수 있음
1. 공고 또는 고시 이전에 발주·제조 또는 수입된 주류
2. 공고 또는 고시 이후 6월 이내에 제조되거나 수입된 주류

주류광고의 제한 · 금지 특례(제8조의2)

① 「주류 면허 등에 관한 법률」에 따라 주류 제조면허나 주류 판매업면허를 받은 자 및 주류를 수입하는 자를 제외하고는 주류에 관한 광고를 하여서는 아니 됨
② 제1항에 따른 광고 또는 그에 사용되는 광고물은 다음 각 호의 사항을 준수
1. 음주자에게 주류의 품명·종류 및 특징을 알리는 것 외에 주류의 판매촉진을 위하여 경품 및 금품을 제공한다는 내용을 표시하지 아니할 것
2. 직접적 또는 간접적으로 음주를 권장 또는 유도하거나 임산부 또는 미성년자의 인물, 목소리 혹은 음주하는 행위를 묘사하지 아니할 것
3. 운전이나 작업 중에 음주하는 행위를 묘사하지 아니할 것
4. 제8조제4항에 따른 경고문구를 광고와 주류의 용기에 표기하여 광고할 것. 다만, 경고문구가 표기되어 있지 아니한 부분을 이용하여 광고를 하고자 할 때에는 경고문구를 주류의 용기하단에 별도로 표기
5. 음주가 체력 또는 운동 능력을 향상시킨다거나 질병의 치료 또는 정신건강에 도움이 된다는 표현 등 국민의 건강과 관련하여 검증되지 아니한 내용을 주류광고에 표시하지 아니할 것
6. 그 밖에 대통령령으로 정하는 광고의 기준에 관한 사항

시행령 제10조 주류광고의 기준

법 제8조의2제2항제6호에서 "대통령령으로 정하는 광고의 기준"이란 별표 1에 따른 기준을 말함

[별표 1] 주류광고의 기준(제10조 관련) 〈개정 2021.6.15.〉

1. 음주행위를 지나치게 미화하는 표현을 하지 않을 것

2. 알코올분 17도 이상의 주류를 방송광고하지 않을 것
3. 주류의 판매촉진을 위해 광고노래를 사용하지 않을 것
4. 다음 각 목의 어느 하나에 해당하는 방송광고를 하지 않을 것
 가. 「방송법」에 따른 텔레비전방송, 데이터방송, 이동멀티미디어방송 및 「인터넷 멀티미디어 방송사업법」에 따른 인터넷 멀티미디어 방송을 통한 7시부터 22시까지의 방송광고
 나. 「방송법」에 따른 라디오방송을 통한 17시부터 다음 날 8시까지의 방송광고 및 8시부터 17시까지 미성년자를 대상으로 하는 프로그램 전후의 방송광고
5. 「영화 및 비디오물의 진흥에 관한 법률」에 따른 영화상영관에서 같은 법 제29조제2항제1호부터 제3호까지의 규정에 따른 상영등급으로 분류된 영화의 상영 전후에 광고를 상영하지 않을 것
6. 다음 각 목의 시설, 장소나 행사에서 광고를 하지 않을 것
 가. 「대중교통의 육성 및 이용촉진에 관한 법률」 제2조제2호에 따른 대중교통수단 또는 같은 조 제3호에 따른 대중교통시설
 나. 「택시운송사업의 발전에 관한 법률」 제2조제1호에 따른 택시운송사업에 사용되는 자동차 또는 해당 자동차에 승객을 승차·하차시키거나 승객을 태우기 위해 대기하는 장소 또는 구역
 다. 「청소년 보호법」 제2조제1호에 따른 청소년을 대상으로 개최하는 행사
7. 「옥외광고물 등의 관리와 옥외광고산업 진흥에 관한 법률 시행령」 제3조제1호에 따른 벽면 이용간판 또는 같은 조 제5호에 따른 옥상간판을 이용하여 7시부터 22시까지 동영상 광고를 하지 않을 것. 다만, 「주류 면허 등에 관한 법률」 제3조에 따라 주류 제조면허를 받은 자가 주류 제조장 시설의 간판을 이용하여 자사(自社)의 주류를 광고하는 경우는 제외

③ 보건복지부장관은 「주세법」에 따른 주류의 광고가 제2항 각 호의 기준을 위반한 경우 그 내용의 변경 등 시정을 요구하거나 금지를 명할 수 있음

절주문화 조성 및 알코올 남용·의존 관리(제8조의3)

① 국가 및 지방자치단체는 절주문화 조성 및 알코올 남용·의존의 예방 및 치료를 위하여 노력하여야 하며, 이를 위한 조사·연구 또는 사업을 추진

② 삭제

③ 보건복지부장관은 5년마다 「정신건강증진 및 정신질환자 복지서비스 지원에 관한 법률」 제10조에 따른 실태조사와 연계하여 알코올 남용·의존 실태조사를 실시

금주구역 지정(제8조의4)

① 지방자치단체는 음주폐해 예방과 주민의 건강증진을 위하여 필요하다고 인정하는 경우 조례로 다수인이 모이거나 오고가는 관할구역 안의 일정한 장소를 금주구역으로 지정할 수 있음

② 제1항에 따라 지정된 금주구역에서는 음주를 하여서는 아니 됨

③ 특별자치시장・특별자치도지사・시장・군수・구청장은 제1항에 따라 지정된 금주구역을 알리는 안내표지를 설치. 이 경우 금주구역 안내표지의 설치 방법 등에 필요한 사항은 보건복지부령으로 정함

금연을 위한 조치(제9조)

② 담배사업법에 의한 지정소매인 기타 담배를 판매하는 자는 대통령령이 정하는 장소외에서 담배자동판매기를 설치하여 담배를 판매하여서는 아니 됨

시행령 제15조 담배자동판매기의 설치장소

① 법 제9조제2항에 따라 담배자동판매기의 설치가 허용되는 장소는 다음 각 호

1. 미성년자등을 보호하는 법령에서 19세 미만의 자의 출입이 금지되어 있는 장소
2. 지정소매인 기타 담배를 판매하는 자가 운영하는 점포 및 영업장의 내부
3. 법 제9조제4항 각 호 외의 부분 후단에 따라 공중이 이용하는 시설 중 흡연자를 위해 설치한 흡연실. 다만, 담배자동판매기를 설치하는 자가 19세 미만의 자에게 담배자동판매기를 이용하지 못하게 할 수 있는 흡연실로 한정

② 제1항의 규정에 불구하고 미성년자등을 보호하는 법령에서 담배자동판매기의 설치를 금지하고 있는 장소에 대하여는 담배자동판매기의 설치를 허용하지 아니함

③ 제2항의 규정에 따라 대통령령이 정하는 장소에 담배자동판매기를 설치하여 담배를 판매하는 자는 보건복지부령이 정하는 바에 따라 성인인증장치를 부착

시행규칙 제5조의2 성인인증장치

법 제9조제3항의 규정에 따라 담배자동판매기에 부착하여야 하는 성인인증장치는 다음 각호의 1에 해당하는 장치

1. 담배자동판매기 이용자의 신분증(주민등록증 또는 운전면허증에 한한다)을 인식하는 방법에 의하여 이용자가 성인임을 인증할 수 있는 장치
2. 담배자동판매기 이용자의 신용카드・직불카드 등 금융신용거래를 위한 장치를 이용하여 이용자가 성인임을 인증할 수 있는 장치
3. 그 밖에 이용자가 성인임을 인증할 수 있는 장치로서 보건복지부장관이 정하여 고시하는 장치

④ 다음 각 호의 공중이 이용하는 시설의 소유자・점유자 또는 관리자는 해당 시설의 전체를 금연구역으로 지정하고 금연구역을 알리는 표지를 설치하여야 함. 이 경우 흡연자를 위한 흡연실을 설치할 수 있으며, 금연구역을 알리는 표지와 흡연실을 설치하는 기준・방법 등은 보건복지부령으로 정함

1. 국회의 청사
2. 정부 및 지방자치단체의 청사

3. 「법원조직법」에 따른 법원과 그 소속 기관의 청사
4. 「공공기관의 운영에 관한 법률」에 따른 공공기관의 청사
5. 「지방공기업법」에 따른 지방공기업의 청사
6. 「유아교육법」·「초·중등교육법」에 따른 학교[교사(校舍)와 운동장 등 모든 구역을 포함한다]
6의2. 「대안교육기관에 관한 법률」에 따른 대안교육기관(교사와 운동장 등 모든 구역을 포함한다)
7. 「고등교육법」에 따른 학교의 교사
8. 「의료법」에 따른 의료기관, 「지역보건법」에 따른 보건소·보건의료원·보건지소
9. 「영유아보육법」에 따른 어린이집
10. 「청소년활동 진흥법」에 따른 청소년수련관, 청소년수련원, 청소년문화의집, 청소년특화시설, 청소년야영장, 유스호스텔, 청소년이용시설 등 청소년활동시설
11. 「도서관법」에 따른 도서관
12. 「어린이놀이시설 안전관리법」에 따른 어린이놀이시설
13. 「학원의 설립·운영 및 과외교습에 관한 법률」에 따른 학원 중 학교교과교습학원과 연면적 1천제곱미터 이상의 학원
14. 공항·여객부두·철도역·여객자동차터미널 등 교통 관련 시설의 대기실·승강장, 지하보도 및 16인승 이상의 교통수단으로서 여객 또는 화물을 유상으로 운송하는 것
15. 「자동차관리법」에 따른 어린이운송용 승합자동차
16. 연면적 1천제곱미터 이상의 사무용건축물, 공장 및 복합용도의 건축물
17. 「공연법」에 따른 공연장으로서 객석 수 300석 이상의 공연장
18. 「유통산업발전법」에 따라 개설등록된 대규모점포와 같은 법에 따른 상점가 중 지하도에 있는 상점가
19. 「관광진흥법」에 따른 관광숙박업소
20. 「체육시설의 설치·이용에 관한 법률」에 따른 체육시설로서 1천명 이상의 관객을 수용할 수 있는 체육시설과 같은 법 제10조에 따른 체육시설업에 해당하는 체육시설로서 실내에 설치된 체육시설
21. 「사회복지사업법」에 따른 사회복지시설
22. 「공중위생관리법」에 따른 목욕장
23. 「게임산업진흥에 관한 법률」에 따른 청소년게임제공업소, 일반게임제공업소, 인터넷

컴퓨터게임시설제공업소 및 복합유통게임제공업소

24. 「식품위생법」에 따른 식품접객업 중 영업장의 넓이가 보건복지부령으로 정하는 넓이 이상인 휴게음식점영업소, 일반음식점영업소 및 제과점영업소와 같은 법에 따른 식품소분·판매업 중 보건복지부령으로 정하는 넓이 이상인 실내 휴게공간을 마련하여 운영하는 식품자동판매기 영업소
25. 「청소년보호법」에 따른 만화대여업소
26. 그 밖에 보건복지부령으로 정하는 시설 또는 기관

시행규칙 제6조 금연구역 등

① 법 제9조제4항제24호에 따라 해당 시설의 전체를 금연구역으로 지정하여야 하는 휴게음식점영업소, 일반음식점영업소 및 제과점영업소는 다음 각 호의 구분에 따른 영업소
  1. 2013년 12월 31일까지: 150제곱미터 이상인 영업소
  2. 2014년 1월 1일부터 2014년 12월 31일까지: 100제곱미터 이상인 영업소
  3. 2015년 1월 1일부터: 모든 영업소

② 법 제9조제4항제24호에 따라 해당 시설의 전체를 금연구역으로 지정하여야 하는 식품자동판매기 영업소는 다음 각 호의 구분에 따른 영업소
  1. 2018년 12월 31일까지: 실내 휴게공간의 넓이가 75제곱미터 이상인 영업소
  2. 2019년 1월 1일부터: 실내 휴게공간이 있는 모든 영업소

③ 법 제9조제4항제26호에서 "보건복지부령으로 정하는 시설 또는 기관"이란 「도로법」 제2조제2호 가목에 따른 휴게시설 중 고속국도에 설치한 휴게시설(주유소, 충전소 및 교통·관광안내소를 포함한다) 및 그 부속시설(지붕이 없는 건물 복도나 통로, 계단을 포함한다)

④ 법 제9조제4항 후단 및 제6항 후단에 따른 금연구역을 알리는 표지와 흡연실을 설치하는 기준·방법은 별표 2와 같음

⑤ 특별자치시장·특별자치도지사·시장·군수·구청장은 「주택법」 제2조제3호에 따른 공동주택의 거주 세대 중 2분의 1 이상이 그 공동주택의 복도, 계단, 엘리베이터 및 지하주차장의 전부 또는 일부를 금연구역으로 지정하여 줄 것을 신청하면 그 구역을 금연구역으로 지정하고, 금연구역임을 알리는 안내표지를 설치. 이 경우 금연구역 지정 절차 및 금연구역 안내표지 설치 방법 등은 보건복지부령

시행규칙 제6조의2 공동주택 금연구역의 지정

① 법 제9조제5항 전단에 따라 「주택법」 제2조제3호에 따른 공동주택(이하 "공동주택"이라 한다)의 복도 등에 대하여 금연구역의 지정을 받으려는 경우에는 별지 제1호의4서식의 공동주택 금연구역 지정 신청서(전자문서로 된 신청서를 포함한다)에 다음 각 호의 서류(전자문서를 포함한다)를 첨부하여 특별자치시장·특별자치도지사·시장·군수·구청장에게 제출. 이 경우 제2호에 따른 서류는 금연구역의 지정 신청일 전 3개월 이내에 동의한 것만 해당
  1. 해당 공동주택의 세대주 명부에 관한 서류

2. 별지 제1호의5서식의 금연구역 지정 동의서 또는 공동주택 세대주 2분의 1 이상이 금연구역 지정에 동의함을 입증하는 서류(공동주택의 복도·계단·엘리베이터 또는 지하주차장의 구분에 따라 동의한 서류를 말한다)
3. 해당 공동주택의 도면에 관한 서류
4. 해당 공동주택의 복도·계단·엘리베이터 또는 지하주차장의 내역에 관한 서류
5. 그 밖에 보건복지부장관이 공동주택 금연구역 지정을 위하여 필요하다고 인정하여 고시하는 서류

② 특별자치시장·특별자치도지사·시장·군수·구청장은 제1항에 따른 금연구역의 지정 신청을 받은 경우에는 세대주 동의에 대한 진위 여부를 확인하여야 함

③ 특별자치시장·특별자치도지사·시장·군수·구청장은 제1항에 따른 금연구역의 지정 검토를 위하여 필요한 경우에는 그 신청인에 대하여 제출 서류의 보완 또는 추가 서류의 제출 등을 명할 수 있음

④ 특별자치시장·특별자치도지사·시장·군수·구청장은 법 제9조제5항 전단에 따라 금연구역을 지정한 경우에는 특별자치시·특별자치도·시·군·구의 인터넷 홈페이지와 해당 공동주택의 인터넷 홈페이지(인터넷 홈페이지가 있는 경우만 해당한다) 및 게시판에 다음 각 호의 사항을 공고

1. 해당 공동주택의 명칭 및 소재지
2. 금연구역 지정 번호
3. 금연구역 지정 범위
4. 금연구역 지정 시행일

⑤ 제1항부터 제4항까지의 규정에 따른 금연구역 지정 신청, 지정 검토 또는 지정 공고 등에 필요한 세부사항은 보건복지부장관이 정하여 고시

⑥ 공동주택의 금연구역 지정 해제에 관하여는 제1항부터 제4항까지의 규정을 준용

⑥ 특별자치시장·특별자치도지사·시장·군수·구청장은 흡연으로 인한 피해 방지와 주민의 건강 증진을 위하여 다음 각 호에 해당하는 장소를 금연구역으로 지정하고, 금연구역임을 알리는 안내표지를 설치. 이 경우 금연구역 안내표지 설치 방법 등에 필요한 사항은 보건복지부령으로 정함

1. 「유아교육법」에 따른 유치원 시설의 경계선으로부터 30미터 이내의 구역(일반 공중의 통행·이용 등에 제공된 구역을 말한다)
2. 「영유아보육법」에 따른 어린이집 시설의 경계선으로부터 30미터 이내의 구역(일반 공중의 통행·이용 등에 제공된 구역을 말한다)
3. 「초·중등교육법」에 따른 학교 시설의 경계선으로부터 30미터 이내의 구역(일반 공중의 통행·이용 등에 제공된 구역을 말한다)

⑦ 지방자치단체는 흡연으로 인한 피해 방지와 주민의 건강 증진을 위하여 필요하다고 인정하는 경우 조례로 다수인이 모이거나 오고가는 관할 구역 안의 일정한 장소를 금연구역으로 지정할 수 있음

⑧ 누구든지 제4항부터 제7항까지의 규정에 따라 지정된 금연구역에서 흡연하여서는 아니 됨

⑨ 특별자치시장 · 특별자치도지사 · 시장 · 군수 · 구청장은 제4항 각 호에 따른 시설의 소유자 · 점유자 또는 관리자가 다음에 해당하면 일정한 기간을 정하여 그 시정을 명령

1. 제4항 전단을 위반하여 금연구역을 지정하지 아니하거나 금연구역을 알리는 표지를 설치하지 아니한 경우
2. 제4항 후단에 따른 금연구역을 알리는 표지 또는 흡연실의 설치 기준 · 방법 등을 위반한 경우

담배에 관한 경고문구 등 표시(제9조의2)

① 「담배사업법」에 따른 담배의 제조자 또는 수입판매업자(이하 "제조자등"이라 한다)는 담배갑포장지 앞면 · 뒷면 · 옆면 및 대통령령으로 정하는 광고(판매촉진 활동을 포함한다)에 다음 각 호의 내용을 인쇄하여 표기. 다만, 제1호의 표기는 담배갑포장지에 한정하되 앞면과 뒷면에 하여야 함

1. 흡연의 폐해를 나타내는 내용의 경고그림(사진을 포함한다)
2. 흡연이 폐암 등 질병의 원인이 될 수 있다는 내용 및 다른 사람의 건강을 위협할 수 있다는 내용의 경고문구
3. 타르 흡입량은 흡연자의 흡연습관에 따라 다르다는 내용의 경고문구
4. 담배에 포함된 다음 각 목의 발암성물질
   가. 나프틸아민
   나. 니켈
   다. 벤젠
   라. 비닐 크롤라이드
   마. 비소
   바. 카드뮴
5. 보건복지부령으로 정하는 금연상담전화의 전화번호

② 제1항에 따른 경고그림과 경고문구는 담배갑포장지의 경우 그 넓이의 100분의 50 이상에 해당하는 크기로 표기. 이 경우 경고그림은 담배갑포장지 앞면, 뒷면 각각의 넓이의 100분의 30 이상에 해당하는 크기로

③ 제1항 및 제2항에서 정한 사항 외의 경고그림 및 경고문구 등의 내용과 표기 방법 · 형태 등의 구체적인 사항은 대통령령. 다만, 경고그림은 사실적 근거를 바탕으로 하고, 지나

치게 혐오감을 주지 아니하여야 함

④ 제1항부터 제3항까지의 규정에도 불구하고 전자담배 등 대통령령으로 정하는 담배에 제조자등이 표기하여야 할 경고그림 및 경고문구 등의 내용과 그 표기 방법·형태 등은 대통령령으로 정함

시행령 제16조 담배갑포장지에 대한 경고그림등의 표기내용 및 표기방법

① 법 제9조의2제1항 및 제3항에 따라 다음 각 호의 담배의 담배갑포장지에 표기하는 경고그림 및 경고문구의 표기내용은 법 제9조의2제1항제1호부터 제3호까지의 내용을 명확하게 알릴 수 있어야 함

1. 제27조의2제1호의 궐련
2. 제27조의2제3호의 파이프담배
3. 제27조의2제4호의 엽궐련
4. 제27조의2제5호의 각련
5. 제27조의2제7호의 냄새 맡는 담배

② 경고그림 및 경고문구의 구체적 표기내용의 고시 : 보건복지부장관

③ 보건복지부장관은 제2항에 따라 경고그림 및 경고문구의 구체적 표기내용 고시(해당 고시의 시행에 6개월 이상의 유예기간)

1. 정기 고시: 10개 이하의 경고그림 및 경고문구를 24개월 마다 고시
2. 수시 고시: 경고그림 및 경고문구의 표기내용을 새로 정하거나 변경하는 경우에는 수시로 고시

④ 법 제9조의2제1항 및 제3항에 따라 이 조 제1항 각 호의 담배의 담배갑포장지에 표기하는 경고그림·경고문구·발암성물질 및 금연상담전화의 전화번호(이하 "경고그림등"이라 한다)의 표기방법은 별표 1의2

⑤ 경고그림등의 표기방법을 변경하는 경우 : 그 시행에 6개월 이상의 유예기간

⑥ 「담배사업법」에 따른 담배(제1항 각 호의 담배를 말한다)의 제조자 또는 수입판매업자(이하 "제조자등"이라 한다)는 다음 각 호의 어느 하나에 해당하는 담배에 대해서는 제3항에 따른 고시 또는 제5항에 따른 변경이 있는 날부터 1년까지는 종전의 내용과 방법에 따른 경고그림등을 표기하여 판매할 수 있음

1. 고시 또는 변경 이전에 발주·제조 또는 수입된 담배
2. 고시 또는 변경 이후 6개월 이내에 제조되거나 수입된 담배

⑦ 제1항부터 제6항까지에서 규정한 사항 외에 경고그림등의 표기내용 및 표기방법 등에 필요한 세부사항은 보건복지부령으로 정함

시행령 제16조의2 전자담배 등에 대한 경고그림등의 표기내용 및 표기방법

① 법 제9조의2제4항에서 "전자담배 등 대통령령으로 정하는 담배"란 다음 각 호의 담배를 말함

1. 제27조의2제2호의 전자담배
2. 제27조의2제6호의 씹는 담배
3. 제27조의2제8호의 물담배
4. 제27조의2제9호의 머금는 담배

② 법 제9조의2제4항에 따라 이 조 제1항 각 호에 해당하는 담배의 담배갑포장지에 표기하는 경고그림 및 경고문구의 표기내용은 흡연의 폐해, 흡연이 니코틴 의존 및 중독을 유발시킬 수 있다

는 사실과 담배 특성에 따른 다음 각 호의 구분에 따른 사실 등을 명확하게 알릴 수 있어야 함

1. 제27조의2제2호의 전자담배: 담배 특이 니트로사민(tobacco specific nitrosamines), 포름알데히드(formaldehyde) 등이 포함되어 있다는 내용
2. 제27조의2제6호의 씹는 담배 및 제27조의2제9호의 머금는 담배: 구강암 등 질병의 원인이 될 수 있다는 내용
3. 제27조의2제8호의 물담배: 타르 검출 등 궐련과 동일한 위험성이 있다는 내용과 사용 방법에 따라 결핵 등 호흡기 질환에 감염될 위험성이 있다는 내용

③ 법 제9조의2제4항에 따라 이 조 제1항 각 호에 해당하는 담배의 담배갑포장지에 표기하는 경고그림등(발암성물질은 제외한다)의 표기방법은 별표 1의2

④ 담배의 담배갑포장지에 표기하는 경고그림등의 표기내용, 표기방법 및 시행유예 등에 관하여는 제16조제2항, 제3항 및 제5항부터 제7항까지의 규정을 준용

시행령 제16조의3 담배광고에 대한 경고문구등의 표기내용 및 표기방법

① 법 제9조의2제1항 각 호 외의 부분 본문에서 "대통령령으로 정하는 광고"란 다음 각 호의 광고(판매촉진 활동을 포함한다)를 말함

1. 법 제9조의4제1항제1호에 따라 지정소매인의 영업소 내부에 전시(展示) 또는 부착하는 표시판, 포스터, 스티커(붙임딱지) 및 보건복지부령으로 정하는 광고물에 의한 광고
2. 법 제9조의4제1항제2호에 따라 잡지에 게재하는 광고

② 법 제9조의2제1항 각 호 외의 부분 본문 및 같은 조 제3항에 따라 담배광고에 표기하는 경고문구의 표기내용은 다음 각 호의 구분에 따름. 이 경우 경고문구의 구체적 표기내용은 보건복지부장관이 정하여 고시

1. 담배(제16조의2제1항 각 호에 해당하는 담배는 제외한다)의 경우: 흡연이 건강에 해롭다는 사실, 흡연이 다른 사람의 건강을 위협할 수 있다는 사실 및 타르 흡입량은 흡연자의 흡연습관에 따라 다르다는 사실 등을 명확하게 알릴 수 있을 것
2. 제16조의2제1항 각 호에 해당하는 담배의 경우: 흡연이 니코틴 의존 및 중독을 유발시킬 수 있다는 사실 등을 명확하게 알릴 수 있을 것

③ 보건복지부장관은 제2항 각 호 외의 부분 후단에 따라 경고문구의 구체적 표기내용을 고시하는 경우에는 그 시행에 6개월 이상의 유예기간을 두어야 함

④ 법 제9조의2제1항 각 호 외의 부분 본문 및 같은 조 제3항에 따라 담배광고에 표기하는 경고문구·발암성물질 및 금연상담전화의 전화번호(이하 "경고문구등"이라 한다)의 표기방법은 별표 1의3

⑤ 제4항에 따른 경고문구등의 표기방법을 변경하는 경우에는 그 시행에 6개월 이상의 유예기간을 두어야 함

시행규칙 제6조의4 금연상담전화 전화번호

법 제9조의2제1항제5호에서 "보건복지부령으로 정하는 금연상담전화의 전화번호"란 1544-9030

가향물질 함유 표시 제한(제9조의3)

제조자등은 담배에 연초 외의 식품이나 향기가 나는 물질(이하 "가향물질"이라 한다)을 포함

하는 경우 이를 표시하는 문구나 그림·사진을 제품의 포장이나 광고에 사용하여서는 아니 됨

담배에 관한 광고의 금지 또는 제한(제9조의4)

① 담배에 관한 광고는 다음 각 호의 방법에 한하여 할 수 있음

1. 지정소매인의 영업소 내부에서 보건복지부령으로 정하는 광고물을 전시(展示) 또는 부착하는 행위. 다만, 영업소 외부에 그 광고내용이 보이게 전시 또는 부착하는 경우에는 그러하지 아니함
2. 품종군별로 연간 10회 이내(1회당 2쪽 이내)에서 잡지[「잡지 등 정기간행물의 진흥에 관한 법률」에 따라 등록 또는 신고되어 주 1회 이하 정기적으로 발행되는 제책(製冊)된 정기간행물 및 「신문 등의 진흥에 관한 법률」에 따라 등록된 주 1회 이하 정기적으로 발행되는 신문과 「출판문화산업 진흥법」에 따른 외국간행물로서 동일한 제호로 연 1회 이상 정기적으로 발행되는 것(이하 "외국정기간행물"이라 한다)을 말하며, 여성 또는 청소년을 대상으로 하는 것은 제외한다]에 광고를 게재하는 행위. 다만, 보건복지부령으로 정하는 판매부수 이하로 국내에서 판매되는 외국정기간행물로서 외국문자로만 쓰여져 있는 잡지인 경우에는 광고게재의 제한을 받지 아니함
3. 사회·문화·음악·체육 등의 행사(여성 또는 청소년을 대상으로 하는 행사는 제외한다)를 후원하는 행위. 이 경우 후원하는 자의 명칭을 사용하는 외에 제품광고를 하여서는 아니 됨
4. 국제선의 항공기 및 여객선, 그 밖에 보건복지부령으로 정하는 장소 안에서 하는 광고

② 제조자등은 제1항에 따른 광고를 「담배사업법」에 따른 도매업자 또는 지정소매인으로 하여금 하게 할 수 있음. 이 경우 도매업자 또는 지정소매인이 한 광고는 제조자등이 한 광고로 봄

③ 제1항에 따른 광고 또는 그에 사용되는 광고물은 다음 각 호의 사항을 준수

1. 흡연자에게 담배의 품명·종류 및 특징을 알리는 정도를 넘지 아니할 것
2. 비흡연자에게 직접적 또는 간접적으로 흡연을 권장 또는 유도하거나 여성 또는 청소년의 인물을 묘사하지 아니할 것
3. 제9조의2에 따라 표기하는 흡연 경고문구의 내용 및 취지에 반하는 내용 또는 형태가 아닐 것
4. 국민의 건강과 관련하여 검증되지 아니한 내용을 표시하지 아니할 것. 이 경우 광고내용의 사실 여부에 대한 검증 방법·절차 등 필요한 사항은 대통령령으로 정함

④ 제조자등은 담배에 관한 광고가 제1항 및 제3항에 위배되지 아니하도록 자율적으로 규제

⑤ 보건복지부장관은 문화체육관광부장관에게 제1항 또는 제3항을 위반한 광고가 게재된 외국정기간행물의 수입업자에 대하여 시정조치 등을 할 것을 요청

> **시행규칙** 제7조 담배에 관한 광고
>
> ① 법 제9조의4제1항제1호 본문 및 영 제16조제1호에서 "보건복지부령으로 정하는 광고물"이란 표시판, 스티커 및 포스터를 말함
>
> ② 법 제9조의4제1항제2호 본문에서 "여성 또는 청소년을 대상으로 하는 것"이란 잡지의 명칭, 내용, 독자, 그 밖의 그 성격을 고려할 때 여성 또는 청소년이 주로 구독하는 것
>
> ③ 법 제9조의4제1항제2호 단서에서 "보건복지부령으로 정하는 판매부수"란 판매부수 1만부를 말함
>
> ④ 법 제9조의4제1항제3호에서 "여성 또는 청소년을 대상으로 하는 행사"란 행사의 목적, 내용, 참가자, 관람자, 청중, 그 밖의 그 성격을 고려할 때 주로 여성 또는 청소년을 대상으로 하는 행사를 말함

금연지도원(제9조의5)

① 시・도지사 또는 시장・군수・구청장은 금연을 위한 조치를 위하여 대통령령으로 정하는 자격이 있는 사람 중에서 금연지도원을 위촉

② 금연지도원의 직무

1. 금연구역의 시설기준 이행 상태 점검
2. 금연구역에서의 흡연행위 감시 및 계도
3. 금연을 위한 조치를 위반한 경우 관할 행정관청에 신고하거나 그에 관한 자료 제공
4. 그 밖에 금연 환경 조성에 관한 사항으로서 대통령령으로 정하는 사항

③ 금연지도원은 제2항의 직무를 단독으로 수행하려면 미리 시・도지사 또는 시장・군수・구청장의 승인을 받아야 하며, 시・도지사 또는 시장・군수・구청장은 승인서를 교부

④ 금연지도원이 제2항에 따른 직무를 단독으로 수행하는 때에는 승인서와 신분을 표시하는 증표를 지니고 이를 관계인에게 내보여야 함

⑤ 제1항에 따라 금연지도원을 위촉한 시・도지사 또는 시장・군수・구청장은 금연지도원이 그 직무를 수행하기 전에 직무 수행에 필요한 교육을 실시

⑥ 금연지도원은 제2항에 따른 직무를 수행하는 경우 그 권한을 남용하여서는 아니 됨

⑦ 시・도지사 또는 시장・군수・구청장은 금연지도원이 다음 각 호의 어느 하나에 해당하면 그 금연지도원을 해촉

1. 제1항에 따라 대통령령으로 정한 자격을 상실한 경우

2. 제2항에 따른 직무와 관련하여 부정한 행위를 하거나 그 권한을 남용한 경우
3. 그 밖에 개인사정, 질병이나 부상 등의 사유로 직무 수행이 어렵게 된 경우

⑧ 금연지도원의 직무범위 및 교육, 그 밖에 필요한 사항은 대통령령으로

시행령 제16조의5 금연지도원의 자격 등

① 법 제9조의5제1항에서 "대통령령으로 정하는 자격이 있는 사람"이란 다음 각 호의 어느 하나에 해당하는 사람
1. 「민법」 제32조에 따른 비영리법인 또는 「비영리민간단체 지원법」 제4조에 따라 등록된 비영리민간단체에 소속된 사람으로서 해당 법인 또는 단체의 장이 추천하는 사람
2. 시·도지사 또는 시장·군수·구청장이 정하는 건강·금연 등 보건정책 관련 교육과정을 4시간 이상 이수한 사람

② 법 제9조의5제2항제4호에서 "대통령령으로 정하는 사항"이란 다음 각 호의 업무를 말함
1. 지역사회 금연홍보 및 금연교육 지원 업무
2. 지역사회 금연 환경 조성을 위한 지도 업무

③ 법 제9조의5제2항에 따른 금연지도원의 직무범위는 별표 1의4

④ 시·도지사 또는 시장·군수·구청장은 법 제9조의5제5항에 따라 금연지도원에 대하여 금연 관련 법령, 금연의 필요성, 금연지도원의 자세 등에 대한 교육을 실시. 이 경우 시·도지사 또는 시장·군수·구청장은 효율적인 교육을 위하여 금연지도원에 대한 합동교육을 실시할 수 있음

⑤ 시·도지사 또는 시장·군수·구청장은 금연지도원의 활동을 지원하기 위하여 예산의 범위에서 수당을 지급할 수 있음

⑥ 제1항부터 제5항까지에서 규정한 사항 외에 금연지도원 제도 운영에 필요한 사항은 해당 지방자치단체의 조례로 정함

건강생활실천협의회(제10조)

① 시·도지사 및 시장·군수·구청장은 건강생활의 실천운동을 추진하기 위하여 지역사회의 주민·단체 또는 공공기관이 참여하는 건강생활실천협의회를 구성

② 제1항의 규정에 의한 건강생활실천협의회의 조직 및 운영에 관하여 필요한 사항은 지방자치단체의 조례로

보건교육의 관장(제11조)

보건복지부장관은 국민의 보건교육에 관하여 관계중앙행정기관의 장과 협의하여 이를 총괄

보건교육의 실시 등(제12조)

① 국가 및 지방자치단체는 모든 국민이 올바른 보건의료의 이용과 건강한 생활습관을 실천

할 수 있도록 그 대상이 되는 개인 또는 집단의 특성·건강상태·건강의식 수준등에 따라 적절한 보건교육을 실시

② 국가 또는 지방자치단체는 국민건강증진사업관련 법인 또는 단체등이 보건교육을 실시할 경우 이에 필요한 지원

③ 보건복지부장관, 시·도지사 및 시장·군수·구청장은 제2항의 규정에 의하여 보건교육을 실시하는 국민건강증진사업관련 법인 또는 단체 등에 대하여 보건교육의 계획 및 그 결과에 관한 자료를 요청

④ 제1항의 규정에 의한 보건교육의 내용은 대통령령으로

시행령 제17조 보건교육의 내용

법 제12조에 따른 보건교육에는 다음 각호의 사항이 포함되어야 함

1. 금연·절주등 건강생활의 실천에 관한 사항
2. 만성퇴행성질환등 질병의 예방에 관한 사항
3. 영양 및 식생활에 관한 사항
4. 구강건강에 관한 사항
5. 공중위생에 관한 사항
6. 건강증진을 위한 체육활동에 관한 사항
7. 그 밖에 건강증진사업에 관한 사항

보건교육사자격증의 교부 등(제12조의2)

① 보건복지부장관은 국민건강증진 및 보건교육에 관한 전문지식을 가진 자에게 보건교육사의 자격증을 교부

② 다음 각호의 1에 해당하는 자는 보건교육사가 될 수 없음

1. 피성년후견인
3. 금고 이상의 실형의 선고를 받고 그 집행이 종료되지 아니하거나 그 집행을 받지 아니하기로 확정되지 아니한 자
4. 법률 또는 법원의 판결에 의하여 자격이 상실 또는 정지된 자

③ 제1항의 규정에 의한 보건교육사의 등급은 1급 내지 3급으로 하고, 등급별 자격기준 및 자격증의 교부절차 등에 관하여 필요한 사항은 대통령령으로

④ 보건교육사 1급의 자격증을 교부받고자 하는 자는 국가시험에 합격

⑤ 보건복지부장관은 제1항의 규정에 의하여 보건교육사의 자격증을 교부하는 때에는 보건복지부령이 정하는 바에 의하여 수수료를 징수

⑥ 제1항에 따라 자격증을 교부받은 사람은 다른 사람에게 그 자격증을 빌려주어서는 아니 되고, 누구든지 그 자격증을 빌려서는 아니 됨
⑦ 누구든지 제6항에 따라 금지된 행위를 알선하여서는 아니 됨

국가시험(제12조의3)

① 제12조의2제4항의 규정에 의한 국가시험은 보건복지부장관이 시행. 다만, 보건복지부장관은 국가시험의 관리를 대통령령이 정하는 바에 의하여 「한국보건의료인국가시험원법」에 따른 한국보건의료인국가시험원에 위탁
② 보건복지부장관은 제1항 단서의 규정에 의하여 국가시험의 관리를 위탁한 때에는 그에 소요되는 비용을 예산의 범위안에서 보조
③ 보건복지부장관(제1항 단서의 규정에 의하여 국가시험의 관리를 위탁받은 기관을 포함한다)은 보건복지부령이 정하는 금액을 응시수수료로 징수
④ 시험과목・응시자격 등 자격시험의 실시에 관하여 필요한 사항은 대통령령으로

시행령 제18조의2 국가시험의 시행 등
① 보건복지부장관은 법 제12조의3에 따른 보건교육사 국가시험(이하 "시험"이라 한다)을 매년 1회 이상 실시
② 보건복지부장관은 법 제12조의3제1항 단서에 따라 시험의 관리를 「한국보건의료인국가시험원법」에 따른 한국보건의료인국가시험원에 위탁
③ 제2항에 따라 시험의 관리를 위탁받은 기관(이하 "시험관리기관"이라 한다)의 장은 시험을 실시하려면 미리 보건복지부장관의 승인을 받아 시험일시・시험장소 및 응시원서의 제출기간, 합격자 발표의 예정일 및 방법, 그 밖에 시험에 필요한 사항을 시험 90일 전까지 공고. 다만, 시험장소는 지역별 응시인원이 확정된 후 시험 30일 전까지 공고
④ 법 제12조의3제4항에 따른 시험과목은 별표 3
⑤ 시험방법은 필기시험으로 하며, 시험의 합격자는 각 과목 4할 이상, 전과목 총점의 6할 이상을 득점한 자

시행령 제18조의3 시험의 응시자격 및 시험관리
① 법 제12조의3제4항에 따른 시험의 응시자격은 별표 4
② 시험에 응시하려는 자는 시험관리기관의 장이 정하는 응시원서를 시험관리기관의 장에게 제출(전자문서에 따른 제출을 포함한다)
③ 시험관리기관의 장은 시험을 실시한 경우 합격자를 결정・발표하고, 그 합격자에 대한 다음 각 호의 사항을 보건복지부장관에게 통보
1. 성명 및 주소
2. 시험 합격번호 및 합격연월일

보건교육사의 채용(제12조의4)

국가 및 지방자치단체는 대통령령이 정하는 국민건강증진사업관련 법인 또는 단체 등에 대하여 보건교육사를 그 종사자로 채용하도록 권장

보건교육사의 자격취소(제12조의5)

보건복지부장관은 보건교육사가 제12조의2제6항을 위반하여 다른 사람에게 자격증을 빌려준 경우에는 그 자격을 취소하여야 함

청문(제12조의6)

보건복지부장관은 제12조의5에 따라 자격을 취소하려는 경우에는 청문을 하여야 함

보건교육의 평가(제13조)

① 보건복지부장관은 정기적으로 국민의 보건교육의 성과에 관하여 평가

② 제1항의 규정에 의한 평가의 방법 및 내용은 보건복지부령

시행규칙 제8조 보건교육의 평가방법 및 내용

① 보건복지부장관이 법 제13조의 규정에 의하여 국민의 보건교육의 성과에 관한 평가를 할 때에는 세부계획 및 그 추진실적에 기초하여 평가

② 보건복지부장관은 필요하다고 인정하는 경우에는 제1항의 규정에 의한 평가외에 다음 각호의 사항을 조사하여 평가

1. 건강에 관한 지식·태도 및 실천
2. 주민의 질병·부상 유무 등 건강상태

③ 영 제17조제7호에서 "기타 건강증진사업에 관한 사항"이라 함은 「산업안전보건법」에 의한 산업보건에 관한 사항 기타 국민의 건강을 증진시키는 사업에 관한 사항

보건교육의 개발등(제14조)

보건복지부장관은 정부출연연구기관등의 설립·운영 및 육성에 관한 법률에 의한 한국보건사회연구원으로 하여금 보건교육에 관한 정보·자료의 수집·개발 및 조사, 그 교육의 평가 기타 필요한 업무를 행하게 할 수 있음

영양개선(제15조)

① 국가 및 지방자치단체는 국민의 영양상태를 조사하여 국민의 영양개선방안을 강구하고 영양에 관한 지도를 실시

② 국가 및 지방자치단체는 국민의 영양개선을 위하여 다음 각호의 사업을 실시

1. 영양교육사업
2. 영양개선에 관한 조사・연구사업
3. 기타 영양개선에 관하여 보건복지부령이 정하는 사업

시행규칙 제9조 영양개선사업

법 제15조제2항제3호에서 "보건복지부령이 정하는 사업"이라 함은 다음 각호의 사업

1. 국민의 영양상태에 관한 평가사업
2. 지역사회의 영양개선사업

국민건강영양조사 등(제16조)

① 질병관리청장은 보건복지부장관과 협의하여 국민의 건강상태・식품섭취・식생활조사등 국민의 건강과 영양에 관한 조사(이하 "국민건강영양조사"라 한다)를 정기적으로 실시(매년 실시 – 시행령 제19조)

※ 국민건강영양조사 조사대상 : 매년 질병관리청장이 보건복지부장관과 협의하여 구역과 기준을 정하여 선정(시행령 제20조)

② 특별시・광역시 및 도에는 국민건강영양조사와 영양에 관한 지도업무를 행하게 하기 위한 공무원을 둠

③ 국민건강영양조사를 행하는 공무원은 그 권한을 나타내는 증표를 관계인에게 내보여야 함

④ 국민건강영양조사의 내용 및 방법, 그 밖에 국민건강영양조사와 영양에 관한 지도에 관하여 필요한 사항은 대통령령으로 정함

시행령 제19조 국민건강영양조사의 주기

법 제16조제1항에 따른 국민건강영양조사(이하 "국민건강영양조사"라 한다)는 매년 실시

시행령 제22조 국민건강영양조사원 및 영양지도원

① 질병관리청장은 국민건강영양조사를 담당하는 사람(이하 "국민건강영양조사원"이라 한다)으로 건강조사원 및 영양조사원을 두어야 함. 이 경우 건강조사원 및 영양조사원은 다음 각 호의 구분에 따른 요건을 충족해야 함.

1. 건강조사원: 다음 각 목의 어느 하나에 해당할 것

가. 「의료법」 제2조제1항에 따른 의료인
나. 「약사법」 제2조제2호에 따른 약사 또는 한약사
다. 「의료기사 등에 관한 법률」 제2조제1항에 따른 의료기사
라. 「고등교육법」 제2조에 따른 학교에서 보건의료 관련 학과 또는 학부를 졸업한 사람(졸업 예정인 사람을 포함한다) 또는 이와 같은 수준 이상의 학력이 있다고 인정되는 사람

2. 영양조사원: 다음 각 목의 어느 하나에 해당할 것
가. 「국민영양관리법」 제15조에 따른 영양사(이하 "영양사"라 한다)
나. 「고등교육법」 제2조에 따른 학교에서 식품영양 관련 학과 또는 학부를 졸업한 사람(졸업 예정인 사람을 포함한다) 또는 이와 같은 수준 이상의 학력이 있다고 인정되는 사람

② 특별자치시장・특별자치도지사・시장・군수・구청장은 법 제15조 및 법 제16조의 영양개선사업을 수행하기 위한 국민영양지도를 담당하는 사람(이하 "영양지도원"이라 한다)을 두어야 하며 그 영양지도원은 영양사의 자격을 가진 사람으로 임명. 다만, 영양사의 자격을 가진 사람이 없는 경우에는 「의료법」 제2조제1항에 따른 의사 또는 간호사의 자격을 가진 사람 중에서 임명

③ 국민건강영양조사원 및 영양지도원의 직무에 관하여 필요한 사항은 보건복지부령

④ 질병관리청장 또는 특별자치시장・특별자치도지사・시장・군수・구청장은 국민건강영양조사원 또는 영양지도원의 원활한 업무 수행을 위하여 필요하다고 인정하는 경우에는 그 업무 지원을 위한 구체적 조치를 마련・시행

신체활동장려사업의 계획 수립・시행(제16조의2)

국가 및 지방자치단체는 신체활동장려에 관한 사업 계획을 수립・시행

신체활동장려사업(제16조의3)

① 국가 및 지방자치단체는 국민의 건강증진을 위하여 신체활동을 장려할 수 있도록 다음 각 호의 사업을 함

1. 신체활동장려에 관한 교육사업
2. 신체활동장려에 관한 조사・연구사업
3. 그 밖에 신체활동장려를 위하여 대통령령으로 정하는 사업

② 제1항 각 호의 사업 내용・기준 및 방법은 보건복지부령으로 정함

구강건강사업의 계획수립・시행(제17조)

국가 및 지방자치단체는 구강건강에 관한 사업의 계획을 수립・시행

구강건강사업(제18조)

① 국가 및 지방자치단체는 국민의 구강질환의 예방과 구강건강의 증진을 위하여 사업

1. 구강건강에 관한 교육사업
2. 수돗물불소농도조정사업
3. 구강건강에 관한 조사・연구사업
4. 아동・노인・장애인・임산부 등 건강취약계층을 위한 구강건강증진사업
5. 기타 구강건강의 증진을 위하여 대통령령이 정하는 사업

② 제1항 각호의 사업내용・기준 및 방법은 보건복지부령으로

시행령 제23조 구강건강사업

법 제18조제1항제4호에서 "대통령령이 정하는 사업"이란 다음 각 호의 사업

1. 충치예방을 위한 치아홈메우기사업
2. 불소용액양치사업
3. 구강건강의 증진을 위하여 보건복지부령이 정하는 사업

건강증진사업 등(제19조)

① 국가 및 지방자치단체는 국민건강증진사업에 필요한 요원 및 시설을 확보하고, 그 시설의 이용에 필요한 시책을 강구

② 특별자치시장・특별자치도지사・시장・군수・구청장은 지역주민의 건강증진을 위하여 보건복지부령이 정하는 바에 의하여 보건소장으로 하여금 다음 각호의 사업을 하게 할 수 있음

1. 보건교육 및 건강상담
2. 영양관리
3. 신체활동장려
4. 구강건강의 관리
5. 질병의 조기발견을 위한 검진 및 처방
6. 지역사회의 보건문제에 관한 조사・연구
7. 기타 건강교실의 운영등 건강증진사업에 관한 사항

③ 보건소장이 제2항의 규정에 의하여 제2항제1호 내지 제5호의 업무를 행한 때에는 이용자의 개인별 건강상태를 기록하여 유지・관리하여야 함

④ 건강증진사업에 필요한 시설・운영에 관하여는 보건복지부령으로 정함

시행규칙 제19조 건강증진사업의 실시 등

① 법 제19조에 따라 건강증진사업을 행하는 특별자치시장・특별자치도지사・시장・군수・구청장은 보건교육・영양관리・구강건강관리・건강검진 등에 필요한 인력을 확보

② 보건복지부장관은 법 제4조에 따른 기본시책과 건강증진사업 실시지역의 생활여건 등을 고려하여 법 제19조제2항에 따라 보건소장이 행하는 건강증진사업을 단계적으로 실시

③ 법 제19조제2항에 따라 건강증진사업을 행하는 보건소장은 다음 각 호의 시설 및 장비를 확보하여 지역주민에 대한 건강증진사업을 수행

1. 시청각교육실 및 시청각교육장비
2. 건강검진실 및 건강검진에 필요한 장비
3. 신체활동지도실 및 신체활동지도에 필요한 장비
4. 영양관리・구강건강사업등 건강증진사업에 필요한 시설 및 장비

④ 법 제19조제3항에 따라 보건소장이 개인별 건강상태를 기록한 때에는 보건복지부장관이 정하는 바에 따라 이를 유지・관리

시・도건강증진사업지원단 설치 및 운영 등(제19조의2)

① 시・도지사는 실행계획의 수립 및 제19조에 따른 건강증진사업의 효율적인 업무 수행을 지원하기 위하여 시・도건강증진사업지원단(이하 "지원단"이라 한다)을 설치・운영할 수 있음

② 시・도지사는 제1항에 따른 지원단 운영을 건강증진사업에 관한 전문성이 있다고 인정하는 법인 또는 단체에 위탁할 수 있음. 이 경우 시・도지사는 그 운영에 필요한 경비의 전부 또는 일부를 지원할 수 있음

③ 제1항 및 제2항에서 규정한 사항 외에 지원단의 설치・운영 및 위탁 등에 관하여 필요한 사항은 보건복지부령으로 정함

시행규칙 제19조의2(시・도건강증진사업지원단의 운영 등)

① 법 제19조의2제1항에 따른 시・도건강증진사업지원단(이하 이 조에서 "지원단"이라 한다)의 업무는 다음 각 호와 같음

1. 영 제3조에 따른 시・도 및 시・군・구 실행계획의 수립・시행 지원
2. 관할 지역 내 건강증진사업 수행에 대한 기술 지원
3. 관할 지역 내 민・관 건강증진 협력 사업 수행
4. 관할 지역 내 건강증진사업에 대한 성과 관리 지원
5. 그 밖에 관할 지역주민의 건강증진을 위하여 필요한 사항

② 시・도지사는 법 제19조의2제2항에 따라 지원단의 운영을 다음 각 호의 어느 하나에 해당하는 법인 또는 단체에 위탁

1. 「공공기관의 운영에 관한 법률」 제4조제1항에 따른 공공기관

2. 「비영리민간단체 지원법」 제4조에 따라 등록된 비영리민간단체
3. 「고등교육법」 제2조에 따른 학교
4. 「의료법」 제3조제2항제3호에 따른 병원급 의료기관
5. 「민법」 제32조에 따라 설립된 비영리법인
6. 그 밖에 보건복지부장관이 건강증진사업에 관한 전문성이 있다고 인정하는 법인 또는 단체

③ 시・도지사는 지원단의 운영을 위탁하려면 미리 위탁의 절차 및 방법 등을 7일 이상 공고

④ 지원단의 운영을 위탁받으려는 자는 다음 각 호의 서류(전자문서를 포함한다)를 시・도지사에게 제출

1. 사업계획서 및 예산서
2. 건강증진 업무 수행 실적에 관한 자료
3. 고유번호증 사본(사업자등록증이 없는 경우에 한정)

⑤ 제4항에 따른 신청을 받은 시・도지사는 「전자정부법」 제36조제1항에 따른 행정정보의 공동이용을 통하여 다음 각 호의 서류를 확인. 다만, 제2호의 경우 위탁을 받으려는 자가 그 확인에 동의하지 않는 경우에는 해당 서류의 사본을 첨부

1. 법인 등기사항증명서(법인인 경우만 해당)
2. 사업자등록증

⑥ 제1항부터 제5항까지에서 규정한 사항 외에 지원단의 운영 및 운영의 위탁 등에 필요한 사항은 지방자치단체의 조례로 정함

검진(제20조)

국가는 건강증진을 위하여 필요한 경우에 보건복지부령이 정하는 바에 의하여 국민에 대하여 건강검진을 실시

시행규칙 제20조 건강검진

① 법 제20조의 규정에 의하여 국가가 건강검진을 실시하는 경우에는 특별자치시장・특별자치도지사・시장・군수・구청장으로 하여금 보건소장이 이를 실시. 다만, 필요한 경우에는 영 제32조제2항제2호 또는 제3호의 기관에 위탁하여 실시

② 제1항의 규정에 의한 건강검진은 연령별・대상별로 검진항목을 정하여 실시

검진결과의 공개금지(제21조)

제20조의 규정에 의하여 건강검진을 한 자 또는 검진기관에 근무하는 자는 국민의 건강증진사업의 수행을 위하여 불가피한 경우를 제외하고는 정당한 사유없이 검진결과를 공개하여서는 아니 됨

제3장
국민건강증진기금

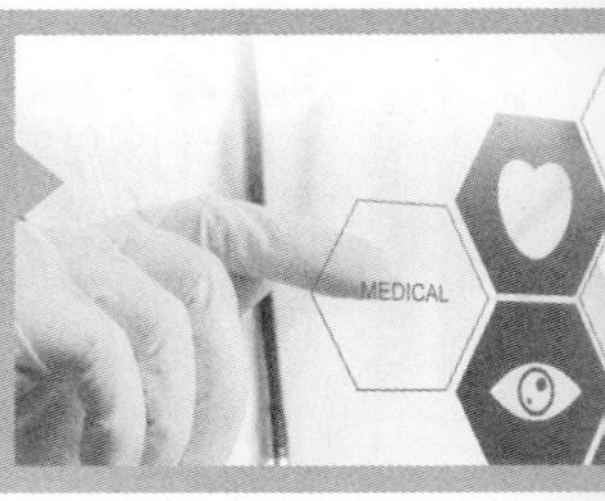

기금의 설치 등(제22조)

① 보건복지부장관은 국민건강증진사업의 원활한 추진에 필요한 재원을 확보하기 위하여 국민건강증진기금(이하 "기금"이라 한다)을 설치

② 기금은 다음 각호의 재원으로 조성

1. 제23조제1항의 규정에 의한 부담금
2. 기금의 운용 수익금

국민건강증진부담금의 부과·징수 등(제23조)

① 보건복지부장관은 「지방세법」 제47조제4호 및 제6호에 따른 제조자 및 수입판매업자가 판매하는 같은 조 제1호에 따른 담배(「지방세법」 제54조에 따라 담배소비세가 면제되는 것, 같은 법 제63조제1항제1호 및 제2호에 따라 담배소비세액이 공제 또는 환급되는 것은 제외. 이하 이 조 및 제23조의2에서 같다)에 다음 각 호의 구분에 따른 부담금(이하 "부담금"이라 한다)을 부과·징수

1. 궐련 : 20개비당 841원
2. 전자담배 :
   가. 니코틴 용액을 사용하는 경우 : 1밀리리터당 525원
   나. 연초 및 연초 고형물을 사용하는 경우 :
      1) 궐련형 : 20개비당 750원
      2) 기타 유형 : 1그램당 73원
3. 파이프담배 : 1그램당 30.2원
4. 엽궐련(葉卷煙) : 1그램당 85.8원
5. 각련(刻煙) : 1그램당 30.2원
6. 씹는 담배 : 1그램당 34.4원

7. 냄새 맡는 담배 : 1그램당 21.4원
8. 물담배 : 1그램당 1050.1원
9. 머금는 담배 : 1그램당 534.5원

② 제조자 및 수입판매업자는 매월 1일부터 말일까지 제조장 또는 보세구역에서 반출된 담배의 수량과 산출된 부담금의 내역에 관한 자료를 다음 달 15일까지 보건복지부장관에게 제출

③ 보건복지부장관은 제2항의 규정에 의한 자료를 제출 받은 때에는 그 날부터 5일 이내에 부담금의 금액과 납부기한 등을 명시하여 해당 제조자 및 수입판매업자에게 납부고지

④ 제조자 및 수입판매업자는 제3항의 규정에 의하여 납부고지를 받은 때에는 납부고지를 받은 달의 말일까지 이를 납부

⑤ 보건복지부장관은 부담금을 납부하여야 할 자가 제4항의 규정에 의한 납부기한 이내에 부담금을 내지 아니하는 경우 납부기한이 지난 후 10일 이내에 30일 이상의 기간을 정하여 독촉장을 발부하여야 하며, 체납된 부담금에 대해서는 「국세기본법」 제47조의4를 준용하여 가산금을 징수

⑥ 보건복지부장관은 제5항의 규정에 의하여 독촉을 받은 자가 그 기간 이내에 부담금과 가산금을 납부하지 아니한 때에는 국세체납처분의 예에 의하여 이를 징수

⑦ 제1항에 따른 담배의 구분에 관하여는 담배의 성질과 모양, 제조과정 등을 기준으로 하여 대통령령으로

시행령 제27조의2 담배의 구분 – 법 제23조제1항에 따른 담배의 구분

1. 궐련(卷煙): 연초에 향료 등을 첨가하여 일정한 폭으로 썬 후 궐련제조기를 이용하여 궐련지로 말아서 피우기 쉽게 만들어진 담배와 이와 유사한 형태의 것으로서 흡연용으로 사용될 수 있는 담배
2. 전자담배: 니코틴 용액이나 연초 및 연초 고형물을 전자장치를 사용해 호흡기를 통해 체내에 흡입함으로써 흡연과 같은 효과를 낼 수 있도록 만든 담배와 이와 유사한 형태의 담배로서 그 구분은 다음 각 목에 따름
   가. 니코틴 용액을 사용하는 전자담배
   나. 연초 및 연초 고형물을 사용하는 전자담배
      1) 궐련형
      2) 기타 유형
3. 파이프담배: 고급 특수 연초를 중가향(重加香) 처리하고 압착・열처리 등 특수가공을 하여 각 폭을 비교적 넓게 썰어서 파이프를 이용하여 피울 수 있도록 만든 담배와 이와 유사한 형태의 담배
4. 엽궐련(葉券煙): 흡연 맛의 주체가 되는 전충엽을 체제와 형태를 잡아 주는 중권엽으로 싸고 겉모습을 아름답게 하기 위하여 외권엽으로 만 잎말음 담배와 이와 유사한 형태의 담배

5. 각련(刻煙): 하급 연초를 경가향(輕加香)하거나 다소 고급인 연초를 가향하여 가늘게 썰어, 담뱃대를 이용하거나 흡연자가 직접 궐련지로 말아 피울 수 있도록 만든 담배와 이와 유사한 형태의 담배
6. 씹는 담배: 입에 넣고 씹음으로써 흡연과 같은 효과를 낼 수 있도록 가공처리된 담배와 이와 유사한 형태의 담배
7. 냄새 맡는 담배: 특수 가공된 담배 가루를 코 주위 등에 발라 냄새를 맡음으로써 흡연과 같은 효과를 낼 수 있도록 만든 가루 형태의 담배와 이와 유사한 형태의 담배
8. 물담배: 장치를 이용하여 담배연기를 물로 거른 후 흡입할 수 있도록 만든 담배와 이와 유사한 형태의 담배
9. 머금는 담배: 입에 넣고 빨거나 머금으면서 흡연과 같은 효과를 낼 수 있도록 특수가공하여 포장된 담배가루, 니코틴이 포함된 사탕 및 이와 유사한 형태로 만든 담배

시행규칙 제20조의2 부담금 내역에 관한 자료제출의 서식 등

① 법 제23조제2항에 따른 부담금의 내역에 관한 자료 제출은 별지 제11호서식(전자문서를 포함한다)에 따름. 이 경우 다음 각 호의 서류(전자문서를 포함한다)를 첨부
  1. 제조담배 출고실적(보세구역 반출실적)을 증명할 수 있는 서류 1부
  2. 과오납금을 증명할 수 있는 서류 1부(필요한 경우에 한정한다)

② 법 제23조제3항의 규정에 의한 부담금의 납부고지는 별지 제12호서식

부담금의 납부담보(제23조의2)

① 보건복지부장관은 부담금의 납부 보전을 위하여 대통령령이 정하는 바에 따라 제조자 및 수입판매업자에게 담보의 제공을 요구할 수 있음

② 보건복지부장관은 제1항에 따라 담보제공의 요구를 받은 제조자 및 수입판매업자가 담보를 제공하지 아니하거나 요구분의 일부만을 제공한 경우 특별시장・광역시장・특별자치시장・특별자치도지사・시장・군수 및 세관장에게 담배의 반출금지를 요구할 수 있음

③ 제2항에 따라 담배의 반출금지 요구를 받은 특별시장・광역시장・특별자치시장・특별자치도지사・시장・군수 및 세관장은 이에 응하여야 함

시행령 제27조의3 국민건강증진부담금의 납부담보

① 법 제23조의2에 따라 담배의 제조자 또는 수입판매업자로부터 제공받을 수 있는 국민건강증진부담금(이하 "부담금"이라 한다)의 담보액은 다음 각 호에서 정한 금액의 100분의 120(현금 또는 납부보증보험증권의 경우에는 100분의 110) 이상
  1. 담배제조자의 경우에는 다음 각 목의 금액을 합한 금액
    가. 법 제23조제3항에 따라 당해 제조자에게 납부고지할 예정인 부담금의 금액
    나. 납부고지한 부담금 중 납부하지 아니한 금액
  2. 담배수입판매업자의 경우에는 다음 각 목의 금액을 합한 금액
    가. 법 제23조제3항에 따라 당해 수입판매업자에게 납부고지할 예정인 부담금의 금액

나. 납부고지한 부담금 중 납부하지 아니한 금액
② 담보의 종류는 다음 각 호의 어느 하나에 해당하는 것
1. 금전
2. 국채 또는 지방채
3. 보건복지부장관이 정하여 고시하는 유가증권
4. 납부보증보험증권
5. 토지
6. 보험에 든 등기 또는 등록된 건물・공장재단・광업재단・선박・항공기나 건설기계
③ 담배수입판매업자가 수입한 담배를 통관하려는 때에는 보건복지부장관이 보건복지부령이 정하는 바에 따라 발행한 국민건강증진부담금 납부담보확인서(이하 "납부담보확인서"라 한다)를 통관지 세관장에게 제출하여야 하며, 세관장은 납부담보확인서에 기재된 담보의 범위 내에서 통관을 허용

부담금 부과・징수의 협조(제23조의3)

① 보건복지부장관은 부담금의 부과・징수와 관련하여 필요한 경우에는 중앙행정기관・지방자치단체 그 밖의 관계 기관・단체 등에 대하여 자료제출 등의 협조를 요청할 수 있음
② 제1항의 규정에 따른 협조요청을 받은 중앙행정기관・지방자치단체 그 밖의 관계 기관・단체 등은 특별한 사유가 없는 한 이에 응해야 함
③ 제1항 및 제2항의 규정에 따라 보건복지부장관에게 제출되는 자료에 대하여는 사용료・수수료 등을 면제

기금의 관리・운용(제24조)

① 기금은 보건복지부장관이 관리・운용
② 보건복지부장관은 기금의 운용성과 및 재정상태를 명확히 하기 위하여 대통령령이 정하는 바에 의하여 회계처리
③ 기금의 관리・운용 기타 필요한 사항은 대통령령으로

기금의 사용 등(제25조)

① 기금은 다음 각호의 사업에 사용
1. 금연교육 및 광고, 흡연피해 예방 및 흡연피해자 지원 등 국민건강관리사업
2. 건강생활의 지원사업
3. 보건교육 및 그 자료의 개발

4. 보건통계의 작성・보급과 보건의료관련 조사・연구 및 개발에 관한 사업
5. 질병의 예방・검진・관리 및 암의 치료를 위한 사업
6. 국민영양관리사업
7. 신체활동장려사업
8. 구강건강관리사업
9. 시・도지사 및 시장・군수・구청장이 행하는 건강증진사업
10. 공공보건의료 및 건강증진을 위한 시설・장비의 확충
11. 기금의 관리・운용에 필요한 경비
12. 그 밖에 국민건강증진사업에 소요되는 경비로서 대통령령이 정하는 사업

② 보건복지부장관은 기금을 제1항 각호의 사업에 사용함에 있어서 아동・청소년・여성・노인・장애인 등에 대하여 특별히 배려・지원할 수 있음

③ 보건복지부장관은 기금을 제1항 각호의 사업에 사용함에 있어서 필요한 경우에는 보조금으로 교부할 수 있음

시행령 제30조 기금의 사용

법 제25조제1항제12호에서 "대통령령이 정하는 사업"이란 다음 각 호의 사업을 말함

1. 만성퇴행성질환의 관리사업
2. 법 제27조의 규정에 의한 지도・훈련사업
3. 건강증진을 위한 신체활동 지원사업
4. 금연지도원 제도 운영 등 지역사회 금연 환경 조성 사업
5. 건강친화인증 기업 지원 사업
6. 절주문화 조성 사업

제4장
보 칙

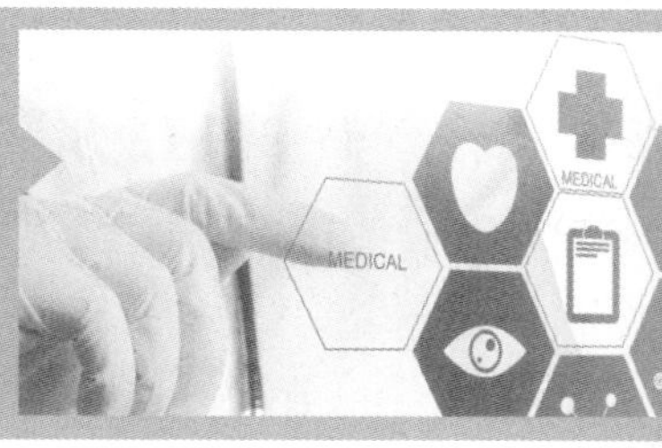

비용의 보조(제26조)

국가 또는 지방자치단체는 매 회계연도마다 예산의 범위안에서 건강증진사업의 수행에 필요한 비용의 일부를 부담하거나 이를 수행하는 법인 또는 단체에 보조할 수 있음

지도 · 훈련(제27조)

① 보건복지부장관 또는 질병관리청장은 보건교육을 담당하거나 국민건강영양조사 및 영양에 관한 지도를 담당하는 공무원 또는 보건복지부령으로 정하는 단체 및 공공기관에 종사하는 담당자의 자질향상을 위하여 필요한 지도와 훈련을 할 수 있음

② 제1항에 따른 훈련에 관하여 필요한 사항은 보건복지부령으로 정함

시행규칙 제21조 지도 · 훈련대상

법 제27조제1항에서 "보건복지부령이 정하는 단체 및 공공기관"이라 함은 법 제29조제2항의 규정에 의하여 보건복지부장관의 업무를 위탁받아 건강증진사업을 행하는 단체 및 공공기관

시행규칙 제22조 훈련방법등

① 제27조의 규정에 의한 훈련은 보건복지부장관, 질병관리청장 또는 한국보건사회연구원장이 지정한 훈련기관이 행함

② 제1항의 규정에 의한 훈련기관의 장이 훈련대상자를 선발할 때에는 보건복지부장관 또는 질병관리청장이 정하는 바에 의하여 훈련을 받을 자가 공무원인 경우에는 보건복지부장관, 질병관리청장 또는 시 · 도지사, 단체 및 공공기관의 종사자인 경우에는 당해소속단체 및 공공기관의 장의 추천을 받아야 함

③ 기타 이 규칙에서 정한 것외에 훈련방법 · 시기등 훈련에 필요한 사항은 훈련기관의 장이 보건복지부장관 또는 질병관리청장의 승인을 얻어 정함

보고 · 검사(제28조)

① 보건복지부장관, 시 · 도지사 및 시장 · 군수 · 구청장은 필요하다고 인정하는 때에는 제7조제1항, 제8조제4항, 제8조의2, 제9조제2항부터 제4항까지, 제9조의2, 제9조의4 또는

제23조제1항의 규정에 해당하는 자에 대하여 당해업무에 관한 보고를 명하거나 관계공무원으로 하여금 그의 사업소 또는 사업장에 출입하여 장부·서류 기타의 물건을 검사하게 할 수 있음

② 제1항의 규정에 의하여 검사를 하는 공무원은 그 권한을 나타내는 증표를 관계인에게 내보여야 함

권한의 위임·위탁(제29조)

① 이 법에 따른 보건복지부장관의 권한은 대통령령으로 정하는 바에 따라 그 일부를 시·도지사에게 위임할 수 있음

② 보건복지부장관은 이 법에 따른 업무의 일부를 대통령령으로 정하는 바에 따라 건강증진사업을 행하는 법인 또는 단체에 위탁할 수 있음

③ 이 법에 따른 질병관리청장의 권한은 대통령령으로 정하는 바에 따라 그 일부를 소속기관의 장에게 위임할 수 있음

시행령 제31조 권한의 위임

① 법 제29조제1항에 따라 보건복지부장관은 다음 각 호의 사항을 시·도지사에게 위임

1. 법 제7조에 따른 광고내용의 변경·금지명령 또는 관련 법령에 따른 시정의 요청(신문·잡지의 경우에는 관할지역에 발행소의 소재지가 있는 것에 한정하되 「신문 등의 진흥에 관한 법률」 제9조제1항제9호에 따라 주된 보급지역이 전국으로 등록된 것은 제외하며, 광고방송의 경우에는 관할지역의 주민을 주된 대상으로 하여 제작되어 방송되는 것에 한정하며, 그 밖의 광고의 경우에는 관할지역에 설치되거나 주로 배포되는 것에 한정한다)
2. 법 제9조의4에 따른 담배에 관한 광고의 금지 또는 제한(관할지역에서 행해지는 광고에 한정하며, 잡지에 게재하는 광고는 제외한다)

② 질병관리청장은 법 제29조제3항에 따라 다음 각 호의 권한을 질병대응센터장에게 위임.

1. 법 제16조제1항 및 이 영 제20조에 따라 실시하는 국민건강영양조사의 수행
2. 제22조에 따른 국민건강영양조사원의 채용 및 운영

시행령 제32조 업무위탁

① 법 제29조제2항에 따라 보건복지부장관은 다음 각 호의 업무를 제2항에 따른 법인 또는 단체에 위탁

1. 법 제6조제1항에 따른 건강친화 환경 조성과 건강생활의 지원사업

1의2. 법 제6조의2 및 제6조의3에 따른 건강친화인증과 그 유효기간 연장에 관한 접수·심사·평가

2. 법 제12조제1항에 따른 보건교육의 실시
3. 법 제12조의2제1항에 따른 보건교육사 자격증 교부를 위한 업무
4. 건강증진 및 만성퇴행성질환의 예방을 위한 조사·연구

5. 법 제20조에 따른 건강검진
6. 건강증진을 위한 신체활동장려와 절주문화 조성에 관한 사항
7. 제16조의4제3항에 따른 담배 광고내용의 사실 여부에 대한 검증에 필요한 자료의 조사·확인 업무
8. 법 제34조제5항에 따른 교육 또는 금연지원 서비스를 받았는지 여부의 확인 및 과태료 감면 대상자의 정보 관리에 관한 업무

② 보건복지부장관이 법 제29조제2항에 따라 그 업무의 일부를 위탁할 수 있는 법인 또는 단체는 다음 각 호의 기관

1. 「국민건강보험법」에 의한 국민건강보험공단
2. 「의료법」에 의한 종합병원 및 병원(치과병원 및 한방병원을 포함한다)
3. 보건복지부장관이 정하여 고시하는 보건교육 관련 법인 또는 단체

3의2. 법 제5조의3에 따른 한국건강증진개발원

4. 기타 건강증진사업을 행하는 법인 또는 단체

③ 보건복지부장관은 제1항 각 호에 따른 업무를 위탁한 때에는 수탁기관 및 위탁업무의 내용을 고시

수수료(제30조)

① 지방자치단체의 장은 건강증진사업에 소요되는 경비 중 일부에 대하여 그 이용자로부터 조례가 정하는 바에 의하여 수수료를 징수할 수 있음

② 제1항의 규정에 의하여 수수료를 징수하는 경우 지방자치단체의 장은 노인, 장애인, 생활보호법에 의한 생활보호대상자등에 대하여 수수료를 감면

제5장 벌 칙

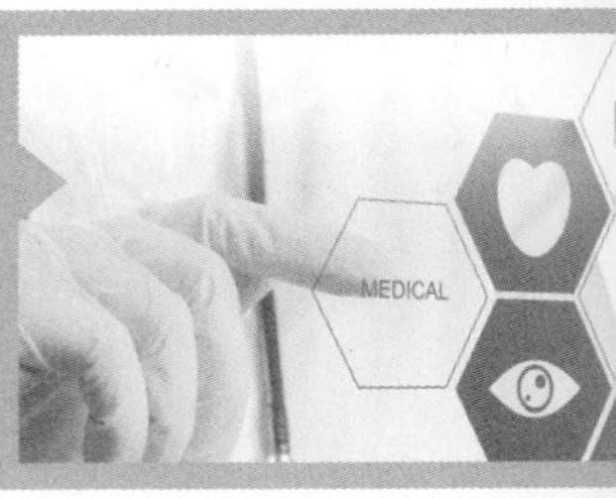

3년 이하의 징역 또는 3천만원 이하의 벌금(제31조)

제21조를 위반하여 정당한 사유 없이 건강검진의 결과를 공개한 자

1년 이하의 징역 또는 1천만원 이하의 벌금(제31조의2)

1. 정당한 사유 없이 제8조의2제3항에 따른 광고내용의 변경 등 명령이나 광고의 금지 명령을 이행하지 아니한 자
2. 제8조제4항을 위반하여 경고문구를 표기하지 아니하거나 이와 다른 경고문구를 표기한 자
3. 제9조의2를 위반하여 경고그림 · 경고문구 · 발암성물질 · 금연상담전화번호를 표기하지 아니하거나 이와 다른 경고그림 · 경고문구 · 발암성물질 · 금연상담전화번호를 표기한 자
4. 제9조의4를 위반하여 담배에 관한 광고를 한 자
5. 제12조의2제6항을 위반하여 다른 사람에게 자격증을 빌려주거나 빌린 자
6. 제12조의2제7항을 위반하여 자격증을 빌려주거나 빌리는 것을 알선한 자

100만원 이하의 벌금(제32조)

제7조제1항의 규정에 위반하여 정당한 사유없이 광고의 내용변경 또는 금지의 명령을 이행하지 아니한 자

양벌규정(제33조)

법인의 대표자나 법인 또는 개인의 대리인, 사용인 그 밖의 종업원이 그 법인 또는 개인의 업무에 관하여 제31조, 제31조의2 또는 제32조의 위반행위를 하면 그 행위자를 벌하는 외에 그 법인 또는 개인에게도 해당 조문의 벌금형을 과(科)함. 다만, 법인 또는 개인이 그 위반행위를 방지하기 위하여 해당 업무에 관하여 상당한 주의와 감독을 게을리하지 아니한 경우에는 그러하지 아니함

과태료(제34조)

① 500만원 이하의 과태료를 부과

1. 거짓이나 그 밖의 부정한 방법으로 제6조의2제1항에 따른 인증을 받은 자

1의2. 제6조의2제4항을 위반하여 인증표시 또는 이와 유사한 표시를 한 자

1의3. 제9조제2항의 규정에 위반하여 담배자동판매기를 설치하여 담배를 판매한 자

2. 제9조제9항에 따른 시정명령을 따르지 아니한 자

3. 제9조의3을 위반하여 가향물질을 표시하는 문구나 그림 · 사진을 제품의 포장이나 광고에 사용한 자

4. 제23조제2항의 규정에 위반하여 자료를 제출하지 아니하거나 허위의 자료를 제출한 자

② 300만원 이하의 과태료

1. 제9조제3항의 규정에 위반하여 성인인증장치가 부착되지 아니한 담배자동판매기를 설치하여 담배를 판매한 자

3. 제28조의 규정에 의한 보고를 하지 아니하거나 허위로 보고한 자와 관계공무원의 검사를 거부 · 방해 또는 기피한 자

③ 10만원 이하의 과태료 : 다음 각 호의 어느 하나에 해당하는 자

1. 제8조의4제2항을 위반하여 금주구역에서 음주를 한 사람

2. 제9조제8항을 위반하여 금연구역에서 흡연을 한 사람

④ 제1항부터 제3항까지의 규정에 따른 과태료는 대통령령으로 정하는 바에 따라 보건복지부장관, 시 · 도지사 또는 시장 · 군수 · 구청장이 부과 · 징수

⑤ 제3항에도 불구하고 과태료 납부 대상자가 대통령령으로 정하는 바에 따라 일정 교육 또는 금연지원 서비스를 받은 경우 시 · 도지사 또는 시장 · 군수 · 구청장은 과태료를 감면할 수 있음

시행령 제33조 과태료의 부과기준 등

① 법 제34조에 따른 과태료의 부과기준 : 별표 5

② 법 제34조에 따른 과태료의 부과권자

1. 법 제34조제1항제1호 및 제1호의2의 경우: 보건복지부장관

1의2. 법 제34조제1항제1호의3 · 제2호, 같은 조 제2항제1호 및 같은 조 제3항제2호(법 제9조제4항부터 제6항까지의 규정에 따른 금연구역에서 흡연한 경우만 해당한다)의 경우: 특별자치시장 · 특별자치도지사 · 시장 · 군수 · 구청장

2. 법 제34조제1항제3호 및 제4호의 경우: 보건복지부장관

3. 법 제34조제2항제3호의 경우: 보건복지부장관, 시·도지사 또는 시장·군수·구청장
3의2. 법 제34조제3항제1호의 경우: 해당 금주구역을 지정한 시·도지사 또는 시장·군수·구청장
4. 법 제34조제3항(법 제9조제7항에 따른 금연구역에서 흡연한 경우만 해당한다)의 경우: 해당 금연구역을 지정한 시·도지사 또는 시장·군수·구청장

제 9 부

학교보건법

[시행 2025.9.19.] [법률 제20789호, 2025.3.18., 일부개정]

제정배경) 법률 제1928호, 1967.3.30.

학교의 보건관리에 필요한 사항을 규정하여 학생 및 교직원의 건강을 보호·증진하게 함으로써 학교교육의 능률화를 기하려는 것임

① 학교의 설립자는 학교보건과 신체검사에 필요한 일정한 시설 및 기구를 갖추도록 함
② 서울특별시·부산시 및 도교육위원회는 학교환경위생정화구역을 설정하게 함
③ 학교의 장은 신체검사를 매년 실시하며, 학생의 보건관리를 위하여 필요한 지도를 행하도록 함
④ 감독청은 전염병예방등을 위하여 당해 학교의 휴업을 명할 수 있도록 함
⑤ 학교에는 대통령령이 정하는 바에 따라 학교의·학교약사 및 양호교사를 두도록 함

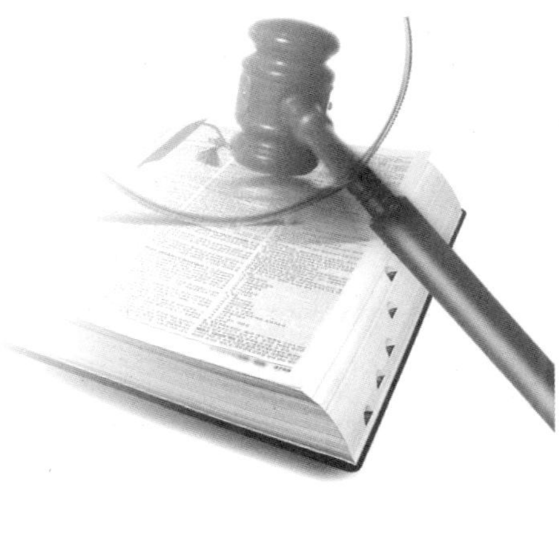

제9부 학교보건법

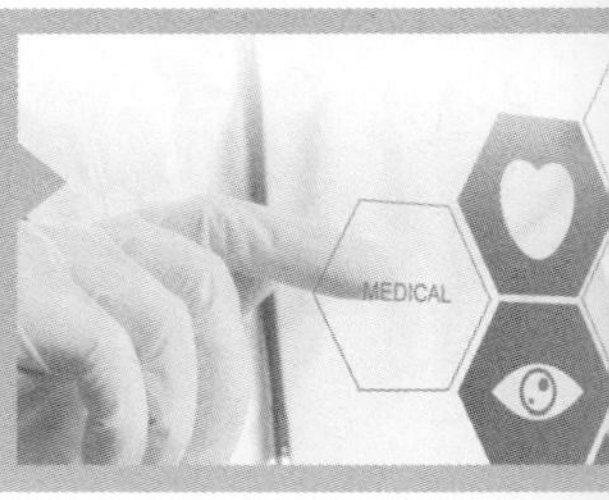

목적(제1조)

학교의 보건관리에 필요한 사항을 규정하여 학생과 교직원의 건강을 보호・증진

정의(제2조)

1. **건강검사** : 신체의 발달상황 및 능력, 정신건강 상태, 생활습관, 질병의 유무 등에 대하여 조사하거나 검사하는 것
2. **학교** : 「유아교육법」 제2조제2호, 「초・중등교육법」 제2조 및 「고등교육법」 제2조에 따른 각 학교

> **「유아교육법」 제2조제2호**
> "유치원"이란 유아의 교육을 위하여 설립・운영되는 학교
>
> **「초・중등교육법」 제2조**
> 1. 초등학교 2. 중학교・고등공민학교 3. 고등학교・고등기술학교
> 4. 특수학교 5. 각종학교
>
> **「고등교육법」 제2조**
> 1. 대학 2. 산업대학 3. 교육대학 4. 전문대학
> 5. 방송대학・통신대학・방송통신대학 및 사이버대학(이하 "원격대학"이라 한다)
> 6. 기술대학 7. 각종학교

3. **관할청** : 다음 각 목의 구분에 따른 지도・감독기관
   가. 「유아교육법」 제7조제1호에 따른 국립유치원 및 「초・중등교육법」 제3조제1호에 따른 국립학교: 교육부장관
   나. 「유아교육법」 제7조제2호・제3호에 따른 공립유치원・사립유치원 및 「초・중등교육법」 제3조제2호・제3호에 따른 공립학교・사립학교: 교육감
   다. 「고등교육법」 제2조에 따른 학교: 교육부장관

국가와 지방자체단체의 의무(제2조의2)

학생과 교직원의 건강을 보호·증진하기 위한 기본계획을 수립·시행하고, 이에 필요한 시책을 마련하여야 함

학생건강증진 기본계획의 수립·시행(제2조의3)

① 교육부장관은 5년마다 학생의 신체 및 정신건강 증진을 위한 기본계획(이하 "기본계획"이라 한다)을 수립·시행하여야 함

> **시행령** 제1조의2 학생건강증진 기본계획의 수립 등
>
> ① 교육부장관은 학생건강증진기본계획을 그 계획을 시행하는 해의 전년도 10월 31일까지 수립해야 함
>
> ② 교육부장관은 학생건강증진 정책의 변화나 관련 법령의 개정 등 학생건강증진기본계획을 변경할 필요가 있는 경우에는 학생건강증진기본계획을 변경할 수 있음
>
> ③ 교육부장관은 학생건강증진기본계획을 수립 또는 변경하려는 경우에는 미리 관계 행정기관의 장 및 교육감의 의견을 들어야 함
>
> ④ 교육부장관은 학생건강증진기본계획을 수립 또는 변경한 경우에는 지체 없이 관계 행정기관의 장 및 교육감에게 통보해야 함

② 기본계획에는 다음 각 호의 사항이 포함되어야 함

1. 학생의 건강증진을 위한 기본방향 및 목표
2. 학생의 건강증진을 위한 주요 추진과제 및 추진방법
3. 그 밖에 학생의 건강증진을 위하여 필요한 사항

③ 교육부장관은 기본계획의 수립·시행에 필요한 자료의 제공 등을 관계 중앙행정기관의 장 및 그 밖의 기관·단체의 장에게 요청할 수 있음. 이 경우 자료의 제공 등을 요청받은 관계 중앙행정기관의 장 및 그 밖의 기관·단체의 장은 특별한 사유가 없으면 이에 따라야 함

④ 그 밖에 기본계획의 수립·시행에 필요한 사항은 대통령령으로 정함

보건시설 등(제3조)

학교의 설립자·경영자는 대통령령으로 정하는 바에 따라 보건실을 설치하고 학교보건에 필요한 시설과 기구(器具) 및 용품을 갖추어야 함

시행령 제2조 보건실의 설치기준

① 설치기준

1. 위치 : 학생과 교직원의 응급처치 등이 신속히 이루어질 수 있도록 이용하기 쉽고 통풍과 채광이 잘 되는 장소일 것
2. 면적 : 66제곱미터 이상

예외) 교육부장관(대학의 경우) 또는 교육감(고등학교 이하)은 학생수 등을 고려하여 학생과 교직원의 건강관리에 지장이 없는 범위에서 그 면적을 완화할 수 있음

② 보건실에 필요한 시설과 기구 및 용품

1. 학생과 교직원의 건강관리와 응급처치 등에 필요한 시설과 기구 및 용품
2. 학교환경위생 및 식품위생검사에 필요한 기구

시행규칙 [별표 1] 보건실에 갖추어야 하는 시설과 기구 및 용품의 구체적인 기준

구분	기 준
1. 일반 시설 및 기구 등	사무용 책상·의자, 건강기록부 및 서류 보관장, 약장·기기보관함, 소독(멸균)기, 냉·온장고, 물 끓이는 기구, 손전등, 가습기, 수도시설 및 세면대, 냉·난방시설, 통신시설, 컴퓨터·프린터기, 칠판·교육용 기자재 등
2. 환자안정용 기구	침대·침구류 및 보관장, 칸막이(가리개), 보온기구 등
3. 건강진단 및 상담용 기구	신장계·체중계·줄자·좌고계, 비만측정기, 시력표·조명장치·눈가리개·시력검사용 지시봉, 색각검사표, 청력계, 혈압계·청진기, 혈당측정기, 스톱워치(stopwatch), 검안경·검이경(귀보개)·비경, 펜라이트(penlight), 치과용 거울, 탐침·핀셋, 상담용 의자·탁자 및 진찰용 의자 등
4. 응급처치용 기구	체온계, 핀셋·핀셋통, 가위·의료용 쟁반·가제통·소독접시·상처소독용 이동식 수레, 부목·휴대용 구급기구·구급낭·들것·목발, 세안수수기·찜질기·켈리(지혈감자), 휴대용 산소기 및 구급처치용 침대 등
5. 환경위생 및 식품위생검사용 기구	통풍건습계, 흑구온도계, 조도계, 가스검지기, 먼지측정기, 소음계 및 수질검사용 기구 등
6. 기타	학생 및 교직원의 보건관리에 필요한 시설과 기구 및 용품 등

학교의 환경위생 및 식품위생(제4조)

① 학교의 장은 교육부령으로 정하는 바에 따라 학교시설[교사대지(校舍垈地)·체육장, 교사·체육관·기숙사 및 급식시설, 교사대지 또는 체육장 안에 설치되는 강당 등을 말한다. 이하 같다]에서의 환기·채광·조명·온도·습도의 조절과 유해중금속 등 유해물질의 예방 및 관리, 상하수도·화장실의 설치 및 관리, 오염공기·석면·폐기물·소음·휘발성유기화합물·세균·먼지 등의 예방 및 처리 등 환경위생과 식기·식품·먹는 물

의 관리 등 식품위생을 적절히 유지·관리하여야 함

시행규칙 [별표 2~5] 교사 안에서의 환경위생 및 식품위생에 관한 기준

구분	기 준
[별표 2] 1. 환기	가. 환기의 조절기준 환기용 창 등을 수시로 개방하거나 기계식 환기설비를 수시로 가동하여 1인당 환기량이 시간당 21.6세제곱미터 이상 나. 환기설비의 구조 및 설치기준(환기설비의 구조 및 설치기준을 두는 경우에 한함) 1) 환기설비는 교사 안에서의 공기의 질의 유지기준을 충족할 수 있도록 충분한 외부공기를 유입하고 내부공기를 배출할 수 있는 용량 2) 교사의 환기설비에 대한 용량의 기준은 환기의 조절기준에 적합한 용량 3) 교사 안으로 들어오는 공기의 분포를 균등하게 하여 실내공기의 순환이 골고루 이루어지도록 함 4) 중앙관리방식의 환기설비를 계획할 경우 환기닥트는 공기를 오염시키지 아니하는 재료로 만듦
[별표 2] 2. 채광	가. 직사광선을 포함하지 아니하는 천공광에 의한 옥외 수평조도와 실내조도와의 비가 평균 5퍼센트 이상으로 하되, 최소 2퍼센트 미만이 되지 아니하도록 함 나. 최대조도와 최소조도의 비율이 10대 1 이하 다. 교실 바깥의 반사물로부터 눈부심이 발생되지 아니하도록 함
[별표 2] 3. 조도	가. 교실의 조명도는 책상면을 기준으로 300럭스 이상 나. 최대조도와 최소조도의 비율이 3대 1 이하 다. 인공조명에 의한 눈부심이 발생되지 아니하도록 함
[별표 2] 4. 실내온도 및 습도	가. 실내온도는 섭씨 18도 이상 28도 이하로 하되, 난방온도는 섭씨 18도 이상 20도 이하, 냉방온도는 섭씨 26도 이상 28도 이하 나. 비교습도는 30퍼센트 이상 80퍼센트 이하
[별표 2의2] 5. 유해중금속등 유해물질	가. 체육장 등의 학교시설에 설치하는 인조잔디 및 탄성포장재는 「산업표준화법」 제15조제1항에 따른 인증을 받은 제품을 사용 나. 가에 따라 설치한 인조잔디 및 탄성포장재의 파손 여부, 유해중금속 등 유해물질의 발생 여부를 주기적으로 점검하고, 필요한 조치 다. 학교시설 중 「환경보건법」 제2조제8호에 따른 어린이활동공간에 대해서는 같은 법 제23조제1항에 따른 환경안전관리기준에 적합하게 유지·관리되고 있는지 확인
[별표 3] 6. 상·하수도 설치 및 관리기준	「수도법」 및 「하수도법」의 관련규정에 의하여 설치·관리
[별표 3] 7. 화장실	가. 화장실의 설치기준 (1) 화장실은 남자용과 여자용으로 구분하여 설치하되, 학생 및 교직원이 쉽고 편리하게 이용할 수 있도록 필요한 면적과 변기수를 확보 (2) 대변기 및 소변기는 수세식 (3) 출입구는 남자용과 여자용이 구분되도록 따로 설치 (4) 대변기의 칸막이안에는 소지품을 두거나 옷을 걸 수 있는 설비

<table>
<tr><td></td><td>(5) 화장실안에는 손씻는 시설과 소독시설 등
나. 화장실의 유지·관리기준
(1) 항상 청결이 유지되도록 청소하고 위생적으로 관리
(2) 악취의 발산과 쥐 및 파리·모기 등 해로운 벌레의 발생·번식을 방지하도록 화장실의 내부 및 외부를 4월부터 9월까지는 주 3회 이상, 10월부터 다음해 3월까지는 주 1회 이상 소독을 실시</td></tr>
<tr><td>[별표 4] 8. 폐기물 및 소음</td><td>1. 폐기물의 예방 및 처리기준
가. 교지 및 교사는 청결히 유지하여 하며, 폐기물의 재활용 조치 등 폐기물의 발생을 예방하거나 감량화에 노력할 것
나. 학교내에는 「폐기물관리법 시행규칙」 제20조의2의 규정에 의한 폐기물소각시설을 설치·운영하지 아니하도록 할 것
다. 폐기물을 배출할 때에는 그 종류 및 성상에 따라 분리하여 배출할 것
2. 소음의 기준
교사내의 소음은 55dB(A) 이하로 할 것</td></tr>
<tr><td>[별표 4의2] 9. 공기의 질</td><td>1. 유지기준
<table>
<tr><th>오염물질 항목</th><th>기준(이하)</th><th>적용 시설</th><th>비고</th></tr>
<tr><td rowspan="3">가. 미세먼지</td><td>35㎍/㎥</td><td>교사 및 급식시설</td><td>직경 2.5㎛ 이하 먼지</td></tr>
<tr><td>75㎍/㎥</td><td>교사 및 급식시설</td><td>직경 10㎛ 이하 먼지</td></tr>
<tr><td>150㎍/㎥</td><td>체육관 및 강당</td><td>직경 10㎛ 이하 먼지</td></tr>
<tr><td>나. 이산화탄소</td><td>1,000ppm</td><td>교사 및 급식시설</td><td>해당 교사 및 급식시설이 기계 환기장치를 이용하여 주된 환기를 하는 경우 1,500ppm 이하</td></tr>
<tr><td>다. 폼알데하이드</td><td>80㎍/㎥</td><td>교사, 기숙사(건축 후 3년이 지나지 않은 기숙사로 한정한다) 및 급식시설</td><td>건축에는 증축 및 개축 포함</td></tr>
<tr><td>라. 총부유세균</td><td>800CFU/㎥</td><td>교사 및 급식시설</td><td></td></tr>
<tr><td>마. 낙하세균</td><td>10CFU/실</td><td>보건실 및 급식시설</td><td></td></tr>
<tr><td>바. 일산화탄소</td><td>10ppm</td><td>개별 난방 교실 및 도로변 교실</td><td>난방 교실은 직접 연소 방식의 난방 교실로 한정</td></tr>
<tr><td>사. 이산화질소</td><td>0.05ppm</td><td>개별 난방 교실 및 도로변 교실</td><td>난방 교실은 직접 연소 방식의 난방 교실로 한정</td></tr>
<tr><td>아. 라돈</td><td>148Bq/㎥</td><td>기숙사(건축 후 3년이 지나지 않은 기숙사로 한정한다), 1층 및 지하의 교사</td><td>건축에는 증축 및 개축 포함</td></tr>
</table></td></tr>
</table>

자. 총휘발성 유기화합물	400㎍/㎥	건축한 때부터 3년이 경과되지 아니한 학교	건축에는 증축 및 개축 포함
차. 석면	0.01개/cc	「석면안전관리법」 제22조제1항 후단에 따른 석면건축물에 해당하는 학교	
카. 오존	0.06ppm	교무실 및 행정실	적용 시설 내에 오존을 발생시키는 사무기기(복사기 등)가 있는 경우로 한정
타. 진드기	100마리/㎡	보건실	
파. 벤젠	30㎍/㎥	건축 후 3년이 지나지 않은 기숙사	건축에는 증축 및 개축 포함
하. 톨루엔	1,000㎍/㎥		
거. 에틸벤젠	360㎍/㎥		
너. 자일렌	700㎍/㎥		
더. 스티렌	300㎍/㎥		

2. 관리기준

대상 시설	중점관리기준
가. 신축 학교	1) 「실내공기질 관리법」 제11조제1항에 따라 오염물질 방출 건축자재를 사용하지 않을 것 2) 교사 안에서의 원활한 환기를 위하여 환기시설을 설치할 것 3) 책상·의자 및 상판 등 학교의 비품은 「산업표준화법」 제15조에 따라 한국산업표준 인증을 받은 제품을 사용할 것 4) 교사 안에서의 폼알데하이드 및 휘발성유기화합물이 유지기준에 적합하도록 필요한 조치를 강구하고 사용할 것
나. 개교 후 3년 이내인 학교	폼알데하이드 및 휘발성유기화합물 등이 유지기준에 적합하도록 중점적으로 관리할 것
다. 개교 후 10년 이상 경과한 학교	1) 미세먼지 및 부유세균이 유지기준에 적합하도록 중점 관리할 것 2) 기존 시설을 개수 또는 보수하는 경우 「실내공기질 관리법」 제11조제1항에 따라 오염물질 방출 건축자재를 사용하지 않을 것 3) 책상·의자 및 상판 등 학교의 비품은 「산업표준화법」 제15조에 따라 한국산업표준 인증을 받은 제품을 사용할 것

<table>
<tr><td></td><td>
<table>
<tr><td>라. 「석면안전관리법」 제22조 제1항 후단에 따른 석면 건축물에 해당하는 학교</td><td>석면이 유지기준에 적합하도록 중점적으로 관리할 것</td></tr>
<tr><td>마. 개별 난방(직접 연소 방식의 난방으로 한정한다) 교실 및 도로변 교실</td><td>일산화탄소 및 이산화질소가 유지기준에 적합하도록 중점적으로 관리할 것</td></tr>
<tr><td>바. 급식시설</td><td>미세먼지, 이산화탄소, 폼알데하이드, 총부유세균 및 낙하세균이 유지기준에 적합하도록 중점적으로 관리할 것</td></tr>
<tr><td>사. 보건실</td><td>낙하세균과 진드기가 유지기준에 적합하도록 중점적으로 관리할 것</td></tr>
</table>
</td></tr>
<tr><td>[별표 5] 10. 식기·식품 및 먹는물</td><td>1. 식기·식품의 관리기준
가. 식품 등을 취급하는 재료보관실·조리실 등의 내부는 항상 청결하게 관리
나. 식품 등의 원료 및 제품중 부패·변질이 되기 쉬운 것은 냉동·냉장시설에 보관·관리.
다. 식품 등의 보관·운반·진열시에는 식품 등의 기준 및 규격이 정하고 있는 보존 및 보관기준에 적합하도록 관리하여야 하고, 이 경우 냉동·냉장시설 및 운반시설은 항상 정상적으로 작동
라. 식품 등의 제조·조리·가공 등에 직접 종사하는 자는 위생복·위생모를 착용하는 등 개인위생을 철저히 관리
마. 식품 등의 제조·조리·가공에 직접 사용되는 기계·기구 및 음식기는 사용후에 세척·살균하는 등 항상 청결하게 유지·관리
바. 유통기한이 경과된 식품 등을 제공하거나 제공할 목적으로 진열·보관하여서는 아니됨
2. 먹는물의 관리기준
가. 급수시설 설치
(1) 상수도 또는 마을상수도에 의하여 먹는물을 공급하는 경우에는 저수조를 경유하지 아니하고 직접 수도꼭지에 연결하여 공급. 다만, 직접 수도꼭지에 연결하기가 곤란한 경우에는 제외
(2) 지하수 등에 의하여 먹는물을 공급하는 경우에는 저수조 등의 시설을 경유
나. 급수시설관리
(1) 급수시설·설비는 항상 위생적으로 관리하여야 하며, 급수시설에서 사용중인 저수조는 「수도법 시행규칙」 제22조의3에 따른 청소 및 위생상태 점검을 실시하고, 외부인이 출입할 수 없도록 잠금장치 등의 조치
(2) 지하수 등을 먹는물로 사용하는 경우에는 원수의 수질 안정성 확보를 위하여 필요 시 정수 또는 소독 등의 조치
(3) 급수설비 및 급수관은 「수도법」 제33조제2항 및 제3항에 따라 소독 등 위생조치, 수질검사 및 세척등조치를 실시</td></tr>
</table>

	다. 먹는물의 공급 등 학생 및 교직원에게 공급하는 먹는물은 「먹는물관리법」 제5조에 따른 수질기준에 적합한 물을 제공 라. 수질검사 (1) 저수조를 사용하는 학교의 경우「수도법 시행규칙」 제22조의3제4항에 따라 수질검사를 실시 (2) 지하수는 「먹는물 수질기준 및 검사 등에 관한 규칙」 제4조제2항에 따라 수질검사를 실시 마. 나목 및 라목에도 불구하고, 학교의 장은 학교의 규모 및 급수시설의 노후도 등을 고려하여 급수시설의 청소 및 위생상태 점검주기와 수질검사(수질검사 대상이 아닌 학교에서 실시하는 수질검사를 포함한다) 주기를 단축 가능

② 학교의 장은 제1항에 따라 학교시설에서의 환경위생 및 식품위생을 적절히 유지·관리하기 위하여 교육부령으로 정하는 바에 따라 연 2회 이상 점검하고, 그 결과를 기록·보존 및 보고하여야 함. 이 경우 환경위생 점검을 위한 공기 질 점검 시 학교운영위원회 위원 또는 학부모가 참관을 요청하는 경우에는 이를 허용하여야 함

시행규칙 [별표 6] 점검의 종류 및 시기

점검종류	점검시기
일상점검	○ 매 수업일
정기점검	○ 매 학년 : 2회 이상. 다만, 제3조제1항 각 호의 기준에서 점검횟수를 3회 이상으로 정한 경우에는 그 기준을 따름
특별점검	○ 전염병 등에 의하여 집단적으로 환자가 발생할 우려가 있거나 발생한 때 ○ 풍수해 등으로 환경이 불결하게 되거나 오염된 때 ○ 학교를 신축·개축·개수 등을 하거나, 책상·의자·컴퓨터 등 새로운 비품을 학교시설로 반입하여 폼알데하이드 및 휘발성유기화합물이 발생할 우려가 있을 때 ○ 그 밖에 학교의 장이 필요하다고 인정하는 때

비고: 오염물질 중 라돈에 대한 정기점검의 경우 최초 실시 학년도 및 그 다음 학년도의 점검 결과가 각각 유지기준의 50퍼센트 미만에 해당하는 기숙사(건축 후 3년이 지나지 않은 기숙사로 한정한다) 및 1층 교사에 대해서는 교육부장관이 정하는 바에 따라 정기점검의 주기를 늘릴 수 있음

③ 학교의 장은 점검에 관한 업무를 측정대행업자에게 위탁하거나 교육감에게 전문인력 등의 지원을 요청하여 수행할 수 있음

④ 학교의 장은 제2항과 제3항에 따른 점검 결과가 교육부령으로 정하는 기준에 맞지 아니한 경우에는 지체 없이 시설의 보완 등 필요한 조치를 하고 이를 교육부장관 및 교육감에게 보고하여야 함

⑤ 교육부장관이나 교육감은 환경위생과 식품위생을 적절히 유지·관리하기 위하여 필요하다고 인정하면 관계 공무원에게 학교에 출입하여 점검을 하거나 점검 결과의 기록 등을 확인하게 할 수 있으며, 개선이 필요한 경우에는 행정적·재정적 지원을 할 수 있음

⑥ 학교의 장은 환경위생 및 식품위생 점검 결과 및 보완 조치를 학교의 인터넷 홈페이지 또는 교육부장관이 운영하는 공시 관련 홈페이지를 통하여 공개하여야 함. 이 경우 측정된 수치는 최초측정과 재측정 이력을 포함하여야 함

⑦ 학교의 장은 학교시설의 환경위생 점검을 실시하여 심각한 유해물질의 지속적 발생의 가능성이 확인된 경우 관할 교육감에게 특별점검을 요청하여야 하고, 교육감은 이에 특별점검을 실시하고 대책을 수립·실행하여야 함

시행규칙 제3조의3 환경위생관리자의 지정 및 교육

① 학교의 장은 법 제4조에 따라 학교시설에서의 환경위생을 유지·관리하기 위하여 소속 교직원 중에서 환경위생관리자를 지정해야 함

② 교육감은 학교의 장이 지정한 환경위생관리자 및 환경위생의 유지·관리를 담당하는 소속 공무원의 전문성을 신장하기 위하여 필요한 교육을 실시하거나 환경위생의 유지·관리에 관한 교육을 전문적으로 실시하는 기관에 이들을 위탁하여 교육을 받을 수 있도록 하여야 함

공기 질의 유지·관리 특례(제4조의2)

① 학교의 장은 공기 질의 위생점검을 상·하반기에 각각 1회 이상 실시하여야 함

② 학교의 장은 제4조제2항 및 제3항에 따라 교사 안에서의 공기 질을 측정하는 장비에 대하여 교육부령으로 정하는 바에 따라 매년 2회 이상 정기적으로 점검을 실시하여야 함

공기정화설비 등 설치(제4조의3)

학교(「고등교육법」 제2조에 따른 학교는 제외한다)의 장은 교사 안에서의 공기 질 관리를 위하여 교육부령으로 정하는 바에 따라 각 교실에 공기를 정화하는 설비 및 미세먼지를 측정하는 기기를 설치하여야 함

대기오염대응매뉴얼의 작성 등(제5조)

① 교육부장관은 대기오염에 효과적으로 대응하기 위하여 환경부장관과의 협의를 거쳐 「대기환경보전법」 제7조의2의 대기오염도 예측결과에 따른 대응 매뉴얼(이하 "대기오염대응매뉴얼"이라 한다)을 작성·배포하여야 함

② 대기오염대응매뉴얼에는 대응 단계별 전파요령, 실외수업에 대한 점검 및 조치, 실내 공기질 관리를 위한 조치사항 등 대통령령으로 정하는 내용이 포함되어야 함
③ 학교의 장은 대기오염대응매뉴얼에 따라 학생 및 교직원의 세부 행동요령을 수립하고 학생 및 교직원에게 세부 행동요령에 관한 교육을 실시하여야 함
④ 그 밖에 대기오염대응매뉴얼의 작성・배포, 세부 행동요령의 수립에 필요한 사항은 대통령령으로 정함

건강검사 등(제7조)

① 학교의 장은 학생과 교직원에 대하여 건강검사를 하여야 함
다만, 교직원에 대한 건강검사는 「국민건강보험법」 제52조에 따른 건강검진으로 갈음할 수 있음
② 학교의 장은 건강검사를 할 때에 질병의 유무 등을 조사하거나 검사하기 위하여 다음 각 호의 어느 하나에 해당하는 학생에 대하여는 「국민건강보험법」 제52에 따른 건강검진 실시 기관에 의뢰하여 교육부령으로 정하는 사항에 대한 건강검사를 함

건강검진 실시 기관에 의뢰 대상
1. 초등학교와 이에 준하는 특수학교・각종학교의 1학년 및 4학년 학생.
   다만, 구강검진은 전 학년에 대하여 실시, 그 방법과 비용 등에 관한 사항은 교육감이 정함
2. 중고등학교 및 고등공민학교, 고등기술학교와 이에 준하는 특수학교・각종학교의 1학년 학생
3. 그 밖에 건강을 보호・증진하기 위하여 교육부령으로 정하는 학생

③ 학교의 장은 제2항에 따른 건강검사 외에 학생의 건강을 보호・증진하기 위하여 필요하다고 인정하면 교육부령으로 정하는 바에 따라 그 학생을 별도로 검사할 수 있음
④ 학교의 장은 천재지변 등 부득이한 사유로 관할 교육감 또는 교육장의 승인을 받은 경우에는 건강검사를 연기하거나 건강검사의 전부 또는 일부를 생략할 수 있음
⑤ 건강검사를 한 검진기관은 그 검사결과를 해당 학생 또는 학부모와 해당 학교의 장에게 알려야 함
⑥ 학교의 장은 정신건강 상태 검사를 실시할 때 필요한 경우에는 학부모의 동의 없이 실시할 수 있음. 이 경우 학교의 장은 지체 없이 해당 학부모에게 검사 사실을 통보하여야 함

학생건강증진 시행계획의 수립・시행 등(제7조의2)

① 교육감은 기본계획에 따라 매년 지역의 여건 및 특색을 고려하여 학생의 신체 및 정신건

강 증진을 위한 학생건강증진 시행계획을 수립·시행하여야 함

② 계획에는 학교의 장의 조치를 행정적 또는 재정적으로 지원하는 방안을 포함하여야 함

③ 학교의 장은 건강검사의 결과를 평가하여 이를 바탕으로 학생건강증진계획을 수립·시행하여야 함

④ 학교의 장은 건강검사의 결과를 평가하고, 학생정신건강증진계획을 수립하기 위하여 학교의사 또는 학교약사에게 자문을 할 수 있음

건강검사기록(제7조의3)

① 학교의 장은 건강검사를 하였을 때에는 그 결과를 작성·관리하여야 함

② 학교의 장이 건강검사 결과를 작성·관리할 때에 교육정보시스템을 이용하여 처리하여야 하는 자료는 다음과 같음

> 교육정보시스템 이용 처리 자료
> 1. 인적사항
> 2. 신체의 발달상황 및 능력
> 3. 그 밖에 교육목적을 이루기 위하여 필요한 범위에서 교육부령으로 정하는 사항

③ 학교의 장은 소속 학교의 학생이 전출하거나 고등학교까지의 상급학교에 진학할 때에는 그 학교의 장에게 자료를 넘겨 주어야 함

등교 중지(제8조)

① 학교의 장은 건강검사의 결과나 의사의 진단 결과 감염병에 감염되었거나 감염된 것으로 의심되거나 감염될 우려가 있는 학생 또는 교직원에 대하여 대통령령으로 정하는 바에 따라 등교를 중지시킬 수 있음

> 시행령 제22조 등교 등의 중지
> 1. 「감염병의 예방 및 관리에 관한 법률」 제2조에 따른 감염병환자, 감염병의사환자 및 병원체보유자(이하 "감염병환자등"). 다만, 의사가 다른 사람에게 감염될 우려가 없다고 진단한 사람은 제외
> 2. 제1호 외의 환자로서 의사가 감염성이 강한 질환에 감염되었다고 진단한 사람
> * 학교의 장이 등교중지를 명할 때에는 그 사유와 기간을 구체적으로 밝혀야 함. 다만, 질환증세 또는 질병유행의 양상에 따라 필요한 경우에는 그 기간을 단축하거나 연장할 수 있음

② 교육부장관은 감염병으로 인하여 「재난 및 안전관리 기본법」 제38조제2항에 따른 주의 이상의 위기경보가 발령되는 경우 다음 각 호의 어느 하나에 해당하는 학생 또는 교직원

에 대하여 질병관리청장과 협의하여 등교를 중지시킬 것을 학교의 장에게 명할 수 있음. 이 경우 해당 학교의 관할청을 경유하여야 함

> **교육부장관이 감염병으로 인하여 등교를 중지시킬 것을 명할 수 있는 대상**
> 1. 「검역법」 제2조제7호에 따른 검역관리지역 또는 같은 조 제8호에 따른 중점검역관리지역에 체류하거나 그 지역을 경유한 사람으로서 같은 조 제1호에 따른 검역감염병의 감염이 우려되는 사람
> 2. 감염병 발생지역에 거주하는 사람 또는 그 지역에 출입하는 사람으로서 감염병에 감염되었을 것으로 의심되는 사람
> 3. 「감염병의 예방 및 관리에 관한 법률」 제42조제2항제1호에 따라 자가(自家) 또는 시설에 격리된 사람의 가족 또는 그 동거인
> 4. 그 밖에 학교 내 감염병의 차단과 확산 방지 등을 위하여 등교 중지가 필요하다고 인정되는 사람

③ 제2항에 따른 명을 받은 학교의 장은 해당 학생 또는 교직원에 대하여 지체 없이 등교를 중지시켜야 함

등교 중지를 위한 개인정보의 처리 등(제8조의2)

교육부장관, 관계 중앙행정기관(그 소속기관을 포함)의 장, 교육감 및 학교의 장은 제8조제2항에 따른 등교 중지를 위하여 필요한 경우 「개인정보 보호법」 제24조에 따른 고유식별정보를 처리할 수 있음. 이 경우 개인정보의 보호에 관한 사항은 「개인정보 보호법」에 따름

학생의 보건관리(제9조)

학교의 장은 학생의 신체발달 및 체력증진, 질병의 치료와 예방, 음주·흡연과 마약류를 포함한 약물 오용(誤用)·남용(濫用)의 예방, 성교육, 이동통신단말장치 등 전자기기의 과의존 예방, 도박 중독의 예방 및 정신건강 증진 등을 위하여 보건교육을 실시하고 필요한 조치를 하여야 함

보건교육 등(제9조의2)

① 교육부장관은 유치원 및 학교에서 모든 학생들을 대상으로 심폐소생술 등 응급처치에 관한 교육을 포함한 보건교육을 체계적으로 실시하여야 함. 이 경우 보건교육의 실시 시간, 도서 등 그 운영에 필요한 사항은 교육부장관이 정함

② 유치원의 장 및 학교의 장은 교육부령으로 정하는 바에 따라 매년 교직원을 대상으로 심폐소생술 등 응급처치에 관한 교육을 실시하여야 함

시행규칙 [별표 9]

응급처치교육의 계획 · 내용 및 시간 등(제10조제1항 관련)

1. 응급처치교육의 계획 수립 및 주기
   가. 학교의 장은 매 학년도 3월 31일까지 응급처치교육의 대상 · 내용 · 방법 및 그 밖에 필요한 사항을 포함하여 해당 학년도의 응급처치교육 계획을 수립해야 함
   나. 학교의 장은 교육계획을 수립하는 경우에는 모든 교직원이 매 학년도 교육을 받을 수 있도록 해야 함. 다만, 해당 학년도에 다른 법령에 따라 심폐소생술 등 응급처치와 관련된 내용이 포함된 교육을 받은 교직원에 대해서는 응급처치교육을 면제할 수 있음
2. 응급처치교육의 내용 · 시간 및 강사

<table>
<tr><th colspan="2">내용</th><th>시간</th><th>강사</th></tr>
<tr><td>이론
교육</td><td>1) 응급상황 대처요령
2) 심폐소생술 등 응급처치 시 주의사항
3) 응급의료 관련 법령 등</td><td>2시간</td><td rowspan="2">가) 의사(응급의학과 전문의를 우선 고려해야 한다)
나) 간호사(심폐소생술 등 응급처치와 관련된 자격을 가진 사람으로 한정한다)
다) 「응급의료에 관한 법률」 제36조에 따른 응급구조사 자격을 가진 사람으로서 응급의료 또는 구조 · 구급 관련 분야(응급처치교육 강사 경력을 포함한다)에서 5년 이상 종사하고 있는 사람</td></tr>
<tr><td>실습
교육</td><td>심폐소생술 등 응급처치</td><td>2시간</td></tr>
</table>

비고 : 교육여건 등을 고려하여 응급처치교육의 내용 · 시간을 조정할 수 있으나 실습교육 2시간을 포함하여 최소 3시간 이상을 실시
심폐소생술에 대한 전문지식을 갖춘 사람을 실습교육을 위한 보조강사로 할 수 있음

③ 유치원의 장 및 학교의 장은 응급처치에 관한 교육과 연관된 프로그램의 운영 등을 관련 전문기관 · 단체 또는 전문가에게 위탁할 수 있음

마약류 중독 · 오남용 예방교육(제9조의3)

① 교육부장관은 매년 관계 중앙행정기관의 장과 협의하여 「마약류 관리에 관한 법률」 제2조제1호에 따른 마약류에 대한 중독 · 오남용 예방교육 추진계획(이하 "마약중독예방교육 추진계획"이라 한다)을 수립 · 시행하여야 함

② 교육부장관과 교육감은 마약중독예방교육 추진계획에 따라 「초 · 중등교육법」 제2조에 따른 학교에서 학교의 장이 모든 학생들을 대상으로 마약류 중독 · 오남용 예방교육(이하 "마약중독예방교육"이라 한다)을 체계적으로 실시하도록 하여야 한다. 이 경우 마약중독예방교육은 다음 각 호의 교육과 연계하여 실시할 수 있음

1. 제9조의2에 따른 보건교육
2. 「학교안전사고 예방 및 보상에 관한 법률」 제8조에 따른 학교안전교육

3. 「아동복지법」 제31조에 따른 아동의 안전에 대한 교육

③ 교육부장관과 식품의약품안전처장은 「마약류 관리에 관한 법률」 제51조의4에 따른 실태조사에 학생의 마약류 중독·오남용에 대한 실태조사와 마약중독예방교육에 대한 효과성 평가가 포함되도록 적극 협력하여야 함

④ 교육부장관은 마약중독예방교육 추진계획을 수립할 때 「마약류 관리에 관한 법률」 제51조의4에 따른 실태조사 결과를 반영하여야 함

⑤ 마약중독예방교육 추진계획의 수립 절차 등에 필요한 사항은 대통령령으로 정하고, 마약중독예방교육의 실시 시기·방법 등에 관하여 필요한 사항은 교육부령으로 정함

예방접종 완료 여부의 검사(제10조)

① 초등학교와 중학교의 장은 학생이 새로 입학한 날부터 90일 이내에 시장·군수 또는 구청장(자치구의 구청장을 말함)에게 「감염병의 예방 및 관리에 관한 법률」에 따른 예방접종증명서를 발급받아 예방접종을 모두 받았는지를 검사한 후 이를 교육정보시스템에 기록하여야 함

② 초등학교와 중학교의 장은 검사결과 예방접종을 모두 받지 못한 입학생에게는 필요한 예방접종을 받도록 지도하여야 하며, 필요하면 관할 보건소장에게 예방접종 지원 등의 협조를 요청할 수 있음

치료 및 예방조치 등(제11조)

① 학교의 장은 건강검사의 결과 질병에 감염되었거나 감염될 우려가 있는 학생에 대하여 질병의 치료 및 예방에 필요한 조치를 하여야 함

② 학교의 장은 학생에 대하여 정신건강 상태를 검사한 결과 필요하면 학생 정신건강 증진을 위한 다음 각 호의 조치를 하여야 함

학생 정신건강 증진을 위해 필요한 조치

1. 학생·학부모·교직원에 대한 정신건강 증진 및 이해 교육
2. 해당 학생에 대한 상담 및 관리
3. 해당 학생에 대한 전문상담기관 또는 의료기관 연계
4. 그 밖에 학생 정신건강 증진을 위하여 필요한 조치

③ 교육감은 검사비, 치료비 등 필요한 비용을 지원할 수 있음

④ 학교의 장은 질병의 치료 및 예방, 정신건강 증진을 위해 조치를 취함에 있어 보건소장

에게 협조를 요청할 수 있으며 보건소장은 정당한 이유 없이 이를 거부할 수 없음

학생의 안전관리(제12조)

학교의 장은 학생의 안전사고를 예방하기 위하여 학교의 시설·장비의 점검 및 개선, 학생에 대한 안전교육, 그 밖에 필요한 조치를 하여야 함

교직원의 보건관리(제13조)

학교의 장은 건강검사 결과 필요하거나 건강검사를 갈음하는 건강검진의 결과 필요하면 교직원에 대하여 질병 치료와 근무여건 개선 등 필요한 조치를 하여야 함

질병의 예방(제14조)

① 학교의 장은 감염병 예방과 학교의 보건에 필요하면 휴업을 할 수 있음

② 관할청은 감염병 예방과 학교의 보건에 필요하면 해당 학교에 대하여 다음 각 호의 어느 하나에 해당하는 조치를 명할 수 있음. 다만, 교육부장관은 제2조제3호가목의 학교의 경우에는 그 권한을 교육감에게 위임할 수 있음

1. 학년 또는 학교 전체에 대한 휴업 또는 등교수업일 조정
2. 휴교(휴원을 포함한다)

③ 제1항 및 제2항에도 불구하고 감염병으로 인하여 「재난 및 안전관리 기본법」 제38조제2항에 따른 주의 이상의 위기경보가 발령되어 제1항 또는 제2항에 따른 조치를 하는 경우 학교의 장은 관할청의 동의를, 교육감은 교육부장관의 동의를 받아야 함

감염병 예방접종의 시행(제14조의2)

시장·군수 또는 구청장이 학교의 학생 또는 교직원에게 감염병의 필수 또는 임시 예방접종을 할 때에는 그 학교의 학교의사 또는 보건교사(간호사 면허를 가진 보건교사로 한정)를 접종요원으로 위촉하여 그들로 하여금 접종하게 할 수 있음

* 이 경우 보건교사에 대하여는 「의료법」 제27조제1항을 적용하지 아니한다.

> 「의료법」 제27조제1항
> 의료인이 아니면 누구든지 의료행위를 할 수 없으며 의료인도 면허된 것 이외의 의료행위를 할 수 없음

감염병예방대책의 마련 등(제14조의3)

① 교육부장관은 감염병으로부터 학생과 교직원을 보호하기 위하여 감염병예방대책을 마련하여야 함. 이 경우 행정안전부장관 및 질병관리청장과 협의하여야 함

감염병예방대책에 포함되어야 할 사항

1. 감염병의 예방·관리 및 후속조치에 관한 사항
2. 감염병 대응 관련 매뉴얼에 관한 사항
3. 감염병과 관련한 학교의 보건·위생에 관한 사항
4. 그 밖에 감염병과 관련하여 대통령령으로 정하는 사항

② 교육부장관은 감염병예방대책을 마련한 때에는 특별시장·광역시장·특별자치시장·도지사·특별자치도지사, 교육감 및 학교에 알려야 함

③ 교육감은 교육부장관의 감염병예방대책을 토대로 지역 실정에 맞는 감염병 예방 세부 대책을 마련하여야 함

④ 교육부장관과 질병관리청장은 학교에서 감염병을 예방하기 위하여 긴밀한 협력 체계를 구축하고 감염병 발생 현황에 관한 정보 등 대통령령으로 정하는 정보를 공유하여야 함

시행령 제22조의2 제2항 감염병 발생 현황에 관한 정보

「감염병의 예방 및 관리에 관한 법률」에 따른 제1급감염병이 국내에서 새롭게 발생하였거나 국내에 유입된 경우 또는 같은 법 제41조제1항에 따라 질병관리청장이 고시한 감염병에 대하여 「재난 및 안전관리 기본법」 제38조제2항에 따른 주의 이상의 위기경보가 발령된 경우 해당 감염병에 관한 다음 각 호의 정보를 말함

1. 감염병명
2. 감염병의 발생 현황 또는 유입 경로
3. 감염병환자등(학생 및 교직원에 한정한다)의 발병일·진단일·이동경로·이동수단 및 접촉자 현황
4. 그 밖에 교육부장관 또는 질병관리청장이 감염병의 예방 및 확산을 방지하기 위하여 필요하다고 인정하는 정보

⑤ 학교의 장은 해당 학교에 감염병에 걸렸거나 의심이 되는 학생 및 교직원이 있는 경우 즉시 교육감을 거쳐 교육부장관에게 보고하여야 함

⑥ 교육부장관은 감염병 사실을 공유를 하였거나 보고를 받은 경우 감염병의 확산을 방지하기 위하여 감염병정보를 신속히 공개하여야 함

⑦ 제4항부터 제6항까지에 따른 공유, 보고 및 공개의 방법과 절차는 교육부령으로 정함

시행규칙 제10조의2 감염병 정보의 공유 등

① 교육부장관과 보건복지부장관은 감염병 정보를 지체 없이 구두, 전화(문자메시지 등을 포함한다), 팩스, 서면(전자문서를 포함한다) 등의 방법 중 가장 신속하고 적합한 방법으로 공유하여야 함
② 교육부장관은 학교에서 감염병을 예방하기 위하여 보건복지부장관과 공유한 정보를 교육감 및 학교의 장에게 제공할 수 있음
③ 정보를 제공받은 교육감 및 학교의 장은 감염병 관련 업무 이외의 목적으로 해당 정보를 활용할 수 없음
④ 학교에 감염병에 걸렸거나 걸린 것으로 의심이 되는 학생 및 교직원이 있는 경우 해당 학교의 장이 교육감을 경유하여 교육부장관에게 보고하여야 할 사항은 다음 각 호와 같음
1. 해당 학생 및 교직원의 감염병명 및 감염병의 발병일·진단일
2. 해당 학생 및 교직원의 소속
3. 해당 학생 및 교직원에 대한 조치 사항
⑤ 보고는 서면(전자문서를 포함한다)으로 하되, 학교의 경우에는 교육정보시스템을 통하여 할 수 있음
⑥ 교육부장관은 감염병 정보를 공개할 때에는「정보통신망 이용촉진 및 정보보호 등에 관한 법률」 제2조제1항제1호에 따른 정보통신망에 게재하거나 보도자료를 배포하는 등의 방법으로 하여야 함
⑦ 정보의 당사자는 공개된 사항 중 사실과 다르거나 의견이 있는 경우 교육부장관에게 구두, 서면 등의 방법으로 이의신청을 할 수 있으며, 교육부장관은 이에 따라 공개된 정보의 정정 등 필요한 조치를 하여야 함

감염병대응매뉴얼의 작성 등(제14조의4)

① 교육부장관은 학교에서 감염병에 효과적으로 대응하기 위하여 질병관리청장과의 협의를 거쳐 감염병 유형에 따른 대응 매뉴얼을 작성·배포하여야 함
② 감염병대응매뉴얼의 작성·배포 등에 필요한 사항은 대통령령으로 정함

시행령 제22조의3 감염병대응매뉴얼의 작성 및 배포 등

① 감염병 유형에 따른 대응 매뉴얼(이하 "감염병대응매뉴얼"이라 한다)에는 다음 각 호의 사항이 포함되어야 함
1. 감염병 유형에 따른 학생 및 교직원의 행동 요령에 관한 사항
2. 감염병 유형에 따른 예방·대비·대응 및 복구 단계별 조치에 관한 사항
② 교육부장관은 감염병대응매뉴얼을 배포하는 경우에는 전자적 파일이나 인쇄물의 형태로 배포할 수 있음
③ 교육감 및 학교의 장은 감염병의 예방·대비·대응 및 복구 조치에 관한 업무를 추진할 때 감염병대응매뉴얼을 활용하여야 함
④ 교육감 및 학교의 장은 각 지역 또는 학교의 특성을 반영한 내용을 감염병대응매뉴얼에 추가·보완할 수 있음

학교에 두는 의료인 · 약사 및 보건교사(제15조)

① 학교에는 대통령령으로 정하는 바에 따라 학생과 교직원의 건강관리를 지원하는 의료인과 약사를 둘 수 있음

② 학교(대학, 산업대학, 교육대학, 전문대학, 방송대학 · 통신대학 · 방송통신대학 및 사이버대학, 기술대학, 각종학교 제외)는 제9조의 2에 따른 보건교육과 학생들의 건강관리를 담당하는 보건교사를 두어야 함

다만, 대통령령으로 정하는 일정 규모 이하의 학교에는 순회 보건교사를 둘 수 있음

시행령 제23조제4항 직무

1. 학교의사의 직무
   가. 학교보건계획의 수립에 관한 자문
   나. 학교 환경위생의 유지 · 관리 및 개선에 관한 자문
   다. 학생과 교직원의 건강진단과 건강평가
   라. 각종 질병의 예방처치 및 보건지도
   마. 학생과 교직원의 건강상담
   바. 그 밖에 학교보건관리에 관한 지도
2. 학교약사의 직무
   가. 학교보건계획의 수립에 관한 자문
   나. 학교환경위생의 유지관리 및 개선에 관한 자문
   다. 학교에서 사용하는 의약품과 독극물의 관리에 관한 자문
   라. 학교에서 사용하는 의약품 및 독극물의 실험 · 검사
   마. 그 밖에 학교보건관리에 관한 지도
3. 보건교사의 직무
   가. 학교보건계획의 수립
   나. 학교 환경위생의 유지 · 관리 및 개선에 관한 사항
   다. 학생과 교직원에 대한 건강진단의 준비와 실시에 관한 협조
   라. 각종 질병의 예방처치 및 보건지도
   마. 학생과 교직원의 건강관찰과 학교의사의 건강상담, 건강평가 등의 실시에 관한 협조
   바. 신체가 허약한 학생에 대한 보건지도
   사. 보건지도를 위한 학생가정 방문
   아. 교사의 보건교육 협조와 필요시의 보건교육
   자. 보건실의 시설 · 설비 및 약품 등의 관리
   차. 보건교육자료의 수집 · 관리
   카. 학생건강기록부의 관리
   타. 다음의 의료행위(간호사 면허를 가진 사람만 해당한다)
      1) 외상 등 흔히 볼 수 있는 환자의 치료
      2) 응급을 요하는 자에 대한 응급처치
      3) 부상과 질병의 악화를 방지하기 위한 처치

4) 건강진단결과 발견된 질병자의 요양지도 및 관리
5) 1)부터 4)까지의 의료행위에 따르는 의약품 투여
파. 그 밖에 학교의 보건관리

③ 제2항에 따라 보건교사를 두는 경우 대통령령으로 정하는 일정 규모 이상의 학교에는 2명 이상의 보건교사를 두어여 함

시행령 제23조제3항 학교에 두는 의료인 · 약사 및 보건교사
"대통령령으로 정하는 일정 규모 이상의 학교"란 36학급 이상의 학교를 말함

응급처치 등(제15조의2)

① 학교의 장은 사전에 학부모의 동의와 전문의약품을 처방한 의사의 자문을 받아 보건교사 또는 순회 보건교사로 하여금 제1형 당뇨로 인한 저혈당쇼크 또는 아나필락시스 쇼크로 인하여 생명이 위급한 학생에게 투약행위 등 응급처치를 제공하게 할 수 있음
② 보건교사등이 생명이 위급한 학생에게 응급처치를 제공하여 발생한 재산상 손해와 사상(死傷)에 대하여 고의 또는 중대한 과실이 없는 경우 해당 보건교사등은 민사책임과 상해(傷害)에 대한 형사책임을 지지 아니하며 사망에 대한 형사책임은 감경하거나 면제할 수 있음
③ 학교의 장은 질병이나 장애로 인하여 특별히 관리 · 보호가 필요한 학생을 위하여 보조인력을 둘 수 있음

시행규칙 제11조 보조인력의 역할 등
① 보조인력은 보건교사 등의 지시를 받아 질병이나 장애로 인하여 특별히 관리 · 보호가 필요한 학생에 대해서 보건교사등이 행하는 다음 각 호의 활동을 보조함
1. 투약행위 등 응급처치
2. 각종 질병의 예방처치, 건강관찰 및 건강상담 협조 등의 보건활동
② 보조인력은 「의료법」 제7조에 따른 간호사 면허가 있어야 함

보건기구의 설치 등(제16조)

교육감 및 교육장 소속으로 대통령령으로 정하는 바에 따라 학교의 보건 관리에 필요한 기구(機構)와 공무원을 둘 수 있음

학생건강증진 전문기관의 설립 등(제16조2)

① 교육부장관은 교육감과 협의하여 학생의 신체 및 정신건강 증진을 지원하기 위하여 다음 각 호의 업무를 수행하기 위한 전문기관(이하 "학생건강증진 전문기관")을 설립하거나 지정할 수 있음

1. 기본계획 수립의 지원
2. 국내외 학생의 신체 및 정신건강에 관한 정보・자료의 수집・분석, 통계 작성 및 간행물 발간
3. 학생의 신체 및 정신건강에 대한 교육자료 개발
4. 학생의 신체 및 정신건강을 위한 교직원 및 관계자, 학부모 등에 대한 교육훈련 및 지원
5. 학생의 건강증진과 관련한 정보시스템 구축・운영
6. 그 밖에 학생의 건강증진을 위하여 교육부장관이 필요하다고 인정한 업무

② 교육감은 다음 각 호의 업무를 수행하기 위하여 관할 지역에 학생건강증진센터를 설치・운영할 수 있음

1. 학생의 신체발달 상황 및 생활습관, 정신건강 상태 등의 실태조사
2. 학생의 건강증진 개선을 위한 프로그램의 개발・운영
3. 학생의 신체 및 정신건강 증진을 위한 상담
4. 건강이 취약한 학생에 대한 지원
5. 그 밖에 학생의 건강증진을 위하여 교육감이 필요하다고 정하는 사항

③ 국가 또는 지방자치단체는 예산의 범위에서 학생건강증진 전문기관과 학생건강증진센터의 설립・운영 등에 필요한 경비를 출연할 수 있음

④ 학생건강증진 전문기관과 학생건강증진센터의 설립・지정 및 운영 등에 필요한 사항은 대통령령으로 정함

학교보건위원회(제17조)

① 기본계획 및 학교보건의 중요시책을 심의하기 위하여 교육감 소속으로 시・도학교보건위원회를 둠

② 시・도학교보건위원회는 학교의 보건에 경험이 있는 15명 이내의 위원으로 구성

③ 시・도학교보건위원회의 기능・운영과 그 밖에 필요한 사항은 대통령령으로 정함

시행령 제24조 보건위원회의 기능
1. 학생과 교직원의 건강증진에 관한 시・도의 중・장기 기본계획
2. 학교보건과 관련되는 시・도의 조례 또는 교육규칙의 제정・개정안
3. 교육감이 회의에 부치는 학교보건정책 등에 관한 사항

시행령 제25조 보건위원회의 구성
① 보건위원회에는 위원장과 부위원장 각 1명을 두되, 위원장과 부위원장은 위원 중에서 호선
② 삭제
③ 보건위원회 위원은 해당 교육청의 국장급 공무원 및 학교보건에 관하여 학식이 있거나 경험이 있는 사람 중에서 교육감이 임명하거나 위촉
④ 위촉한 위원의 임기는 2년으로 하되, 연임할 수 있음

시행령 제28조 분과위원회
① 보건위원회에 전문분야별로 분과위원회를 둘 수 있음

시행령 제30조 협조 요청
교육부장관 또는 교육감은 학교보건위생에 관한 비영리법인, 비영리의료기관이나 국공립 보건의료기관에 대하여 학생과 교직원의 건강의 보호・증진을 위하여 필요한 협조를 요청할 수 있음

경비 보조(제18조)

국가나 지방자치단체는 제3조에 따른 시설과 기구 및 용품 구매, 제4조의3에 따른 공기를 정화하는 설비 및 미세먼지를 측정하는 기기 설치, 제7조제1항에 따른 건강검사에 드는 경비의 전부 또는 일부를 보조

비밀누설금지 등(제18조의2)

교직원 및 학생에 대한 건강검사와 관련된 업무를 수행하거나 수행하였던 사람은 그 직무상 알게 된 비밀을 다른 사람에게 누설하거나 직무상 목적 외의 용도로 이용하여서는 아니 됨

벌칙 제19조
직무상 알게 된 비밀을 다른 사람에게 누설하거나 직무상 목적 외의 용도로 이용한 사람은 3년 이하의 징역 또는 3천만원 이하의 벌금에 처함

제 10 부

진단용 방사선 발생장치의 안전관리에 관한 규칙

[시행 2024.11.7.] [보건복지부령 제1068호, 2024.11.7., 타법개정]

제정배경) 보건복지부령 제3호, 1995.1.6.

국민 보건의식수준의 향상과 첨단과학의 발달로 질병진료에 방사선의 이용이 크게 증가함에 따라 의료기관에서 설치·운영하는 진단용방사선발생장치의 안전관리체계를 확립하여 방사선관계종사자의 방사선 위해방지와 환자진료의 적정을 도모함으로써 국민보건의 향상에 기여하려는 것임

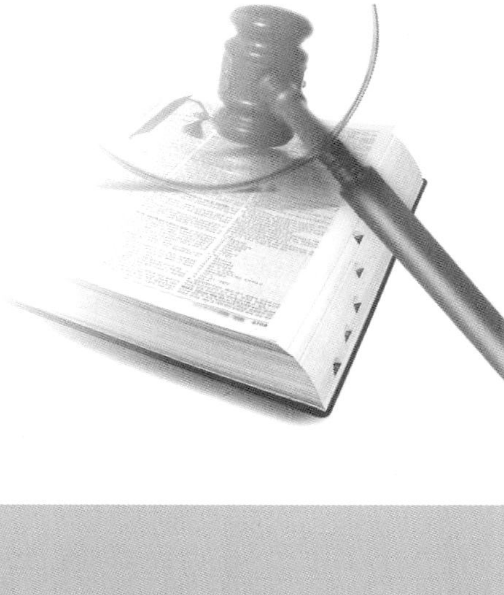

제10부
진단용 방사선 발생장치의 안전관리에 관한 규칙

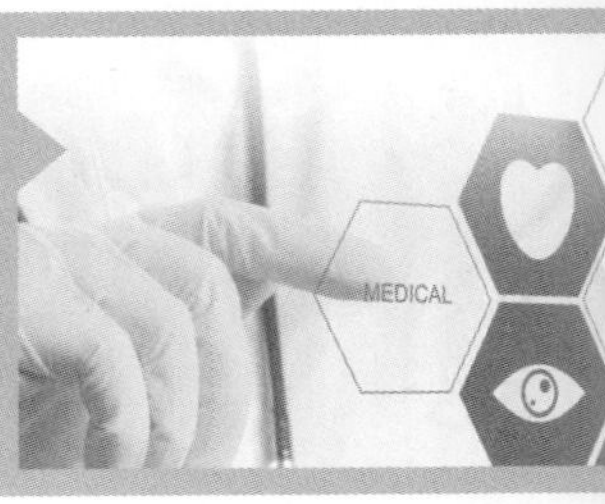

목적(제1조)

「의료법」 제37조에 따라 의료기관에서 설치・운영하는 진단용 방사선 발생장치를 안전하게 관리함으로써 환자 및 방사선 관계 종사자가 방사선으로 인하여 위해(危害)를 입는 것을 방지하고 진료의 적정을 도모하기 위하여 필요한 사항을 규정

「의료법」 제37조
① 진단용 방사선 발생장치를 설치・운영하려는 의료기관은 보건복지부령으로 정하는 바에 따라 시장・군수・구청장에게 신고하여야 하며, 보건복지부령으로 정하는 안전관리기준에 맞도록 설치・운영하여야 함
② 의료기관 개설자나 관리자는 진단용 방사선 발생장치를 설치한 경우에는 보건복지부령으로 정하는 바에 따라 안전관리책임자를 선임하고, 정기적으로 검사와 측정을 받아야 하며, 방사선 관계 종사자에 대한 피폭관리(被曝管理)를 하여야 함
③ 제2항에 따라 안전관리책임자로 선임된 사람은 선임된 날부터 1년 이내에 질병관리청장이 지정하는 방사선 분야 관련 단체(이하 이 조에서 "안전관리책임자 교육기관"이라 한다)가 실시하는 안전관리책임자 교육을 받아야 하며, 주기적으로 보수교육을 받아야 함
④ 제1항과 제2항에 따른 진단용 방사선 발생장치의 범위・신고・검사・설치 및 측정기준 등에 필요한 사항은 보건복지부령으로 정함

정의(제2조)

1. **진단용 방사선 발생장치** : 방사선을 이용하여 질병을 진단하는 데에 사용하는 기기(器機)

가. 진단용 엑스선 장치
나. 진단용 엑스선 발생기
다. 치과진단용 엑스선 발생장치
라. 전산화 단층 촬영장치(치과용 전산화 단층 촬영장치, 이비인후과용 전산화 단층 촬영장치 및 양전자방출 전산화 단층 촬영장치를 포함)
마. 유방촬영용 장치 등 방사선을 발생시켜 질병의 진단에 사용하는 기기

2. **방사선 방어시설** : 방사선의 피폭(被曝 : 인체가 방사선에 노출되는 것)을 방지하기 위하

여 진단용 방사선 발생장치를 설치한 장소에 있는 방사선 차폐시설과 방사선 장해 방어용기구

3. **방사선 관계 종사자** : 진단용 방사선 발생장치를 설치한 곳을 주된 근무지로 하는 자로서 진단용 방사선 발생장치의 관리・운영・조작 등 방사선 관련 업무에 종사하는 자
4. **안전관리** : 진단용 방사선 발생장치, 방사선 방어시설 및 암실, 현상기, 방사선필름 카세트, 산란엑스선 제거용 그리드, 엑스선사진 관찰대 등 진단 영상정보에 관한 설비의 관리와 방사선 관계 종사자에 대한 피폭관리
5. **방사선구역** : 진단용 방사선 발생장치를 설치한 장소 중 외부방사선량이 주당(週當) 0.3mSv (30mrem) 이상인 곳으로서 벽, 방어칸막이 등의 구획물로 구획되어진 곳

신고(제3조)

① 의료기관의 개설자 또는 관리자는 진단용 방사선 발생장치를 설치하는 경우에는 사용일 3일 전까지, 사용을 중지한 경우에는 사용 중지일부터 3일 이내에, 사용 중지 후 다시 사용하려는 경우에는 사용일 3일 전까지, 양도・폐기 또는 이전[의료기관 소재지 시・군・구의 관할구역 안에서 의료기관을 이전함에 따른 이전의 경우는 제외]한 경우에는 그 사유가 발생한 날부터 45일 이내에 신고서에 다음 각 호의 구분에 따른 서류를 첨부하여 해당 의료기관의 소재지를 관할하는 시장・군수・구청장에게 제출하여야 함

의료기관에 포함되는 기관

① 「의료법」(이하 "법"이라 한다) 제37조제1항에 따라 의료기관
② 「지역보건법」 제10조・제12조 및 제13조에 따른 보건소・보건의료원・보건지소
③ 「병역법」 제11조에 따라 징병검사를 실시하는 지방병무청
④ 「국군의무사령부령」 제6조에 따른 군 병원과 각 군 및 직할기관의 모든 의료시설
⑤ 「학교보건법」 제3조에 따른 보건실
⑥ 「형의 집행 및 수용자의 처우에 관한 법률」 제2조제4호에 따른 교정시설

방사선 발생장치 설치 및 사용, 재사용 시 신고서와 함께 제출하여야 하는 서류

가. 진단용 방사선 발생장치 검사성적서 사본 1부
나. 방사선 방어시설 검사성적서 사본 1부
다. 별지 제6호서식에 따른 방사선 관계 종사자 신고서 1부
라. 양도 또는 이전한 자의 별지 제3호서식에 따른 양도신고증명서 또는 이전신고증명서 원본 1부 (양도받거나 이전하여 설치하는 경우에만 첨부)
마. 특수의료장비 등록증명서 사본 1부(특수의료장비를 설치하는 경우에만 첨부)
바. 별지 제3호서식에 따른 진단용 방사선 발생장치의 사용중지 신고증명서 원본(사용 중지 후 다시 사용하는 경우에만 첨부)

사. 의료기기 제조허가증 또는 수입허가증 사본 1부
아. 세금계산서, 계약서 등 구입 또는 임차 사실 증명자료 사본 1부

방사선 발생장치 사용중지, 양도, 이전, 폐기 시 신고서와 함께 제출하여야 하는 서류
가. 별지 제3호서식에 따른 신고증명서 원본
나. 양도·양수를 확인할 수 있는 서류 사본 1부(양도신고를 하는 경우에만 첨부)
다. 폐기를 확인할 수 있는 서류 사본 1부(폐기신고를 하는 경우에만 첨부)
라. 이전을 확인할 수 있는 서류 사본 1부(이전신고를 하는 경우에만 첨부)

② 신고받은 시장·군수·구청장은 신고증명서를 발급하여야 함

③ 시장·군수·구청장은 신고증명서를 발급받은 자가 신고증명서의 훼손 또는 분실 등의 사유로 재발급을 신청하면 그 증명서를 재발급하여야 함

④ 진단용 방사선 발생장치를 설치·운영하는 의료기관의 개설자 또는 관리자는 의료기관의 개설자 또는 의료기관의 명칭을 변경하려는 경우에는 미리, 관할구역 안에서 의료기관을 이전한 경우에는 진단용 방사선 발생장치의 사용일 3일 전까지 변경신고서에 다음 각 호의 서류를 첨부하여 시장·군수·구청장에게 제출하여야 함

의료기관 개설자 또는 의료기관의 명칭 변경 시 변경신고서와 같이 제출하여야 하는 서류
1. 신고증명서 원본
2. 삭제
3. 진단용 방사선 발생장치 검사 성적서 사본 1부(관할구역 안에서 의료기관을 이전한 경우만 해당)
4. 방사선 방어시설 검사 성적서 사본 1부(관할구역 안에서 의료기관을 이전한 경우만 해당)
5. 이전을 확인할 수 있는 서류 사본 1부(관할구역 안에서 의료기관을 이전한 경우만 해당)

⑤ 변경신고를 받은 시장·군수·구청장은 신고증명서의 해당 사항을 수정하거나 그 증명서를 재발급하여야 함

⑥ 의료기관의 개설자 또는 관리자는 소속 방사선 관계 종사자의 변동이 있으면 그 사유가 발생한 날부터 3개월 이내에 신고서에 건강진단 결과서 사본을 첨부하여 의료기관의 소재지를 관할하는 시장·군수·구청장에게 제출하여야 함

⑦ 시장·군수·구청장은 피폭기록확인서를 제출받은 경우에는 15일 이내에 질병관리청장에게 그 사실을 통지하여야 함

피폭기록확인서
「원자력안전법」 제2조제21호에 따른 방사선작업종사자가 소속의 변동으로 진단용 방사선 관련 업무에 종사하게 되어 신고하는 경우에는 방사선종사자정보 중앙등록센터에서 발행하는 피폭기록확인서

⑧ 시장・군수・구청장은 진단용 방사선 관리대장을 작성하여 갖추어 두고 제1항・제4항・제6항 및 제10조제2항의 신고 사항을 적어야 함

보건의료자원 통합신고포털을 통한 신고 등(제3조의2)

① 시장・군수・구청장은 「국민건강보험법 시행규칙」 제12조의2제1항에 따른 보건의료자원 통합신고포털을 통하여 제3조제1항・제4항 및 제6항에 따른 신고에 관한 사무를 처리할 수 있음

② 시장・군수・구청장은 제1항에 따라 처리한 사항(서면으로 신고 받아 처리한 사항을 포함)을 건강보험심사평가원에 통보하여야 함

③ 의료기관의 개설자 또는 관리자가 보건의료자원 통합신고포털을 통하여 신고를 하는 경우에는 다음 각 호의 구분에 따라 서류를 사본으로 제출하거나 서류의 제출을 생략할 수 있음

사본으로 제출하거나 생략 가능한 서류

1. 사본으로 제출할 수 있는 서류 : 방사선 관계 종사자 신고서
2. 제출을 생략할 수 있는 다음 각 목에 따른 서류
   가. 양도신고증명서 또는 이전신고증명서 원본
   나. 특수의료장비 등록증명서 사본
   다. 진단용 방사선 발생장치의 사용중지 신고증명서 원본
   라. 의료기기 제조허가증 또는 수입허가증 사본
   마. 신고증명서 원본

④ 시장・군수・구청장 및 심사평가원은 불가피한 경우 주민등록번호 또는 외국인등록번호가 포함된 자료를 처리할 수 있음

검사 및 측정(제4조)

① 의료기관의 개설자 또는 관리자는 다음에 해당하는 사유가 있으면 진단용 방사선 발생장치를 사용하기 전에 그 진단용 방사선 발생장치에 대하여 검사기준에 따라 검사기관의 검사를 받아야 함

* 다만, 의료기기 제조허가 또는 수입허가를 받을 때에 시험검사기관에서 검사항목이 포함된 시험검사를 받아 해당 시험성적서를 제출하는 경우에는 검사를 받지 아니하고 사용할 수 있음

검사를 받아야 하는 경우

1. 진단용 방사선 발생장치를 설치하거나 이전하여 설치하는 경우
2. 진단용 방사선 발생장치의 전원시설을 변경하는 경우
3. 제3조제1항에 따라 사용중지신고를 한 진단용 방사선 발생장치를 다시 사용하려는 경우
4. 진단용 방사선 발생장치의 안전에 영향을 줄 수 있는 고전압발생장치, X-선관 또는 제어장치를 수리하거나 X-선관을 교체하는 경우

② 의료기관의 개설자 또는 관리자는 검사받은 진단용 방사선 발생장치에 대하여는 검사를 받은 날부터 3년마다 검사기관의 검사를 받아야 함. 이 경우 검사기간은 기간 만료일 전후 각각 31일로 함

③ 의료기관의 개설자 또는 관리자는 방사선 방어시설에 대하여 방사선 방어시설 검사기준에 따라 해당 진단용 방사선 발생장치를 사용하기 전에 검사기관의 검사를 받아야 함

④ 의료기관의 개설자 또는 관리자는 검사받은 방사선 방어시설 중 방사선 차폐시설을 변경설치하거나 방사선 차폐시설을 설계할 때에 설정한 주당 최대 동작부하(動作負荷)를 초과한 경우에는 지체 없이 그 방사선 방어시설에 대하여 검사기관의 검사를 받아야 함

⑤ 의료기관의 개설자 또는 관리자는 방사선 관계 종사자에게 티·엘배지를 사용하게 하는 경우에는 3개월마다 1회 이상 방사선 피폭선량(被曝線量) 측정을 받도록 하여야 하며, 필름배지를 사용하게 하는 경우에는 1개월마다 1회 이상 방사선 피폭선량 측정을 받도록 하여야 함

⑥ 방사선 관계 종사자의 방사선 피폭선량 측정에서 그 선량한도는 별표 3과 같음

[별표 3] 방사선 관계 종사자의 선량한도

피폭구분	선량한도
유효선량	연간 50mSv(5rem) 이하이어야 하며, 5년간 누적선량은 100mSv(10rem) 이하이어야 함
등가선량(수정체)	연간 150mSv(15rem) 이하이어야 함
등가선량(피부·손 및 발)	연간 500mSv(50rem) 이하이어야 함

1. 유효선량 : 인체 내 조직 간 선량분포에 따른 위험정도를 하나의 양으로 나타내기 위하여 방사능에 노출된 인체의 모든 조직에 대하여 각 조직의 등가선량에 해당 조직의 조직가중치를 곱한 결과를 합산한 양을 말함. 이 경우 전신피폭된 조직가중치의 합은 1로 함
2. 등가선량 : 인체의 피폭선량을 나타내기 위하여 흡수선량에 해당 방사선의 방사선가중치를 곱한 양을 말함. 이 경우 진단용 엑스선의 방사선가중치는 1로 함
3. 방사선 관계 종사자의 선량한도 측정방법 등 측정에 필요한 세부 사항은 식품의약품안전평가원장의 승인을 받아 측정기관의 장이 정함
4. 연간 선량한도는 연도 중 처음 피폭선량을 측정한 시기와 관계없이 매 연도 12월 말일을 기준으로 하되, 티·엘배지를 사용하는 방사선 관계 종사자의 선량한도는 매 분기 말일마다 측정한

양을 합산한 것으로 함
5. 5년간 누적 선량한도는 처음 피폭선량을 측정한 시기와 관계없이 2008년 1월 1일을 기준으로 매 5년간의 누적선량으로 함

⑦ 질병관리청장은 질병관리청에 피폭선량 관리센터를 설치하여 방사선 관계 종사자개인피폭선량의 관리 업무를 하여야 하고, 그 센터의 운영에 필요한 세부 사항을 정하여 고시하여야 함

⑧ 질병관리청장이 정하여 고시하는 의료방사선시설 품질인증기관의 지정 기준 및 절차에 따라 품질인증기관으로 지정받은 의료기관은 질병관리청장이 정하여 고시하는 바에 따라 검사를 면제받을 수 있음

검사 등의 시험방법(제5조)

① 검사 또는 측정의 시험방법은 질병관리청장의 승인을 받아 검사기관 또는 측정기관의 장이 정함. 이 경우 승인절차 등 세부 사항에 대하여는 질병관리청장이 따로 정하여 고시하는 바에 따름

② 검사 또는 측정의 재검사를 할 때에는 제1항의 시험방법 외에 다음 각 호의 어느 하나에 해당하는 방법으로 시험할 수 있음

1. 질병관리청장이 고시한 시험방법
2. 제조업소에서 정한 시험방법
3. 국제전기기술위원회가 권고하는 시험방법(제1호나 제2호의 시험방법이 없는 경우에만 해당)

검사·측정기관(제6조)

① 진단용 방사선 발생장치 및 방사선 방어시설을 검사하는 업무 및 방사선 관계 종사자의 피폭선량을 측정하는 업무를 하려는 자는 질병관리청장에게 등록하여야 함

② 진단용 방사선 발생장치 및 방사선 방어시설을 검사하는 기관 또는 방사선 관계 종사자의 피폭선량을 측정하는 기관으로 등록하려는 자는 별표 4의 기준에 적합하여야 함

[별표 4] 검사기관 및 측정기관의 등록기준
1. 검사기관(진단용 방사선 발생장치 및 방사선 방어시설을 검사하는 기관)은 진단용 방사선 발생장치의 품질관리와 관련이 있는 법인, 기관 또는 단체, 자체 기관의 검사를 위하여 일정한 검사능력을 갖춘 기관(자체검사기관)은 다음 각 목의 기준에 맞아야 함
 * 자체검사기관의 경우에는 질병관리청장이 정하는 바에 따라 아래 기준 중 일부기준을 면제할

수 있음

가. 검사기관은 진단용 방사선 발생장치의 제조, 수입 또는 수리 업소와 이해관계가 없는 독립된 기관일 것
나. 국제적 기준에 맞는 품질보증시스템을 구축・유지할 것
다. 검사업무에 필요한 시설, 검사장비 보관시설 및 비교측정 시설을 갖출 것
라. 별표 1의 진단용 방사선 발생장치의 검사기준의 시험항목 및 별표 2의 방사선 방어시설 검사기준의 방사선 차폐시설과 방사선 장해방어용 기구를 측정・검사할 수 있는 장비를 갖출 것
마. 검사장비는 표준물질 또는 교정을 통하여 정확・정밀도가 국가측정표준 또는 국제측정표준과 일치되도록 연관성이 유지될 것
바. 다음의 어느 하나에 해당하는 자격을 가진 기술책임자를 둘 것
  1) 방사선과전문의 또는 4년제 대학의 물리학・전기・전자・기계공학・방사선학・의공학과・원자력공학과 또는 관련 이공계학과를 졸업한 사람(법령에 따라 이와 같은 수준의 학력이 있다고 인정되는 사람을 포함)으로서 4년 이상 진단용 방사선 발생장치 검사와 유관한 기술업무에 종사한 사람
  2) 전문대학의 1)에 규정된 학과를 졸업한 사람(법령에 따라 이와 같은 수준의 학력이 있다고 인정되는 사람을 포함)으로서 6년 이상 진단용 방사선 발생장치 검사와 유관한 기술업무에 종사한 사람
  3) 방사선사로서 진단용 방사선 발생장치 검사와 유관한 기술업무에 4년 이상 종사한 사람
사. 1년 이상 실무분야에 종사한 경험이 있는 2명 이상의 검사요원으로 구성된 검사팀을 둘 것
아. 기술책임자와 팀장급 검사요원은 다음 분야의 기술능력과 관계 법령에 대한 지식을 갖출 것
  1) 방사선 물리
  2) 방사선 안전
  3) 진단용 방사선 발생장치의 검사
자. 그 밖에 질병관리청장이 정하여 고시하는 기준에 맞을 것

2. 측정기관(방사선 관계 종사자의 피폭선량을 측정하는 기관)은 「국가표준기본법」 제14조에 따라 국가교정기관(방사선 분야)으로 지정된 기관 또는 「원자력안전법」 제78조에 따라 판독업무의 등록을 한 기관, 자체 기관의 측정을 위하여 일정한 측정능력을 갖춘 기관(이하 "자체측정기관"이라 한다)으로서 다음 각 목의 기준에 맞아야 한다. 다만, 자체측정기관의 경우에는 질병관리청장이 정하는 바에 따라 다음 각 목의 기준 중 일부기준을 면제할 수 있다.
가. 국제적 기준에 맞는 품질보증시스템을 구축・유지할 것
나. 측정업무에 필요한 시설을 갖출 것
다. 개인의 피폭선량 측정기 및 판독장치를 구비하여 측정 결과를 종합・분석 및 처리할 수 있는 기기를 구비하되, 고장 등으로 측정업무가 중지되지 않도록 대체 기기를 보유할 것
라. 검사장비는 표준물질 또는 교정을 통하여 정확・정밀도가 국가측정표준 또는 국제측정표준과 일치되도록 연관성이 유지될 것
마. 다음의 어느 하나에 해당하는 자격을 가진 기술책임자를 둘 것
  1) 방사선과전문의 또는 4년제 대학의 물리학・전기・전자・기계공학・방사선학・의공학과・원자력공학과 또는 관련 이공계학과를 졸업한 사람(법령에 따라 이와 같은 수준의

학력이 있다고 인정되는 사람을 포함)으로서 4년 이상 진단용 방사선 발생장치 검사와 유관한 기술업무에 종사한 사람

2) 전문대학의 1)에 규정된 학과를 졸업한 사람(법령에 따라 이와 같은 수준의 학력이 있다고 인정되는 사람을 포함)으로서 6년 이상 진단용 방사선 발생장치 검사와 유관한 기술업무에 종사한 사람

3) 방사선사로서 진단용 방사선 발생장치 검사와 유관한 기술업무에 4년 이상 종사한 사람

바. 2명 이상의 측정인력을 상용종사자로 확보할 것

사. 그 밖에 질병관리청장이 정하여 고시하는 기준에 맞을 것

③ 등록의 유효기간은 등록한 날부터 4년간으로 함

④ 유효기간이 만료되는 검사·측정기관이 다시 등록을 하려는 경우에는 유효기간이 만료되는 날부터 6개월 전에 재등록 신청을 하여야 함

다만, 질병관리청장은 재등록 신청을 시작하는 날부터 2개월 전까지 검사·측정기관의 장에게 재등록절차 등을 휴대폰에 의한 문자전송, 전자메일, 팩스, 전화, 문서 등으로 미리 알려야 함

⑤ 질병관리청장은 검사·측정기관이 등록을 취소하거나 6개월 이내의 기간을 정하여 업무정지를 명하거나 시정명령 등 필요한 조치를 할 수 있음

등록을 취소하거나 6개월 이내의 기간을 정하여 업무정지를 명하거나 시정명령 등 필요한 조치를 해야 하는 경우

1. 거짓이나 그 밖의 부정한 방법으로 등록을 한 경우
2. 고의 또는 중대한 과실로 거짓의 진단용 방사선발생장치 등의 검사에 관한 성적서를 발급한 경우
3. 업무정지 처분기간 중에 검사·측정업무를 행하는 경우
4. 별표 4에 따른 검사·측정기관의 등록기준에 미달하는 경우
5. 질병관리청장이 정하여 고시하는 검사·측정 업무에 관한 규정을 위반한 경우

* 1~3호까지에 해당하는 경우에는 등록을 취소하여야 함

⑥ 검사·측정기관의 등록절차 및 등록제도의 운영 등에 필요한 사항과 행정처분의 세부기준 등에 필요한 사항은 질병관리청장이 따로 정하여 고시함

검사등의 신청 및 사전통보(제7조)

① 검사등을 받으려는 자는 진단용 방사선 발생장치 검사신청서(별지 제8호서식), 방사선 방어시설 검사신청서(별지 제9호서식) 또는 방사선 관계 종사자 피폭선량 측정신청서(별지 제10호서식)를 검사·측정기관의 장에게 제출하여야 함. 재검사의 경우(제8조제4항)도 같음

② 시장 · 군수 · 구청장은 진단용 방사선 발생장치에 대한 검사를 받아야 하는 관할 의료기관의 개설자 또는 관리자에 대하여는 검사일 2개월 전까지 검사를 받도록 알려야 함

검사 결과의 통지 등(제8조)

① 검사 · 측정기관의 장이 의료기관의 개설자 또는 관리자로부터 검사등의 신청을 받으면 검사등을 한 후 진단용 방사선 발생장치 검사성적서(별지 제11호서식), 방사선 방어시설 검사성적서(별지 제12호서식) 또는 방사선 관계 종사자 피폭선량 측정성적서(별지 제13호서식)를 신청인에게 발급하여야 함.
검사 또는 측정한 날부터 1개월 이내에 검사 결과(별지 제14호서식) 또는 측정 결과(별지 제15호서식)에 따른 질병관리청장에게 제출하여야 함

② 검사 · 측정기관의 장은 검사등의 결과가 기준(별표 1, 별표 2 또는 별표 3)에 적합한 것으로 판정되면 검사 또는 측정한 날부터 1개월 이내에 해당 의료기관의 소재지를 관할하는 시장 · 군수 · 구청장에게 통지하고, 부적합한 것으로 판정되거나 재검사 후 적합한 것으로 판정되면 검사성적서 사본을 해당 의료기관의 소재지를 관할하는 시장 · 군수 · 구청장, 질병관리청장, 건강보험심사평가원장 및 국민건강보험공단이사장에게 지체 없이 통지하며, 선량한도가 초과한 것으로 판정되면 측정성적서 사본을 지체 없이 질병관리청장과 해당 의료기관의 소재지를 관할하는 시장 · 군수 · 구청장에게 통지하여야 함

③ 시장 · 군수 · 구청장은 부적합하거나 선량한도가 초과한 것으로 판정된 검사등의 결과를 통지받으면 통지를 받은 날부터 3일 이내에 의료기관의 개설자 또는 관리자에게 명령을 하고, 그 사실을 질병관리청장에게 통지하여야 함

부적합하거나 선량한도가 초과한 것으로 판정된 검사 시 하는 명령

1. 부적합 진단용 방사선 발생장치 또는 방사선 방어시설에 대한 사용 금지 및 수리 · 교정 후 재검사
2. 선량한도 초과자에 대한 건강진단 및 필요 시 안전조치(근무지의 변경 또는 근무시간의 단축 등을 말함)

④ 의료기관의 개설자 또는 관리자는 명령을 받으면 진단용 방사선 발생장치 또는 방사선 방어시설을 수리 · 교정하고 재검사를 신청하여야 하며, 선량한도 초과자에 대하여는 즉시 건강진단을 실시하고, 그 결과 이상징후가 있는 경우에는 안전조치를 취하여야 함. 이 경우 안전조치를 실시한 후 6개월이 지나 실시하는 건강진단의 결과 이상징후가 나타나지 아니하면 해당 선량한도 초과자의 동의를 받아 관할 시장 · 군수 · 구청장에게 안전

조치의 해제를 요구할 수 있음

⑤ 시장·군수·구청장은 재검사 후 적합 판정 결과를 통보받거나 의료기관의 개설자 또는 관리자로부터 선량한도 초과자에 대하여 안전조치의 해제를 요구받으면 사용 금지 명령 또는 안전조치 명령을 해제하고 그 사실을 질병관리청장에게 통지하여야 함

⑥ 검사 등의 성적서를 재발급받으려는 자는 검사등성적서 재발급신청서(별지 제16호서식)를 검사·측정기관의 장에게 제출하여야 함

방사선구역(제9조)

① 의료기관의 개설자 또는 관리자는 진단용 방사선 발생장치를 설치하면 진단용 방사선의 안전관리를 위하여 방사선구역을 설정하고 일반인의 출입을 제한하는 등의 조치를 취하여야 함

② 방사선구역에는 방사선구역표시를 하여야 함

[별표 5] 방사선구역표시

방사선구역
(진단용 방사선 발생장치 사용실)

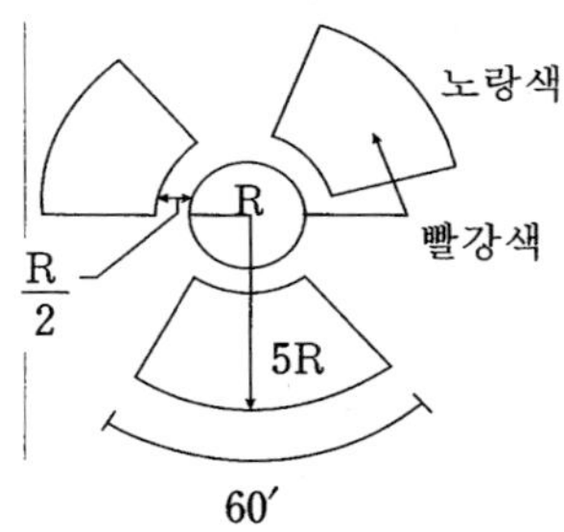

허가되지 아니한 출입은 금합니다.

진단용 방사선의 안전관리책임자(제10조)

① 의료기관의 개설자 또는 관리자는 진단용 방사선 발생장치의 안전관리와 적정한 사용을 위하여 진단용 방사선 안전관리책임자 자격기준(별표 6)에 따라 해당 의료기관 소속 방사선 관계 종사자 중에서 진단용 방사선 안전관리책임자("안전관리책임자")를 임명하여 진단용 방사선 안전관리업무("안전관리업무")를 수행하도록 하여야 함.

이 경우 같은 시·군·구에 있는 분원(分院) 또는 분소(分所)에 설치하는 진단용 방사

선 발생장치의 안전관리업무는 해당 의료기관의 안전관리책임자에게 겸임하도록 할 수 있음

② 의료기관의 개설자 또는 관리자는 안전관리책임자를 선임・해임하거나 겸임시키는 경우에는 1개월 이내에 신고서(별지 제6호서식)에 안전관리책임자에 대한 서류를 첨부하여 해당 의료기관의 소재지를 관할하는 시장・군수・구청장에게 제출하여야 함

신고서와 함께 제출하여야 하는 서류

1. 최종 학교 졸업증명서(이공계 석사학위소지자만 제출한다) 또는 경력증명서 1부
2. 제13조에 따른 건강진단 결과서 사본 1부

③ 신고서를 제출받은 시장・군수・구청장은 신고 대상 안전관리책임자가 의료인인 경우 안전관리책임자의 의료면허증을 확인하여야 함.

다만, 의료인인 종사자가 이에 동의하지 아니하는 경우에는 그 사본을 첨부하도록 하여야 함

안전관리책임자의 직무(제11조)

안전관리책임자의 직무

1. 안전관리업무의 계획・점검 및 평가
2. 소속 방사선 관계 종사자에 대한 자체교육훈련의 실시
3. 환자 및 방사선 관계 종사자에 대한 방사선피해로부터의 방어조치
4. 진단 영상정보 관련 설비의 안전관리
5. 피폭선량 측정에 영향을 미치는 방사선 관계 종사자의 소속 변동사실의 측정기관에의 통보
6. 방사선 관계 종사자의 피폭선량 측정에 영향을 미치는 피폭선량계의 파손 및 분실사실의 측정기관에의 통보
7. 제3조제1항 및 제4항에 따른 신고와 제4조에 따른 검사 또는 측정에 관한 사항
8. 진단용 방사선 발생장치, 방사선 관계 종사자 및 방사선 방어시설("진단용 방사선 발생장치등")에 관한 서류의 작성・비치 및 보존에 관한 사항

의료기관의 개설자 또는 관리자의 준수 사항(제12조)

의료기관의 개설자 또는 관리자의 준수 사항

1. 안전관리책임자가 그 직무수행에 필요한 사항을 요청하면 지체 없이 조치하고, 정당한 사유 없이 거부하지 아니할 것
2. 안전관리책임자가 안전관리업무를 성실히 수행하지 아니하면 지체 없이 그 직으로부터 해임하고 다른 직원을 안전관리책임자로 선임할 것

3. 진단용 방사선 발생장치에 대하여는 검사유효기간이 끝나기 전에 검사를 완료하고, 검사기관이 검사를 할 때에는 안전관리책임자를 참여시킬 것
4. 방사선 관계 종사자가 진단용 방사선 발생장치의 운영·조작·관리·점검 및 검사 등 방사선피폭 우려가 있는 업무를 할 때에는 필름배지 또는 티·엘배지 등 피폭선량계를 착용하게 하고, 방사선 관계 종사자의 피폭선량 측정을 신청할 때에는 측정 대상에 해당하는 자를 누락하지 아니할 것
5. 시장·군수·구청장으로부터 진단용 방사선 발생장치 또는 방사선 방어시설의 사용 금지와 수리·교정 및 재검사명령을 받으면 지체 없이 이행할 것
6. 방사선 관계 종사자에 대한 피폭선량을 측정한 결과 별표 3의 방사선 관계 종사자의 선량한도를 초과한 자에 대하여는 지체 없이 건강진단 등 필요한 조치를 할 것
7. 방사선 관계 종사자 외에 방사선구역에 출입하는 자에 대한 방사선 피폭을 방지하기 위한 조치를 할 것
8. 적정한 진단 영상정보를 얻을 수 있도록 그 설비의 안전관리에 필요한 조치를 할 것

방사선 관계 종사자에 대한 건강진단(제13조)

① 의료기관의 개설자 또는 관리자는 방사선 관계 종사자에 대하여 2년마다 건강진단표(별지 제19호서식)에 따라 건강진단을 실시하여야 함.
다만, 방사선 관련업무에 처음 종사하는 방사선 관계 종사자에 대하여는 업무종사 전에 건강진단표에 따라 건강진단을 실시하여야 함

② 건강진단의 문진 사항 및 검사 항목은 다음과 같음

건강진단의 문진 사항 및 검사 항목

1. 문진 사항
   가. 방사선 피폭 증상의 유무
   나. 방사선 피폭 증상이 있는 자는 그의 작업 장소, 작업 내용, 작업 기간, 피폭선량 및 방사선 장해 유무
   다. 그 밖에 방사선에 의한 피폭 증상
2. 검사 항목
   가. 말초혈액 중의 혈색소 양, 적혈구 수 및 백혈구 수
   나. 그 밖에 의사가 필요하다고 인정하는 검사

③ 제1항에도 불구하고 「산업안전보건법」 제130조제1항 또는 제2항에 따라 방사선에 노출되는 업무에 종사하는 방사선 관계 종사자에 대한 특수건강진단 또는 배치전건강진단을 실시한 경우 그 사람에 대해서는 제1항 본문 또는 단서에 따른 건강진단을 실시한 것으로 봄

산업안전보건법 제130조 제1항 및 제2항

① 사업주는 다음에 해당하는 근로자의 건강관리를 위하여 건강진단(이하 "특수건강진단"이라 한

다)을 실시하여야 함. 다만, 사업주가 고용노동부령으로 정하는 건강진단을 실시한 경우에는 그 건강진단을 받은 근로자에 대하여 해당 유해인자에 대한 특수건강진단을 실시한 것으로 봄

1. 고용노동부령으로 정하는 유해인자에 노출되는 업무(이하 "특수건강진단대상업무"라 한다)에 종사하는 근로자
2. 제1호, 제3항 및 제131조에 따른 건강진단 실시 결과 직업병 소견이 있는 근로자로 판정받아 작업 전환을 하거나 작업 장소를 변경하여 해당 판정의 원인이 된 특수건강진단대상업무에 종사하지 아니하는 사람으로서 해당 유해인자에 대한 건강진단이 필요하다는 「의료법」 제2조에 따른 의사의 소견이 있는 근로자

② 사업주는 특수건강진단대상업무에 종사할 근로자의 배치 예정 업무에 대한 적합성 평가를 위하여 건강진단을 실시하여야 함. 다만, 고용노동부령으로 정하는 근로자에 대해서는 배치전건강진단을 실시하지 아니할 수 있음

서류의 작성·비치 및 보존(제14조)

의료기관의 개설자 또는 관리자, 검사·측정기관의 장 및 시장·군수·구청장은 진단용 방사선 발생장치 등에 관한 서류(별표 7)를 작성·비치 및 보존해야 함

[별표 7] 진단용 방사선 발생장치등에 관한 서류(제14조 관련)

작성기관	기록사항	보존기간
1. 시장·군수·구청장	진단용 방사선 관리대장(별지 제7호서식)	해당 장치 폐기 후 1년
2. 검사·측정기관의 장	가. 제8조제1항에 따른 각종 성적서 1) 방사선 관계 종사자의 피폭선량 측정서 2) 방사선 방어시설의 검사에 관한 서류 3) 진단용 방사선 발생장치의 검사에 관한 서류	 30년 10년 5년
	나. 검사 및 측정에 필요한 기기의 품질관리에 관한 서류	해당 장치 폐기 후 1년
3. 의료기관의 개설자 또는 관리자	가. 진단용 방사선 발생장치 사용기록(환자의 성명, 성별, 연령, 촬영부위 또는 촬영명칭)	5년
	나. 제4조 및 제8조에 따른 방사선 관계 종사자의 피폭선량 측정과 제13조에 따른 방사선 관계 종사자에 대한 건강진단에 관한 사항	해당 종사자 퇴직 때까지(퇴직 시 당사자에게 발급한다)
	다. 진단용 방사선 발생장치 검사성적서 및 장치 점검기록(수리명세서 및 관련 자료를 포함한다)	해당 장치의 철거 후 1년
	라. 방사선 방어시설 검사성적서(차폐벽 두께 및 재료명을 표시한 설계도를 포함한다)	해당 시설의 철거 후 1년
	마. 방사선 관계 종사자 현황(성명, 성별, 연령 및 의료인 등 종별)	5년
	바. 진단용 방사선 발생장치의 설치 및 사용신고증명서	해당 장치 및 시설 철거 후 1년

지도 · 감독(제16조)

① 시장 · 군수 · 구청장은 의료기관의 진단용 방사선 안전관리상태를 지도 · 점검하고 필요하면 의료기관의 개설자 또는 관리자에게 그 시정을 명할 수 있음

② 질병관리청장은 검사등의 공정성과 효율성을 확보하기 위하여 검사 · 측정기관에 대하여 필요한 지도와 감독을 할 수 있음

③ 질병관리청장 또는 시장 · 군수 · 구청장은 안전관리를 위하여 필요하면 의료기관의 개설자 또는 관리자나 검사 · 측정기관의 장에게 필요한 사항을 보고하게 하거나 자료를 제출하게 할 수 있음

④ 시장 · 군수 · 구청장은 매년 3월 31일 현재의 진단용 방사선 발생장치 안전관리 현황(별지 제17호서식) 및 방사선 관계 종사자 관리 현황(별지 제18호서식)에 따라 5월 31일까지 특별시장 · 광역시장 · 도지사 또는 특별자치도지사를 거쳐 질병관리청장에게 제출하여야 함

수수료(제17조)

① 법 제85조제1항에 따라 진단용 방사선 발생장치의 검사를 받으려는 자는 제6조에 따른 검사기관의 장이 정한 수수료를 검사기관에 내야 함. 이 경우 제6조에 따른 검사기관의 장은 수수료의 금액 및 납부방법 등을 해당 기관의 인터넷 홈페이지 등에 게시해야 함

② 법 제85조제1항에 따라 진단용 방사선 발생장치의 안전관리책임자 교육을 받으려는 사람은 법 제37조제3항에 따른 안전관리책임자 교육기관의 장이 정한 수수료를 안전관리책임자교육기관에 내야 함. 이 경우 안전관리책임자교육기관의 장은 수수료의 금액 및 납부방법 등을 해당 기관의 인터넷 홈페이지 등에 게시해야 함

의료법 제85조 1항
이 법에 따른 의료인의 면허나 면허증을 재교부 받으려는 자, 국가시험등에 응시하려는 자, 진단용 방사선 발생 장치의 검사를 받으려는 자, 진단용 방사선 발생장치 안전관리책임자 교육을 받으려는 자는 보건복지부령으로 정하는 바에 따라 수수료를 내야 함

의료법 제37조 3항
안전관리책임자로 선임된 사람은 선임된 날부터 1년 이내에 질병관리청장이 지정하는 방사선 분야 관련 단체가 실시하는 안전관리책임자 교육을 받아야 하며, 주기적으로 보수교육을 받아야 함

적용의 배제(제18조)

진단용 방사선 발생장치 중 진단용 엑스선 발생기 또는 치과진단용 엑스선 발생장치(파노라마 및 세파로 촬영장치는 제외한다)만을 사용하면서 주당 최대 동작부하의 총량이 10밀리암페어・분 이하인 의료기관에 대하여는 제4조제5항, 제9조, 제10조 및 제13조를 적용하지 아니함

적용의 배제 조항

- 제4조 – 방사선 관계 종사자에게 티・엘배지를 사용하게 하는 경우에는 3개월마다 1회 이상 방사선 피폭선량측정을 받도록 하여야 하며, 필름배지를 사용하게 하는 경우에는 1개월마다 1회 이상 방사선 피폭선량 측정을 받도록 하여야 함
- 제9조 – 방사선 구역 설정 및 일반인 출입 제한 등
- 제10조 – 진단용 방사선의 안전관리책임자
- 제13조 – 방사선 관계 종사자에 대한 건강진단

제 11 부

의료기관세탁물 관리규칙

[시행 2025.3.11.] [보건복지부령 제1096호, 2025.3.11., 타법개정]

제정배경) 보건사회부령 제948호, 1994.9.27.

의료법이 개정됨(1994.1.7. 법률 제4,732호)에 따라 보건사회부고시로 되어 있던 의료기관세탁물관리규정을 보건사회부령으로 제정하여 의료기관에서 발생되는 세탁물을 위생적으로 처리하려는 것임

◇ 주요골자

가. 의료기관의 세탁물을 오염세탁물과 기타세탁물로 구분하고 오염세탁물은 반드시 소독을 한 후 세탁하도록 하여 오염된 세탁물로 인한 종사자 및 다른 세탁물의 감염을 방지함(제2조 및 제4조)

나. 피・고름이 묻은 붕대・거즈등 일회용제품류는 재사용의 목적으로 세탁할 수 없도록 함으로써 재사용으로 인한 감염위험을 예방하고자 함(제5조)

다. 의료기관이 세탁물을 전부 위탁하여 처리할 경우에는 당해의료기관은 세탁물처리시설을 갖추지 않아도 되도록 하여 의료기관의 시설기준을 완화함(제6조)

라. 세탁물을 위생적으로 처리하기 위하여 의료기관은 세탁물의 분류기준 및 교환주기를 기록・비치하도록 하는 등 의료기관의 준수사항을 마련함(제9조)

마. 의료기관 및 세탁물처리업자에게 세탁물처리대장을 작성・비치하게 하고, 세탁물의 처리실적을 특별시장・광역시장 또는 도지사에게 보고하도록 하여 세탁물의 처리실태를 파악할 수 있도록 함(제14조 및 제18조)

제11부 의료기관세탁물 관리규칙

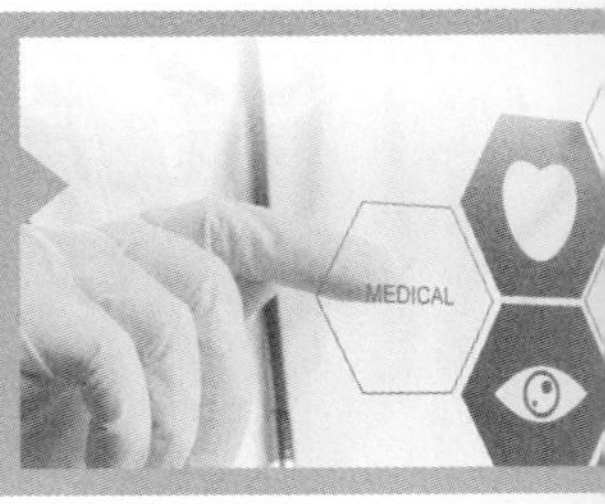

목적(제1조)

「의료법」 제16조제2항 및 제3항에 따라 의료기관에서 발생하는 세탁물의 처리 방법, 의료기관세탁물 처리업의 신고, 그 밖에 세탁물의 관리에 관하여 필요한 사항을 규정

> 「의료법」 제16조
> ② 세탁물을 처리하는 자는 보건복지부령으로 정하는 바에 따라 위생적으로 보관・운반・처리하여야 함
> ③ 의료기관의 개설자와 의료기관세탁물처리업 신고를 한 자("세탁물처리업자")는 세탁물의 처리업무에 종사하는 사람에게 보건복지부령으로 정하는 바에 따라 감염 예방에 관한 교육을 실시하고 그 결과를 기록하고 유지하여야 함

정의(제2조)

1. **의료기관세탁물** : 의료기관에 종사하는 자와 진료받는 환자가 사용하는 것으로서 세탁 과정을 거쳐 재사용할 수 있는 세탁물

> 가. 침구류 : 이불, 담요, 시트, 베개, 베갯잇 등
> 나. 의류 : 환자복, 신생아복, 근무복(수술복, 가운 등 환자와 접촉하는 의료기관 종사자가 근무 중 착용하는 의류를 말한다) 등
> 다. 기타 : 수술포, 기계포, 마스크, 모자, 수건, 기저귀, 커텐, 씩우개류, 수거자루 등
> 라. 삭제

2. **오염세탁물** : 세탁물 중 전염성 물질에 오염되었거나 오염될 우려가 있는 세탁물

> 가. 「감염병의 예방 및 관리에 관한 법률」에 따른 감염병환자가 사용한 세탁물과 감염성 병원균에 오염될 우려가 있는 세탁물
> 나. 환자의 피・고름・배설물・분비물 등에 오염된 세탁물
> 다. 동물실험 시 감염증에 걸린 동물의 배설물 또는 분비물에 오염된 세탁물
> 라. 그 밖에 감염성 병원균에 오염된 세탁물

3. **기타세탁물** : 세탁물 중 오염세탁물 외의 세탁물을 말함

4. 일반세탁물 : 의료기관세탁물 외의 세탁물을 말함

세탁물의 보관 및 운반기준(제3조)

의료기관과 시장・군수・구청장에게 의료기관세탁물 처리업 신고를 한 자(처리업자)는 세탁물의 보관 및 운반 기준에 따라 세탁물을 보관하고 운반하여야 함

1. 세탁물의 보관 기준
   가. 수집
      (1) 세탁물 수집장소는 다른 시설과 분리된 공간이어야 함
      (2) 세탁물 수집자루는 세탁과 소독이 쉬운 구조이어야 하고, 오염세탁물 수집자루는 기타 세탁물과 구분이 가능하도록 유색 용기(붉은색이나 노란색)나 "오염세탁물"이라고 표시된 용기를 사용하여야 함
      (3) 세탁물이 혈액이나 분비물 등으로 젖어 있을 때에는 혈액이나 분비물 등이 새지 아니하는 별도의 수집용기를 사용하여야 함
      (4) 세탁물 수집장소에는 누구나 쉽게 알 수 있도록 세탁물의 분류방법 등을 게시하여야 함
   나. 보관
      (1) 의료기관은 세탁물을 입원실・식당・휴게실 및 환자나 의료기관 종사자의 왕래가 빈번한 장소 등과 떨어진 구분된 장소에 보관하여야 하고, 처리업자는 세탁물을 일반세탁물과 구분된 장소에 보관하여야 함
      (2) 오염세탁물이 있는 보관장소에는 오염세탁물이 있음을 표시하고, 취급상 주의사항을 게시하여야 하며, 관계자 외의 출입을 금하여야 함
      (3) 의료기관이 세탁물을 자체 처리할 경우 보관장소는 별표 3 제1호바목에 따른 오염작업구역과 중복하여 지정할 수 있음

> 별표 3 제1호 바목
> 오염작업구역(세탁물을 분류하거나 소독하는 구역을 말함)은 다른 시설과 구획하여야 함

      (4) 의료기관이 처리업자에게 위탁하여 처리하려는 세탁물은 수집자루 등 밀폐된 용기에 넣어서 보관하여야 함
      (5) 오염세탁물이 있는 보관장소는 주 2회 이상 소독해야 함
      (6) 세탁이 끝난 세탁물은 세탁물 수집장소와 분리된 위생적인 장소에 종류별로 정리하여 보관해야 함
      (7) 세탁물 보관장소 외의 장소에서는 수집된 세탁물을 분류하거나 헤치는 작업을 하지 아니하여야 함

2. 세탁물의 운반 기준
   가. 세탁물은 수집자루 등 밀폐된 용기에 넣어서 운반해야 함. 이 경우 오염세탁물과 기타세탁물은 분리하여 각각 별도의 용기에 넣어 운반해야 함
   나. 수집된 세탁물을 운반한 후에 세탁이 끝난 세탁물을 운반하는 경우에는 운반 전 운반차량의 적재고(積載庫)와 운반용기를 소독해야 하고, 별지 제8호서식의 세탁물 운반차량 소독일지

를 작성해야 함

다. 의료기관 내에서 세탁이 끝난 세탁물을 운반하는 경우에는 소독이 완료된 용기를 사용해야 함

라. 처리업자가 세탁물을 운반할 경우에는 별표 4 제6호의 기준에 맞는 운반차량으로 하여야 함

> 별표 4 제6호
> 가. 차량의 적재고는 밀폐되어야 하고, 내수성 자재로서 소독과 세척이 쉬운 구조여야 함
> 나. 차량 안에는 소독약품, 기구 및 별지 제8호서식의 세탁물 운반차량 소독일지를 갖추어 두어야 함

마. 운반차량의 적재고에 수집된 세탁물과 세탁이 끝난 세탁물을 함께 실어서는 안됨. 다만, 적재고를 두 개의 공간으로 분리(벽이나 층 등으로 구분하여 각각의 출입문을 설치하는 경우를 말함)하는 경우에는 수집된 세탁물과 세탁이 끝난 세탁물을 분리된 공간에 각각 실어 함께 운반할 수 있음

세탁물의 처리(제4조)

① 의료기관은 다음 어느 하나의 방법으로 세탁물을 처리하여야 함

1. 시설 기준에 맞는 세탁물 처리시설에서 자체 처리
2. 처리업자에게 위탁 처리

② 처리업자는 의료기관으로부터 위탁받은 세탁물을 재위탁하여서는 아니됨

* 예외 : 정전 · 단수 · 기계고장 등의 사유로 위탁받은 세탁물을 기한까지 처리할 수 없는 경우에는 시장 · 군수 · 구청장에게 신고한 후 다른 처리업자에게 재위탁하여 처리할 수 있음

③ 의료기관과 처리업자는 오염세탁물을 「감염병의 예방 및 관리에 관한 법률 시행규칙」 별표 6에 따른 증기소독, 끓는물 소독 또는 약물소독 방법으로 소독한 후 세탁하여야 함

「감염병의 예방 및 관리에 관한 법률 시행규칙」 별표 6

• 증기소독

유통증기(流通蒸氣)를 사용하여 소독기 안의 공기를 빼고 1시간 이상 섭씨 100도 이상의 증기소독을 해야 함. 다만, 증기소독을 할 경우 더럽혀지고 손상될 우려가 있는 물건은 다른 방법으로 소독을 해야 함

• 끓는 물 소독

소독할 물건을 30분 이상 섭씨 100도 이상의 물속에 넣어 살균해야 함

• 약물소독

다음의 약품을 소독대상 물건에 뿌려야 함

1) 석탄산수(석탄산 3% 수용액)
2) 크레졸수(크레졸액 3% 수용액)
3) 승홍수(승홍 0.1%, 식염수 0.1%, 물 99.8% 혼합액)
4) 생석회(대한약전 규격품)

5) 크롤칼키수(크롤칼키 5% 수용액)
6) 포르마린(대한약전 규격품)
7) 그 밖의 소독약을 사용하려는 경우에는 석탄산 3% 수용액에 해당하는 소독력이 있는 약제를 사용해야 함

④ 의료기관과 처리업자는 세탁물의 처리 기준에 따라 세탁물을 처리하여야 함

세탁물 처리 기준

1. 세탁물은 오염세탁물과 기타세탁물로 구분하여 위생적으로 처리하여야 함
2. 의료기관과 처리업자는 세탁물 관리책임자를 지정하여야 함
3. 세탁물 처리작업장은 항상 청결을 유지하고 주 1회 이상 소독을 하여야 함
4. 세탁물의 분류과정에서 발생된 쓰레기 등은 위생적으로 처리하여야 함
5. 처리업자는 세탁물의 처리시설과 같은 시설에서 일반세탁물을 처리하여서는 아니 됨

세탁금지 세탁물(제5조)

의료기관은 세탁물을 재사용의 목적으로 세탁하거나 처리업자에게 처리를 위탁해서는 안됨

1. 피・고름이 묻은 붕대 및 거즈
2. 마스크・수술포 등 일회용 제품류
3. 바이러스성 출혈열(에볼라바이러스병, 마버그열, 라싸열, 크리미안콩고출혈열, 남아메리카출혈열 및 리프트밸리열의 경우만 해당함) 환자의 혈액이나 체액으로 오염된 세탁물
4. 크로이츠펠트-야콥병(CJD) 및 변종크로이츠펠트-야콥병(vCJD) 확진 또는 의심환자의 중추신경계 조직으로 오염된 세탁물

시설 기준(제6조)

① 의료기관은 세탁물을 처리업자에게 전량 위탁하여 처리할 경우 외에는 의료기관의 세탁물 처리시설 및 장비 기준에 맞는 세탁물 처리시설과 장비를 갖추어야 함

의료기관의 세탁물 처리시설 및 장비 기준

1. 작업장
   가. 작업장의 위치는 입원실, 환자와 외래인의 통행이 많은 곳, 식당・휴게실 등 위생적인 관리가 필요한 시설과 다수인이 모이는 장소로부터 떨어진 장소이어야 함
   나. 내벽은 내수성(耐水性) 자재로서 표면이 매끄럽고 밝은색 페인트로 마무리되어야 함
   다. 물을 사용하는 바닥은 타일, 콘크리트 및 인조석갈기로 마무리되고 배수가 잘 되도록 하여야 하며 물을 사용하지 아니하는 바닥은 타일・인조석갈기 및 리놀륨 등의 재료로 마무리되어야 함
   라. 충분한 조명 및 환기시설을 하여야 함
   마. 쥐나 해충이 서식할 수 없도록 하여야 함

바. 오염작업구역(세탁물을 분류하거나 소독하는 구역을 말함)은 다른 시설과 구획하여야 함
사. 세탁하기 전 세탁물의 입구와 세탁된 세탁물의 출구는 각각 달리하여야 함
※ 의원급 의료기관에 대하여는 바목과 사목을 적용하지 아니함
2. 시설 및 장비기준(병원급 이상의 의료기관만 해당)
가. 다음의 시설 및 장비를 갖추어 두어야 함
(1) 고압 보일러 : 세탁기에 열탕 및 수증기 공급이 가능한 기능이 있어야 함
(2) 소독시설 : 세탁하기 전 세탁물을 소독할 수 있는 기능으로서 오염작업구역에 설치하여야 함
(3) 세탁기 : 섭씨 80도 이상 100도 이하의 열탕 및 수증기를 주입하여 세탁할 수 있어야 함
(4) 탈수기 : 원심분리 원리로 탈수하는 기능이 있어야 함. 다만, 세탁기와 겸용하는 경우에는 구비할 필요가 없음
(5) 건조기 : 섭씨 80도 이상 120도 이하의 열을 가하여 건조시키는 기능이 있어야 함
(6) 다림시설을 갖추어야 함
나. 다음의 용기류를 충분히 갖추어 두어야 하며, 용기는 소독과 사용이 쉬운 구조로서 용기의 표면에 세탁 전, 세탁 중, 세탁 완료, 폐기물용으로 표기하여야 함
(1) 세탁하기 전 세탁물의 보관 및 운반용기
(2) 세탁 중인 세탁물의 운반용기
(3) 세탁이 끝난 세탁물의 운반용기
(4) 내수성 자재로 된 뚜껑이 있는 폐기물 용기
다. 작업장의 청결 유지, 해충 제거 및 쥐잡기를 위한 소독약품과 소독기구, 그리고 이를 보관할 수 있는 보관함을 갖추어야 함
3. 탈의실(병원급 이상의 의료기관만 해당함) : 작업장 외의 장소에 탈의실이나 옷장을 갖추어야 함
4. 창고 등(병원급 이상의 의료기관만 해당함) : 세탁에 필요한 소독제·세제, 그 밖의 소품 등을 보관할 수 있는 창고나 캐비넷 등 보관함을 갖추어야 함

② 처리업자는 세탁물 처리업자의 시설 및 장비 기준에 맞는 세탁물 처리시설과 장비를 갖추어야 함

세탁물 처리업자의 시설 및 장비 기준

1. 작업장
가. 작업장의 면적은 사무실·창고 및 보일러실을 제외한 면적이 330제곱미터 이상이어야 함
나. 작업장은 독립 건물이거나 다른 목적의 시설(일반세탁물을 취급하는 시설을 포함함)과는 구획되어 있어야 함
다. 물을 사용하는 바닥은 타일·콘크리트 및 인조석 갈기로 마무리되고 배수가 잘 되도록 하여야 하며, 물을 사용하지 아니하는 바닥은 타일·인조석 갈기 및 리놀륨 등의 재료로 마무리되어야 함
라. 작업장의 내벽은 내수성 자재로서 표면이 매끄럽고 밝은 색 페인트로 마무리되어야 함
마. 충분한 채광·조명·환기시설을 하여야 함
바. 쥐나 해충이 서식할 수 없도록 하여야 함
사. 작업장은 다음과 같이 각각 구획하여 작업장별로 표시함. 다만, 세탁 공정이 세탁물 투입에서부터 건조 공정까지 자동화시설인 경우에는 오염작업구역만 구획할 수 있음
(1) 오염작업구역 : 세탁물의 분류 및 소독작업을 하는 구역을 말함

(2) 준오염작업구역 : 세탁 및 탈수작업을 하는 구역을 말함
(3) 청결작업구역 : 건조 · 다림질 · 수선작업을 하는 구역을 말함
아. 세탁하기 전 세탁물 입구와 세탁된 세탁물의 출구는 각각 달리 시설하여야 함
2. 시설 및 장비기준
가. 다음의 시설 및 장비를 갖추어야 함
(1) 고압보일러 : 세탁기에 열탕 및 수증기의 공급이 가능한 기능이 있어야 함
(2) 소독시설 : 세탁하기 전 세탁물을 소독할 수 있는 기능으로서 오염작업구역에 설치하여야 함
(3) 세탁기 : 섭씨 80도 이상 100도 이하의 열탕 및 수증기를 주입하여 세탁할 수 있어야 함
(4) 탈수기 : 원심분리 원리로 탈수하는 기능이 있어야 함. 다만, 세탁기와 겸용하는 경우에는 구비할 필요가 없음
(5) 건조기 : 섭씨 80도 이상 120도 이하의 열을 가하여 건조시키는 기능이 있어야 함(자동온도 조절기가 붙어 있어야 함)
(6) 다림시설 : 수증기와 열풍으로 세탁물을 다림질하는 기능이 있어야 함(롤러기 · 프레스기 등)
(7) 수선시설 : 수선하는 기능이 있어야 함(재봉틀 등)
나. 다음의 용기류를 충분히 갖추어야 하며 용기는 소독과 사용이 쉬운 구조로서 용기의 표면에 세탁 전, 세탁 중, 세탁 완료, 폐기물용으로 표기하여야 함
(1) 세탁하기 전 세탁물의 보관 및 운반용기
(2) 세탁 중인 세탁물의 운반용기
(3) 세탁이 끝난 세탁물의 운반용기
(4) 내수성 자재로 된 뚜껑이 있는 폐기물 용기
다. 작업장의 청결 유지, 해충 제거 및 쥐잡기를 위한 소독약품과 소독기구, 그리고 이를 보관할 수 있는 보관함을 갖추어야 함
3. 화장실 : 수세식 화장실로서 남녀 구분이 되어 있어야 하고 손을 씻을 수 있는 시설이 있어야 함
4. 탈의실
가. 작업장 외의 장소에 남녀로 구분된 탈의실을 갖추어야 함
나. 탈의실에는 충분한 수의 옷장을 갖추어야 함
5. 창고 : 세탁에 필요한 소독제 · 세제, 그 밖의 소품 등을 보관할 수 있는 창고를 갖추어야 함
6. 운반차량
가. 차량의 적재고는 밀폐되어야 하고, 내수성 자재로서 소독과 세척이 쉬운 구조여야 함
나. 차량 안에는 소독약품, 기구 및 별지 제8호서식의 세탁물 운반차량 소독일지를 갖추어 두어야 함

처리업의 신고 등(제7조)

① 의료기관세탁물 처리업을 하려는 자는 의료기관세탁물 처리업 신고서에 다음 서류를 포함하여 시장 · 군수 · 구청장에게 제출하여야 함

1. 시설 및 장비 명세서
2. 작업장 평면도(기계 · 기구의 배치 내용을 포함)

② 시장・군수・구청장은 신고를 받은 경우에는 7일 이내에 신고내용을 확인한 후 의료기관세탁물 처리업 신고증명서를 그 신고인에게 발급하여야 함

③ 처리업자로 신고를 한 자가 그 신고사항 중 아래 사항을 변경하려는 경우에는 의료기관세탁물 처리업 변경신고서에 의료기관세탁물 처리업 신고증명서와 변경사항을 확인할 수 있는 서류를 첨부하여 시장・군수・구청장에게 제출하여야 함

1. 대표자 또는 상호
2. 시설 및 장비에 관한 사항 중 다음 각 목의 사항
   가. 작업장 면적의 증감
   나. 중요 세탁기기의 증감
   다. 소독시설의 변경
3. 영업장 소재지

＊ 휴업・재개업・폐업하려는 경우에는 신고서를 시장・군수・구청장에게 제출하여야 함

감염 예방 교육(제8조)

① 의료기관과 처리업자는 세탁물 처리업무에 종사하는 사람에게 연 4시간 이상 감염 예방에 관한 교육(인터넷 교육 등을 포함한다)을 해야 함

1. 손 위생 방법
2. 개인보호장비의 사용방법
3. 세탁물 취급 시 주의사항
4. 소독약품 사용 시 주의사항
5. 세탁물 처리시설 및 장비의 위생관리 방법

② 의료기관과 처리업자는 감염 예방에 관한 교육을 하였을 때에는 그 결과를 기록・유지하여야 함

③ 의료기관과 처리업자가 교육을 할 수 없다고 인정할 때에는 시장・군수・구청장은 보건소장이나 관련 단체로 하여금 그 교육을 하게 할 수 있음

세탁물 처리실적 제출(제9조)

의료기관이나 처리업자는 의료기관세탁물 처리실적보고서나 세탁물 처리업자 세탁물 처리실적 보고서를 매년 1월 20일까지 시장・군수・구청장에게 각각 제출하여야 함

대장의 작성 · 비치(제10조)

① 의료기관은 다음 서류를 작성하여 갖추어 두어야 함

1. 세탁물 자체처리대장
2. 세탁물 위탁처리대장

② 처리업자는 세탁물 수탁처리대장을 갖추어 두어야 함

③ 서류는 3년간 보존하여야 함

지도 및 보고(제11조)

시장 · 군수 · 구청장은 세탁물을 위생적으로 관리하기 위하여 필요하다고 인정하면 의료기관이나 처리업자에 대하여 필요한 보고를 하게 하거나 관계 공무원으로 하여금 지도 · 점검하게 할 수 있음

규제의 재검토(제12조)

보건복지부장관은 제8조에 따른 감염 예방 교육에 대하여 2023년 1월 1일을 기준으로 3년마다(매 3년이 되는 해의 1월 1일 전까지를 말한다) 그 타당성을 검토하여 개선 등의 조치를 해야 함

제 12 부

개인정보 보호법

[시행 2025.10.2.] [법률 제20897호, 2025.4.1., 일부개정]

신규제정(법률 제10465호, 2011.3.29.)

◇ 제정이유

정보사회의 고도화와 개인정보의 경제적 가치 증대로 사회 모든 영역에 걸쳐 개인정보의 수집과 이용이 보편화되고 있으나, 국가사회 전반을 규율하는 개인정보 보호원칙과 개인정보 처리기준이 마련되지 못해 개인정보 보호의 사각지대가 발생할 뿐만 아니라, 최근 개인정보의 유출·오용·남용 등 개인정보 침해 사례가 지속적으로 발생함에 따라 국민의 프라이버시 침해는 물론 명의도용, 전화사기 등 정신적·금전적 피해를 초래하고 있는 바, 공공부문과 민간부문을 망라하여 국제 수준에 부합하는 개인정보 처리원칙 등을 규정하고, 개인정보 침해로 인한 국민의 피해 구제를 강화하여 국민의 사생활의 비밀을 보호하며, 개인정보에 대한 권리와 이익을 보장하려는 것임

일부개정(법률 제20897호, 2025.4.1.)

◇ 개정이유 및 주요내용

국내에 주소 또는 영업소가 없는 개인정보처리자가 국내대리인을 지정하는 경우, 해당 개인정보처리자가 설립한 국내 법인이나 해당 개인정보처리자가 임원 구성, 사업 운영 등에 지배적인 영향력을 행사하는 국내 법인이 있는 경우에는 그 법인 중에서 국내대리인을 지정하도록 하고, 이를 위반하여 국내대리인을 지정하는 경우 2천만원 이하의 과태료를 부과하는 한편, 국내대리인을 지정한 개인정보처리자에게 국내대리인을 관리·감독할 의무를 부여하고, 이를 위반하는 경우 2천만원 이하의 과태료를 부과하며, 국내대리인의 성명·주소·전화번호 및 전자우편 주소를 개인정보처리방침에 포함하지 아니한 경우 1천만원 이하의 과태료를 부과하는 등 국내대리인 제도를 내실 있게 운영하기 위하여 현행 제도의 운영상 나타난 일부 미비점을 개선·보완함

제1장
총 칙

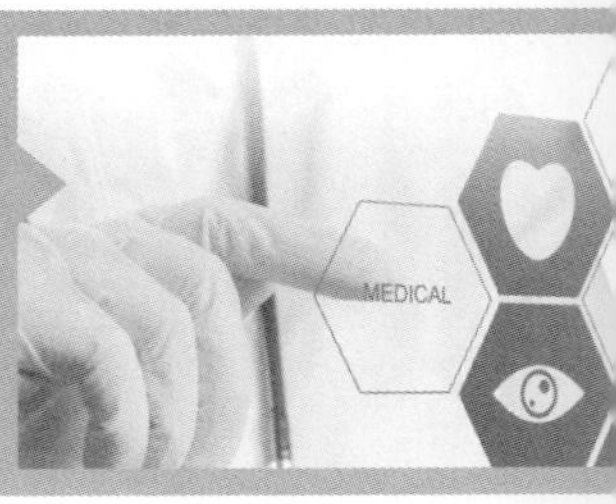

목적(제1조)

개인정보의 처리 및 보호에 관한 사항을 정함으로써 개인의 자유와 권리를 보호하고, 나아가 개인의 존엄과 가치를 구현함

정의(제2조)

1. **"개인정보"** : 살아 있는 개인에 관한 정보
   가. 성명, 주민등록번호 및 영상 등을 통하여 개인을 알아볼 수 있는 정보
   나. 해당 정보만으로는 특정 개인을 알아볼 수 없더라도 다른 정보와 쉽게 결합하여 알아볼 수 있는 정보. 이 경우 쉽게 결합할 수 있는지 여부는 다른 정보의 입수 가능성 등 개인을 알아보는 데 소요되는 시간, 비용, 기술 등을 합리적으로 고려하여야 함
   다. 가 또는 나를 1의2에 따라 가명처리함으로써 원래의 상태로 복원하기 위한 추가 정보의 사용·결합 없이는 특정 개인을 알아볼 수 없는 정보(이하 "가명정보")

1의2. **"가명처리"** : 개인정보의 일부를 삭제하거나 일부 또는 전부를 대체하는 등의 방법으로 추가 정보가 없이는 특정 개인을 알아볼 수 없도록 처리하는 것

2. **"처리"**: 개인정보의 수집, 생성, 연계, 연동, 기록, 저장, 보유, 가공, 편집, 검색, 출력, 정정(訂正), 복구, 이용, 제공, 공개, 파기(破棄), 그 밖에 이와 유사한 행위
3. **"정보주체"** : 처리되는 정보에 의하여 알아볼 수 있는 사람으로서 그 정보의 주체가 되는 사람
4. **"개인정보파일"** : 개인정보를 쉽게 검색할 수 있도록 일정한 규칙에 따라 체계적으로 배열하거나 구성한 개인정보의 집합물(集合物)
5. **"개인정보처리자"** : 업무를 목적으로 개인정보파일을 운용하기 위하여 스스로 또는 다른 사람을 통하여 개인정보를 처리하는 공공기관, 법인, 단체 및 개인 등
6. **"공공기관"** : 각 목의 기관

가. 국회, 법원, 헌법재판소, 중앙선거관리위원회의 행정사무를 처리하는 기관, 중앙행정기관(대통령 소속 기관과 국무총리 소속 기관을 포함) 및 그 소속 기관, 지방자치단체

나. 그 밖의 국가기관 및 공공단체 중 대통령령으로 정하는 기관

시행령 제2조 공공기관의 범위

「개인정보 보호법」 제2조제6호나목에서 "대통령령으로 정하는 기관"

1. 「국가인권위원회법」 제3조에 따른 국가인권위원회

1의2. 「고위공직자범죄수사처 설치 및 운영에 관한 법률」 제3조제1항에 따른 고위공직자범죄수사처

2. 「공공기관의 운영에 관한 법률」 제4조에 따른 공공기관

3. 「지방공기업법」에 따른 지방공사와 지방공단

4. 특별법에 따라 설립된 특수법인

5. 「초·중등교육법」, 「고등교육법」, 그 밖의 다른 법률에 따라 설치된 각급 학교

7. **"고정형 영상정보처리기기"** : 일정한 공간에 설치되어 지속적 또는 주기적으로 사람 또는 사물의 영상 등을 촬영하거나 이를 유·무선망을 통하여 전송하는 장치로서 대통령령으로 정하는 장치

시행령 제3조 영상정보처리기기의 범위

법 제2조제7호에서 "대통령령으로 정하는 장치"

1. 폐쇄회로 텔레비전: 다음의 어느 하나에 해당하는 장치
   가. 일정한 공간에 설치된 카메라를 통하여 지속적 또는 주기적으로 영상 등을 촬영하거나 촬영한 영상정보를 유무선 폐쇄회로 등의 전송로를 통하여 특정 장소에 전송하는 장치
   나. 가목에 따라 촬영되거나 전송된 영상정보를 녹화·기록할 수 있도록 하는 장치
2. 네트워크 카메라: 일정한 공간에 설치된 기기를 통하여 지속적 또는 주기적으로 촬영한 영상정보를 그 기기를 설치·관리하는 자가 유무선 인터넷을 통하여 어느 곳에서나 수집·저장 등의 처리를 할 수 있도록 하는 장치

7조의2. **"이동형 영상정보처리기기"** : 사람이 신체에 착용 또는 휴대하거나 이동 가능한 물체에 부착 또는 거치(据置)하여 사람 또는 사물의 영상 등을 활용하거나 이를 유·무선망을 통하여 전송하는 장치로서 대통령령으로 정하는 장치

8. **"과학적 연구"** : 기술의 개발과 실증, 기초연구, 응용연구 및 민간 투자 연구 등 과학적 방법을 적용하는 연구

개인정보 보호 원칙(제3조)

① 개인정보처리자는 개인정보의 처리 목적을 명확하게 하여야 하고 그 목적에 필요한 범위

에서 최소한의 개인정보만을 적법하고 정당하게 수집

② 개인정보처리자는 개인정보의 처리 목적에 필요한 범위에서 적합하게 개인정보를 처리하여야 하며, 그 목적 외의 용도로 활용하여서는 아니 됨

③ 개인정보처리자는 개인정보의 처리 목적에 필요한 범위에서 개인정보의 정확성, 완전성 및 최신성이 보장

④ 개인정보처리자는 개인정보의 처리 방법 및 종류 등에 따라 정보주체의 권리가 침해받을 가능성과 그 위험 정도를 고려하여 개인정보를 안전하게 관리

⑤ 개인정보처리자는 제30조에 따른 개인정보 처리방침 등 개인정보의 처리에 관한 사항을 공개하여야 하며, 열람청구권 등 정보주체의 권리를 보장

⑥ 개인정보처리자는 정보주체의 사생활 침해를 최소화하는 방법으로 개인정보를 처리

⑦ 개인정보처리자는 개인정보를 익명 또는 가명으로 처리하여도 개인정보 수집목적을 달성할 수 있는 경우 익명처리가 가능한 경우에는 익명에 의하여, 익명처리로 목적을 달성할 수 없는 경우에는 가명에 의하여 처리될 수 있도록 하여야 함

⑧ 개인정보처리자는 이 법 및 관계 법령에서 규정하고 있는 책임과 의무를 준수하고 실천함으로써 정보주체의 신뢰를 얻기 위하여 노력하여야 함

정보주체의 권리(제4조)

정보주체는 자신의 개인정보 처리와 관련하여 다음 각 호의 권리를 가짐

1. 개인정보의 처리에 관한 정보를 제공받을 권리
2. 개인정보의 처리에 관한 동의 여부, 동의 범위 등을 선택하고 결정할 권리
3. 개인정보의 처리 여부를 확인하고 개인정보에 대한 열람(사본의 발급을 포함) 및 전송을 요구할 권리
4. 개인정보의 처리 정지, 정정·삭제 및 파기를 요구할 권리
5. 개인정보의 처리로 인하여 발생한 피해를 신속하고 공정한 절차에 따라 구제받을 권리
6. 완전히 자동화된 개인정보 처리에 따른 결정을 거부하거나 그에 대한 설명 등을 요구할 권리

국가 등의 책무(제5조)

① 국가와 지방자치단체는 개인정보의 목적 외 수집, 오용·남용 및 무분별한 감시·추적 등에 따른 폐해를 방지하여 인간의 존엄과 개인의 사생활 보호를 도모하기 위한 시책을 강구

② 국가와 지방자치단체는 제4조에 따른 정보주체의 권리를 보호하기 위하여 법령의 개선 등 필요한 시책을 마련

③ 국가와 지방자치단체는 만 14세 미만 아동이 개인정보 처리가 미치는 영향과 정보주체의 권리 등을 명확하게 알 수 있도록 만 14세 미만 아동의 개인정보 보호에 필요한 시책을 마련

④ 국가와 지방자치단체는 개인정보의 처리에 관한 불합리한 사회적 관행을 개선하기 위하여 개인정보처리자의 자율적인 개인정보 보호활동을 존중하고 촉진・지원

⑤ 국가와 지방자치단체는 개인정보의 처리에 관한 법령 또는 조례를 적용할 때에는 정보주체의 권리가 보장될 수 있도록 개인정보 보호 원칙에 맞게 적용

제2장 개인정보 보호정책의 수립 등

개인정보 보호위원회(제7조)

① 개인정보 보호에 관한 사무를 독립적으로 수행하기 위하여 국무총리 소속으로 개인정보 보호위원회(이하 “보호위원회”)를 둠

② 보호위원회는 「정부조직법」 제2조에 따른 중앙행정기관으로 봄. 다만, 다음 각 호의 사항에 대하여는 「정부조직법」 제18조를 적용하지 아니함

1. 제7조의8 제3호 및 제4호의 사무
2. 제7조의9 제1항의 심의・의결 사항 중 제1호에 해당하는 사항

> **시행령** 제4조의2 영리업무의 금지
> 법 제7조제1항에 따른 보호위원회의 위원은 법 제7조의6제1항에 따라 영리 목적으로 다음 각호의 어느 하나에 해당하는 업무에 종사해서는 안됨
> 1. 법 제7조의9의제1항에 따라 보호위원회가 심의・의결하는 사항과 관련된 업무
> 2. 법 제40조제1항에 따른 개인정보 분쟁조정위원회가 조정하는 사항과 관련된 업무

보호위원회의 구성 등(제7조의2)

① 상임위원 2명(위원장 1명, 부위원장 1명)을 포함한 9명의 위원으로 구성

② 위원은 개인정보 보호에 관한 경력과 전문지식이 풍부한 다음 각 호의 사람 중에서 위원장과 부위원장은 국무총리의 제청으로, 그 외 위원 중 2명은 위원장의 제청으로, 2명은 대통령이 소속되거나 소속되었던 정당의 교섭단체 추천으로, 3명은 그 외의 교섭단체 추천으로 대통령이 임명 또는 위촉

1. 개인정보 보호 업무를 담당하는 3급 이상 공무원(고위공무원단에 속하는 공무원을 포함)의 직에 있거나 있었던 사람
2. 판사・검사・변호사의 직에 10년 이상 있거나 있었던 사람
3. 공공기관 또는 단체(개인정보처리자로 구성된 단체를 포함)에 3년 이상 임원으로 재직하였거나 이들 기관 또는 단체로부터 추천받은 사람으로서 개인정보 보호 업무를 3년

이상 담당하였던 사람

4. 개인정보 관련 분야에 전문지식이 있고 「고등교육법」 제2조 제1호에 따른 학교에서 부교수 이상으로 5년 이상 재직하고 있거나 재직하였던 사람

③ 위원장과 부위원장은 정무직 공무원으로 임명

④ 위원장, 부위원장, 제7조의13에 따른 사무처의 장은 「정부조직법」 제10조에도 불구하고 정부위원이 됨

위원의 임기(제7조의4)

① 위원의 임기는 3년. 한 차례만 연임

② 위원이 궐위된 때에는 지체 없이 새로운 위원을 임명 또는 위촉. 이 경우 후임으로 임명 또는 위촉된 위원의 임기는 새로이 개시

보호위원회의 소관 사무(제7조의8)

1. 개인정보의 보호와 관련된 법령의 개선에 관한 사항
2. 개인정보 보호와 관련된 정책・제도・계획 수립・집행에 관한 사항
3. 정보주체의 권리침해에 대한 조사 및 이에 따른 처분에 관한 사항
4. 개인정보의 처리와 관련한 고충처리・권리구제 및 개인정보에 관한 분쟁의 조정
5. 개인정보 보호를 위한 국제기구 및 외국의 개인정보 보호기구와의 교류・협력
6. 개인정보 보호에 관한 법령・정책・제도・실태 등의 조사・연구, 교육 및 홍보에 관한 사항
7. 개인정보 보호에 관한 기술개발의 지원・보급, 기술의 표준화 및 전문인력의 양성에 관한 사항
8. 이 법 및 다른 법령에 따라 보호위원회의 사무로 규정된 사항

보호위원회의 심의・의결 사항 등(제7조의9)

① 보호위원회는 다음 각 호의 사항을 심의・의결

1. 제8조의2에 따른 개인정보 침해요인 평가에 관한 사항
2. 제9조에 따른 기본계획 및 제10조에 따른 시행계획에 관한 사항
3. 개인정보 보호와 관련된 정책, 제도 및 법령의 개선에 관한 사항

4. 개인정보의 처리에 관한 공공기관 간의 의견조정에 관한 사항
5. 개인정보 보호에 관한 법령의 해석·운용에 관한 사항
6. 제18조제2항제5호에 따른 개인정보의 이용·제공에 관한 사항
6의2. 제28조의9에 따른 개인정보의 국외 이전 중지 명령에 관한 사항
7. 제33조제4항에 따른 영향평가 결과에 관한 사항
8. 제64조의2에 따른 과징금 부과에 관한 사항
9. 제61조에 따른 의견제시 및 개선권고에 관한 사항
9의2. 제63조의2제2항에 따른 시정권고에 관한 사항
10. 제64조에 따른 시정조치 등에 관한 사항
11. 제65조에 따른 고발 및 징계권고에 관한 사항
12. 제66조에 따른 처리 결과의 공표 및 공표명령에 관한 사항
13. 제75조에 따른 과태료 부과에 관한 사항
14. 소관 법령 및 보호위원회 규칙의 제정·개정 및 폐지에 관한 사항
15. 개인정보 보호와 관련하여 보호위원회의 위원장 또는 위원 2명 이상이 회의에 부치는 사항
16. 그 밖에 이 법 또는 다른 법령에 따라 보호위원회가 심의·의결하는 사항

② 보호위원회는 제1항 각 호의 사항을 심의·의결하기 위하여 필요한 경우 다음 각 호의 조치를 할 수 있음
1. 관계 공무원, 개인정보 보호에 관한 전문 지식이 있는 사람이나 시민사회단체 및 관련 사업자로부터의 의견 청취
2. 관계 기관 등에 대한 자료제출이나 사실조회 요구

③ 제2항제2호에 따른 요구를 받은 관계 기관 등은 특별한 사정이 없으면 이에 따라야 함

④ 보호위원회는 제1항제3호의 사항을 심의·의결한 경우에는 관계 기관에 그 개선을 권고할 수 있음

⑤ 보호위원회는 제4항에 따른 권고 내용의 이행 여부를 점검할 수 있음

소위원회(제7조의12)

① 보호위원회는 효율적인 업무 수행을 위하여 개인정보 침해 정도가 경미하거나 유사·반복되는 사항 등을 심의·의결할 소위원회를 둘 수 있음

② 소위원회는 3명의 위원으로 구성

③ 소위원회가 심의・의결한 것은 보호위원회가 심의・의결한 것으로 봄
④ 소위원회의 회의는 구성위원 전원의 출석과 출석위원 전원의 찬성으로 의결

개인정보 침해요인 평가(제8조의2)

① 중앙행정기관의 장은 소관 법령의 제정 또는 개정을 통하여 개인정보 처리를 수반하는 정책이나 제도를 도입・변경하는 경우에는 보호위원회에 개인정보 침해요인 평가를 요청
② 보호위원회가 제1항에 따른 요청을 받은 때에는 해당 법령의 개인정보 침해요인을 분석・검토하여 그 법령의 소관기관의 장에게 그 개선을 위하여 필요한 사항을 권고
③ 개인정보 침해요인 평가의 절차와 방법에 관하여 필요한 사항은 대통령령

시행령 제9조의3 개인정보 침해요인 평가 절차 등

① 중앙행정기관의 장은 법 제8조의2제1항에 따라 개인정보 침해요인 평가(이하 "침해요인 평가"라 한다)를 요청하는 경우 다음 각 호의 사항을 포함하는 개인정보 침해요인 평가 요청서(전자문서를 포함한다)를 보호위원회에 제출
  1. 법령(법령안을 포함한다)을 통하여 도입되거나 변경되는 개인정보 처리를 수반하는 정책・제도의 목적과 주요 내용
  2. 개인정보 처리를 수반하는 정책・제도의 도입・변경에 따른 제2항 각 호의 사항에 대한 개인정보 침해요인 자체 분석
  3. 개인정보 처리를 수반하는 정책・제도의 도입・변경에 따른 개인정보 보호 대책
② 보호위원회는 제1항에 따른 요청서를 받은 경우에는 다음 각 호의 사항을 고려하여 침해요인 평가를 하고, 그 결과를 해당 중앙행정기관의 장에게 통보
  1. 개인정보 처리의 필요성
  2. 개인정보 주체의 권리보장의 적정성
  3. 개인정보 관리의 안전성
  4. 그 밖에 침해요인 평가에 필요한 사항
③ 중앙행정기관의 장은 법 제8조의2제2항에 따른 권고를 받은 경우에는 그 내용을 해당 법령안에 반영하는 등 권고내용을 이행하도록 노력. 다만, 보호위원회의 권고대로 이행하기 곤란한 경우에는 그 사유를 보호위원회에 통보
④ 보호위원회는 침해요인 평가를 하는 경우에는 침해요인 평가에 필요한 자료 등을 해당 중앙행정기관의 장에게 요청할 수 있음
⑤ 보호위원회는 침해요인 평가의 세부기준 및 방법 등 침해요인 평가에 필요한 지침을 수립하여 중앙행정기관의 장에게 통보할 수 있음
⑥ 보호위원회는 침해요인 평가를 실시하기 위하여 필요하면 관계 전문가에게 자문 등을 할 수 있음

기본계획(제9조)

① 보호위원회는 개인정보의 보호와 정보주체의 권익 보장을 위하여 3년마다 개인정보 보호 기본계획(이하 "기본계획")을 관계 중앙행정기관의 장과 협의하여 수립

② 기본계획에 포함되어야 하는 사항

1. 개인정보 보호의 기본목표와 추진방향
2. 개인정보 보호와 관련된 제도 및 법령의 개선
3. 개인정보 침해 방지를 위한 대책
4. 개인정보 보호 자율규제의 활성화
5. 개인정보 보호 교육·홍보의 활성화
6. 개인정보 보호를 위한 전문인력의 양성
7. 그 밖에 개인정보 보호를 위하여 필요한 사항

③ 국회, 법원, 헌법재판소, 중앙선거관리위원회는 해당 기관(그 소속 기관을 포함)의 개인정보 보호를 위한 기본계획을 수립·시행

시행계획(제10조)

① 중앙행정기관의 장은 기본계획에 따라 매년 개인정보 보호를 위한 시행계획을 작성하여 보호위원회에 제출하고, 보호위원회의 심의·의결을 거쳐 시행

② 시행계획의 수립·시행에 필요한 사항은 대통령령

자료제출 요구 등(제11조)

① 보호위원회는 기본계획을 효율적으로 수립하기 위하여 개인정보처리자, 관계 중앙행정기관의 장, 지방자치단체의 장 및 관계 기관·단체 등에 개인정보처리자의 법규 준수 현황과 개인정보 관리 실태 등에 관한 자료의 제출이나 의견의 진술 등을 요구할 수 있음

② 보호위원회는 개인정보 보호 정책 추진, 성과평가 등을 위하여 필요한 경우 개인정보처리자, 관계 중앙행정기관의 장, 지방자치단체의 장 및 관계 기관·단체 등을 대상으로 개인정보관리 수준 및 실태파악 등을 위한 조사를 실시할 수 있음

③ 중앙행정기관의 장은 시행계획을 효율적으로 수립·추진하기 위하여 소관 분야의 개인정보처리자에게 제1항에 따른 자료제출 등을 요구할 수 있음

④ 제1항부터 제3항까지에 따른 자료제출 등의 범위와 방법 등 필요한 사항은 대통령령으로

개인정보 보호수준 평가(제11조의2)

① 보호위원회는 공공기관 중 중앙행정기관 및 그 소속기관, 지방자치단체, 그 밖에 대통령령으로 정하는 기관을 대상으로 매년 개인정보 보호 정책·업무의 수행 및 이 법에 따른 의무의 준수 여부 등을 평가(이하 "개인정보 보호수준 평가")

② 보호위원회는 개인정보 보호수준 평가에 필요한 경우 해당 공공기관의 장에게 관련 자료를 제출하게 할 수 있음

③ 보호위원회는 개인정보 보호수준 평가의 결과를 인터넷 홈페이지 등을 통하여 공개할 수 있음

④ 보호위원회는 개인정보 보호수준 평가의 결과에 따라 우수기관 및 그 소속 직원에 대하여 포상할 수 있고, 개인정보 보호를 위하여 필요하다고 인정하면 해당 공공기관의 장에게 개선을 권고할 수 있음. 이 경우 권고를 받은 공공기관의 장은 이를 이행하기 위하여 성실하게 노력하여야 하며, 그 조치 결과를 보호위원회에 알려야 함

⑤ 그 밖에 개인정보 보호수준 평가의 기준·방법·절차 및 제2항에 따른 자료 제출의 범위 등에 필요한 사항은 대통령령으로

개인정보 보호지침(제12조)

① 보호위원회는 개인정보의 처리에 관한 기준, 개인정보 침해의 유형 및 예방조치 등에 관한 표준 개인정보 보호지침(이하 "표준지침")을 정하여 개인정보처리자에게 그 준수를 권장

② 중앙행정기관의 장은 표준지침에 따라 소관 분야의 개인정보 처리와 관련한 개인정보 보호지침을 정하여 개인정보처리자에게 그 준수를 권장

③ 국회, 법원, 헌법재판소 및 중앙선거관리위원회는 해당 기관(그 소속 기관을 포함)의 개인정보 보호지침을 정하여 시행

개인정보 보호의 날(제13조의2)

① 개인정보의 보호 및 처리의 중요성을 국민에게 알리기 위하여 매년 9월 30일을 개인정보 보호의 날로 지정

② 국가와 지방자치단체는 개인정보 보호의 날이 포함된 주간에 개인정보 보호 문화 확산을 위한 각종 행사를 실시할 수 있음

제3장 개인정보의 처리

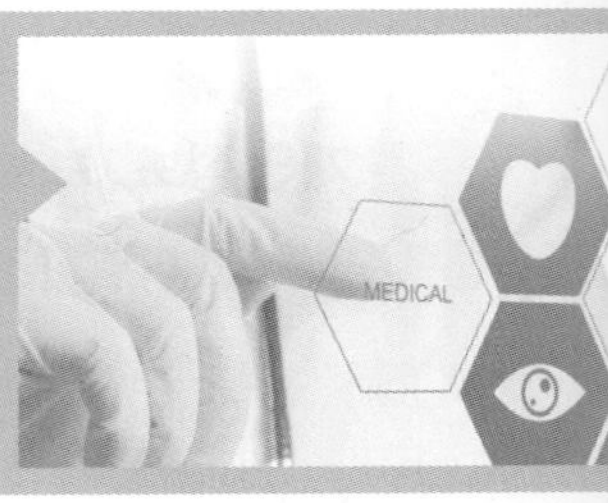

제1절 개인정보의 수집, 이용, 제공 등

개인정보의 수집 · 이용(제15조)

① 개인정보처리자는 다음 각 호의 어느 하나에 해당하는 경우에는 개인정보를 수집할 수 있으며 그 수집 목적의 범위에서 이용할 수 있음

1. 정보주체의 동의를 받은 경우
2. 법률에 특별한 규정이 있거나 법령상 의무를 준수하기 위하여 불가피한 경우
3. 공공기관이 법령 등에서 정하는 소관 업무의 수행을 위하여 불가피한 경우
4. 정보주체와 체결한 계약을 이행하거나 계약을 체결하는 과정에서 정보주체의 요청에 따른 조치를 이행하기 위하여 필요한 경우
5. 명백히 정보주체 또는 제3자의 급박한 생명, 신체, 재산의 이익을 위하여 필요하다고 인정되는 경우
6. 개인정보처리자의 정당한 이익을 달성하기 위하여 필요한 경우로서 명백하게 정보주체의 권리보다 우선하는 경우. 이 경우 개인정보처리자의 정당한 이익과 상당한 관련이 있고 합리적인 범위를 초과하지 아니하는 경우에 한함
7. 공중위생 등 공공의 안전과 안녕을 위하여 긴급히 필요한 경우

② 개인정보처리자는 제1항제1호에 따른 동의를 받을 때에는 다음 각 호의 사항을 정보주체에게 알려야 함. 다음 각 호의 어느 하나의 사항을 변경하는 경우에도 이를 알리고 동의를 받아야 함

1. 개인정보의 수집 · 이용 목적
2. 수집하려는 개인정보의 항목
3. 개인정보의 보유 및 이용 기간

4. 동의를 거부할 권리가 있다는 사실 및 동의 거부에 따른 불이익이 있는 경우에는 그 불이익의 내용

③ 개인정보처리자는 당초 수집 목적과 합리적으로 관련된 범위에서 정보주체에게 불이익이 발생하는지 여부, 암호화 등 안전성 확보에 필요한 조치를 하였는지 여부 등을 고려하여 대통령령으로 정하는 바에 따라 정보주체의 동의 없이 개인정보를 이용할 수 있음

개인정보의 수집 제한(제16조)

① 개인정보처리자는 개인정보를 수집하는 경우에는 그 목적에 필요한 최소한의 개인정보를 수집. 최소한의 개인정보 수집이라는 입증책임은 개인정보처리자가 부담

② 개인정보처리자는 정보주체의 동의를 받아 개인정보를 수집하는 경우 필요한 최소한의 정보 외의 개인정보 수집에는 동의하지 아니할 수 있다는 사실을 구체적으로 알리고 개인정보를 수집

③ 개인정보처리자는 정보주체가 필요한 최소한의 정보 외의 개인정보 수집에 동의하지 아니한다는 이유로 정보주체에게 재화 또는 서비스의 제공을 거부하여서는 아니 됨

개인정보의 제공(제17조)

① 개인정보처리자는 다음의 경우에는 정보주체의 개인정보를 제3자에게 제공(공유를 포함)할 수 있음

1. 정보주체의 동의를 받은 경우
2. 제15조제1항제2호, 제3호 및 제5호부터 제7호까지에 따라 개인정보를 수집한 목적 범위에서 개인정보를 제공하는 경우

② 개인정보처리자는 제1항제1호에 따른 동의를 받을 때에는 정보주체에게 알려야 함. 변경하는 경우에도 이를 알리고 동의를 받아야 함

1. 개인정보를 제공받는 자
2. 개인정보를 제공받는 자의 개인정보 이용 목적
3. 제공하는 개인정보의 항목
4. 개인정보를 제공받는 자의 개인정보 보유 및 이용 기간
5. 동의를 거부할 권리가 있다는 사실 및 동의 거부에 따른 불이익이 있는 경우에는 그 불이익의 내용

③ 개인정보처리자는 당초 수집 목적과 합리적으로 관련된 범위에서 정보주체에게 불이익이 발생하는지 여부, 암호화 등 안전성 확보에 필요한 조치를 하였는지 여부 등을 고려하여 대통령령으로 정하는 바에 따라 정보주체의 동의 없이 개인정보를 제공할 수 있음

개인정보의 목적 외 이용 · 제공 제한(제18조)

① 개인정보처리자는 개인정보를 제15조제1항에 따른 범위를 초과하여 이용하거나 제17조제1항 및 제28조의8제1항에 따른 범위를 초과하여 제3자에게 제공하여서는 아니 됨

② 제1항에도 불구하고 개인정보처리자는 다음 각 호의 어느 하나에 해당하는 경우에는 정보주체 또는 제3자의 이익을 부당하게 침해할 우려가 있을 때를 제외하고는 개인정보를 목적 외의 용도로 이용하거나 이를 제3자에게 제공할 수 있음. 다만, 제5호부터 제9호까지에 따른 경우는 공공기관의 경우로 한정

1. 정보주체로부터 별도의 동의를 받은 경우
2. 다른 법률에 특별한 규정이 있는 경우
3. 명백히 정보주체 또는 제3자의 급박한 생명, 신체, 재산의 이익을 위하여 필요하다고 인정되는 경우
5. 개인정보를 목적 외의 용도로 이용하거나 이를 제3자에게 제공하지 아니하면 다른 법률에서 정하는 소관 업무를 수행할 수 없는 경우로서 보호위원회의 심의 · 의결을 거친 경우
6. 조약, 그 밖의 국제협정의 이행을 위하여 외국정부 또는 국제기구에 제공하기 위하여 필요한 경우
7. 범죄의 수사와 공소의 제기 및 유지를 위하여 필요한 경우
8. 법원의 재판업무 수행을 위하여 필요한 경우
9. 형(刑) 및 감호, 보호처분의 집행을 위하여 필요한 경우
10. 공중위생 등 공공의 안전과 안녕을 위하여 긴급히 필요한 경우

③ 개인정보처리자는 제2항제1호에 따른 동의를 받을 때에는 다음의 사항을 정보주체에게 알려야 함. 다음의 어느 하나의 사항을 변경하는 경우에도 이를 알리고 동의를 받아야 함

1. 개인정보를 제공받는 자
2. 개인정보의 이용 목적(제공 시에는 제공받는 자의 이용 목적을 말함)
3. 이용 또는 제공하는 개인정보의 항목
4. 개인정보의 보유 및 이용 기간(제공 시에는 제공받는 자의 보유 및 이용 기간을 말함)

5. 동의를 거부할 권리가 있다는 사실 및 동의 거부에 따른 불이익이 있는 경우에는 그 불이익의 내용

④ 공공기관은 제2항제2호부터 제6호까지, 제8호부터 제10호까지에 따라 개인정보를 목적 외의 용도로 이용하거나 이를 제3자에게 제공하는 경우에는 그 이용 또는 제공의 법적 근거, 목적 및 범위 등에 관하여 필요한 사항을 보호위원회가 고시로 정하는 바에 따라 관보 또는 인터넷 홈페이지 등에 게재

⑤ 개인정보처리자는 제2항 각 호의 어느 하나의 경우에 해당하여 개인정보를 목적 외의 용도로 제3자에게 제공하는 경우에는 개인정보를 제공받는 자에게 이용 목적, 이용 방법, 그 밖에 필요한 사항에 대하여 제한을 하거나, 개인정보의 안전성 확보를 위하여 필요한 조치를 마련하도록 요청하여야 한다. 이 경우 요청을 받은 자는 개인정보의 안전성 확보를 위하여 필요한 조치를 하여야 함

개인정보를 제공받은 자의 이용·제공 제한(제19조)

개인정보처리자로부터 개인정보를 제공받은 자는 다음의 경우를 제외하고는 개인정보를 제공받은 목적 외의 용도로 이용하거나 이를 제3자에게 제공하여서는 아니 됨

1. 정보주체로부터 별도의 동의를 받은 경우
2. 다른 법률에 특별한 규정이 있는 경우

정보주체 이외로부터 수집한 개인정보의 수집 출처 등 통지(제20조)

① 개인정보처리자가 정보주체 이외로부터 수집한 개인정보를 처리하는 때에는 정보주체의 요구가 있으면 즉시 다음의 모든 사항을 정보주체에게 알려야 함

1. 개인정보의 수집 출처
2. 개인정보의 처리 목적
3. 제37조에 따른 개인정보 처리의 정지를 요구하거나 동의를 철회할 권리가 있다는 사실

② 제1항에도 불구하고 처리하는 개인정보의 종류·규모, 종업원 수 및 매출액 규모 등을 고려하여 대통령령으로 정하는 기준에 해당하는 개인정보처리자가 제17조제1항제1호에 따라 정보주체 이외로부터 개인정보를 수집하여 처리하는 때에는 제1항 각 호의 모든 사항을 정보주체에게 알려야 함. 다만, 개인정보처리자가 수집한 정보에 연락처 등 정보주체에게 알릴 수 있는 개인정보가 포함되지 아니한 경우에는 그러하지 아니함

③ 제2항 본문에 따라 알리는 경우 정보주체에게 알리는 시기·방법 및 절차 등 필요한 사

항은 대통령령으로

④ 제1항과 제2항 본문은 다음의 경우에는 적용하지 아니함. 다만, 이 법에 따른 정보주체의 권리보다 명백히 우선하는 경우에 한함

1. 통지를 요구하는 대상이 되는 개인정보가 제32조제2항 각 호의 어느 하나에 해당하는 개인정보파일에 포함되어 있는 경우
2. 통지로 인하여 다른 사람의 생명·신체를 해할 우려가 있거나 다른 사람의 재산과 그 밖의 이익을 부당하게 침해할 우려가 있는 경우

시행령 제15조의 2

개인정보의 파기(제21조)

① 개인정보처리자는 보유기간의 경과, 개인정보의 처리 목적 달성, 가명정보의 처리 기간 경과 등 그 개인정보가 불필요하게 되었을 때에는 지체 없이 그 개인정보를 파기하여야 함. 다만, 다른 법령에 따라 보존하여야 하는 경우에는 그러하지 아니함

② 개인정보처리자가 제1항에 따라 개인정보를 파기할 때에는 복구 또는 재생되지 아니하도록 조치

③ 개인정보처리자가 제1항 단서에 따라 개인정보를 파기하지 아니하고 보존하여야 하는 경우에는 해당 개인정보 또는 개인정보파일을 다른 개인정보와 분리하여서 저장·관리

④ 개인정보의 파기방법 및 절차 등에 필요한 사항은 대통령령으로

시행령 제16조 개인정보의 파기방법

① 개인정보처리자는 법 제21조에 따라 개인정보를 파기할 때에는 다음 각 호의 구분에 따른 방법으로 해야 함

1. 전자적 파일 형태인 경우 : 복원이 불가능한 방법으로 영구 삭제. 다만, 기술적 특성으로 영구 삭제가 현저히 곤란한 경우에는 법 제58조의2에 해당하는 정보로 처리하여 복원이 불가능하도록 조치
2. 제1호 외의 기록물, 인쇄물, 서면, 그 밖의 기록매체인 경우 : 파쇄 또는 소각

② 제1항에 따른 개인정보의 안전한 파기에 관한 세부 사항은 보호위원회가 정하여 고시

동의를 받는 방법(제22조)

① 개인정보처리자는 이 법에 따른 개인정보의 처리에 대하여 정보주체(제22조의2제1항에 따른 법정대리인을 포함)의 동의를 받을 때에는 각각의 동의 사항을 구분하여 정보주체

가 이를 명확하게 인지할 수 있도록 알리고 동의를 받아야 함. 이 경우 다음 각 호의 경우에는 동의 사항을 구분하여 각각 동의를 받아야 함

1. 제15조제1항제1호에 따라 동의를 받는 경우
2. 제17조제1항제1호에 따라 동의를 받는 경우
3. 제18조제2항제1호에 따라 동의를 받는 경우
4. 제19조제1호에 따라 동의를 받는 경우
5. 제23조제1항제1호에 따라 동의를 받는 경우
6. 제24조제1항제1호에 따라 동의를 받는 경우
7. 재화나 서비스를 홍보하거나 판매를 권유하기 위하여 개인정보의 처리에 대한 동의를 받으려는 경우
8. 그 밖에 정보주체를 보호하기 위하여 동의 사항을 구분하여 동의를 받아야 할 필요가 있는 경우로서 대통령령으로 정하는 경우

② 개인정보처리자는 제1항의 동의를 서면(「전자문서 및 전자거래 기본법」 제2조제1호에 따른 전자문서를 포함)으로 받을 때에는 개인정보의 수집·이용 목적, 수집·이용하려는 개인정보의 항목 등 대통령령으로 정하는 중요한 내용을 보호위원회가 고시로 정하는 방법에 따라 명확히 표시하여 알아보기 쉽게 하여야 함

③ 개인정보처리자는 정보주체의 동의 없이 처리할 수 있는 개인정보에 대해서는 그 항목과 처리의 법적 근거를 정보주체의 동의를 받아 처리하는 개인정보와 구분하여 제30조제2항에 따라 공개하거나 전자우편 등 대통령령으로 정하는 방법에 따라 정보주체에게 알려야 함. 이 경우 동의 없이 처리할 수 있는 개인정보라는 입증책임은 개인정보처리자가 부담

④ 개인정보처리자는 정보주체가 선택적으로 동의할 수 있는 사항을 동의하지 아니하거나 제1항제3호 및 제7호에 따른 동의를 하지 아니한다는 이유로 정보주체에게 재화 또는 서비스의 제공을 거부하여서는 아니 됨

⑤ 제1항부터 제5항까지에서 규정한 사항 외에 정보주체의 동의를 받는 세부적인 방법에 관하여 필요한 사항은 개인정보의 수집매체 등을 고려하여 대통령령

제2절 개인정보의 처리 제한

민감정보의 처리 제한(제23조)

① 개인정보처리자는 사상・신념, 노동조합・정당의 가입・탈퇴, 정치적 견해, 건강, 성생활 등에 관한 정보, 그 밖에 정보주체의 사생활을 현저히 침해할 우려가 있는 개인정보로서 대통령령으로 정하는 정보(이하 "민감정보")를 처리하여서는 아니 됨. 다만, 다음의 어느 하나에 해당하는 경우에는 그러하지 아니함

1. 정보주체에게 제15조제2항 각 호 또는 제17조제2항 각 호의 사항을 알리고 다른 개인정보의 처리에 대한 동의와 별도로 동의를 받은 경우
2. 법령에서 민감정보의 처리를 요구하거나 허용하는 경우

② 개인정보처리자가 제1항 각 호에 따라 민감정보를 처리하는 경우에는 그 민감정보가 분실・도난・유출・위조・변조 또는 훼손되지 아니하도록 제29조에 따른 안전성 확보에 필요한 조치를 하여야 함

③ 개인정보처리자는 재화 또는 서비스를 제공하는 과정에서 공개되는 정보에 정보주체의 민감정보가 포함됨으로써 사생활 침해의 위험성이 있다고 판단하는 때에는 재화 또는 서비스의 제공 전에 민감정보의 공개 가능성 및 비공개를 선택하는 방법을 정보주체가 알아보기 쉽게 알려야 함

고유식별정보의 처리 제한(제24조)

① 개인정보처리자는 다음의 경우를 제외하고는 법령에 따라 개인을 고유하게 구별하기 위하여 부여된 식별정보로서 대통령령으로 정하는 정보(이하 "고유식별정보")를 처리할 수 없음

1. 정보주체에게 제15조제2항 각 호 또는 제17조제2항 각 호의 사항을 알리고 다른 개인정보의 처리에 대한 동의와 별도로 동의를 받은 경우
2. 법령에서 구체적으로 고유식별정보의 처리를 요구하거나 허용하는 경우

③ 개인정보처리자가 제1항 각 호에 따라 고유식별정보를 처리하는 경우에는 그 고유식별정보가 분실・도난・유출・위조・변조 또는 훼손되지 아니하도록 대통령령으로 정하는 바

에 따라 암호화 등 안전성 확보에 필요한 조치를 하여야 함

④ 보호위원회는 처리하는 개인정보의 종류·규모, 종업원 수 및 매출액 규모 등을 고려하여 대통령령으로 정하는 기준에 해당하는 개인정보처리자가 제3항에 따라 안전성 확보에 필요한 조치를 하였는지에 관하여 대통령령으로 정하는 바에 따라 정기적으로 조사

⑤ 보호위원회는 대통령령으로 정하는 전문기관으로 하여금 제4항에 따른 조사를 수행

주민등록번호 처리의 제한(제24조의2)

① 제24조제1항에도 불구하고 개인정보처리자는 다음 각 호의 어느 하나에 해당하는 경우를 제외하고는 주민등록번호를 처리할 수 없음

1. 법률·대통령령·국회규칙·대법원규칙·헌법재판소규칙·중앙선거관리위원회규칙 및 감사원규칙에서 구체적으로 주민등록번호의 처리를 요구하거나 허용한 경우
2. 정보주체 또는 제3자의 급박한 생명, 신체, 재산의 이익을 위하여 명백히 필요하다고 인정되는 경우
3. 제1호 및 제2호에 준하여 주민등록번호 처리가 불가피한 경우로서 보호위원회가 고시로 정하는 경우

② 개인정보처리자는 제24조제3항에도 불구하고 주민등록번호가 분실·도난·유출·위조·변조 또는 훼손되지 아니하도록 암호화 조치를 통하여 안전하게 보관. 이 경우 암호화 적용 대상 및 대상별 적용 시기 등에 관하여 필요한 사항은 개인정보의 처리 규모와 유출 시 영향 등을 고려하여 대통령령으로

③ 개인정보처리자는 제1항 각 호에 따라 주민등록번호를 처리하는 경우에도 정보주체가 인터넷 홈페이지를 통하여 회원으로 가입하는 단계에서는 주민등록번호를 사용하지 아니하고도 회원으로 가입할 수 있는 방법을 제공

④ 보호위원회는 개인정보처리자가 제3항에 따른 방법을 제공할 수 있도록 관계 법령의 정비, 계획의 수립, 필요한 시설 및 시스템의 구축 등 제반 조치를 마련·지원

고정형 영상정보처리기기의 설치·운영 제한(제25조)

① 누구든지 다음의 경우를 제외하고는 공개된 장소에 고정형 영상정보처리기기를 설치·운영하여서는 아니 됨

1. 법령에서 구체적으로 허용하고 있는 경우

2. 범죄의 예방 및 수사를 위하여 필요한 경우
3. 시설의 안전 및 관리, 화재 예방을 위하여 정당한 권한을 가진 자가 설치·운영하는 경우
4. 교통단속을 위하여 정당한 권한을 가진 자가 설치·운영하는 경우
5. 교통정보의 수집·분석 및 제공을 위하여 정당한 권한을 가진 자가 설치·운영하는 경우
6. 촬영된 영상정보를 저장하지 아니하는 경우로서 대통령령으로 정하는 경우

② 누구든지 불특정 다수가 이용하는 목욕실, 화장실, 발한실(發汗室), 탈의실 등 개인의 사생활을 현저히 침해할 우려가 있는 장소의 내부를 볼 수 있도록 고정형 영상정보처리기기를 설치·운영하여서는 아니 됨. 다만, 교도소, 정신보건 시설 등 법령에 근거하여 사람을 구금하거나 보호하는 시설로서 대통령령으로 정하는 시설에 대하여는 그러하지 아니함

③ 제1항 각 호에 따라 고정형 영상정보처리기기를 설치·운영하려는 공공기관의 장과 제2항 단서에 따라 고정형 영상정보처리기기를 설치·운영하려는 자는 공청회·설명회의 개최 등 대통령령으로 정하는 절차를 거쳐 관계 전문가 및 이해관계인의 의견을 수렴

④ 제1항 각 호에 따라 고정형 영상정보처리기기를 설치·운영하는 자(이하 "고정형영상정보처리기기운영자")는 정보주체가 쉽게 인식할 수 있도록 다음의 사항이 포함된 안내판을 설치하는 등 필요한 조치를 하여야 함. 다만, 「군사기지 및 군사시설 보호법」 제2조제2호에 따른 군사시설, 「통합방위법」 제2조제13호에 따른 국가중요시설, 그 밖에 대통령령으로 정하는 시설의 경우에는 그러하지 아니함

1. 설치 목적 및 장소
2. 촬영 범위 및 시간
3. 관리책임자의 연락처
4. 그 밖에 대통령령으로 정하는 사항

⑤ 고정형영상정보처리기기운영자는 고정형 영상정보처리기기의 설치 목적과 다른 목적으로 고정형 영상정보처리기기를 임의로 조작하거나 다른 곳을 비춰서는 아니 되며, 녹음기능은 사용할 수 없음

⑥ 고정형영상정보처리기기운영자는 개인정보가 분실·도난·유출·위조·변조 또는 훼손되지 아니하도록 제29조에 따라 안전성 확보에 필요한 조치를 하여야 함

⑦ 고정형영상정보처리기기운영자는 대통령령으로 정하는 바에 따라 고정형 영상정보처리

기기 운영 · 관리 방침을 마련하여야 함. 다만, 제30조에 따른 개인정보 처리방침을 정할 때 고정형 영상정보처리기기 운영 · 관리에 관한 사항을 포함시킨 경우에는 고정형 영상정보처리기기 운영 · 관리 방침을 마련하지 아니할 수 있음

⑧ 고정형영상정보처리기기운영자는 고정형 영상정보처리기기의 설치 · 운영에 관한 사무를 위탁할 수 있음. 다만, 공공기관이 고정형 영상정보처리기기 설치 · 운영에 관한 사무를 위탁하는 경우에는 대통령령으로 정하는 절차 및 요건에 따라야 함

업무위탁에 따른 개인정보의 처리 제한(제26조)

① 개인정보처리자가 제3자에게 개인정보의 처리 업무를 위탁하는 경우에는 다음의 내용이 포함된 문서로 하여야 함

1. 위탁업무 수행 목적 외 개인정보의 처리 금지에 관한 사항
2. 개인정보의 기술적 · 관리적 보호조치에 관한 사항
3. 그 밖에 개인정보의 안전한 관리를 위하여 대통령령으로 정한 사항

② 제1항에 따라 개인정보의 처리 업무를 위탁하는 개인정보처리자("위탁자")는 위탁하는 업무의 내용과 개인정보 처리 업무를 위탁받아 처리하는 자("수탁자")를 정보주체가 언제든지 쉽게 확인할 수 있도록 대통령령으로 정하는 방법에 따라 공개

③ 위탁자가 재화 또는 서비스를 홍보하거나 판매를 권유하는 업무를 위탁하는 경우에는 대통령령으로 정하는 방법에 따라 위탁하는 업무의 내용과 수탁자를 정보주체에게 알려야 함. 위탁하는 업무의 내용이나 수탁자가 변경된 경우에도 또한 같음

④ 위탁자는 업무 위탁으로 인하여 정보주체의 개인정보가 분실 · 도난 · 유출 · 위조 · 변조 또는 훼손되지 아니하도록 수탁자를 교육하고, 처리 현황 점검 등 대통령령으로 정하는 바에 따라 수탁자가 개인정보를 안전하게 처리하는지를 감독

⑤ 수탁자는 개인정보처리자로부터 위탁받은 해당 업무 범위를 초과하여 개인정보를 이용하거나 제3자에게 제공하여서는 아니 됨

⑥ 수탁자는 위탁받은 개인정보의 처리 업무를 제3자에게 다시 위탁하려는 경우에는 위탁자의 동의를 받아야 함

⑦ 수탁자가 위탁받은 업무와 관련하여 개인정보를 처리하는 과정에서 이 법을 위반하여 발생한 손해배상책임에 대하여는 수탁자를 개인정보처리자의 소속 직원으로 봄

⑧ 수탁자에 관하여는 제15조부터 제18조까지, 제21조, 제22조, 제22조의2, 제23조, 제24조, 제24조의2, 제25조, 제25조의2, 제27조, 제28조, 제28조의2부터 제28조의5까지,

제28조의7부터 제28조의11까지, 제29조, 제30조, 제30조의2, 제31조, 제33조, 제34조, 제34조의2, 제35조, 제35조의2, 제36조, 제37조, 제37조의2, 제38조, 제59조, 제63조, 제63조의2 및 제64조의2를 준용. 이 경우 "개인정보처리자"는 "수탁자"로 봄

영업양도 등에 따른 개인정보의 이전 제한(제27조)

① 개인정보처리자는 영업의 전부 또는 일부의 양도·합병 등으로 개인정보를 다른 사람에게 이전하는 경우에는 미리 다음의 사항을 대통령령으로 정하는 방법에 따라 해당 정보주체에게 알려야 함

1. 개인정보를 이전하려는 사실
2. 개인정보를 이전받는 자(이하 "영업양수자등")의 성명(법인의 경우에는 법인의 명칭을 말함), 주소, 전화번호 및 그 밖의 연락처
3. 정보주체가 개인정보의 이전을 원하지 아니하는 경우 조치할 수 있는 방법 및 절차

② 영업양수자등은 개인정보를 이전받았을 때에는 지체 없이 그 사실을 대통령령으로 정하는 방법에 따라 정보주체에게 알려야 함. 다만, 개인정보처리자가 제1항에 따라 그 이전 사실을 이미 알린 경우에는 그러하지 아니함

③ 영업양수자등은 영업의 양도·합병 등으로 개인정보를 이전받은 경우에는 이전 당시의 본래 목적으로만 개인정보를 이용하거나 제3자에게 제공할 수 있음. 이 경우 영업양수자등은 개인정보처리자로 봄

개인정보취급자에 대한 감독(제28조)

① 개인정보처리자는 개인정보를 처리함에 있어서 개인정보가 안전하게 관리될 수 있도록 임직원, 파견근로자, 시간제근로자 등 개인정보처리자의 지휘·감독을 받아 개인정보를 처리하는 자(이하 "개인정보취급자")의 범위를 최소한으로 제한하고, 개인정보취급자에 대하여 적절한 관리·감독을 하여야 함

② 개인정보처리자는 개인정보의 적정한 취급을 보장하기 위하여 개인정보취급자에게 정기적으로 필요한 교육을 실시

제3절 가명정보의 처리에 관한 특례

가명정보의 처리 등(제28조의2)

① 개인정보처리자는 통계작성, 과학적 연구, 공익적 기록보존 등을 위하여 정보주체의 동의 없이 가명정보를 처리할 수 있음

② 개인정보처리자는 제1항에 따라 가명정보를 제3자에게 제공하는 경우에는 특정 개인을 알아보기 위하여 사용될 수 있는 정보를 포함해서는 아니 됨

가명정보의 결합 제한(제28조의3)

① 제28조의2에도 불구하고 통계작성, 과학적 연구, 공익적 기록보존 등을 위한 서로 다른 개인정보처리자 간의 가명정보의 결합은 보호위원회 또는 관계 중앙행정기관의 장이 지정하는 전문기관이 수행

② 결합을 수행한 기관 외부로 결합된 정보를 반출하려는 개인정보처리자는 가명정보 또는 제58조의2에 해당하는 정보로 처리한 뒤 전문기관의 장의 승인

③ 제1항에 따른 결합 절차와 방법, 전문기관의 지정과 지정 취소 기준・절차, 관리・감독, 제2항에 따른 반출 및 승인 기준・절차 등 필요한 사항은 대통령령으로

시행령 제29조의2

가명정보에 대한 안전조치의무 등(제28조의4)

① 개인정보처리자는 제28조의2 또는 제28조의3에 따라 가명정보를 처리하는 경우에는 원래의 상태로 복원하기 위한 추가 정보를 별도로 분리하여 보관・관리하는 등 해당 정보가 분실・도난・유출・위조・변조 또는 훼손되지 않도록 대통령령으로 정하는 바에 따라 안전성 확보에 필요한 기술적・관리적 및 물리적 조치를 하여야 함

② 개인정보처리자는 제28조의2 또는 제28조의3에 따라 가명정보를 처리하는 경우 처리목적 등을 고려하여 가명정보의 처리 기간을 별도로 정할 수 있음

③ 개인정보처리자는 제28조의2 또는 제28조의3에 따라 가명정보를 처리하고자 하는 경우에는 가명정보의 처리 목적, 제3자 제공 시 제공받는 자, 가명정보의 처리 기간(제2항에

따라 처리 기간을 별도로 정한 경우에 한한다) 등 가명정보의 처리 내용을 관리하기 위하여 대통령령으로 정하는 사항에 대한 관련 기록을 작성하여 보관하여야 하며, 가명정보를 파기한 경우에는 파기한 날부터 3년 이상 보관

가명정보 처리 시 금지의무 등(제28조의5)

① 제28조의2 또는 제28조의3에 따라 가명정보를 처리하는 자는 특정 개인을 알아보기 위한 목적으로 가명정보를 처리해서는 아니 됨

② 개인정보처리자는 제28조의2 또는 제28조의3에 따라 가명정보를 처리하는 과정에서 특정 개인을 알아볼 수 있는 정보가 생성된 경우에는 즉시 해당 정보의 처리를 중지하고, 지체 없이 회수·파기하여야 함

제4절 개인정보의 국외 이전

개인정보의 국외 이전(제28조의8)

① 개인정보처리자는 개인정보를 국외로 제공(조회되는 경우를 포함)·처리위탁·보관(이하 이 절에서 "이전")하여서는 아니 됨. 다만, 다음의 어느 하나에 해당하는 경우에는 개인정보를 국외로 이전할 수 있음

1. 정보주체로부터 국외 이전에 관한 별도의 동의를 받은 경우
2. 법률, 대한민국을 당사자로 하는 조약 또는 그 밖의 국제협정에 개인정보의 국외 이전에 관한 특별한 규정이 있는 경우
3. 정보주체와의 계약의 체결 및 이행을 위하여 개인정보의 처리위탁·보관이 필요한 경우로서 다음 각 목의 어느 하나에 해당하는 경우
   가. 제2항 각 호의 사항을 제30조에 따른 개인정보 처리방침에 공개한 경우
   나. 전자우편 등 대통령령으로 정하는 방법에 따라 제2항 각 호의 사항을 정보주체에게 알린 경우
4. 개인정보를 이전받는 자가 제32조의2에 따른 개인정보 보호 인증 등 보호위원회가 정하여 고시하는 인증을 받은 경우로서 다음 각 목의 조치를 모두 한 경우

가. 개인정보 보호에 필요한 안전조치 및 정보주체 권리보장에 필요한 조치
나. 인증받은 사항을 개인정보가 이전되는 국가에서 이행하기 위하여 필요한 조치

5. 개인정보가 이전되는 국가 또는 국제기구의 개인정보 보호체계, 정보주체 권리보장 범위, 피해구제 절차 등이 이 법에 따른 개인정보 보호 수준과 실질적으로 동등한 수준을 갖추었다고 보호위원회가 인정하는 경우

② 개인정보처리자는 제1항제1호에 따른 동의를 받을 때에는 미리 다음 각 호의 사항을 정보주체에게 알려야 함

1. 이전되는 개인정보 항목
2. 개인정보가 이전되는 국가, 시기 및 방법
3. 개인정보를 이전받는 자의 성명(법인인 경우에는 그 명칭과 연락처를 말한다)
4. 개인정보를 이전받는 자의 개인정보 이용목적 및 보유·이용 기간
5. 개인정보의 이전을 거부하는 방법, 절차 및 거부의 효과

③ 개인정보처리자는 제2항 각 호의 어느 하나에 해당하는 사항을 변경하는 경우에는 정보주체에게 알리고 동의를 받아야 함

④ 개인정보처리자는 제1항 각 호 외의 부분 단서에 따라 개인정보를 국외로 이전하는 경우 국외 이전과 관련한 이 법의 다른 규정, 제17조부터 제19조까지의 규정 및 제5장의 규정을 준수하여야 하고, 대통령령으로 정하는 보호조치를 하여야 함

⑤ 개인정보처리자는 이 법을 위반하는 사항을 내용으로 하는 개인정보의 국외 이전에 관한 계약을 체결하여서는 아니 됨

⑥ 제1항부터 제5항까지에서 규정한 사항 외에 개인정보 국외 이전의 기준 및 절차 등에 필요한 사항은 대통령령으로

개인정보의 국외 이전 중지 명령(제28조의9)

① 보호위원회는 개인정보의 국외 이전이 계속되고 있거나 추가적인 국외 이전이 예상되는 경우로서 다음 각 호의 어느 하나에 해당하는 경우에는 개인정보처리자에게 개인정보의 국외 이전을 중지할 것을 명할 수 있음

1. 제28조의8제1항, 제4항 또는 제5항을 위반한 경우
2. 개인정보를 이전받는 자나 개인정보가 이전되는 국가 또는 국제기구가 이 법에 따른 개인정보 보호 수준에 비하여 개인정보를 적정하게 보호하지 아니하여 정보주체에게 피해가 발생하거나 발생할 우려가 현저한 경우

② 개인정보처리자는 제1항에 따른 국외 이전 중지 명령을 받은 경우에는 명령을 받은 날부터 7일 이내에 보호위원회에 이의를 제기할 수 있음

③ 제1항에 따른 개인정보 국외 이전 중지 명령의 기준, 제2항에 따른 불복 절차 등에 필요한 사항은 대통령령으로

상호주의(제28조의10)

제28조의8에도 불구하고 개인정보의 국외 이전을 제한하는 국가의 개인정보처리자에 대해서는 해당 국가의 수준에 상응하는 제한을 할 수 있음. 다만, 조약 또는 그 밖의 국제협정의 이행에 필요한 경우에는 그러하지 아니함

제4장 개인정보의 안전한 관리

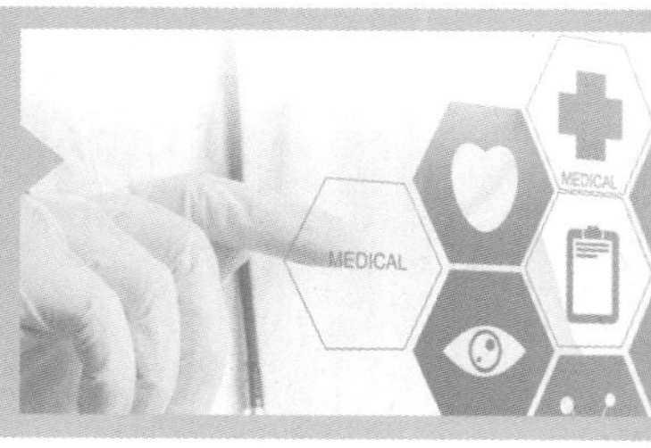

안전조치의무(제29조)

개인정보처리자는 개인정보가 분실・도난・유출・위조・변조 또는 훼손되지 아니하도록 내부 관리계획 수립, 접속기록 보관 등 대통령령으로 정하는 바에 따라 안전성 확보에 필요한 기술적・관리적 및 물리적 조치를 하여야 함

개인정보 처리방침의 수립 및 공개(제30조)

① 개인정보처리자는 다음 각 호의 사항이 포함된 개인정보의 처리 방침(이하 "개인정보 처리방침")을 정하여야 함. 이 경우 공공기관은 등록대상이 되는 개인정보파일에 대하여 개인정보 처리방침을 정함

1. 개인정보의 처리 목적
2. 개인정보의 처리 및 보유 기간
3. 개인정보의 제3자 제공에 관한 사항(해당되는 경우에만)

3의2. 개인정보의 파기절차 및 파기방법(제21조제1항 단서에 따라 개인정보를 보존하여야 하는 경우에는 그 보존근거와 보존하는 개인정보 항목을 포함)

3의3. 제23조제3항에 따른 민감정보의 공개 가능성 및 비공개를 선택하는 방법(해당되는 경우에만)

4. 개인정보처리의 위탁에 관한 사항(해당되는 경우에만)

4의2. 제28조의2 및 제28조의3에 따른 가명정보의 처리 등에 관한 사항(해당되는 경우에만)

5. 정보주체와 법정대리인의 권리・의무 및 그 행사방법에 관한 사항
6. 제31조에 따른 개인정보 보호책임자의 성명 또는 개인정보 보호업무 및 관련 고충사항을 처리하는 부서의 명칭과 전화번호 등 연락처
7. 인터넷 접속정보파일 등 개인정보를 자동으로 수집하는 장치의 설치・운영 및 그 거

부에 관한 사항(해당하는 경우에만)

8. 그 밖에 개인정보의 처리에 관하여 대통령령으로 정한 사항

② 개인정보처리자가 개인정보 처리방침을 수립하거나 변경하는 경우에는 정보주체가 쉽게 확인할 수 있도록 대통령령으로 정하는 방법에 따라 공개

③ 개인정보 처리방침의 내용과 개인정보처리자와 정보주체 간에 체결한 계약의 내용이 다른 경우에는 정보주체에게 유리한 것을 적용

④ 보호위원회는 개인정보 처리방침의 작성지침을 정하여 개인정보처리자에게 그 준수를 권장

개인정보 처리방침의 평가 및 개선권고(제30조의2)

① 보호위원회는 개인정보 처리방침에 관하여 다음 각 호의 사항을 평가하고, 평가 결과 개선이 필요하다고 인정하는 경우에는 개인정보처리자에게 제61조제2항에 따라 개선을 권고

1. 이 법에 따라 개인정보 처리방침에 포함하여야 할 사항을 적정하게 정하고 있는지 여부
2. 개인정보 처리방침을 알기 쉽게 작성하였는지 여부
3. 개인정보 처리방침을 정보주체가 쉽게 확인할 수 있는 방법으로 공개하고 있는지 여부

② 개인정보 처리방침의 평가 대상, 기준 및 절차 등에 필요한 사항은 대통령령으로

개인정보 보호책임자의 지정 등(제31조)

① 개인정보처리자는 개인정보의 처리에 관한 업무를 총괄해서 책임질 개인정보 보호책임자를 지정. 다만, 종업원 수, 매출액 등이 대통령령으로 정하는 기준에 해당하는 개인정보처리자의 경우에는 지정하지 아니할 수 있음

② 개인정보 보호책임자를 지정하지 아니하는 경우에는 개인정보처리자의 사업주 또는 대표자가 개인정보 보호책임자가 됨

③ 개인정보 보호책임자는 다음의 업무를 수행

1. 개인정보 보호 계획의 수립 및 시행
2. 개인정보 처리 실태 및 관행의 정기적인 조사 및 개선
3. 개인정보 처리와 관련한 불만의 처리 및 피해 구제
4. 개인정보 유출 및 오용·남용 방지를 위한 내부통제시스템의 구축
5. 개인정보 보호 교육 계획의 수립 및 시행
6. 개인정보파일의 보호 및 관리·감독

7. 그 밖에 개인정보의 적절한 처리를 위하여 대통령령으로 정한 업무

④ 개인정보 보호책임자는 제3항 각 호의 업무를 수행함에 있어서 필요한 경우 개인정보의 처리 현황, 처리 체계 등에 대하여 수시로 조사하거나 관계 당사자로부터 보고를 받을 수 있음

⑤ 개인정보 보호책임자는 개인정보 보호와 관련하여 이 법 및 다른 관계 법령의 위반 사실을 알게 된 경우에는 즉시 개선조치를 하여야 하며, 필요하면 소속 기관 또는 단체의 장에게 개선조치를 보고하여야 함

⑥ 개인정보처리자는 개인정보 보호책임자가 제3항 각 호의 업무를 수행함에 있어서 정당한 이유 없이 불이익을 주거나 받게 하여서는 아니 되며, 개인정보 보호책임자가 업무를 독립적으로 수행할 수 있도록 보장하여야 함

⑦ 개인정보처리자는 개인정보의 안전한 처리 및 보호, 정보의 교류, 그 밖에 대통령령으로 정하는 공동의 사업을 수행하기 위하여 제1항에 따른 개인정보 보호책임자를 구성원으로 하는 개인정보 보호책임자 협의회를 구성·운영할 수 있음

⑧ 보호위원회는 제7항에 따른 개인정보 보호책임자 협의회의 활동에 필요한 지원을 할 수 있음

⑨ 개인정보 보호책임자의 자격요건, 업무 및 독립성 보장 등에 필요한 사항은 매출액, 개인정보의 보유 규모 등을 고려하여 대통령령으로

국내대리인의 지정(제31조의2)

① 국내에 주소 또는 영업소가 없는 개인정보처리자로서 매출액, 개인정보의 보유 규모 등을 고려하여 대통령령으로 정하는 자는 다음 각 호의 사항을 대리하는 자(이하 "국내대리인")를 지정하여야 함. 이 경우 국내대리인의 지정은 문서로 하여야 함

1. 제31조제3항제3호에 따른 개인정보 처리와 관련한 불만의 처리 및 피해 구제 업무
2. 제34조제1항 및 제3항에 따른 개인정보 유출 등의 통지 및 신고
3. 제63조제1항에 따른 물품·서류 등 자료의 제출

② 국내대리인은 국내에 주소 또는 영업소가 있어야 한다. 이 경우 다음 각 호의 어느 하나에 해당하는 법인이 있는 개인정보처리자는 그 법인 중에서 국내대리인을 지정하여야 함

1. 해당 개인정보처리자가 설립한 국내 법인
2. 해당 개인정보처리자가 임원 구성, 사업 운영 등에 지배적인 영향력을 행사하는 국내 법인으로서 대통령령으로 정하는 법인

③ 제1항에 따라 국내대리인을 지정한 개인정보처리자는 국내대리인이 업무를 충실히 수행하도록 대통령령으로 정하는 바에 따라 교육하고 업무현황을 점검하는 등의 관리・감독을 하여야 함

④ 개인정보처리자는 제1항에 따라 국내대리인을 지정하는 경우에는 다음 각 호의 사항을 개인정보 처리방침에 포함하여야 함

1. 국내대리인의 성명(법인의 경우에는 그 명칭 및 대표자의 성명을 말함)
2. 국내대리인의 주소(법인의 경우에는 영업소의 소재지), 전화번호 및 전자우편 주소

⑤ 국내대리인이 제1항 각 호와 관련하여 이 법을 위반한 경우에는 개인정보처리자가 그 행위를 한 것으로 봄

개인정보파일의 등록 및 공개(제32조)

① 공공기관의 장이 개인정보파일을 운용하는 경우에는 다음의 사항을 보호위원회에 등록. 등록한 사항이 변경된 경우에도 또한 같음

1. 개인정보파일의 명칭
2. 개인정보파일의 운영 근거 및 목적
3. 개인정보파일에 기록되는 개인정보의 항목
4. 개인정보의 처리방법
5. 개인정보의 보유기간
6. 개인정보를 통상적 또는 반복적으로 제공하는 경우에는 그 제공받는 자
7. 그 밖에 대통령령으로 정하는 사항

② 다음의 어느 하나에 해당하는 개인정보파일에 대하여는 제1항을 적용하지 아니함

1. 국가 안전, 외교상 비밀, 그 밖에 국가의 중대한 이익에 관한 사항을 기록한 개인정보파일
2. 범죄의 수사, 공소의 제기 및 유지, 형 및 감호의 집행, 교정처분, 보호처분, 보안관찰처분과 출입국관리에 관한 사항을 기록한 개인정보파일
3. 「조세범처벌법」에 따른 범칙행위 조사 및 「관세법」에 따른 범칙행위 조사에 관한 사항을 기록한 개인정보파일
4. 일회적으로 운영되는 파일 등 지속적으로 관리할 필요성이 낮다고 인정되어 대통령령으로 정하는 개안정보파일
5. 다른 법령에 따라 비밀로 분류된 개인정보파일

③ 보호위원회는 필요하면 제1항에 따른 개인정보파일의 등록여부와 그 내용을 검토하여 해당 공공기관의 장에게 개선을 권고

④ 보호위원회는 정보주체의 권리 보장 등을 위하여 필요한 경우 제1항에 따른 개인정보파일의 등록 현황을 누구든지 쉽게 열람할 수 있도록 공개

⑤ 제1항에 따른 등록과 제4항에 따른 공개의 방법, 범위 및 절차에 관하여 필요한 사항은 대통령령으로

⑥ 국회, 법원, 헌법재판소, 중앙선거관리위원회(그 소속 기관을 포함)의 개인정보파일 등록 및 공개에 관하여는 국회규칙, 대법원규칙, 헌법재판소규칙 및 중앙선거관리위원회규칙으로

개인정보 보호 인증(제32조의2)

① 보호위원회는 개인정보처리자의 개인정보 처리 및 보호와 관련한 일련의 조치가 이 법에 부합하는지 등에 관하여 인증

② 제1항에 따른 인증의 유효기간은 3년

③ 보호위원회는 다음의 어느 하나에 해당하는 경우에는 대통령령으로 정하는 바에 따라 제1항에 따른 인증을 취소할 수 있음. 다만, 제1호에 해당하는 경우에는 취소하여야 함

1. 거짓이나 그 밖의 부정한 방법으로 개인정보 보호 인증을 받은 경우
2. 제4항에 따른 사후관리를 거부 또는 방해한 경우
3. 제8항에 따른 인증기준에 미달하게 된 경우
4. 개인정보 보호 관련 법령을 위반하고 그 위반사유가 중대한 경우

④ 보호위원회는 개인정보 보호 인증의 실효성 유지를 위하여 연 1회 이상 사후관리를 실시

⑤ 보호위원회는 대통령령으로 정하는 전문기관으로 하여금 제1항에 따른 인증, 제3항에 따른 인증 취소, 제4항에 따른 사후관리 및 제7항에 따른 인증 심사원 관리 업무를 수행하게 할 수 있음

⑥ 제1항에 따른 인증을 받은 자는 대통령령으로 정하는 바에 따라 인증의 내용을 표시하거나 홍보할 수 있음

⑦ 제1항에 따른 인증을 위하여 필요한 심사를 수행할 심사원의 자격 및 자격 취소 요건 등에 관하여는 전문성과 경력 및 그 밖에 필요한 사항을 고려하여 대통령령으로

⑧ 그 밖에 개인정보 관리체계, 정보주체 권리보장, 안전성 확보조치가 이 법에 부합하는지 여부 등 제1항에 따른 인증의 기준·방법·절차 등 필요한 사항은 대통령령으로

개인정보 영향평가(제33조)

① 공공기관의 장은 대통령령으로 정하는 기준에 해당하는 개인정보파일의 운용으로 인하여 정보주체의 개인정보 침해가 우려되는 경우에는 그 위험요인의 분석과 개선 사항 도출을 위한 평가(이하 "영향평가")를 하고 그 결과를 보호위원회에 제출

② 보호위원회는 대통령령으로 정하는 인력·설비 및 그 밖에 필요한 요건을 갖춘 자를 영향평가를 수행하는 기관(이하 "평가기관")으로 지정할 수 있으며, 공공기관의 장은 영향평가를 평가기관에 의뢰

③ 영향평가를 하는 경우에는 다음의 사항을 고려

1. 처리하는 개인정보의 수
2. 개인정보의 제3자 제공 여부
3. 정보주체의 권리를 해할 가능성 및 그 위험 정도
4. 그 밖에 대통령령으로 정한 사항

④ 보호위원회는 제1항에 따라 제출받은 영향평가 결과에 대하여 의견을 제시

⑤ 공공기관의 장은 제1항에 따라 영향평가를 한 개인정보파일을 제32조제1항에 따라 등록할 때에는 영향평가 결과를 함께 첨부

⑥ 보호위원회는 영향평가의 활성화를 위하여 관계 전문가의 육성, 영향평가 기준의 개발·보급 등 필요한 조치를 마련

⑦ 보호위원회는 제2항에 따라 지정된 평가기관이 다음 각 호의 어느 하나에 해당하는 경우에는 평가기관의 지정을 취소할 수 있음. 다만, 제1호 또는 제2호에 해당하는 경우에는 평가기관의 지정을 취소하여야 함

1. 거짓이나 그 밖의 부정한 방법으로 지정을 받은 경우
2. 지정된 평가기관 스스로 지정취소를 원하거나 폐업한 경우
3. 제2항에 따른 지정요건을 충족하지 못하게 된 경우
4. 고의 또는 중대한 과실로 영향평가업무를 부실하게 수행하여 그 업무를 적정하게 수행할 수 없다고 인정되는 경우
5. 그 밖에 대통령령으로 정하는 사유에 해당하는 경우

⑧ 보호위원회는 제7항에 따라 지정을 취소하는 경우에는 「행정절차법」에 따른 청문을 실시

⑨ 제1항에 따른 영향평가의 기준·방법·절차 등에 관하여 필요한 사항은 대통령령으로

⑩ 국회, 법원, 헌법재판소, 중앙선거관리위원회(그 소속 기관을 포함)의 영향평가에 관한 사항은 국회규칙, 대법원규칙, 헌법재판소규칙 및 중앙선거관리위원회규칙으로 정하는

바에 따름

⑪ 공공기관 외의 개인정보처리자는 개인정보파일 운용으로 인하여 정보주체의 개인정보 침해가 우려되는 경우에는 영향평가를 하기 위하여 적극 노력

개인정보 유출 등의 통지 · 신고(제34조)

① 개인정보처리자는 개인정보가 분실 · 도난 · 유출되었음을 알게 되었을 때에는 지체 없이 해당 정보주체에게 다음 각 호의 사항을 알려야 함. 다만, 정보주체의 연락처를 알 수 없는 경우 등 정당한 사유가 있는 경우에는 대통령령으로 정하는 바에 따라 통지를 갈음하는 조치를 취할 수 있음

1. 유출등이 된 개인정보의 항목
2. 유출등이 된 시점과 그 경위
3. 유출등으로 인하여 발생할 수 있는 피해를 최소화하기 위하여 정보주체가 할 수 있는 방법 등에 관한 정보
4. 개인정보처리자의 대응조치 및 피해 구제절차
5. 정보주체에게 피해가 발생한 경우 신고 등을 접수할 수 있는 담당부서 및 연락처

② 개인정보처리자는 개인정보가 유출등이 된 경우 그 피해를 최소화하기 위한 대책을 마련하고 필요한 조치

③ 개인정보처리자는 개인정보의 유출등이 있음을 알게 되었을 때에는 개인정보의 유형, 유출등의 경로 및 규모 등을 고려하여 대통령령으로 정하는 바에 따라 제1항 각 호의 사항을 지체 없이 보호위원회 또는 대통령령으로 정하는 전문기관에 신고하여야 함. 이 경우 보호위원회 또는 대통령령으로 정하는 전문기관은 피해 확산방지, 피해 복구 등을 위한 기술을 지원

④ 제1항에 따른 유출등의 통지 및 제3항에 따른 유출등의 신고의 시기, 방법, 절차 등에 필요한 사항은 대통령령으로

노출된 개인정보의 삭제 · 차단(제34조의2)

① 개인정보처리자는 고유식별정보, 계좌정보, 신용카드정보 등 개인정보가 정보통신망을 통하여 공중(公衆)에 노출되지 아니하도록 하여야 함

② 개인정보처리자는 공중에 노출된 개인정보에 대하여 보호위원회 또는 대통령령으로 지정한 전문기관의 요청이 있는 경우에는 해당 정보를 삭제하거나 차단하는 등 필요한 조치

제5장 정보주체의 권리 보장

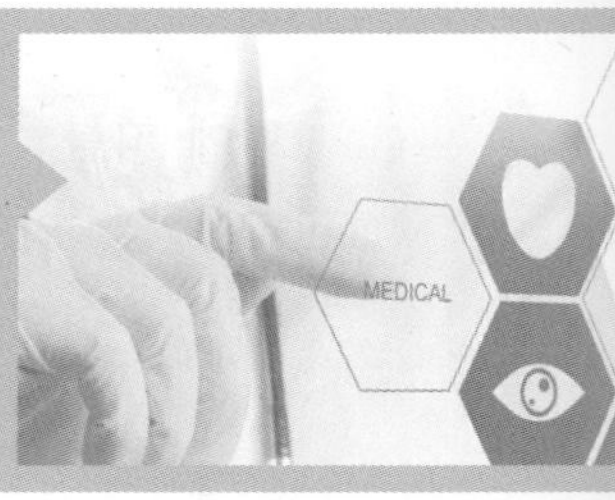

개인정보의 열람(제35조)

① 정보주체는 개인정보처리자가 처리하는 자신의 개인정보에 대한 열람을 해당 개인정보처리자에게 요구할 수 있음

② 제1항에도 불구하고 정보주체가 자신의 개인정보에 대한 열람을 공공기관에 요구하고자 할 때에는 공공기관에 직접 열람을 요구하거나 대통령령으로 정하는 바에 따라 보호위원회를 통하여 열람을 요구할 수 있음

③ 개인정보처리자는 제1항 및 제2항에 따른 열람을 요구받았을 때에는 대통령령으로 정하는 기간 내에 정보주체가 해당 개인정보를 열람할 수 있도록 하여야 함. 이 경우 해당 기간 내에 열람할 수 없는 정당한 사유가 있을 때에는 정보주체에게 그 사유를 알리고 열람을 연기할 수 있으며, 그 사유가 소멸하면 지체 없이 열람

④ 개인정보처리자는 다음의 어느 하나에 해당하는 경우에는 정보주체에게 그 사유를 알리고 열람을 제한하거나 거절할 수 있음

1. 법률에 따라 열람이 금지되거나 제한되는 경우
2. 다른 사람의 생명·신체를 해할 우려가 있거나 다른 사람의 재산과 그 밖의 이익을 부당하게 침해할 우려가 있는 경우
3. 공공기관이 다음 각 목의 어느 하나에 해당하는 업무를 수행할 때 중대한 지장을 초래하는 경우
   가. 조세의 부과·징수 또는 환급에 관한 업무
   나. 「초·중등교육법」 및 「고등교육법」에 따른 각급 학교, 「평생교육법」에 따른 평생교육시설, 그 밖의 다른 법률에 따라 설치된 고등교육기관에서의 성적 평가 또는 입학자 선발에 관한 업무
   다. 학력·기능 및 채용에 관한 시험, 자격 심사에 관한 업무
   라. 보상금·급부금 산정 등에 대하여 진행 중인 평가 또는 판단에 관한 업무
   마. 다른 법률에 따라 진행 중인 감사 및 조사에 관한 업무

⑤ 열람 요구, 열람 제한, 통지 등의 방법 및 절차에 관하여 필요한 사항은 대통령령으로

개인정보의 전송 요구(제35조의2)

① 정보주체는 개인정보 처리 능력 등을 고려하여 대통령령으로 정하는 기준에 해당하는 개인정보처리자에 대하여 다음의 요건을 모두 충족하는 개인정보를 자신에게로 전송할 것을 요구

1. 정보주체가 전송을 요구하는 개인정보가 정보주체 본인에 관한 개인정보로서 다음 각 목의 어느 하나에 해당하는 정보일 것
   가. 제15조제1항제1호, 제23조제1항제1호 또는 제24조제1항제1호에 따른 동의를 받아 처리되는 개인정보
   나. 제15조제1항제4호에 따라 체결한 계약을 이행하거나 계약을 체결하는 과정에서 정보주체의 요청에 따른 조치를 이행하기 위하여 처리되는 개인정보
   다. 제15조제1항제2호·제3호, 제23조제1항제2호 또는 제24조제1항제2호에 따라 처리되는 개인정보 중 정보주체의 이익이나 공익적 목적을 위하여 관계 중앙행정기관의 장의 요청에 따라 보호위원회가 심의·의결하여 전송 요구의 대상으로 지정한 개인정보
2. 전송을 요구하는 개인정보가 개인정보처리자가 수집한 개인정보를 기초로 분석·가공하여 별도로 생성한 정보가 아닐 것
3. 전송을 요구하는 개인정보가 컴퓨터 등 정보처리장치로 처리되는 개인정보일 것

② 정보주체는 매출액, 개인정보의 보유 규모, 개인정보 처리 능력, 산업별 특성 등을 고려하여 대통령령으로 정하는 기준에 해당하는 개인정보처리자에 대하여 제1항에 따른 전송 요구 대상인 개인정보를 기술적으로 허용되는 합리적인 범위에서 다음 각 호의 자에게 전송할 것을 요구

1. 제35조의3제1항에 따른 개인정보관리 전문기관
2. 제29조에 따른 안전조치의무를 이행하고 대통령령으로 정하는 시설 및 기술 기준을 충족하는 자

③ 개인정보처리자는 제1항 및 제2항에 따른 전송 요구를 받은 경우에는 시간, 비용, 기술적으로 허용되는 합리적인 범위에서 해당 정보를 컴퓨터 등 정보처리장치로 처리 가능한 형태로 전송

④ 제1항 및 제2항에 따른 전송 요구를 받은 개인정보처리자는 다음 각 호의 어느 하나에

해당하는 법률의 관련 규정에도 불구하고 정보주체에 관한 개인정보를 전송

1. 「국세기본법」 제81조의13
2. 「지방세기본법」 제86조
3. 그 밖에 제1호 및 제2호와 유사한 규정으로서 대통령령으로 정하는 법률의 규정

⑤ 정보주체는 제1항 및 제2항에 따른 전송 요구를 철회

⑥ 개인정보처리자는 정보주체의 본인 여부가 확인되지 아니하는 경우 등 대통령령으로 정하는 경우에는 제1항 및 제2항에 따른 전송 요구를 거절하거나 전송을 중단

⑦ 정보주체는 제1항 및 제2항에 따른 전송 요구로 인하여 타인의 권리나 정당한 이익을 침해하여서는 아니 됨

⑧ 제1항부터 제7항까지에서 규정한 사항 외에 전송 요구의 대상이 되는 정보의 범위, 전송 요구의 방법, 전송의 기한 및 방법, 전송 요구 철회의 방법, 전송 요구의 거절 및 전송 중단의 방법 등 필요한 사항은 대통령령으로

시행령 제42조의 2

개인정보관리 전문기관(제35조의3)

① 다음의 업무를 수행하려는 자는 보호위원회 또는 관계 중앙행정기관의 장으로부터 개인정보관리 전문기관의 지정을 받아야 함

1. 제35조의2에 따른 개인정보의 전송 요구권 행사 지원
2. 정보주체의 권리행사를 지원하기 위한 개인정보 전송시스템의 구축 및 표준화
3. 정보주체의 권리행사를 지원하기 위한 개인정보의 관리・분석
4. 그 밖에 정보주체의 권리행사를 효과적으로 지원하기 위하여 대통령령으로 정하는 업무

② 제1항에 따른 개인정보관리 전문기관의 지정요건

1. 개인정보를 전송・관리・분석할 수 있는 기술수준 및 전문성을 갖추었을 것
2. 개인정보를 안전하게 관리할 수 있는 안전성 확보조치 수준을 갖추었을 것
3. 개인정보관리 전문기관의 안정적인 운영에 필요한 재정능력을 갖추었을 것

③ 개인정보관리 전문기관은 다음 각 호의 어느 하나에 해당하는 행위를 하여서는 아니 됨

1. 정보주체에게 개인정보의 전송 요구를 강요하거나 부당하게 유도하는 행위
2. 그 밖에 개인정보를 침해하거나 정보주체의 권리를 제한할 우려가 있는 행위로서 대통령령으로 정하는 행위

④ 보호위원회 및 관계 중앙행정기관의 장은 개인정보관리 전문기관이 다음 각 호의 어느

하나에 해당하는 경우에는 개인정보관리 전문기관의 지정을 취소. 다만, 제1호에 해당하는 경우에는 지정을 취소하여야 함

1. 거짓이나 부정한 방법으로 지정을 받은 경우
2. 제2항에 따른 지정요건을 갖추지 못하게 된 경우

⑤ 보호위원회 및 관계 중앙행정기관의 장은 제4항에 따라 지정을 취소하는 경우에는 「행정절차법」에 따른 청문을 실시

⑥ 보호위원회 및 관계 중앙행정기관의 장은 개인정보관리 전문기관에 대하여 업무 수행에 필요한 지원

⑦ 개인정보관리 전문기관은 정보주체의 요구에 따라 제1항 각 호의 업무를 수행하는 경우 정보주체로부터 그 업무 수행에 필요한 비용을 받을 수 있음

⑧ 제1항에 따른 개인정보관리 전문기관의 지정 절차, 제2항에 따른 지정요건의 세부기준, 제4항에 따른 지정취소의 절차 등에 필요한 사항은 대통령령으로

개인정보 전송 관리 및 지원(제35조의4)

① 보호위원회는 제35조의2제1항 및 제2항에 따른 개인정보처리자 및 제35조의3제1항에 따른 개인정보관리 전문기관 현황, 활용내역 및 관리실태 등을 체계적으로 관리·감독

② 보호위원회는 개인정보가 안전하고 효율적으로 전송될 수 있도록 다음 각 호의 사항을 포함한 개인정보 전송 지원 플랫폼을 구축·운영

1. 개인정보관리 전문기관 현황 및 전송 가능한 개인정보 항목 목록
2. 정보주체의 개인정보 전송 요구·철회 내역
3. 개인정보의 전송 이력 관리 등 지원 기능
4. 그 밖에 개인정보 전송을 위하여 필요한 사항

③ 보호위원회는 제2항에 따른 개인정보 전송지원 플랫폼의 효율적 운영을 위하여 개인정보관리 전문기관에서 구축·운영하고 있는 전송 시스템을 상호 연계하거나 통합할 수 있음. 이 경우 관계 중앙행정기관의 장 및 해당 개인정보관리 전문기관과 사전에 협의

④ 제1항부터 제3항까지의 규정에 따른 관리·감독과 개인정보 전송지원 플랫폼의 구축 및 운영에 필요한 사항은 대통령령으로

개인정보의 정정・삭제(제36조)

① 제35조에 따라 자신의 개인정보를 열람한 정보주체는 개인정보처리자에게 그 개인정보의 정정 또는 삭제를 요구할 수 있다. 다만, 다른 법령에서 그 개인정보가 수집 대상으로 명시되어 있는 경우에는 그 삭제를 요구할 수 없음

② 개인정보처리자는 제1항에 따른 정보주체의 요구를 받았을 때에는 개인정보의 정정 또는 삭제에 관하여 다른 법령에 특별한 절차가 규정되어 있는 경우를 제외하고는 지체 없이 그 개인정보를 조사하여 정보주체의 요구에 따라 정정・삭제 등 필요한 조치를 한 후 그 결과를 정보주체에게 알려야 함

③ 개인정보처리자가 제2항에 따라 개인정보를 삭제할 때에는 복구 또는 재생되지 아니하도록 조치

④ 개인정보처리자는 정보주체의 요구가 제1항 단서에 해당될 때에는 지체 없이 그 내용을 정보주체에게 알려야 함

⑤ 개인정보처리자는 제2항에 따른 조사를 할 때 필요하면 해당 정보주체에게 정정・삭제 요구사항의 확인에 필요한 증거자료를 제출하게 할 수 있음

⑥ 제1항・제2항 및 제4항에 따른 정정 또는 삭제 요구, 통지 방법 및 절차 등에 필요한 사항은 대통령령으로

개인정보의 처리정지 등(제37조)

① 정보주체는 개인정보처리자에 대하여 자신의 개인정보 처리의 정지를 요구하거나 개인정보 처리에 대한 동의를 철회할 수 있음. 이 경우 공공기관에 대해서는 제32조에 따라 등록 대상이 되는 개인정보파일 중 자신의 개인정보에 대한 처리의 정지를 요구하거나 개인정보 처리에 대한 동의를 철회할 수 있음

② 개인정보처리자는 제1항에 따른 처리정지 요구를 받았을 때에는 지체 없이 정보주체의 요구에 따라 개인정보 처리의 전부를 정지하거나 일부를 정지하여야 함. 다만, 다음 각 호의 어느 하나에 해당하는 경우에는 정보주체의 처리정지 요구를 거절할 수 있음

1. 법률에 특별한 규정이 있거나 법령상 의무를 준수하기 위하여 불가피한 경우
2. 다른 사람의 생명・신체를 해할 우려가 있거나 다른 사람의 재산과 그 밖의 이익을 부당하게 침해할 우려가 있는 경우
3. 공공기관이 개인정보를 처리하지 아니하면 다른 법률에서 정하는 소관 업무를 수행할

수 없는 경우

4. 개인정보를 처리하지 아니하면 정보주체와 약정한 서비스를 제공하지 못하는 등 계약의 이행이 곤란한 경우로서 정보주체가 그 계약의 해지 의사를 명확하게 밝히지 아니한 경우

③ 개인정보처리자는 정보주체가 제1항에 따라 동의를 철회한 때에는 지체 없이 수집된 개인정보를 복구·재생할 수 없도록 파기하는 등 필요한 조치를 하여야 함. 다만, 제2항 각 호의 어느 하나에 해당하는 경우에는 동의 철회에 따른 조치를 하지 아니할 수 있음

④ 개인정보처리자는 제2항 단서에 따라 처리정지 요구를 거절하거나 제3항 단서에 따라 동의 철회에 따른 조치를 하지 아니하였을 때에는 정보주체에게 지체 없이 그 사유를 알려야 함

⑤ 개인정보처리자는 정보주체의 요구에 따라 처리가 정지된 개인정보에 대하여 지체 없이 해당 개인정보의 파기 등 필요한 조치를 하여야 함

⑥ 제1항부터 제5항까지의 규정에 따른 처리정지의 요구, 동의 철회, 처리정지의 거절, 통지 등의 방법 및 절차에 필요한 사항은 대통령령으로

시행령 제46조

자동화된 결정에 대한 정보주체의 권리 등(제37조의2)

① 정보주체는 완전히 자동화된 시스템(인공지능 기술을 적용한 시스템을 포함)으로 개인정보를 처리하여 이루어지는 결정(「행정기본법」 제20조에 따른 행정청의 자동적 처분은 제외하며, 이하 이 조에서 "자동화된 결정")이 자신의 권리 또는 의무에 중대한 영향을 미치는 경우에는 해당 개인정보처리자에 대하여 해당 결정을 거부할 수 있는 권리를 가짐. 다만, 자동화된 결정이 제15조제1항제1호·제2호 및 제4호에 따라 이루어지는 경우에는 그러하지 아니함

② 정보주체는 개인정보처리자가 자동화된 결정을 한 경우에는 그 결정에 대하여 설명 등을 요구할 수 있음

③ 개인정보처리자는 제1항 또는 제2항에 따라 정보주체가 자동화된 결정을 거부하거나 이에 대한 설명 등을 요구한 경우에는 정당한 사유가 없는 한 자동화된 결정을 적용하지 아니하거나 인적 개입에 의한 재처리·설명 등 필요한 조치를 하여야 함

④ 개인정보처리자는 자동화된 결정의 기준과 절차, 개인정보가 처리되는 방식 등을 정보주체가 쉽게 확인할 수 있도록 공개

⑤ 제1항부터 제4항까지에서 규정한 사항 외에 자동화된 결정의 거부·설명 등을 요구하는 절차 및 방법, 거부·설명 등의 요구에 따른 필요한 조치, 자동화된 결정의 기준·절차 및 개인정보가 처리되는 방식의 공개 등에 필요한 사항은 대통령령으로

권리행사의 방법 및 절차(제38조)

① 정보주체는 제35조에 따른 열람, 제35조의2에 따른 전송, 제36조에 따른 정정·삭제, 제37조에 따른 처리정지 및 동의 철회, 제37조의2에 따른 거부·설명 등의 요구(이하 "열람등요구")를 문서 등 대통령령으로 정하는 방법·절차에 따라 대리인에게 하게 할 수 있음

② 만 14세 미만 아동의 법정대리인은 개인정보처리자에게 그 아동의 개인정보 열람등요구를 할 수 있음

③ 개인정보처리자는 열람등요구를 하는 자에게 대통령령으로 정하는 바에 따라 수수료와 우송료(사본의 우송을 청구하는 경우에 한함)를 청구할 수 있음. 다만, 제35조의2제2항에 따른 전송 요구의 경우에는 전송을 위해 추가로 필요한 설비 등을 함께 고려하여 수수료를 산정

④ 개인정보처리자는 정보주체가 열람등요구를 할 수 있는 구체적인 방법과 절차를 마련하고, 이를 정보주체가 알 수 있도록 공개하여야 함. 이 경우 열람등요구의 방법과 절차는 해당 개인정보의 수집 방법과 절차보다 어렵지 아니하도록 하여야 함

⑤ 개인정보처리자는 정보주체가 열람등요구에 대한 거절 등 조치에 대하여 불복이 있는 경우 이의를 제기할 수 있도록 필요한 절차를 마련하고 안내하여야 함

시행령 제47조

손해배상책임(제39조)

① 정보주체는 개인정보처리자가 이 법을 위반한 행위로 손해를 입으면 개인정보처리자에게 손해배상을 청구할 수 있음. 이 경우 그 개인정보처리자는 고의 또는 과실이 없음을 입증하지 아니하면 책임을 면할 수 없음

③ 개인정보처리자의 고의 또는 중대한 과실로 인하여 개인정보가 분실·도난·유출·위조·변조 또는 훼손된 경우로서 정보주체에게 손해가 발생한 때에는 법원은 그 손해액의 5배를 넘지 아니하는 범위에서 손해배상액을 정할 수 있음. 다만, 개인정보처리자가 고의

또는 중대한 과실이 없음을 증명한 경우에는 그러하지 아니함

④ 법원은 제3항의 배상액을 정할 때에는 다음의 사항을 고려

1. 고의 또는 손해 발생의 우려를 인식한 정도
2. 위반행위로 인하여 입은 피해 규모
3. 위법행위로 인하여 개인정보처리자가 취득한 경제적 이익
4. 위반행위에 따른 벌금 및 과징금
5. 위반행위의 기간·횟수 등
6. 개인정보처리자의 재산상태
7. 개인정보처리자가 정보주체의 개인정보 분실·도난·유출 후 해당 개인정보를 회수하기 위하여 노력한 정도
8. 개인정보처리자가 정보주체의 피해구제를 위하여 노력한 정도

법정손해배상의 청구(제39조의2)

① 제39조제1항에도 불구하고 정보주체는 개인정보처리자의 고의 또는 과실로 인하여 개인정보가 분실·도난·유출·위조·변조 또는 훼손된 경우에는 300만원 이하의 범위에서 상당한 금액을 손해액으로 하여 배상을 청구할 수 있음. 이 경우 해당 개인정보처리자는 고의 또는 과실이 없음을 입증하지 아니하면 책임을 면할 수 없음

② 법원은 제1항에 따른 청구가 있는 경우에 변론 전체의 취지와 증거조사의 결과를 고려하여 제1항의 범위에서 상당한 손해액을 인정할 수 있음

③ 제39조에 따라 손해배상을 청구한 정보주체는 사실심(事實審)의 변론이 종결되기 전까지 그 청구를 제1항에 따른 청구로 변경할 수 있음

제6장 삭 제

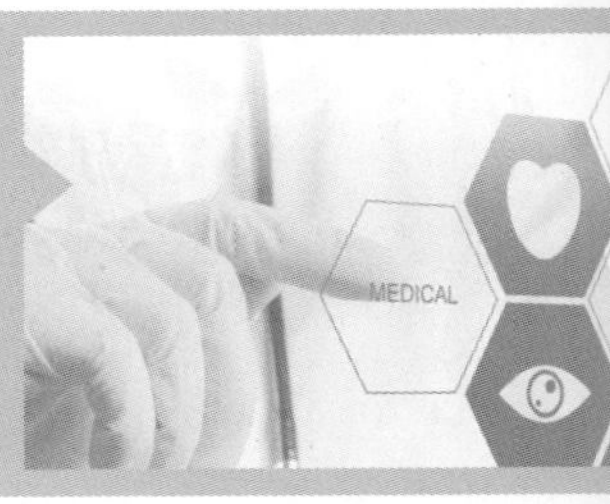

자료의 제출(제39조의3)

① 법원은 이 법을 위반한 행위로 인한 손해배상청구소송에서 당사자의 신청에 따라 상대방에게 해당 손해의 증명 또는 손해액의 산정에 필요한 자료의 제출을 명할 수 있음. 다만, 제출명령을 받은 자가 그 자료의 제출을 거부할 정당한 이유가 있으면 그러하지 아니함

② 법원은 제출명령을 받은 자가 그 자료의 제출을 거부할 정당한 이유가 있다고 주장하는 경우에는 그 주장의 당부(當否)를 판단하기 위하여 자료의 제시를 명할 수 있음. 이 경우 법원은 그 자료를 다른 사람이 보게 하여서는 아니 됨

③ 제출되어야 할 자료가 「부정경쟁방지 및 영업비밀보호에 관한 법률」 제2조제2호에 따른 영업비밀(이하 "영업비밀")에 해당하나 손해의 증명 또는 손해액의 산정에 반드시 필요한 경우에는 제1항 단서에 따른 정당한 이유로 보지 아니함. 법원은 제출명령의 목적 내에서 열람할 수 있는 범위 또는 열람할 수 있는 사람을 지정

④ 법원은 제출명령을 받은 자가 정당한 이유 없이 그 명령에 따르지 아니한 경우에는 자료의 기재에 대한 신청인의 주장을 진실한 것으로 인정

⑤ 법원은 제4항에 해당하는 경우 신청인이 자료의 기재에 관하여 구체적으로 주장하기에 현저히 곤란한 사정이 있고 자료로 증명할 사실을 다른 증거로 증명하는 것을 기대하기도 어려운 경우에는 신청인이 자료의 기재로 증명하려는 사실에 관한 주장을 진실한 것으로 인정

비밀유지명령(제39조의4)

① 법원은 법을 위반한 행위로 인한 손해배상청구소송에서 당사자의 신청에 따른 결정으로 다음의 자에게 그 당사자가 보유한 영업비밀을 해당 소송의 계속적인 수행 외의 목적으로 사용하거나 그 영업비밀에 관계된 이 항에 따른 명령을 받은 자 외의 자에게 공개하지 아니할 것을 명할 수 있음. 다만, 그 신청 시점까지 다음의 자가 준비서면의 열람이나

증거조사 외의 방법으로 그 영업비밀을 이미 취득하고 있는 경우에는 그러하지 아니함

1. 다른 당사자(법인인 경우에는 그 대표자)
2. 당사자를 위하여 해당 소송을 대리하는 자
3. 그 밖에 해당 소송으로 영업비밀을 알게 된 자

② 비밀유지명령을 신청하는 자는 다음의 사유를 모두 소명

1. 이미 제출하였거나 제출하여야 할 준비서면, 이미 조사하였거나 조사하여야 할 증거 또는 제39조의3제1항에 따라 제출하였거나 제출하여야 할 자료에 영업비밀이 포함되어 있다는 것
2. 제1호의 영업비밀이 해당 소송 수행 외의 목적으로 사용되거나 공개되면 당사자의 영업에 지장을 줄 우려가 있어 이를 방지하기 위하여 영업비밀의 사용 또는 공개를 제한할 필요가 있다는 것

③ 비밀유지명령의 신청은 다음의 사항을 적은 서면으로

1. 비밀유지명령을 받을 자
2. 비밀유지명령의 대상이 될 영업비밀을 특정하기에 충분한 사실
3. 제2항 각 호의 사유에 해당하는 사실

④ 법원은 비밀유지명령이 결정된 경우에는 그 결정서를 비밀유지명령을 받을 자에게 송달하여야 함

⑤ 비밀유지명령은 제4항의 결정서가 비밀유지명령을 받을 자에게 송달된 때부터 효력이 발생

⑥ 비밀유지명령의 신청을 기각하거나 각하한 재판에 대해서는 즉시항고를 할 수 있음

비밀유지명령의 취소(제39조의5)

① 비밀유지명령을 신청한 자 또는 비밀유지명령을 받은 자는 제39조의4제2항 각 호의 사유에 부합하지 아니하는 사실이나 사정이 있는 경우 소송기록을 보관하고 있는 법원(소송기록을 보관하고 있는 법원이 없는 경우에는 비밀유지명령을 내린 법원을 말함)에 비밀유지명령의 취소를 신청

② 법원은 비밀유지명령의 취소신청에 대한 재판이 있는 경우에는 그 결정서를 그 신청을 한 자 및 상대방에게 송달

③ 비밀유지명령의 취소신청에 대한 재판에 대해서는 즉시항고를 할 수 있음

④ 비밀유지명령을 취소하는 재판은 확정되어야 효력이 발생

⑤ 비밀유지명령을 취소하는 재판을 한 법원은 비밀유지명령의 취소신청을 한 자 또는 상대방 외에 해당 영업비밀에 관한 비밀유지명령을 받은 자가 있는 경우에는 그 자에게 즉시 비밀유지명령의 취소 재판을 한 사실을 알려야 함

소송기록 열람 등의 청구 통지 등(제39조의6)

① 비밀유지명령이 내려진 소송(모든 비밀유지명령이 취소된 소송은 제외)에 관한 소송기록에 대하여 「민사소송법」 제163조제1항에 따라 열람 등의 신청인을 당사자로 제한하는 결정이 있었던 경우로서 당사자가 같은 항에서 규정하는 비밀 기재부분의 열람 등의 청구를 하였으나 그 청구 절차를 해당 소송에서 비밀유지명령을 받지 아니한 자가 밟은 경우에는 법원서기관, 법원사무관, 법원주사 또는 법원주사보(이하 이 조에서 "법원사무관 등")는 같은 항의 신청을 한 당사자(그 열람 등의 청구를 한 자는 제외)에게 그 청구 직후에 그 열람 등의 청구가 있었다는 사실을 알려야 함

② 법원사무관등은 제1항의 청구가 있었던 날부터 2주일이 지날 때까지(그 청구 절차를 밟은 자에 대한 비밀유지명령 신청이 그 기간 내에 이루어진 경우에는 그 신청에 대한 재판이 확정되는 시점까지) 그 청구 절차를 밟은 자에게 제1항의 비밀 기재부분의 열람 등을 하게 하여서는 아니 됨

③ 제2항은 제1항의 열람 등의 청구를 한 자에게 제1항의 비밀 기재부분의 열람 등을 하게 하는 것에 대하여 「민사소송법」 제163조제1항의 신청을 한 당사자 모두가 동의하는 경우에는 적용되지 아니함

손해배상의 보장(제39조의7)

① 개인정보처리자로서 매출액, 개인정보의 보유 규모 등을 고려하여 대통령령으로 정하는 기준에 해당하는 자는 제39조 및 제39조의2에 따른 손해배상책임의 이행을 위하여 보험 또는 공제에 가입하거나 준비금을 적립하는 등 필요한 조치를 하여야 함

② 제1항에도 불구하고 다음 각 호의 어느 하나에 해당하는 자는 제1항에 따른 조치를 하지 아니할 수 있음

1. 대통령령으로 정하는 공공기관, 비영리법인 및 단체
2. 「소상공인기본법」 제2조제1항에 따른 소상공인으로서 대통령령으로 정하는 자에게 개인정보 처리를 위탁한 자

3. 다른 법률에 따라 제39조 및 제39조의2에 따른 손해배상책임의 이행을 보장하는 보험 또는 공제에 가입하거나 준비금을 적립한 개인정보처리자

③ 제1항 및 제2항에 따른 개인정보처리자의 손해배상책임 이행 기준 등에 필요한 사항은 대통령령으로

제7장 개인정보 분쟁조정위원회

제7장 개인정보 분쟁조정위원회

제8장
개인정보 단체소송

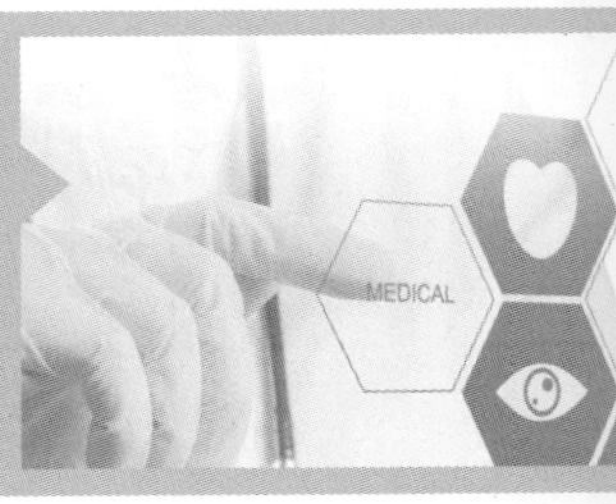

단체소송의 대상 등(제51조)

다음의 어느 하나에 해당하는 단체는 개인정보처리자가 제49조에 따른 집단분쟁조정을 거부하거나 집단분쟁조정의 결과를 수락하지 아니한 경우에는 법원에 권리침해 행위의 금지·중지를 구하는 소송(이하 "단체소송")을 제기할 수 있음

1. 「소비자기본법」 제29조에 따라 공정거래위원회에 등록한 소비자단체로서 다음 각 목의 요건을 모두 갖춘 단체
   가. 정관에 따라 상시적으로 정보주체의 권익증진을 주된 목적으로 하는 단체일 것
   나. 단체의 정회원수가 1천명 이상일 것
   다. 「소비자기본법」 제29조에 따른 등록 후 3년이 경과하였을 것
2. 「비영리민간단체 지원법」 제2조에 따른 비영리민간단체로서 다음 각 목의 요건을 모두 갖춘 단체
   가. 법률상 또는 사실상 동일한 침해를 입은 100명 이상의 정보주체로부터 단체소송의 제기를 요청받을 것
   나. 정관에 개인정보 보호를 단체의 목적으로 명시한 후 최근 3년 이상 이를 위한 활동실적이 있을 것
   다. 단체의 상시 구성원수가 5천명 이상일 것
   라. 중앙행정기관에 등록되어 있을 것

전속관할(제52조)

① 단체소송의 소는 피고의 주된 사무소 또는 영업소가 있는 곳, 주된 사무소나 영업소가 없는 경우에는 주된 업무담당자의 주소가 있는 곳의 지방법원 본원 합의부의 관할에 전속

② 제1항을 외국사업자에 적용하는 경우 대한민국에 있는 이들의 주된 사무소·영업소 또는 업무담당자의 주소에 따라 정함

소송허가신청(제54조)

① 단체소송을 제기하는 단체는 소장과 함께 다음을 기재한 소송허가신청서를 법원에 제출
  1. 원고 및 그 소송대리인
  2. 피고
  3. 정보주체의 침해된 권리의 내용

② 제1항에 따른 소송허가신청서에는 다음의 자료를 첨부
  1. 소제기단체가 제51조의 어느 하나에 해당하는 요건을 갖추고 있음을 소명하는 자료
  2. 개인정보처리자가 조정을 거부하였거나 조정결과를 수락하지 아니하였음을 증명하는 서류

소송허가요건 등(제55조)

① 법원은 다음의 요건을 모두 갖춘 경우에 한하여 결정으로 단체소송을 허가
  1. 개인정보처리자가 분쟁조정위원회의 조정을 거부하거나 조정결과를 수락하지 아니하였을 것
  2. 제54조에 따른 소송허가신청서의 기재사항에 흠결이 없을 것

② 단체소송을 허가하거나 불허가하는 결정에 대하여는 즉시항고할 수 있음

확정판결의 효력(제56조)

원고의 청구를 기각하는 판결이 확정된 경우 이와 동일한 사안에 관하여는 제51조에 따른 다른 단체는 단체소송을 제기할 수 없음. 다만, 다음의 경우에는 그러하지 아니함

1. 판결이 확정된 후 그 사안과 관련하여 국가·지방자치단체 또는 국가·지방자치단체가 설립한 기관에 의하여 새로운 증거가 나타난 경우
2. 기각판결이 원고의 고의로 인한 것임이 밝혀진 경우

「민사소송법」의 적용 등(제57조)

① 단체소송에 관하여 이 법에 특별한 규정이 없는 경우에는 「민사소송법」을 적용

② 제55조에 따른 단체소송의 허가결정이 있는 경우에는 「민사집행법」 제4편에 따른 보전처분을 할 수 있음

③ 단체소송의 절차에 관하여 필요한 사항은 대법원규칙으로 정함

제9장
보 칙

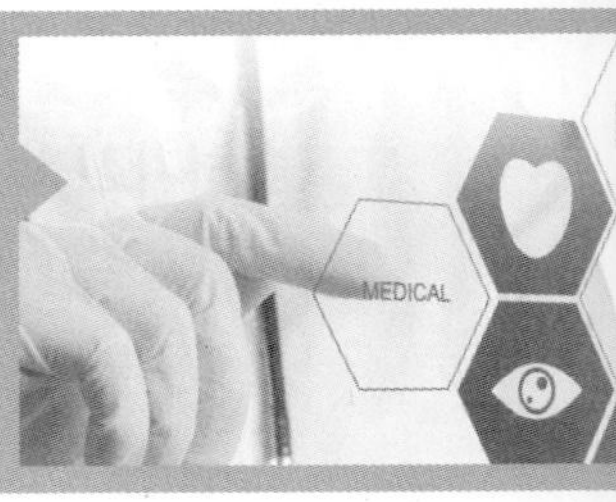

적용의 일부 제외(제58조)

① 다음의 어느 하나에 해당하는 개인정보에 관하여는 제3장부터 제8장까지를 적용하지 아니함

1. 국가안전보장과 관련된 정보 분석을 목적으로 수집 또는 제공 요청되는 개인정보
2. 언론, 종교단체, 정당이 각각 취재·보도, 선교, 선거 입후보자 추천 등 고유 목적을 달성하기 위하여 수집·이용하는 개인정보

② 공개된 장소에 고정형 영상정보처리기기를 설치·운영하여 처리되는 개인정보에 대해서는 제15조, 제22조, 제22조의2, 제27조제1항·제2항, 제34조 및 제37조를 적용하지 아니함

③ 개인정보처리자가 동창회, 동호회 등 친목 도모를 위한 단체를 운영하기 위하여 개인정보를 처리하는 경우에는 제15조, 제30조 및 제31조를 적용하지 아니함

④ 개인정보처리자는 제1항 각 호에 따라 개인정보를 처리하는 경우에도 그 목적을 위하여 필요한 범위에서 최소한의 기간에 최소한의 개인정보만을 처리하여야 하며, 개인정보의 안전한 관리를 위하여 필요한 기술적·관리적 및 물리적 보호조치, 개인정보의 처리에 관한 고충처리, 그 밖에 개인정보의 적절한 처리를 위하여 필요한 조치를 마련하여야 함

금지행위(제59조)

개인정보를 처리하거나 처리하였던 자는 다음의 행위를 하여서는 아니 됨

1. 거짓이나 그 밖의 부정한 수단이나 방법으로 개인정보를 취득하거나 처리에 관한 동의를 받는 행위
2. 업무상 알게 된 개인정보를 누설하거나 권한 없이 다른 사람이 이용하도록 제공하는 행위
3. 정당한 권한 없이 또는 허용된 권한을 초과하여 다른 사람의 개인정보를 이용, 훼손, 멸실, 변경, 위조 또는 유출하는 행위

비밀유지 등(제60조)

다음의 업무에 종사하거나 종사하였던 자는 직무상 알게 된 비밀을 다른 사람에게 누설하거나 직무상 목적 외의 용도로 이용하여서는 아니 됨. 다만, 다른 법률에 특별한 규정이 있는 경우에는 그러하지 아니함

1. 제7조의8 및 제7조의9에 따른 보호위원회의 업무
2. 제28조의3에 따른 전문기관의 지정 업무 및 전문기관의 업무
3. 제32조의2에 따른 개인정보 보호 인증 업무
4. 제33조에 따른 영향평가 업무
5. 제35조의3에 따른 개인정보관리 전문기관의 지정 업무 및 개인정보관리 전문기관의 업무
6. 제40조에 따른 분쟁조정위원회의 분쟁조정 업무

의견제시 및 개선권고(제61조)

① 보호위원회는 개인정보 보호에 영향을 미치는 내용이 포함된 법령이나 조례에 대하여 필요하다고 인정하면 심의·의결을 거쳐 관계 기관에 의견을 제시

② 보호위원회는 개인정보 보호를 위하여 필요하다고 인정하면 개인정보처리자에게 개인정보 처리 실태의 개선을 권고할 수 있음. 이 경우 권고를 받은 개인정보처리자는 이를 이행하기 위하여 성실하게 노력하여야 하며, 그 조치 결과를 보호위원회에 알려야 함

③ 관계 중앙행정기관의 장은 개인정보 보호를 위하여 필요하다고 인정하면 소관 법률에 따라 개인정보처리자에게 개인정보 처리 실태의 개선을 권고할 수 있음. 이 경우 권고를 받은 개인정보처리자는 이를 이행하기 위하여 성실하게 노력하여야 하며, 그 조치 결과를 관계 중앙행정기관의 장에게 알려야 함

④ 중앙행정기관, 지방자치단체, 국회, 법원, 헌법재판소, 중앙선거관리위원회는 그 소속 기관 및 소관 공공기관에 대하여 개인정보 보호에 관한 의견을 제시하거나 지도·점검을 할 수 있음

침해 사실의 신고 등(제62조)

① 개인정보처리자가 개인정보를 처리할 때 개인정보에 관한 권리 또는 이익을 침해받은 사람은 보호위원회에 그 침해 사실을 신고할 수 있음

② 보호위원회는 침해에 따른 신고의 접수·처리 등에 관한 업무를 효율적으로 수행하기 위

하여 대통령령으로 정하는 바에 따라 전문기관을 지정. 전문기관은 개인정보침해 신고센터(이하 "신고센터")를 설치・운영

③ 신고센터는 다음의 업무를 수행

1. 개인정보 처리와 관련한 신고의 접수・상담
2. 사실의 조사・확인 및 관계자의 의견 청취
3. 제1호 및 제2호에 따른 업무에 딸린 업무

④ 보호위원회는 사실 조사・확인 등의 업무를 효율적으로 하기 위하여 필요하면 「국가공무원법」에 따라 소속 공무원을 전문기관에 파견할 수 있음

자료제출 요구 및 검사(제63조)

① 보호위원회는 다음의 경우에는 개인정보처리자에게 관계 물품・서류 등 자료를 제출하게 할 수 있음

1. 이 법을 위반하는 사항을 발견하거나 혐의가 있음을 알게 된 경우
2. 이 법 위반에 대한 신고를 받거나 민원이 접수된 경우
3. 그 밖에 정보주체의 개인정보 보호를 위하여 필요한 경우로서 대통령령으로 정하는 경우

② 보호위원회는 개인정보처리자가 제1항에 따른 자료를 제출하지 아니하거나 이 법을 위반한 사실이 있다고 인정되면 소속 공무원으로 하여금 개인정보처리자 및 해당 법 위반사실과 관련한 관계인의 사무소나 사업장에 출입하여 업무 상황, 장부 또는 서류 등을 검사하게 할 수 있음. 이 경우 검사를 하는 공무원은 그 권한을 나타내는 증표를 지니고 이를 관계인에게 내보여야 함

③ 보호위원회는 이 법 등 개인정보 보호와 관련된 법규의 위반행위로 인하여 중대한 개인정보 침해사고가 발생한 경우 신속하고 효과적인 대응을 위하여 다음의 해당하는 관계기관의 장에게 협조를 요청

1. 중앙행정기관
2. 지방자치단체
3. 그 밖에 법령 또는 자치법규에 따라 행정권한을 가지고 있거나 위임 또는 위탁받은 공공기관

④ 협조를 요청받은 관계 기관의 장은 특별한 사정이 없으면 이에 따라야 함

⑤ 자료제출 요구, 검사 절차 및 방법 등에 관하여 필요한 사항은 보호위원회가 고시

⑥ 보호위원회는 제출받거나 수집한 서류・자료 등을 이 법에 따른 경우를 제외하고는 제3자에게 제공하거나 일반에 공개해서는 아니 됨

⑦ 보호위원회는 정보통신망을 통하여 자료의 제출 등을 받은 경우나 수집한 자료 등을 전자화한 경우에는 개인정보・영업비밀 등이 유출되지 아니하도록 제도적・기술적 보완조치를 하여야 함

시정조치 등(제64조)

① 보호위원회는 이 법을 위반한 자(중앙행정기관, 지방자치단체, 국회, 법원, 헌법재판소, 중앙선거관리위원회는 제외)에 대하여 다음 각 호에 해당하는 조치를 명할 수 있음

1. 개인정보 침해행위의 중지
2. 개인정보 처리의 일시적인 정지
3. 그 밖에 개인정보의 보호 및 침해 방지를 위하여 필요한 조치

② 지방자치단체, 국회, 법원, 헌법재판소, 중앙선거관리위원회는 그 소속 기관 및 소관 공공기관이 이 법을 위반하였을 때에는 제1항 각 호에 해당하는 조치를 명할 수 있음

③ 보호위원회는 중앙행정기관, 지방자치단체, 국회, 법원, 헌법재판소, 중앙선거관리위원회가 이 법을 위반하였을 때에는 해당 기관의 장에게 제1항 각 호에 해당하는 조치를 하도록 권고할 수 있음. 이 경우 권고를 받은 기관은 특별한 사유가 없으면 이를 존중하여야 함

고발 및 징계권고(제65조)

① 보호위원회는 개인정보처리자에게 이 법 등 개인정보 보호와 관련된 법규의 위반에 따른 범죄혐의가 있다고 인정될 만한 상당한 이유가 있을 때에는 관할 수사기관에 그 내용을 고발할 수 있음

② 보호위원회는 이 법 등 개인정보 보호와 관련된 법규의 위반행위가 있다고 인정될 만한 상당한 이유가 있을 때에는 책임이 있는 자(대표자 및 책임있는 임원을 포함)를 징계할 것을 해당 개인정보처리자에게 권고할 수 있음. 이 경우 권고를 받은 사람은 이를 존중하여야 하며 그 결과를 보호위원회에 통보

③ 관계 중앙행정기관의 장은 소관 법률에 따라 개인정보처리자에 대하여 제1항에 따른 고발을 하거나 소속 기관・단체 등의 장에게 제2항에 따른 징계권고를 할 수 있음. 이 경

우 제2항에 따른 권고를 받은 사람은 이를 존중하여야 하며 그 결과를 관계 중앙행정기관의 장에게 통보

결과의 공표(제66조)

① 보호위원회는 제61조에 따른 개선권고, 제64조에 따른 시정조치 명령, 제64조의2에 따른 과징금의 부과, 제65조에 따른 고발 또는 징계권고 및 제75조에 따른 과태료 부과의 내용 및 결과에 대하여 공표할 수 있음

② 보호위원회는 개선권고, 시정조치 명령, 과징금의 부과, 고발 또는 징계권고 및 과태료 부과처분 등을 한 경우에는 처분 등을 받은 자에게 해당 처분 등을 받았다는 사실을 공표할 것을 명할 수 있음

③ 개선권고 사실 등의 공표 및 공표명령의 방법, 기준 및 절차 등은 대통령령으로

연차보고(제67조)

① 보호위원회는 관계 기관 등으로부터 필요한 자료를 제출받아 매년 개인정보 보호시책의 수립 및 시행에 관한 보고서를 작성하여 정기국회 개회 전까지 국회에 제출(정보통신망에 의한 제출을 포함)

② 제1항에 따른 보고서에는 다음의 내용이 포함되어야 함

1. 정보주체의 권리침해 및 그 구제현황
2. 개인정보 처리에 관한 실태조사 및 개인정보 보호수준 평가 등의 결과
3. 개인정보 보호시책의 추진현황 및 실적
4. 개인정보 관련 해외의 입법 및 정책 동향
5. 주민등록번호 처리와 관련된 법률·대통령령·국회규칙·대법원규칙·헌법재판소규칙·중앙선거관리위원회규칙 및 감사원규칙의 제정·개정 현황
6. 그 밖에 개인정보 보호시책에 관하여 공개 또는 보고하여야 할 사항

권한의 위임·위탁(제68조)

① 이 법에 따른 보호위원회 또는 관계 중앙행정기관의 장의 권한은 그 일부를 대통령령으로 정하는 바에 따라 특별시장, 광역시장, 도지사, 특별자치도지사 또는 대통령령으로 정하는 전문기관에 위임하거나 위탁할 수 있음

② 보호위원회 또는 관계 중앙행정기관의 장의 권한을 위임 또는 위탁받은 기관은 위임 또는 위탁받은 업무의 처리 결과를 보호위원회 또는 관계 중앙행정기관의 장에게 통보

③ 보호위원회는 전문기관에 권한의 일부를 위임하거나 위탁하는 경우 해당 전문기관의 업무 수행을 위하여 필요한 경비를 출연

시행령 제62조 업무의 위탁

② 보호위원회는 법 제68조제1항에 따라 법 제24조의2제4항에 따른 대체가입수단 제공의 지원에 관한 업무를 다음 각 호의 기관에 위탁할 수 있음

1. 「전자정부법」 제72조제1항에 따른 한국지역정보개발원
2. 한국인터넷진흥원
3. 대체가입수단의 개발·제공·관리 업무를 안전하게 수행할 수 있는 기술적·재정적 능력과 설비를 보유한 것으로 인정되어 보호위원회가 정하여 고시하는 법인·기관·단체

③ 보호위원회(제10호의 경우 보호위원회 외의 지정권자를 포함한다)는 법 제68조제1항에 따라 다음의 사항에 관한 업무를 제4항에 따른 기관에 위탁

1. 개인정보 보호를 위한 국제기구와 외국의 개인정보 보호기구와의 교류·협력
2. 개인정보 보호에 관한 법령·정책·제도·실태 등의 조사·연구
3. 개인정보 보호에 관한 기술개발의 지원·보급
4. 개인정보 보호에 관한 교육·홍보
5. 개인정보 보호와 관련된 기관·단체의 육성 및 지원
6. 관계 전문가의 육성 및 영향평가 기준의 개발
7. 열람 요구의 접수 및 처리
8. 자료제출 요구 및 검사 중 다음의 사항과 관련된 자료제출 요구 및 검사
   가. 법 제34조제3항 전단에 따른 신고에 대한 기술지원
   나. 법 제62조에 따라 개인정보침해 신고센터에 접수된 신고의 접수·처리 및 상담
9. 평가기관 지정신청서의 접수 및 같은 조 제6항에 따른 신고 사항의 접수
10. 법 제35조의3에 따른 개인정보관리 전문기관의 지정에 관한 다음 각 목의 사항
    가. 제42조의10제1항에 따른 개인정보관리 전문기관 지정 신청의 접수 및 신청 내용의 확인
    나. 제42조의10제4항에 따른 개인정보관리 전문기관 지정에 관한 예비심사
    다. 제42조의12제1항 후단에 따른 지정 조건의 이행 여부 확인
11. 법 제35조의4제2항에 따른 개인정보전송지원플랫폼의 운영

④ 보호위원회가 제3항 각 호의 사항에 관한 업무를 위탁할 수 있는 기관

1. 한국인터넷진흥원
2. 개인정보 보호 분야에 전문성을 갖춘 것으로 인정되어 보호위원회가 정하여 고시하는 법인·기관 또는 단체

⑤ 보호위원회가 제2항부터 제4항까지의 규정에 따라 업무를 위탁하는 경우에는 위탁받는 기관과 위탁업무의 내용을 관보나 보호위원회의 인터넷 홈페이지에 공고

벌칙 적용 시의 공무원 의제(제69조)

① 보호위원회의 위원 중 공무원이 아닌 위원 및 공무원이 아닌 직원은 「형법」이나 그 밖의 법률에 따른 벌칙을 적용할 때에는 공무원으로 봄

② 보호위원회 또는 관계 중앙행정기관의 장의 권한을 위탁한 업무에 종사하는 관계 기관의 임직원은 「형법」 제129조부터 제132조까지의 규정을 적용할 때에는 공무원으로 봄

제10장 벌 칙

10년 이하의 징역 또는 1억원 이하의 벌금(제70조)

1. 공공기관의 개인정보 처리업무를 방해할 목적으로 공공기관에서 처리하고 있는 개인정보를 변경하거나 말소하여 공공기관의 업무 수행의 중단·마비 등 심각한 지장을 초래한 자
2. 거짓이나 그 밖의 부정한 수단이나 방법으로 다른 사람이 처리하고 있는 개인정보를 취득한 후 이를 영리 또는 부정한 목적으로 제3자에게 제공한 자와 이를 교사·알선한 자

5년 이하의 징역 또는 5천만원 이하의 벌금(제71조)

1. 제17조제1항제2호에 해당하지 아니함에도 같은 항 제1호(제26조제8항에 따라 준용되는 경우를 포함)를 위반하여 정보주체의 동의를 받지 아니하고 개인정보를 제3자에게 제공한 자 및 그 사정을 알면서도 개인정보를 제공받은 자
2. 제18조제1항·제2항, 제27조제3항 또는 제28조의2(제26조제8항에 따라 준용되는 경우를 포함), 제19조 또는 제26조제5항을 위반하여 개인정보를 이용하거나 제3자에게 제공한 자 및 그 사정을 알면서도 영리 또는 부정한 목적으로 개인정보를 제공받은 자
3. 제22조의2제1항(제26조제8항에 따라 준용되는 경우를 포함)을 위반하여 법정대리인의 동의를 받지 아니하고 만 14세 미만인 아동의 개인정보를 처리한 자
4. 제23조제1항(제26조제8항에 따라 준용되는 경우를 포함)을 위반하여 민감정보를 처리한 자
5. 제24조제1항(제26조제8항에 따라 준용되는 경우를 포함)을 위반하여 고유식별정보를 처리한 자
6. 제28조의3제1항(제26조제8항에 따라 준용되는 경우를 포함)을 위반하여 보호위원회 또는 관계 중앙행정기관의 장으로부터 전문기관으로 지정받지 아니하고 가명정보를 결합한 자
7. 제28조의3제2항(제26조제8항에 따라 준용되는 경우를 포함)을 위반하여 전문기관의 장

의 승인을 받지 아니하고 결합을 수행한 기관 외부로 결합된 정보를 반출하거나 이를 제3자에게 제공한 자 및 그 사정을 알면서도 영리 또는 부정한 목적으로 결합된 정보를 제공받은 자

8. 제28조의5제1항(제26조제8항에 따라 준용되는 경우를 포함)을 위반하여 특정 개인을 알아보기 위한 목적으로 가명정보를 처리한 자
9. 제59조제2호를 위반하여 업무상 알게 된 개인정보를 누설하거나 권한 없이 다른 사람이 이용하도록 제공한 자 및 그 사정을 알면서도 영리 또는 부정한 목적으로 개인정보를 제공받은 자
10. 제59조제3호를 위반하여 다른 사람의 개인정보를 이용, 훼손, 멸실, 변경, 위조 또는 유출한 자

3년 이하의 징역 또는 3천만원 이하의 벌금(제72조)

1. 제25조제5항(제26조제8항에 따라 준용되는 경우를 포함)을 위반하여 고정형 영상정보처리기기의 설치 목적과 다른 목적으로 고정형 영상정보처리기기를 임의로 조작하거나 다른 곳을 비추는 자 또는 녹음기능을 사용한 자
2. 제59조제1호를 위반하여 거짓이나 그 밖의 부정한 수단이나 방법으로 개인정보를 취득하거나 개인정보 처리에 관한 동의를 받는 행위를 한 자 및 그 사정을 알면서도 영리 또는 부정한 목적으로 개인정보를 제공받은 자
3. 제60조를 위반하여 직무상 알게 된 비밀을 누설하거나 직무상 목적 외에 이용한 자

2년 이하의 징역 또는 2천만원 이하의 벌금(제73조)

① 다음 각 호의 어느 하나에 해당하는 자는 2년 이하의 징역 또는 2천만원 이하의 벌금에 처함

1. 제36조제2항(제26조제8항에 따라 준용되는 경우를 포함)을 위반하여 정정·삭제 등 필요한 조치를 하지 아니하고 개인정보를 계속 이용하거나 이를 제3자에게 제공한 자
2. 제37조제2항(제26조제8항에 따라 준용되는 경우를 포함)을 위반하여 개인정보의 처리를 정지하지 아니하고 개인정보를 계속 이용하거나 제3자에게 제공한 자
3. 국내외에서 정당한 이유 없이 제39조의4에 따른 비밀유지명령을 위반한 자
4. 제63조제1항(제26조제8항에 따라 준용되는 경우를 포함)에 따른 자료제출 요구에 대

하여 법 위반사항을 은폐 또는 축소할 목적으로 자료제출을 거부하거나 거짓의 자료를 제출한 자

5. 제63조제2항(제26조제8항에 따라 준용되는 경우를 포함)에 따른 출입・검사 시 자료의 은닉・폐기, 접근 거부 또는 위조・변조 등을 통하여 조사를 거부・방해 또는 기피한 자

② 제1항제3호의 죄는 비밀유지명령을 신청한 자의 고소가 없으면 공소를 제기할 수 없음

양벌규정(제74조)

① 법인의 대표자나 법인 또는 개인의 대리인, 사용인, 그 밖의 종업원이 그 법인 또는 개인의 업무에 관하여 제70조에 해당하는 위반행위를 하면 그 행위자를 벌하는 외에 그 법인 또는 개인을 7천만원 이하의 벌금에 처함. 다만, 법인 또는 개인이 그 위반행위를 방지하기 위하여 해당 업무에 관하여 상당한 주의와 감독을 게을리하지 아니한 경우에는 그러하지 아니함

② 법인의 대표자나 법인 또는 개인의 대리인, 사용인, 그 밖의 종업원이 그 법인 또는 개인의 업무에 관하여 제71조부터 제73조까지의 어느 하나에 해당하는 위반행위를 하면 그 행위자를 벌하는 외에 그 법인 또는 개인에게도 해당 조문의 벌금형을 과(科)함. 다만, 법인 또는 개인이 그 위반행위를 방지하기 위하여 해당 업무에 관하여 상당한 주의와 감독을 게을리하지 아니한 경우에는 그러하지 아니함

몰수・추징 등(제74조의2)

제70조부터 제73조까지의 어느 하나에 해당하는 죄를 지은 자가 해당 위반행위와 관련하여 취득한 금품이나 그 밖의 이익은 몰수할 수 있으며, 이를 몰수할 수 없을 때에는 그 가액을 추징할 수 있음. 이 경우 몰수 또는 추징은 다른 벌칙에 부가하여 과할 수 있음

과태료(제75조)

① 다음의 어느 하나에 해당하는 자에게는 **5천만원 이하의 과태료**를 부과

1. 제25조제2항(제26조제8항에 따라 준용되는 경우를 포함)을 위반하여 고정형 영상정보처리기기를 설치・운영한 자
2. 제25조의2제2항(제26조제8항에 따라 준용되는 경우를 포함)을 위반하여 이동형 영상

정보처리기기로 사람 또는 그 사람과 관련된 사물의 영상을 촬영한 자

② 다음의 어느 하나에 해당하는 자에게는 **3천만원 이하의 과태료**를 부과

1. 제16조제3항 · 제22조제5항(제26조제8항에 따라 준용되는 경우를 포함)을 위반하여 재화 또는 서비스의 제공을 거부한 자
2. 제20조제1항 · 제2항을 위반하여 정보주체에게 같은 조 제1항 각 호의 사실을 알리지 아니한 자
3. 제20조의2제1항을 위반하여 개인정보의 이용 · 제공 내역이나 이용 · 제공 내역을 확인할 수 있는 정보시스템에 접속하는 방법을 통지하지 아니한 자
4. 제21조제1항(제26조제8항에 따라 준용되는 경우를 포함)을 위반하여 개인정보의 파기 등 필요한 조치를 하지 아니한 자
5. 제23조제2항 · 제24조제3항 · 제25조제6항(제25조의2제4항에 따라 준용되는 경우를 포함) · 제28조의4제1항 · 제29조(제26조제8항에 따라 준용되는 경우를 포함)를 위반하여 안전성 확보에 필요한 조치를 하지 아니한 자
6. 제23조제3항(제26조제8항에 따라 준용되는 경우를 포함)을 위반하여 민감정보의 공개 가능성 및 비공개를 선택하는 방법을 알리지 아니한 자
7. 제24조의2제1항(제26조제8항에 따라 준용되는 경우를 포함)을 위반하여 주민등록번호를 처리한 자
8. 제24조의2제2항(제26조제8항에 따라 준용되는 경우를 포함)을 위반하여 암호화 조치를 하지 아니한 자
9. 제24조의2제3항(제26조제8항에 따라 준용되는 경우를 포함)을 위반하여 정보주체가 주민등록번호를 사용하지 아니할 수 있는 방법을 제공하지 아니한 자
10. 제25조제1항(제26조제8항에 따라 준용되는 경우를 포함)을 위반하여 고정형 영상정보처리기기를 설치 · 운영한 자
11. 제25조의2제1항(제26조제8항에 따라 준용되는 경우를 포함)을 위반하여 사람 또는 그 사람과 관련된 사물의 영상을 촬영한 자
12. 제26조제3항을 위반하여 정보주체에게 알려야 할 사항을 알리지 아니한 자
13. 제28조의5제2항(제26조제8항에 따라 준용되는 경우를 포함)을 위반하여 개인을 알아볼 수 있는 정보가 생성되었음에도 이용을 중지하지 아니하거나 이를 회수 · 파기하지 아니한 자
14. 제28조의8제4항(제26조제8항 및 제28조의11에 따라 준용되는 경우를 포함)을 위반

하여 보호조치를 하지 아니한 자

15. 제32조의2제6항을 위반하여 인증을 받지 아니하였음에도 거짓으로 인증의 내용을 표시하거나 홍보한 자
16. 제33조제1항을 위반하여 영향평가를 하지 아니하거나 그 결과를 보호위원회에 제출하지 아니한 자
17. 제34조제1항(제26조제8항에 따라 준용되는 경우를 포함)을 위반하여 정보주체에게 같은 항 각 호의 사실을 알리지 아니한 자
18. 제34조제3항(제26조제8항에 따라 준용되는 경우를 포함)을 위반하여 보호위원회 또는 대통령령으로 정하는 전문기관에 신고하지 아니한 자
19. 제35조제3항(제26조제8항에 따라 준용되는 경우를 포함)을 위반하여 열람을 제한하거나 거절한 자
20. 제35조의3제1항에 따른 지정을 받지 아니하고 같은 항 제2호의 업무를 수행한 자
21. 제35조의3제3항을 위반한 자
22. 제36조제2항(제26조제8항에 따라 준용되는 경우를 포함)을 위반하여 정정·삭제 등 필요한 조치를 하지 아니한 자
23. 제37조제3항 또는 제5항(제26조제8항에 따라 준용되는 경우를 포함)을 위반하여 파기 등 필요한 조치를 하지 아니한 자
24. 제37조의2제3항(제26조제8항에 따라 준용되는 경우를 포함)을 위반하여 정당한 사유 없이 정보주체의 요구에 따르지 아니한 자
25. 제63조제1항(제26조제8항에 따라 준용되는 경우를 포함)에 따른 관계 물품·서류 등 자료를 제출하지 아니하거나 거짓으로 제출한 자
26. 제63조제2항(제26조제8항에 따라 준용되는 경우를 포함)에 따른 출입·검사를 거부·방해 또는 기피한 자
27. 제64조제1항에 따른 시정조치 명령에 따르지 아니한 자

③ 다음의 어느 하나에 해당하는 자에게는 **2천만원 이하의 과태료**를 부과

1. 제26조제6항을 위반하여 위탁자의 동의를 받지 아니하고 제3자에게 다시 위탁한 자
2. 제31조의2제1항을 위반하여 국내대리인을 지정하지 아니한 자
3. 제31조의2제2항을 위반하여 국내대리인을 지정한 자
4. 제31조의2제3항을 위반하여 국내대리인을 관리·감독하지 아니한 자

④ 다음의 어느 하나에 해당하는 자에게는 **1천만원 이하의 과태료**를 부과

1. 제11조의2제2항을 위반하여 정당한 사유 없이 자료를 제출하지 아니하거나 거짓으로 제출한 자
2. 제21조제3항(제26조제8항에 따라 준용되는 경우를 포함)을 위반하여 개인정보를 분리하여 저장·관리하지 아니한 자
3. 제22조제1항부터 제3항까지(제26조제8항에 따라 준용되는 경우를 포함)를 위반하여 동의를 받은 자
4. 제26조제1항을 위반하여 업무 위탁 시 같은 항 각 호의 내용이 포함된 문서로 하지 아니한 자
5. 제26조제2항을 위반하여 위탁하는 업무의 내용과 수탁자를 공개하지 아니한 자
6. 제27조제1항·제2항(제26조제8항에 따라 준용되는 경우를 포함)을 위반하여 정보주체에게 개인정보의 이전 사실을 알리지 아니한 자
7. 제28조의4제3항(제26조제8항에 따라 준용되는 경우를 포함)을 위반하여 관련 기록을 작성하여 보관하지 아니한 자
8. 제30조제1항 또는 제2항(제26조제8항에 따라 준용되는 경우를 포함)을 위반하여 개인정보 처리방침을 정하지 아니하거나 이를 공개하지 아니한 자
9. 제31조제1항(제26조제8항에 따라 준용되는 경우를 포함)을 위반하여 개인정보 보호책임자를 지정하지 아니한 자

9의2. 제31조의2제4항을 위반하여 국내대리인의 성명·주소·전화번호 및 전자우편 주소를 개인정보 처리방침에 포함하지 아니한 자

10. 제35조제3항·제4항, 제36조제2항·제4항 또는 제37조제4항(제26조제8항에 따라 준용되는 경우를 포함)을 위반하여 정보주체에게 알려야 할 사항을 알리지 아니한 자
11. 제45조제1항에 따른 자료를 정당한 사유 없이 제출하지 아니하거나 거짓으로 제출한 자
12. 제45조제2항에 따른 출입·조사·열람을 정당한 사유 없이 거부·방해 또는 기피한 자

⑤ 제1항부터 제4항까지에 따른 과태료는 대통령령으로 정하는 바에 따라 보호위원회가 부과·징수한다. 이 경우 보호위원회는 위반행위의 정도·동기·결과, 개인정보처리자의 규모 등을 고려하여 과태료를 감경하거나 면제할 수 있음

과태료에 관한 규정 적용의 특례(제76조)

제75조의 과태료에 관한 규정을 적용할 때 제64조의2에 따라 과징금을 부과한 행위에 대하여는 과태료를 부과할 수 없음

Ⅱ

연습문제

■ 보건의료기본법 / 551
■ 의료법 / 558
■ 의료기사 등에 관한 법률 / 602
■ 감염병의 예방 및 관리에 관한 법률 / 617
■ 암관리법 / 669
■ 지역보건법 / 705
■ 국민건강보험법 / 719
■ 국민건강증진법 / 757
■ 학교보건법 / 774
■ 진단용 방사선 발생장치의 안전관리에 관한 규칙 / 784
■ 의료기관세탁물 관리규칙 / 790
■ 개인정보 보호법 / 795

보건의료기본법

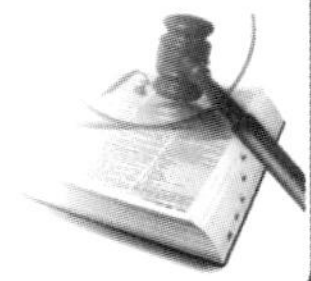

[문 1] 보건의료기본법의 목적으로 옳지 않은 것은?

① 보건의료에 관한 국민의 권리·의무를 정함
② 국가 및 지방자치단체의 권리와 책임을 정함
③ 보건의료의 수요와 공급에 관한 기본적인 사항을 규정
④ 보건의료의 발전
⑤ 국민의 보건 및 복지의 증진

해설 (법 1조) 국가 및 지방자치단체의 책임을 정함

[문 2] 보건의료기본법의 기본 이념으로 옳지 않은 것은?

① 보건의료를 통하여 모든 국민이 인간으로서의 존엄과 가치를 가지며
② 행복을 추구할 수 있도록 하고
③ 국민 개개인이 건강한 삶을 영위할 수 있도록 제도와 여건을 조성하며
④ 보건의료의 형평과 효율이 조화
⑤ 국민의 건강증진을 향상시키는 것

해설 (법 2조) 국민의 삶의 질을 향상시키는 것

[문 3] 다음의 설명으로 옳지 않은 것은?

① 보건의료란 국민의 건강을 보호·증진하기 위하여 국가가 행하는 모든 활동
② 보건의료서비스란 국민의 건강을 보호하기 위하여 국가가 행하는 모든 활동
③ 보건의료인이란 보건의료서비스에 종사하는 것이 허용된 자
④ 보건의료기관이란 보건소, 보건지소 등을 의미
⑤ 공공보건의료기관이란 지방자치단체가 설립 운영하는 보건의료기관

해설 (법 3조) "보건의료서비스"란 국민의 건강을 보호·증진하기 위하여 보건의료인이 행하는 모든 활동

[문 4] 국가와 지방자치단체의 책임으로 옳은 것은?

① 자신의 학식과 경험, 양심에 따라 환자에게 양질의 적정한 보건의료서비스를 제공
② 보건의료서비스의 제공을 요구받으면 정당한 이유 없이 이를 거부하지 못함
③ 적절한 보건의료서비스를 제공하기 위하여 필요하면 다른 보건의료기관에 소개
④ 민간이 행하는 보건의료에 대하여 시책상 필요하다고 인정하면 재정적 지원
⑤ 국가적으로 관리해야 할 질병에 걸린 대상자를 발견한 때 관계 기관에 신고

해설 (법 4조) 민간이 행하는 보건의료에 대하여 보건의료 시책상 필요하다고 인정하면 행정적・재정적 지원을 할 수 있다. 나머지는 보건의료인의 책임

[문 5] 보건의료인의 책임으로 옳은 것은?

① 보건의료서비스의 제공을 요구받으면 정당한 이유 없이 이를 거부하지 못함
② 국민건강의 보호・증진을 위하여 필요한 재원(財源)을 확보
③ 국민건강의 보호・증진을 위하여 필요한 법적・제도적 장치를 마련
④ 모든 국민의 기본적인 보건의료 수요를 형평에 맞게 충족시킬 수 있도록 노력
⑤ 국민건강 위해 요인으로부터 국민의 건강을 보호하기 위한 시책을 강구

해설 (법 5조) 보건의료인의 책임. 다른 문항은 국가와 지방자치단체의 책임

[문 6] 환자 및 보건의료인의 권리로 옳은 것은?

① 환자는 자신의 건강증진을 위하여 적절한 보건의료서비스를 받을 권리를 가짐
② 자신의 학식과 경험, 양심에 따라 환자에게 양질의 적정한 보건의료서비스를 제공할 때
③ 보건의료인은 보건의료서비스를 환자의 의사에 따라 적절한 보건의료기술 선택
④ 보건의료인은 보건의료서비스의 제공을 요구받으면 정당한 이유가 있을 때 거부할 수 있음
⑤ 모든 국민의 기본적인 보건의료 수요를 형평에 맞게 충족시킬 수 있도록 노력

해설 (법 6조) 환자 및 보건의료인의 권리

[문 7] 보건의료기본법 설명 중 틀린 것은?

① 국가는 보건의료정책에 대해서 사회보장정책과 연계
② 국가는 보건의료정책을 수립・시행하려면 이해관계인 등 국민의 의견을 수렴
③ 모든 국민은 자신과 가족의 건강에 관하여 자신이 보호할 의무를 가짐
④ 국민은 경제적 사정 등을 이유로 가족의 건강에 관한 권리를 침해받지 아니함

⑤ 국민은 국가의 보건의료시책에 관한 내용의 공개를 청구할 권리를 가짐

해설 (법 10조) 건강권. 모든 국민은 이 법 또는 다른 법률에서 정하는 바에 따라 자신과 가족의 건강에 관하여 국가의 보호를 받을 권리를 가짐

[문 8] 보건의료에 관한 국민의 권리와 의무에 대한 설명 중 틀린 것은?

① 지방자치단체의 보건의료시책에 관한 내용의 공개를 청구할 권리를 가짐
② 보건의료기관에 대해 자신과 관련한 기록 등의 사본 교부를 요청할 수 있음
③ 대리인을 통해서는 기록의 열람을 요청할 수 없음
④ 국민은 보건의료인으로부터 자신의 질병에 대한 치료 방법 등에 관하여 충분한 설명을 들은 후 이에 관한 동의 여부를 결정할 권리를 가짐
⑤ 국민은 보건의료와 관련하여 자신의 신체상의 비밀을 침해받지 아니함

해설 (법 11조) 대리인을 통해서 기록을 열람 요청할 수 있음

[문 9] 보건의료에 관한 국민의 의무로 옳지 않은 것은?

① 모든 국민은 자신과 가족의 건강을 보호·증진하기 위하여 노력하여야 함
② 관계 법령에서 정하는 바에 따라 건강을 보호·증진하는 데에 필요한 비용을 부담
③ 누구든지 건강에 위해한 정보를 유포·광고를 하여서는 아니 됨
④ 모든 국민은 보건의료인의 정당한 보건의료서비스와 지도에 협조
⑤ 모든 국민은 보건의료인으로부터 충분한 설명을 들은 후 이에 관한 동의 여부를 결정할 의무를 가짐

해설 (법 12조) 모든 국민은 보건의료인으로부터 충분한 설명을 들은 후 이에 관한 동의 여부를 결정할 권리를 가짐

[문 10] 보건의료발전계획은 몇 년마다 수립을 하여야 하는가?

① 3년 ② 5년 ③ 7년 ④ 10년 ⑤ 20년

해설 (법 15조) 보건의료발전계획은 5년마다 수립

[문 11] 보건의료발전계획은 누가 수립을 하여야 하는가?

① 대통령 ② 보건복지부장관 ③ 광역시장
④ 시·도지사 ⑤ 시장·군수·구청장

해설 (법 15조) 보건의료발전계획의 수립은 보건복지부장관

[문 12] 보건의료발전계획에 포함될 내용이 아닌 것은?

① 보건의료 발전의 기본 목표 및 그 추진 방향
② 주요 보건의료사업계획 및 그 추진 방법
③ 보건의료자원의 조달 및 관리 방안
④ 보건의료의 제공 및 이용체계 등 보건의료의 효율화에 관한 시책
⑤ 지방자치단체 간의 보건의료 관련 업무의 종합·조정

해설 (법 15조) 중앙행정기관 간의 보건의료 관련 업무의 종합·조정

[문 13] 관계 중앙행정기관의 장은 소관 주요 시책의 결과를 언제까지 보고해야 하는가?

① 1월말 ② 2월말 ③ 3월말 ④ 6월말 ⑤ 12월말

해설 (영 3조) 소관 주요시책의 결과는 2월말까지 보건복지부장관에게 보고

[문 14] 보건의료정책심의위원회의 설명으로 옳지 않은 것은?

① 보건복지부장관 소속으로 보건의료정책심의위원회를 둠
② 위원장은 보건복지부장관
③ 위원회는 위원장 1명을 포함한 25명 이내의 위원으로 구성
④ 위원의 임기는 2년으로 연임할 수 없음
⑤ 위원은 보건복지부장관이 임명 또는 위촉

해설 (영 5조) 위원의 임기는 2년이며, 연임할 수 있음

[문 15] 보건의료정책심의위원회의 구성에 대한 설명으로 옳은 것은?

① 위원장을 포함한 25명 이상의 위원으로 구성
② 위원장은 보건복지부차관
③ 공무원이 아닌 위원이 전체 위원의 과반수 미만
④ 위원의 임기는 2년으로 연임할 수 없음
⑤ 위원은 보건복지부장관이 임명 또는 위촉

해설 (법 21조) 1항 공무원이 아닌 위원이 전체 위원의 과반수가 되도록 하여야 함

[문 16] 대통령령으로 정하는 관계 중앙행정기관 소속 공무원이 아닌 자는?

① 기획재정부차관 ② 행정안전부차관 ③ 교육부차관
④ 서울시장 ⑤ 식품의약품안전처장

해설 (영 4조) 보건의료정책심의위원회의 구성

[문 17] 공공·민간 보건의료기관의 역할 분담에 대한 설명으로 틀린 것은?

① 국가는 공공·민간보건의료기관 간의 역할 분담과 상호협력 체계를 마련
② 지방자치단체는 공공보건의료기관에 드는 비용의 전부 또는 일부를 지원
③ 국가는 공공보건의료를 효율적으로 운영하기 위하여 필요한 시책을 수립
④ 공공보건의료기관의 설립 등에 관한 기본적인 사항은 따로 법률로 정함
⑤ 국가와 지방자치단체는 민간의료기관에 드는 비용의 전부 또는 일부를 지원

해설 (법 27조) 국가와 지방자치단체는 공공보건의료기관에 드는 비용의 전부 또는 일부를 지원

[문 18] 질병관리청장은 기후보건영향평가를 몇 년마다 시행하는가?

① 3년 ② 5년 ③ 7년 ④ 10년 ⑤ 20년

해설 (법 37조의3) 기후보건영향평가는 5년마다 조사, 평가

[문 19] 기후보건영향평가에 필요한 기초자료 확보 및 통계의 작성을 위하여 실태조사를 실시해야 하는 자는?

① 보건복지부장관 ② 행정안전부장관 ③ 교육부장관
④ 질병관리청장 ⑤ 식품의약품안전처장

해설 (법 제37조의3) 2항 질병관리청장은 기후보건영향평가에 필요한 기초자료 확보 및 통계의 작성을 위하여 실태조사를 실시할 수 있다.

[문 20] 질병관리청장이 실시해야 할 업무가 아닌 것은?

① 보건의료발전계획의 수립
② 기후변화에 따른 국민건강영향평가
③ 만성질환 장기 역학조사
④ 민간정보 및 고유식별정보의 처리
⑤ 보건의료 실태조사

해설 정부조직의 변경으로 (법 제37조의3) 기후변화에 따른 국민건강영향평가, (법 제41조) 만성질환의 예방관리, (시행령 제13조의4) 만성질환 장기 역학조사, (시행령 제15조) 민감정보 및 고유식별정보의 처리업무가 보건복지부장관에서 질병관리청장으로 변경됨

[문 21] 기후보건영향평가를 전담하는 기관에 대한 설명으로 옳지 않은 것은?

① 실태조사 실시　　② 실태조사에 필요한 정보 제공
③ 국공립 연구기관만 전담　　④ 비용의 전부 또는 일부 지원
⑤ 실태조사에 필요한 관련 정보의 수집

해설 (법 37조의4) 1항 제1호~3호까지 전담기관으로 지정할 수 있음

[문 22] 보건복지부장관은 국민건강을 크게 위협하는 질병 중에서 국가가 특별히 관리하여야 할 필요가 있다고 인정되는 질병을 선정하고, 관리하기 위한 시책을 수립하는 것은?

① 보건의료 시범사업　　② 취약계층 등에 대한 보건의료서비스 제공
③ 주요질병관리체계의 확립　　④ 구강 보건의료
⑤ 정신 보건의료

해설 (법 39조) 주요질병관리체계의 확립

[문 23] 평생국민건강관리체계에 포함되지 않는 내용은?

① 장애인의 건강 증진　　② 여성과 어린이의 건강 증진
③ 감염병의 예방 및 관리　　④ 노인의 건강 증진
⑤ 학교 보건의료

해설 (법 40조) 감염병의 예방 및 관리는 주요질병관리체계에서 다루어짐

[문 24] 다음 중 평생국민건강관리체계에 포함되는 내용은?

> ㉠ 평생국민건강관리사업　㉡ 여성과 어린이의 건강 증진　㉢ 노인의 건강 증진
> ㉣ 정신 보건의료　㉤ 학교 보건의료　㉥ 산업 보건의료　㉦ 만성질환의 예방 및 관리

① ㉠, ㉡, ㉢　② ㉣, ㉤, ㉥　③ ㉠, ㉡, ㉦　④ ㉢, ㉣, ㉤　⑤ ㉢, ㉣, ㉦

해설 정신 보건의료와 만성질환의 예방 및 관리는 주요질병관리체계에서 다루어짐

[문 25] 보건의료 실태조사는 몇 년마다?

① 1년　② 3년　③ 5년　④ 10년　⑤ 15년

해설 (법 55조) 보건의료 실태조사 – 국민의 보건의료 수요 및 이용 행태, 보건의료에 관한 인력·시설 및 물자 등 보건의료 실태에 관한 전국적인 조사를 5년마다 실시하고 그 결과를 공표

연습문제 정답

번호	1	2	3	4	5	6	7	8	9	10
정답	②	⑤	②	④	①	①	③	③	⑤	②
번호	11	12	13	14	15	16	17	18	19	20
정답	②	⑤	②	④	⑤	④	⑤	②	④	①, ⑤
번호	21	22	23	24	25					
정답	③	③	③	①	③					

의료법

[문 1] 의료법의 목적에 대한 설명이다. 올바르게 설명되어진 것은?

> 가. 모든 국민이 수준 높은 의료혜택을 받을 수 있도록 하기 위함이다.
> 나. 의료의 적정을 기하기 위함이다.
> 다. 국민의 건강을 보호하고 증진하는 데에 목적이 있다.
> 라. 양질의 의료서비스를 제공하기 위함이다.

① 가, 나, 다 ② 가, 다 ③ 나, 라 ④ 라 ⑤ 가, 나, 다, 라

해설 (법 1조) 의료법의 목적은 모든 국민이 수준 높은 의료 혜택을 받을 수 있도록 국민의료에 필요한 사항을 규정함으로써 국민의 건강을 보호하고 증진하도록 하는 것임

[문 2] 의료법은 ( )에 관하여 필요한 사항을 규정함으로써 국민의 건강을 ( )함을 목적으로 한다.

① 국민건강, 유지증진
② 국민보건, 향상
③ 국민의료, 향상
④ 국민보건, 보호증진
⑤ 국민의료, 보호증진

해설 (법 1조) 의료법의 목적은 모든 국민이 수준 높은 의료 혜택을 받을 수 있도록 국민의료에 필요한 사항을 규정함으로써 국민의 건강을 보호하고 증진하도록 하는 것임

[문 3] 다음 중 의료법에서 명시하고 있는 의료인으로 올바르게 조합된 것은?

> 가. 임상병리사 나. 조산사 다. 약사 라. 간호사

① 가, 나, 다 ② 가, 다 ③ 나, 라 ④ 라 ⑤ 가, 나, 다

해설 (법 2조) 의료인은 보건복지부장관의 면허를 받은 의사・치과의사・한의사・조산사 및 간호사임

[문 4] 의료법에서 규정하고 있는 의료인에 해당하지 않는 직종은?

① 한의사　② 치과의사　③ 조산사
④ 임상병리사　⑤ 간호사

해설 (법 2조) 의료인은 보건복지부장관의 면허를 받은 의사·치과의사·한의사·조산사 및 간호사임

[문 5] 의료인의 임무에 대한 설명 중 옳지 않은 것은?

① 간호사는 환자의 간호요구에 대한 관찰, 자료수집, 간호판단 및 요양을 위한 간호
② 치과의사는 치과의료와 구강보건지도
③ 의사는 의료와 보건지도
④ 조산사는 의사, 치과의사, 한의사의 지도하에 시행하는 진료의 보조
⑤ 한의사는 한방의료와 한방보건지도

해설 (법 2조) 조산사는 조산(助産)과 임산부 및 신생아에 대한 보건과 양호지도를 임무로 한다.

[문 6] 의료인의 임무에 대한 설명 중 옳지 않은 것은?

① 의사는 의료와 보건의료교육
② 치과의사는 치과의료와 구강보건지도
③ 한의사는 한방의료와 한방보건지도
④ 조산사는 조산과 임산부 및 신생아에 대한 보건과 양호지도
⑤ 간호사는 환자의 간호요구에 대한 관찰, 자료수집, 간호판단 및 요양을 위한 간호, 의사의 지도하에 시행하는 진료의 보조 등

해설 (법 2조) 의사의 임무는 의료와 보건지도임

[문 7] 의료인의 사명으로 옳은 것은?

① 국민의 건강을 보호하고 증진
② 국민건강증진을 통한 건강수명 연장
③ 국민보건 향상을 이루고 국민의 건강한 생활 확보에 이바지
④ 국민의 건강을 보호하고 건강한 환경 조성
⑤ 국민의 건강향상과 평균수명 연장

해설 (법 2조) 의료인의 사명은 국민보건 향상을 이루고 국민의 건강한 생활 확보에 이바지하는 것임

[문 8] 다음 의료기관에 대한 설명 중 옳은 것은?

가. 종합병원은 입원환자 100인 이상을 수용할 수 있는 시설을 갖추어야 한다.
나. 요양병원은 요양환자 30명 이상을 수용할 수 있는 시설을 갖추어야 한다.
다. 의원은 의사가 의료를 행하는 곳으로서, 주로 외래환자에게 의료를 행할 목적으로 개설하는 의료기관이다.
라. 치과병원은 치과의사가 의료를 행하는 곳으로서 입원환자 30명 이상을 수용할 수 있는 시설을 갖추어야 한다.

① 가, 나, 다 ② 가, 다 ③ 나, 라 ④ 라 ⑤ 가, 나, 다, 라

해설 (법 3조의2) 치과병원은 병상수 최소요건이 없음

[문 9] 다음 중 30개 이상의 병상 또는 요양병상을 갖추어야 하는 의료기관은?

① 의원 ② 치과의원 ③ 한방병원 ④ 치과병원 ⑤ 조산원

해설 (법 3조의2) 병원·한방병원 및 요양병원은 30개 이상의 병상 또는 요양병상을 갖추어야 함

[문 10] 250병상의 종합병원이 꼭 갖추어야 할 진료과목으로 옳게 짝지어진 것은?

가. 내과 나. 영상의학과 다. 외과 라. 마취통증의학과

① 가, 나, 다 ② 가, 다 ③ 나, 라 ④ 라 ⑤ 가, 나, 다, 라

해설 (법 3조의3) 100병상 이상 300병상 이하 종합병원의 필수진료과목은 내과·외과·소아청소년과·산부인과 중 3개 진료과목 + 영상의학과, 마취통증의학과와 진단검사의학과 또는 병리과를 포함한 7개 진료과목임

[문 11] 300병상을 초과하는 종합병원에 설치해야 할 필수진료과목으로 조합된 것은?

① 영상의학과, 진단검사의학과, 내과
② 영상의학과, 내과, 결핵과
③ 산부인과, 내과, 흉부외과
④ 소아청소년과, 치과, 정신건강의학과
⑤ 산부인과, 외과, 신경과

해설 (법 3조의3) 300병상 초과 종합병원의 필수진료과목은 내과, 외과, 소아청소년과, 산부인과, 영상의학과, 마취통증의학과, 진단검사의학과 또는 병리과 + 정신건강의학과 및 치과를 포함한 9개 이상의 진료과목임

[문 12] 250병상의 대한종합병원은 내과, 정형외과, 산부인과, 소아청소년과, 영상의학과, 마취통증의학과, 병리과를 갖추고 있다. 최근 환자수 급증으로 병상수를 350병상으로 늘리고자 한다. 채용하여야 하는 전문의의 진료과목으로 옳게 짝지어진 것은?

가. 외과	나. 정신건강의학과	다. 치과	라. 진단검사의학과

① 가, 나, 다 ② 가, 다 ③ 나, 라 ④ 라 ⑤ 가, 나, 다, 라

해설 (법 3조의3) 300병상 초과 종합병원의 필수진료과목은 내과, 외과, 소아청소년과, 산부인과, 영상의학과, 마취통증의학과, 진단검사의학과 또는 병리과 + 정신건강의학과 및 치과를 포함한 9개 이상의 진료과목임

[문 13] 종합병원은 최소 몇 개 이상의 병상을 갖추어야 하는가?

① 30개 ② 50개 ③ 80개 ④ 100개 ⑤ 300개

해설 (법 3조의3) 종합병원은 100개 이상의 병상을 갖추어야 함

[문 14] 상급종합병원으로 지정받은 의료기관에 대한 평가주기는?

① 1년 ② 2년 ③ 3년 ④ 5년 ⑤ 10년

해설 (법 3조의4) 보건복지부장관은 상급종합병원으로 지정받은 종합병원에 대하여 3년마다 평가를 실시하여 재지정하거나 지정을 취소할 수 있음

[문 15] 상급종합병원의 최소 진료과목수는?

① 7개 ② 9개 ③ 12개 ④ 20개 ⑤ 25개

해설 (법 3조의4) 상급종합병원은 보건복지부령으로 정하는 20개 이상의 진료과목을 갖추고 각 진료과목마다 전속하는 전문의를 두어야 함

[문 16] 상급종합병원의 지정 및 평가에 대한 설명이다. 잘못된 것은?

① 보건복지부장관은 요건을 갖춘 종합병원 중에서 상급종합병원을 지정할 수 있다.
② 상급종합병원으로 지정받은 종합병원에 대하여 2년마다 평가를 실시하여 재지정하거나 지정을 취소할 수 있다.
③ 보건복지부장관은 평가업무를 관계 전문기관 또는 단체에 위탁할 수 있다.
④ 상급종합병원은 전문의가 되려는 자를 수련시키는 기관이어야 한다.
⑤ 보건복지부장관이 중증질환에 대하여 난이도가 높은 의료행위를 전문적으로 하는 종합병원 중에서 지정한다.

해설 (법 3조의4) 보건복지부장관은 상급종합병원으로 지정받은 종합병원에 대하여 3년마다 평가를 실시하여 재지정하거나 지정을 취소할 수 있음

[문 17] 다음 중 상급종합병원에 대한 내용으로 옳은 것은?

> 가. 보건복지부장관은 종합병원 중 만성질환으로 인한 합병증을 주로 다루는 종합병원에 대해 상급종합병원으로 지정할 수 있다.
> 나. 보건복지부령으로 정하는 15개 이상의 진료과목을 갖추어야 한다.
> 다. 보건복지부장관은 상급종합병원에 대하여 2년마다 평가를 실시한다.
> 라. 질환군별 환자구성 비율이 보건복지부령으로 정하는 기준에 해당해야 한다.

① 가, 나, 다 ② 가, 다 ③ 나, 라 ④ 라 ⑤ 가, 나, 다, 라

해설 (법 3조의4) 보건복지부장관은 다음 각 호의 요건을 갖춘 종합병원 중에서 중증질환에 대하여 난이도가 높은 의료행위를 전문적으로 하는 종합병원을 상급종합병원으로 지정할 수 있음

[문 18] 전문병원에 대한 설명으로 옳지 않은 것은?

① 전문병원은 특정 질환별 환자의 구성비율 등이 보건복지부령으로 정하는 기준에 해당하여야 한다.
② 보건복지부장관은 전문병원으로 지정받은 의료기관에 대하여 3년마다 평가를 실시하여 전문병원으로 재지정할 수 있다.
③ 거짓이나 그 밖의 부정한 방법으로 지정을 받은 경우에는 지정을 취소하여야 한다.
④ 전문병원의 지정에 관하여 필요한 사항은 보건복지부령으로 정한다.
⑤ 보건복지부장관은 종합병원급의 의료기관 중에서 특정 진료과목이나 특정 질환 등에 대하여 난이도가 높은 의료행위를 하는 병원을 전문병원으로 지정할 수 있다.

해설 (법 3조의5) 보건복지부장관은 병원급 의료기관 중에서 특정 진료과목이나 특정 질환 등에 대하여 난이도가 높은 의료행위를 하는 병원을 전문병원으로 지정할 수 있음

[문 19] 전문병원의 평가주기는 몇 년인가?

① 1년 ② 2년 ③ 3년 ④ 5년 ⑤ 10년

해설 (법 3조의5) 보건복지부장관은 전문병원으로 지정받은 의료기관에 대하여 3년마다 평가를 실시하여 전문병원으로 재지정할 수 있음

[문 20] 의료인과 의료기관의 장의 의무에 대한 설명이다. 옳지 않은 것은?

① 환자에게 최선의 의료서비스를 제공하기 위하여 노력하여야 한다.
② 입원 환자의 명단을 방문자가 쉽게 볼 수 있도록 입원실 입구에 게시하여야 한다.

③ 일회용 의료기기를 한 번 사용한 후 다시 사용하여서는 안 된다.

④ 의료인은 다른 의료인의 명의로 의료기관을 개설할 수 없다.

⑤ 의료기관의 장은 의료인에게 의료기관 내에서 명찰을 달도록 지시·감독하여야 한다.

해설 (법 4조) 의료인과 의료기관의 장은 의료의 질을 높이고 의료관련감염을 예방하며 의료기술을 발전시키는 등 환자에게 최선의 의료서비스를 제공하기 위하여 노력하여야 하며, 의료인은 다른 의료인 또는 의료법인 등의 명의로 의료기관을 개설하거나 운영할 수 없고, 의료기관의 장은 「보건의료기본법」에 따른 환자의 권리 등을 환자가 쉽게 볼 수 있도록 의료기관 내에 게시하여야 하며, 의료기관의 장은 환자와 보호자가 의료행위를 하는 사람의 신분을 알 수 있도록 의료인, 학생, 간호조무사 및 의료기사에게 의료기관 내에서 명찰을 달도록 지시·감독하여야 하며, 의료인은 일회용 의료기기를 한 번 사용한 후 다시 사용하여서는 안 됨

[문 21] 보건복지부령으로 정하는 입원 환자를 대상으로 보호자 등이 상주하지 아니하고 간호사, 간호조무사 및 그 밖에 간병지원인력에 의하여 포괄적으로 제공되는 입원서비스는 무엇인가?

① 간병지원서비스
② 간호·간병통합서비스
③ 전문간호서비스
④ 입원서비스
⑤ 포괄서비스

해설 (법 4조의2) 간호·간병통합서비스는 보건복지부령으로 정하는 입원 환자를 대상으로 보호자 등이 상주하지 아니하고 간호·간병통합서비스 제공인력(간호사, 간호조무사 및 그 밖에 간병지원인력)에 의하여 포괄적으로 제공되는 입원서비스임

[문 22] 간호·간병통합서비스 제공인력에 해당하는 사람으로 옳게 짝지어진 것은?

가. 간호사	나. 간병지원인력
다. 간호조무사	라. 의사

① 가, 나, 다 ② 가, 다 ③ 나, 라 ④ 라 ⑤ 가, 나, 다, 라

해설 (법 4조의2) 간호·간병통합서비스는 보건복지부령으로 정하는 입원 환자를 대상으로 보호자 등이 상주하지 아니하고 간호·간병통합서비스 제공인력(간호사, 간호조무사 및 그 밖에 간병지원인력)에 의하여 포괄적으로 제공되는 입원서비스임

[문 23] 간호·간병통합서비스를 제공할 수 있는 의료기관이 아닌 곳은?

① 병원
② 한방병원
③ 치과병원
④ 종합병원
⑤ 요양병원

해설 (시행규칙 1조의4) 보건복지부령으로 정하는 병원급 의료기관은 간호·간병통합서비스를 제공할 수 있도록 노력하여야 하며, 보건복지부령으로 정하는 병원급 의료기관이란 병원, 치과병원, 한방병원 및 종합병원을 말함

[문 24] 다음 중 우리나라에서 면허를 받기 위해 예비시험을 치러야 하는 자는?

가. 의학을 전공하는 대학을 졸업하고 의학사의 학위를 받은 자
나. 보건복지부장관이 인정하는 외국의 간호학을 전공하는 대학이나 전문대학(구제전문학교 및 간호학교를 포함)에 해당하는 학교를 졸업하고 외국의 간호사 면허를 받은 자
다. 보건복지부장관이 인정하는 외국의 조산사 면허를 받은 자
라. 보건복지부장관이 인정하는 외국의 치의학을 전공하는 대학을 졸업하고 외국의 치과의사 면허를 받은 자

① 가, 나, 다 ② 가, 다 ③ 나, 라 ④ 라 ⑤ 가, 나, 다, 라

해설 (법 5조) 보건복지부장관이 인정하는 외국의 의학사, 치의학사, 한의학사 학위를 받거나 전공하는 전문대학원의 학위를 받고, 외국의 의사·치과의사 또는 한의사 면허를 받은 자로 예비시험에 합격한 자는 의사, 치과의사, 한의사 국가시험에 합격한 후 보건복지부장관의 면허를 받을 수 있음

[문 25] 의료인 중 2종의 면허를 가지고 있는 의료인은?

① 의사 ② 치과의사 ③ 한의사 ④ 간호사 ⑤ 조산사

해설 (법 6조) 조산사는 간호사 면허를 가지고 보건복지부장관이 인정하는 의료기관에서 1년간 조산 수습과정을 마친 후 국가시험에 합격하여야 함

[문 26] 조산사 면허를 받기 위해서 실시하는 조산사 수습의료기관의 기준으로 올바른 것은?

① 산부인과 및 소아청소년과 수련병원
② 산부인과 및 소아청소년과가 개설된 종합병원
③ 산부인과가 개설된 병원급 이상의 의료기관
④ 산부인과가 개설된 병원급 이상의 의료기관으로 연 평균 분만건수 50건 이상인 곳
⑤ 조산사가 대표로 있는 조산원

해설 (시행규칙 3조) 조산 수습의료기관으로 보건복지부장관의 인정을 받을 수 있는 의료기관은 산부인과 수련병원 및 소아청소년과 수련병원이어야 함

[문 27] 의료인 면허사항 중 옳은 것은?

① 외국의 의사 면허를 가진 자는 신고 후 면허 발급

② 조산사는 시・도지사의 면허를 받음
③ 조산사는 월평균 분만건수 50건 이상인 의료기관에서 1년의 수습
④ 조산사는 간호사 면허 보유 내지는 외국의 조산사 면허 보유
⑤ 한의사는 국립보건원장의 면허를 받음

해설 (법 6조) 간호사 면허를 가지고 보건복지부장관이 인정하는 의료기관에서 1년간 조산 수습과정을 마치거나, 보건복지부장관이 인정하는 외국의 조산사 면허를 받은 후 국가시험에 합격한 자가 보건복지부장관의 조산사 면허를 받을 수 있음

[문 28] 다음 중 의사가 되는데 결격사유가 아닌 것은?

① 정신질환자 ② 피성년후견인 ③ 대마중독자
④ 맹인 ⑤ 지역보건법을 위반하여 금고형을 선고받고 형 집행중인 자

해설 (법 8조) 1. 정신질환자(전문의가 의료인으로서 적합하다고 인정하는 사람은 제외), 2. 마약・대마・향정신성의약품 중독자, 3. 피성년후견인・피한정후견인, 4. 금고 이상의 실형을 선고받고 그 집행이 끝나거나 그 집행을 받지 아니하기로 확정된 후 5년이 지나지 아니한 자, 5. 금고 이상의 형의 집행유예를 선고받고 그 유예기간이 지난 후 2년이 지나지 아니한 자, 6. 금고 이상의 형의 선고유예를 받고 그 유예기간 중에 있는 자는 의료인이 될 수 없음

[문 29] 다음 중 의사가 될 수 있는 자는?

① 정신분열증 환자 ② 피한정후견인
③ 향정신성의약품 중독자 ④ 제1급 장애자
⑤ 모자보건법 위반자로 1년 금고형을 선고받고 형 집행중인 자

해설 (법 8조) 1. 정신질환자(전문의가 의료인으로서 적합하다고 인정하는 사람은 제외), 2. 마약・대마・향정신성의약품 중독자, 3. 피성년후견인・피한정후견인, 4. 금고 이상의 실형을 선고받고 그 집행이 끝나거나 그 집행을 받지 아니하기로 확정된 후 5년이 지나지 아니한 자, 5. 금고 이상의 형의 집행유예를 선고받고 그 유예기간이 지난 후 2년이 지나지 아니한 자, 6. 금고 이상의 형의 선고유예를 받고 그 유예기간 중에 있는 자는 의료인이 될 수 없음

[문 30] 다음 중 의료인의 결격사유에 대한 사항으로 옳지 않은 것은?

① 전문의가 의료인으로서 적합하다고 인정하는 정신질환자는 의료인이 될 수 있다.
② 금고 이상의 실형을 선고받고 그 집행이 끝나거나 그 집행을 받지 아니하기로 확정된 후 5년이 지나지 아니한 자는 의료인이 될 수 없다.
③ 마약중독자는 의료인이 될 수 없다.
④ 피성년후견인은 의료인이 될 수 없다.
⑤ 금고 이상의 형의 집행유예를 선고받고 그 유예기간이 지난 후 3년이 지나지 아니한 자

해설 (법 8조) 1. 정신질환자(전문의가 의료인으로서 적합하다고 인정하는 사람은 제외), 2. 마약・대마・향정신성의약품 중독자, 3. 피성년후견인・피한정후견인, 4. 금고 이상의 실형을 선고받고 그 집행이 끝나거나 그 집행을 받지 아니하기로 확정된 후 5년이 지나지 아니한 자, 5. 금고 이상의 형의 집행유예를 선고받고 그 유예기간이 지난 후 2년이 지나지 아니한 자, 6. 금고 이상의 형의 선고유예를 받고 그 유예기간 중에 있는 자는 의료인이 될 수 없음

[문 31] 다음 중 의사가 될 수 있는 자는?

① 정신질환자
② 파산선고를 받은 자
③ 향정신성의약품 중독자
④ 피한정후견인
⑤ 약사법 위반자로 6개월 금고형을 선고받고 형 집행중인 자

해설 (법 8조) 1. 정신질환자(전문의가 의료인으로서 적합하다고 인정하는 사람은 제외), 2. 마약・대마・향정신성의약품 중독자, 3. 피성년후견인・피한정후견인, 4. 금고 이상의 실형을 선고받고 그 집행이 끝나거나 그 집행을 받지 아니하기로 확정된 후 5년이 지나지 아니한 자, 5. 금고 이상의 형의 집행유예를 선고받고 그 유예기간이 지난 후 2년이 지나지 아니한 자, 6. 금고 이상의 형의 선고유예를 받고 그 유예기간 중에 있는 자는 의료인이 될 수 없음

[문 32] 국가시험에 관계된 내용 중 옳지 않은 것은?

① 보건복지부장관은 매년 1회 이상 국가시험을 시행하여야 한다.
② 시험 실시 전에 일시, 시험과목 등을 시험실시 90일 전까지 공고하여야 한다.
③ 국가시험 등에 필요한 사항은 보건복지부령으로 정한다.
④ 면허증은 면허증을 발급을 신청한 날부터 14일 이내에 발급하여야 한다.
⑤ 예비시험에 합격한 자는 다음 회의 국가시험부터 그 예비시험을 면제한다.

해설 (법 9조) 국가시험 등에 필요한 사항은 대통령령으로 정한다.

[문 33] 국가시험에 관계된 내용 중 옳은 것은?

① 국립보건원장은 매년 1회 이상 국가시험을 시행해야 함
② 시험실시 전에 공고해야 할 사항은 시험일시, 시험장소, 시험과목, 시험위원 등임
③ 면허증은 합격 발표 후 14주 이내에 교부해야 함
④ 수험정지나 합격이 무효로 된 자는 3년의 범위 내에서 응시가 제한됨
⑤ 국가시험 등의 관리를 한국보건의료인국가시험원에 위탁 가능함

해설 (법 9조) 보건복지부장관은 국가시험등의 관리를 한국보건의료인국가시험원에 위탁 가능함

[문 34] 의료인 국가시험의 시행권자는 누구인가?

① 보건복지부장관 ② 대통령 ③ 시・군・구청장
④ 국립보건원장 ⑤ 한국보건복지인력개발원

해설 (법 9조) 국가시험은 매년 보건복지부장관이 시행함

[문 35] 치과의사 국가시험에 응시한 A씨는 친구로 하여금 대리시험을 보게 하여 수험이 정지되었다. A씨의 국가시험 재응시와 관련하여 옳은 것은?

① 그 다음에 치러지는 국가시험 등에 1년간 응시 불가
② 그 다음에 치러지는 1회의 국가시험 등에 응시 불가
③ 그 다음에 치러지는 국가시험 등에 2년간 응시 불가
④ 그 다음에 치러지는 2회의 국가시험 등에 응시 불가
⑤ 그 다음에 치러지는 3회의 국가시험 등에 응시 불가

해설 (법 10조) 보건복지부장관은 수험이 정지되거나 합격이 무효가 된 사람에 대하여 처분의 사유와 위반 정도 등을 고려하여 대통령령으로 정하는 바에 따라 그 다음에 치러지는 이 법에 따른 국가시험등의 응시를 3회의 범위에서 제한할 수 있으며, 대리시험을 치르거나 다른 사람으로 하여금 시험을 치르게 하는 행위, 사전에 시험문제 또는 시험답안을 다른 사람에게 알려주는 행위, 사전에 시험문제 또는 시험답안을 알고 시험을 치르는 행위는 3회 응시제한이 됨(시행령 별표1 참조)

[문 36] 조건부면허의 내용이 아닌 것은?

① 보건복지부장관이 보건의료시책상 필요하다고 인정할 때 가능함
② 특정지역이란 보건복지부장관이 정하는 보건의료 취약지임
③ 조산사와 간호사도 해당됨
④ 3년 이내의 기간을 정하여 면허의 조건으로 붙일 수 있음
⑤ 특정업무란 국・공립 보건의료기관의 업무와 국・공・사립 보건의학연구기관의 기초의학분야에 속하는 업무임

해설 (법 11조) 보건복지부장관은 보건의료 시책에 필요하다고 인정하면 의료인(간호사 제외)에게 면허를 내줄 때 3년 이내의 기간을 정하여 특정 지역이나 특정 업무에 종사할 것을 면허의 조건으로 붙일 수 있음

[문 37] 조건부면허의 내용이 아닌 것은?

① 3년 이내의 기간
② 특정지역이나 특정업무에 종사
③ 조산사와 한의사도 해당

④ 대통령이 보건의료시책상 필요하다고 인정할 때

⑤ 특정업무란 국・공립의 보건의료기관의 업무와 국・공・사립의 보건의학연구기관의 기초의학분야에 속하는 업무

해설 (법 11조) 보건복지부장관은 보건의료 시책에 필요하다고 인정하면 의료인(간호사 제외)에게 면허를 내줄 때 3년 이내의 기간을 정하여 특정 지역이나 특정 업무에 종사할 것을 면허의 조건으로 붙일 수 있음

[문 38] 다음 중 의료인의 권리가 올바르게 조합된 것은?

가. 의료기재의 압류 금지	나. 진료비 지급 청구권
다. 기구 등의 우선공급	라. 예방주사 우선 접종

① 가, 나, 다 ② 가, 다 ③ 나, 라 ④ 라 ⑤ 가, 나, 다, 라

해설 (법 12~14조) 의료인은 의료기술 등에 대한 보호, 의료기재 압류 금지, 기구 등 우선공급의 권리를 가짐

[문 39] 의료법에 의한 의사의 권리 중 옳은 것이 모두 조합된 것은?

가. 의료기술 시행을 보호받을 권리
나. 의료기재를 압류당하지 않을 권리
다. 의료행위를 위한 필요 기구 등을 우선 공급받을 권리
라. 의료정보 등에 대한 보호

① 가, 나, 다 ② 가, 다 ③ 나, 라 ④ 라 ⑤ 가, 나, 다, 라

해설 (법 12~14조) 의료인은 의료기술 등에 대한 보호, 의료기재 압류 금지, 기구 등 우선공급의 권리를 가짐

[문 40] 다음 중 의료인의 의무에 해당되는 것은?

가. 진료거부의 금지	나. 진단서 등의 교부
다. 태아의 성감별 행위 금지	라. 정보누설의 금지

① 가, 나, 다 ② 가, 다 ③ 나, 라 ④ 라 ⑤ 가, 나, 다, 라

해설 (법 15조~26조) 의료인의 의무는 ① 진료거부금지, ② 세탁물의 처리, ③ 진단서의 및 처방전의 교부조건 및 발급의무, ④ 의약품 정보의 확인의무, ⑤ 정보누설 금지, ⑥ 태아의 성감별 행위 등 금지, ⑦ 기록열람 등의 제한, ⑧ 진료기록부 등의 비치, ⑨ 환자에 대한 요양방법의 지도, ⑩ 취

업상황 등의 신고의무, ⑪ 변사체 신고의무 등임

[문 41] 의료법상 의료인의 의무인 것은?

가. 변사체 신고	나. 태아 성감별 금지
다. 요양방법의 지도	라. 무면허 의료행위 금지

① 가, 나, 다 ② 가, 다 ③ 나, 라 ④ 라 ⑤ 가, 나, 다, 라

해설 (법 15조~26조) 의료인의 의무는 ① 진료거부금지, ② 세탁물의 처리, ③ 진단서의 및 처방전의 교부조건 및 발급의무, ④ 의약품 정보의 확인의무, ⑤ 정보누설 금지, ⑥ 태아의 성감별 행위 등 금지, ⑦ 기록열람 등의 제한, ⑧ 진료기록부 등의 비치, ⑨ 환자에 대한 요양방법의 지도, ⑩ 취업상황 등의 신고의무, ⑪ 변사체 신고의무 등임

[문 42] 다음 중 의료인의 의무가 아닌 것은?

① 진료거부금지 ② 세탁물 처리

③ 태아 성감별 행위 금지 ④ 보수교육 실시

⑤ 처방전 작성 및 교부

해설 (법 15조~26조) 의료인의 의무는 ① 진료거부금지, ② 세탁물의 처리, ③ 진단서의 및 처방전의 교부조건 및 발급의무, ④ 의약품 정보의 확인의무, ⑤ 정보누설 금지, ⑥ 태아의 성감별 행위 등 금지, ⑦ 기록열람 등의 제한, ⑧ 진료기록부 등의 비치, ⑨ 환자에 대한 요양방법의 지도, ⑩ 취업상황 등의 신고의무, ⑪ 변사체 신고의무 등임

[문 43] 다음 중 진료거부에 해당하는 것은?

가. 환자가 치료비를 지불하지 못해 의사가 진료를 하지 않았다.
나. 환자가 응급실에 도착했으나 근무시간이 지나 진료를 하지 않았다.
다. 교통사고로 응급상황에 처해 있는 환자를 자신의 진료과목이 아니라는 이유로 진료를 하지 않았다.
라. 환자가 응급실에 도착했으나 해당 병원에서 적정 의료를 제공할 수 없다고 판단되어 다른 병원으로 이송조치하였다.

① 가, 나, 다 ② 가, 다 ③ 나, 라 ④ 라 ⑤ 가, 나, 다, 라

해설 **(응급의료에 관한 법률 제11조)** 의료인은 해당 의료기관의 능력으로는 응급환자에 대하여 적절한 응급의료를 할 수 없다고 판단한 경우에는 지체 없이 그 환자를 적절한 응급의료가 가능한 다른 의료기관으로 이송하여야 함

[문 44] 의료법상 의료기관에서 나오는 세탁물을 처리할 수 있는 자로 조합된 것은?

가. 세탁물처리업자	나. 의료인	다. 의료기관	라. 보건소장

① 가, 나, 다　② 가, 다　③ 나, 라　④ 라　⑤ 가, 나, 다, 라

해설 (법 16조) 의료기관에서 나오는 세탁물은 의료인·의료기관 또는 특별자치시장·특별자치도지사·시장·군수·구청장(자치구의 구청장을 말한다)에게 신고한 자가 아니면 처리할 수 없음

[문 45] 의료기관세탁물 처리업(세탁물 처리업자) 신고를 하고자 한다. 누구에게 신고하면 되는가?

① 보건복지부장관
② 시·도지사
③ 특별자치시장·특별자치도지사·시장·군수·구청장
④ 질병관리청장
⑤ 관할 보건소장

해설 (법 16조) 의료기관에서 나오는 세탁물은 의료인·의료기관 또는 특별자치시장·특별자치도지사·시장·군수·구청장(자치구의 구청장을 말한다)에게 신고한 자가 아니면 처리할 수 없음

[문 46] 의료인으로서 진단서를 교부할 수 있는 사람은?

가. 의사	나. 조산사	다. 한의사	라. 간호사

① 가, 나, 다　② 가, 다　③ 나, 라　④ 라　⑤ 가, 나, 다, 라

해설 (법 17조) 진단서·검안서·증명서는 의료업에 종사하고 직접 진찰하거나 검안한 의사, 치과의사, 한의사가 아니면 환자 또는 검시를 하는 지방검찰청검사(검안서에 한함)에게 교부하거나 발송하지 못함

[문 47] 대학병원 가정의학과 전공의가 내과로 파견되어 나와 있는데 주치의가 외국 학회 참석차 부재시, 뇌졸중 환자가 진단서를 교부 신청하였다. 이 때 적절한 조치는?

① 병원장의 허락을 받아 교부한다.
② 내과 과장의 허락을 받아 교부한다.
③ 환자 진료기록부에 의해 교부한다.
④ 주치의에게 허락을 받아 교부한다.
⑤ 진단서를 교부하지 못한다.

해설 (법 17조) 환자 또는 사망자를 직접 진찰하거나 검안한 의사・치과의사 또는 한의사가 부득이한 사유로 진단서・검안서 또는 증명서를 내줄 수 없으면 같은 의료기관에 종사하는 다른 의사・치과의사 또는 한의사가 환자의 진료기록부 등에 따라 내줄 수 있음

[문 48] 진단서・검안서 및 증명서의 교부에 관한 설명 중 옳은 것은?

가. 의사는 정당한 사유 없이 진단서 또는 검안서 교부요구를 거부할 수 없다.
나. 출생・사망 또는 사산의 증명서를 교부할 수 있는 의료인은 의사, 한의사, 조산사이다.
다. 같은 의료기관에 종사하는 의사는 부득이한 경우 직접 진찰하지 않았어도 진료기록부 등에 의하여 진단서를 교부할 수 있다.
라. 진료받던 환자가 최종진료부터 84시간 이내에 사망하는 경우 다시 진찰 받지 않았어도 진단서를 교부할 수 있다.

① 가, 나, 다　② 가, 다　③ 나, 라　④ 라　⑤ 가, 나, 다, 라

해설 (법 17조) 진료 중이던 환자가 최종 진료 시부터 48시간 이내에 사망한 경우에는 다시 진료하지 아니하더라도 진단서나 증명서를 내줄 수 있음

[문 49] 진료 중이던 환자가 진단서를 발급받고자 하나 진찰한 의사가 부재중일 때 어떻게 해야 하는가?

① 담당 의사가 돌아올 때까지 기다린다.
② 같은 의료기관에 종사하는 다른 의사가 진료기록부에 의해 교부한다.
③ 최종 진료시부터 48시간 이내에는 원무과에서 진단서 발급이 가능하다.
④ 같은 병원 다른 의사에게 다시 진단을 받아 발급받는다.
⑤ 같은 의료기관에 종사하는 다른 의사 2명이 합의하면 진단서 발급이 가능하다.

해설 (법 17조) 환자 또는 사망자를 직접 진찰하거나 검안한 의사・치과의사 또는 한의사가 부득이한 사유로 진단서・검안서 또는 증명서를 내줄 수 없으면 같은 의료기관에 종사하는 다른 의사・치과의사 또는 한의사가 환자의 진료기록부 등에 따라 발급이 가능함

[문 50] 의사가 발급하는 진단서의 기재 사항이 아닌 것은?

① 병명　② 질병분류기호
③ 처방 의약품의 명칭　④ 환자의 주소
⑤ 진찰한 의사의 성명

해설 (법 17조, 시행규칙 9조) 진단서에는 1. 환자의 성명, 주민등록번호 및 주소, 2. 병명 및 질병분류기호, 3. 발병 연월일 및 진단 연월일, 4. 치료 내용 및 향후 치료에 대한 소견, 5. 입원・퇴원 연

월일, 6. 의료기관의 명칭 · 주소, 진찰한 의사 · 치과의사 또는 한의사의 성명 · 면허자격 · 면허번호를 기재함

[문 51] 다음 중 처방전을 교부할 수 있는 사람으로 옳게 짝지어진 것은?

가. 간호사	나. 치과의사	다. 조산사	라. 의사

① 가, 나, 다 ② 가, 다 ③ 나, 라 ④ 라 ⑤ 가, 나, 다, 라

해설 (법 18조) 의사, 치과의사는 의약품을 투여할 필요가 있다고 인정하면 처방전을 작성하여 환자에게 내주거나 발송하여야 하며, 처방전을 발행한 의사 또는 치과의사(처방전을 발행한 한의사를 포함)는 처방전에 따라 의약품을 조제하는 약사 또는 한약사가 「약사법」에 따라 문의한 때 즉시 이에 응하여야 함

[문 52] 처방전 대리수령을 하고자 한다. 대리수령이 가능한 경우로 가장 적합한 것은?

① 환자가 의사에게 유선으로 요청한 경우
② 최근 3년 간 해당 약물에 대해 부작용이 없다고 담당의사가 판단하는 경우
③ 환자의 의식이 없는 경우
④ 동일한 상병에 대하여 동일한 처방을 받는 경우
⑤ 3개월 이상 약을 복용하여야 하는 만성질환으로 처방을 받는 경우

해설 (법 17조의2) 처방전 대리수령은 1. 환자의 의식이 없는 경우, 2. 환자의 거동이 현저히 곤란하고 동일한 상병에 대하여 장기간 동일한 처방이 이루어지는 경우에 가능함

[문 53] 다음 중 처방전을 대리수령할 수 있는 사람으로 옳게 짝지어진 것은?

가. 환자의 사위	나. 환자의 시아버지
다. 환자의 동생	라. 환자의 어머니

① 가, 나, 다 ② 가, 다 ③ 나, 라 ④ 라 ⑤ 가, 나, 다, 라

해설 (법 17조의2) 의사, 치과의사, 한의사는 해당 환자 및 의약품에 대한 안전성을 인정하는 경우에는 1. 환자의 직계존속 · 비속 및 직계비속의 배우자, 2. 환자의 배우자 및 배우자의 직계존속, 3. 환자의 형제자매, 4. 노인의료복지시설에서 근무하는 사람, 4의2. 장애인 거주시설에서 근무하는 사람, 5. 그 밖에 환자의 계속적인 진료를 위해 필요한 경우로서 보건복지부장관이 인정하는 사람에게 처방전을 교부하거나 발송할 수 있음

[문 54] 의사의 의약품 직접 조제시 의약품 정보의 확인에 대한 설명이다. 옳지 않은 것은?

① 환자에게 처방 또는 투여되고 있는 의약품과 동일한 성분의 의약품인지 여부를 확인

하여야 한다.

② 긴급한 재해구호 상황인 경우에는 의약품 정보를 확인하지 않을 수 있다.

③ 특정연령대 금기 또는 임부금기 등으로 고시한 성분이 포함되는지 여부를 확인하여야 한다.

④ 감기 환자를 대상으로 통상적으로 조제하는 의약품인 경우에는 의약품 정보를 확인하지 않을 수 있다.

⑤ 급박한 응급의료상황인 경우에는 의약품 정보를 확인하지 않을 수 있다.

해설 (법 18조의2) 의사 및 치과의사는 처방전을 작성하거나 「약사법」에 따라 의약품을 자신이 직접 조제하는 경우에는 환자에게 처방 또는 투여되고 있는 의약품과 동일한 성분의 의약품인지 여부, 식품의약품안전처장이 병용금기, 특정연령대 금기 또는 임부금기 등으로 고시한 성분이 포함되는지 여부, 그 밖에 보건복지부령으로 정하는 정보(의약품정보)를 미리 확인하여야 함

[문 55] 의료법에 따라 정보 누설 금지의 의무를 가지는 사람은?

가. 한의사	나. 치과의사	다. 조산사	라. 의사

① 가, 나, 다　② 가, 다　③ 나, 라　④ 라　⑤ 가, 나, 다, 라

해설 (법 19조) 의료인이나 의료기관 종사자는 이 법이나 다른 법령에 특별히 규정된 경우 외에는 의료·조산 또는 간호업무나 제17조에 따른 진단서·검안서·증명서 작성·교부 업무, 제18조에 따른 처방전 작성·교부 업무, 제21조에 따른 진료기록 열람·사본 교부 업무, 제22조제2항에 따른 진료기록부등 보존 업무 및 제23조에 따른 전자의무기록 작성·보관·관리 업무를 하면서 알게 된 다른 사람의 정보를 누설하거나 발표하지 못함

[문 56] 의료인의 정보 누설 금지 의무에 따라 옳지 않은 행동을 한 의료인은?

① 환자의 검사결과를 다른 진료과의 전문의에게 알려주며 진료의뢰를 하였다.

② 동료 간호사에게 인계를 위하여 환자의 특이사항을 말해 주었다.

③ 환자의 질병에 대한 교육을 위해 환자의 보호자에게 환자의 상태를 알리고, 교육을 하였다.

④ 감염병을 갖고 있는 환자의 직장에 환자의 상태를 알려주었다.

⑤ 임산부의 혼전출산 경험을 남편에게 얘기하였다.

해설 (법 19조) 의료인이나 의료기관 종사자는 이 법이나 다른 법령에 특별히 규정된 경우 외에는 의료·조산 또는 간호업무나 제17조에 따른 진단서·검안서·증명서 작성·교부 업무, 제18조에 따른 처방전 작성·교부 업무, 제21조에 따른 진료기록 열람·사본 교부 업무, 제22조제2항에 따른 진료기록부등 보존 업무 및 제23조에 따른 전자의무기록 작성·보관·관리 업무를 하면서 알게 된 다른 사람의 정보를 누설하거나 발표하지 못함

[문 57] 다음 중 태아 성 감별 행위 등의 금지에 대한 설명으로 옳은 것은?

가. 의료인은 태아 성 감별을 목적으로 임부를 진찰하여서는 아니 된다.
나. 의료인은 임신 32주 이전에 알게 된 태아의 성을 다른 사람이 알게 해서는 아니 된다.
다. 의료인은 태아 성 감별을 목적으로 진료를 하는 전문의의 행위를 도와줄 수 없다.
라. 의료인이 태아 성 감별 행위 금지조항을 위반하면 2년 이하의 징역 또는 2천만원 이하의 벌금을 받을 수 있다.

① 가, 나, 다 ② 가, 다 ③ 나, 라 ④ 라 ⑤ 가, 나, 다, 라

해설 (법 20조) 의료인은 태아 성 감별을 목적으로 임부의 진찰, 검사와 이를 위한 다른 사람의 행위를 도와서도 안되며, 임신 32주 이전에 태아나 임부를 진찰하거나 검사하면서 알게 된 태아의 성을 임부, 임부의 가족, 그 밖의 다른 사람이 알게 하여서는 안 됨

[문 58] 의료인이 태아나 임부를 진찰하면서 알게 된 태아의 성을 임부에게 말할 수 있는 시기는 언제인가?

① 임신 24주 이후 ② 임신 28주 이후 ③ 임신 32주 이후
④ 임신 36주 이후 ⑤ 정답 없음

해설 (법 20조) 의료인은 임신 32주 이전에 태아나 임부를 진찰하거나 검사하면서 알게 된 태아의 성을 임부, 임부의 가족, 그 밖의 다른 사람이 알게 하여서는 안 됨

[문 59] 다음 중 환자 본인의 동의를 받은 경우 기록열람을 요청할 수 있는 사람은?

① 환자 배우자의 직계 존속 ② 환자 배우자의 직계 비속
③ 환자의 약혼자 ④ 환자의 직장 대표
⑤ 환자 거주지의 관할 보건소장

해설 (법 21조) 환자의 배우자, 직계 존속・비속, 형제・자매 또는 배우자의 직계 존속이 환자 본인의 동의서와 친족관계임을 나타내는 증명서 등을 첨부하는 등 보건복지부령으로 정하는 요건을 갖추어 요청한 경우에는 의료인이나 의료기관 종사자는 그 기록을 열람하게 하거나 그 사본을 교부하는 등 그 내용을 확인할 수 있게 하여야 함

[문 60] 다음 중 환자의 기록열람이 가능하지 않은 경우는?

① 환자 본인이 요청시
② 환자가 의식이 없는 경우 환자의 배우자가 요청시
③ 환자가 지정하는 대리인이 요청시
④ 환자가 입사시험을 보는 직장에서 요청시
⑤ 지방병무청장이 징병검사와 관련하여 관련 기록 요청시

해설 (법 21조) 의료인, 의료기관의 장 및 의료기관 종사자는 환자가 아닌 다른 사람에게 환자에 관한 기록을 열람하게 하거나 그 사본을 내주는 등 내용을 확인할 수 있게 하여서는 안된다.
환자 본인이 아니어도, 1. 환자가 사망하거나 의식이 없는 등 환자의 동의를 받을 수 없어 환자의 배우자, 직계 존속・비속, 형제・자매 또는 배우자의 직계 존속이 친족관계임을 나타내는 증명서 등을 첨부하는 등 보건복지부령으로 정하는 요건을 갖추어 요청한 경우, 2. 환자가 지정하는 대리인이 환자 본인의 동의서와 대리권이 있음을 증명하는 서류를 첨부하는 등 보건복지부령으로 정하는 요건을 갖추어 요청한 경우, 3. 「병역법」에 따라 병무청장 또는 지방병무청장이 병역판정검사, 병적 관리와 관련하여 질병 또는 심신장애의 확인을 위하여 필요하다고 인정하여 의료기관의 장에게 병역판정검사대상자 또는 병적 관리 대상자의 진료기록・치료 관련 기록의 제출을 요구한 경우 등은 요청이 가능함

[문 61] 다음 중 진료에 관한 기록의 보존기간으로 바른 것은?

① 처방전 – 3년
② 수술기록 – 10년
③ 진단서 등 부본 – 5년
④ 환자의 명부 – 3년
⑤ 방사선 사진 및 소견서 – 10년

해설 (시행규칙 15조) 의료기관의 개설자 또는 관리자는 진료에 관한 기록을 다음 각 호에 정하는 기간 동안 보존하여야 함. 10년 : 진료기록부, 수술기록 / 5년 : 환자명부, 검사내용 및 검사소견기록, 방사선 사진 및 그 소견서, 간호기록부, 조산기록부 / 3년 : 진단서 등의 부본 / 2년 : 처방전

[문 62] 다음 중 진료에 관한 기록의 보존기간으로 바른 것은?

① 처방전 – 3년
② 환자의 명부 – 3년
③ 수술기록 – 5년
④ 방사선 사진 및 소견서 – 10년
⑤ 검사소견기록 – 5년

해설 (시행규칙 15조) 의료기관의 개설자 또는 관리자는 진료에 관한 기록을 다음 각 호에 정하는 기간 동안 보존하여야 함. 10년 : 진료기록부, 수술기록 / 5년 : 환자명부, 검사소견기록, 방사선 사진 및 그 소견서, 간호기록부, 조산기록부 / 3년 : 진단서 등의 부본 / 2년 : 처방전

[문 63] 의료기록 보존의무기간이 맞게 연결된 것은?

① 수술기록부 – 5년
② 처방전 – 3년
③ 진료기록부 – 5년
④ 간호기록부 – 5년
⑤ 방사선 사진 – 3년

해설 (시행규칙 15조) 의료기관의 개설자 또는 관리자는 진료에 관한 기록을 다음 각 호에 정하는 기간 동안 보존하여야 함. 10년 : 진료기록부, 수술기록 / 5년 : 환자명부, 검사소견기록, 방사선 사진 및 그 소견서, 간호기록부, 조산기록부 / 3년 : 진단서 등의 부본 / 2년 : 처방전

[문 64] 의료인이 의약품 공급자로부터 판매촉진을 목적으로 제공되는 금전, 물품, 노무 등의 경제적 이익을 받아도 되는 경우가 아닌 것은?

① 견본품을 제공받는 경우
② 학술대회 지원을 받는 경우
③ 환자 치료에 필요한 경우
④ 임상시험 지원을 받는 경우
⑤ 제품설명회를 개최하는 경우

해설 (법 23조의5) 의료인, 의료기관 개설자 및 의료기관 종사자는 의약품공급자로부터 의약품 채택・처방유도・거래유지 등 판매촉진을 목적으로 제공되는 금전, 물품, 편익, 노무, 향응, 그 밖의 경제적 이익을 받거나 의료기관으로 하여금 받게 하여서는 안 됨. 다만, 견본품 제공, 학술대회 지원, 임상시험 지원, 제품설명회, 대금결제조건에 따른 비용할인, 시판 후 조사 등인 경우에는 예외로 함

[문 65] 의사・치과의사・한의사 및 조산사의 실태와 취업상황 신고시기와 신고대상자가 옳게 짝지어진 것은?

① 면허를 받은 후부터 2년마다 관할 보건소장에게 신고
② 면허를 받은 후부터 3년마다 관할 보건소장에게 신고
③ 면허를 받은 후부터 5년마다 관할 보건소장에게 신고
④ 면허를 받은 후부터 2년마다 보건복지부장관에게 신고
⑤ 면허를 받은 후부터 3년마다 보건복지부장관에게 신고

해설 (법 25조) 의사・치과의사・한의사 및 조산사는 최초로 면허를 받은 후부터 3년마다 그 실태와 취업상황 등을 보건복지부장관에게 신고하여야 함

[문 66] 의료법에서 규정한 변사체 신고 의무자가 아닌 자는?

① 한의사 ② 간호사 ③ 치과의사 ④ 조산사 ⑤ 의사

해설 (법 26조) 의사・치과의사・한의사 및 조산사는 사체를 검안하여 변사(變死)한 것으로 의심되는 때에는 사체의 소재지를 관할하는 경찰서장에게 신고하여야 함

[문 67] 의료인의 변사체 신고에 관한 설명으로 옳은 것은?

가. 의사는 변사한 것으로 의심되는 변사체가 발견된 경우 신고해야 한다.
나. 한의사는 변사한 것으로 의심되는 변사체가 발견된 경우 사체의 소재지를 관할하는 경찰서장에게 신고하여야 한다.
다. 치과의사는 변사한 것으로 의심되는 변사체가 발견된 경우 신고해야 한다.
라. 간호사는 변사한 것으로 의심되는 변사체가 발견된 경우 신고해야 한다.

① 가, 나, 다 ② 가, 다 ③ 나, 라 ④ 라 ⑤ 가, 나, 다, 라

해설 (법 26조) 의사·치과의사·한의사 및 조산사는 사체를 검안하여 변사(變死)한 것으로 의심되는 때에는 사체의 소재지를 관할하는 경찰서장에게 신고하여야 함

[문 68] 한의사 A씨는 사체를 검안한 결과 변사로 의심이 되었다. 누구에게 신고하여야 하는가?

① 보건복지부장관
② 한의사협회
③ 시·군·구청장
④ 관할 경찰서장
⑤ 관할 보건소장

해설 (법 26조) 의사·치과의사·한의사 및 조산사는 사체를 검안하여 변사(變死)한 것으로 의심되는 때에는 사체의 소재지를 관할하는 경찰서장에게 신고하여야 함

[문 69] 다음 중 의료법에 위반되는 환자 유인행위에 해당하지 않는 것은?

① 65세 이상 노인을 대상으로 본인부담금을 면제해주는 행위
② 상호회사의 외국인환자를 유치하기 위한 행위
③ 국민건강보험 가입자로 국내에 거주하는 외국인을 대상으로 환자를 유치하기 위한 행위
④ 환자의 경제적 사정을 이유로 관할 구청장의 사전승인을 받아 환자를 유치하는 행위
⑤ 보험회사의 외국인 환자를 유치하기 위한 행위

해설 (법 27조) 누구든지 「국민건강보험법」이나 「의료급여법」에 따른 본인부담금을 면제하거나 할인하는 행위, 금품 등을 제공하거나 불특정 다수인에게 교통편의를 제공하는 행위 등 영리를 목적으로 환자를 의료기관이나 의료인에게 소개·알선·유인하는 행위 및 이를 사주하는 행위를 하여서는 안 되며, 다음 각 호의 어느 하나에 해당하는 행위는 할 수 있음

1. 환자의 경제적 사정 등을 이유로 개별적으로 관할 시장·군수·구청장의 사전승인을 받아 환자를 유치하는 행위
2. 「국민건강보험법」에 따른 가입자나 피부양자가 아닌 외국인(보건복지부령으로 정하는 바에 따라 국내에 거주하는 외국인은 제외한다)환자를 유치하기 위한 행위

(「보험업법」에 따른 보험회사, 상호회사, 보험설계사, 보험대리점 또는 보험중개사는 예외)

[문 70] 다음 중 무면허 의료행위에 해당하는 것은?

① 외국의 의료인 면허를 가진 자로서 일정 기간 국내에 체류하는 자로 국제의료봉사단의 의료봉사 업무를 하는 자
② 의료봉사 또는 연구 및 시범사업을 위하여 의료행위를 하는 자
③ 의학을 전공하는 학교의 학생

④ 외국의 의료인 면허를 가진 자로서 주로 외국인을 대상으로 진료를 하는 자
⑤ 외국의 의료인 면허를 가진 자로서 일정 기간 국내에 체류하는 자로 교육연구사업을 위한 업무를 하는 자

해설 (법 27조) 1. 외국의 의료인 면허를 가진 자로서 일정 기간 국내에 체류하는 자, 2. 의과대학, 치과대학, 한의과대학, 의학전문대학원, 치의학전문대학원, 한의학전문대학원, 종합병원 또는 외국 의료원조기관의 의료봉사 또는 연구 및 시범사업을 위하여 의료행위를 하는 자, 3. 의학・치과의학・한방의학 또는 간호학을 전공하는 학교의 학생인 경우에는 무면허 의료행위가 가능함

[문 71] 다음 중 무면허 의료행위 등의 금지조항에서 의료행위를 할 수 있는 범위에 해당하는 것은?
① 간호조무사 학원에서 수업중인 자
② 외국의 치과의사 면허를 가지고 국내 병원에 취업한 자
③ 외국의 의료인 면허를 가진 자로서 일정 기간 국내에 체류하는 자
④ 의과대학에서 실습지도 중에 있는 자
⑤ 외국인에게 의료행위를 하는 자

해설 (법 27조) 1. 외국의 의료인 면허를 가진 자로서 일정 기간 국내에 체류하는 자, 2. 의과대학, 치과대학, 한의과대학, 의학전문대학원, 치의학전문대학원, 한의학전문대학원, 종합병원 또는 외국 의료원조기관의 의료봉사 또는 연구 및 시범사업을 위하여 의료행위를 하는 자, 3. 의학・치과의학・한방의학 또는 간호학을 전공하는 학교의 학생인 경우에는 무면허 의료행위가 가능함

[문 72] 중앙회와 지부에 관한 설명 중 틀린 것은?
① 중앙회는 민법 중 사단법인에 관한 규정을 준용한다.
② 중앙회는 시・군・구에 지부를 설치하여야 한다.
③ 보건복지부장관은 지부가 정관으로 정한 사업 외의 사업을 할 경우 임원의 개선을 명할 수 있다.
④ 중앙회가 설립된 경우에는 의료인은 당연히 해당하는 중앙회의 회원이 되며, 정관을 지켜야 한다.
⑤ 보건복지부장관은 중앙회나 지부가 국민보건향상에 장애가 되는 행위를 한 때에는 정관변경이나 임원개선을 명할 수 있다.

해설 (법 28조) 중앙회는 대통령령으로 정하는 바에 따라 특별시・광역시・도와 특별자치도에 지부를 설치하여야 하며, 시・군・구에 분회를 설치할 수 있음

[문 73] 의료법에서 제시한 중앙회 설립과 관련한 기준으로 옳은 것은?

> 가. 중앙회가 설립된 경우 의사・치과의사・한의사 및 조산사는 당연히 해당하는 중앙회의 회원이 된다.
> 나. 중앙회는 시・도에 지부를 설치하여야 한다.
> 다. 중앙회에 관하여 의료법에 규정되지 아니한 사항에 대하여는 민법 중 사단법인에 관한 규정을 준용한다.
> 라. 외국에 중앙회 지부를 설치하려면 대통령의 승인을 받아야 한다.

① 가, 나, 다 ② 가, 다 ③ 나, 라 ④ 라 ⑤ 가, 나, 다, 라

해설 (법 28조) 중앙회가 설립된 경우에는 의사・치과의사・한의사 및 조산사는 당연히 해당하는 중앙회의 회원이 되며, 중앙회는 대통령령으로 정하는 바에 따라 특별시・광역시・도와 특별자치도에 지부를 설치하여야 한다. 중앙회에 관하여 이 법에 규정되지 아니한 사항에 대하여는 「민법」 중 사단법인에 관한 규정을 준용하고, 외국에 의사회 지부를 설치하려면 보건복지부장관의 승인을 받아야 함

[문 74] 중앙회에 두는 윤리위원회에 대한 내용으로 옳지 않은 것은?

① 위원장은 위원 중에서 각 중앙회의 장이 위촉한다.
② 위원의 임기는 2년으로 하며, 한 번만 연임할 수 있다.
③ 위원장 1명을 포함한 11명의 위원으로 구성한다.
④ 의료인이 아닌 사람으로서 법률, 보건, 언론, 소비자 권익 등에 관하여 경험과 학식이 풍부한 사람은 위원이 될 수 있다.
⑤ 각 중앙회 소속 회원으로서 의료인 경력이 10년 이상인 사람은 위원이 될 수 있다.

해설 (영 11조의2) 위원의 임기는 3년으로 하며, 한 번만 연임할 수 있음

[문 75] 중앙회가 정관을 변경하고자 한다. 누구의 허가를 득해야 하는가?

① 대통령 ② 보건복지부장관 ③ 시・도지사
④ 보건소장 ⑤ 의사협회장

해설 (법 29조) 중앙회가 정관을 변경하려면 보건복지부장관의 허가를 받아야 함

[문 76] 의료인의 보수교육에 대한 설명 중 잘못된 것은?

① 중앙회가 회원의 자질 향상을 위하여 실시한다.
② 해당연도에 8개월 이상 환자진료 업무에 종사하지 않은 사람은 보수교육이 면제된다.
③ 교육시간은 연간 8시간 이상으로 한다.

④ 전공의는 보수교육이 면제된다.
⑤ 수련병원도 보수교육을 실시할 수 있다.

해설 (시행규칙 20조) 1. 해당 연도에 6개월 이상 환자진료 업무에 종사하지 아니한 사람과 2. 보건복지부장관이 보수교육을 받기가 곤란하다고 인정하는 사람은 보수교육이 유예됨

[문 77] 의료인의 보수교육에 관한 다음의 기술 중 타당하지 않은 것은?

① 회원의 자질향상을 위하여 실시한다.
② 군복무중인 자는 보수교육이 유예된다.
③ 의료인 단체로 하여금 보수교육을 실시하게 할 수 있다.
④ 보수교육은 연간 6시간 이상으로 한다.
⑤ 보건복지부장관이 보수교육을 받을 필요가 없다고 인정한 자는 보수교육이 면제된다.

해설 (법 30조) 의료인은 연간 8시간 이상의 보수교육을 받아야 함

[문 78] 의료인의 보수교육은 누가 실시하는가?

① 보건복지부장관 ② 의료인 단체 중앙회
③ 시・도 의사회 ④ 의료인 해당 학회 및 협회
⑤ 지역 내 수련병원

해설 (법 30조) 중앙회는 회원의 자질 향상을 위하여 필요한 보수교육을 매년 실시하여야 함

[문 79] 다음 중 의료인의 보수교육 면제자로 조합된 것은?

가. 전공의 나. 면허증을 발급받은 신규 면허취득자
다. 의과대학 대학원 재학생 라. 군 복무중인 자

① 가, 나, 다 ② 가, 다 ③ 나, 라 ④ 라 ⑤ 가, 나, 다, 라

해설 (시행규칙 20조) 1. 전공의, 2. 의과대학・치과대학・한의과대학・간호대학의 대학원 재학생, 3. 영 제8조에 따라 면허증을 발급받은 신규 면허취득자, 4. 보건복지부장관이 보수교육을 받을 필요가 없다고 인정하는 사람은 보수교육이 면제됨

[문 80] 다음 중 해당 연도에 보수교육을 받아야 되는 의료인은?

① 전공의
② 의과대학 재학생
③ 면허증을 발급받은지 1년이 경과된 자

④ 해당 연도에 6개월 이상 환자진료 업무에 종사하지 아니한 사람
⑤ 보건복지부장관이 보수교육을 받을 필요가 없다고 인정하는 사람

해설 (시행규칙 20조) 1. 전공의, 2. 의과대학・치과대학・한의과대학・간호대학의 대학원 재학생, 3. 영 제8조에 따라 면허증을 발급받은 신규 면허취득자, 4. 보건복지부장관이 보수교육을 받을 필요가 없다고 인정하는 사람은 보수교육이 면제되며, 1. 해당 연도에 6개월 이상 환자진료 업무에 종사하지 아니하거나, 2. 보건복지부장관이 보수교육을 받기가 곤란하다고 인정하는 사람은 해당 연도의 보수교육이 유예됨

[문 81] 중앙회와 지부에 관한 설명 중 틀린 것은?

① 중앙회는 법인으로 한다.
② 시, 군, 구에 분회를 설치할 수 있다.
③ 중앙회는 자격정치 처분 요구에 관한 사항 등을 심의・의결하기 위하여 윤리위원회를 둔다.
④ 보건복지부장관은 보건의료시책상 필요시 중앙회나 지부의 정관변경이나 임원개선을 명할 수 있다.
⑤ 중앙회를 설립하려면 대표자는 보건복지부장관의 설립허가를 받아야 한다.

해설 (법 32조) 보건복지부장관은 중앙회나 그 지부가 정관으로 정한 사업 외의 사업을 하거나 국민보건 향상에 장애가 되는 행위를 한 때 또는 보건복지부장관으로부터 협조요청을 받고 협조하지 아니한 경우에는 정관을 변경하거나 임원을 새로 뽑을 것을 명할 수 있음

[문 82] 다음 중 의료기관에 관한 설명 중 옳지 않은 것은?

① 조산원도 의료기관이다.
② 한방병원은 30개 이상의 병상이 있어야 한다.
③ 종합병원은 100개 이상의 병상을 갖추어야 한다.
④ 종합병원을 개설할 수 있는 의료인은 의사뿐이다.
⑤ 의료법상 모든 의료인은 의료기관을 개설할 수 있다.

해설 (법 33조) 의료기관 개설이 가능한 의료인은 간호사를 제외한 의료인(의사, 치과의사, 한의사 또는 조산사)임

[문 83] 의료기관 개설에 관한 설명 중 옳은 것은?

① 의사는 의료기관에 소속되지 않아도 의료업을 할 수 있다.
② 의사는 종합병원, 병원, 요양병원 또는 의원 중 1개만을 개설할 수 있다.
③ 의료법인이 의원을 개설하려면 도지사의 허가가 있어야 한다.

④ 의사가 의원을 개원하려면 시장, 군수, 구청장의 허가가 있어야 한다.

⑤ 요양병원을 개설하려는 조산사는 지도의사를 정하여야 한다.

해설 (법 33조) 의사는 종합병원·병원·요양병원 또는 의원을, 치과의사는 치과병원 또는 치과의원을, 한의사는 한방병원·요양병원 또는 한의원을, 조산사는 조산원만을 개설할 수 있으며, 의료인은 어떠한 명목으로도 둘 이상의 의료기관을 개설·운영할 수 없음

[문 84] 「의료법」상 한방병원을 개설하고자 하는 자가 갖추어야 하는 절차적 요건은?

① 시·도지사의 허가

② 시·도지사에게 신고

③ 시장·군수·구청장에게 신고

④ 시장·군수·구청장의 인증

⑤ 국민건강보험공단 이사장의 허가

해설 (법 33조) 의료기관을 개설하려면 의원·치과의원·한의원, 조산원을 개설하려는 자는 시장·군수·구청장에게 신고, 종합병원·병원·치과병원·한방병원, 요양병원 또는 정신병원을 개설하려면 시·도지사의 허가를 받아야 함

[문 85] 의료기관 개설에 관한 설명으로 옳은 것은?

① 신고의료기관은 종합병원, 병원, 치과병원, 한방병원, 요양병원

② 허가의료기관은 보건복지부장관의 허가

③ 개설허가 취소처분이 있은 날로부터 1년 이내에는 개설허가 불가

④ 약국 시설 안이나 구내인 경우에는 의료기관 개설 불가

⑤ 개설허가 특례규정에 의해 소속의료기관을 개설하는 자는 시·도지사에게 신고로 개설 가능

해설 (법 33조) 1. 약국 시설 안이나 구내인 경우, 2. 약국의 시설이나 부지 일부를 분할·변경 또는 개수하여 의료기관을 개설하는 경우, 3. 약국과 전용 복도·계단·승강기 또는 구름다리 등의 통로가 설치되어 있거나 이런 것들을 설치하여 의료기관을 개설하는 경우, 4. 「건축법」 등 관계 법령에 따라 허가를 받지 아니하거나 신고를 하지 아니하고 건축 또는 증축·개축한 건축물에 의료기관을 개설하는 경우에는 의료기관을 개설할 수 없음

[문 86] 의료기관 개설에 관한 설명으로 옳지 않은 것은?

① 의원을 개설하려는 자는 시장·군수·구청장에게 신고하여야 함

② 병원급 이상 의료기관이 시설기준에 맞지 아니하는 경우에는 개설허가를 할 수 없음

③ 치과의사는 치과병원, 치과의원 또는 요양병원 개설이 가능함

④ 국가나 지방자치단체의 장이 공익상 필요하다고 인정하여 요청하는 경우 의료기관 밖에서 의료업이 가능함

⑤ 환자나 보호자의 요청이 있는 경우에는 의료기관 밖에서 의료업이 가능함

해설 (법 33조) 치과의사는 치과병원 또는 치과의원을 개설할 수 있음

[문 87] 의료기관 개설에 관한 설명으로 옳지 않은 것은?

① 국가나 지방자치단체의 장이 공익상 필요하다고 인정하여 요청하는 경우에는 의료기관을 개설하지 아니하고 의료업 가능

② 의원을 개설하는 자는 반드시 지도의사를 정해야 함

③ 신고의료기관은 시장・군수・구청장에게 신고

④ 개설허가를 받고 3개월 이내에 정당한 사유 없이 업무를 시작하지 않으면 개설허가 취소 가능

⑤ 의료기관 시설기준에 적합하지 않은 경우에는 의료기관 개설허가 불가

해설 (법 33조) 조산원을 개설하는 자는 반드시 지도의사(指導醫師)를 정하여야 함

[문 88] 다음 중 의료기관을 개설할 수 있는 사람은?

가. 의사, 치과의사, 한의사 또는 조산사
나. 국가나 지방자치단체
다. 의료업을 목적으로 설립된 법인
라. 「민법」이나 특별법에 따라 설립된 비영리법인

① 가, 나, 다 ② 가, 다 ③ 나, 라 ④ 라 ⑤ 가, 나, 다, 라

해설 (법 33조) 의료기관은 1. 의사, 치과의사, 한의사 또는 조산사, 2. 국가나 지방자치단체, 3. 의료업을 목적으로 설립된 법인(의료법인), 4. 「민법」이나 특별법에 따라 설립된 비영리법인, 5. 「공공기관의 운영에 관한 법률」에 따른 준정부기관, 「지방의료원의 설립 및 운영에 관한 법률」에 따른 지방의료원, 「한국보훈복지의료공단법」에 따른 한국보훈복지의료공단이 개설할 수 있음

[문 89] 다음 중 의료기관을 개설할 수 없는 사람은?

① 의사 ② 조산사 ③ 간호사
④ 의료법인 ⑤ 한국보훈복지의료공단

해설 (법 33조) 의료인 중 의료기관을 개설할 수 있는 자는 의사, 치과의사, 한의사 또는 조산사로 간호사는 의료기관을 개설할 수 없음

[문 90] 다음 중 의료기관을 개설할 수 있는 자는?

가. 한국보훈복지의료공단	나. 특별법에 의한 영리법인
다. 의료법인	라. 간호사

① 가, 나, 다　② 가, 다　③ 나, 라　④ 라　⑤ 가, 나, 다, 라

해설 (법 33조) 의료기관은 1. 의사, 치과의사, 한의사 또는 조산사, 2. 국가나 지방자치단체, 3. 의료업을 목적으로 설립된 법인(의료법인), 4. 「민법」이나 특별법에 따라 설립된 비영리법인, 5. 「공공기관의 운영에 관한 법률」에 따른 준정부기관, 「지방의료원의 설립 및 운영에 관한 법률」에 따른 지방의료원, 「한국보훈복지의료공단법」에 따른 한국보훈복지의료공단이 개설할 수 있음

[문 91] 다음 중 원격의료에 대한 사항으로 옳게 짝지어진 것은?

가. 원격의료를 행하거나 받으려는 자는 보건복지부령으로 정하는 시설과 장비를 갖추어야 한다.
나. 의료행위에 대하여 현지의사의 과실을 인정할 만한 명백한 근거가 없으면 환자에 대한 책임은 원격지의사에게 있는 것으로 본다.
다. 원격의료를 하는 자는 환자를 직접 대면하여 진료하는 경우와 같은 책임을 진다.
라. 치과의사는 원격의료를 할 수 없다.

① 가, 나, 다　② 가, 다　③ 나, 라　④ 라　⑤ 가, 나, 다, 라

해설 (법 34조) 의료행위에 대하여 원격지의사의 과실을 인정할 만한 명백한 근거가 없으면 환자에 대한 책임은 현지의사에게 있는 것으로 봄

[문 92] 다음 중 원격의료를 할 수 있는 의료인은?

가. 의사	나. 치과의사	다. 한의사	라. 조산사

① 가, 나, 다　② 가, 다　③ 나, 라　④ 라　⑤ 가, 나, 다, 라

해설 (법 34조) 의료인(의사・치과의사・한의사만 해당)은 컴퓨터・화상통신 등 정보통신기술을 활용하여 먼 곳에 있는 의료인에게 의료지식이나 기술을 지원하는 원격의료(이하 "원격의료"라 한다)를 할 수 있음

[문 93] 주식회사인 A 전자에서 소속 직원을 위한 병원급 의료기관을 개설하고자 한다. 누구로부터 어떠한 절차를 거치면 되는가?

① 시장・군수・구청장에게 신고　② 시장・군수・구청장에게 허가
③ 시・도지사에게 신고　④ 시・도지사의 허가
⑤ 보건복지부장관에게 신고

해설 (법 35조) 그 소속 직원, 종업원, 그 밖의 구성원(수용자를 포함한다) 이나 그 가족의 건강관리를 위하여 부속 의료기관으로 병원급 의료기관을 개설하려면 그 개설 장소를 관할하는 시・도지사의 허가를 받아야 함

[문 94] 의료기관을 개설할 수 없는 자가 '의료기관 개설 특례' 조항에 의거하여 의료기관을 개설하였다. 의료서비스를 제공할 수 있는 대상은?

가. 지역사회 주민　　나. 종업원의 가족　　다. 장애인　　라. 종업원

① 가, 나, 다　　② 가, 다　　③ 나, 라
④ 라　　⑤ 가, 나, 다, 라

해설 (법 35조) 의료기관 개설 특례는 의료기관을 개설할 수 없는 자가 그 소속 직원, 종업원, 그 밖의 구성원(수용자를 포함한다)이나 그 가족의 건강관리를 위하여 부속 의료기관을 개설하는 경우에 가능함

[문 95] 다음 중 30개 이상의 병상 또는 요양병상을 갖추어야 하는 의료기관으로 옳은 것은?

① 의원　　② 치과의원　　③ 한방병원
④ 종합병원　　⑤ 조산원

해설 (시행규칙 34조) 병원, 요양병원, 한방병원은 입원환자 30명 이상을 수용할 수 있는 입원실을 갖추어야 함

[문 96] 다음 중 입원실 관련 규정의 제한을 받지 않는 의료기관은?

① 조산원　　② 한의원　　③ 치과병원
④ 요양병원　　⑤ 한방병원

해설 (시행규칙 34조, 별표3 의료기관의 종류별 시설기준) 치과병원은 입원실 관련 규정이 없음

[문 97] 다음은 의료기관의 시설에 관한 기준이다. 이 중에서 올바르게 조합된 것은?

가. 환자 2명 이상을 수용하는 입원실의 면적은 1인당 3.4제곱미터 이상이다.
나. 환자 1명을 수용하는 입원실의 면적은 10제곱미터 이상이다.
다. 소아입원실의 면적은 성인입원실 면적의 3/4 이상이어야 한다.
라. 입원실에 설치하는 병상 수는 최대 4병상으로 한다.

① 가, 나, 다　　② 가, 다　　③ 나, 라
④ 라　　⑤ 가, 나, 다, 라

해설 **(시행규칙 34조, 별표 4 의료기관의 시설규격)** 입원실의 면적은 환자 1명을 수용하는 곳인 경우에는 10제곱미터 이상이어야 하고, 환자 2명 이상을 수용하는 곳인 경우에는 환자 1명에 대하여 6.3제곱미터 이상이어야 함

[문 98] 의료기관의 시설규격에 대한 설명으로 옳지 않은 것은?

① 중환자실 설치 요건이 되는 경우, 입원실 병상 수의 100분의 5 이상을 중환자실 병상으로 만들어야 한다.

② 3층 이상 또는 지하층에는 입원실을 설치할 수 없다.

③ 1인실의 면적은 10제곱미터 이상이어야 한다.

④ 한의원이 입원실을 두는 경우 입원환자 29명 이하를 수용할 수 있는 입원실을 두어야 한다.

⑤ 병상이 200병상 이상인 종합병원은 반드시 중환자실이 필요하다.

해설 **(시행규칙 34조, 별표 4 의료기관의 시설규격)** 병상이 300병상 이상인 종합병원은 반드시 중환자실이 필요함

[문 99] 다음 중 요양병원에 입원이 가능한 사람은?

가. 노인성 질환자	나. 노인성 치매환자	다. 만성질환자	라. 정신질환자

① 가, 나, 다 ② 가, 다 ③ 나, 라 ④ 라 ⑤ 가, 나, 다, 라

해설 **(시행규칙 36조)** 요양병원의 입원대상은 1. 노인성 질환자, 2. 만성질환자, 3. 외과적 수술 후 또는 상해 후 회복기간에 있는 자, 4. 정신질환자 중 노인성 치매환자이며, 정신질환자는 요양병원의 입원대상이 아님

[문 100] 다음 중 요양병원의 입원대상이 아닌 사람은?

① 치매환자

② 정신질환자

③ 만성 고혈압환자

④ 고령으로 인한 노환 환자

⑤ 허리디스크 수술 후 회복기간에 있는 자

해설 **(시행규칙 36조)** 요양병원의 입원대상은 1. 노인성 질환자, 2. 만성질환자, 3. 외과적 수술 후 또는 상해 후 회복기간에 있는 자, 4. 정신질환자 중 노인성 치매환자임

[문 101] 연평균 1일 입원환자수 300명, 외래환자수 900명인 종합병원에 두어야 할 의사의 정원수는?

① 15명 ② 20명 ③ 25명
④ 30명 ⑤ 35명

해설 (시행규칙 38조) 종합병원 의사의 정원은 연평균 1일 입원환자를 20명으로 나눈 수(이 경우 소수점은 올림)이며, 외래환자 3명은 입원환자 1명으로 환산함

[문 102] 서울종합병원의 외래환자는 연평균 1일 180명이다. 몇 명의 간호사가 필요한가?

① 2명 ② 3명 ③ 6명
④ 10명 ⑤ 12명

해설 (시행규칙 38조) 종합병원의 간호사는 연평균 1일 입원환자를 2.5명으로 나눈 수(이 경우 소수점은 올림)만큼 필요하며, 외래환자 12명은 입원환자 1명으로 환산함

[문 103] 안아픈한방병원의 외래환자는 연평균 1일 120명이다. 필요한 간호사의 수는?

① 2명 ② 3명 ③ 5명
④ 10명 ⑤ 12명

해설 (시행규칙 38조) 한방병원의 간호사는 연평균 1일 입원환자를 5명으로 나눈 수(이 경우 소수점은 올림)만큼 필요하며, 외래환자 12명은 입원환자 1명으로 환산함

[문 104] 연평균 입원환자 40명, 외래환자 600명인 한방병원에서 필요한 한의사 및 간호사의 정원은?

① 한의사 6명, 간호사 18명 ② 한의사 12명, 간호사 18명
③ 한의사 6명, 간호사 36명 ④ 한의사 12명, 간호사 36명
⑤ 한의사 12명, 간호사 필요 없음(간호조무사로 대체 가능)

해설 (시행규칙 38조) 한방병원의 의사는 추가하는 진료과목당 1명(법 제43조 제2항에 따라 의과 진료과목을 설치하는 경우)이 필요하며, 간호사는 연평균 1일 입원환자를 5명으로 나눈 수(이 경우 소수점은 올림)만큼 필요하다. 이 때 외래환자 12명은 입원환자 1명으로 환산함

[문 105] 연평균 입원환자 80명, 외래환자 120명인 요양병원에서 필요한 의사 및 간호사의 정원은?

① 의사 6명, 간호사 15명 ② 의사 6명, 간호사 18명
③ 의사 3명, 간호사 15명 ④ 의사 3명, 간호사 18명

⑤ 의사 6명, 간호사 필요 없음(간호조무사로 대체 가능)

해설 (시행규칙 38조) 요양병원의 의사는 연평균 1일 입원환자 80명까지는 2명으로 하되, 80명을 초과하는 입원환자는 매 40명마다 1명을 기준으로 하고(한의사를 포함하여 환산함). 외래환자 3명은 입원환자 1명으로 환산한다. 간호사는 연평균 1일 입원환자 6명마다 1명을 기준으로 하고(다만, 간호조무사는 간호사 정원의 3분의 2 범위 내에서 둘 수 있음), 외래환자 12명은 입원환자 1명으로 환산함

[문 106] 연평균 1일 입원환자가 180명인 요양병원에 간호사 대신 최대로 배치할 수 있는 간호조무사의 수는?

① 10명 ② 15명 ③ 20명 ④ 24명 ⑤ 30명

해설 (시행규칙 38조) 요양병원의 간호사는 연평균 1일 입원환자 6명마다 1명을 기준으로 하고(다만, 간호조무사는 간호사 정원의 3분의 2 범위 내에서 둘 수 있음), 외래환자 12명은 입원환자 1명으로 환산함

[문 107] 의료기관이 특수의료장비를 설치하고자 한다. 누구에게 등록하여야 하는가?

① 보건복지부장관 ② 한국보건산업진흥원장 ③ 시・도지사
④ 시장・군수・구청장 ⑤ 보건소장

해설 (법 38조) 의료기관은 보건의료 시책상 적정한 설치와 활용이 필요하여 보건복지부장관이 정하여 고시하는 의료장비(특수의료장비)를 설치・운영하려면 보건복지부령으로 정하는 바에 따라 시장・군수・구청장에게 등록하여야 함

[문 108] 의사 갑은 운영하던 의원을 폐업하고자 한다. 이때 진료에 관한 기록들을 처리해야 하는 방법으로 옳은 것이 모두 조합된 것은?

가. 관할 보건소장에게 이관한다.
나. 관할 보건소장에게 신고하고 폐기한다.
다. 진료기록 보관계획서를 제출하여 관할 보건소장의 허가를 받아 자체 보관한다.
라. 의료기관을 인수하는 자에게 이관한다.

① 가, 나, 다 ② 가, 다 ③ 나, 라 ④ 라 ⑤ 가, 나, 다, 라

해설 (법 40조의2) 의료기관 개설자는 폐업 또는 휴업 신고를 할 때 기록・보존하고 있는 진료기록부등의 수량 및 목록을 확인하고 진료기록부등을 관할 보건소장에게 넘겨야 한다. 다만, 의료기관 개설자가 진료기록부등의 보관계획서를 제출하여 관할 보건소장의 허가를 받은 경우에는 직접 보관할 수 있음

[문 109] A의원의 원장은 장기 해외연수로 휴업을 하고자 한다. 의료기관 개설자가 얼마 이상 휴업시 관할 시장・군수・구청장에게 신고하여야 하여야 하는가?

① 15일 ② 1개월 ③ 3개월 ④ 6개월 ⑤ 1년

해설 (법 40조) 의료기관 개설자는 의료업을 폐업하거나 1개월 이상 휴업하려면 관할 시장・군수・구청장에게 신고하여야 함

[문 110] 다음은 의료기관의 당직의료인에 대한 규정이다. (　　)안에 들어갈 말로 가장 적합한 것은?

> 각종 (　　)에는 응급환자와 입원환자의 진료 등에 필요한 당직의료인을 두어야 한다.

① 의료기관 ② 상급종합병원 ③ 종합병원
④ 병원 ⑤ 의원

해설 (법 41조) 각종 병원에는 응급환자와 입원환자의 진료 등에 필요한 당직의료인을 두어야 함

[문 111] 의료기관의 명칭에 관한 설명으로 옳지 않은 것은?

① 의료기관은 원칙적으로 의료기관의 종류에 따르는 명칭 외의 명칭을 사용하지 못한다.
② 의료기관이 아니면 의료기관의 명칭이나 이와 비슷한 명칭을 사용하지 못한다.
③ 의료기관이 명칭을 표시하는 경우에는 종류에 따르는 명칭 앞에 고유명칭을 붙인다.
④ 부속 의료기관이 명칭을 표시하는 경우에는 의료기관의 종류에 따르는 명칭 뒤에 그 개설기관의 명칭과 부속이라는 문자를 붙여야 한다.
⑤ 종합병원이 그 명칭을 병원으로 표시하는 것은 가능하다.

해설 (시행규칙 40조) 부속 의료기관이 명칭을 표시하는 경우에는 의료기관의 종류에 따르는 명칭 앞에 그 개설기관의 명칭과 "부속"이라는 문자를 붙여야 함

[문 112] 의료기관 명칭과 관련한 설명으로 옳지 않은 것은?

① 종합병원의 경우 앞에 고유명칭을 붙이고, 'ㅇㅇ종합병원'이라고 표시할 수 있다.
② 의료기관의 명칭은 한글로 표시하여야 하고, 외국어를 표시할 수 없다.
③ 전문병원으로 지정받은 병원은 지정받은 특정 질환명을 표시할 수 있으며, 전문병원의 명칭을 표시할 수 있다.
④ 병원의 개설자가 전문의인 경우 그 의료기관의 고유명칭과 의료기관의 종류 명칭 사이에 인정받은 전문과목을 삽입하여 표시할 수 있다.

⑤ 의료기관의 명칭표시판에는 의료기관 인증을 받은 사실을 표시할 수 있다.

해설 (시행규칙 40조) 의료기관의 명칭은 한글로 표시하되, 외국어를 함께 표시할 수 있음

[문 113] 환자의 진료의사 선택에 관한 설명이다. 옳지 않은 것은?

① 의료기관의 장은 환자 또는 환자의 보호자에게 진료의사 선택을 위한 정보를 제공하여야 한다.
② 진료를 받고자 하는 환자는 특정한 의사를 선택하여 진료를 요청할 수 있다.
③ 진료의사를 선택하여 진료를 받는 환자는 진료의사의 변경을 요청할 수 있다.
④ 의사를 선택하여 진료하게 한 경우에는 환자로부터 사전에 협의된 추가비용을 받을 수 있다.
⑤ 환자가 특정한 한의사를 선택하여 진료를 요청한 경우, 의료기관의 장은 특별한 사유가 없으면 환자가 요청한 한의사가 진료하도록 하여야 한다.

해설 (법 46조) 의료기관의 장은 의사를 선택하여 진료하게 한 경우에도 환자나 환자의 보호자로부터 추가비용을 받을 수 없음

[문 114] 다음 중 감염관리위원회를 두어야 하는 의료기관으로 짝지어진 것은?

가. 150개 병상을 갖춘 병원　　나. 100개 병상을 갖춘 한방병원
다. 종합병원　　라. 50개 병상을 갖춘 요양병원

① 가, 나, 다　② 가, 다　③ 나, 라　④ 라　⑤ 가, 나, 다, 라

해설 (법 47조) 100개 이상의 병상을 갖춘 병원급 의료기관의 장은 의료관련감염 예방을 위하여 감염관리위원회와 감염관리실을 설치・운영하고 보건복지부령으로 정하는 바에 따라 감염관리 업무를 수행하는 전담 인력을 두는 등 필요한 조치를 하여야 함

[문 115] 의료법인을 설립하고자 한다. 누구의 허가를 받아야 하는가?

① 보건복지부장관　② 한국보건산업진흥원장
③ 시・도지사　④ 시장・군수・구청장
⑤ 보건소장

해설 (법 48조) 의료법인을 설립하려는 자는 대통령령으로 정하는 바에 따라 정관과 그 밖의 서류를 갖추어 그 법인의 주된 사무소의 소재지를 관할하는 시・도지사의 허가를 받아야 하며 재산을 처분하거나 정관을 변경할 때에도 시・도지사의 허가를 받아야 함

[문 116] 의료법인이 의료업무 외에 할 수 있는 부대사업의 범위에 해당하지 않는 것은?

① 노인의료복지시설의 설치 · 운영
② 장례식장의 설치 · 운영
③ 의료인과 의료관계자 양성이나 보수교육
④ 부설주차장의 설치 · 운영
⑤ 의료기기도매업

해설 (법 49조) 의료법인은 의료업무 외에 1. 의료인과 의료관계자 양성이나 보수교육, 2. 의료나 의학에 관한 조사 연구, 3. 「노인복지법」에 따른 노인의료복지시설의 설치 · 운영, 4. 「장사 등에 관한 법률」에 따른 장례식장의 설치 · 운영, 5. 「주차장법」에 따른 부설주차장의 설치 · 운영, 6. 의료업 수행에 수반되는 의료정보시스템 개발 · 운영사업 중 대통령령으로 정하는 사업, 7. 그 밖에 휴게음식점영업, 일반음식점영업, 이용업, 미용업 등 환자 또는 의료법인이 개설한 의료기관 종사자 등의 편의를 위하여 보건복지부령으로 정하는 사업을 할 수 있음

[문 117] 의료법인이 개설하는 의료기관에서 의료업무 외에 부대사업으로 할 수 있는 것이 아닌 것은?

① 숙박업
② 목욕장업
③ 산후조리업
④ 자동판매기영업
⑤ 건강기능식품 판매업

해설 (법 49조, 시행규칙 60조) 휴게음식점영업, 일반음식점영업, 이용업, 미용업 등 환자 또는 의료법인이 개설한 의료기관 종사자 등의 편의를 위하여 할 수 있는 사업은 1. 휴게음식점영업, 일반음식점영업, 제과점영업, 위탁급식영업, 2. 소매업 중 편의점, 슈퍼마켓, 자동판매기영업 및 서점, 3. 의류 등 생활용품 판매업 및 식품판매업(건강기능식품 판매업은 제외), 4. 산후조리업, 5. 목욕장업, 6. 의료기기 임대 · 판매업, 7. 숙박업, 여행업 및 외국인환자 유치업, 8. 수영장업, 체력단련장업 및 종합체육시설업, 9. 장애인보조기구의 제조 · 개조 · 수리업, 10. 이용업 및 미용업, 안경 조제 · 판매업, 은행업, 의원급 의료기관 개설 · 운영 업무를 하려는 자에게 의료법인이 개설하는 의료기관의 건물을 임대하는 사업임

[문 118] 의료법인의 설립허가가 취소되는 사유로 옳은 것은?

가. 정관으로 정한 사업 이외의 사업을 할 때
나. 설립된 날로부터 1년 이내에 의료기관을 설립하지 않을 때
다. 의료법인이 개설한 의료기관이 개설허가를 취소당한 때
라. 시장 · 군수 · 구청장이 감독상 발한 명령을 위반할 때

① 가, 나, 다
② 가, 다
③ 나, 라
④ 라
⑤ 가, 나, 다, 라

해설 (법 51조) 보건복지부장관 또는 시 · 도지사는 의료법인이 1. 정관으로 정하지 아니한 사업을 한 때, 2. 설립된 날부터 2년 안에 의료기관을 개설하지 아니한 때, 3. 의료법인이 개설한 의료기관이 개설허가를 취소당한 때, 4. 보건복지부장관 또는 시 · 도지사가 감독을 위하여 내린 명령을

위반한 때, 5. 부대사업 외의 사업을 한 때에는 그 설립 허가를 취소할 수 있음

[문 119] 다음 중 보건복지부장관 또는 시·도지사가 의료법인의 설립허가를 취소할 수 있는 사유가 아닌 것은?

① 정관으로 정하지 아니한 사업을 한 때

② 부대사업 외의 사업을 한 때

③ 보건복지부장관 또는 시·도지사가 감독을 위하여 내린 명령을 위반한 때

④ 의료법인이 개설한 의료기관이 과대광고를 한 때

⑤ 의료법인이 개설한 의료기관이 개설허가를 취소당한 때

해설 (법 51조) 보건복지부장관 또는 시·도지사는 의료법인이 1. 정관으로 정하지 아니한 사업을 한 때, 2. 설립된 날부터 2년 안에 의료기관을 개설하지 아니한 때, 3. 의료법인이 개설한 의료기관이 개설허가를 취소당한 때, 4. 보건복지부장관 또는 시·도지사가 감독을 위하여 내린 명령을 위반한 때, 5. 부대사업 외의 사업을 한 때에는 그 설립 허가를 취소할 수 있음

[문 120] 의료인에 관련되는 의학 및 관계 전문분야의 연구·진흥기반을 조성하고 우수한 보건의료인을 발굴·활용하기 위하여 신설한 기관은?

① 대한민국의학한림원　　② 한국보건산업진흥원

③ 대한병원협회　　④ 대한의사협회 연구소

⑤ 국민건강보험관리공단

해설 (법 52조의2) 의료인에 관련되는 의학 및 관계 전문분야(의학 등)의 연구·진흥기반을 조성하고 우수한 보건의료인을 발굴·활용하기 위하여 대한민국의학한림원(한림원)을 둠

[문 121] 보건복지부장관은 신의료기술평가를 한 경우 그 결과를 누구에게 알려야 하는가?

① 보건소장　　② 시·도지사

③ 질병관리청장　　④ 건강보험심사평가원장

⑤ 신의료기술평가위원회

해설 (법 53조) 보건복지부장관은 신의료기술평가의 결과를 「국민건강보험법」에 따른 건강보험심사평가원의 장에게 알려야 하며, 이 경우 신의료기술평가의 결과를 보건복지부령으로 정하는 바에 따라 공표할 수 있음

[문 122] 다음 중 신의료기술의 평가와 관련된 내용으로 옳지 않은 것은?

① 의료기관의 장은 신의료기술의 안전성·유효성 등에 관한 평가를 하여야 한다.

② 신의료기술의 평가는 국민건강을 보호하고 의료기술의 발전을 촉진하기 위하여 실시

한다.

③ 신의료기술평가의 결과는 건강보험심사평가원장에게 알려야 한다.

④ 신의료기술평가의 결과는 보건복지부령으로 정하는 바에 따라 공표할 수 있다.

⑤ 신의료기술평가에 관한 사항을 심의하기 위하여 보건복지부에 신의료기술평가위원회를 둔다.

해설 (법 53조) 보건복지부장관은 국민건강을 보호하고 의료기술의 발전을 촉진하기 위하여 대통령령으로 정하는 바에 따라 따른 신의료기술평가위원회의 심의를 거쳐 신의료기술의 안전성·유효성 등에 관한 평가(신의료기술평가)를 하여야 함

[문 123] 다음 중 의료광고를 할 수 있는 광고내용은?

① 신의료기술평가를 받지 아니한 신의료기술에 관한 광고

② 수술장면 등 직접적인 시술행위를 노출하는 내용의 광고

③ 다른 의료기관의 진료방법과 비교하는 내용의 광고

④ 의료인의 최근 3년간 임상경력에 관한 광고

⑤ 신문을 이용하여 전문가의 의견 형태로 표현되는 광고

해설 (시행령 23조) 의료광고의 금지 기준

1. 신의료기술평가를 받지 아니한 신의료기술에 관하여 광고하는 것
2. 특정 의료기관·의료인의 기능 또는 진료 방법이 질병 치료에 반드시 효과가 있다고 표현하거나 환자의 치료경험담이나 6개월 이하의 임상경력을 광고하는 것
3. 의료인, 의료기관, 의료서비스 및 의료 관련 각종 사항에 대하여 객관적인 사실과 다른 내용 등 거짓된 내용을 광고하는 것
4. 특정 의료기관 개설자, 의료기관의 장 또는 의료인(이하 "의료인등")이 수행하거나 광고하는 기능 또는 진료 방법이 다른 의료인등의 것과 비교하여 우수하거나 효과가 있다는 내용으로 광고하는 것
5. 다른 의료인등을 비방할 목적으로 해당 의료인등이 수행하거나 광고하는 기능 또는 진료 방법에 관하여 불리한 사실을 광고하는 것
6. 의료인이 환자를 수술하는 장면이나 환자의 환부(患部) 등을 촬영한 동영상·사진으로서 일반인에게 혐오감을 일으키는 것을 게재하여 광고하는 것
7. 의료인등의 의료행위나 진료 방법 등을 광고하면서 예견할 수 있는 환자의 안전에 심각한 위해(危害)를 끼칠 우려가 있는 부작용 등 중요 정보를 빠뜨리거나 글씨 크기를 작게 하는 등의 방법으로 눈에 잘 띄지 않게 광고하는 것
8. 의료인, 의료기관, 의료서비스 및 의료 관련 각종 사항에 대하여 객관적인 사실을 과장하는 내용으로 광고하는 것
9. 법적 근거가 없는 자격이나 명칭을 표방하는 내용을 광고하는 것
10. 특정 의료기관·의료인의 기능 또는 진료 방법에 관한 기사나 전문가의 의견을 신문·인터넷신문 또는 정기간행물이나 방송에 싣거나 방송하면서 특정 의료기관·의료인의 연락처나 약도 등의 정보도 함께 싣거나 방송하여 광고하는 것
11. 심의 대상이 되는 의료광고를 심의를 받지 아니하고 광고하거나 심의 받은 내용과 다르게 광고하는 것

12. 외국인환자를 유치할 목적으로 국내광고 하는 것
13. 비급여 진료비용의 할인・면제 금액, 대상, 기간이나 범위 또는 할인・면제 이전의 비급여 진료비용에 대하여 허위 또는 불명확한 내용이나 정보 등을 게재하여 광고하는 것
14. 각종 상장・감사장 등을 이용하여 광고하는 것 또는 인증・보증・추천을 받았다는 내용을 사용하거나 이와 유사한 내용을 표현하여 광고하는 것

[문 124] 다음 중 의료광고시 심의를 받지 않아도 되는 매체는?

① 병원 홈페이지
② 신문
③ 버스외부 광고
④ 현수막
⑤ 전광판

해설 (법 57조) 1. 신문・인터넷신문 또는 잡지 등 정기간행물, 2. 옥외광고물 중 현수막, 벽보, 전단 및 교통시설・교통수단에 표시(교통수단 내부에 표시되거나 영상・음성・음향 및 이들의 조합으로 이루어지는 광고를 포함한다)되는 것, 3. 전광판, 4. 대통령령으로 정하는 인터넷 매체[이동통신단말장치에서 사용되는 애플리케이션 포함], 5. 그 밖에 매체의 성질, 영향력 등을 고려하여 대통령령으로 정하는 광고매체에 의료광고를 하려는 경우 미리 의료광고가 규정에 위반되는지 여부에 관하여 심의를 받아야 함

[문 125] 다음 중 의료기관 인증기준에 포함되지 않는 것은?

① 환자의 권리와 안전
② 의료기관의 의료서비스 질 향상 활동
③ 의료서비스의 제공과정 및 성과
④ 의료기관의 접근성 및 시설
⑤ 환자 만족도

해설 (법 58조의3) 의료기관 인증은 1. 환자의 권리와 안전, 2. 의료기관의 의료서비스 질 향상 활동, 3. 의료서비스의 제공과정 및 성과, 4. 의료기관의 조직・인력관리 및 운영, 5. 환자 만족도의 내용을 포함함

[문 126] 의료기관 인증 평가 후 '인증'을 받은 A의료기관의 인증 유효기간은 몇 년인가?

① 1년 ② 2년 ③ 3년 ④ 4년 ⑤ 5년

해설 (법 58조의3) 의료기관 인증등급은 인증(유효기간 4년), 조건부인증(유효기간 1년) 및 불인증으로 구분함

[문 127] 의료기관 인증에 대한 설명이다. ( ) 안에 들어갈 것으로 옳은 것은?

> 의료기관 인증의 유효기간은 (가)으로 한다. 다만, 조건부인증의 경우에는 유효기간을 (나)으로 한다.

① 가 : 4년, 나 : 2년
② 가 : 4년, 나 : 1년

③ 가 : 3년, 나 : 2년　　④ 가 : 3년, 나 : 1년
⑤ 가 : 2년, 나 : 1년

해설 (법 58조의3) 의료기관 인증등급은 인증(유효기간 4년), 조건부인증(유효기간 1년) 및 불인증으로 구분함

[문 128] 보건복지부장관은 병상의 합리적인 공급과 배치에 관한 기본시책을 수립하여야 한다. 수립주기는?

① 1년　　② 2년　　③ 3년
④ 5년　　⑤ 10년

해설 (법 60조) 보건복지부장관은 병상의 합리적인 공급과 배치에 관한 기본시책을 5년마다 수립하여야 함

[문 129] 의료업의 정지·개설허가 취소·폐쇄를 명할 수 있는 경우들이다. 이 중에서 제외되는 것은?

① 개설신고를 한 날로부터 1개월 이내에 정당한 사유없이 업무를 시작하지 아니한 때
② 무자격자로 하여금 의료행위를 하게 한 때
③ 관계공무원의 직무수행을 방해한 때
④ 관계공무원의 시정명령에 위반한 때
⑤ 약사법을 위반하여 담합행위를 한 때

해설 (법 64조) 보건복지부장관 또는 시장·군수·구청장은 개설 신고나 개설 허가를 한 날부터 3개월 이내에 정당한 사유 없이 업무를 시작하지 아니한 때 의료업을 1년의 범위에서 정지시키거나 개설 허가를 취소할 수 있음

[문 130] 의료인의 면허취소 사항에 해당하는 것은?

가. 태아 성감별 행위 금지를 위반한 경우
나. 향정신성 의약품에 중독된 경우
다. 서류를 위조하여 진료비를 거짓 청구한 경우
라. 면허를 대여한 경우

① 가, 나, 다　　② 가, 다　　③ 나, 라　　④ 라　　⑤ 가, 나, 다, 라

해설 (법 65조) 보건복지부장관은 의료인이 1. 의료인 결격사유 중 어느 하나에 해당하게 된 경우, 2. 자격 정지 처분 기간 중에 의료행위를 하거나 3회 이상 자격 정지 처분을 받은 경우, 3. 특정 지역이나 특정 업무에 종사할 것을 조건으로 한 면허 조건을 이행하지 아니한 경우, 4. 면허를 대여

한 경우, 5. 일회용 의료기기를 재사용하여 사람의 생명 또는 신체에 중대한 위해를 발생하게 한 경우에 면허를 취소할 수 있음

[문 131] 보건복지부장관이 의료인의 면허를 취소하여야 하는 경우는?

① 면허를 대여한 경우
② 3회 이상 자격정지 처분을 받은 경우
③ 일회용 의료기기를 재사용하여 사람의 생명 또는 신체에 중대한 위해를 발생하게 한 경우
④ 임신 32주 이전에 태아의 성을 임부에게 알려준 경우
⑤ 「의료법」을 위반하여 금고형을 선고받고 그 형의 집행이 종료되지 아니한 경우

해설 (법 65조) 보건복지부장관은 의료인이 1. 의료인 결격사유 중 어느 하나에 해당하게 된 경우, 2. 자격 정지 처분 기간 중에 의료행위를 하거나 3회 이상 자격 정지 처분을 받은 경우, 3. 특정 지역이나 특정 업무에 종사할 것을 조건으로 한 면허 조건을 이행하지 아니한 경우, 4. 면허를 대여한 경우, 5. 일회용 의료기기를 재사용하여 사람의 생명 또는 신체에 중대한 위해를 발생하게 한 경우에 면허를 취소할 수 있으며, '의료인 결격사유 중 어느 하나에 해당하게 된 경우에는 반드시 면허를 취소하여야 함. 「의료법」을 위반하여 금고형을 선고받고 그 형의 집행이 종료되지 아니한 경우는 의료인 결격사유에 해당함

[문 132] 모자보건법을 위반하여 금고형을 선고받고 2014년 1월 의사면허를 취소당한 산부인과 전문의 K씨는 개전의 정이 현저하여 그 면허를 재교부 받고자 한다. 언제 면허 재교부가 가능한가?

① 2014년 7월 이후
② 2015년 1월 이후
③ 2016년 1월 이후
④ 2017년 7월 이후
⑤ 2017년 1월 이후

해설 (법 65조) 결격사유 중 관계법령 위반으로 금고 이상의 형을 선고받아 면허가 취소된 경우에는 취소된 날부터 3년 이내에는 재교부하지 못함

[문 133] 의료인의 자격정지 사유에 해당하는 것은?

가. 의료인의 품위를 심하게 손상시키는 행위를 한 때
나. 일회용 의료기기를 재사용한 경우
다. 태아 성감별 행위 금지를 위반한 경우
라. 의료기관 개설자가 될 수 없는 자에게 고용되어 의료행위를 한 때

① 가, 나, 다 ② 가, 다 ③ 나, 라 ④ 라 ⑤ 가, 나, 다, 라

해설 (법 66조) 가. 의료인의 품위를 심하게 손상시키는 행위를 한 때, 나. 일회용 의료기기를 재사용한 경우, 다. 태아 성감별 행위 금지를 위반한 경우, 라. 의료기관 개설자가 될 수 없는 자에게 고용되어 의료행위를 한 때는 자격정지 사유에 해당함

[문 134] 내과의사 P씨가 의료인의 품위를 심하게 손상시키는 행위를 하여 면허자격을 정지시키고자 한다. 최대 얼마의 기간 동안 자격정지가 가능한가?

① 3개월 ② 6개월 ③ 1년
④ 2년 ⑤ 3년

해설 (법 66조) 보건복지부장관은 의료인이 의료인의 품위를 심하게 손상시키는 행위를 한 때에는 1년의 범위에서 면허자격을 정지시킬 수 있음

[문 135] 다음 중 의료인의 품위손상 행위에 해당하지 않는 것은?

① 직원 선발과 관련하여 부당하게 관여하는 행위
② 비도덕적 진료행위
③ 학문적으로 인정되지 아니하는 진료행위
④ 거짓 또는 과대 광고행위
⑤ 부당하게 많은 진료비를 요구하는 행위

해설 (시행령 32조) 의료인의 품위손상 행위는 1. 학문적으로 인정되지 아니하는 진료행위(조산 업무와 간호 업무 포함), 2. 비도덕적 진료행위, 3. 거짓 또는 과대 광고행위, 3의2. 방송, 신문・인터넷신문, 정기간행물 또는 인터넷 매체에서 건강・의학정보에 대하여 거짓 또는 과장하여 제공하는 행위, 4. 불필요한 검사・투약・수술 등 지나친 진료행위를 하거나 부당하게 많은 진료비를 요구하는 행위, 5. 전공의의 선발 등 직무와 관련하여 부당하게 금품을 수수하는 행위, 6. 다른 의료기관을 이용하려는 환자를 영리를 목적으로 자신이 종사하거나 개설한 의료기관으로 유인하거나 유인하게 하는 행위 7. 자신이 처방전을 발급하여 준 환자를 영리를 목적으로 특정 약국에 유치하기 위하여 약국개설자나 약국에 종사하는 자와 담합하는 행위가 해당됨

[문 136] 의료지도원을 둘 수 있는 곳은?

가. 보건복지부　　나. 시・도　　다. 시・군・구　　라. 국민건강보험공단

① 가, 나, 다 ② 가, 다 ③ 나, 라 ④ 라 ⑤ 가, 나, 다, 라

해설 (법 69조) 보고와 업무 검사 등에 따른 관계 공무원의 직무를 행하게 하기 위하여 보건복지부, 시・도 및 시・군・구에 의료지도원을 둠

[문 137] 한지 의료인이 정식 의료인이 되기 위한 조건으로 옳은 것은?

가. 허가받은 지역 안에서 5년 이상 의료업무에 종사한 경력이 있는 자
나. 허가받은 지역 안에서 10년 이상 의료업무에 종사한 경력이 있는 자
다. 의료법 시행 당시 의료업무에 종사하고 있는 자 중에서 경력이 3년 이상인 자
라. 의료법 시행 당시 의료업무에 종사하고 있는 자 중에서 경력이 5년 이상인 자

① 가, 나, 다 ② 가, 다 ③ 나, 라 ④ 라 ⑤ 가, 나, 다, 라

해설 (법 79조) 한지 의사, 한지 치과의사, 한지 한의사로서 허가받은 지역에서 10년 이상 의료업무에 종사한 경력이 있는 자 또는 이 법 시행 당시 의료업무에 종사하고 있는 자 중 경력이 5년 이상인 자에게는 의사, 치과의사 또는 한의사의 면허를 줄 수 있음

[문 138] 의료유사업자로 옳은 것은?

가. 접골사 나. 침사 다. 구사 라. 안마사

① 가, 나, 다 ② 가, 다 ③ 나, 라 ④ 라 ⑤ 가, 나, 다, 라

해설 (법 81조) 이 법이 시행되기 전의 규정에 따라 자격을 받은 접골사(接骨士), 침사(鍼士), 구사(灸士) (이하 "의료유사업자"라 한다)는 제27조에도 불구하고 각 해당 시술소에서 시술(施術)을 업(業)으로 할 수 있음

[문 139] 다음 중 안마사가 될 수 있는 사람은?

가. 정신지체인 나. 청각장애인
다. 파산선고를 받은 자 라. 시각장애인

① 가, 나, 다 ② 가, 다 ③ 나, 라 ④ 라 ⑤ 가, 나, 다, 라

해설 (법 82조) 안마사는 「장애인복지법」에 따른 시각장애인이 일정 교육 후에 시·도지사에게 자격인정을 받아야 함

[문 140] 다음 중 반드시 청문을 실시하여야 하는 경우가 아닌 것은?

① 의료법인의 설립 허가 취소
② 의료기관 인증의 취소
③ 의료인 면허 취소
④ 전문병원 지정 취소
⑤ 의료기관 시정명령에 따른 시설의 사용금지 명령

해설 (법 84조) 보건복지부장관, 시·도지사 또는 시장·군수·구청장은 1. 전자의무기록시스템 표준, 시스템 간 호환성, 정보 보안 등에 대한 인증의 취소, 2. 의료법인의 설립 허가의 취소, 3. 의료기

관 인증 또는 조건부인증의 취소, 4. 시정명령 등(제63조)에 따른 시설·장비 등의 사용금지 명령, 5. 의료기관 개설허가 취소 등(제64조제1항)에 따른 개설허가 취소나 의료기관 폐쇄 명령, 6. 의료인의 면허의 취소를 하려면 청문을 실시하여야 함

[문 141] 다음 중 보건복지부장관의 권한을 위임할 수 없는 사람은?

① 시·도지사 ② 질병관리청장 ③ 시장·군수·구청장
④ 국립의료원장 ⑤ 보건소장

해설 (법 86조) 보건복지부장관 또는 시·도지사의 권한은 그 일부를 대통령령으로 정하는 바에 따라 질병관리청장, 시·도지사 또는 시장·군수·구청장이나 보건소장에게 위임할 수 있음

[문 142] 3년 이하의 징역 또는 3천만원 이하의 벌금에 처할 수 있는 경우이다. 틀린 것은?

① 의료인이 업무상 지득한 비밀을 누설한 경우
② 기록을 열람시키거나 그 내용탐지에 응한 경우
③ 의료기관을 점거하여 진료를 방해한 경우
④ 영리를 목적으로 환자를 유인한 경우
⑤ 도지사의 허가를 받지 않고 병원을 개설한 경우

해설 (법 87조의2) 의료기관의 의료용 시설·기재·약품, 그 밖의 기물 등을 파괴·손상하거나 의료기관을 점거하여 진료를 방해하거나, 이를 교사하거나 방조한 자는 5년 이하의 징역이나 5천만원 이하의 벌금에 처해짐

[문 143] 3년 이하의 징역 또는 3천만원 이하의 벌금에 처할 수 있는 경우이다. 틀린 것은?

① 외국인 환자 유치에 대한 등록 등에 위반한 경우
② 안마사의 자격인정을 받지 아니하고 영리를 목적으로 안마를 한 경우
③ 전자의무기록에 저장된 개인정보를 탐지, 누출한 경우
④ 의료지도원·공무원이 비밀을 누설한 경우
⑤ 병원급 부속 의료기관이 시·도지사의 개설허가를 받지 아니한 경우

해설 (법 87조의2) 정당한 사유 없이 전자의무기록에 저장된 개인정보를 탐지하거나 누출·변조 또는 훼손한 자는 5년 이하의 징역이나 5천만원 이하의 벌금에 처해짐

[문 144] 5년 이하의 징역이나 5천만원 이하의 벌금에 해당하는 것은?

가. 무면허 의료행위자
나. 정당한 사유 없이 전자처방전에 저장된 개인정보를 누출·변조한 자

다. 의료법인 등의 법인 명의 대여
라. 부적합하다고 판정받은 특수의료장비를 사용한 의료기관의 개설자

① 가, 나, 다　② 가, 다　③ 나, 라　④ 라　⑤ 가, 나, 다, 라

해설 (법 87조의2) 1. 면허를 대여한 사람, 2. 면허를 대여받거나 면허 대여를 알선한 사람, 3. 의료기관의 의료용 시설・기재・약품, 그 밖의 기물 등을 파괴・손상하거나 의료기관을 점거하여 진료를 방해하거나, 이를 교사하거나 방조한 자, 4. 의료행위가 이루어지는 장소에서 의료행위를 행하는 의료인, 간호조무사 및 의료기사 또는 의료행위를 받는 사람을 폭행・협박한 자, 5. 정당한 사유 없이 전자처방전에 저장된 개인정보를 탐지하거나 누출・변조 또는 훼손한 자, 6. 진료기록전송지원시스템의 구축・운영을 위탁받은 기관이 재위탁, 정보누출, 변조 등을 한 경우, 7. 정당한 사유 없이 전자의무기록에 저장된 개인정보를 탐지하거나 누출・변조 또는 훼손한 자, 8. 무면허 의료행위자, 9. 무자격자의 의료기관 개설, 2개 이상의 의료기관 개설, 10. 의료법인 등의 법인 명의 대여, 11. 의료인이 아닌 자에게 의료행위를 하게 하거나 의료인에게 면허 사항 외의 의료행위를 하게 한 자, 12. 촬영한 영상정보를 열람하게 하거나 제공한 자, 13. 촬영한 영상정보를 탐지하거나 누출・변조 또는 훼손한 자, 14. 촬영한 영상정보를 이 법에서 정한 목적 외의 용도로 사용한 자는 5년 이하의 징역이나 5천만원 이하의 벌금에 처해짐

[문 145] 다음 중 친고죄에 해당하는 것은?

① 무면허 의료행위자
② 영리를 목적으로 환자를 소개・알선
③ 태아 성감별행위
④ 부당한 경제적 이익 등의 취득
⑤ 의료인의 정보 누설

해설 (법 88조) 친고죄는 고소권자의 고소가 있어야 공소제기를 할 수 있는 범죄로 주로 '비밀누설'과 관련되어 있음

연습문제 정답

번호	1	2	3	4	5	6	7	8	9	10
정답	②	⑤	③	④	④	①	③	①	③	③
번호	11	12	13	14	15	16	17	18	19	20
정답	④	①	④	③	④	②	④	⑤	③	②
번호	21	22	23	24	25	26	27	28	29	30
정답	②	①	⑤	④	⑤	①	④	④	④	⑤
번호	31	32	33	34	35	36	37	38	39	40
정답	②	③	⑤	①	⑤	③	④	②	①	⑤
번호	41	42	43	44	45	46	47	48	49	50
정답	①	④	①	①	③	②	③	①	②	③
번호	51	52	53	54	55	56	57	58	59	60
정답	③	③	⑤	④	⑤	⑤	⑤	③	①	④
번호	61	62	63	64	65	66	67	68	69	70
정답	②	⑤	④	③	⑤	②	①	④	④	④
번호	71	72	73	74	75	76	77	78	79	80
정답	③	②	①	②	②	②	④	②	①	③
번호	81	82	83	84	85	86	87	88	89	90
정답	④	⑤	②	①	④	③	②	⑤	③	②
번호	91	92	93	94	95	96	97	98	99	100
정답	②	①	④	③	③	③	③	⑤	①	②
번호	101	102	103	104	105	106	107	108	109	110
정답	④	③	①	②	③	③	④	②	②	④
번호	111	112	113	114	115	116	117	118	119	120
정답	④	②	④	①	③	⑤	⑤	②	④	①
번호	121	122	123	124	125	126	127	128	129	130
정답	④	①	④	①	④	④	②	④	①	③
번호	131	132	133	134	135	136	137	138	139	140
정답	⑤	⑤	⑤	③	①	①	③	①	④	④
번호	141	142	143	144	145	146	147	148	149	150
정답	④	③	③	①	⑤					

의료기사 등에 관한 법률

[문 1] 다음 중 의료기사 등에 관한 법률의 목적으로 옳게 짝지어진 것은?

가. 국민의 보건향상에 이바지	나. 국민의 건강을 보호, 증진
다. 국민의 의료향상에 이바지	라. 국민의 삶의 질 향상

① 가, 나, 다 ② 가, 다 ③ 나, 라 ④ 라 ⑤ 가, 나, 다, 라

해설 (법 1조) 의료기사 등에 관한 법률의 목적은 의료기사, 보건의료정보관리사 및 안경사의 자격·면허 등에 관하여 필요한 사항을 정함으로써 국민의 보건 및 의료 향상에 이바지하는 것임

[문 2] 다음 중 의료기사 등에 관한 법률 제정의 궁극적인 목적이라고 할 수 있는 것은?

① 의료기사 등의 권익 보호 ② 국민의 건강 증진
③ 국민의 보건 및 의료 향상에 이바지 ④ 취약계층의 건강 보호
⑤ 의료기사 등의 의무와 권리 규정

해설 (법 1조) 의료기사 등에 관한 법률의 목적은 의료기사, 보건의료정보관리사 및 안경사의 자격·면허 등에 관하여 필요한 사항을 정함으로써 국민의 보건 및 의료 향상에 이바지하는 것임

[문 3] 다음은 의료기사에 대한 설명이다. A, B, C에 들어갈 단어가 순서대로 나열된 것은?

의료기사는 (A) 또는 (B)의 (C) 아래 진료나 의화학적 검사에 종사하는 사람이다.

① 의사, 병원장, 지시 ② 의사, 한의사, 지시 ③ 의사, 한의사, 지도
④ 의사, 치과의사, 지시 ⑤ 의사, 치과의사, 지도

해설 (법 1조의2) 의료기사는 의사 또는 치과의사의 지도 아래 진료나 의화학적(醫化學的) 검사에 종사하는 사람임

[문 4] 다음 중 의사 또는 치과의사의 지도 아래 진료나 의화학적 검사에 종사하는 자로 짝지어진 것은?

① 임상병리사, 간호조무사 ② 안경사, 보건의료정보관리사

③ 작업치료사, 안경사 ④ 약사, 임상병리사
⑤ 방사선사, 치과위생사

해설 (법 1조의2, 2조) 의료기사의 종류에 대한 설명으로 의료기사는 임상병리사, 방사선사, 물리치료사, 작업치료사, 치과기공사, 치과위생사의 6종임

[문 5] 다음 중 의료기사에 대한 설명으로 가장 타당한 것은?

① 보건의료정보관리사는 의료기사이다.
② 의사 또는 치과의사의 지도하에 진료 또는 의화학적 검사에 종사하는 자이다.
③ 안경사는 의료기사이다.
④ 보건의료정보관리사는 의무기록을 작성하는 자이다.
⑤ 의료기사의 종별은 모두 8종이다.

해설 (법 1조의2, 2조) 의료기사는 의사 또는 치과의사의 지도 아래 진료나 의화학적(醫化學的) 검사에 종사하는 사람으로 임상병리사, 방사선사, 물리치료사, 작업치료사, 치과기공사, 치과위생사의 6종임

[문 6] 보건의료정보관리사의 업무범위에 해당하는 것으로 옳게 짝지어진 것은?

> 의료 및 보건지도 등에 관한 기록 및 정보의 (?)를 주된 업무로 한다.
> 가. 유지 나. 관리 다. 확인 라. 생성

① 가, 나, 다 ② 가, 다 ③ 나, 라 ④ 라 ⑤ 가, 나, 다, 라

해설 (법 1조의2) 보건의료정보관리사는 의료 및 보건지도 등에 관한 기록 및 정보의 분류・확인・유지・관리를 주된 업무로 하는 사람임

[문 7] 의료기사 등의 업무의 범위와 한계는 다음 중 어느 것으로 정하는가?

① 법률 ② 조례 ③ 대통령령
④ 보건복지부령 ⑤ 규칙

해설 (법 3조) 의료기사, 보건의료정보관리사 및 안경사의 구체적인 업무의 범위와 한계는 대통령령으로 정함

[문 8] 다음 중 의료기사의 업무에 대해 옳게 연결된 것은?

① 임상병리사 : 방사선 등의 취급 또는 검사 및 방사선 등 관련 기기의 취급 또는 관리
② 방사선사 : 신체적・정신적 기능장애를 회복시키기 위한 작업요법적 치료
③ 치과기공사 : 보철물의 제작, 수리 또는 가공

④ 물리치료사 : 치아 및 구강질환의 예방과 위생 관리 등
⑤ 치과위생사 : 각종 화학적 또는 생리학적 검사

해설 (시행령 2조) ①은 방사선사, ②는 방사선사, ④는 치과위생사, ⑤는 임상병리사의 업무범위에 해당함

[문 9] 다음 업무를 수행하는 의료기사는?

가. 기계・기구・시약 등의 보관・관리・사용
나. 검사물 등의 채취・검사
다. 검사용 시약의 조제

① 임상병리사 ② 방사선사 ③ 물리치료사 ④ 작업치료사 ⑤ 치과기공사

해설 (시행령 2조) 임상병리사는 기생충학・미생물학・법의학・병리학・생화학・세포병리학・수혈의학・요화학・혈액학・혈청학 분야, 방사성동위원소를 사용한 검사물 분야 및 기초대사・뇌파・심전도・심폐기능 등 생리기능 분야의 화학적・생리학적 검사에 관한 검사물 등의 채취・검사, 검사용 시약의 조제, 기계・기구・시약 등의 보관・관리・사용, 혈액의 채혈・제제・제조・조작・보존・공급의 업무와 그 밖의 화학적・생리학적 검사에 종사

[문 10] 다음 중 의료기사 국가시험에 응시할 수 있는 사람은?

가. 산업대학에서 취득하려는 면허에 상응하는 학문을 전공하고 졸업한 사람
나. 보건복지부장관이 인정하는 외국에서 취득하려는 면허에 상응하는 교육과정을 이수하고, 졸업을 한 사람
다. 외국의 전문대학에서 취득하려는 면허에 상응하는 교육과정을 이수하고 외국의 해당 의료기사 면허를 받은 사람
라. 전문대학에서 취득하려는 면허에 상응하는 학과에 재학 중인 사람

① 가, 나, 다 ② 가, 다 ③ 나, 라 ④ 라 ⑤ 가, 나, 다, 라

해설 (법 4조) 의료기사 등의 국가시험은 ① 「고등교육법」에 따른 대학・산업대학・전문대학에서 취득하려는 면허에 상응하는 보건의료에 관한 학문을 전공하고 졸업한 사람이거나, ② 보건복지부장관이 인정하는 외국의 제1호에 해당하는 학교와 같은 수준 이상의 교육과정을 이수하고 외국의 해당 의료기사 등의 면허를 받은 사람이 응시할 수 있음

[문 11] 다음 A, B에 들어갈 내용으로 옳은 것은?

의료기사 등의 국가시험에 합격하게 되면, (A)의 (B)을(를) 받아 의료기사가 된다.

① 시·도지사, 면허 ② 시·도지사, 자격 ③ 보건소장, 자격
④ 보건복지부장관, 면허 ⑤ 보건복지부장관, 자격

해설 (법 4조) 의료기사등이 되려면 의료기사등의 국가시험에 합격한 후 보건복지부장관의 면허를 받아야 함

[문 12] 다음 중 의료기사 등의 결격사유에 해당하는 사람은?

① 청각장애인 ② 마약류 중독자
③ 금고 이상의 실형을 선고받고 면제된 사람 ④ 정신지체인
⑤ 파산선고를 받은 자

해설 (법 5조) ① 정신질환자(전문의가 의료기사등으로서 적합하다고 인정하는 사람 제외), ② 마약류 중독자, ③ 피성년후견인, 피한정후견인, ④ 금고 이상의 실형을 선고받고 그 집행이 끝나지 아니하거나 면제되지 아니한 사람은 의료기사가 될 수 없음

[문 13] 다음 중 의료기사가 될 수 있는 사람은?

가. 의료법을 위반하여 금고 이상의 실형을 선고받고 복역 중인 자
나. 정신질환자 다. 금치산자 라. 시각장애인

① 가, 나, 다 ② 가, 다 ③ 나, 라 ④ 라 ⑤ 가, 나, 다, 라

해설 (법 5조) ① 정신질환자(전문의가 의료기사등으로서 적합하다고 인정하는 사람 제외), ② 마약류 중독자, ③ 피성년후견인, 피한정후견인, ④ 금고 이상의 실형을 선고받고 그 집행이 끝나지 아니하거나 면제되지 아니한 사람은 의료기사가 될 수 없음

[문 14] 다음 중 의료기사가 될 수 있는 사람으로 짝지어진 것은?

가. 시각장애인 나. 정신지체인 다. 파산선고를 받은자 라. 정신질환자

① 가, 나, 다 ② 가, 다 ③ 나, 라 ④ 라 ⑤ 가, 나, 다, 라

해설 (법 5조) ① 정신질환자(전문의가 의료기사등으로서 적합하다고 인정하는 사람 제외), ② 마약류 중독자, ③ 피성년후견인, 피한정후견인, ④ 금고 이상의 실형을 선고받고 그 집행이 끝나지 아니하거나 면제되지 아니한 사람은 의료기사가 될 수 없음

[문 15] 정신질환자 A씨가 의료기사가 되고자 한다. 누구로부터 의료기사가 되기에 적합하다고 인정을 받아야 하는가?

① 보건복지부장관 ② 의사 ③ 전문의 ④ 시·도지사 ⑤ 보건소장

해설 (법 5조) ① 정신질환자(전문의가 의료기사등으로서 적합하다고 인정하는 사람 제외), ② 마약류 중독자, ③ 피성년후견인, 피한정후견인, ④ 금고 이상의 실형을 선고받고 그 집행이 끝나지 아니하거나 면제되지 아니한 사람은 의료기사가 될 수 없음

[문 16] 다음 중 의료기사 등의 국가시험에 대한 설명으로 잘못된 것은?

① 보건복지부장관은 시험관리능력이 있다고 인정되는 관계전문기관으로 하여금 국가시험을 관리하게 할 수 있다.

② 보건복지부장관이 필요하다고 인정하는 경우에는 필기시험과 실기시험을 병합하여 실시할 수 있다.

③ 필기시험 합격자는 각 과목 만점의 40% 이상, 전 과목 총점의 60% 이상 득점한 사람으로 한다.

④ 국가시험은 해마다 1회 이상 관계전문기관의 장이 실시한다.

⑤ 국가시험에 응시하려는 사람은 응시원서를 국가시험관리기관의 장에게 제출한다.

해설 (법 6조) 국가시험은 대통령령으로 정하는 바에 따라 해마다 1회 이상 보건복지부장관이 실시함

[문 17] 임상병리사 국가시험에 합격한 홍길동은 친구로 하여금 대리시험을 치르게 한 것이 적발되었다. 홍길동이 받게 될 법적인 조치로 옳은 것은?

가. 1,000만원 이하의 벌금에 처해짐　　나. 향후 3년간 국가시험 응시가 불가능함
다. 다음 회차에 재시험을 치러야 함　　라. 합격이 무효가 됨

① 가, 나, 다　② 가, 다　③ 나, 라　④ 라　⑤ 가, 나, 다, 라

해설 (법 7조) 부정한 방법으로 국가시험에 응시한 사람 또는 국가시험에 관하여 부정행위를 한 사람에 대하여는 그 시험을 정지시키거나 합격을 무효로 하며, 보건복지부장관은 처분의 사유와 위반 정도 등을 고려하여 그 다음에 치러지는 국가시험 응시를 3회의 범위에서 제한할 수 있음

[문 18] 의료기사 시험에서 부정행위자는 최고 향후 몇 년(회) 동안 국가시험에 응시할 수 없는가?

① 1년　② 1회　③ 2년　④ 3회　⑤ 3년

해설 (법 7조) 부정한 방법으로 국가시험에 응시한 사람 또는 국가시험에 관하여 부정행위를 한 사람에 대해 보건복지부장관은 처분의 사유와 위반 정도 등을 고려하여 그 다음에 치러지는 국가시험 응시를 3회의 범위에서 제한할 수 있음

[문 19] 다음 중 의료기사 등에 관한 법률에서 무면허자의 업무금지에 해당하는 내용으로 옳지 않은 것은?

> 가. 의료기사 등이 아니면 의료기사 등의 명칭 또는 이와 유사한 명칭을 사용하지 못한다.
> 나. 의료기사 등은 받은 면허를 다른 사람에게 대여하여서는 아니 된다.
> 다. 취득하려는 면허에 상응하는 교육과정을 이수하기 위하여 실습 중에 있는 경우에는 의료기사 등의 업무를 수행할 수 있다.
> 라. 의료 봉사를 하는 경우에는 의료기사 등의 업무를 수행할 수 있다.

① 가, 나, 다 ② 가, 다 ③ 나, 라 ④ 라 ⑤ 가, 나, 다, 라

해설 (법 9조) ① 의료기사등이 아니면 의료기사등의 업무를 하지 못함(대학에서 실습 중인 경우 예외), ② 의료기사등이 아니면 의료기사등의 명칭 또는 이와 유사한 명칭을 사용하지 못함, ③ 의료기사등은 받은 면허를 다른 사람에게 대여하여서는 아니 됨, ④ 누구든지 받은 면허를 대여받아서는 아니 되며 면허 대여를 알선하여서도 아니 됨

[문 20] 의료기사 면허가 없는 자가 물리치료사의 업무수행이 가능한 경우는?

① 시・도지사의 허가를 받고 물리치료 행위를 하는 경우
② 의사의 지도 하에 물리치료 행위를 하는 경우
③ 산업대학에서 물리치료사 교육과정을 이수하기 위해 실습 중인 경우
④ 경로당에서 무료로 물리치료 행위를 하는 경우
⑤ 봉사를 위해 물리치료 행위를 하는 경우

해설 (법 9조) ① 의료기사등이 아니면 의료기사등의 업무를 하지 못함(대학에서 실습 중인 경우 예외), ② 의료기사등이 아니면 의료기사등의 명칭 또는 이와 유사한 명칭을 사용하지 못함, ③ 의료기사등은 받은 면허를 다른 사람에게 대여하여서는 아니 됨, ④ 누구든지 받은 면허를 대여받아서는 아니 되며 면허 대여를 알선하여서도 아니 됨

[문 21] 의료기사 등의 면허의 등록과 면허증에 관하여 필요한 사항은 다음 중 어느 것으로 정하는가?

① 법률 ② 조례 ③ 대통령령 ④ 보건복지부령 ⑤ 규칙

해설 (법 8조) 면허의 등록과 면허증에 관하여 필요한 사항은 보건복지부령으로 정함

[문 22] 의료기사 등의 실태와 취업상황 신고주기는?

① 1년 ② 2년 ③ 3년 ④ 5년 ⑤ 10년

해설 (법 11조) ① 의료기사등은 대통령령으로 정하는 바에 따라 최초로 면허를 받은 후부터 3년마다 그 실태와 취업상황을 보건복지부장관에게 신고하여야 함

[문 23] 의료기사 등의 실태와 취업상황 신고에 대한 내용으로 옳지 않은 것은?

① 의료기사등은 실태와 취업상황을 보건복지부장관에게 신고하여야 한다.
② 보건복지부장관은 품위손상행위를 한 의료기사등에 대하여 실태 등의 신고를 반려할 수 있다.
③ 의료기사등은 최초로 면허를 받은 후부터 3년마다 실태와 취업상황을 신고하여야 한다.
④ 보건복지부장관은 신고 업무를 전자적으로 처리할 수 있는 전자정보처리시스템을 구축·운영할 수 있다.
⑤ 의료기사등은 대통령령으로 정하는 바에 따라 실태와 취업상황을 신고하여야 한다.

해설 (법 11조)
① 의료기사등은 대통령령으로 정하는 바에 따라 최초로 면허를 받은 후부터 3년마다 그 실태와 취업상황을 보건복지부장관에게 신고하여야 함
② 보건복지부장관은 보수교육을 받지 아니한 의료기사등에 대하여 실태 등의 신고를 반려할 수 있음
③ 보건복지부장관은 대통령령으로 정하는 바에 따라 신고 업무를 전자적으로 처리할 수 있는 전자정보처리시스템("신고시스템")을 구축·운영할 수 있음

[문 24] 치과기공소를 개설할 수 있는 사람은?

가. 의사	나. 치과의사	다. 치과위생사	라. 치과기공사

① 가, 나, 다　② 가, 다　③ 나, 라　④ 라　⑤ 가, 나, 다, 라

해설 (법 11조의2) ① 치과의사 또는 치과기공사가 아니면 치과기공소를 개설할 수 없음

[문 25] 치과기공사 A씨가 서울시 광진구에 치과기공소를 개설하고자 한다. 누구에게 개설등록을 하면 되는가?

① 보건복지부장관　② 서울시장　③ 광진구청장
④ 광진구보건소장　⑤ 서울시 치과의사회

해설 (법 11조의2) 치과기공소를 개설하려는 자는 보건복지부령으로 정하는 바에 따라 특별자치시장·특별자치도지사·시장·군수·구청장(자치구의 구청장에 한함)에게 개설등록을 하여야 함

[문 26] 치과기공물제작의뢰서의 보존 기간은 몇 년인가?

① 1년　② 2년　③ 3년　④ 4년　⑤ 5년

해설 (시행규칙 12조의5) 치과의사 및 치과기공소 개설자는 치과기공물제작의뢰서를 각자 2년 동안 보존하여야 함

[문 27] 안경업소의 해당 업무에 관한 광고의 범위 기타 필요한 사항은 어느 법이 정하는 바에 의하는가?

① 상법
② 의료법
③ 의료기사 등에 관한 법률
④ 안경사법
⑤ 독점규제 및 공정거래에 관한 법률

해설 (법 14조) 과장광고 등의 금지와 관련하여 필요한 사항은 「표시・광고의 공정화에 관한 법률」 및 「독점규제 및 공정거래에 관한 법률」에서 정하는 바에 따름

[문 28] 해당 지자체의 소속 공무원이 치과기공소의 시설 등을 검사하고자 한다. 의료기사 등에 관한 법률에서 정하는 사항을 제외하고는 어떤 법이 정하는 바를 따라야 하는가?

① 의료법
② 자치단체 조례
③ 감사원법
④ 행정조사기본법
⑤ 독점규제 및 공정거래에 관한 법률

해설 (법 15조) 소속 공무원이 업무 상황, 시설 등을 검사하는 경우 그 절차・방법 등에 관하여는 이 법에서 정하는 사항을 제외하고는 「행정조사기본법」에서 정하는 바에 따름

[문 29] 의료기사 등의 중앙회에 대한 설명으로 옳은 것은?

가. 의료기사 등은 그 면허의 종류에 따라 전국적으로 조직을 가지는 단체를 설립하여야 한다.
나. 안경사는 전국적으로 조직을 가지는 단체를 설립하여야 한다.
다. 중앙회는 법인으로 한다.
라. 중앙회에 관하여 이 법에 규정되지 아니한 사항은 사단법인에 관한 규정을 준용한다.

① 가, 나, 다　② 가, 다　③ 나, 라　④ 라　⑤ 가, 나, 다, 라

해설 (법 16조)
① 의료기사 등은 그 면허의 종류에 따라 전국적으로 조직을 가지는 단체(중앙회)를 설립하여야 함
② 중앙회는 법인으로 함
③ 중앙회에 관하여 이 법에 규정되지 아니한 사항은 「민법」 중 사단법인에 관한 규정을 준용함

[문 30] 의료기사 등에 대한 보수교육 면제자로 옳은 것은?

가. 군복무중인 사람
나. 보건복지부장관이 보수교육을 받을 필요가 없다고 인정한 사람
다. 대학원에 재학 중인 학생
라. 신고일 기준 관련 기관에서 그 업무에 종사한 기간이 1년 미만인 사람

① 가, 나, 다　② 가, 다　③ 나, 라　④ 라　⑤ 가, 나, 다, 라

해설 (시행규칙 18조) ① 대학원 및 의학전문대학원・치의학전문대학원에서 해당 의료기사등의 면허에 상응하는 보건의료에 관한 학문을 전공하고 있는 사람, ② 군 복무 중인 사람(군에서 해당 업무에 종사하는 의료기사 등은 제외), ③ 해당 연도에 의료기사등의 신규 면허를 받은 사람, ④ 보건복지부장관이 해당 연도에 보수교육을 받을 필요가 없다고 인정하는 요건을 갖춘 사람은 해당 연도의 보수교육이 면제됨

[문 31] 의료기사 등의 보수교육에 관한 다음의 기술 중 타당하지 않은 것은?

① 회원의 자질향상을 위하여 실시한다.
② 군복무중인 자는 보수교육이 면제된다.
③ 의료기사 등 단체로 하여금 보수교육을 실시하게 할 수 있다.
④ 보수교육은 연간 16시간 이상으로 한다.
⑤ 시・도지사가 보수교육을 받을 필요가 없다고 인정한 자는 보수교육이 면제된다.

해설 (시행령 11조) 의료기사등은 보수교육을 연간 8시간 이상 이수하여야 함

[문 32] 보수교육을 실시하는 기관의 장은 관계서류를 몇 년간 보존하여야 하는가?

① 1년　② 2년　③ 3년　④ 4년　⑤ 5년

해설 (시행규칙 21조) 보수교육실시기관의 장은 1. 보수교육 대상자 명단, 2. 보수교육 면제자 명단, 3. 그 밖에 교육 이수자가 교육을 이수하였다는 사실을 확인할 수 있는 서류를 3년 동안 보존하여야 함

[문 33] 의료기사 등의 면허취소행위에 해당하는 것은?

가. 마약류에 중독된 때
나. 면허증을 대여한 때
다. 면허자격정지기간 중에 의료기사 등의 업무를 행한 때
라. 2회 이상 면허자격정지처분을 받은 때

① 가, 나, 다　② 가, 다　③ 나, 라　④ 라　⑤ 가, 나, 다, 라

해설 (법 21조) 3회 이상 면허자격정지 또는 면허효력정지 처분을 받으면 의료기사 등의 면허 취소사유에 해당됨

[문 34] 다음 중 의료기사의 면허를 반드시 취소해야 하는 경우는?

① 면허정지기간 중에 의료기사등의 업무를 한 때
② 치과의사가 발행하는 치과기공물제작의뢰서에 따르지 아니하고 치과기공물제작등 업무를 한 때

③ 3회 이상 면허효력정지 처분을 받은 경우
④ 의료기사가 의료법을 위반하여 금고 이상의 실형을 선고받은 경우
⑤ 다른 사람에게 면허를 대여한 경우

해설 (법 21조) 의료기사 등이 결격사유에 해당하게 된 경우에는 반드시 면허를 취소하여야 함

[문 35] 다음 중 의료기사 등의 면허취소사유에 해당하지 않는 것은?

① 피성년후견인 심판을 받은 경우
② 3회 이상 면허자격정지 처분을 받은 경우
③ 면허증을 대여하여 금고형을 받은 경우
④ 마약류 중독자가 된 경우
⑤ 교통사고로 1급 장애인이 된 경우

해설 (법 21조) 의료기사 등의 면허취소사유는 1. 의료기사 등의 결격사유에 해당하게 된 경우, 2. 다른 사람에게 면허를 대여한 경우, 3. 치과의사가 발행하는 치과기공물제작의뢰서에 따르지 아니하고 치과기공물제작등 업무를 한 때, 4. 면허자격정지 또는 면허효력정지 기간에 의료기사등의 업무를 한 때, 5. 3회 이상 면허자격정지 또는 면허효력정지 처분을 받은 경우임

[문 36] 치과기공사 A씨는 치과의사가 발행하는 치과기공물제작의뢰서에 따르지 아니하고 치과기공물제작등 업무를 하여, 2016년 1월 1일 면허가 취소되었다. A씨가 면허 재발급을 신청할 수 있는 시기는 언제인가?

① 2016년 7월 1일 ② 2017년 1월 1일
③ 2017년 7월 1일 ④ 2018년 1월 1일
⑤ 면허 재발급이 불가능하다.

해설 (법 21조, 영 12조) 치과기공사가 치과의사가 발행하는 치과기공물제작의뢰서에 따르지 아니하고 치과기공물제작등 업무를 하여 면허가 취소된 경우에는 면허가 취소된 후 6개월이 지난 사람으로서 뉘우치는 빛이 뚜렷할 때 보건복지부장관은 그 면허증을 재발급할 수 있음

[문 37] 보건복지부장관이 의료기사 등의 자격을 정지시킬 수 있는 사유가 아닌 것은?

① 치과의사가 개설한 치과기공소에서 치과기공사의 업무를 한 경우
② 품위를 현저히 손상시키는 행위를 한 경우
③ 치과의료를 행하는 의료기관이 아닌 곳에서 치과기공사의 업무를 행한 경우
④ 치과기공물제작의뢰서를 보존하지 아니한 때
⑤ 안경업소의 개설자가 될 수 없는 사람에게 고용되어 안경사의 업무를 한 경우

해설 (법 22조) 보건복지부장관은 의료기사 등이 1. 품위를 현저히 손상시키는 행위를 한 경우, 2. 치과기공소 또는 안경업소의 개설자가 될 수 없는 사람에게 고용되어 치과기공사 또는 안경사의 업무를 한 경우, 3. 치과진료를 행하는 의료기관 또는 등록한 치과기공소가 아닌 곳에서 치과기공사의 업무를 행한 때, 4. 개설등록을 하지 아니하고 치과기공소를 개설·운영한 때, 5. 치과기공물제작의뢰서를 보존하지 아니한 때, 6. 치과기공물제작등 업무를 의뢰한 치과의사가 실제 기공물 제작이 적합하게 이루어지고 있는지 여부를 확인하고자 하였으나, 치과기공소 개설자가 따르지 아니한 때, 7. 그 밖에 이 법 또는 이 법에 따른 명령을 위반한 경우에 그 면허자격을 정지시킬 수 있음

[문 38] 의료기사의 품위손상행위에 해당하지 않는 것은?

① 각 의료기사로서 규정된 소관 업무를 일탈할 때
② 의사, 치과의사의 지도에 의하지 않고 각 의료기사별로 규정된 소관업무를 하는 행위
③ 환자를 유인하기 위하여 과대광고를 하는 행위
④ 학문적으로 인정되지 아니하는 방법으로 업무를 하는 행위
⑤ 검사결과를 사실과 다르게 판시하는 행위

해설 (시행령 13조) 의료기사등의 품위손상행위는 1. 의료기사등의 업무 범위를 벗어나는 행위, 2. 의사나 치과의사의 지도를 받지 아니하고 의료기사 등의 업무를 하는 행위(보건의료정보관리사와 안경사는 제외), 3. 학문적으로 인정되지 아니하거나 윤리적으로 허용되지 아니하는 방법으로 업무를 하는 행위, 4. 검사 결과를 사실과 다르게 판시하는 행위가 해당됨

[문 39] 보건복지부장관이 의료기사 등의 자격을 정지시킬 수 있는 사유에 해당하지 않는 것은?

① 치과기공사가 개설등록을 하지 아니하고 치과기공소를 개설·운영한 때
② 방사선사가 검사 결과를 사실과 다르게 판시한 경우
③ 치과의료를 행하는 의료기관이 아닌 곳에서 치과기공사의 업무를 행한 경우
④ 보건의료정보관리사가 의사의 지도를 받지 아니하고 업무를 한 경우
⑤ 간호사가 개설한 안경업소에서 안경사의 업무를 한 경우

해설 (시행령 13조) 의료기사등의 품위손상행위 중 의사나 치과의사의 지도를 받지 아니하고 의료기사 등의 업무를 하는 행위는 보건의료정보관리사와 안경사는 제외됨

[문 40] 보건복지부장관이 의료기사 등의 면허자격을 정지시킬 수 있는 최대 기간은 얼마인가?

① 6개월 ② 1년 ③ 18개월 ④ 2년 ⑤ 3년

해설 (법 22조) 보건복지부장관은 의료기사등이 다음에 해당하는 경우에는 6개월 이내의 기간을 정하여 그 면허자격을 정지시킬 수 있음

[문 41] 보건복지부장관이 신고할 때까지 면허의 효력을 일시적으로 정지할 수 있는 경우에 해당하는 것은?

① 변사체 신고를 하지 아니한 경우
② 제1군 감염병 신고를 하지 아니한 경우
③ 실태 등의 신고를 하지 아니한 경우
④ 국가시험 합격 후 면허증 신고를 하지 않은 경우
⑤ 보수교육을 받고 신고를 하지 않은 경우

해설 (법 22조) 보건복지부장관은 의료기사등이 실태 등의 신고를 하지 아니한 때에는 신고할 때까지 면허의 효력을 정지할 수 있음

[문 42] 다음 중 시설 및 장비를 갖추지 못한 치과기공소 또는 안경업소에 위반된 사항의 시정을 명할 수 있는 사람은?

① 보건복지부장관
② 시・도지사
③ 시장・군수・구청장
④ 보건소장
⑤ 이상 모두 가능

해설 (법 23조) 특별자치시장・특별자치도지사・시장・군수・구청장은 치과기공소 또는 안경업소가 1. 시설 및 장비를 갖추지 못한 때, 2. 안경사가 콘택트렌즈의 사용방법과 유통기한 및 부작용에 관한 정보를 제공하지 아니한 경우, 3. 치과기공소 또는 안경업소의 폐업 또는 등록의 변경사항을 신고하지 아니한 때에는 위반된 사항의 시정을 명할 수 있음

[문 43] 다음 중 특별자치시장・특별자치도지사・시장・군수・구청장이 치과기공소 또는 안경업소에 위반된 사항의 시정을 명할 수 있는 경우는?

가. 시설을 갖추지 못한 때
나. 안경사가 콘택트렌즈의 사용방법과 유통기한 및 부작용에 관한 정보를 제공하지 아니한 경우
다. 장비를 갖추지 못한 때
라. 치과기공소의 폐업 또는 등록의 변경사항을 신고하지 아니한 때

① 가, 나, 다 ② 가, 다 ③ 나, 라 ④ 라 ⑤ 가, 나, 다, 라

해설 (법 23조) 특별자치시장・특별자치도지사・시장・군수・구청장은 치과기공소 또는 안경업소가 1. 시설 및 장비를 갖추지 못한 때, 2. 안경사가 콘택트렌즈의 사용방법과 유통기한 및 부작용에 관한 정보를 제공하지 아니한 경우, 3. 치과기공소 또는 안경업소의 폐업 또는 등록의 변경사항을 신고하지 아니한 때에는 위반된 사항의 시정을 명할 수 있음

[문 44] 다음 치과기공소에 관한 사항 중 옳은 것으로 짝지어진 것은?

> 가. 치과기공소의 개설자가 허위 또는 과대한 광고를 한 때에는 6개월 이내의 기간을 정하여 영업을 정지시킬 수 있다.
> 나. 치과기공사는 치과의사가 발행한 치과기공물 제작의뢰서를 2년간 보존하여야 한다.
> 다. 치과기공사는 1개소의 치과기공소만을 개설할 수 있다.
> 라. 치과기공소의 개설등록의 취소처분을 받은 자는 취소처분을 받은 날로부터 1년 이내에 치과기공소를 개설하지 못한다.

① 가, 나, 다 ② 가, 다 ③ 나, 라 ④ 라 ⑤ 가, 나, 다, 라

해설 (법 24조) 개설등록의 취소처분을 받은 사람은 그 등록취소처분을 받은 날부터 6개월 이내에 치과기공소 또는 안경업소를 개설하지 못함

[문 45] 다음 안경업소에 관한 사항 중 옳은 것으로 짝지어진 것은?

> 가. 안경업소의 개설자가 허위 또는 과대한 광고를 한 때에는 6월 이내의 기간을 정하여 영업을 정지시킬 수 있다.
> 나. 안경사는 1개소의 안경업소만을 개설할 수 있다.
> 다. 안경업소를 개설하고자 하는 자는 보건복지부령이 정하는 바에 의하여 특별자치시장・특별자치도지사・시장・군수・구청장에게 개설등록을 하여야 한다.
> 라. 안경업소의 개설등록의 취소처분을 받은 자는 취소처분을 받은 날로부터 6개월 이내에 안경업소를 개설하지 못한다.

① 가, 나, 다 ② 가, 다 ③ 나, 라 ④ 라 ⑤ 가, 나, 다, 라

해설 (법 12조) 안경사는 1개의 안경업소만을 개설할 수 있으며, 안경업소를 개설하려는 사람은 보건복지부령으로 정하는 바에 따라 특별자치시장・특별자치도지사・시장・군수・구청장에게 개설등록을 하여야 함
(법 24조) 거짓광고 또는 과장광고를 한 경우는 개설등록 취소사유가 되며, 개설등록의 취소처분을 받은 사람은 그 등록취소처분을 받은 날부터 6개월 이내에 치과기공소 또는 안경업소를 개설하지 못함

[문 46] 치과기공소의 개설등록 취소처분을 받은 자가 그 등록취소처분을 받은 날부터 얼마 이내에는 안경업소를 개설하지 못하는가?

① 1월 이내 ① 3월 이내 ③ 6월 이내 ④ 1년 이내 ⑤ 3년 이내

해설 (법 24조) 개설등록의 취소처분을 받은 사람은 그 등록취소처분을 받은 날부터 6개월 이내에 치과기공소 또는 안경업소를 개설하지 못함

[문 47] 다음 중 의료기사 등에 관한 법률에서 수수료를 받을 수 있는 경우에 해당하지 않는 것은?

① 임상병리사 국가시험 합격 후 면허를 받으려는 사람
② 치과기공사 면허증을 재발급 받으려는 사람
③ 보건의료정보관리사 국가시험 합격 후 면허를 받으려는 사람
④ 안경사 보수교육을 신청하려는 사람
⑤ 물리치료사 국가시험에 응시하려는 사람

해설 (법 27조) 1. 의료기사등의 면허를 받으려는 사람, 2. 면허증을 재발급 받으려는 사람, 3. 국가시험에 응시하려는 사람은 보건복지부령으로 정하는 바에 따라 수수료를 내야 함

[문 48] 「의료기사 등에 관한 법률」에 따른 보건복지부장관의 권한의 일부를 위임할 수 있는 대상에 해당되지 않는 자는?

① 질병관리청장　② 시장・군수・구청장
③ 보건소장　④ 소속기관의 장
⑤ 시・도지사

해설 (법 28조) 보건복지부장관의 권한은 그 일부를 대통령령으로 정하는 바에 따라 소속 기관의 장, 특별시장・광역시장・특별자치시장・도지사・특별자치도지사, 시장・군수・구청장 또는 보건소장에게 위임할 수 있음

[문 49] 의료기사 등의 처벌에 관한 규정이 바르게 짝지어진 것은?

① 2개소 이상의 치과기공소를 개설한 자 – 3년 이하의 징역 또는 3천만원 이하의 벌금
② 업무상 알게 된 비밀을 누설한 사람 – 5년 이하의 징역 또는 5천만원 이하의 벌금
③ 의료기사 등의 면허 없이 의료기사 등의 업무를 한 사람 – 500만원 이하의 벌금
④ 안경을 안경업소 외의 장소에서 판매한 안경사 – 300만원 이하의 과태료
⑤ 안경사의 면허 없이 안경업소를 개설한 사람 – 3년 이하의 징역 또는 3천만원 이하의 벌금

해설 (법 30조) 1. 의료기사등의 면허 없이 의료기사등의 업무를 한 사람, 2. 다른 사람에게 면허를 대여한 사람, 3. 면허를 대여받거나 면허 대여를 알선한 사람, 4. 업무상 알게 된 비밀을 누설한 사람, 5. 치과기공사의 면허 없이 치과기공소를 개설한 자(개설등록을 한 치과의사는 제외), 6. 치과의사가 발행한 치과기공물제작의뢰서에 따르지 아니하고 치과기공물제작등 업무를 행한 자, 7. 안경사의 면허 없이 안경업소를 개설한 사람은 3년 이하의 징역 또는 3천만원 이하의 벌금에 해당함

[문 50] 다음 중 양벌규정이 적용되는 위반행위가 아닌 것은?

① 타인에게 의료기사 면허증 대여
② 실태와 취업상황 허위 신고
③ 업무상 알게된 비밀 누설
④ 치과기공사의 면허 없이 치과기공소 개설
⑤ 등록을 하지 아니하고 안경업소 개설

해설 (법 32조) 3년 이하의 징역 또는 3천만원 이하의 벌금(30조), 500만원 이하의 벌금(31조)에 해당하는 경우에만 양벌규정이 적용되며, 실태와 취업상황 허위 신고는 100만원 이하의 과태료에 해당함

연습문제 정답

번호	1	2	3	4	5	6	7	8	9	10
정답	②	③	⑤	⑤	②	①	③	③	①	②
번호	11	12	13	14	15	16	17	18	19	20
정답	④	②	④	①	③	④	④	④	④	③
번호	21	22	23	24	25	26	27	28	29	30
정답	④	③	②	③	③	②	⑤	④	⑤	①
번호	31	32	33	34	35	36	37	38	39	40
정답	④	③	①	④	⑤	①	①	③	④	①
번호	41	42	43	44	45	46	47	48	49	50
정답	③	③	⑤	①	⑤	③	④	①	⑤	②

감염병의 예방 및 관리에 관한 법률

[문 1] 감염병의 예방 및 관리에 관한 법률의 목적으로 다음 ( )안에 들어갈 말로 알맞은 것은 무엇인가?

> 국민 건강에 위해가 되는 감염병의 발생과 (A)을(를) 방지하고, (B) 및 관리를 위하여 필요한 사항을 규정함으로써 국민 건강의 증진 및 유지에 이바지함

① A : 유행, B : 치료
② A : 유행, B : 예방
③ A : 예방, B : 유행
④ A : 전염, B : 예방
⑤ A : 전염, B : 전파

해설 (법 1조) 국민 건강에 위해가 되는 감염병의 발생과 유행을 방지하고, 그 예방 및 관리를 위하여 필요한 사항을 규정함으로써 국민 건강의 증진 및 유지에 이바지함을 목적으로 함

[문 2] 감염병의 예방 및 관리에 관한 법률의 목적은 국민 건강에 위해가 되는 감염병의 ( )과/와 ( )을/를 방지하여 국민 건강증진 및 유지에 이바지함을 목적으로 한다. ( )에 적합한 것은?

① 예방, 유행
② 발생, 유행
③ 치료, 예방
④ 관리, 전파
⑤ 전염, 예방

해설 (법 1조) 국민 건강에 위해가 되는 감염병의 발생과 유행을 방지하고, 그 예방 및 관리를 위하여 필요한 사항을 규정함으로써 국민 건강의 증진 및 유지에 이바지함을 목적으로 함

[문 3] 감염병 예방 및 관리에 관한 법률의 제정목적과 관련이 없는 것은?

① 감염병의 발생방지
② 감염병의 유행방지
③ 국민의 건강증진 및 유지
④ 감염병 예방
⑤ 감염병의 발생 감시

해설 (법 1조) 국민 건강에 위해가 되는 감염병의 발생과 유행을 방지하고, 그 예방 및 관리를 위하여 필요한 사항을 규정함으로써 국민 건강의 증진 및 유지에 이바지함을 목적으로 함

[문 4] 감염병에 대한 설명 중 옳지 않은 것은?

① '제1급감염병'은 생물테러감염병 또는 치명률이 높거나 집단 발생의 우려가 커서 발생 또는 유행 즉시 신고하여야 한다.

② '제2급감염병'은 전파가능성을 고려하여 발생 또는 유행 시 12시간 이내에 신고하여야 한다.

③ '세계보건기구 감시대상 감염병'은 세계보건기구가 국제공중보건의 비상사태에 대비하기 위하여 감시대상으로 정한 질환으로서 질병관리청장이 고시하는 감염병이다.

④ '인수공통감염병'은 동물과 사람 간에 서로 전파되는 병원체에 의하여 발생되는 감염병 중 질병관리청장이 고시하는 감염병이다.

⑤ '감염병의사환자'는 감염병병원체가 인체에 침입한 것으로 의심이 되나 감염병환자로 확인되기 전 단계에 있는 사람을 말한다.

해설 (법 2조) 제2급감염병은 전파가능성을 고려하여 발생 또는 유행 시 24시간 이내에 신고하여야 함

[문 5] 다음 중 제1급감염병이 아닌 것은?

① 결핵, 콜레라, 수두
② 에볼라바이러스병, 마버그열, 두창
③ 페스트, 탄저, 야토병
④ 디프테리아, 신종인플루엔자, 탄저
⑤ 남아메리카출혈열, 중동호흡기증후군, 보툴리눔독소증

해설 (법 2조) **제1급감염병** : 에볼라바이러스병, 마버그열, 라싸열, 크리미안콩고출혈열, 남아메리카출혈열, 리프트밸리열, 두창, 페스트, 탄저, 보툴리눔독소증, 야토병, 신종감염병증후군, 중증급성호흡기증후군(SARS), 중동호흡기증후군(MERS), 동물인플루엔자 인체감염증, 신종인플루엔자, 디프테리아

[문 6] 다음 감염병 중에서 종류와 병명이 올바르게 연결된 것은?

① 제1급감염병 – 수두
② 제2급감염병 – 야토병
③ 제3급감염병 – C형간염
④ 제4급감염병 – 큐열
⑤ 제2급감염병 – 매독

해설 (법 2조) 수두 – 제2급감염병, 야토병 – 제1급감염병, 큐열 – 제3급감염병, 매독 – 제3급감염병

[문 7] 다음 중 제 2급감염병으로만 묶인 것은?

① 장티푸스, 야토병
② 홍역, A형간염
③ 콜레라, 두창
④ B형간염, 세균성이질
⑤ 백일해, 일본뇌염

해설 (법 2조) **제2급감염병** : 결핵, 수두, 홍역, 콜레라, 장티푸스, 파라티푸스, 세균성이질, 장출혈성대장균감염증, A형간염, 백일해, 유행성이하선염, 풍진, 폴리오, 수막구균 감염증, b형헤모필루스인플루엔자, 폐렴구균 감염증, 한센병, 성홍열, 반코마이신내성황색포도알균(VRSA) 감염증, 카바페넴내성장내세균목(CRE) 감염증, E형간염

[문 8] 발생을 계속 감시할 필요가 있어 발생 또는 유행 시 24시간 이내에 신고하여야 하는 감염병은?

① 제1급감염병 ② 제2급감염병 ③ 제3급감염병
④ 제4급감염병 ⑤ 생물테러감염병

해설 (법 2조) "제3급감염병"이란 그 발생을 계속 감시할 필요가 있어 발생 또는 유행 시 24시간 이내에 신고하여야 함

[문 9] 다음 중 감염병이 제1급 – 제2급 – 제3급 – 제4급의 순서로 나열된 것은?

① 인플루엔자 – 한센병 – B형간염 – 매독
② 황열 – 장흡충증 – 결핵 – 디프테리아
③ 동물인플루엔자 인체감염증 – 장티푸스 – 수족구병 – 사람유두종바이러스 감염증
④ 중동호흡기증후군 – 백일해 – 임질 – 뎅기열
⑤ 라싸열 – 파라티푸스 – 일본뇌염 – 요충증

해설 (법 2조) 인플루엔자 – 제4급감염병, 매독, 황열 – 제3급감염병, 장흡충증 – 제4급감염병, 결핵 – 제2급감염병, 디프테리아 – 제1급감염병, 수족구병 – 제4급감염병, 사람유두종바이러스 감염증 – 제4급감염병, 임질 – 제4급감염병, 뎅기열 – 제3급감염병

[문 10] 다음 중 인수공통감염병에 해당하지 않는 것은?

① 일본뇌염 ② 결핵 ③ 탄저
④ 큐열 ⑤ 말라리아

해설 (법 2조) **인수공통감염병** : 장출혈성대장균감염증, 일본뇌염, 브루셀라증, 탄저, 공수병, 동물인플루엔자 인체감염증, 중증급성호흡기증후군(SARS), 변종크로이츠펠트–야콥병(vCJD), 큐열, 결핵, 중증열성혈소판감소증후군(SFTS), 장관감염증(살모넬라균 감염증, 캄필로박터균 감염증)

[문 11] 다음 중 생물테러감염병에 해당하는 것은?

① 야토병 ② 황열 ③ 뎅기열
④ 결핵 ⑤ 큐열

해설 (법 2조) **생물테러감염병** : 탄저, 보툴리눔독소증, 페스트, 마버그열, 에볼라바이러스병, 라싸열, 두창, 야토병

[문 12] 감염병의 예방 및 관리를 위하여 국가 및 지방자치단체가 수행해야 할 사업이 아닌 것은?

① 감염병의 예방 및 방역대책
② 감염병 예방 및 관리 등을 위한 전문인력의 양성
③ 감염병에 관한 조사·연구
④ 감염병의 치료 및 예방을 위한 방역 물품 평가
⑤ 감염병 관리사업의 평가

해설 (법 4조 2항) 국가 및 지방자치단체의 감염병 예방 및 관리를 위한 사업 내용 참조

[문 13] 국가 및 지방자치단체 등의 책무에 대한 설명 중 옳지 않은 것은?

① 감염병환자 등의 인간으로서의 존엄과 가치 존중
② 감염병환자 등의 기본적 권리 보호
③ 감염병의 효율적 치료 및 확산방지를 위하여 질병의 정보, 발생 및 전파 상황 공유·협력
④ 어떠한 경우에도 취업제한 등의 불이익을 주어서는 아니 됨
⑤ 의료법에 따른 의료기관 및 의료인단체와 감염병의 발생 감시·예방을 위하여 관련 정보 공유

해설 (법 4조) 국가 및 지방자치단체는 감염병환자등의 인간으로서의 존엄과 가치를 존중하고 그 기본적 권리를 보호하며, 법률에 따르지 아니하고는 취업제한 등의 불이익을 주어서는 아니 됨

[문 14] 감염병의 예방 및 관리에 관한 법률에서 규정한 의료인 등의 책무와 권리로 옳지 않은 것은?

① 감염병 환자의 진단 및 치료 등으로 인하여 발생한 피해에 대한 보상은 받을 수 없다.
② 의료법에 따른 의료인 및 의료기관의 장 등은 감염병 환자의 진단·관리·치료 등에 최선을 다해야 한다.
③ 의료법에 따른 의료인 및 의료기관의 장 등은 국가와 지방자치단체가 수행하는 감염병의 발생 감시와 예방·관리 업무에 적극 협조하여야 한다.
④ 의료법에 따른 의료인 및 의료기관의 장 등은 보건복지부장관, 질병관리청장 또는 지방자치단체의 장의 행정명령에 적극 협조하여야 한다.
⑤ 의료법에 따른 의료인 및 의료기관의 장 등은 국가와 지방자치단체가 수행하는 역학조사 업무에 적극 협조하여야 한다.

해설 (법 5조) 감염병 환자의 진료에 관한 정보를 제공받을 권리가 있고, 감염병 환자의 진단 및 치료 등으로 인하여 발생한 피해에 대하여 보상받을 수 있음

[문 15] 감염병의 예방 및 관리에 관한 법률에서 규정한 국민의 권리와 의무로 옳지 않은 것은?

① 감염병으로 격리 및 치료 등을 받은 경우 이로 인한 피해를 보상받을 수 있다.
② 보건복지부장관, 질병관리청장 또는 지방자치단체의 장의 행정명령에 적극 협조하여야 한다.
③ 감염병 발생 상황, 감염병 예방 및 관리 등에 관한 정보와 대응방법을 알 권리가 있다.
④ 의료기관에서 감염병에 대한 진단 및 치료를 받을 권리가 있다.
⑤ 치료 및 격리조치 등 국가와 지방자치단체의 감염병 예방 및 관리를 위한 활동에 적극 협조하여야 한다.

해설 (법 5,6조) 보건복지부장관, 질병관리청장 또는 지방자치단체의 장의 행정명령에 적극 협조하여야 함은 의료인 등의 책무와 권리임

[문 16] 보건복지부장관과 협의하여 감염병 예방 및 관리에 관한 기본계획을 수립하여야 하는 사람은 누구인가?

① 질병관리청장
② 관할 보건소장
③ 특별자치도지사
④ 시장・군수・구청장
⑤ 시・도지사

해설 (법 7조) 질병관리청장은 보건복지부장관과 협의하여 감염병의 예방 및 관리에 관한 기본계획을 5년마다 수립・시행

[문 17] 감염병 예방 및 관리 계획 수립에 대한 내용으로 바르게 설명되지 않은 것은?

① 질병관리청장은 보건복지부장관과 협의하여 감염병의 예방 및 관리에 관한 기본계획을 5년마다 수립・시행
② 특별시장・광역시장・특별자치시장・도지사・특별자치도지사와 시장・군수・구청장은 기본계획에 따라 시행계획을 수립・시행
③ 질병관리청장은 기본계획에 필요한 자료를 관계 행정기관 또는 단체에 요청할 수 있음
④ 감염병의 예방 및 관리에 관한 기본계획은 보건복지부장관이 4년마다 수립・시행
⑤ 시행계획의 수립・시행에 필요한 자료를 요청받은 관계 행정기관 또는 단체는 특별한 사유가 없으면 이에 따라야 함

해설 (법 7조) 감염병 예방 및 관리 계획 수립
질병관리청장은 보건복지부장관과 협의하여 감염병의 예방 및 관리에 관한 기본계획을 5년마다 수립・시행

[문 18] 감염병 예방 및 관리 계획 수립에 대한 내용으로 다음의 (　　)안에 들어갈 말을 순서대로 바르게 나열한 것은?

> (　　　)은(는) (　　　)과(와) 협의하여 감염병의 예방 및 관리에 관한 (　　　)을 (　)마다 수립・시행하여야 한다.

① 보건복지부장관 – 시・도지사 – 세부계획 – 3년
② 시・도지사 – 보건복지부장관 – 기본계획 – 5년
③ 보건복지부장관 – 시・도지사 – 기본계획 – 5년
④ 질병관리청장 – 보건복지부장관– 세부계획 – 3년
⑤ 질병관리청장 – 보건복지부장관 – 기본계획 – 5년

해설 (법 7조) 질병관리청장은 보건복지부장관과 협의하여 감염병의 예방 및 관리에 관한 기본계획을 5년마다 수립・시행

[문 19] 감염병 예방 및 관리 기본계획에 포함되지 않는 내용은?

① 감염병 예방・관리의 기본목표 및 추진방향
② 감염병 전문인력의 양성 방안
③ 감염병 통계 및 정보통신기술 등을 활용한 감염병 정보의 관리 방안
④ 감염병 대비 의료・방역 물품의 비축 및 관리에 관한 사항
⑤ 감염병 예방 및 방역대책

해설 (법 7조) 감염병 예방 및 관리 기본계획
1. 감염병 예방・관리의 기본목표 및 추진방향
2. 주요 감염병의 예방・관리에 관한 사업계획 및 추진방법
2의2. 감염병 대비 의료・방역 물품의 비축 및 관리에 관한 사항
3. 감염병 전문인력의 양성 방안
3의2. 의료기관 종별 감염병 위기대응역량의 강화 방안
4. 감염병 통계 및 정보통신기술 등을 활용한 감염병 정보의 관리 방안
5. 감염병 관련 정보의 의료기관 간 공유 방안
6. 그 밖에 감염병의 예방 및 관리에 필요한 사항

[문 20] 감염병관리사업지원기구의 운영에 관한 내용으로 옳은 것은?

① 국가 및 지방자치단체는 감염병관리사업지원기구의 운영 등에 필요한 예산을 지원할 수 있음
② 보건복지부장관은 감염병관리사업지원기구의 운영 등에 필요한 예산을 지원할 수 있음
③ 보건복지부장관은 기본계획 및 시행계획의 시행과 국제협력 등의 업무를 지원할 수 있음
④ 감염병관리사업지원기구는 공무원으로 구성함
⑤ 중앙감염병사업지원기구는 매 분기별로 질병관리청장이 정하는 바에 따라 활동현황 등을 질병관리청장에게 보고함

해설 (법 8조) 감염병관리사업지원기구의 운영

1. 질병관리청장 및 시·도지사는 기본계획 및 시행계획의 시행과 국제협력 등의 업무를 지원하기 위하여 민간전문가 등으로 구성된 감염병관리사업지원기구를 둘 수 있음
2. 국가 및 지방자치단체는 감염병관리사업지원기구의 운영 등에 필요한 예산을 지원할 수 있음

[문 21] 다음 중 국가가 설립하거나 지정하여 운영하는 감염병병원의 목적으로 옳지 않은 것은?

① 감염병 연구
② 감염병 전문가 양성
③ 감염병 전문가 교육
④ 감염병 예방
⑤ 감염병 기술지원 및 평가

해설 (법 8조의2) 감염병의 연구·예방, 전문가 양성 및 교육, 환자의 진료 및 치료 등을 위한 시설, 인력 및 연구능력을 갖춘 중앙감염병전문병원을 설립하거나 지정하여 운영

[문 22] 감염병병원에 대한 설명으로 옳지 않은 것은?

① 중앙감염병병원으로 지정받을 수 있는 의료기관은 국립중앙의료원으로 함
② 감염병병원은 보건복지부령이 정하는 10개 이상 진료과목을 갖춘 병원으로 함
③ 중앙감염병전문병원 또는 권역별 감염병전문병원을 설립하거나 지정하여 운영하는데 필요한 예산을 지원할 수 있음
④ 감염병전문병원은 인구 규모, 지리적 접근성 등을 고려하여 권역을 설정함
⑤ 국가는 감염병환자의 진료 및 치료 등을 위하여 권역별로 보건복지부령으로 정하는 감염병전문병원을 설립하거나 지정하여 운영함

해설 (법 8조의2) 감염병병원

국가는 감염병환자의 진료 및 치료 등을 위하여 권역별로 보건복지부령으로 정하는 일정규모(36병상) 이상의 병상(음압병상 및 격리병상을 포함)을 갖춘 권역별 감염병전문병원을 설립하거나 지정하여 운영. 이 경우 인구 규모, 지리적 접근성 등을 고려하여 권역을 설정하여야 함

[문 23] 보건복지부장관은 내성균 발생 예방 및 확산 방지 등을 위하여 감염병관리위원회의 심의를 거쳐 내성균 관리대책을 몇 년마다 수립·추진하여야 하는가?

① 매년　② 2년　③ 3년
④ 5년　⑤ 10년

해설 (법 8조의3) 보건복지부장관은 내성균 발생 예방 및 확산 방지 등을 위하여 감염병관리위원회의 심의를 거쳐 내성균 관리대책을 5년마다 수립·추진하여야 함

[문 24] 감염병이 유입되거나 유행하는 긴급한 경우의 초동조치 업무를 수행하기 위하여 상시 긴급상황실을 설치·운영하여야 하는 사람은 누구인가?

① 질병관리청장　② 시·도지사　③ 보건복지부장관
④ 보건소장　⑤ 보건복지부차관

해설 (법 8조의5) 질병관리청장은 감염병 정보의 수집·전파, 상황관리, 감염병이 유입되거나 유행하는 긴급한 경우의 초동조치 및 지휘 등의 업무를 수행하기 위하여 상시 긴급상황실을 설치·운영하여야 함

[문 25] 중앙감염병병원의 지정기준으로 틀린 것은?

① 음압격리병동은 병원 내 다른 구역과 물리적으로 구분 없이 설치한다.
② 음압격리병동에서 공기나 배수 등을 통하여 병원 내 다른 구역 및 건물외부로 감염병이 전파되지 않도록 적절한 설비를 설치한다.
③ 중환자음압격리병상은 중한 감염병환자등의 진료 및 치료를 목적으로 일반음압격리병상 개수의 100분의 20 이상 설치한다.
④ 음압설비를 갖춘 수술실을 2개 이상 설치한다.
⑤ 원인불명, 신종감염병, 감염병환자등 또는 감염병병원체 등의 오염원 등으로부터 다른 환자, 보호자 및 근무자 등에게 전파되지 않도록 관련 시설·인력·장비 등을 설치·운영한다.

해설 (영 제1조의3) 중앙감염병병원의 지정기준〈별표 1〉
- 음압격리병동은 병원 내 다른 구역과 물리적으로 구분하여 설치
- 음압격리병동에서는 감염병환자등, 오염사체, 오염폐기물 등이 이동하는 오염동선을 일반동선과 분리하여 설치
- 음압격리병동에서 공기나 배수 등을 통하여 병원 내 다른 구역 및 건물외부로 감염병이 전파되지 않도록 적절한 설비를 설치
- 일반음압격리병상은 감염병환자등의 진료 및 치료를 목적으로 80개 이상 설치
- 중환자음압격리병상은 중한 감염병환자등의 진료 및 치료를 목적으로 일반음압격리병상 개수의

100분의 20 이상 설치
- 고도음압격리병상은 원인불명, 신종감염병 등 감염위험도가 높은 감염병환자등의 진료 및 치료를 목적으로 4개 이상 설치
- 음압설비를 갖춘 수술실을 2개 이상 설치
- 원인불명, 신종감염병, 감염병환자등 또는 감염병병원체 등의 오염원 등으로부터 다른 환자, 보호자 및 근무자 등에게 전파되지 않도록 관련 시설·인력·장비 등을 설치·운영

[문 26] 중앙감염병사업지원기구는 매 반기별로 활동현황을 누구에게 보고하여야 하는가?

① 대통령 ② 보건복지부장관 ③ 질병관리청장
④ 시·도지사 ⑤ 보건소장

해설 (영 제1조의2) 중앙감염병사업지원기구는 매 반기별로 질병관리청장이 정하는 바에 따라 그 활동현황 등을 질병관리청장에게 보고

[문 27] 감염병에 관한 조사·연구를 위하여 감염병 연구개발 기획 및 치료제·백신 등의 연구개발에 관한 사업을 추진할 수 있는 사람은 누구인가?

① 의료기관의장 ② 보건복지부장관 ③ 질병관리청장
④ 시·도지사 ⑤ 보건소장

해설 (법 제8조의6 1항) 질병관리청장은 감염병에 관한 조사·연구를 위하여 감염병 연구개발 기획 및 치료제·백신 등의 연구개발에 관한 사업을 추진

[문 28] 다음 중 감염병관리위원회에서 심의하는 내용으로 틀린 것은?

① 예방접종관련 사업의 평가
② 내성균 관리대책에 관한 사항
③ 감염병에 관한 조사 및 연구
④ 해부명령에 관한 사항
⑤ 감염병 위기관리대책의 수립 및 시행

해설 (법 9조 2항) 감염병관리위원회 심의사항 참조

[문 29] 다음 중 감염병관리위원회에 대한 내용으로 틀린 것은?

① 감염병의 예방 및 관리에 관한 주요 시책을 심의하기 위하여 보건복지부에 감염병관리위원회를 둠
② 기본계획 수립 심의
③ 감염병환자등의 인권 증진 심의

④ 의료·방역 물품 공급의 우선순위 등 배분기준 심의
⑤ 예방접종의 실시기준 및 방법 심의

해설 (법 9조 1항) 감염병의 예방 및 관리에 관한 주요 시책을 심의하기 위하여 질병관리청에 감염병 관리위원회를 둠

[문 30] 다음 중 감염병관리위원회와 관련된 내용으로 옳지 않은 것은?

① 위원장은 질병관리청장이 됨
② 부위원장은 위원 중 위원장이 지명함
③ 위원회는 위원장 1명과 부위원장 1명을 포함하여 20명 이내의 위원으로 구성
④ 위원은 위원장이 임명하거나 위촉함
⑤ 위원회의 위원과 외부전문가로 구성되는 분야별 전문위원회를 둘 수 있음

해설 (법 10조 1항) 위원회는 위원장 1명과 부위원장 1명을 포함하여 30명 이내의 위원으로 구성

[문 31] 감염병관리위원회의 위원으로 자격이 적합하지 않은 사람은?

① 감염병의 예방 또는 관리 업무를 담당하는 공무원
② 감염병 또는 감염관리를 전공한 의료인
③ 감염병과 관련된 전문지식을 소유한 사람
④ 보건복지부장관이 임명한 사람
⑤ 시·도지사협의체가 추천하는 사람

해설 (법 10조 2항) 위원은 다음에 해당하는 사람 중에서 위원장(질병관리청장)이 임명하거나 위촉하는 사람으로 함

1. 감염병의 예방 또는 관리 업무를 담당하는 공무원
2. 감염병 또는 감염관리를 전공한 의료인
3. 감염병과 관련된 전문지식을 소유한 사람
4. 시·도지사협의체가 추천하는 사람
5. 비영리민간단체가 추천하는 사람
6. 그 밖에 감염병에 관한 지식과 경험이 풍부한 사람

[문 32] 위원회의 업무를 효율적으로 수행하기 위하여 위원회의 위원과 외부 전문가로 구성되는 분야별 전문위원회를 둘 수 있다. 분야별 전문위원회에 해당되지 않는 것은?

① 예방접종 전문위원회
② 후천성면역결핍증 전문위원회
③ 감염병 위기관리 전문위원회
④ 검역 전문위원회
⑤ 감염병정보통계 전문위원회

해설 (영 제7조 1항) **분야별 전문위원회:** 예방접종 전문위원회, 예방접종피해보상 전문위원회, 후천성 면역결핍증 전문위원회, 결핵 전문위원회, 역학조사 전문위원회, 인수(人獸)공통감염 전문위원회, 의료관련감염 전문위원회, 감염병 위기관리 전문위원회, 감염병 진단분석 전문위원회, 감염병 연구기획 전문위원회, 항생제 내성(耐性) 전문위원회, 검역 전문위원회

[문 33] 홍역 환자 사망 후 사체를 검안한 의사가 소속 의료기관장에게 보고하였다. 이후 소속 의료기관장이 하여야 할 조치로 올바른 것은?

① 즉시 관할 보건소장에게 신고

② 24시간 이내 보건복지부장관에게 보고

③ 7일 이내 질병관리청장에게 신고

④ 24시간 이내 관할 보건소장에게 신고

⑤ 7일 이내 관할 보건소장에게 보고

해설 (법 11조) 의사, 치과의사 또는 한의사는 제1급~제3급 감염병으로 사망한 경우 소속 의료기관의 장에게 보고하여야 하고, 보고를 받은 의료기관의 장 및 감염병병원체 확인기관의 장은 제1급감염병의 경우에는 즉시, 제2급감염병 및 제3급감염병의 경우에는 24시간 이내에, 제4급감염병의 경우에는 7일 이내에 질병관리청장 또는 관할 보건소장에게 신고하여야 함

[문 34] 감염병환자를 진단하였음을 보고받은 의료기관장이 7일 이내 관할 보건소장에게 신고해야 하는 감염병은?

① 두창 ② 인플루엔자 ③ 탄저

④ 장티푸스 ⑤ C형간염

해설 (법 11조) 제4급감염병의 경우에는 7일 이내에 질병관리청장 또는 관할 보건소장에게 신고하여야 함
4급감염병 : 인플루엔자, 회충증, 편충증, 요충증, 간흡충증, 폐흡충증, 장흡충증, 수족구병, 임질, 클라미디아감염증, 연성하감, 성기단순포진, 첨규콘딜롬, 반코마이신내성장알균(VRE) 감염증, 메티실린내성황색포도알균(MRSA) 감염증, 다제내성녹농균(MRPA) 감염증, 다제내성아시네토박터바우마니균(MRAB) 감염증, 장관감염증, 급성호흡기감염증, 해외유입기생충감염증, 엔테로바이러스감염증, 사람유두종바이러스 감염증

[문 35] 의료기관에 소속되지 아니한 의사, 치과의사 또는 한의사가 감염병 환자를 진단하였거나 사체를 검안하였을 경우 누구에게 신고 또는 보고하는가?

① 시장・군수・구청장 ② 질병관리청장

③ 보건복지부장관 ④ 관할 보건소장

⑤ 시・도지사

해설 (법 11조) 의료기관에 소속되지 아니한 의사, 치과의사 또는 한의사는 아래의 사실을 관할 보건소

장에게 신고하여야 함
1. 감염병환자등을 진단하거나 그 사체를 검안(檢案)한 경우
2. 예방접종 후 이상반응자를 진단하거나 그 사체를 검안한 경우
3. 감염병환자등이 제1급감염병~제3급감염병에 해당하는 감염병으로 사망한 경우
4. 감염병환자로 의심되는 사람이 감염병병원체 검사를 거부하는 경우

[문 36] 의사, 치과의사 또는 한의사가 소속 의료기관의 장에게 보고하여야 하는 내용이 아닌 것은?

① 감염병환자등을 진단한 경우
② 예방접종 후 이상반응자를 진단한 경우
③ 감염병환자등의 사체를 검안한 경우
④ 감염병환자등이 제2급감염병으로 사망한 경우
⑤ 감염병환자등이 제4급감염병으로 사망한 경우

해설 (법 11조) 의사, 치과의사 또는 한의사는 다음 각 호의 어느 하나에 해당하는 사실을 소속 의료기관의 장에게 보고
1. 감염병환자등을 진단하거나 그 사체를 검안(檢案)한 경우
2. 예방접종 후 이상반응자를 진단하거나 그 사체를 검안한 경우
3. 감염병환자등이 제1급감염병~제3급감염병에 해당하는 감염병으로 사망한 경우
4. 감염병환자로 의심되는 사람이 감염병병원체 검사를 거부하는 경우

[문 37] 다음 중 감염병 발생, 사망한 경우 소속 의료기관의 장에게 보고를 하지 않아도 되는 것은?

① 파상풍　② 수족구병
③ 폴리오　④ 풍진
⑤ 보툴리눔독소증

해설 (법 제11조) 의사 등의 신고
의사, 치과의사 또는 한의사는 제1급~제3급 감염병으로 사망한 경우 소속 의료기관의 장에게 보고하여야 하고, 보고를 받은 의료기관의 장 및 감염병병원체 확인기관의 장은 제1급감염병의 경우에는 즉시 질병관리청장 또는 관할 보건소장에게 신고

[문 38] 제1급감염병환자가 발생한 경우 환자외 기타 신고의무자는?

① 관할 보건소장　② 세대를 같이하는 세대주
③ 질병관리청장　④ 시장・군수・구청장
⑤ 관할 담당 공무원

해설 (법 12조) 제1급감염병~제3급감염병에 해당하는 감염병 중 보건복지부령으로 정하는 감염병이

발생한 경우에는 의사, 치과의사 또는 한의사의 진단이나 검안을 요구하거나 해당 주소지를 관할하는 보건소장에게 신고

1. 일반가정에서는 세대를 같이하는 세대주. 다만, 세대주가 부재 중인 경우에는 그 세대원
2. 학교, 사회복지시설, 병원, 관공서, 회사, 공연장, 예배장소, 선박·항공기·열차 등 운송수단, 각종 사무소·사업소, 음식점, 숙박업소 또는 그 밖에 여러 사람이 모이는 장소로서 보건복지부령으로 정하는 장소의 관리인, 경영자 또는 대표자

[문 39] 다음 중 제2급감염병환자가 발생한 경우 옳지 않은 것은?

① 일반가정에서 사망한 경우 거주지의 통장이 보건소장에게 보고
② 의심환자가 학교에서 사망한 경우 그 학교장이 관할 보건소장에게 신고
③ 의사 및 한의사가 검안할 경우 관할 보건소장에게 신고
④ 의심환자가 각종 사무소, 음식점, 숙박업소 등 여러 사람이 모이는 장소에서 사망한 경우 장소의 관리인, 경영자, 대표자가 관할 보건소장에게 신고
⑤ 항공기 등 운송수단에서 사망한 경우 그 기관의 장이 관할 보건소장에게 신고

해설 (법 12조) 일반가정에서는 세대를 같이하는 세대주. 다만, 세대주가 부재 중인 경우에는 그 세대원이 관할 보건소장에게 신고

[문 40] 감염병 신고에 대한 내용으로 옳지 않은 것은?

① 병원에서 디프테리아환자 발생시 기관의 장은 즉시 관할 보건소장에게 신고하여야 함
② 신고를 받은 보건소장은 그 내용을 질병관리청장에게 보고하여야 함
③ 보고를 받은 시장·군수·구청장은 이를 질병관리청장 및 시·도지사에게 각각 보고하여야 함
④ 보고를 받은 질병관리청장은 제1급감염병 환자로 의심되는 사람이 검사를 거부하는 경우 감염병병원체 검사를 하게 할 수 있음
⑤ 보고를 받은 특별자치도지사는 이를 질병관리청장에게 보고하여야 함

해설 (법 13조) 신고를 받은 보건소장은 그 내용을 관할 특별자치시장·특별자치도지사 또는 시장·군수·구청장에게 보고하여야 하며, 보고를 받은 특별자치시장·특별자치도지사는 질병관리청장에게, 시장·군수·구청장은 질병관리청장 및 시·도지사에게 이를 각각 보고

[문 41] 다음 중 감염병 발생, 사망, 병원체검사결과 및 예방접종 후 이상반응의 보고를 지체 없이 해야 하는 경우가 아닌 것은?

① 야토병
② 신종인플루엔자
③ 콜레라
④ 페스트
⑤ 남아메리카출혈열

해설 (규칙 10조) 보건소장 등의 보고
1. 제1급감염병의 발생, 사망, 병원체 검사결과의 보고: 법 제11조 및 제12조에 따라 신고를 받은 후 즉시
2. 제2급감염병 및 제3급감염병의 발생, 사망 및 병원체 검사결과의 보고: 법 제11조 및 제12조에 따라 신고를 받은 후 24시간 이내
3. 제4급감염병의 발생 및 사망의 보고: 법 제11조 및 제12조에 따라 신고를 받은 후 7일 이내
4. 예방접종 후 이상반응의 보고: 법 제11조에 따라 신고를 받은 후 즉시

[문 42] 다음 중 질병관리청장에게 즉시 통보해야 하는 가축전염병으로 알맞게 짝지은 것은?

① 일본뇌염, 황열　② 광견병, 브루셀라증
③ 결핵, 탄저　④ 장출혈성대장균감염증, 광견병
⑤ 탄저, 고병원성조류인프루엔자

해설 (법 14조) 「가축전염병예방법」 제11조제1항제2호에 따라 신고를 받은 국립가축방역기관장, 신고대상 가축의 소재지를 관할하는 시장・군수・구청장 또는 시・도 가축방역기관의 장은 같은 법에 따른 가축전염병 중 다음 어느 하나에 해당하는 감염병의 경우에는 즉시 질병관리청장에게 통보
→ 탄저, 고병원성조류인플루엔자, 광견병, 그 밖에 대통령령으로 정하는 인수공통감염병

[문 43] 「가축전염병예방법」에 따라 신고를 받은 국립가축방역기관장, 신고대상 가축의 소재지를 관할하는 시장・군수・구청장 또는 시・도 가축방역기관의 장은 감염병의 경우 즉시 통보해야 하는 곳은?

① 질병관리청장　② 보건복지부장관　③ 관할 보건소장
④ 보건복지부차관　⑤ 경찰서장

해설 (법 14조) 「가축전염병예방법」에 따라 신고를 받은 국립가축방역기관장, 신고대상 가축의 소재지를 관할하는 시장・군수・구청장 또는 시・도 가축방역기관의 장은 즉시 질병관리청장에게 통보

[문 44] 관할구역에 거주하는 감염병환자등에 관하여 신고를 받았을 때 기록하고 명부를 관리하여야 하는 사람은?

① 보건소장　② 보건복지부장관　③ 질병관리청장
④ 시・도지사　⑤ 경찰서장

해설 (법 15조) 보건소장은 관할구역에 거주하는 감염병환자등에 관하여 신고를 받았을 때에는 보건복지부령으로 정하는 바에 따라 기록하고 그 명부를 관리

[문 45] 보건소장은 감염병환자등의 명부를 몇 년간 보관하여야 하는가?

① 1년　② 2년　③ 3년　④ 4년　⑤ 5년

해설 (규칙 12조 1항) 보건소장은 별지 제4호서식의 감염병환자등의 명부를 작성하고 이를 3년간 보관

[문 46] 감염병 표본감시에 대한 설명으로 틀린 것은?

① 질병관리청장은 국민건강에 관한 중요한 정보를 기관・단체 또는 국민들에게 제공하여야 함
② 보건복지부장관은 감염병의 표본감시를 위하여 질병의 특성과 지역을 고려하여 보건의료기관이나 그 밖의 기관 또는 단체를 감염병 표본감시기관으로 지정할 수 있음
③ 질병관리청장은 감염병이 발생하거나 유행할 가능성이 있어 관련 정보를 확보할 긴급한 필요가 있다고 인정하는 경우 공공기관의 장에게 정보 제공을 요구할 수 있음
④ 시・도지자 또는 시장・군수・구청장은 표본감시활동에 필요한 경비를 표본감시기관에 지원할 수 있음
⑤ 질병관리청장은 표본감시기관의 장에게 감염병의 표본감시와 관련하여 필요한 자료제출을 요구할 수 있음

해설 (법 16조) 질병관리청장은 감염병의 표본감시를 위하여 질병의 특성과 지역을 고려하여 「보건의료기본법」에 따른 보건의료기관이나 그 밖의 기관 또는 단체를 감염병 표본감시기관으로 지정할 수 있음

[문 47] 감염병이 발생하거나 유행할 가능성이 있어 관련 정보를 확보할 긴급한 필요가 있다고 인정하는 경우 공공기관의 장에게 정보 제공을 요구할 수 있는 사람은?

① 질병관리청장 ② 보건소장 ③ 시장・군수・구청장
④ 시・도지사 ⑤ 보건복지부장관

해설 (법 16조 7항) 질병관리청장은 감염병이 발생하거나 유행할 가능성이 있어 관련 정보를 확보할 긴급한 필요가 있다고 인정하는 경우 「공공기관의 운영에 관한 법률」에 따른 공공기관 중 대통령령으로 정하는 공공기관의 장에게 정보 제공을 요구할 수 있음

[문 48] 실험실 검사 등을 통하여 감염병병원체를 확인할 수 있는 기관이 아닌 것은?

① 질병관리청 ② 보건소 ③ 보건환경연구원
④ 질병대응센터 ⑤ 병리과가 개설된 의과대학

해설 (법 16조의2) 감염병병원체 확인기관은 실험실 검사 등을 통하여 감염병병원체를 확인할 수 있음
1. 질병관리청
2. 질병대응센터
3. 「보건환경연구원법」 제2조에 따른 보건환경연구원
4. 「지역보건법」 제10조에 따른 보건소
5. 「의료법」 제3조에 따른 의료기관 중 진단검사의학과 전문의가 상근(常勤)하는 기관
6. 「고등교육법」 제4조에 따라 설립된 의과대학 중 진단검사의학과가 개설된 의과대학

7. 「결핵예방법」 제21조에 따라 설립된 대한결핵협회(결핵환자의 병원체를 확인하는 경우만 해당)
8. 「민법」 제32조에 따라 한센병환자 등의 치료·재활을 지원할 목적으로 설립된 기관(한센병환자의 병원체를 확인하는 경우만 해당)
9. 인체에서 채취한 검사물에 대한 검사를 국가, 지방자치단체, 의료기관 등으로부터 위탁받아 처리하는 기관 중 진단검사의학과 전문의가 상근하는 기관

[문 49] 감염병병원체 확인의 정확성·신뢰성을 확보하기 위하여 감염병병원체 확인기관의 실험실 검사능력을 평가할 수 있는 사람은?

① 시장·군수·구청장 ② 보건복지부장관 ③ 질병관리청장
④ 시·도지사 ⑤ 보건소장

해설 (법 16조의2) 질병관리청장은 감염병병원체 확인의 정확성·신뢰성을 확보하기 위하여 감염병병원체 확인기관의 실험실 검사능력을 평가하고 관리할 수 있음

[문 50] 다음 중 감염병 및 내성균 발생 등에 대한 실태조사를 실시할 수 있는 권한은 누구에게 있는가?

① 시장·군수·구청장, 보건소장 ② 질병관리청장 또는 시·도지사
③ 질병관리청장, 보건소장 ④ 시·도지사, 시장·군수·구청장
⑤ 보건소장, 보건복지부장관

해설 (법 17조 1항) 질병관리청장, 시·도지사 및 시장·군수·구청장은 감염병의 예방 및 관리에 관한 정책을 효과적으로 수집·시행하기 위하여 다음 각 호의 구분에 따라 실태조사를 실시하고, 그 결과를 공표하여야 함

1. 감염병 및 내성균 발생 등에 대한 실태조사 : 질병관리청장 또는 시·도지사
2. 의료기관의 감염관리 현황에 대한 실태조사 : 질병관리청장, 시·도지사 또는 시장·군수·구청장

[문 51] 다음 중 감염병 실태조사에 포함되는 내용이 아닌 것은?

① 감염병환자등의 연령별·성별·지역별 분포 등에 관한 사항
② 감염병환자등의 임상적 증상 및 경과 등에 관한 사항
③ 항생제 사용 실태에 관한 사항
④ 감염병의 진료 및 연구와 관련된 인력·시설 및 장비 등에 관한 사항
⑤ 감염병에 대한 각종 문헌 및 자료 등의 조사에 관한 사항

해설 (규칙 15조) 감염병 실태조사

가. 감염병환자등의 연령별·성별·지역별 분포 등에 관한 사항
나. 감염병환자등의 임상적 증상 및 경과 등에 관한 사항
다. 감염병환자등의 진단·검사·처방 등 진료정보에 관한 사항
라. 감염병의 진료 및 연구와 관련된 인력·시설 및 장비 등에 관한 사항

마. 감염병에 대한 각종 문헌 및 자료 등의 조사에 관한 사항

[문 52] 감염병이 발생하여 유행할 우려가 있는 경우 역학조사를 누가 실시하는가?

① 시장·군수·구청장, 보건소장
② 질병관리청장, 보건복지부장관
③ 질병관리청장, 시·도지사
④ 시·도지사, 보건복지부장관
⑤ 국립보건원장, 보건소장

해설 (법 18조 1항) 질병관리청장, 시·도지사 또는 시장·군수·구청장은 감염병이 발생하여 유행할 우려가 있거나, 감염병 여부가 불분명하나 발병원인을 조사할 필요가 있다고 인정하면 지체 없이 역학조사를 하여야 하고, 그 결과에 관한 정보를 필요한 범위에서 해당 의료기관에 제공하여야 함

[문 53] 다음 역학조사의 내용으로 포함되지 않는 것은?

① 감염병환자등의 인적 사항
② 감염병환자등의 발병일 및 발병 장소
③ 감염병의 감염원인 및 감염경로
④ 감염병환자의 교육·훈련 이력
⑤ 감염병의심자에 관한 진료기록

해설 (영 12조) 역학조사의 내용

1. 감염병환자등 및 감염병의심자의 인적 사항
2. 감염병환자등의 발병일 및 발병 장소
3. 감염병의 감염원인 및 감염경로
4. 감염병환자등 및 감염병의심자에 관한 진료기록
5. 그 밖에 감염병의 원인 규명과 관련된 사항

[문 54] 의료인 또는 의료기관의 장은 감염병으로 인한 질병이 발생하였거나 발생할 것이 우려되는 경우 누구에게 역학조사를 요청할 수 있는가?

① 질병관리청장, 시·도지사
② 보건복지부장관, 시·도지사
③ 질병관리청장, 국립보건원장
④ 보건소장, 시·도지사
⑤ 보건복지부장관, 시장·군수·구청장

해설 (법 18조의2) 의료인 또는 의료기관의 장은 감염병 또는 알 수 없는 원인으로 인한 질병이 발생하였거나 발생할 것이 우려되는 경우 질병관리청장, 시·도지사 또는 시장·군수·구청장에게 역학조사를 실시할 것을 요청할 수 있음

[문 55] 질병관리청장이 역학조사를 하여야 하는 경우는?

가. 둘 이상의 시·도에서 역학조사가 동시에 필요한 경우
나. 감염병 발생 및 유행 여부 또는 예방접종 후 이상반응에 관한 조사가 긴급히 필요한 경우

> 다. 시・도지사의 역학조사가 불충분하였거나 불가능하다고 판단되는 경우
> 라. 관할지역 밖의 감염병 유행이 관할구역과 역학적 연관성이 있다고 의심되는 경우

① 가, 다　② 가, 나, 다　③ 나, 라　④ 라　⑤ 가, 나, 다, 라

해설 (영 13조) 역학조사의 시기

1. 질병관리청장이 역학조사를 하여야 하는 경우
   가. 둘 이상의 시・도에서 역학조사가 동시에 필요한 경우
   나. 감염병 발생 및 유행 여부 또는 예방접종 후 이상반응에 관한 조사가 긴급히 필요한 경우
   다. 시・도지사의 역학조사가 불충분하였거나 불가능하다고 판단되는 경우
2. 시・도지사 또는 시장・군수・구청장(자치구의 구청장)이 역학조사를 하여야 하는 경우
   가. 관할 지역에서 감염병이 발생하여 유행할 우려가 있는 경우
   나. 관할 지역 밖에서 감염병이 발생하여 유행할 우려가 있는 경우로서 그 감염병이 관할구역과 역학적 연관성이 있다고 의심되는 경우
   다. 관할 지역에서 예방접종 후 이상반응 사례가 발생하여 그 원인 규명을 위한 조사가 필요한 경우

[문 56] 다음 중 역학조사반의 설명으로 옳은 것은?

> 가. 역학조사를 하기 위하여 질병관리청에 중앙역학조사반을 두고, 시・도에 시・도역학조사반을 두며, 시・군・구(자치구)에 시・군・구역학조사반을 둔다.
> 나. 중앙역학조사반은 30명 이상, 시・도역학조사반 및 시・군・구역학조사반은 각각 20명 이내의 반원으로 구성한다.
> 다. 역학조사반의 반장은 방역관 또는 역학조사관으로 한다.
> 라. 역학조사반원은 질병관리청장, 시・도지사 및 시장・군수・구청장이 임명하거나 위촉한다.

① 가, 나, 다　② 가, 나　③ 나, 다, 라　④ 다, 라　⑤ 가, 다, 라

해설 (영 15조) 역학조사반의 구성

① 역학조사를 하기 위하여 질병관리청에 중앙역학조사반을 두고, 시・도에 시・도역학조사반을 두며, 시・군・구에 시・군・구역학조사반을 둠
② 중앙역학조사반은 30명 이상, 시・도역학조사반 및 시・군・구역학조사반은 각각 10명 이상의 반원으로 구성
③ 역학조사반의 반장은 방역관 또는 역학조사관으로 함
④ 역학조사반원은 다음 각 호의 어느 하나에 해당하는 사람 중에서 질병관리청장, 시・도지사 및 시장・군수・구청장이 각각 임명하거나 위촉
   1. 방역, 역학조사 또는 예방접종 업무를 담당하는 공무원
   2. 법 제60조의2에 따른 역학조사관 또는 수습역학조사관
   3. 「농어촌 등 보건의료를 위한 특별조치법」에 따라 채용된 공중보건의사
   4. 「의료법」 제2조제1항에 따른 의료인
   5. 그 밖에 감염병 등과 관련된 분야의 전문가 등으로서 질병관리청장, 시・도지사 및 시장・군수・구청장이 역학조사를 위해 필요하다고 인정하는 사람

[문 57] 다음 건강진단에 대한 설명으로 (   )에 들어갈 알맞은 말은?

> (A)의 예방을 위하여 종사자의 건강진단이 필요한 직업으로 보건복지부령으로 정하는 직업에 종사하는 사람과 (A)에 감염되어 그 전염을 매개할 상당한 우려가 있다고 (B)이 인정한 자는 보건복지부령이 정하는 바에 따라 (A)에 관한 건강진단을 받아야 한다.

① A : 성매개감염병, B : 시장・군수・구청장
② A : 성매개감염병, B : 시・도지사
③ A : 성병, B : 보건소장
④ A : 성병, B : 보건복지부장관
⑤ A : 성매개감염병, B : 보건복지부장관

해설 (법 19조) 성매개감염병의 예방을 위하여 종사자의 건강진단이 필요한 직업으로 보건복지부령으로 정하는 직업에 종사하는 사람과 성매개감염병에 감염되어 그 전염을 매개할 상당한 우려가 있다고 특별자치시장・특별자치도지사 또는 시장・군수・구청장이 인정한 사람은 보건복지부령으로 정하는 바에 따라 성매개감염병에 관한 건강진단을 받아야 함

[문 58] 성매개감염병에 감염되어 그 전염을 매개할 상당한 우려가 있다고 인정한 자에게 건강진단을 받을 것을 명할 수 있는 사람은 누구인가?

① 보건복지부장관
② 시・도지사
③ 질병관리청장
④ 관할 보건소장
⑤ 시장・군수・구청장

해설 (법 19조) 성매개감염병의 예방을 위하여 종사자의 건강진단이 필요한 직업으로 보건복지부령으로 정하는 직업에 종사하는 사람과 성매개감염병에 감염되어 그 전염을 매개할 상당한 우려가 있다고 특별자치시장・특별자치도지사 또는 시장・군수・구청장이 인정한 사람은 보건복지부령으로 정하는 바에 따라 성매개감염병에 관한 건강진단을 받아야 함

[문 59] 다음 중 감염병 해부명령에 대한 설명으로 틀린 것은?

① 감염병으로 사망한 것으로 의심되어 시체를 해부하지 아니하고는 감염병 여부의 진단과 사망의 원인규명을 할 수 없다고 인정하면 시체의 해부를 명할 수 있음
② 어떠한 경우에라도 연고자의 동의를 받지 않고는 해부를 명할 수 없음
③ 질병관리청장은 감염병 전문의, 해부학, 병리학 또는 법의학을 전공한 사람을 해부 담당하는 의사로 지정하여 해부를 하여야 함
④ 해부는 사망자가 걸린 것으로 의심되는 감염병의 종류별로 질병관리청장이 정하여 고시한 생물학적 안전 등급을 갖춘 시설에서 실시하여야 함

⑤ 질병관리청장은 국민의 건강에 중대한 위협을 미칠 우려가 있는 감염병으로 사망이 의심되는 시체에 대해 시체해부 명령을 내릴 수 있음

해설 (법 20조) 해부명령
해부를 하려면 미리 「장사 등에 관한 법률」 제2조제16호에 따른 연고자(같은 호 각 목에 규정된 선순위자가 없는 경우에는 그 다음 순위자)의 동의를 받아야 함. 다만, 소재불명 및 연락두절 등 미리 연고자의 동의를 받기 어려운 특별한 사정이 있고 해부가 늦어질 경우 감염병 예방과 국민 건강의 보호라는 목적을 달성하기 어렵다고 판단되는 경우에는 연고자의 동의를 받지 아니하고 해부를 명할 수 있음

[문 60] 감염병환자등이 사망한 경우 감염병의 차단과 확산 방지를 위하여 필요한 범위내에서 시신의 장사방법을 제한할 수 있는 사람은 누구인가?

① 시장・군수・구청장
② 시・도지사
③ 관할 경찰서장
④ 질병관리청장
⑤ 보건복지부장관

해설 (법 20조의2) 질병관리청장은 감염병환자등이 사망한 경우(사망 후 감염병병원체를 보유하였던 것으로 확인된 사람 포함) 감염병의 차단과 확산 방지 등을 위하여 필요한 범위에서 그 시신의 장사방법 등을 제한할 수 있음

[문 61] 고위험병원체와 관련된 내용으로 가장 거리가 먼 것은?

① 고위험병원체를 이동하려는 자는 사전에 고위험병원체의 명칭과 이동계획 등을 질병관리청장의 허가를 받아야 함
② 고위험 병원체 분리시 신고의 내용은 고위험병원체의 명칭, 분리된 검체명, 분리 일자 등임
③ 고위험병원체를 분양 받으려는 자는 사전에 고위험병원체의 명칭, 분양계획 등을 질병관리청장에게 신고를 하여야 함
④ 고위험병원체를 이동하려는 경우 사전에 고위험병원체의 명칭과 이동계획 등을 질병관리청장에게 신고하지 아니한 자는 2년 이하의 징역 또는 2천만원 이하의 벌금에 처해짐
⑤ 질병관리청장은 고위험병원체의 분리신고를 받은 경우 현장조사를 실시할 수 있음

해설 (법 21조) 고위험병원체를 이동하려는 자는 사전에 고위험병원체의 명칭과 이동계획 등을 질병관리청장에게 신고

[문 62] 고위험병원체를 보유・관리하는 자는 고위험병원체 보존현황에 대한 기록을 작성하여 누구에게 제출하여야 하는가?

① 관할 보건소장
② 시장・군수・구청장
③ 질병관리청장
④ 보건복지부장관
⑤ 시・도지사

해설 (법 제21조) 고위험병원체를 보유・관리하는 자는 매년 고위험병원체 보유현황에 대한 기록을 작성하여 질병관리청장에게 제출

[문 63] 고위험병원체의 반입 허가에 대한 설명으로 옳지 않은 것은?

① 감염병의 진단 및 학술 연구 등을 목적으로 고위험병원체를 국내로 반입하려는 자는 요건을 갖추어 질병관리청장의 허가를 받아야 함
② 고위험병원체의 반입에 대하여 허가받은 사항을 변경하려 자는 질병관리청장의 허가를 받아야 함
③ 고위험병원체의 반입 허가를 받은 자가 해당 고위험병원체를 인수하여 이동하려면 대통령령으로 정하는 바에 따라 인수 장소를 지정하고 이동계획을 질병관리청장의 허가를 받아야 함
④ 고위험병원체 허가를 받은 날부터 1년 이내에 인수 신고를 하지 않은 경우 허가를 취소할 수 있음
⑤ 속임수나 부정한 방법으로 허가를 받은 경우 질병관리청장은 허가를 취소할 수 있음

해설 (법 22조 3항) 고위험병원체의 반입 허가를 받은 자가 해당 고위험병원체를 인수하여 이동하려면 대통령령으로 정하는 바에 따라 그 인수 장소를 지정하고 제21조제1항에 따라 이동계획을 질병관리청장에게 미리 신고

[문 64] 고위험병원체 취급시설의 허가취소에 대한 설명으로 옳은 것은?

① 속임수나 그 밖에 부정한 방법으로 허가를 받거나 신고한 경우 1년 이내의 기간을 정하여 시설의 운영을 정지해야 함
② 허가가 취소되거나 고위험병원체 취급시설의 폐쇄명령을 받은 자는 보유하고 있는 고위험병원체를 30일 이내에 폐기하고 그 결과를 질병관리청장에게 보고하여야 함
③ 허가가 취소되거나 고위험병원체 취급시설의 폐쇄명령을 받은 자가 보유하고 있는 고위험병원체를 기한 이내에 폐기 및 보고하지 아니하는 경우에는 질병관리청장은 해당 고위험병원체를 폐기할 수 있음
④ 고위험병원체를 폐기한 경우 고위험병원체 정보, 고위험병원체 폐기 과정, 고위험병

원체 폐기 결과를 폐기한 날부터 60일 이내 질병관리청장에게 보고해야 함

⑤ 질병관리청장이 고위험병원체를 직접 폐기하는 경우에는 폐기한 날부터 30일 이내에 해당 고위험병원체 취급시설 설치·운영 허가가 취소되거나 고위험병원체 취급시설의 폐쇄명령을 받은 자에게 고위험병원체 폐기 사실을 통보해야 함

해설 (법 제23조의2) ① 질병관리청장은 고위험병원체 취급시설 설치·운영의 허가를 받거나 신고를 한 자가 다음 각 호의 어느 하나에 해당하는 경우에는 그 허가를 취소하거나 고위험병원체 취급시설의 폐쇄를 명하거나 1년 이내의 기간을 정하여 그 시설의 운영을 정지하도록 명할 수 있음(다만, 제1호에 해당하는 경우에는 허가를 취소하거나 고위험병원체 취급시설의 폐쇄를 명하여야 함)

1. 속임수나 그 밖의 부정한 방법으로 허가를 받거나 신고한 경우
2. 변경허가를 받지 아니하거나 변경신고를 하지 아니하고 허가 내용 또는 신고 내용을 변경한 경우
3. 안전관리 준수사항을 지키지 아니한 경우
4. 허가 또는 신고의 기준에 미달한 경우

② 허가가 취소되거나 고위험병원체 취급시설의 폐쇄명령을 받은 자는 보유하고 있는 고위험병원체를 90일 이내에 폐기하고 그 결과를 질병관리청장에게 보고

③ 허가가 취소되거나 고위험병원체 취급시설의 폐쇄명령을 받은 자가 보유하고 있는 고위험병원체를 기한 이내에 폐기 및 보고하지 아니하는 경우에는 질병관리청장은 해당 고위험병원체를 폐기할 수 있음

(규칙 제20조의6) 고위험병원체를 폐기한 경우에는 고위험병원체 정보, 고위험병원체 폐기 과정, 고위험병원체 폐기 결과 사항이 포함된 폐기 결과를 폐기한 날부터 10일 이내에 질병관리청장에게 보고해야 함. 질병관리청장이 고위험병원체를 직접 폐기하는 경우에는 폐기한 날부터 10일 이내에 해당 고위험병원체 취급시설 설치·운영 허가가 취소되거나 고위험병원체 취급시설의 폐쇄명령을 받은 자에게 고위험병원체 폐기 사실을 통보해야 함

[문 65] 특별자치시장·특별자치도지사 또는 시장·군수·구청장이 보건소를 통하여 필수예방접종을 실시하도록 규정하고 있는 질병만으로 이루어진 것은?

① 디프테리아, 콜레라, 파상풍

② 홍역, 수두, 페스트

③ 파상풍, 일본뇌염, 두창

④ 유행성이하선염, 백일해, 발진열

⑤ B형간염, 폴리오, 결핵

해설 (법 24조) **필수예방접종** : 디프테리아, 폴리오, 백일해, 홍역, 파상풍, 결핵, B형간염, 유행성이하선염, 풍진, 수두, 일본뇌염, b형헤모필루스인플루엔자, 폐렴구균, 인플루엔자, A형간염, 사람유두종바이러스 감염증, 그룹 A형 로타바이러스 감염증, 그 밖에 질병관리청장이 감염병의 예방을 위하여 필요하다고 인정하여 지정하는 감염병

[문 66] 보건소를 통하여 필수예방접종을 실시해야 하는 감염병이 아닌 것은?

① 디프테리아 ② 결핵

③ 콜레라 ④ 홍역

⑤ 폐렴구균

해설 (법 24조) **필수예방접종** : 디프테리아, 폴리오, 백일해, 홍역, 파상풍, 결핵, B형간염, 유행성이하선염, 풍진, 수두, 일본뇌염, b형헤모필루스인플루엔자, 폐렴구균, 인플루엔자, A형간염, 사람유두종바이러스 감염증, 그룹 A형 로타바이러스 감염증, 그 밖에 질병관리청장이 감염병의 예방을 위하여 필요하다고 인정하여 지정하는 감염병

[문 67] 필수예방접종을 실시하는 책임자는 누구인가?

① 관할 보건소장 ② 보건복지부장관

③ 시・도지사 ④ 질병관리청장

⑤ 특별자치시장・특별자치도지사 또는 시장・군수・구청장

해설 (법 24조) 특별자치시장・특별자치도지사 또는 시장・군수・구청장은 질병에 대하여 관할 보건소를 통하여 필수예방접종 실시

[문 68] 임시예방접종 시 감염병 예방을 위하여 특별자치시장・특별자치도지사 또는 시장・군수・구청장에게 예방접종을 실시할 것을 요청하는 사람은 누가인가?

① 보건복지부장관 ② 질병관리청장

③ 시・도지사 ④ 대통령

⑤ 관할 보건소장

해설 (법 25조) 질병관리청장이 감염병 예방을 위하여 특별자치시장・특별자치도지사 또는 시장・군수・구청장에게 예방접종을 실시할 것을 요청함

[문 69] 임시예방접종을 시행할 수 있는 경우로 옳은 것은?

가. 질병관리청장이 예방접종 실시를 요청한 경우
나. 관할 보건소장의 명령이 있는 경우
다. 특별자치시장・특별자치도지사 또는 시장・군수・구청장이 감염병 예방을 위하여 예방접종이 필요하다고 인정하는 경우
라. 국립검역소장이 국내외 감염병의 예방을 위하여 필요하다고 판단하는 경우

① 가, 나 ② 가, 다 ③ 가, 나, 다 ④ 나, 라 ⑤ 가, 나, 다, 라

해설 (법 25조) ① 특별자치시장·특별자치도지사 또는 시장·군수·구청장은 관할 보건소를 통하여 임시예방접종을 하여야 함

1. 질병관리청장이 감염병 예방을 위하여 특별자치시장·특별자치도지사 또는 시장·군수·구청장에게 예방접종을 실시할 것을 요청한 경우
2. 특별자치시장·특별자치도지사 또는 시장·군수·구청장이 감염병 예방을 위하여 예방접종이 필요하다고 인정하는 경우

[문 70] 예방접종의 공고 내용으로 옳지 않은 것은?

① 예방접종의 일시 ② 예방접종의 양
③ 예방접종의 장소 ④ 예방접종의 종류
⑤ 예방접종 받을 사람의 범위

해설 (법 26조) 특별자치시장·특별자치도지사 또는 시장·군수·구청장은 임시예방접종을 할 경우에는 예방접종의 일시 및 장소, 예방접종의 종류, 예방접종을 받을 사람의 범위를 정하여 미리 인터넷 홈페이지에 공고하여야함

[문 71] 예방접종증명서를 발급하여야 하는 자는 누구인가?

① 관할 보건소장 ② 시·도지사
③ 국립검역소장 ④ 보건복지부장관
⑤ 특별자치시장·특별자치도지사, 시장·군수·구청장

해설 (법 27조) 질병관리청장, 특별자치시장·특별자치도지사 또는 시장·군수·구청장은 필수예방접종 또는 임시예방접종을 받은 사람 본인 또는 법정대리인에게 보건복지부령으로 정하는 바에 따라 예방접종증명서를 발급하여야 함

[문 72] 예방접종 기록의 보존 및 보고에 대한 설명으로 틀린 것은?

① 특별자치시장·특별자치도지사 또는 시장·군수·구청장은 필수예방접종 및 임시예방접종을 보고 받은 경우 예방접종에 관한 기록을 작성·보관하여야 함
② 특별자치도지사는 예방접종에 관한 기록 내용을 질병관리청장과 보건복지부장관에게 각각 보고하여야 함
③ 특별자치시장·특별자치도지사 또는 시장·군수·구청장이 아닌 자가 예방접종을 하면 보건복지부령으로 정하는 바에 따라 특별자치시장·특별자치도지사 또는 시장·군수·구청장에게 보고하여야 함
④ 질병관리청장은 필수예방접종 또는 임시예방접종을 받은 사람에게 예방접종에 관한 기록을 홈페이지를 통하여 열람하게 하여야 함
⑤ 질병관리청장은 영유아 예방접종 여부를 확인하여야 하는 어린이집의 원장에게 예방

접종에 관한 기록을 열람하게 할 수 있음

해설 (법 28조) 특별자치시장・특별자치도지사 또는 시장・군수・구청장은 필수예방접종 및 임시예방접종을 하거나, 제2항에 따라 보고를 받은 경우에는 보건복지부령으로 정하는 바에 따라 예방접종에 관한 기록을 작성・보관하여야 하고, 특별자치시장・특별자치도지사는 질병관리청장에게, 시장・군수・구청장은 질병관리청장 및 시・도지사에게 그 내용을 각각 보고하여야 함

[문 73] 예방접종의 효과 및 예방접종 후 이상반응에 관한 역학조사를 해야 하는 자는 누구인가?

① 시・도지사 ② 관할 보건소장 ③ 국립검역소장
④ 시장・군수・구청장 ⑤ 질병관리청장

해설 (법 29조) 질병관리청장, 시・도지사 또는 시장・군수・구청장은 다음 각 호의 구분에 따라 조사를 실시하고, 예방접종 후 이상반응 사례가 발생하면 그 원인을 밝히기 위하여 역학조사를 하여야 함
1. 질병관리청장 : 예방접종의 효과 및 예방접종 후 이상반응에 관한 조사
2. 시・도지사 또는 시장・군수・구청장 : 예방접종 후 이상반응에 관한 조사

[문 74] 예방접종으로 인한 질병・장애・사망의 원인 규명 및 피해 보상을 조사하는 예방접종피해조사반은 어디에 두는가?

① 보건소 ② 질병관리청 ③ 시・도
④ 시・군・구 ⑤ 보건복지부

해설 (법 30조) 예방접종으로 인한 질병・장애・사망의 원인 규명 및 피해 보상 등을 조사하고 제3자의 고의 또는 과실 유무를 조사하기 위하여 질병관리청에 예방접종피해조사반을 둠

[문 75] 예방접종으로 인한 질병・장애・사망의 원인 규명 및 피해 보상 등을 조사하고, 제3자의 고의 또는 과실 유무를 조사하기 위하여 둘 수 있는 조직의 명칭은 무엇인가?

① 예방접종피해조사반 ② 예방접종피해심의위원회
③ 예방접종조사위원회 ④ 예방접종보상심의위원회
⑤ 예방접종심의위원회

해설 (법 30조) 예방접종으로 인한 질병・장애・사망의 원인 규명 및 피해 보상 등을 조사하고 제3자의 고의 또는 과실 유무를 조사하기 위하여 질병관리청에 예방접종피해조사반을 둠

[문 76] 예방접종피해조사반에 대한 설명으로 옳은 것은?

① 예방접종피해조사반은 감염병 예방접종 후 이상반응의 발생 건수 등을 고려하여 필

요한 경우 복수로 설치하여서는 안된다.

② 피해조사반은 10명 이내의 반원으로 구성한다.

③ 피해조사반원은 보건복지부장관이 소속 공무원으로 임명한다.

④ 보건복지부장관은 피해조사반원에게 예산의 범위에서 피해조사 활동에 필요한 수당과 여비를 지급할 수 있다.

⑤ 피해조사반의 운영에 관한 세부사항은 예방접종피해보상 분과위원회의 의결을 거쳐 질병관리청장이 정한다.

해설 (영 21조) ① 법 제30조제1항에 따른 예방접종피해조사반(이하 "피해조사반")은 감염병 예방접종 후 이상반응의 발생 건수 등을 고려하여 필요한 경우 복수로 설치할 수 있음
② 피해조사반은 10명 이내의 반원으로 구성
③ 피해조사반원은 질병관리청장이 소속 공무원이나 다음 각 호의 어느 하나에 해당하는 사람 중에서 임명하거나 위촉
1. 예방접종 및 예방접종 후 이상반응 분야의 전문가
2. 「의료법」 제2조제1항에 따른 의료인
④ 피해조사반은 다음 각 호의 사항을 조사하고, 그 결과를 예방접종피해보상 전문위원회에 보고
1. 제31조제2항에 따라 시·도지사가 제출한 기초조사 결과에 대한 평가 및 보완
2. 법 제72조제1항에서 규정하는 제3자의 고의 또는 과실 유무
3. 그 밖에 예방접종으로 인한 피해보상과 관련하여 예방접종피해보상 전문위원회가 결정하는 사항
⑤ 질병관리청장은 피해조사반원에게 예산의 범위에서 피해조사 활동에 필요한 수당과 여비를 지급할 수 있음
⑥ 피해조사반의 운영에 관한 세부사항은 예방접종피해보상 전문위원회의 의결을 거쳐 질병관리청장이 정함

[문 77] 유치원의 장과 어린이집의 원장에게 영유아의 예방접종 여부를 확인하도록 요청할 수 있는 자는 누구인가?

① 질병관리청장 ② 국립검역소장

③ 관할 보건소장 ④ 시·도지사

⑤ 특별자치시장·특별자치도지사, 시장·군수·구청장

해설 (법 31조) 특별자치시장·특별자치도지사 또는 시장·군수·구청장은 유치원의 장과 어린이집의 원장에게 보건복지부령으로 정하는 바에 따라 영유아의 예방접종 여부를 확인하도록 요청할 수 있음

[문 78] 국민의 예방접종에 대한 관심을 높여 감염병에 대한 예방접종을 활성화하기 위하여 예방접종주간을 설정할 수 있는 자는 누구인가?

① 질병관리청장 ② 보건복지부장관

③ 시・도지사　　　　　　　　　　　　④ 시장・군수・구청장

⑤ 관할 보건소장

해설 (법 32조) 질병관리청장은 국민의 예방접종에 대한 관심을 높여 감염병에 대한 예방접종을 활성화하기 위하여 예방접종주간을 설정할 수 있음

[문 79] 예방접종약품의 계획 생산 내용으로 틀린 것은?

① 질병관리청장은 예산의 범위에서 감염병의 예방접종에 필요한 수량의 예방접종약품을 미리 계산하여 의약품 제조업자에게 생산하게 할 수 있음

② 질병관리청장은 예방접종약품의 생산에 드는 비용의 전부 또는 일부를 의약품 제조업자에게 미리 지급할 수 있음

③ 보건복지부장관은 예방접종약품의 생산기간이 3개월 이상 걸릴 경우 예방접종약품의 제조에 드는 금액의 2분의 1을 미리 지급할 수 있음

④ 예방접종약품의 생산기간이 6개월 이상 걸릴 경우 미리 생산하게 할 수 있음

⑤ 예방접종약품의 원료를 외국으로부터 수입하여야 하는 경우 미리 생산하게 할 수 있음

해설 (규칙 27조) 질병관리청장은 예방접종약품의 생산에 드는 비용을 다음 각 호의 구분에 따라 의약품 제조업자에게 미리 지급할 수 있음

1. 원료의 수입에 드는 금액의 전액
2. 시범접종에 사용할 목적으로 생산하게 되는 경우 예방접종약품의 제조에 드는 금액의 전액
3. 예방접종약품의 생산기간이 6개월 이상 걸릴 경우 예방접종약품의 제조에 드는 금액의 2분의 1

[문 80] 다음 중 의약품 제조업자로 하여금 예방접종약품을 미리 생산하게 할 경우가 아닌 것은?

① 예방접종약품의 원료를 외국으로부터 수입하여야 하는 경우

② 시범접종에 사용할 목적으로 생산하게 하는 경우

③ 예방접종약품의 생산기간이 6개월 이상 걸릴 경우

④ 연구목적으로 예방접종약을 생산하게 하는 경우

⑤ 예방접종약품의 국내 공급이 부족하다고 판단될 경우

해설 (규칙 27조) 질병관리청장이 의약품 제조업자로 하여금 예방접종약품을 미리 생산하게 할 수 있는 경우

1. 예방접종약품의 원료를 외국으로부터 수입하여야 하는 경우
2. 시범접종에 사용할 목적으로 생산하게 하는 경우
3. 예방접종약품의 생산기간이 6개월 이상 걸릴 경우
4. 예방접종약품의 국내 공급이 부족하다고 판단될 경우

[문 81] 예방접종통합관리시스템을 구축·운영하기 위하여 자료를 수집·관리·보유할 수 있는 자료에 해당하는 것으로 틀린 것은?

① 예방접종을 받은 사람의 이름
② 접종명
③ 접종일시
④ 예방접종 위탁 의료기관 개설 정보
⑤ 예방접종 받은 사람의 보호자 이름

해설 (법 33조의4) 질병관리청장은 통합관리시스템을 구축·운영하기 위하여 다음 각 호의 자료를 수집·관리·보유할 수 있으며, 관련 기관 및 단체에 필요한 자료의 제공을 요청할 수 있음

1. 예방접종 대상자의 인적사항
2. 예방접종을 받은 사람의 이름, 접종명, 접종일시 등 예방접종 실시 내역
3. 예방접종 위탁 의료기관 개설 정보, 예방접종 후 이상반응 신고·보고 내용, 예방접종에 관한 역학조사 내용, 예방접종 피해보상 신청 내용 등 그 밖에 예방접종업무를 하는 데에 필요한 자료로서 대통령령으로 정하는 자료

[문 82] 감염병 위기관리대책에 포함되는 사항이 아닌 것은?

① 재난상황 발생 및 해외 신종감염병 유입에 대한 대응체계 및 기관별 역할
② 재난 및 위기상황의 판단, 위기경보 결정 및 관리체계
③ 의료·방역 물품의 비축방안 및 조달방안
④ 재난 및 위기상황별 국민행동요령
⑤ 감염병 방지를 위한 홍보

해설 (법 34조) 감염병 위기관리대책에 포함되어야 할 사항

1. 재난상황 발생 및 해외 신종감염병 유입에 대한 대응체계 및 기관별 역할
2. 재난 및 위기상황의 판단, 위기경보 결정 및 관리체계
3. 감염병위기 시 동원하여야 할 의료인 등 전문인력, 시설, 의료기관의 명부 작성
4. 의료·방역 물품의 비축방안 및 조달방안
5. 재난 및 위기상황별 국민행동요령, 동원 대상 인력, 시설, 기관에 대한 교육 및 도상연습, 제1급감염병 등 긴급한 대처가 필요한 감염병에 대한 위기대응 등 실제 상황대비 훈련

5의2. 감염취약계층에 대한 유형별 보호조치 방안 및 사회복지시설의 유형별·전파상황별 대응방안

6. 그 밖에 재난상황 및 위기상황 극복을 위하여 필요하다고 보건복지부장관 및 질병관리청장이 인정하는 사항

[문 83] 감염병 위기관리대책을 수립·시행하여야 하는 사람은 누구인가?

① 시·도지사
② 질병관리청장
③ 보건복지부차관
④ 관할 보건소장
⑤ 시장·군수·구청장

해설 (법 34조) 보건복지부장관 및 질병관리청장은 감염병의 확산 또는 해외 신종감염병의 국내 유입으로 인한 재난상황에 대처하기 위하여 위원회의 심의를 거쳐 감염병 위기관리대책(이하 "감염병 위기관리대책")을 수립·시행하여야 함

[문 84] 질병관리청장은 수립한 감염병 위기관리대책을 누구에게 알려야 하는가?

① 시장・군수・구청장　② 질병관리청장　③ 시・도지사
④ 보건복지부장관　⑤ 관할 보건소장

해설 (법 35조) 질병관리청장은 수립한 감염병 위기관리대책을 시・도지사에게 알려야 함

[문 85] 감염병관리기관을 지정할 수 있는 사람은 누구인가?

가. 시・도지사　나. 시장・군수・구청장　다. 질병관리청장
라. 보건복지부장관　마. 보건소장

① 가, 나　② 가, 나, 마　③ 가, 나, 다, 라　④ 라　⑤ 다, 마

해설 (법 36조) 보건복지부장관, 질병관리청장 또는 시・도지사는 보건복지부령으로 정하는 바에 따라 「의료법」 제3조에 따른 의료기관을 감염병관리기관으로 지정, 시장・군수・구청장은 보건복지부령으로 정하는 바에 따라 「의료법」에 따른 의료기관을 감염병관리기관으로 지정

[문 86] 다음 중 감염병관리기관에 대한 설명으로 틀린 것은?

① 병원 및 종합병원을 감염병관리기관으로 지정할 수 있음
② 감염병관리기관이 아닌 의료기관이 감염병관리시설을 설치・운영하려면 특별자치시장・특별자치도지사 또는 시장・군수・구청장의 허가가 있어야 함
③ 시・도지사는 감염병 발생 등 긴급상황 발생 시 감염병관리기관에 필요한 사항을 지시할 수 있음
④ 시장・군수・구청장은 감염병관리기관을 지정한 해당 감염병관리기관의 장에게 감염병관리기관 지정서를 발급하여야 함
⑤ 지정받은 의료기관의 장은 감염병을 예방하고 감염병환자등을 진료하는 시설을 설치하여야 함

해설 (법 36조) 감염병관리기관이 아닌 의료기관이 감염병관리시설을 설치・운영하려면 보건복지부령으로 정하는 바에 따라 특별자치시장・특별자치도지사 또는 시장・군수・구청장에게 신고하여야 함. 이 경우 특별자치시장・특별자치도지사 또는 시장・군수・구청장은 그 내용을 검토하여 이 법에 적합하면 신고를 수리하여야 함

[문 87] 감염병관리기관만으로 감염병환자를 수용하기 어려운 경우 이용 가능한 곳은?

가. 보건소　나. 격리소　다. 요양소　라. 진료소

① 가, 다　② 나, 다　③ 가, 나, 다　④ 나, 다, 라　⑤ 가, 라

해설 (법 37조) 보건복지부장관, 질병관리청장, 시・도지사 또는 시장・군수・구청장은 감염병환자가 대량으로 발생하거나 지정된 감염병관리기관만으로 감염병환자등을 모두 수용하기 어려운 경우에는 다음 각 호의 조치를 취할 수 있음
1. 지정된 감염병관리기관이 아닌 의료기관을 일정 기간 동안 감염병관리기관으로 지정
2. 격리소・요양소 또는 진료소의 설치・운영

[문 88] 다음 감염병관리시설 설치 기준에 대한 설명으로 틀린 것은?

① 300개 이상의 병상을 갖춘 감염병관리기관은 음압병실 3개 이상 설치하여야 한다.
② 300개 미만의 병상을 갖춘 감염병관리기관은 외부와 격리된 진료실 또는 격리된 병실을 1개 이상 설치하여야 한다.
③ 격리소는 의원에 해당하는 시설을 갖추거나 임시숙박시설 및 간이진료시설을 갖추어야 한다.
④ 진료소는 의원에 해당하는 시설을 갖추거나 보건지소이어야 한다.
⑤ 요양소는 의원에 해당하는 시설을 갖추거나 임시숙박시설 및 간이진료시설을 갖추어야 한다.

해설 (규칙 31조) ① 감염병관리시설, 격리소・요양소 또는 진료소의 설치 기준은 다음 각 호와 같으며, 그 밖의 세부 사항은 질병관리청장이 정함
1. 감염병관리시설
  가. 300개 이상의 병상을 갖춘 감염병관리기관 : 음압병실을 1개 이상 설치할 것
  나. 300개 미만의 병상을 갖춘 감염병관리기관 : 외부와 격리된 진료실 또는 격리된 병실을 1개 이상 설치할 것
2. 격리소・요양소 : 의원에 해당하는 시설을 갖추거나 임시숙박시설 및 간이진료시설을 갖출 것
3. 진료소 : 의원에 해당하는 시설을 갖추거나 보건지소일 것

[문 89] 감염병 발생 또는 유생 시 감염병환자의 접촉자를 격리하기 위한 시설을 지정하여야 하는 사람은?

① 시장・군수・구청장　② 보건복지부차관
③ 관할 보건소장　④ 질병관리청장
⑤ 시・도지사 또는 시장・군수・구청장

해설 (법 39조의3) 시・도지사 또는 시장・군수・구청장은 감염병 발생 또는 유행 시 감염병의심자를 격리하기 위한 시설(이하 "감염병의심자 격리시설")을 지정. 다만, 「의료법」 제3조에 따른 의료기관은 감염병의심자 격리시설로 지정할 수 없음

[문 90] 다음 중 감염병관리시설 평가에 대한 내용으로 틀린 것은?

① 질병관리청장, 시・도지사 및 시장・군수・구청장은 감염병관리시설을 정기적으로 평가하고 그 결과를 시설의 감독・지원 등에 반영할 수 있다.

② 감염병관리시설에 대한 정기적 평가는 모든 감염병관리시설을 대상으로 방문평가의 방법에 따라 실시한다.

③ 질병관리청장은 평가를 실시하는 경우 평가실시일 90일 전에 감염병관리기관의 장에게 평가실시일 및 평가항목을 알려야 한다.

④ 질병관리청장, 시・도지사 또는 시장・군수・구청장은 감염병관리시설에 대한 평가 결과에 따라 시정을 요구할 수 있다.

⑤ 감염병관리시설에 대한 평가방법, 평가절차 및 지도・감독 등에 필요한 세부사항은 질병관리청장이 정하여 고시한다.

해설 (규칙 31조의2) 감염병관리시설에 대한 정기적 평가는 모든 감염병관리시설을 대상으로 서면평가의 방법에 따라 실시. 다만, 감염병관리기관의 장이 요청하거나 서면평가 결과 추가적 확인이 필요한 경우에는 방문평가의 방법으로 실시

[문 91] 생물테러감염병의 대유행이 우려되면 위원회의 심의를 거쳐 예방・치료 의약품 및 장비의 품목을 정하여 미리 비축하거나 장기 구매를 위한 계약을 할 수 있는 사람은 누구인가?

① 시장・군수・구청장 ② 보건복지부장관

③ 질병관리청장 ④ 관할 보건소장

⑤ 시・도지사

해설 (법 40조) 질병관리청장은 생물테러감염병 및 그 밖의 감염병의 대유행이 우려되면 위원회의 심의를 거쳐 예방・치료 의료・방역 품목을 정하여 미리 비축하거나 장기 구매를 위한 계약을 미리 할 수 있음

[문 92] 다음 중 감염병환자의 관리에 대한 설명으로 틀린 것은?

① 감염병 중 특히 전파 위험이 높은 감염병으로서 제1급감염병 및 질병관리청장이 고시한 감염병에 걸린 감염병환자등은 감염병관리기관에서 입원치료를 받아야 함

② 입원치료 대상자가 아닌 사람은 자가(自家)치료 또는 시설치료에서 치료할 수 있음

③ 감염병의심자는 의료기관 입원치료를 하게 할 수 있음

④ 보건소장은 감염병관리기관의 병상이 포화상태에 이르러 감염병환자등을 수용하기 어려운 경우 감염병관리기관이 아닌 다른 의료기관에서 입원치료하게 할 수 있음

⑤ 중증도의 변경이 있는 경우 다른 감염병관리기관등으로 전원할 수 있음

해설 (영 23조의2) 시장·군수·구청장은 관할구역 내의 격리병상 및 시설이 부족하여 제2항에 따른 전원등의 조치를 하기 어려울 때에는 해당 시·군·구를 관할하는 시·도지사에게 전원등의 조치를 요청할 수 있음

[문 93] 해당 공무원으로 하여금 감염병환자등이 있다고 인정되는 주거시설, 선박·항공기·열차 등 운송수단 등에 들어가 필요한 조사나 진찰을 할 수 있는 감염병이 아닌 것은?

① 제1급감염병
② 제2급감염병 중 장티푸스, 콜레라, 홍역, 폴리오
③ 제4급감염병
④ 세계보건기구 감시대상 감염병
⑤ A형간염, 세균성이질

해설 (법 42조) 감염병에 관한 강제처분

1. 제1급감염병
2. 제2급감염병 중 결핵, 홍역, 콜레라, 장티푸스, 파라티푸스, 세균성이질, 장출혈성대장균감염증, A형간염, 수막구균 감염증, 폴리오, 성홍열 또는 질병관리청장이 정하는 감염병
3. 제3급감염병 중 질병관리청장이 정하는 감염병(엠폭스(MPOX))
4. 세계보건기구 감시대상 감염병

[문 94] 질병관리청장, 시·도지사 또는 시장·군수·구청장의 감염병에 관한 강제처분에 해당되지 않는 것은?

① 장티푸스 ② 탄저
③ 결핵 ④ 요충증
⑤ 중동호흡기증후군

해설 (법 42조) 질병관리청장, 시·도지사 또는 시장·군수·구청장은 해당 공무원으로 하여금 다음 각 호의 어느 하나에 해당하는 감염병환자등이 있다고 인정되는 주거시설, 선박·항공기·열차 등 운송수단 또는 그 밖의 장소에 들어가 필요한 조사나 진찰을 하게 할 수 있으며, 진찰 결과 감염병환자등으로 인정될 때에는 동행하여 치료받게 하거나 입원시킬 수 있음

1. 제1급감염병
2. 제2급감염병 중 결핵, 홍역, 콜레라, 장티푸스, 파라티푸스, 세균성이질, 장출혈성대장균감염증, A형간염, 수막구균 감염증, 폴리오, 성홍열 또는 질병관리청장이 정하는 감염병
3. 제3급감염병 중 질병관리청장이 정하는 감염병(엠폭스(MPOX))
4. 세계보건기구 감시대상 감염병

[문 95] 감염병환자등의 입원치료가 필요한 경우 입원치료 대상자와 보호자에게 입원 통지를 할 수 없는 사람은?

① 질병관리청장 ② 시장
③ 도지사 ④ 관할 보건보장
⑤ 구청장

해설 (법 43조) 질병관리청장, 시・도지사 또는 시장・군수・구청장은 감염병환자 등이 입원치료가 필요한 경우에는 그 사실을 입원치료 대상자와 그 보호자에게 통지하여야 함

[문 96] 수감자로서 감염병에 감염된 자에게 감염병의 전파를 차단하기 위한 조치와 적절한 의료를 제공하여야 하는 사람은?

① 관할 경찰서장 ② 질병관리청장
③ 시・도지사 ④ 관할 보건보장
⑤ 교도소장

해설 (법 44조) 교도소장은 수감자로서 감염병에 감염된 자에게 감염병의 전파를 차단하기 위한 조치와 적절한 의료를 제공하여야 함

[문 97] 일시적으로 업무 종사의 제한을 받지 않는 감염병환자는?

① 장티푸스 ② B형간염
③ 콜레라 ④ 세균성이질
⑤ 파라티푸스

해설 (규칙 33조) 일시적으로 업무 종사의 제한을 받는 감염병환자등은 다음 각 호의 감염병에 해당하는 감염병환자등으로 하고, 그 제한 기간은 감염력이 소멸되는 날까지로 함
→ 콜레라, 장티푸스, 파라티푸스, 세균성이질, 장출혈성대장균감염증, A형간염

[문 98] 감염병환자가 발병기간 동안 종사의 제한을 받는 업종은 무엇인가?

① 식품위생법에 따른 식품접객업 ② 사업장
③ 의료업 ④ 교육기관
⑤ 이・미용업

해설 (규칙 33조) 업무 종사의 제한을 받는 업종 : 「식품위생법」에 따른 집단급식소, 「식품위생법」에 따른 식품접객업

[문 99] 질병관리청장이 건강진단을 받거나 감염병 예방에 필요한 예방접종을 받게 하는 등의 조치를 할 수 있는 사람에 해당되지 않는 것은?

① 감염병환자등의 가족
② 감염병환자등의 동거인
③ 감염병 발생지역에 거주하는 사람
④ 감염병에 걸렸던 적이 있는 사람
⑤ 감염병환자등과 접촉하여 감염병에 감염되었을 것으로 의심되는 사람

해설 (법 46조) 질병관리청장, 시・도지사 또는 시장・군수・구청장은 보건복지부령으로 정하는 바에 따라 다음 각 호의 어느 하나에 해당하는 사람에게 건강진단을 받거나 감염병 예방에 필요한 예방접종을 받게 하는 등의 조치를 할 수 있음

1. 감염병환자등의 가족 또는 그 동거인
2. 감염병 발생지역에 거주하는 사람 또는 그 지역에 출입하는 사람으로서 감염병에 감염되었을 것으로 의심되는 사람
3. 감염병환자등과 접촉하여 감염병에 감염되었을 것으로 의심되는 사람

[문 100] 감염병이 유행하면 감염병 전파를 막기 위하여 방역 조치를 하는 사람은?

가. 보건복지부장관	나. 질병관리청장	다. 시・도지사
라. 관할 보건보장	마. 시장・군수・구청장	

① 가, 나　② 가, 다, 마　③ 다, 마　④ 나, 라　⑤ 나, 다, 마

해설 (법 47조) 질병관리청장, 시・도지사 또는 시장・군수・구청장은 감염병이 유행하면 감염병 전파를 막기 위하여 다음 각 호에 해당하는 모든 조치를 하거나 그에 필요한 일부 조치를 하여야 함

[문 101] 감염병 예방을 위한 조치로 알맞지 않은 것은?

① 감염병환자등이 있는 장소나 감염병병원체에 오염되었다고 인정되는 장소의 일시적 폐쇄
② 의료기관에 대한 업무 정지
③ 감염병 환자를 치료한 의료진의 외부출입을 금지할 것
④ 감염병의심자를 적당한 장소에 일정한 기간 입원 또는 격리시키는 것
⑤ 감염병병원체에 오염되었거나 오염되었다고 의심되는 물건의 세척을 금지하거나 태우거나 폐기처분하는 것

해설 (법 47조) 감염병 유행에 대한 방역 조치 참조

[문 102] 일시적으로 업무 종사의 제한을 받는 감염병환자의 제한 기간은?

① 5일　② 10일　③ 15일
④ 30일　⑤ 감염력이 소멸되는 날까지

해설 (규칙 33조) ① 일시적으로 업무 종사의 제한을 받는 감염병환자등은 다음 각 호의 감염병에 해당하는 감염병환자등으로 하고, 그 제한 기간은 감염력이 소멸되는 날까지로 함
→ 콜레라, 장티푸스, 파라티푸스, 세균성이질, 장출혈성대장균감염증, A형간염
② 업무 종사의 제한을 받는 업종 : 집단급식소, 식품접객업

[문 103] 오염장소 등의 소독 조치를 실시하여야 하는 사람이 아닌 것은?

① 질병관리청장　② 세대주　③ 음식점 경영자
④ 국방부직할부대의 장　⑤ 회사대표자

해설 (법 48조) 육군·해군·공군 소속 부대의 장, 국방부직할부대의 장 및 세대주, 관리인·경영자·대표자는 감염병환자등이 발생한 장소나 감염병병원체에 오염되었다고 의심되는 장소에 대하여 의사, 한의사 또는 관계 공무원의 지시에 따라 소독이나 그 밖에 필요한 조치를 하여야 함

[문 104] 감염병 소독 방법으로 적절하지 않은 것은?

① 소각　② 증기소독　③ 끓는 물 소독
④ 저온살균　⑤ 약물소독

해설 (규칙 35조) 소독의 방법 : 소각, 증기소독, 끓는 물 소독, 약물소독, 일광소독

[문 105] 다음 중 감염병을 예방하기 위한 조치에 대한 것으로 틀린 것은?

① 관할 지역에 대한 교통의 전부 또는 일부 차단
② 여러 사람의 집합을 제한하거나 금지
③ 감염병 전파의 위험성이 있는 음식물의 판매·수령 금지
④ 일정한 장소에서의 어로·수영 또는 일정한 우물의 사용을 제한하거나 금지
⑤ 건강진단, 시체 검안 또는 해부 실시 금지

해설 (법 49조) 감염병의 예방 조치 참조

[문 106] 다음 중 감염병의 예방 조치를 할 수 없는 자는?

① 질병관리청장　② 관할 보건소장　③ 시·도지사
④ 시장　⑤ 구청장

해설 (법 49조) 질병관리청장, 시·도지사 또는 시장·군수·구청장은 감염병을 예방하기 위하여 모든

조치를 하거나 그에 필요한 일부 조치하여야 함

[문 107] 의료·방역 물품 지급 등 필요한 조치를 취할 수 있는 감염취약계층의 범위가 아닌 것은?

① 장애아동수당을 지급받는 사람
② 요양급여비용 중 본인부담액을 경감받는 사람
③ 사회복지시설을 이용하는 장애인
④ 사회복지시설을 이용하는 만 7세 이하의 어린이
⑤ 의료급여 수급권자

해설 (규칙 35조의2의 2항) 법 제49조의2제1항에 따른 감염취약계층
1. 「국민기초생활 보장법」 제2조제2호에 따른 수급자
2. 「국민기초생활 보장법」 제2조제10호에 따른 차상위계층으로서 다음 각 목의 어느 하나에 해당하는 사람
   가. 「국민기초생활 보장법」 제7조제1항제7호에 따른 자활급여의 수급자
   나. 「국민건강보험법 시행령」 별표 2 제3호라목에 따라 요양급여비용 중 본인부담액을 경감받는 사람
   다. 「장애인복지법」 제49조제1항에 따른 장애수당 또는 같은 법 제50조제1항에 따른 장애아동수당을 지급받는 사람
   라. 「장애인연금법」 제2조제4호에 따른 수급자
3. 「의료급여법」 제2조제1호에 따른 수급권자
4. 사회복지시설 이용자로서 다음 각 목의 어느 하나에 해당하는 사람
   가. 만 12세 이하의 어린이 및 만 65세 이상의 노인
   나. 임산부 및 기저질환자
   다. 「장애인복지법」 제2조제1항에 따른 장애인

[문 108] 교육부장관 또는 교육감은 감염병 발생 등을 이유로 휴업 또는 휴교를 명령할 경우 누구와 협의를 하여야 하는가?

① 질병관리청장 ② 시·도지사 ③ 관할 보건소장
④ 보건복지부장관 ⑤ 시장·군수·구청장

해설 (법 50조) 교육부장관 또는 교육감은 감염병 발생 등을 이유로 휴업·휴교·휴원을 명령할 경우 질병관리청장과 협의하여야 함

[문 109] 다음 중 감염병을 예방하기 위한 소독의무와 관련된 내용으로 틀린 것은?

① 시·도지사는 감염병을 예방하기 위하여 보건복지부령으로 정하는 바에 따라 청소나 소독을 실시하여야 함
② 공동주택, 숙박업소 등 여러 사람이 거주하거나 이용하는 시설 중 대통령령으로 정

하는 시설을 관리 · 운영하는 자는 보건복지부령으로 정하는 바에 따라 감염병 예방에 필요한 소독을 하여야 함

③ 소독을 하여야 하는 시설의 관리 · 운영자는 소독업의 신고를 한 자에게 소독하게 하여야 함

④ 주택관리업자가 소독장비를 갖추었을 때는 관리하는 공동주택을 직접 소독할 수 있음

⑤ 특별자치시장 · 특별자치도지사 또는 시장 · 군수 · 구청장은 소독을 실시하거나 구제조치를 실시하기 위하여 관할 보건소마다 방역기동반을 편성 · 운영할 수 있음

해설 (법 51조) 특별자치시장 · 특별자치도지사 또는 시장 · 군수 · 구청장은 감염병을 예방하기 위하여 청소나 소독을 실시하거나 쥐, 위생해충 등의 구제조치(이하 "소독")를 하여야 함

[문 110] 감염병 예방에 필요한 소독을 하여야 하는 시설에 대한 설명으로 옳지 않은 것은?

① 객실 수 20실 이상의 숙박업소

② 객석 수 100석 이상인 공연장

③ 종합병원 · 병원 · 요양병원 · 치과병원 및 한방병원

④ 한 번에 100명 이상에게 계속적으로 식사를 공급하는 집단급식소

⑤ 50명 이상 수용하는 어린이집 및 유치원

해설 (영 24조) 소독을 하여야 하는 시설
공연장 : 객석 수 300석 이상인 경우

[문 111] 다음 중 소독을 업으로 하려는 자는 누구에게 신고하여야 하는가?

① 질병관리청장

② 보건복지부장관

③ 특별자치시장 · 특별자치도지사 또는 시장 · 군수 · 구청장

④ 관할 보건소장

⑤ 시 · 도지사

해설 (법 52조) 소독을 업으로 하려는 자(주택관리업자는 제외)는 보건복지부령으로 정하는 시설 · 장비 및 인력을 갖추어 특별자치시장 · 특별자치도지사 또는 시장 · 군수 · 구청장에게 신고하여야 함

[문 112] 소독업자에 대한 설명으로 틀린 것은?

① 관할 세무서장에게 폐업 신고를 한 경우 소독업 신고가 취소된 것으로 봄

② 관할 세무서장이 사업자등록을 말소한 경우 소독업 신고가 취소된 것으로 봄

③ 휴업이나 폐업 신고를 하지 아니하고 소독업에 필요한 시설 등이 없어진 상태가 1개

월 이상 계속된 경우 신고가 취소된 것으로 봄

④ 소독을 업으로 하려는 자는 소독업 신고서에 시설·장비 및 인력 명세서를 첨부하여 특별자치시장·특별자치도지사 또는 시장·군수·구청장에게 제출하여야 함

⑤ 소독업자가 휴업한 후 재개업을 하려면 보건복지부령으로 정하는 바에 따라 특별자치시장·특별자치도지사 또는 시장·군수·구청장에게 신고하여야 함

해설 (법 52조) 특별자치시장·특별자치도지사 또는 시장·군수·구청장은 소독업의 신고를 한 자가 다음 각 호의 어느 하나에 해당하면 소독업 신고가 취소된 것으로 봄

1. 관할 세무서장에게 폐업 신고를 한 경우
2. 관할 세무서장이 사업자등록을 말소한 경우
3. 휴업이나 폐업 신고를 하지 아니하고 소독업에 필요한 시설 등이 없어진 상태가 6개월 이상 계속된 경우

[문 113] 소독업에 대한 내용으로 다음 (　　)에 알맞은 것은?

> 소독업자가 영업을 (A) 이상 휴업하거나 폐업하려면 보건복지부령으로 정하는 바에 따라 (B)에게 신고하여야 한다.

① A : 60일　B : 특별자치시장·특별자치도지사 또는 시장·군수·구청장

② A : 60일　B : 시·도지사

③ A : 30일　B : 관할 보건소장

④ A : 20일　B : 시장·군수·구청장

⑤ A : 30일　B : 특별자치시장·특별자치도지사 또는 시장·군수·구청장

해설 (법 53조) 소독업자가 그 영업을 30일 이상 휴업하거나 폐업하려면 보건복지부령으로 정하는 바에 따라 특별자치시장·특별자치도지사 또는 시장·군수·구청장에게 신고

[문 114] 소독업자는 소독에 관한 사항을 기록하고 몇 년간 보관하여야 하는가?

① 1년　② 2년　③ 3년

④ 5년　⑤ 10년

해설 (규칙 40조) 소독업자는 소독실시대장에 소독에 관한 사항을 기록하고, 이를 2년간 보존하여야 함

[문 115] 소독업자 교육에 대한 설명으로 틀린 것은?

① 소독업자는 소독업의 신고를 한 날부터 3개월 이내에 소독에 관한 교육을 받아야 함

② 소독업자는 소독업무 종사자에게 소독업무에 종사한 날부터 6개월 이내에 소독에 관

한 교육을 받게 하여야 함

③ 직전의 교육이 종료된 날부터 3년이 되는 날이 속하는 달의 말일까지 1회 이상 보수교육을 받게 해야 함

④ 소독업자 등에 대한 교육은 질병관리청장이 교육기관을 지정하는 경우에는 교육기관 지정서를 교육기관에 발급하여야 함

⑤ 교육에 필요한 경비는 교육을 받는 자가 부담함

해설 (규칙 41조) 소독업자 등에 대한 교육

① 소독업의 신고를 한 날부터 6개월 이내에 소독에 관한 교육을 받아야 함. 다만, 신고를 한 날이 본문에 따른 교육을 받은 날(해당 교육이 종료된 날을 말함)부터 3년이 지나지 아니한 경우에는 그러하지 아니함

② 소독업자는 소독업무 종사자에게 소독업무에 종사한 날부터 6개월 이내에 소독에 관한 교육을 받게 하여야 하고, 그 후에는 직전의 교육이 종료된 날부터 3년이 되는 날이 속하는 달의 말일까지 1회 이상 보수교육을 받게 해야 함

③ 소독업자 등에 대한 교육은 질병관리청장이 지정하는 기관이 실시하며, 질병관리청장이 교육기관을 지정하는 경우에는 교육기관 지정서를 교육기관에 발급하여야 함

④ 교육에 필요한 경비는 교육을 받는 자가 부담

[문 116] 소독업자에 대해 시정명령의 설명으로 틀린 것은?

① 소독업자의 시정명령은 특별자치시장・특별자치도지사 또는 시장・군수・구청장이 명함

② 시정명령은 3개월 이상의 기간을 정하여 위반 사항을 시정하도록 명함

③ 시설・장비 기준을 갖추지 못한 경우 시정하도록 명할 수 있음

④ 소독업자가 교육을 받지 아니한 경우 시정명령을 할 수 있음

⑤ 소독업자의 인력 기준을 갖추지 못한 경우 시정명령을 할 수 있음

해설 (법 58조) 특별자치시장・특별자치도지사 또는 시장・군수・구청장은 소독업자가 다음 각 호의 어느 하나에 해당하면 1개월 이상의 기간을 정하여 그 위반 사항을 시정하도록 명하여야 함

1. 시설・장비 및 인력 기준을 갖추지 못한 경우
2. 교육을 받지 아니하거나 소독업무 종사자에게 교육을 받게 하지 아니한 경우

[문 117] 다음 중 소독업소의 6개월 이내 영업정지를 명하는 사유가 아닌 것은?

① 변경 신고를 하지 아니한 경우

② 휴업, 폐업 또는 재개업 신고를 아니한 경우

③ 소독 실시 사항을 기록・보존하지 아니한 경우

④ 영업정기기간 중에 소독업을 한 경우

⑤ 소독의 기준과 방법에 따르지 아니하고 소독을 실시한 경우

해설 (법 59조) 영업정지 등

영업소의 폐쇄 또는 6개월 이내의 영업정지	1. 변경 신고를 하지 아니하거나 휴업, 폐업 또는 재개업 신고를 하지 아니한 경우 2. 소독의 기준과 방법에 따르지 아니하고 소독을 실시하거나 소독실시 사항을 기록·보존하지 아니한 경우 3. 관계 서류의 제출 요구에 따르지 아니하거나 소속 공무원의 검사 및 질문을 거부·방해 또는 기피한 경우 4. 시정명령에 따르지 아니한 경우
영업소의 폐쇄	영업정지기간 중에 소독업을 한 경우

[문 118] 다음 (   )안에 들어갈 알맞은 말은?

> 특별자치시장·특별자치도지사 또는 시장·군수·구청장은 소독업자가 변경 신고를 하지 아니하거나 휴업, 폐업 또는 재개업 신고를 하지 아니한 경우 영업소의 폐쇄를 명하거나 (   ) 이내의 기간을 정하여 영업의 정지를 명할 수 있다.

① 1개월　② 3개월　③ 5개월　④ 6개월　⑤ 12개월

해설 (법 59조) 특별자치시장·특별자치도지사 또는 시장·군수·구청장은 영업소의 폐쇄를 명하거나 6개월 이내의 기간을 정하여 영업의 정지를 명할 수 있음

[문 119] 방역관을 둘 수 있는 곳은?

① 질병관리청 및 시·도　② 읍·면
③ 보건복지부　④ 종합병원
⑤ 대학병원

해설 (법 60조) 질병관리청장 및 시·도지사는 감염병 예방 및 방역에 관한 업무를 담당하는 방역관을 소속 공무원 중에서 임명. 다만, 감염병 예방 및 방역에 관한 업무를 처리하기 위하여 필요한 경우에는 시장·군수·구청장이 방역관을 소속 공무원 중에서 임명할 수 있음

[문 120] 다음 중 감염병 발생지역 현장에 대한 방역관의 조치권한에 포함되지 않는 것은?

① 통행의 제한 및 주민의 대피
② 감염병의 매개가 되는 음식물·물건 등의 폐기·소각
③ 감염병 관리인력에 대한 임무부여
④ 방역물자의 배치
⑤ 역학조사 및 예방접종

해설 (법 60조) 방역관은 감염병의 국내 유입 또는 유행이 예견되어 긴급한 대처가 필요한 경우 감염

병의 예방 및 방역대책, 감염병환자등의 진료 및 보호에 따른 업무를 수행하기 위하여 통행의 제한 및 주민의 대피, 감염병의 매개가 되는 음식물・물건 등의 폐기・소각, 의료인 등 감염병 관리인력에 대한 임무부여 및 방역물자의 배치 등 감염병 발생지역의 현장에 대한 조치권한을 가짐

[문 121] 다음 중 역학조사관에 대한 내용으로 틀린 것은?

① 역학조사관은 감염병 역학조사에 관한 사무를 처리하기 위하여 질병관리청 소속 공무원 100명 이상으로 함

② 역학조사관은 시・도 소속 공무원으로 각각 3명 이상을 둠

③ 경찰관서 및 소방관서의 장, 보건소의 장은 정당한 사유가 없으면 역학조사관 및 수습역학조사관의 조치에 협조하여야 함

④ 역학조사관은 감염병의 확산이 예견되는 긴급한 상황으로 공중위생에 심각한 위해를 가할 것으로 우려되는 경우 일시적으로 폐쇄할 수 있음

⑤ 질병관리청장, 시・도지사 또는 시장・군수・구청장은 역학조사관 및 수습역학조사관에게 예산 범위에서 직무 수행에 필요한 비용 등을 지원할 수 있음

해설 (법 60조의2) 감염병 역학조사에 관한 사무를 처리하기 위하여 질병관리청 소속 공무원으로 100명 이상, 시・도 소속 공무원으로 각각 2명 이상의 역학조사관을 두어야 함. 이 경우 시・도 역학조사관 중 1명 이상은 의사로 임명하여야 함

[문 122] 다음 중 역학조사관 및 수습역학조사관의 담당 업무로 틀린 것은?

① 역학조사 수행 및 결과 분석　② 역학조사 교육훈련

③ 역학조사 기술지도　④ 감염병환자의 진단・관리

⑤ 감염병에 대한 역학적인 연구

해설 (영 26조) **역학조사관 및 수습역학조사관의 업무** : 역학조사 계획 수립, 역학조사 수행 및 결과 분석, 역학조사 실시 기준 및 방법의 개발, 역학조사 기술지도, 역학조사 교육훈련, 감염병에 대한 역학적인 연구

[문 123] 다음 중 검역위원의 직무에 해당하지 않는 것은?

① 역학조사에 관한 사항

② 감염병병원체에 오염된 장소의 소독에 관한 사항

③ 감염병환자 가족 및 친지의 추적, 입원치료 및 감시에 관한 사항

④ 감염병병원체에 오염되거나 오염이 의심되는 물건 및 장소에 대한 수거, 파기, 매몰에 관한 사항

⑤ 검역의 공고에 관한 사항

해설 (규칙 43조) 검역위원의 직무

1. 역학조사에 관한 사항
2. 감염병병원체에 오염된 장소의 소독에 관한 사항
3. 감염병환자등의 추적, 입원치료 및 감시에 관한 사항
4. 감염병병원체에 오염되거나 오염이 의심되는 물건 및 장소에 대한 수거, 파기, 매몰 또는 폐쇄에 관한 사항
5. 검역의 공고에 관한 사항

[문 124] 다음 검역위원에 대한 내용으로 (　　)에 알맞은 말은 무엇인가?

> (　　)는(은) 감염병을 예방하기 위하여 필요하면 검역위원을 두고 검역에 관한 사무를 담당하게 하며, 특별히 필요하다면 운송수단 등을 검역하게 할 수 있다.

① 시장·군수·구청장　② 시·도지사　③ 보건복지부장관
④ 관할 보건소장　⑤ 질병관리청장

해설 (법 61조) 시·도지사는 감염병을 예방하기 위하여 필요하면 검역위원을 두고 검역에 관한 사무를 담당하게 하며, 특별히 필요하면 운송수단 등을 검역하게 할 수 있음

[문 125] 다음 중 예방위원의 직무가 아닌 것은?

① 역학조사에 관한 사항
② 감염병 발생의 정보 수집 및 판단에 관한 사항
③ 위생교육에 관한 사항
④ 감염병 발생에 따른 피해보상에 관한 사항
⑤ 감염병환자등의 관리 및 치료에 관한 기술자문에 관한 사항

해설 (규칙 44조) 예방위원의 직무

1. 역학조사에 관한 사항
2. 감염병 발생의 정보 수집 및 판단에 관한 사항
3. 위생교육에 관한 사항
4. 감염병환자등의 관리 및 치료에 관한 기술자문에 관한 사항
5. 그 밖에 감염병 예방을 위하여 필요한 사항

[문 126] 예방위원에 대한 설명으로 틀린 것은?

① 특별자치시·특별자치도 또는 시·군·구에 감염병 예방 사무를 담당하는 예방위원을 둘 수 있음
② 예방위원은 시·군·구의 인구 3만명당 1명의 비율로 유급위원을 둘 수 있음
③ 의사, 한의사, 수의사 또는 약사를 예방위원으로 임명할 수 있음

④ 공중보건 분야에 관한 학식과 경험이 풍부한 사람을 예방위원으로 위촉할 수 있음

⑤ 예방위원은 무보수로 함

해설 (법 62조) 예방위원은 무보수로 함. 다만, 특별자치시·특별자치도 또는 시·군·구의 인구 2만 명당 1명의 비율로 유급위원을 둘 수 있음

(규칙 44조) ① 특별자치시장·특별자치도지사 또는 시장·군수·구청장은 다음 각 호의 어느 하나에 해당하는 사람 중에서 예방위원을 임명 또는 위촉할 수 있음

1. 의사, 한의사, 수의사, 약사 또는 간호사
2. 「고등교육법」 제2조에 따른 학교에서 공중보건 분야 학과를 졸업한 사람
3. 공중보건 분야에 근무하고 있는 소속 공무원
4. 그 밖에 공중보건 분야에 관한 학식과 경험이 풍부하다고 인정하는 사람

[문 127] 다음 한국건강관리협회에 대한 내용으로 (　　)에 공통으로 들어갈 말은 무엇인가?

> (　　)에 관한 조사·연구 등 예방사업을 수행하기 위하여 한국건강관리협회를 두며, 협회는 법인으로 한다.

① 제1급감염병　② 제2급감염병　③ 제3급감염병

④ 인수공통감염병　⑤ 기생충감염병

해설 (법 63조) 한국건강관리협회

① 기생충감염병에 관한 조사·연구 등 예방사업을 수행하기 위하여 한국건강관리협회(이하 "협회")를 둠

② 협회는 법인으로 함

[문 128] 다음 중 감염병을 치료하고 예방하기 위한 치료제 및 백신의 연구개발 촉진에 관한 업무를 수행하는 곳은?

① 질병관리청　② 보건복지부　③ 국립중앙의료원

④ 한국건강관리협회　⑤ 국가첨단백신개발센터

해설 (법 63조의2) 감염병을 치료하고 예방하기 위한 치료제 및 백신의 연구개발 촉진에 관한 업무를 수행하기 위하여 국가첨단백신개발센터(이하 "첨단백신센터")를 둠

[문 129] 다음 중 첨단백신센터의 수행 사업으로 틀린 것은?

① 감염병의 치료제 연구개발

② 백신 항원 보존

③ 감염병의 치료제·백신 분양

④ 감염병의 치료제·백신 임상시료 생산

⑤ 감염병의 치료제 · 백신 통합관리

해설 (법 63조의3) 첨단백신센터 수행 사업
1. 감염병의 치료제 · 백신 후보물질 발굴 및 연구개발
2. 감염병의 치료제 · 백신 비임상시료 생산
3. 감염병의 치료제 · 백신 항원 보존, 자원화, 분양 및 통합관리
4. 기타 대통령령으로 정하는 업무

[문 130] 다음 중 시 · 도가 부담할 경비가 아닌 것은?

① 건강진단, 예방접종에 드는 경비
② 시 · 도지사가 지정한 감염병관리기관의 감염병관리시설의 설치 · 운영에 드는 경비
③ 시 · 도지사가 동원한 의료기관 병상, 숙박시설 등 시설의 운영비 등 경비
④ 식수 사용을 제한하거나 금지하는 경우 식수 공급에 드는 경비
⑤ 예방위원의 배치에 드는 경비

해설 (법 64조) 예방위원의 배치에 드는 경비 → 특별자치시 · 특별자치도와 시 · 군 · 구가 부담할 경비

[문 131] 시 · 도는 시 · 군 · 구가 부담할 경비의 얼마를 보조하여야 하는가?

① 3분의 1 ② 3분의 2 ③ 2분의 1
④ 4분의 1 ⑤ 5분의 2

해설 (영 27조) 시 · 도[특별자치시 및 특별자치도(관할 구역 안에 지방자치단체인 시 · 군이 없는 특별자치도를 말함)는 제외]의 경비 보조액은 시 · 군 · 구가 부담하는 금액의 3분의 2로 함

[문 132] 다음 중 국가가 부담하는 경비로 알맞은 것은?

가. 감염병환자 등의 진료 및 보호에 드는 경비
나. 감염병 교육 및 홍보를 위한 경비
다. 표본감시활동에 드는 경비
라. 식수 공급에 드는 경비

① 가, 나, 다 ② 가, 라 ③ 나, 다 ④ 나, 라 ⑤ 나, 다, 라

해설 (법 64조, 65조) 식수 공급에 드는 경비 → 특별자치시 · 특별자치도 · 시 · 군 · 구, 시 · 도가 부담할 경비

[문 133] 국가는 시 · 도가 부담할 경비의 얼마를 보조하여야 하는가?

① 2분의 1 이상 ② 3분의 1 이상 ③ 3분의 2 이상

④ 4분의 1 이상 ⑤ 5분의 3 이상

해설 (법 68조) 국가가 보조할 경비
1. 한센병의 예방 및 진료 업무를 수행하는 법인 또는 단체에 대한 지원 경비의 일부
2. 시·도가 부담할 경비의 2분의 1 이상

[문 134] 감염병에 따른 입원치료비 외에 본인의 지병에 의해 발생한 비용을 징수할 수 있는 경비가 아닌 것은?

① 입원료 ② 진찰료 ③ 검사료 ④ 간병비 ⑤ 치료비

해설 (법 69조) 특별자치시장·특별자치도지사 또는 시장·군수·구청장은 보건복지부령으로 정하는 바에 따라 입원치료비 외에 본인의 지병이나 본인에게 새로 발병한 질환 등으로 입원, 진찰, 검사 및 치료 등에 드는 경비를 본인이나 그 보호자로부터 징수할 수 있음
(규칙 45조) 본인이나 그 보호자로부터 징수할 수 있는 경비
1. 진찰비, 치료비, 검사료
2. 수술비
3. 입원료
4. 그 밖에 진료에 든 경비

[문 135] 감염병관리기관의 지정 또는 격리소 등의 설치·운영으로 발생한 손실을 입은 자에게 손실을 보상하여야 하는 자가 아닌 것은?

① 보건복지부장관 ② 관할 보건소장 ③ 도지사
④ 시장 ⑤ 구청장

해설 (법 70조) 보건복지부장관, 시·도지사 및 시장·군수·구청장은 다음 각 호의 어느 하나에 해당하는 손실을 입은 자에게 손실보상심의위원회의 심의·의결에 따라 그 손실을 보상하여야 함
1. 제36조 및 37조에 따른 감염병관리기관의 지정 또는 격리소 등의 설치·운영으로 발생한 손실

[문 136] 예방접종으로 인한 피해에 대하여 국가가 보상하는 내용으로 타당하지 않은 것은?

① 질병으로 진료를 받은 사람 : 진료비 전액 및 정액 간병비
② 장제비: 30만원
③ 장애의 정도가 심하지 않은 장애인 : 사망한 사람에 대한 일시보상금의 100분의 55
④ 장애인이 된 사람 : 일시보상금
⑤ 사망한 사람에 대한 일시보상금 : 사망 당시의 월 최저임금액에 140을 곱한 금액에 상당하는 금액

해설 (영 29조) 사망한 사람에 대한 일시보상금 : 사망 당시의 월 최저임금액에 240을 곱한 금액에 상당하는 금액

[문 137] 예방접종으로 인한 피해를 입은 자가 보상을 받고자 하는 경우 진료비 및 간병비 신청서를 누구에게 제출하여야 하는가?

① 시 · 도지사 ② 시장 · 군수 · 구청장 ③ 관할 보건소장
④ 보건복지부장관 ⑤ 질병관리청장

해설 (규칙 47조) 진료비 및 간병비를 신청하려는 사람은 진료비 및 간병비 신청서를 관할 특별자치시장 · 특별자치도지사 또는 시장 · 군수 · 구청장에게 제출하여야 함

[문 138] 감염병의 발생 감시, 예방 · 관리 및 역학조사업무에 조력한 의료인, 의료기관 개설자 또는 약사에 대하여 예산의 범위에서 재정적 지원을 할 수 있는 자는?

가. 보건복지부장관 나. 질병관리청장 다. 시 · 도지사 라. 시장 · 군수 · 구청장

① 가 ② 가, 나 ③ 가, 나, 다
④ 가, 다, 라 ⑤ 나, 다, 라

해설 (법 70조의3) 질병관리청장, 시 · 도지사 및 시장 · 군수 · 구청장은 감염병의 발생 감시, 예방 · 관리 및 역학조사업무에 조력한 의료인, 의료기관 개설자 또는 약사에 대하여 예산의 범위에서 재정적 지원을 할 수 있음

[문 139] 입원 또는 격리된 사람 및 의료인이 입원 또는 격리조치, 감염병의 발생 감시, 예방 · 관리 및 역학조사업무에 조력 등으로 자녀에 대한 돌봄 공백이 발생한 경우 아이돌봄서비스를 제공하는 등 필요한 조치를 하여야 하는 자는?

① 시 · 도지사 및 시장 · 군수 · 구청장 ② 보건복지부장관 및 질병관리청장
③ 관할 보건소장 ④ 보건복지부장관 ⑤ 질병관리청장

해설 (법 70조의4) 시 · 도지사 및 시장 · 군수 · 구청장은 입원 또는 격리된 사람 및 의료인이 입원 또는 격리조치, 감염병의 발생 감시, 예방 · 관리 및 역학조사업무에 조력 등으로 자녀에 대한 돌봄 공백이 발생한 경우 아이돌봄서비스를 제공하는 등 필요한 조치를 하여야 함

[문 140] 예방접종 또는 예방 · 치료 의약품으로 인하여 질병에 걸리거나 장애인이 되었을 때 보상 받을 수 있는 사람은?

① 배우자 ② 본인 ③ 동거인
④ 부모 ⑤ 자녀

해설 (영 30조 1항 1호) 예방접종 또는 예방 · 치료 의약품으로 인하여 질병에 걸리거나 장애인이 된 사람의 경우 본인이 보상을 받을 수 있음

[문 141] 예방접종으로 인한 국가보상에 대한 내용으로 틀린 것은?

① 장애인이 된 사람의 일시보상금
② 질병으로 진료를 받은 사람의 정액 진료비
③ 사망한 사람에 대한 장제비
④ 질병으로 진료를 받은 사람의 정액 간병비
⑤ 사망한 유족에 대한 일시보상금

해설 (법 71조) 예방접종을 받은 사람 또는 생산된 예방·치료 의약품을 투여받은 사람이 그 예방접종 또는 예방·치료 의약품으로 인하여 질병에 걸리거나 장애인이 되거나 사망하였을 때에는 대통령령으로 정하는 기준과 절차에 따라 다음 각 호의 구분에 따른 보상을 하여야 함
1. 질병으로 진료를 받은 사람 : 진료비 전액 및 정액 간병비
2. 장애인이 된 사람 : 일시보상금
3. 사망한 사람 : 대통령령으로 정하는 유족에 대한 일시보상금 및 장제비

[문 142] 손해배상청구권에 대한 설명으로 틀린 것은?

① 국가는 예방접종약품의 이상이나 예방접종 행위자가 고의 또는 과실로 인하여 피해보상을 하였을 때에는 보상액의 범위에서 보상을 받은 사람이 제3자에 대하여 가지는 손해배상청구권을 대위함
② 예방접종을 받은 자는 제3자로부터 손해배상을 받았을 때 국가는 그 배상액의 범위에서 보상금을 지급하지 아니함
③ 보상금을 잘못 지급하였을 때에는 해당 금액을 징수할 수 없음
④ 예방·치료 의약품을 투여받은 자 또는 유족이 제3자로부터 손해배상을 받았을 때 국가는 그 배상액의 범위에서 보상금을 지급하지 아니함
⑤ 국가보상을 받을 권리는 양도하거나 압류할 수 없음

해설 (법 72조) 예방접종을 받은 자, 예방·치료 의약품을 투여받은 자 또는 유족이 제3자로부터 손해배상을 받았을 때에는 국가는 그 배상액의 범위에서 보상금을 지급하지 아니하며, 보상금을 잘못 지급하였을 때에는 해당 금액을 국세 징수의 예에 따라 징수할 수 있음

[문 143] 감염병관리기관의 장 등에게 감염병관리시설, 격리소·요양소 또는 진료소의 설치 및 운영에 관한 자료의 제공을 요청할 수 있는 자가 아닌 것은?

① 질병관리청장 ② 도지사 ③ 시장
④ 관할 보건소장 ⑤ 군수

해설 (법 74조의2) 질병관리청장, 시·도지사 또는 시장·군수·구청장은 감염병관리기관의 장 등에게 감염병관리시설, 격리소·요양소 또는 진료소, 감염병의심자 격리시설의 설치 및 운영에 관한 자

료의 제공을 요청할 수 있으며, 소속 공무원으로 하여금 해당 시설에 출입하여 관계 서류나 시설·장비 등을 검사하게 하거나 관계인에게 질문을 하게 할 수 있음

[문 144] 다음 중 영업소의 폐쇄를 명하는 청문을 할 수 있는 자는?

① 보건복지부장관
② 시장·군수·구청장
③ 경찰서장
④ 질병관리청장
⑤ 보건소장

해설 (법 75조) 시·도지사 또는 시장·군수·구청장은 다음 각 호의 어느 하나에 해당하는 처분을 하려면 청문을 실시하여야 한다.
1. 제49조제3항에 따른 장소나 시설의 폐쇄 명령
2. 제59조제1항에 따른 영업소의 폐쇄 명령

[문 145] 감염병 예방 및 관리에 관한 법률에 관한 보건복지부장관의 권한은 누구에게 위임할 수 있는가?

① 질병관리청장, 시·도지사
② 시·도지사, 시장·군수·구청장
③ 시·도지사, 보건소장
④ 질병관리청장, 시장·군수·구청장
⑤ 보건소장, 질병관리청장

해설 (법 76조) 보건복지부장관의 권한 또는 업무는 대통령령으로 정하는 바에 따라 그 일부를 질병관리청장 또는 시·도지사에게 위임하거나 관련 기관 또는 관련 단체에 위탁할 수 있음

[문 146] 질병관리청장 또는 시·도지사는 감염병 예방·관리 및 감염 전파의 차단을 위하여 필요한 경우 정보 제공을 요청 받을 수 있는 내용이 아닌 것은?

① 성명, 주민등록번호, 주소 및 전화번호 등 인적사항
② 진료기록부
③ 출입국관리기록
④ 진료비 내역
⑤ 처방전

해설 (법 76조의2) 정보 제공 요청 및 정보 확인 등
1. 성명, 주민등록번호, 주소 및 전화번호(휴대전화번호 포함) 등 인적사항
2. 처방전 및 진료기록부등
3. 「국민건강보험법」 제5조에 따른 가입자 및 피부양자 또는 「의료급여법」 제3조에 따른 수급권자에 관한 정보 중 장애중증도, 장애유형, 소득분위 등 감염병 예방·관리를 위하여 필요한 정보로서 대통령령으로 정하는 정보
4. 진료이력, 투약정보, 상병내역 등 요양급여비용의 청구와 지급에 관한 정보 및 급여비용의 청구와 지급에 관한 정보로서 대통령령으로 정하는 정보
5. 질병관리청장이 정하는 기간의 출입국관리기록
6. 그 밖에 이동경로를 파악하기 위하여 대통령령으로 정하는 정보

[문 147] 질병관리청장이 수집한 정보를 제공할 수 있는 자에 포함되지 않는 것은?

① 중앙행정기관의 장
② 학교장
③ 지방자치단체의 장
④ 국민건강보험공단 이사장
⑤ 건강보험심사평가원 원장

해설 (규칙 47조의2) ① 질병관리청장은 다음 각 호의 대상에게 수집한 정보를 제공할 수 있음
1. 중앙행정기관의 장
2. 지방자치단체의 장
3. 국민건강보험공단 이사장
4. 건강보험심사평가원 원장
5. 「보건의료기본법」에 따른 보건의료기관
6. 「의료법」에 따른 의료인 단체 및 「약사법」에 따른 약사회
7. 「의료법」에 따른 의료기관 단체

[문 148] 다음 고위험병원체 반입 허가에 대한 내용으로 (   )에 알맞은 말은 무엇인가?

> 고위험병원체의 반입 허가를 받지 아니하고 반입한 자는 (A)의 징역 또는 (B) 이하의 벌금에 처한다.

① A : 3년 이하, B : 3천만원
② A : 5년 이하, B : 3천만원
③ A : 5년 이하, B : 5천만원
④ A : 2년 이하, B : 2천만원
⑤ A : 1년 이하, B : 2천만원

해설 (법 77조) 고위험병원체의 반입 허가를 받지 아니하고 반입한 자는 5년 이하의 징역 또는 5천만원 이하의 벌금에 처함

[문 149] 다음 중 2년 이하의 징역 또는 2천만원 이하의 벌금에 해당하는 경우는?

> 가. 고위험병원체의 분리, 분양·이동 및 이동신고를 아니하거나 거짓으로 신고한 자
> 나. 현장조사를 정당한 사유 없이 거부·방해 또는 기피한 자
> 다. 고위험병원체 취급시설의 폐쇄명령 또는 운영정지명령을 위반한 자
> 라. 1급감염병에 걸린 환자가 감염병관리기관에서 입원치료를 받지 아니한 자

① 가, 나 ② 나, 다 ③ 가, 나, 라 ④ 나, 다, 라 ⑤ 가, 나, 다

해설 (법 79조의3) 1급감염병에 걸린 환자가 감염병관리기관에서 입원치료를 받지 아니한 자 → 1년 이하의 징역 또는 1천만원 이하의 벌금

[문 150] 300만원 이하의 벌금에 해당하는 경우가 아닌 것은?

① 감염병관리 시설을 설치하지 아니한 자
② 감염병에 관한 강제처분에 따르지 아니한 자
③ 업무상 알게 된 비밀을 누설한 자
④ 감염병병원체 검사를 거부한 자
⑤ 소독업 신고를 하지 아니하거나 거짓이나 그 밖의 부정한 방법으로 신고하고 소독업을 영위한 자

해설 (법 78조) 업무상 알게 된 비밀을 누설한 자는 3년 이하의 징역 또는 3천만원 이하의 벌금에 처함

[문 151] 100만원 이하의 과태료부과 대상자가 아닌 자는?

① 재난 시 의료인에 대한 거짓 진술, 거짓 자료를 제출하거나 고의적으로 사실을 누락·은폐한 자
② 필수예방접종약품등의 생산 계획 등을 보고 하지 아니하거나 거짓으로 보고한 자
③ 여러 사람이 거주하거나 이용하는 시설을 관리·운영하는 자로 소독을 하지 아니한 자
④ 소독업의 휴업·폐업 또는 재개업 신고를 하지 아니한 자
⑤ 소독에 관한 사항을 기록·보존하지 아니하거나 거짓으로 기록한 자

해설 (법 83조) 재난 시 의료인에 대한 거짓 진술, 거짓 자료를 제출하거나 고의적으로 사실을 누락·은폐한 자 → 1천만원 이하의 과태료 부과

[문 152] 다음 감염병의 예방 및 관리에 관한 과태료에 대한 내용으로 (　　)에 알맞은 말은 무엇인가?

> 과태료는 대통령령으로 정하는 바에 따라 (　　　　), 질병관리청장, 관할 시·도지사 또는 시장·군수·구청장이 부과·징수한다.

① 보건복지부장관　　② 특별자치시장
③ 특별자치도지사　　④ 국립보건원장
⑤ 보건복지부차관

해설 (법 83조) 과태료는 대통령령으로 정하는 바에 따라 보건복지부장관, 질병관리청장, 관할 시·도지사 또는 시장·군수·구청장이 부과·징수함

[문 153] 다음 중 감염병 관련 업무에 종사하는 자가 업무상 알게 된 비밀을 누설한 자의 벌칙은?

① 5년 이하의 징역 또는 5천만원 이하의 벌금
② 3년 이하의 징역 또는 3천만원 이하의 벌금
③ 2년 이하의 징역 또는 2천만원 이하의 벌금
④ 300만원 이하의 벌금
⑤ 200만원 이하의 벌금

해설 (법 78조) 감염병 관련 업무에 종사하는 자 또는 종사하였던 자는 업무상 알게 된 비밀을 다른 사람에게 누설한 자 → 3년 이하의 징역 또는 3천만원 이하의 벌금

[문 154] 다음 중 감염병의 예방 및 관리에 관한 법률상 처벌이 가장 높은 자는?

① 업무상 알게 된 비밀을 누설하거나 업무목적 외의 용도로 사용한 자
② 신고를 하지 아니하고 고위험병원체 취급시설을 설치·운영한 자
③ 보유허가를 받지 아니하고 생물테러감염병원체를 보유한 자
④ 제1급감염병에 대하여 보고 또는 신고 의무를 위반하거나 거짓으로 보고 또는 신고한 감염병 병원체 확인기관의 장
⑤ 소독업 신고를 하지 아니하거나 거짓이나 그 밖의 부정한 방법으로 신고하고 소독업을 영위한 자

해설 (법 77조) 다음 각 호의 어느 하나에 해당하는 자는 5년 이하의 징역 또는 5천만원 이하의 벌금에 처함

1. 제22조제1항 또는 제2항을 위반하여 고위험병원체의 반입 허가를 받지 아니하고 반입한 자
2. 제23조의3제1항을 위반하여 보유허가를 받지 아니하고 생물테러감염병병원체를 보유한 자
3. 제40조의3제1항을 위반하여 의료·방역 물품을 수출하거나 국외로 반출한 자

연습문제 정답

번호	1	2	3	4	5	6	7	8	9	10
정답	②	②	⑤	②	①	③	②	③	⑤	⑤
번호	11	12	13	14	15	16	17	18	19	20
정답	①	④	④	①	②	①	④	⑤	⑤	①
번호	21	22	23	24	25	26	27	28	29	30
정답	⑤	②	④	①	①	③	③	①	①	③
번호	31	32	33	34	35	36	37	38	39	40
정답	④	⑤	④	②	④	⑤	②	②	①	②
번호	41	42	43	44	45	46	47	48	49	50
정답	③	⑤	①	①	③	②	①	⑤	③	②
번호	51	52	53	54	55	56	57	58	59	60
정답	③	③	④	①	②	⑤	①	⑤	②	④
번호	61	62	63	64	65	66	67	68	69	70
정답	①	③	③	③	⑤	③	⑤	②	②	②
번호	71	72	73	74	75	76	77	78	79	80
정답	⑤	②	⑤	②	①	②	⑤	①	③	④
번호	81	82	83	84	85	86	87	88	89	90
정답	⑤	⑤	②	③	③	②	④	①	⑤	②
번호	91	92	93	94	95	96	97	98	99	100
정답	③	④	③	④	④	⑤	②	①	④	⑤
번호	101	102	103	104	105	106	107	108	109	110
정답	③	⑤	①	④	⑤	②	④	①	①	②
번호	111	112	113	114	115	116	117	118	119	120
정답	③	③	⑤	②	①	②	④	④	①	⑤
번호	121	122	123	124	125	126	127	128	129	130
정답	②	④	③	②	④	②	⑤	⑤	④	⑤
번호	131	132	133	134	135	136	137	138	139	140
정답	②	①	①	④	②	⑤	②	⑤	①	②
번호	141	142	143	144	145	146	147	148	149	150
정답	②	③	④	②	①	④	②	③	⑤	③
번호	151	152	153	154						
정답	①	①	②	③						

암관리법

[문 1] 다음 ( )안에 들어갈 말로 알맞은 것은?

> 암관리법은 국가가 암의 ( ), ( ), 연구 및 암 치료 후 사후관리 등에 관한 정책을 종합적으로 수립·시행함으로써 암으로 인한 개인적 고통과 피해 및 사회적 부담을 줄이고 국민건강증진에 이바지함을 목적으로 한다.

① 예방, 발생　② 예방, 진료　③ 발생, 치료
④ 발생, 진료　⑤ 예방, 사망

해설 (법 1조) 국가가 암의 예방, 진료, 연구 및 암 치료 후 사후관리 등에 관한 정책을 종합적으로 수립·시행함으로써 암으로 인한 개인적 고통과 피해 및 사회적 부담을 줄이고 국민건강증진에 이바지함

[문 2] 다음 암관리법의 목적 중 ( )안에 들어갈 내용으로 옳은 것은?

> 암관리법은 국가가 암의 예방, 진료, 연구 및 암 치료 후 사후관리 등에 관한 정책을 종합적으로 수립·시행함으로써 암으로 인한 개인적 고통과 피해 및 ( )을 줄이고 국민건강증진에 이바지함을 목적으로 한다.

① 국가적 부담　② 개인적 부담　③ 사회적 부담
④ 국가적 피해　⑤ 사회적 피해

해설 (법 1조) 국가가 암의 예방, 진료, 연구 및 암 치료 후 사후관리 등에 관한 정책을 종합적으로 수립·시행함으로써 암으로 인한 개인적 고통과 피해 및 사회적 부담을 줄이고 국민건강증진에 이바지함

[문 3] 암관리법의 목적에 해당하지 않는 것은?

① 국가가 암의 예방과 진료에 관한 정책을 수립한다.
② 국가가 암에 대한 연구에 관한 정책을 시행한다.
③ 암관련 행정을 합리적으로 조직·운영한다.

④ 암으로 인한 개인적 고통과 피해를 줄이고자 한다.
⑤ 국민건강증진에 이바지한다.

해설 (법 1조) 국가가 암의 예방, 진료, 연구 및 암 치료 후 사후관리 등에 관한 정책을 종합적으로 수립・시행함으로써 암으로 인한 개인적 고통과 피해 및 사회적 부담을 줄이고 국민건강증진에 이바지함

[문 4] 다음 중 국가의 의무에 대한 설명으로 틀린 것은?

① 국가 및 지방자치단체는 암의 예방과 진료에 관한 사업을 시행하고 지원하여야 한다.
② 국가 및 지방자치단체는 암에 대한 연구 사업을 시행하고 지원하여야 한다.
③ 한의사는 국가 및 지방자치단체가 시행하는 암관리사업에 적극 협조하지 않아도 된다.
④ 국가 및 지방자치단체는 암환자에게 적절한 의료서비스가 제공될 수 있도록 적극적으로 노력하여야 한다.
⑤ 의료기관의 장은 국가 및 지방자치단체가 시행하는 암관리사업에 적극 협조하여야 한다.

해설 (법 3조) 국가 등의 의무
① 국가 및 지방자치단체는 암의 예방, 진료, 연구 및 암 치료 후 사후관리 등(이하 "암관리")에 관한 사업을 시행하고 지원함으로써 암을 예방하고 암환자에게 적절한 의료서비스가 제공될 수 있도록 적극 노력하여야 함
② 「의료법」에 따른 의료인 및 의료기관의 장은 국가 및 지방자치단체가 시행하는 암관리에 관한 사업(이하 "암관리사업")에 적극 협조하여야 함

[문 5] 다음 중 국가 및 지방자치단체가 시행하는 암관리사업에 협조해야 하는 사람이 아닌 것은?

① 의료기관의 장　② 치과의사　③ 조산사
④ 보건의료정보관리사　⑤ 한의사

해설 (법 3조) ② 「의료법」에 따른 의료인 및 의료기관의 장은 국가 및 지방자치단체가 시행하는 암관리에 관한 사업(이하 "암관리사업")에 적극 협조하여야 함

[문 6] 암에 대한 국민의 이해를 높이고 암의 예방・치료 및 관리 의욕을 고취시키기 위한 사업은 무엇인가?

① 암 예방 교육　② 암 예방의 날 지정　③ 암 예방 홍보
④ 암 치료 정책사업　⑤ 암 연구사업

해설 (법 4조) 암에 대한 국민의 이해를 높이고 암의 예방・치료 및 관리 의욕을 고취시키기 위하여 매년 3월 21일을 암 예방의 날로 정함

[문 7] 암에 대한 국민의 이해를 높이고 암의 예방·치료 및 관리 의욕을 고취시키기 위하여 매년 암 예방의 날로 정하여 이에 적합한 행사를 해야 하는 날은 언제인가?

① 매년 3월 11일 ② 매년 3월 21일 ③ 매년 3월 22일
④ 매년 4월 11일 ⑤ 매년 4월 21일

해설 (법 4조) 암에 대한 국민의 이해를 높이고 암의 예방·치료 및 관리 의욕을 고취시키기 위하여 매년 3월 21일을 암 예방의 날로 정하고, 이에 적합한 행사를 하여야 함

[문 8] 다음 암 예방에 대한 설명 중 옳지 못한 것은?

① 국가는 암에 대한 국민의 이해를 높이고 암의 예방·치료 및 관리 의욕을 고취시켜야 한다.
② 국가 및 지방자치단체는 매년 암 예방의 날을 정하여 이에 적합한 행사를 하여야 한다.
③ 국가와 지방자치단체는 암의 조기 발견 등 암관리사업에 대한 교육을 시행하여야 한다.
④ 국가와 지방자치단체는 암의 발생 예방보다는 치료에 관심을 가져야 한다.
⑤ 국가와 지방자치단체는 암관리에 대한 범국민적인 관심을 높이기 위한 홍보 사업을 시행하여야 한다.

해설 (법 4조) 암 예방의 날 및 홍보 등
① 암에 대한 국민의 이해를 높이고 암의 예방·치료 및 관리 의욕을 고취시키기 위하여 매년 3월 21일을 암 예방의 날로 정하고, 이에 적합한 행사를 하여야 함
② 국가와 지방자치단체는 암의 발생을 예방하고, 암의 조기 발견 및 암에 대한 인식 개선 등 암관리에 대한 범국민적인 관심을 높이기 위한 교육·홍보 사업을 시행하여야 함

[문 9] 암관리종합계획은 몇 년마다 세워야 하는가?

① 1년 ② 2년 ③ 3년 ④ 4년 ⑤ 5년

해설 (법 5조) 보건복지부장관은 국가암관리위원회의 심의를 거쳐 암관리종합계획을 5년마다 세워야 함

[문 10] 암관리종합계획을 세워야 하는 사람은 누구인가?

① 보건복지부장관 ② 국립암센터 원장 ③ 질병관리청장
④ 시·도지사 ⑤ 보건소장

해설 (법 5조) 보건복지부장관은 국가암관리위원회의 심의를 거쳐 암관리종합계획을 5년마다 세워야 함

[문 11] 암관리종합계획에 포함되어야 할 사항이 아닌 것은?

① 사업의 기본목표　② 추진방향　③ 추진 방법
④ 사업의 홍보　⑤ 필요한 전문 인력의 육성에 관한 사항

해설 (법 5조) 암관리종합계획 포함 사항 : 암관리사업의 기본목표와 추진방향, 암관리사업의 추진 계획 및 추진 방법, 암관리에 필요한 전문 인력의 육성에 관한 사항, 임 치료 후 사후관리에 관한 사항, 그 밖에 암관리에 필요한 사항

[문 12] 암관리종합계획에 따른 세부집행계획을 세워야 하는 사람은?

① 국립암센터 원장　② 보건복지부장관　③ 보건소장
④ 시장・군수・구청장　⑤ 질병관리청장

해설 (법 5조) 특별시장・광역시장・특별자치시장・도지사・특별자치도지사(이하 "시・도지사") 및 시장・군수・구청장(자치구의 구청장)은 그 지방자치단체의 실정을 고려하여 암관리종합계획에 따른 세부집행계획을 각각 세워야 함

[문 13] 다음 중 암관리종합계획에 대한 설명으로 옳은 것은?

가. 보건복지부장관은 국가암관리위원회의 심의를 거쳐 암관리종합계획을 세워야 한다.
나. 암관리종합계획에는 암관리에 필요한 전문 인력의 육성에 관한 사항이 포함되어야 한다.
다. 보건복지부장관은 암관리종합계획에 따른 세부집행계획을 세워야 한다.
라. 세부집행계획은 지역보건의료계획에 포함하여 수립한다.

① 가, 나, 라　② 가, 다, 라　③ 나, 다, 라
④ 나, 라　⑤ 가, 나

해설 (법 5조) 암관리종합계획의 수립

① 보건복지부장관은 국가암관리위원회의 심의를 거쳐 암관리종합계획(이하 "종합계획")을 5년마다 세워야 함
② 암관리종합계획에 포함되는 사항
  1. 암관리사업의 기본목표와 추진방향
  2. 암관리사업의 계획 및 추진 방법
  3. 암관리에 필요한 전문 인력의 육성에 관한 사항
  4. 암 치료 후 사후관리에 관한 사항
  5. 그 밖에 암관리에 필요한 사항
③ 특별시장・광역시장・특별자치시장・도지사・특별자치도지사(이하 "시・도지사") 및 시장・군수・구청장(자치구의 구청장)은 그 지방자치단체의 실정을 고려하여 종합계획에 따른 세부집행계획을 각각 세워야 함
④ 세부집행계획은 「지역보건법」 제7조에 따른 지역보건의료계획에 포함하여 수립

[문 14] 국가암관리위원회에 대한 설명 중 옳지 못한 것은?

① 암관리에 관한 중요사항을 심의하기 위하여 보건복지부장관 소속으로 국가암관리위원회를 둔다.

② 국가암관리위원회 위원은 두 차례 연임할 수 있다.

③ 위원의 사임으로 인하여 새로 위촉된 위원의 임기는 전임 위원 임기의 남은 기간으로 한다.

④ 보건복지부장관은 위원의 과반수를 암 관련 전문 단체의 추천을 받아 임명하거나 위촉하여야 한다.

⑤ 국가암관리위원회 위원의 임기는 3년으로 한다.

해설 (법 6조) 암관리종합계획의 수립 등 암관리에 관한 중요사항을 심의하기 위하여 보건복지부장관 소속으로 국가암관리위원회를 둠
(영 2조) ① 국가암관리위원회 위원의 임기는 3년으로 하며, 한 차례만 연임할 수 있음
② 위원의 사임 등으로 인하여 새로 위촉된 위원의 임기는 전임 위원 임기의 남은 기간으로 함
③ 보건복지부장관은 위원의 과반수를 암 관련 전문 단체의 추천을 받아 임명하거나 위촉하여야 함

[문 15] 암관리종합계획의 수립 등 암관리에 관한 중요사항을 심의하기 위한 위원회은?

① 국가암관리조사위원회
② 국가암관리보상심의위원회
③ 국가암관리정책위원회
④ 국가암관리위원회
⑤ 국가암관리소위원회

해설 (법 6조) 암관리종합계획의 수립 등 암관리에 관한 중요사항을 심의하기 위하여 보건복지부장관 소속으로 국가암관리위원회를 둠

[문 16] 국가암관리위원회의 위원장은 누구인가?

① 보건복지부장관
② 보건복지부차관
③ 국립암센터 원장
④ 보건소장
⑤ 질병관리청장

해설 (법 7조) 위원회의 구성
① 위원회 : 위원장 1인을 포함한 15인 이내의 위원으로 구성
② 위원장 : 보건복지부차관
③ 위원 : 암의 예방 및 관리 업무를 담당하는 공무원, 암에 관한 학식과 경험이 풍부한 사람 중에서 보건복지부장관이 임명 또는 위촉

[문 17] 국가암관리위원회 위원의 임기는 몇 년인가?

① 1년 ② 2년 ③ 3년 ④ 4년 ⑤ 5년

해설 (영 2조) 국가암관리위원회 위원의 임기는 3년으로 함

[문 18] 국가암관리위원회에 관한 다음 설명 중 틀린 것은?

가. 위원회는 위원장 1인을 포함한 20인 이내의 위원으로 구성한다.
나. 위원장은 보건복지부차관이 된다.
다. 위원은 암의 예방 및 관리 업무를 담당하는 공무원, 암에 관한 학식과 경험이 풍부한 사람 중에서 보건복지부장관이 임명 또는 위촉한다.
라. 위원회의 업무를 효율적으로 수행하기 위하여 위원회의 위원과 내부 전문가로 구성되는 분야별 전문위원회를 둘 수 있다.

① 가, 나　② 나, 다　③ 다, 라　④ 가, 라　⑤ 나, 라

해설 (법 7조) 위원회의 구성
① 위원회 : 위원장 1인을 포함한 15인 이내의 위원으로 구성
② 위원장 : 보건복지부차관
③ 위원 : 암의 예방 및 관리 업무를 담당하는 공무원, 암에 관한 학식과 경험이 풍부한 사람 중에서 보건복지부장관이 임명 또는 위촉
④ 위원회는 업무를 효율적으로 수행하기 위하여 위원회의 위원과 외부 전문가로 구성되는 분야별 전문위원회를 둘 수 있음
⑤ 그 밖에 위원회 및 전문위원회의 구성・운영 등에 필요한 사항은 대통령령으로 정함

[문 19] 국가암관리위원회의 위원 구성은 위원장 1인을 포함한 몇 인 이내로 구성하는가?

① 5인 이내　② 10인 이내　③ 15인 이내
④ 20인 이내　⑤ 25인 이내

해설 (법 7조) 위원회는 위원장 1인을 포함한 15인 이내의 위원으로 구성

[문 20] 다음 중 국가암관리위원회에서 심의하는 내용으로 틀린 것은?

① 연도별 암관리사업 시행계획에 관한 사항
② 종합계획의 수립 및 평가에 관한 사항
③ 암관리사업의 예산에 관한 중요사항
④ 국가암관리사업의 결과 분석에 관한 사항
⑤ 국가암관리체계 및 제도의 발전에 관한 사항

해설 (법 8조) 위원회 심의 사항
1. 국가암관리체계 및 제도의 발전에 관한 사항
2. 종합계획의 수립 및 평가에 관한 사항
3. 연도별 암관리사업 시행계획에 관한 사항
4. 암관리사업의 예산에 관한 중요 사항

[문 21] 다음은 국가암관리위원회 심의사항으로 옳은 것은?

가. 종합계획의 수립 및 평가에 관한 사항
나. 암관리사업의 예산에 관한 중요 사항
다. 국가암관리 실천 지침 개발에 관한 사항
라. 연도별 암관리사업 시행계획에 관한 사항

① 가, 다 ② 나, 다 ③ 가, 나, 다 ④ 가, 나, 라 ⑤ 가, 다, 라

해설 (법 8조) 위원회 심의 사항

1. 국가암관리체계 및 제도의 발전에 관한 사항
2. 종합계획의 수립 및 평가에 관한 사항
3. 연도별 암관리사업 시행계획에 관한 사항
4. 암관리사업의 예산에 관한 중요 사항

[문 22] 암연구사업에 대한 설명으로 틀린 것은?

① 보건복지부장관은 암의 예방과 진료기술의 발전을 위하여 암 연구・개발사업을 시행한다.

② 보건복지부장관은 암연구사업을 추진할 때 학계・연구기관 및 산업체 간의 공동연구사업을 우선 지원하여야 한다.

③ 보건복지부장관은 암연구사업에 관한 국제협력의 증진보다는 국내 전문인력 양성 방안을 마련하여야 한다.

④ 보건복지부장관은 암연구사업의 기획・관리 및 평가 등의 업무를 효율적으로 수행하기 위하여 국립암센터로 하여금 업무를 수행하게 할 수 있다.

⑤ 국립암센터가 업무를 수행할 때 지켜야 하는 사항은 보건복지부령으로 정한다.

해설 (법 9조) 암연구사업

① 보건복지부장관은 암의 예방과 진료기술의 발전을 위하여 암 연구・개발사업(이하 "암연구사업")을 시행

② 보건복지부장관은 암연구사업을 추진할 때 학계・연구기관 및 산업체 간의 공동연구사업을 우선 지원하여야 함

③ 보건복지부장관은 암연구사업에 관한 국제협력의 증진을 위하여 노력하고 선진기술의 도입을 위한 전문 인력의 국외 파견 및 국내 유치 등의 방안을 마련하여야 함

④ 보건복지부장관은 암연구사업의 구체적이고 세부적인 사항에 대한 기획・관리 및 평가 등의 업무를 효율적으로 수행하기 위하여 설립된 국립암센터로 하여금 업무를 수행하게 할 수 있음

⑤ 국립암센터가 업무를 수행할 때에 지켜야 하는 사항은 보건복지부령으로 정함

[문 23] 암연구사업을 추진할 때 학계·연구기관 및 산업체 간의 공동연구사업을 지원하는 사람은 누구인가?

① 보건복지부장관
② 국립암센터 원장
③ 질병관리청장
④ 보건소장
⑤ 시·도지사

해설 (법 9조) ② 보건복지부장관은 암연구사업을 추진할 때 학계·연구기관 및 산업체 간의 공동연구사업을 우선 지원하여야 함

[문 24] 국립암센터의 수행 업무가 아닌 것은?

① 암연구사업의 자원 조달 및 관리방안
② 암연구사업 계획의 작성
③ 암연구사업의 국내외 추세 및 암연구사업에 대한 수요 예측
④ 암연구사업 결과의 평가 및 활용
⑤ 연도별 암연구사업 과제의 공모·심의 및 선정

해설 (법 9조) 국립암센터의 수행 업무
1. 암연구사업의 국내외 추세 및 암연구사업에 대한 수요 예측
2. 암연구사업 계획의 작성
3. 연도별 암연구사업 과제의 공모·심의 및 선정
4. 암연구사업 결과의 평가 및 활용
5. 그 밖에 암연구사업에 필요한 사항

[문 25] 암연구사업에 대하여 지원하거나 자문하게 하기 위한 조직은?

① 중앙암등록본부
② 암관리연구소
③ 암정복추진기획단
④ 암개발운영위원회
⑤ 국가암관리위원회

해설 (규칙 2조) 보건복지부장관은 암 연구·개발사업(이하 "암연구사업")에 대하여 지원하거나 자문하게 하기 위하여 보건복지부에 암정복추진기획단(이하 "추진기획단")을 둘 수 있음

[문 26] 다음 중 암정복추진기획단에 대한 설명으로 옳은 것은?

① 보건복지부장관은 암 연구사업에 대하여 지원하거나 자문하게 하기 위하여 보건복지부에 암정복추진기획단을 둘 수 있다.
② 암정복추진기획단은 단장 1명을 포함한 20명 이내의 위원으로 구성한다.
③ 위원은 암 연구에 관한 학식과 경험이 풍부한 사람 중에서 보건복지부차관이 임명하

거나 위촉한다.

④ 위원의 임기는 3년으로 한다.

⑤ 추진기획단의 구성 및 운영 등에 필요한 사항은 대통령령으로 정한다.

해설 (규칙 2조) 암정복추진기획단

① 보건복지부장관은 암 연구·개발사업(이하 "암연구사업")에 대하여 지원하거나 자문하게 하기 위하여 보건복지부에 암정복추진기획단(이하 "추진기획단")을 둘 수 있음
② 추진기획단은 단장 1명을 포함한 30명 이내의 위원으로 구성하며, 위원은 암 연구에 관한 학식과 경험이 풍부한 사람 중에서 보건복지부장관이 임명하거나 위촉
③ 위원의 임기는 2년
④ 그 밖에 추진기획단의 구성 및 운영 등에 필요한 사항은 보건복지부장관이 정함

[문 27] 다음 중 암 연구·개발사업에 대하여 지원하거나 자문하기 위하여 암정복추진기획단을 두는 곳은?

① 중앙암등록본부
② 보건복지부
③ 질병관리청
④ 국립암센터
⑤ 암연구센터

해설 (규칙 2조) 보건복지부장관은 암 연구·개발사업(이하 "암연구사업")에 대하여 지원하거나 자문하게 하기 위하여 보건복지부에 암정복추진기획단(이하 "추진기획단")을 둘 수 있음

[문 28] 공익적 목적으로 암관리를 위한 정책 수립 및 평가를 수행하기 위하여 암데이터사업을 수행할 수 있는 자는 누구인가?

① 보건소장
② 국립암센터 원장
③ 시·도지사
④ 보건복지부장관
⑤ 질병관리청장

해설 (법 9조의2) 보건복지부장관은 공익적 목적으로 다음 각 호의 사업을 수행하기 위하여 필요한 데이터를 수집, 처리, 분석 및 제공하는 사업(이하 "암데이터사업")을 수행할 수 있음

1. 암관리를 위한 정책 수립 및 평가
2. 암관리를 위한 연구·개발

[문 29] 다음 중 암데이터사업에 대한 설명으로 틀린 것은?

① 보건복지부장관은 암데이터사업을 수행하기 위하여 중앙행정기관, 지방자치단체, 국립암센터에 필요한 자료의 제공을 요청할 수 있다.

② 국립암센터 원장은 제공받은 가명정보 중 두 개 이상의 정보를 결합하여 분석할 필요가 있는 경우 가명정보를 결합하여 처리할 수 있다.

③ 보건복지부장관은 공익적 목적으로 암관리를 위한 연구・개발을 수행하기 위하여 필요한 데이터를 수집, 처리, 분석 및 제공하는 사업을 수행할 수 있다.
④ 보건복지부장관은 필요한 자료를 요청할 경우 개인정보가 포함된 자료의 제공을 요청할 수 있으며 자료제공기관은 개인정보를 가명처리한 후 제공하여야 한다.
⑤ 보건복지부장관은 가명정보를 암데이터사업의 목적을 위하여 제3자에게 제공할 수 있으며, 특정 개인을 알아보기 위하여 사용될 수 있는 정보를 포함하여서는 아니 된다.

해설 (법 9조의2) 보건복지부장관은 제2항 및 제3항에 따라 제공받은 가명정보 중 두 개 이상의 정보를 결합하여 분석할 필요가 있는 경우 「개인정보 보호법」에 따라 가명정보를 결합하여 처리할 수 있음

[문 30] 효과적이고 적절한 암의 예방 및 진료방법 등을 개발하고 적극 보급하여야 하는 자는 누구인가?

① 시・도지사
② 시장・군수・구청장
③ 보건소장
④ 보건복지부장관
⑤ 국립암센터 원장

해설 (법 10조) 보건복지부장관은 효과적이고 적절한 암의 예방 및 진료방법 등을 개발하고 적극 보급하여야 함

[문 31] 암의 예방 및 진료방법 등에 관한 신기술의 활용을 촉진하기 위하여 필요한 지원시책을 마련해야 하는 자는 누구인가?

① 보건복지부장관
② 국립암센터 원장
③ 시・도지사
④ 보건소장
⑤ 시장・군수・구청장

해설 (법 10조) 보건복지부장관은 효과적이고 적절한 암의 예방 및 진료방법 등을 개발하고 적극 보급하여야 하며 개발한 암의 예방 및 진료방법 등에 관한 신기술의 활용을 촉진하기 위하여 필요한 지원시책을 마련하여야 함

[문 32] 암 발생 위험을 낮추거나 암 발생을 감소시키기 위하여 암예방사업에 포함되는 내용으로 틀린 것은?

① 국민 암 예방수칙 개발과 보급
② 효과적인 암 예방을 위한 사업 개발
③ 대국민 암 예방 홍보사업

④ 효율적인 암예방사업을 위한 국제협력

⑤ 암 위험요인에 대한 인식과 암 예방 실천에 대한 모니터링

해설 (법 제10조의2) 보건복지부장관은 암 발생 위험을 낮추거나 암 발생을 감소시키기 위하여 다음 각 호의 예방사업(이하 "암예방사업")을 시행
1. 국민 암 예방수칙 및 실천지침의 개발과 보급
2. 암 위험요인에 대한 인식과 암 예방 실천에 대한 모니터링
3. 효과적인 암 예방을 위한 사업 개발
4. 대국민 암 예방 교육·홍보사업
5. 암을 조기에 발견하기 위한 검진활동
6. 그 밖에 암 예방을 위하여 보건복지부장관이 필요하다고 인정하는 사업

[문 33] 다음 중 보건복지부장관이 발암요인을 관리하기 위하여 시행할 수 있는 사업이 아닌 것은?

① 발암요인에 대한 정보 제공

② 발암요인의 목록 작성

③ 발암요인 관리를 위한 지침 개발

④ 발암요인의 위해성 평가와 관리를 위한 국제협력사업

⑤ 발암요인의 위해성에 대한 정보 제공

해설 (법 제10조의3) 보건복지부장관은 발암요인을 관리하기 위하여 다음 각 호의 사업을 시행할 수 있음
1. 발암요인의 목록 작성 및 보급
2. 발암요인 및 그 위해성에 대한 정보 제공
3. 발암요인의 위해성 평가와 관리를 위한 국제협력사업
4. 그 밖에 발암요인의 관리와 관련하여 보건복지부령으로 정하는 사업

[문 34] 암검진사업에 대한 내용으로 틀린 것은?

① 보건복지부장관은 암의 치료율을 높이고 암으로 인한 사망률을 줄이기 위하여 암검진사업을 시행하여야 한다.

② 암건진사업의 범위, 대상자, 암의 종류·검진주기, 연령 기준 등에 관하여 필요한 사항은 보건복지부령으로 정한다.

③ 암의 검진 방법 및 절차 등에 관하여 필요한 사항은 보건복지부령으로 정한다.

④ 보건복지부장관은 암검진을 받는 사람 중 의료급여수급자에 대하여 국민건강증진기금에서 전부 또는 일부를 지원할 수 있다.

⑤ 암검진사업 대상자는 건강보험가입자 및 피부양자, 의료급여수급자이다.

해설 (법 11조) 암검진사업

① 보건복지부장관은 암의 치료율을 높이고 암으로 인한 사망률을 줄이기 위하여 암 및 암의 원인 질환을 조기에 발견하고 예방하기 위한 검진사업(이하 "암검진사업")을 시행하여야 함

② 암검진사업의 범위, 대상자, 암의 종류・검진주기, 연령 기준 등에 관하여 필요한 사항은 대통령령으로 정함. 이 경우 보건복지부장관은 암의 발생률, 생존율, 사망률 등 암 통계 및 치료에 관한 자료를 고려하여 암검진사업의 대상자, 암의 종류・검진주기 등을 정하여야 함

③ 암의 검진 방법 및 절차 등에 관하여 필요한 사항은 보건복지부령으로 정함

④ 보건복지부장관은 암검진을 받는 사람 중 의료급여수급자 및 대통령령으로 정하는 건강보험가입자에 대하여는 예산 또는 국민건강증진기금에서 그 비용의 전부 또는 일부를 지원할 수 있음

(영 7조) 암검진사업의 대상자

1. 「국민건강보험법」 제5조에 따른 건강보험가입자 및 피부양자
2. 「의료급여법」에 따른 의료급여수급자

[문 35] 암검진사업의 대상이 되는 암의 종류가 아닌 것은?

① 췌장암 ② 위암 ③ 간암 ④ 대장암 ⑤ 유방암

해설 (영 8조) 암검진사업의 대상이 되는 암의 종류 : 위암, 간암, 대장암, 유방암, 자궁경부암, 폐암

[문 36] 암검진사업시 고려하여야 할 것이 아닌 것은?

① 의사수
② 사업의 범위
③ 암의 종류
④ 연령 기준
⑤ 대상자

해설 (법 11조) ② 암검진사업의 범위, 대상자, 암의 종류・검진주기, 연령 기준 등에 관하여 필요한 사항은 대통령령으로 정함. 이 경우 보건복지부장관은 암의 발생률, 생존율, 사망률 등 암 통계 및 치료에 관한 자료를 고려하여 암검진사업의 대상자, 암의 종류・검진주기 등을 정하여야 함

[문 37] 암검진사업의 범위에 해당되지 않는 것은 무엇인가?

① 암검진의 기준 연구 및 질 관리
② 수검예정자의 선정 및 통보
③ 수검자에 대한 결과 평가
④ 암검진에 관한 교육 및 홍보
⑤ 암검진에 관한 정보시스템의 개발 및 관리

해설 (영 6조) 암검진사업의 범위

1. 암검진의 기준 연구 및 질 관리
2. 암검진 대상자 중 해당 연도 내 암검진을 받을 사람(이하 "수검 예정자")의 선정 및 통보
3. 수검 예정자에 대한 검사 및 진단

4. 법 제11조제4항에 따른 검진비 지원
5. 암검진에 관한 교육 및 홍보
6. 암검진에 관한 정보시스템의 개발 및 관리
7. 그 밖에 암검진사업과 관련하여 보건복지부장관이 필요하다고 인정하는 사업

[문 38] 다음 중 암의 종류별 검진주기가 틀리게 짝지어진 것은?

① 자궁경부암 : 2년
② 유방암 : 2년
③ 위암 : 2년
④ 간암 : 2년
⑤ 대장암 : 1년

해설 (영 8조) 암검진사업 대상 암의 종류 · 검진주기 등
위암 : 2년, 간암 : 6개월, 대장암 : 1년, 유방암 : 2년, 자궁경부암 : 2년, 폐암 : 2년

[문 39] 암검진사업 대상자에서 자궁경부암의 연령 기준은?

① 20세 이상의 여성
② 30세 이상의 여성
③ 35세 이상의 여성
④ 40세 이상의 여성
⑤ 50세 이상의 여성

해설 (영 8조) 암검진사업 자경경부암 검진주기 : 2년, 연령기준 : 20세 이상의 여성

[문 40] 다음 중 암검진사업 대상 암의 종류별 검진 주기와 연령기준이 바르게 연결된 것은?

① 간암 - 1년 – 40세 이상의 남 · 여 중 간암 발생 고위험군
② 위암 - 2년 - 40세 이상의 남 · 여
③ 대장암 - 2년 - 40세 이상의 남 · 여
④ 폐암 - 3년 - 54세 이상 75세 이하의 남 · 여 중 폐암 발생 고위험군
⑤ 유방암 - 1년 - 30세 이상의 여성

해설 (영 8조) 암검진사업 대상 암의 종류 · 검진주기 등

암의 종류	검진주기	연령 기준 등
위암	2년	40세 이상의 남 · 여
간암	6개월	40세 이상의 남 · 여 중 간암 발생 고위험군
대장암	1년	50세 이상의 남 · 여
유방암	2년	40세 이상의 여성
자궁경부암	2년	20세 이상의 여성
폐암	2년	54세 이상 74세 이하의 남 · 여 중 폐암 발생 고위험군

[문 41] 암환자에 대한 통증관리, 완화의료, 간호 및 상담서비스 등을 위한 가정방문사업을 하는 사업은 무엇인가?

① 재가암환자 관리사업　② 암관리사업
③ 암등록관리사업　④ 암검진사업
⑤ 암정보사업

해설 (법 12조) 재가암환자 관리사업
1. 재가암환자에 대한 통증관리, 완화의료, 간호 및 상담서비스 등을 위한 가정방문사업
2. 재가암환자와 그 가족을 위한 교육프로그램의 개발 및 보급

[문 42] 재가암환자 관리사업에 대한 내용으로 옳지 않은 것은?

① 재가암환자에 대한 통증관리, 완화의료, 간호 및 상담서비스 등을 위한 가정방문사업
② 재가암환자와 그 친지를 위한 홍보자료 보급
③ 암생존자에 관한 자가관리 교육 및 2차 암검진 등 안내 사업
④ 영양관리, 운동 지도 등 건강증진사업
⑤ 불안·우울 상담 및 정서적 지지사업

해설 (법 12조) 재가암환자 관리사업
1. 재가암환자에 대한 통증관리, 완화의료, 간호 및 상담서비스 등을 위한 가정방문사업
2. 재가암환자와 그 가족을 위한 교육프로그램의 개발 및 보급

(규칙 5조) 재가암환자 관리사업의 내용
1. 암생존자에 대한 자가(自家) 관리 교육 및 2차 암검진 등 안내
2. 영양관리, 운동 지도 등 건강 증진
3. 불안·우울 상담 및 정서적 지지(支持)

[문 43] 다음 암환자의 의료비 지원사업의 범위에 포함되는 것은?

가. 의료비 지원사업 대상자에 대한 재산 및 소득에 관한 자료조사
나. 의료비 지원사업 대상자의 선정 및 통보
다. 의료비 지원사업 대상자 및 가족에 대한 의료비 지급
라. 의료비 지원사업에 관한 교육
마. 의료비 지원사업 정보시스템의 개발 및 관리

① 가, 나, 다　② 나, 다, 라　③ 나, 라, 마
④ 가, 나, 라, 마　⑤ 가, 나, 마

해설 (영 9조) 암환자의 의료비 지원사업의 범위
1. 의료비 지원사업 대상자에 대한 재산 및 소득에 관한 자료조사

2. 의료비 지원사업 대상자의 선정 및 통보
3. 의료비 지원사업 대상자에 대한 의료비 지급
4. 의료비 지원사업에 관한 홍보
5. 의료비 지원사업 정보시스템의 개발 및 관리

[문 44] 암생존자통합지지사업을 효율적으로 추진하기 위하여 국립암센터와 지역암센터를 중앙암생존자통합지지센터와 권역암생존자통합지지센터로 각각 지정할 수 있는 사람은 누구인가?

① 보건복지부장관 ② 국립암센터 원장 ③ 질병관리청장
④ 보건소장 ⑤ 시・도지사

해설 (법 12조의2) 보건복지부장관은 암생존자통합지지사업을 효율적으로 추진하기 위하여 국립암센터와 지역암센터를 중앙암생존자통합지지센터와 권역암생존자통합지지센터로 각각 지정할 수 있음

[문 45] 암생존자통합지지사업에 해당되지 않는 것은?

① 암생존자에 대한 교육
② 암생존자 관리 프로그램 개발
③ 암생존자 관리 프로그램 보급
④ 암생존자에 대한 상담
⑤ 암생존자에 대한 평가 및 모니터링

해설 (법 12조의2) 보건복지부장관은 암생존자(암환자 중 「호스피스・완화의료 및 임종과정에 있는 환자의 연명의료결정에 관한 법률」 제2조제3호에 따른 말기환자에 해당하지 아니하는 사람을 말함)의 건강증진과 사회복귀를 지원하기 위하여 다음 각 호의 지지(支持) 사업(이하 "암생존자통합지지사업")을 시행하여야 함
1. 암생존자의 건강관리와 학교복귀 및 직업복귀에 대한 상담・교육
2. 암생존자 관리 프로그램 개발 및 보급
3. 그 밖에 암생존자의 건강증진 및 사회복귀와 관련하여 보건복지부령으로 정하는 사업

[문 46] 중앙암생존자통합지지센터의 장은 매년 해당 연도의 사업운영실적 및 재정집행실적과 다음 연도의 사업계획 및 재정운용계획을 누구에게 제출해야 하는가?

① 보건복지부장관 ② 국립암센터 원장
③ 시・도지사 ④ 보건소장
⑤ 시장・군수・구청장

해설 (규칙 5조의5) 중앙암생존자통합지지센터 및 권역암생존자통합지지센터의 장은 매년 해당 연도의 사업운영실적 및 재정집행실적과 다음 연도의 사업계획 및 재정운용계획을 중앙암생존자통합

지지센터의 장은 보건복지부장관에게, 권역암생존자통합지지센터의 장은 관할 시·도지사를 거쳐 보건복지부장관에게 보고해야 함

[문 47] 암환자의 의료비 지원사업에 대한 설명으로 틀린 것은?

① 국가와 지방자치단체는 암환자의 암 종류별 경제적 부담능력 등을 고려하여 암 치료에 드는 비용을 예산 또는 국민건강증진기금에서 지원할 수 있다.

② 의료비 지원의 대상·기준 및 방법 등에 관하여 필요한 사항은 대통령령으로 정한다.

③ 의료비를 지원받으려는 사람은 보건복지부장관에게 지원 신청을 하여야 한다.

④ 의료비의 지원한도액, 지원기간 및 지급 절차 등 세부적인 사항은 보건복지부장관이 정하여 고시한다.

⑤ 의료비를 지원받을 수 있는 사람은 소득과 재산 등이 보건복지부장관이 매년 정하여 고시하는 기준 이하인 사람으로 한다.

해설 (법 13조) 암환자의 의료비 지원사업 등

② 의료비를 지원받으려는 암환자 또는 그를 대리하는 사람(이하 "암환자등")은 관할 보건소장에게 지원 신청을 하여야 함

[문 48] 소득과 재산 등이 기준 이하인 사람으로 암환자 의료비를 지원받을 수 있는 사람이 아닌 자는?

① 아동 암환자

② 건강보험가입자 중 암환자

③ 위암 환자

④ 의료급여수급자 중 암환자

⑤ 피부양자 중 암환자

해설 (영 10조) ① 의료비를 지원받을 수 있는 사람은 다음 각 호의 어느 하나에 해당하는 사람 중 소득과 재산 등이 보건복지부장관이 매년 정하여 고시하는 기준 이하인 사람(제1호의 경우에는 그 부양의무자 포함)으로 함

1. 「아동복지법」에 따른 아동 중 암환자. 다만, 의료비를 지원받는 아동이 18세가 된 경우에는 보건복지부장관이 정하여 고시하는 바에 따라 의료비 지원을 연장할 수 있음
2. 「국민건강보험법」 제5조에 따른 건강보험가입자 및 피부양자 중 암환자
3. 「의료급여법」에 따른 의료급여수급자 중 암환자

[문 49] 다음 중 암에 관한 사업을 하는 법인·기관·단체에 대하여 암등록통계사업에 필요한 자료의 제출이나 의견의 진술 등을 요구할 수 있는 자는?

① 국민건강보험공단 이사장

② 건강보험심사평가원 원장

③ 보건소장

④ 보건복지부장관

⑤ 의료기관 원장

해설 (법 14조) 보건복지부장관은 암환자를 진단・치료하는 의료인 또는 의료기관, 국민건강보험공단 및 건강보험심사평가원, 행정안전부, 통계청, 통계작성기관, 그 밖에 암에 관한 사업을 하는 법인・기관・단체에 대하여 보건복지부령으로 정하는 바에 따라 암등록통계사업에 필요한 자료의 제출이나 의견의 진술 등을 요구할 수 있음

[문 50] 보건복지부장관이 개인정보의 안정성 확보를 위하여 조치하지 않아도 되는 것은?

① 개인정보의 안전한 처리를 위한 관리 과정의 평가

② 개인정보에 대한 접근 통제 및 접근 권한 제한 조치

③ 개인정보에 대한 보안프로그램의 설치 및 갱신

④ 개인정보를 안전하게 저장・전송할 수 있는 암호화 기술 적용

⑤ 개인정보의 안전한 보관을 위한 잠금장치 설치 등 물리적 조치

해설 **(규칙 6조의2) 암등록통계사업 관련 개인정보 안정성 확보 조치**

1. 개인정보의 안전한 처리를 위한 관리계획 수립・시행
2. 개인정보에 대한 접근 통제 및 접근 권한 제한 조치
3. 개인정보에 대한 보안프로그램의 설치 및 갱신
4. 개인정보를 안전하게 저장・전송할 수 있는 암호화 기술 적용 또는 이에 상응하는 조치
5. 개인정보 침해사고 대응을 위한 접속기록의 보관 및 위조・변조 방지를 위한 조치
6. 개인정보의 안전한 보관을 위한 잠금장치 설치 등 물리적 조치

[문 51] 암정보사업의 내용에 포함되지 않는 것은?

① 암에 관한 각종 정보 수집

② 암정보에 대한 지원 및 규제

③ 국민에 대한 암 정보 제공 및 상담

④ 암에 관한 교육자료 개발 및 교육・홍보

⑤ 암에 관한 각종 정보 생산

해설 **(법 15조) 암정보사업**

1. 암에 관한 각종 정보의 생산, 수집 및 관리
2. 국민에 대한 암 정보 제공 및 상담
3. 암에 관한 교육자료 개발 및 교육・홍보
4. 그 밖에 암정보사업의 수행을 위하여 보건복지부장관이 필요하다고 인정하는 업무

[문 52] 역학조사에 관한 설명으로 옳은 것은?

① 질병관리청장은 암 발생의 원인 규명 등을 위하여 필요하다고 인정하면 역학조사를 할 수 있다.

② 보건복지부에 중앙역학조사반을 두고, 시·도에 지역역학조사반을 둔다.

③ 중앙역학조사반은 20명 이내의 반원으로 구성, 지역역학조사반은 10명 이내의 반원으로 구성한다.

④ 역학조사반의 반원은 중앙역학조사반의 경우 보건복지부장관이, 지역역학조사반의 경우 보건소장이 임명하거나 위촉한다.

⑤ 역학조사의 시기·방법 및 내용 등에 관하여 필요한 사항은 보건복지부령으로 정한다.

해설 (법 16조) 역학조사

① 질병관리청장 또는 시·도지사는 암 발생의 원인 규명 등을 위하여 필요하다고 인정하면 역학조사를 할 수 있음

② 질병관리청장 또는 시·도지사는 역학조사를 수행하기 위하여 역학조사반을 각각 설치하여야 함

③ 질병관리청장 또는 시·도지사는 제1항에 따른 역학조사를 효율적으로 시행하기 위하여 관계 행정기관의 장, 대통령령으로 정하는 기관·단체 등의 장에게 역학조사에 필요한 자료의 제출을 요청할 수 있음

④ 누구든지 질병관리청장 또는 시·도지사가 실시하는 역학조사에서 다음 각 호의 행위를 하여서는 아니 됨

1. 정당한 사유 없이 역학조사를 거부·방해 또는 회피하는 행위
2. 거짓으로 진술하거나 거짓 자료를 제출하는 행위
3. 고의적으로 사실을 누락·은폐하는 행위

⑤ 제1항에 따른 역학조사의 내용·시기 및 방법과 제2항에 따른 역학조사반의 구성·임무 등에 관하여 필요한 사항은 대통령령으로 정함

(영 11조) 역학조사반의 구성·운영 및 임무

① 역학조사를 하기 위하여 질병관리청에 중앙역학조사반을 두고, 특별시·광역시·특별자치시·도·특별자치도(이하 "시·도")에 지역역학조사반을 둠

② 중앙역학조사반은 30명 이내의 반원으로 구성하고, 지역역학조사반은 20명 이내의 반원으로 구성

③ 중앙역학조사반 및 지역역학조사반(이하 "역학조사반")의 반원은 중앙역학조사반의 경우 질병관리청장이, 지역역학조사반의 경우 시·도지사가 임명하거나 위촉

[문 53] 역학조사반으로 임명하거나 위촉 가능한 자격은?

가. 암관리사업 또는 역학조사 업무를 담당하는 6급 공무원
나. 환경 및 직업성 질환 관련 전문가
다. 영양학 분야의 전문가
라. 보건통계 분야의 전문가

① 가, 나　　② 나, 다　　③ 다, 라
④ 가, 나, 다　　⑤ 나, 다, 라

해설 (영 11조) 중앙역학조사반 및 지역역학조사반(이하 "역학조사반")의 반원은 중앙역학조사반의 경우 질병관리청장이, 지역역학조사반의 경우 시·도지사가 다음 각 호의 어느 하나에 해당하는 사람 중에서 임명하거나 위촉

1. 암관리사업 또는 역학조사 업무를 담당하는 4급 또는 5급 공무원
2. 역학조사 분야의 전문가
3. 암에 관한 의학적 전문지식이 있는 사람
4. 환경 및 직업성 질환 관련 전문가
5. 영양학 분야의 전문가
6. 보건통계 분야의 전문가
7. 그 밖에 의학 또는 과학 분야의 전문가

[문 54] 역학조사반의 임무에 해당되지 않는 것은?

① 역학조사 계획의 수립
② 역학조사 실시 기준 및 방법의 개발
③ 역학조사 결과에 따른 전산처리 및 관리
④ 역학조사 능력 개발을 위한 교육·훈련
⑤ 암의 발병 사례 수집·분석 및 제공

해설 (영 11조) 역학조사반의 임무

1. 역학조사 계획의 수립
2. 역학조사 실시 기준 및 방법의 개발
3. 역학조사의 시행 및 평가
4. 역학조사 능력 개발을 위한 교육·훈련
5. 암의 발병 사례 수집·분석 및 제공
6. 암 발생 위험 요인의 위험도 평가

[문 55] 다음 중 지역역학조사반이 역학조사를 하는 경우는 무엇인가?

① 관할 지역에서 암을 발생시킬 수 있는 특정위험물질 등으로 인한 암 발생률의 증가가 우려되는 경우
② 둘 이상의 시·도에서 역학조사가 동시에 필요한 경우
③ 시·도지사의 역학조사가 불충분한 경우
④ 특정 지역의 암 발생과 사망이 증가하여 전국적인 조사가 긴급히 필요한 경우
⑤ 시·도지사의 인력·장비의 부족으로 역학조사가 곤란한 경우

해설 (영 12조) 역학조사의 시기·방법 및 내용 등

2. 지역역학조사반이 역학조사를 하는 경우
   가. 암등록통계 및 「통계법」에 따른 사망원인 통계, 그 밖의 의학적인 전문자료에 근거하여 관할 지역의 암 발생률 및 그에 따른 사망률이 증가할 우려가 있거나 관할 지역의 암 발생률 및 그에 따른 사망률이 다른 지역에 비하여 높은 경우
   나. 관할 지역에서 암을 발생시킬 수 있는 특정 위험물질 및 위험 요인으로 인한 암 발생률의 증가가 우려되는 경우
   다. 그 밖에 관할 지역의 암 관리에 필요한 연구를 지원하기 위하여 시・도지사가 필요하다고 인정하는 경우

[문 56] 역학조사를 할 때 조사하여야 할 내용이 아닌 것은 무엇인가?

① 암환자의 발생 일시・장소

② 암환자의 경제상태

③ 암환자의 성별, 연령 및 증상

④ 특정위험물질등에의 노출 여부 및 노출 경로

⑤ 연령별 암 발생 현황

해설 (영 12조) 역학조사 시 조사 내용

1. 암환자의 발생 일시・장소, 성별, 연령 및 증상
2. 특정위험물질등에의 노출 여부 및 노출 경로
3. 연령별 암 발생 현황
4. 그 밖에 조사 대상의 인구학적・경제학적・사회학적 특성에 관한 사항

[문 57] 다음 중 중앙암등록본부에서 수행하는 업무는 무엇인가?

가. 해당 지역의 암등록통계사업과 관련한 홍보사업
나. 암 발생률 및 생존율 등 암 통계 산출을 위한 자료의 수집・분석・관리
다. 암등록통계사업과 관련한 교육훈련・국제협력
라. 지역별 암 등록자료 수집・분석 및 지역암등록본부 지원

① 가, 나　　② 가, 나, 다　　③ 나, 다

④ 나, 다, 라　　⑤ 가, 다, 라

해설 (법 17조)

① 중앙암등록본부 수행 업무

1. 암 발생률 및 생존율 등 암 통계 산출을 위한 자료의 수집・분석・관리
2. 암등록통계사업과 관련한 조사・연구
3. 암등록통계사업과 관련한 교육훈련・국제협력
4. 지역별 암 등록자료 수집・분석 및 지역암등록본부 지원
5. 그 밖에 암등록통계사업과 관련하여 보건복지부장관이 필요하다고 인정하는 사업

[문 58] 중앙암등록본부 및 지역암등록본부의 지정 취소 사유에 해당하지 않는 경우는?

① 암등록통계 산출을 위한 조사를 하지 않는 경우

② 조사자료를 제출하지 않는 경우

③ 암등록에 관한 연차별 시행계획을 세우지 않은 경우

④ 암등록통계자료를 목적에 부합되지 않는 용도로 활용한 경우

⑤ 지정받은 지역이 아닌 다른 지역으로 기관을 이전하는 경우

해설 (법 17조) 중앙암등록본부 및 지역암등록본부의 지정 취소 사유
1. 중앙암등록본부 및 지역암등록본부의 업무를 수행하지 아니하거나 지도·감독을 따르지 아니한 경우
2. 지정 기준에 미달한 경우

(영 13조) 대통령령으로 정하는 지정 취소 사유
1. 암등록통계 산출을 위한 조사를 하지 않거나 조사자료를 제출하지 않은 경우
2. 암등록통계자료를 법 제14조제1항에 따른 목적에 부합되지 않는 용도로 활용한 경우
3. 지정받은 지역이 아닌 다른 지역으로 기관을 이전하는 경우

[문 59] 다음 중앙암등록본부 및 지역암등록본부의 지정 등에 대한 내용으로 (　　)안에 알맞은 것은?

> 보건복지부장관은 국립암센터 또는 보건복지부령으로 정하는 시설·인력·장비 등의 기준을 충족하는 암 전문 연구기관 중 (　　) 기관을 중앙암등록본부로 지정할 수 있다.

① 1개　　② 2개　　③ 3개

④ 4개　　⑤ 5개

해설 (법 17조) ① 보건복지부장관은 다음 각 호의 업무를 수행하기 위하여 국립암센터 또는 보건복지부령으로 정하는 시설·인력·장비 등의 기준을 충족하는 암 전문 연구기관 중 1개 기관을 중앙암등록본부로 지정할 수 있음

[문 60] 중앙암등록본부 및 지역암등록본부의 지도·감독에 관한 내용으로 알맞은 것은?

① 중앙암등록본부의 장은 매년 암등록통계사업계획을 수립하여야 한다.

② 중앙암등록본부의 장은 암등록통계자료의 기재사항을 지역암등록본부 및 보건소장에게 통보하여야 한다.

③ 중앙암등록본부의 장은 전년도의 암등록통계사업 결과를 종합·분석하여 보건복지부차관에게 보고한 후 매년 공표하여야 한다.

④ 지역암등록본부의 장이 암등록통계사업 결과를 공표하려는 경우에는 보건복지부장관과 미리 협의하여야 한다.

⑤ 지역암등록본부의 장은 암등록통계사업과 관련하여 필요하면 보건소장에게 관련 업무의 처리상황을 보고하게 할 수 있다.

해설 (법 18조) 중앙암등록본부 및 지역암등록본부의 지도・감독
① 중앙암등록본부의 장은 매년 암등록통계사업계획을 수립하여 암등록통계자료의 기재사항 및 기준 등을 지역암등록본부 및 암환자를 진단・치료하는 의료인 또는 의료기관의 장에게 통보하여야 함
② 중앙암등록본부의 장은 전년도의 암등록통계사업 결과를 종합・분석하여 그 다음 연도 2월 말일까지 보건복지부장관에게 보고한 후 매년 공표하여야 함
③ 지역암등록본부의 장이 암등록통계사업 결과를 공표하려는 경우에는 중앙암등록본부의 장과 미리 협의하여야 함
④ 보건복지부장관은 암등록통계사업과 관련하여 필요하면 중앙암등록본부의 장 및 지역암등록본부의 장에게 관련 업무의 처리상황을 보고하게 할 수 있음

[문 61] 다음은 중앙암등록본부 및 지역암등록본부의 지도・감독에 관한 내용이다. ( )안에 들어갈 말로 알맞은 것은?

> 중앙암등록본부의 장은 전년도의 암등록통계사업 결과를 종합・분석하여 그 다음 연도 (   ) 말일까지 보건복지부장관에게 보고한 후 매년 공표하여야 한다.

① 1월　② 2월　③ 3월　④ 6월　⑤ 12월

해설 (법 18조) 중앙암등록본부의 장은 전년도의 암등록통계사업 결과를 종합・분석하여 그 다음 연도 2월 말일까지 보건복지부장관에게 보고한 후 매년 공표하여야 함

[문 62] 국가암데이터센터로 지정하여 수행하게 할 수 있는 업무가 아닌 것은?

① 암데이터사업을 위한 조사 및 기획
② 암데이터사업을 위한 자료 수집
③ 암데이터사업의 수행을 위하여 처리하는 정보의 안전성 확보 조치
④ 암데이터사업을 위한 시설, 장비 구축 및 운영
⑤ 암데이터사업을 위한 지도 및 관리 등에 관한 업무

해설 (법 18조의2) ① 보건복지부장관은 암데이터사업의 효율적인 수행을 위하여 국립암센터 또는 보건복지부령으로 정하는 시설・인력・장비 등의 기준을 충족하는 기관 중 1개 기관을 국가암데이터센터로 지정하여 다음 각 호의 업무를 수행하게 할 수 있음
1. 암데이터사업을 위한 시설, 장비, 조직의 구축 및 운영
2. 암데이터사업을 위한 조사 및 기획
3. 암데이터사업을 위한 자료의 수집, 결합, 분석 및 제공
4. 암데이터사업의 수행을 위한 세부 지침과 절차의 마련

5. 암데이터사업의 수행을 위하여 처리하는 정보의 안전성 확보 조치
6. 그 밖에 암데이터사업과 관련하여 보건복지부장관이 필요하다고 인정하는 업무

[문 63] 지역암센터를 지정할 수 있는 의료기관은 무엇인가?

① 의원 ② 병원 ③ 한방병원
④ 요양병원 ⑤ 종합병원

해설 (법 19조) 보건복지부장관은 「의료법」에 따른 종합병원 중 보건복지부령으로 정하는 기준을 충족하는 종합병원을 시·도별 지역암센터로 지정할 수 있음

[문 64] 다음 중 지역암센터에서 수행하고 있는 사업이 아닌 것은?

① 암의 발생·예방·진단·치료 및 관리 등에 관한 연구
② 의료인의 지도·감독
③ 암환자의 진료 및 재활
④ 종합계획 관련 사업 수행
⑤ 암 진료와 암관리사업의 질 향상

해설 (법 19조) 지역암센터의 사업

1. 암의 발생·예방·진단·치료 및 관리 등에 관한 조사·연구
2. 암검진, 암환자의 진료 및 재활 등의 의료서비스 제공
3. 암의 예방과 관리에 관한 홍보 및 교육·훈련
4. 종합계획 관련 사업 수행
5. 그 밖에 암관리에 필요한 사업으로서 보건복지부령으로 정하는 사업

(규칙 11조) 보건복지부령으로 정하는 지역암센터의 사업

1. 세부집행계획의 수립과 수행 지원
2. 암 진료와 암관리사업의 질 향상
3. 지역사회의 암생존자 관리
4. 지역사회의 암 관련 진료자원 및 관리자원의 연계
5. 그 밖에 보건복지부장관이 암관리를 위하여 필요하다고 인정하는 사업

[문 65] 시·도별 지역암센터로 지정할 수 있는 기관의 요건이 아닌 것은?

① 소관 사업을 전문적으로 수행할 수 있는 전담부서를 갖출 것
② 소관 사업 수행에 필요한 독립된 사무실을 갖출 것
③ 소관 사업을 전문적으로 수행할 수 있는 전담인력을 갖출 것
④ 소관 사업 수행에 필요한 공용 교육실을 갖출 것
⑤ 해당 병원의 암환자 진료 실적, 암 관리능력, 암 연구에 필요한 시설·장비 및 전문인력이 우수할 것

해설 (규칙 10조) 지역암센터의 지정 기준 : 다음 각 호의 요건을 모두 갖춘 종합병원

1. 해당 병원의 암환자 진료 실적, 암 관리능력, 암 연구에 필요한 시설·장비 및 전문 인력이 우수할 것
2. 소관 사업을 전문적으로 수행할 수 있는 전담부서와 전담인력을 갖출 것
3. 소관 사업 수행에 필요한 독립된 사무실 및 교육실 등을 갖출 것

[문 66] 지역암센터의 지정 절차에 대한 설명으로 (　　)안에 들어갈 말로 알맞은 것은?

> 1. 지역암센터로 지정받으려는 종합병원은 지정신청서에 서류를 첨부하여 관할 (㉠)를(을) 거쳐 (㉡)에게 신청하여야 한다.
> 2. 신청서를 받은 (㉠)는(은) 신청서에 지역암센터 지정에 대한 의견서를 첨부하여 (㉡)에게 제출하여야 한다.
> 3. 신청서를 받은 (㉡)은(는) 요건을 갖춘 종합병원을 지역암센터로 지정하고 (㉠)에게 통보하여야 한다.

① ㉠ : 시장·군수·구청장　㉡ : 보건복지부장관
② ㉠ : 시장·군수·구청장　㉡ : 시·도지사
③ ㉠ : 보건소장　㉡ : 시장·군수·구청장
④ ㉠ : 시·도지사　㉡ : 보건복지부장관
⑤ ㉠ : 보건소장　㉡ : 시·도지사

해설 (규칙 12조) 지역암센터의 지정 절차

① 지역암센터로 지정받으려는 종합병원은 지정신청서에 서류를 첨부하여 관할 시·도지사를 거쳐 보건복지부장관에게 신청하여야 함
② 신청서를 받은 시·도지사는 신청서에 지역암센터 지정에 대한 의견서를 첨부하여 보건복지부장관에게 제출하여야 함
③ 신청서를 받은 보건복지부장관은 요건을 갖춘 종합병원을 지역암센터로 지정하고 지역암센터 지정서를 발급한 후, 관할 시·도지사에게 그 사실을 통보하여야 함

[문 67] 다음 중 국립암센터에 대한 설명으로 틀린 것은?

① 국립암센터는 법인으로 한다.
② 암에 관한 전문적인 연구와 암환자의 진료 등을 위하여 설립·운영한다.
③ 국립암센터는 주된 사무소의 소재지에서 설립등기를 함으로써 성립한다.
④ 국립암센터는 매년 연간 시행계획과 지침을 수립하여 보건복지부장관의 승인을 받아야 한다.
⑤ 암연구사업 지정과제는 국립암센터 원장이 필요하다고 인정하여 발굴·기획한다.

해설 (법 27조) 국립암센터 설립 등

① 암에 관한 전문적인 연구와 암환자의 진료 등을 위하여 국립암센터를 설립·운영
② 국립암센터는 법인으로 함
③ 국립암센터는 주된 사무소의 소재지에서 설립등기를 함으로써 성립함

(규칙 3조) 암연구사업의 수행 절차 등

① 국립암센터는 업무를 수행하기 위하여 매년 연간 시행계획과 지침을 수립하여 보건복지부장관의 승인을 받아야 함
② 암연구사업 과제는 다음 각 호의 구분에 따름
  1. 공모과제 : 공모에 의해 심의·선정된 과제
  2. 지정과제 : 보건복지부장관이 필요하다고 인정하여 발굴·기획하고, 주관 연구기관과 주관 연구책임자를 지정하는 과제

[문 68] 국립암센터의 설립등기 사항이 아닌 것은?

① 목적 ② 명칭
③ 주된 사무소 및 부속기관 ④ 홍보 방법
⑤ 임원의 성명 및 주소

해설 (법 27조) **설립등기 사항**: 목적, 명칭, 주된 사무소 및 부속기관, 임원의 성명 및 주소, 공고의 방법

[문 69] 국립암센터의 정관에 기재하여야 하는 사항이 아닌 것은?

① 목적
② 명칭
③ 사업 및 재정에 관한 사항
④ 이사회에 관한 사항
⑤ 정보시스템의 개발 및 관리에 관한 사항

해설 (법 28조) 국립암센터의 정관에 기재하여야 할 사항

1. 목적
2. 명칭
3. 주된 사무소 및 부속기관의 소재지
4. 사업 및 재정에 관한 사항
5. 이사회에 관한 사항
6. 기구와 직원의 정원에 관한 사항
7. 정관의 변경에 관한 사항
8. 해산에 관한 사항
9. 공고의 방법에 관한 사항
10. 인력 및 기술의 지원에 관한 협약 체결에 관한 사항

[문 70] 국립암센터 정관을 변경하려는 경우 누구에게 인가를 받아야 하는가?

① 보건복지부장관 ② 시・도지사
③ 시장・군수・구청장 ④ 국립암센터 원장
⑤ 보건소장

해설 (법 28조) 국립암센터는 정관을 변경하려는 경우에는 보건복지부장관의 인가를 받아야 함

[문 71] 국립암센터의 부속기관으로 틀리게 나열된 것은?

① 연구소, 국가암관리사업본부 ② 부속병원, 연구소
③ 연구소, 지역암관리사업본부 ④ 대학원대학, 부속병원
⑤ 국가암관리사업본부, 부속병원

해설 (법 29조) 부속기관의 설치
① 국립암센터에 연구소, 부속병원, 국가암관리사업본부 및 그 밖에 필요한 기구를 둠
② 국립암센터는 교육부장관의 인가를 받아 「고등교육법」에 따른 대학원대학을 설치할 수 있음

[문 72] 국립암센터의 원장은 대학원대학을 설치한 경우 대학원대학규칙을 정하여 누구에게 보고하여야 하는가?

① 교육부장관 ② 시・도지사 ③ 시장・군수・구청장
④ 보건복지부장관 ⑤ 대통령

해설 (영 15조) ① 국립암센터의 원장은 대학원대학을 설치한 경우에는 대학원대학규칙을 정하여 보건복지부장관에게 보고하여야 함

[문 73] 대학원대학을 설치한 경우 대학원대학규칙을 정하여 보건복지부장관에게 보고하여야 하는 사람은 누구인가?

① 국립암센터의 원장 ② 대통령 ③ 교육부장관
④ 보건복지부차관 ⑤ 시・도지사

해설 (영 15조) ① 국립암센터의 원장은 대학원대학을 설치한 경우에는 대학원대학규칙을 정하여 보건복지부장관에게 보고하여야 함

[문 74] 대학원대학규칙에 포함되는 사항이 아닌 것은 무엇인가?

① 자산 및 회계에 관한 사항
② 연구사업 과제 선정에 관한 사항
③ 교직원의 자격에 관한 사항

④ 학생의 정원 · 선발 및 입학에 관한 사항

⑤ 대학원대학의 직제 · 조직에 관한 사항

해설 (영 15조) 대학원대학 설치에 포함되는 사항

1. 목적
2. 명칭
3. 자산 및 회계에 관한 사항
4. 교직원의 자격 및 임면(任免)에 관한 사항
5. 학생의 정원 · 선발 및 입학에 관한 사항
6. 교육과정에 관한 사항
7. 대학원대학의 직제 · 조직에 관한 사항
8. 공고에 관한 사항과 그 방법
9. 그 밖에 대학원대학의 운영에 관한 중요 사항

[문 75] 국립암센터에서 수행하고 있는 사업이 아닌 것은?

① 암환자 및 가족 상담서비스 업무

② 암의 발생 · 예방 · 진단 · 치료 · 관리 및 암관리 정책 등에 관한 연구

③ 암환자의 진료

④ 암 통합 데이터 구축

⑤ 암과 관련된 정보 · 통계의 수집 · 분석 및 제공

해설 (법 30조) 국립암센터 사업

1. 암의 발생 · 예방 · 진단 · 치료 · 관리 및 암관리 정책 등에 관한 연구
2. 암환자의 진료
3. 제12조에 따른 재가암환자 관리사업에 관련된 교육 · 훈련 및 지원 업무
4. 암의 예방 및 관리에 관한 교육 및 홍보
5. 암과 관련된 정보 · 통계의 수집 · 분석 및 제공
6. 암과 관련된 국내외 협력
7. 암의 예방 · 진단 및 치료 등에 관한 신기술의 개발 및 보급
8. 제29조제2항에 따라 설치된 대학원대학을 통한 국내외 암전문인력 양성 및 훈련
9. 암 통합 데이터 구축
10. 제50조제2항에 따라 암에 관한 각종 사업을 위탁받은 경우 그 사업
11. 제1호부터 제10호까지의 사업에 부대되는 사업

[문 76] 국립암센터의 임원에 대한 설명으로 맞는 것은?

① 이사장 · 원장을 포함한 10명 이내의 이사와 감사 1명을 둔다.

② 이사장, 이사 및 감사는 이사회에서 선임하되, 보건복지부차관의 승인을 받아야 한다.

③ 원장을 제외한 임원은 상근으로 한다.

④ 이사장 및 이사의 임기는 1년으로 하되, 1차에 한하여 연임할 수 있다.

⑤ 임원이 임기 중 결원이 된 경우 당연직 이사를 제외한 후임 임원의 임기는 전임자 임기의 남은 기간으로 한다.

해설 (법 31조) 임원
① 국립암센터에 임원으로 이사장·원장을 포함한 9명 이내의 이사와 감사 1명을 둠
② 이사장, 이사(대통령령으로 정하는 5명 이내의 당연직 이사는 제외) 및 감사는 이사회에서 선임하되, 보건복지부장관의 승인을 받아야 함
③ 원장을 제외한 임원은 비상근으로 함
④ 이사장 및 이사의 임기는 3년으로 하되, 1차에 한하여 연임할 수 있음
⑤ 감사의 임기는 2년으로 하되, 1차에 한하여 연임할 수 있음
⑥ 임원이 임기 중 결원이 된 경우 당연직 이사를 제외한 후임 임원의 임기는 전임자 임기의 남은 기간으로 함
⑦ 감사는 국립암센터의 업무 및 회계를 감사함

[문 77] 국립암센터에 임원으로 당연직 이사가 아닌 사람은?

① 기획재정부 제2차관
② 교육부차관
③ 국립암센터 부원장
④ 행정안전부차관
⑤ 보건복지부차관

해설 (영 16조) 당연직 이사 : 기획재정부 제2차관, 교육부차관, 행정안전부차관, 보건복지부차관 및 원장

[문 78] 국립암센터의 감사 임기는 몇 년인가?

① 1년
② 2년
③ 3년
④ 4년
⑤ 5년

해설 (법 31조) 감사의 임기는 2년으로 하되, 1차에 한하여 연임할 수 있음

[문 79] 국립암센터 이사회에서 심의·의결하는 사항이 아닌 것은?

① 예산 및 결산
② 이사장, 이사 및 감사의 선임
③ 원장 추천
④ 암관리사업의 시행계획에 관한 사항
⑤ 기부금의 관리·운용 및 사용

해설 (법 32조) ① 국립암센터에 다음 각 호의 사항을 심의·의결하기 위하여 이사회를 둠
1. 예산 및 결산
2. 이사장, 이사 및 감사의 선임
3. 원장 추천
4. 정관의 변경
5. 기부금의 관리·운용 및 사용
6. 그 밖에 이사회가 특히 필요하다고 인정하는 사항

[문 80] 다음 중 국립암센터 이사회에 대한 설명으로 틀린 것은?

① 이사회는 이사장 및 원장을 포함한 이사로 구성한다.

② 이사장은 이사회를 소집하고, 그 의장이 된다.

③ 이사장은 원장을 겸할 수 있다.

④ 감사는 이사회에 출석하여 발언할 수 있다.

⑤ 정관의 변경을 심의·의결하기 위하여 이사회를 둔다.

해설 (법 32조) 이사회

① 국립암센터에 다음 각 호의 사항을 심의·의결하기 위하여 이사회를 둠

1. 예산 및 결산
2. 이사장, 이사 및 감사의 선임
3. 원장 추천
4. 정관의 변경
5. 기부금의 관리·운용 및 사용
6. 그 밖에 이사회가 특히 필요하다고 인정하는 사항

② 이사회는 이사장 및 원장을 포함한 이사로 구성

③ 이사장은 이사회를 소집하고, 그 의장이 됨

④ 이사장은 원장을 겸할 수 없음

⑤ 감사는 이사회에 출석하여 발언할 수 있음

[문 81] 국립암센터의 원장에 대한 내용으로 틀린 것은?

① 국립암센터에 원장 1명을 둔다.

② 원장은 국립암센터 업무를 총괄하고 소속 직원을 지휘·감독한다.

③ 원장은 이사회의 추천을 받아 보건복지부장관이 임명한다.

④ 원장의 임기는 연임할 수 없다.

⑤ 원장이 부득이한 사유로 직무를 수행할 수 없을 때에는 정관으로 정하는 사람이 그 직무를 대행한다.

해설 (법 33조) 원장

① 국립암센터에 원장 1명을 둠

② 원장은 국립암센터를 대표하며, 국립암센터의 업무를 총괄하고 소속 직원을 지휘·감독함

③ 원장은 이사회의 추천을 받아 보건복지부장관이 임명

④ 원장의 임기는 3년으로 하되, 1차에 한하여 연임할 수 있음

⑤ 원장이 부득이한 사유로 직무를 수행할 수 없을 때에는 정관으로 정하는 사람이 그 직무를 대행

[문 82] 국립암센터의 원장 임기는 몇 년으로 하는가?

① 1년 ② 2년 ③ 3년

④ 4년 ⑤ 5년

해설 (법 33조) 국립암센터 원장의 임기는 3년으로 하되, 1차에 한하여 연임할 수 있음

[문 83] 연구소장 및 국가암관리사업본부장을 임면(任免)하는 자는 누구인가?

① 보건복지부차관 ② 대통령
③ 시·도지사 ④ 시장·군수·구청장
⑤ 국립암센터의 원장

해설 (법 34조) 연구소장 및 국가암관리사업본부장은 보건복지부장관의 승인을 받아 국립암센터의 원장이 임면(任免)한다.

[문 84] 국립암센터는 교육부장관의 인가를 받아 대학원대학을 설치한 경우 총장은 누구로 하는가?

① 국립암센터 원장 ② 국립암센터 부원장
③ 보건복지부장관 ④ 보건복지부장관이 임명한 사람
⑤ 국립암센터 이사장

해설 (법 34조) 대학원대학의 총장은 국립암센터의 원장으로 함

[문 85] 국립암센터 연구소 및 부속병원의 연구를 겸하는 교육공무원의 경우 겸직에 필요한 사항은 무엇으로 정하는가?

① 조례 ② 규칙 ③ 보건복지부령
④ 대통령령 ⑤ 조약

해설 (법 35조) 교육공무원이 업무를 겸하는 경우 그 직무, 보수 및 그 밖에 겸직에 필요한 사항은 대통령령으로 정함

[문 86] 국립암센터의 사업 및 운영에 드는 경비를 출연 또는 보조할 경우 재원은 무엇인가?

① 국민건강보험 보험료 ② 예산 또는 국민건강증진기금 ③ 암연구소 예산
④ 보건복지부 예산 ⑤ 예산 또는 국민건강보험 보험료

해설 (법 37조) 정부는 국립암센터의 사업 및 운영에 드는 경비를 예산 또는 국민건강증진기금에서 출연 또는 보조할 수 있음

[문 87] 국립암센터는 출연금예산요구서를 언제까지 보건복지부장관에게 제출하여야 하는가?

① 1월 30일 ② 3월 30일 ③ 4월 30일
④ 7월 30일 ⑤ 12월 30일

해설 (법 37조) 국립암센터는 매 사업연도의 4월 30일까지 다음 연도의 출연금예산요구서를 대통령령으로 정하는 바에 따라 보건복지부장관에게 제출하여야 함

[문 88] 국립암센터의 설립・운영을 위하여 필요하다고 인정하는 때 국유재산의 무상 사용허가기간 또는 무상 대부기간은?

① 1년 ② 2년 ③ 3년
④ 5년 ⑤ 10년

해설 (영 21조) 국유재산의 무상 사용허가기간 또는 무상 대부기간은 5년으로 하며, 그 기간은 갱신할 수 있음

[문 89] 국립암센터의 사업연도는?

① 2년 ② 3년 ③ 4년
④ 5년 ⑤ 정부의 회계연도

해설 (법 39조) 국립암센터의 사업연도는 정부의 회계연도에 따름

[문 90] 국립암센터는 매 사업연도 개시 전까지 사업계획서 및 예산서를 작성・제출하여 누구의 승인을 받아야 하는가?

① 국립암센터의 원장 ② 보건복지부장관 ③ 대통령
④ 시・도지사 ⑤ 시장・군수・구청장

해설 (법 40조) 국립암센터는 대통령령으로 정하는 바에 따라 매 사업연도 개시 전까지 사업계획서 및 예산서를 작성・제출하여 보건복지부장관의 승인을 받아야 함

[문 91] 국립암센터는 매 사업연도의 결산서를 작성하여 공인회계사의 회계감사를 받아 다음 연도 언제까지 보건복지부장관에게 제출하여야 하는가?

① 1월 말일 ② 2월 말일 ③ 3월 말일
④ 6월 말일 ⑤ 12월 말일

해설 (법 41조) 국립암센터는 대통령령으로 정하는 바에 따라 매 사업연도의 결산서를 작성하여 공인회계사의 회계감사를 받아 다음 연도 2월 말일까지 보건복지부장관에게 제출하여야 함

[문 92] 국립암센터는 사업을 하기 위하여 필요하다고 인정하는 경우 대학, 연구기관 및 의료기관과 인력 및 기술의 지원에 관한 협약은 누가 체결할 수 있는가?

① 국립암센터의 원장 ② 보건복지부장관 ③ 보건복지부차관

④ 시 · 도지사　　　　⑤ 시장 · 군수 · 구청장

해설 (법 42조) 국립암센터의 원장은 사업을 하기 위하여 필요하다고 인정하는 경우에는 대학, 연구기관 및 의료기관과 인력 및 기술의 지원에 관한 협약을 체결할 수 있음

[문 93] 국가와 지방자치단체가 비용의 전부 또는 일부를 지원할 수 없는 경우는?

① 지역암센터가 사업을 하기 위하여 필요한 시설 · 인력 및 장비 등을 확충하는 데 드는 비용

② 중앙암등록본부 및 지역암등록본부의 암등록통계사업에 드는 비용과 의료기관의 암등록통계자료 제출에 드는 비용

③ 암관리종합계획의 수립 및 평가에 드는 비용

④ 암검진사업의 시행 및 지원에 드는 비용

⑤ 장기이식등록기관이 시행하는 골수기증희망자 등록사업에 드는 비용

해설 (법 46조) 국가와 지방자치단체는 다음 각 호의 어느 하나에 해당하는 비용의 전부 또는 일부를 지원할 수 있음

1. 지역암센터가 제19조제2항의 사업을 하기 위하여 필요한 시설 · 인력 및 장비 등을 확충하는 데 드는 비용
2. 중앙암등록본부 및 지역암등록본부의 암등록통계사업에 드는 비용과 의료기관의 암등록통계자료 제출에 드는 비용
3. 암검진사업의 시행 및 지원에 드는 비용
4. 암예방사업에 드는 비용
5. 재가암환자 관리사업에 드는 비용
6. 암데이터사업에 드는 비용
7. 암생존자통합지지사업에 드는 비용
8. 제50조제2항에 따라 위탁받은 암관리사업을 하는 법인 · 단체의 암에 관한 교육 및 홍보사업에 드는 비용
9. 「장기등 이식에 관한 법률」 제13조에 따른 장기이식등록기관이 시행하는 골수기증희망자 등록사업에 드는 비용
10. 소아청소년암 진료체계 구축에 드는 비용

[문 94] 국립암센터의 업무를 지도 · 감독하며, 업무 · 회계 등에 관하여 필요한 사항을 보고하게 하거나 필요한 서류의 제출을 명할 수 있는 자는?

① 보건복지부장관　　② 국립암센터의 원장　　③ 질병관리청장

④ 시 · 도지사　　⑤ 시장 · 군수 · 구청장

해설 (법 47조) 보건복지부장관은 국립암센터의 업무를 지도 · 감독하며, 업무 · 회계 등에 관하여 필요한 사항을 보고하게 하거나 필요한 서류의 제출을 명할 수 있음

[문 95] 암관리법에 따른 보건복지부장관의 권한 일부를 대통령령으로 정하는 바에 따라 위임할 수 없는 자는?

① 국립암센터의 원장 ② 시장 ③ 군수
④ 구청장 ⑤ 도지사

해설 (법 50조) 보건복지부장관의 권한은 그 일부를 대통령령으로 정하는 바에 따라 시・도지사 또는 시장・군수・구청장에게 위임할 수 있음

[문 96] 암관리법에 따른 보건복지부장관의 업무의 일부를 대통령령으로 정하는 바에 따라 위탁할 수 없는 기관은?

① 국립암센터 ② 질병관리청 ③ 국민건강보험공단
④ 건강보험심사평가원 ⑤ 암관리사업을 하는 법인

해설 (법 50조) 보건복지부장관의 업무는 그 일부를 대통령령으로 정하는 바에 따라 국립암센터, 국민건강보험공단・건강보험심사평가원 또는 그 밖에 암관리사업을 하는 법인・단체에 위탁할 수 있음

[문 97] 보건복지부장관이 국립암센터에 위탁할 수 없는 업무는 무엇인가?

① 교육 사업
② 진료방법의 개발 및 보급
③ 암검진의 기준 연구 및 질 관리
④ 암검진 지원비 지원
⑤ 의료비 지원사업 정보시스템의 개발 및 관리

해설 (영 24조) 보건복지부장관은 다음 각 호의 업무를 국립암센터에 위탁함

1. 교육・홍보 사업
2. 진료방법의 개발 및 보급
3. 암예방사업
4. 발암요인관리사업
5. 암검진의 기준 연구 및 질 관리
6. 암검진에 관한 정보시스템의 개발 및 관리
7. 의료비 지원사업 정보시스템의 개발 및 관리

[문 98] 보건복지부장관이 암검진사업을 위하여 국민건강보험공단에 위탁할 수 있는 업무는 무엇인가?

① 진료방법의 개발 및 보급
② 암검진의 기준 연구 및 질 관리
③ 암검진에 관한 정보시스템의 개발 및 관리

④ 의료비 지원사업 정보시스템의 개발 및 관리

⑤ 수검 예정자의 선정 및 통보

해설 (영 24조) 보건복지부장관은 암검진사업을 위한 다음 각 호의 업무를 국민건강보험공단에 위탁함
1. 수검 예정자의 선정 및 통보
2. 검진 지원비 지원

[문 99] 금융정보 등 개인정보를 암관리법에서 정한 목적 외의 다른 용도로 사용하거나 다른 사람 또는 기관에 제공·유출한 자에 대한 처벌은?

① 1년 이하의 징역 또는 500만원 이하의 벌금에 처한다.

② 3년 이하의 징역 또는 1천만원 이하의 벌금에 처한다.

③ 3년 이하의 징역 또는 2천만원 이하의 벌금에 처한다.

④ 5년 이하의 징역 또는 5천만원 이하의 벌금에 처한다.

⑤ 200만원 이하의 과태료를 부과한다.

해설 (법 50조의2) 금융정보등 개인정보를 이 법에서 정한 목적 외의 다른 용도로 사용하거나 다른 사람 또는 기관에 제공 또는 유출한 사람은 5년 이하의 징역 또는 5천만원 이하의 벌금에 처함

[문 100] 국립암센터의 임직원이 직무상 알게 된 비밀을 누설하거나 도용한 자에 대한 처벌은?

① 1년 이하의 징역 또는 500만원 이하의 벌금에 처한다.

② 3년 이하의 징역 또는 1천만원 이하의 벌금에 처한다.

③ 3년 이하의 징역 또는 3천만원 이하의 벌금에 처한다.

④ 5년 이하의 징역 또는 3천만원 이하의 벌금에 처한다.

⑤ 200만원 이하의 과태료를 부과한다.

해설 (법 51조) 비밀유지의 의무(법 44조)를 위반한 자는 3년 이하의 징역 또는 3천만원 이하의 벌금

[문 101] 정당한 사유 없이 역학조사를 거부·방해 또는 회피하거나 거짓으로 진술 또는 거짓 자료의 제출을 하거나 고의적으로 사실을 누락·은폐한 사람에 대한 처벌은?

① 100만원 이하의 벌금

② 200만원 이하의 벌금

③ 1년 이하의 징역 또는 500만원 이하의 벌금

④ 3년 이하의 징역 또는 2천만원 이하의 벌금

⑤ 5년 이하의 징역 또는 5천만원 이하의 벌금

해설 (법 제51조의2) 정당한 사유 없이 역학조사를 거부·방해 또는 회피하거나 거짓으로 진술 또는

거짓 자료의 제출을 하거나 고의적으로 사실을 누락·은폐한 사람은 200만원 이하의 벌금에 처함

[문 102] 국립암센터가 아니면서 국립암센터의 명칭을 사용한 자에 대한 처벌은?

① 50만원 이하의 과태료를 부과한다.

② 200만원 이하의 과태료를 부과한다.

③ 500만원 이하의 과태료를 부과한다.

④ 1년 이하의 징역 또는 500만원 이하의 벌금에 처한다.

⑤ 2년 이하의 징역 또는 2천만원 이하의 벌금에 처한다.

해설 (법 52조) 동일 명칭 사용의 금지를 위반한 자에게는 200만원 이하의 과태료 부과

연습문제 정답

번호	1	2	3	4	5	6	7	8	9	10
정답	②	③	③	③	④	②	②	④	⑤	①
번호	11	12	13	14	15	16	17	18	19	20
정답	④	④	①	②	④	②	③	④	③	④
번호	21	22	23	24	25	26	27	28	29	30
정답	④	③	①	①	③	①	②	④	②	④
번호	31	32	33	34	35	36	37	38	39	40
정답	①	④	③	②	①	①	③	④	①	②
번호	41	42	43	44	45	46	47	48	49	50
정답	①	②	⑤	①	⑤	①	③	③	④	①
번호	51	52	53	54	55	56	57	58	59	60
정답	②	①	⑤	③	①	②	④	③	①	①
번호	61	62	63	64	65	66	67	68	69	70
정답	②	⑤	⑤	②	④	④	⑤	④	⑤	①
번호	71	72	73	74	75	76	77	78	79	80
정답	③	④	①	②	①	⑤	③	②	④	③
번호	81	82	83	84	85	86	87	88	89	90
정답	④	③	⑤	①	④	②	③	④	⑤	②
번호	91	92	93	94	95	96	97	98	99	100
정답	②	①	③	①	①	②	④	⑤	④	③
번호	101	102								
정답	②	②								

지역보건법

[문 1] 「지역보건법」의 목적으로 가장 적절한 것은?

① 보건의료에 관한 국민의 권리·의무와 국가 및 지방자치단체의 책임을 정하고 보건의료의 수요와 공급에 관한 기본적인 사항을 규정

② 학교의 보건관리에 필요한 사항을 규정하여 학생과 교직원의 건강을 보호·증진

③ 감염병의 발생과 유행을 방지하고, 그 예방 및 관리를 위하여 필요한 사항을 규정

④ 국민에게 건강에 대한 가치와 책임의식을 함양하도록 건강에 관한 바른 지식을 보급하고 스스로 건강생활을 실천할 수 있는 여건을 조성

⑤ 지역보건의료기관의 설치·운영에 관한 사항과 보건의료 관련기관·단체와의 연계·협력을 통하여 지역보건의료기관의 기능을 효과적으로 수행하는 데 필요한 사항을 규정

해설 (법 1조) 목적 참조

[문 2] 지역보건법에서 말하는 용어의 정의와 기관이 바르게 연결되지 않은 것은?

① 지역보건의료기관 - 보건소

② 지역보건의료기관 - 건강생활지원센터

③ 지역보건의료기관 - 보건의료원

④ 보건의료 관련기관·단체 - 보건의료인 단체

⑤ 보건의료 관련기관·단체 - 보건진료소

해설 지역보건의료기관 - 보건소, 보건의료원, 보건지소, 건강생활지원센터, 제5조, 28조 지역보건의료기관(「농어촌 등 보건의료를 위한 특별조치법」 제2조제4호에 따른 보건진료소를 포함한다), 보건의료 관련기관·단체 - 의료기관, 약국, 보건의료인 단체 등

[문 3] 지역보건법상 설치해야 하는 지역보건의료기관이 아닌 기관은?

① 보건소 ② 보건지소 ③ 보건진료소

④ 보건의료원 ⑤ 건강생활지원센터

해설 보건진료소는 「농어촌 등 보건의료를 위한 특별조치법」 제15조에 의해 설치

[문 4] 다음에서 설명하고 있는 내용은?

> 지역주민의 건강을 증진하고 질병을 예방·관리하기 위하여 지역보건의료기관이 직접 제공하거나 보건의료 관련기관·단체를 통하여 제공하는 서비스로서 보건의료인이 행하는 모든 활동

① 지역보건의료기관 ② 보건의료관련단체 ③ 지역보건의료서비스
④ 건강실태조사 ⑤ 보건의료원

해설 (법 2조) 정의 참조

[문 5] 「지역보건법」에서 규정한 국가와 지방자치단체의 책무에 관한 사항으로 옳지 않은 것은?

① 지역보건의료에 관한 조사·연구를 위하여 노력하여야 한다.
② 지역보건의료기관 설치·운영 현황을 작성해야 한다.
③ 지역주민의 건강 상태에 격차가 발생하지 아니하도록 필요한 방안을 마련해야 한다.
④ 지역보건의료에 관한 인력의 양성·확보 및 고용 안정과 자질 향상 등을 위하여 노력해야 한다.
⑤ 지역보건의료 업무의 효율적 추진을 위하여 기술적·재정적 지원을 하여야 한다.

해설 **(법 3조)** 국가와 지방자치단체의 책무. **(시행규칙 제11조)** 지역보건의료기관 설치·운영 현황작성은 국가가 아닌 지자체의 책무에 해당한다.

[문 6] 지역사회 건강실태 조사 내용에 포함되는 것으로 가장 옳은 것은?

> 가. 흡연 등 건강 관련 생활습관에 관한 사항
> 나. 건강검진 및 예방접종 등 질병 예방에 관한 사항
> 다. 질병 및 보건의료서비스 이용 실태에 관한 사항
> 라. 사고 및 중독에 관한 사항

① 가, 나 ② 가, 나, 다 ③ 가, 다, 라
④ 가, 나, 라 ⑤ 가, 나, 다, 라

해설 **(법 4조)** 지역사회 건강실태조사, 시행령 제2조 4항. 지역주민의 건강 상태 격차 해소에 관한 사항은 지역보건의료계획 수립(제7조)에 관한 시행령 제4조에 있음

[문 7] 지역보건의료기관의 설치·운영에 관하여 보건복지부장관에게 보고해야 하는 시점은?

① 매년 12월 31일 ② 격년 12월 31일 ③ 매년 2월 28일
④ 격년 2월 28일 ⑤ 매년 3월 31일

해설 (규칙 11조) 보고 등. 시장, 군수, 구청장은 매년 12월 31일까지 시·도시자를 거쳐 3월 31일까지 보건복지부장관에게 보고, 특별자치시장, 특별자치도지사도 3월 31일까지 보건복지부장관에게 보고

[문 8] 지역보건의료심의위원회에서 심의하는 사항으로 알맞은 것은?

① 건강 친화적인 지역사회 여건에 관한 사항
② 보건의료에 관한 장기 공급대책의 수립 및 심의
③ 지역사회 건강실태조사 등 지역보건의료의 실태조사에 관한 사항
④ 취약계층의 건강관리 계획 수립에 관한 사항
⑤ 시·도 지역보건의료에 관련된 통계의 수집 및 정리에 관한 사항

해설 (법 6조 1항) 지역보건의료심의위원회는 지역보건의료에 관한 사항을 심의하기 위하여 설치

[문 9] 지역보건의료심의위원회에 대한 설명으로 옳지 않은 것은?

① 지역사회 건강실태조사 등 지역보건의료의 실태조사를 심의한다.
② 위원회 위원장은 1명을 포함하여 20명 이내의 위원으로 구성한다.
③ 위원장은 지역주민 대표가 위원장을 한다.
④ 지역보건의료계획 및 연차별 시행계획의 수립에 관한 사항을 심의한다.
⑤ 위원회의 위원은 지방자치단체의 장이 임명하거나 위촉한다.

해설 (법 6조) 지역보건의료심의위원회. 2항에 위원장은 해당 지방자치단체의 부단체장이 된다.

[문 10] 지역보건의료계획은 몇 년마다 수립하는가?

① 3년마다 ② 4년마다 ③ 5년
④ 7년마다 ⑤ 10년마다

[문 11] 지역보건의료계획에 포함되어야 하는 사항이 아닌 것은?

① 보건의료 수요의 측정
② 지역보건의료서비스에 관한 장기·단기 공급대책
③ 인력·조직·재정 등 보건의료자원의 조달 및 관리
④ 지역보건의료서비스의 제공을 위한 전달체계 구성 방안
⑤ 감염병 전문인력의 양성 방안

해설 (법 7, 11조) 7조(지역보건의료계획 수립 등) 1항의 내용을 참조

[문 12] 지역보건의료계획의 수립 절차에 관한 내용으로 잘못된 것은?

① 시장・군수・구청장은 위원회의 심의를 거친다.
② 시장・군수・구청장은 지역보건의료계획수립 후 시・군・구의회에 보고하고 시・도지사에게 제출한다.
③ 도지사는 관할 시장・군수・구청장, 보건의료 관련기관 등의 의견을 듣는다.
④ 시・도의 지역보건의료계획은 시・도의회의 의결을 거친다.
⑤ 보건복지부장관은 지역보건의료계획을 대통령에게 최종적으로 제출한다.

해설 (법 7조) 지역보건의료계획의 수립 등. 4항에 지역보건의료계획을 수립한 후 해당 시・도의회에 보고하고 보건복지부장관에게 제출

[문 13] 시・군・구의 지역보건의료계획의 세부 내용에 포함될 내용이 아닌 것은?

① 지역보건의료계획의 달성 목표
② 지역현황과 전망
③ 지역보건의료와 사회복지사업 간의 연계성 확보계획
④ 보건소의 기능 및 업무 추진계획
⑤ 취약계층의 치료를 위한 전문치료시설의 수요・공급

해설 (영 4조) 지역보건의료계획의 세부 내용. 1항 취약계층의 건강관리 및 지역주민의 건강 상태 격차 해소를 위한 추진계획

[문 14] 지역보건의료계획을 수립하는데 필요하다고 인정하는 경우에 자료의 제공을 요청할 수 있는 대상은?

가. 학교	나. 직장	다. 보건의료 관련기관・단체	라. 전문가

① 가, 나, 다　② 가, 다　③ 나, 라　④ 라　⑤ 가, 나, 다, 라

해설 (법 7조) 지역보건의료계획 수립 등. 6항에 지역보건의료계획을 수립하는 데에 필요하다고 인정하는 경우에는 보건의료 관련기관・단체, 학교, 직장 등에 중복・유사 사업의 조정 등에 관한 의견을 듣거나 자료의 제공 및 협력을 요청할 수 있다.

[문 15] 시・도지사는 지역보건의료계획을 수립하는 경우에 그 주요 내용을 홈페이지 등에 몇 주간 공고하여 지역주민의 의견을 수렴하는가?

① 1주 이상　② 2주 이상　③ 3주 이상
④ 4주 이상　⑤ 5주 이상

해설 (영 5조) 참조

[문 16] 시장 · 군수 · 구청장은 지역보건의료계획을 계획 시행연도 언제까지 시 · 도지사에게 제출해야 하는가?

① 12월 31일까지 ② 1월 31일까지 ③ 2월 28일까지
④ 3월 31일까지 ⑤ 4월 30일까지

해설 (영 6조) 지역보건의료계획의 제출시기

[문 17] 시 · 도지사는 지역보건의료계획을 계획 시행연도 언제까지 보건복지부장관에게 제출해야 하는가?

① 12월 말까지 ② 1월 말까지 ③ 2월 말까지
④ 3월 말까지 ⑤ 4월 말까지

해설 (영 6조) 지역보건의료계획의 제출시기

[문 18] 지역보건의료계획 시행 결과의 평가에 대한 설명으로 옳은 것은?

① 시 · 도지사는 시 · 군 · 구의 지역보건의료계획의 시행 결과를 보건복지부령으로 정하는 바에 따라 평가
② 시장은 시행 결과를 매 시행연도 다음 해 12월 말까지 시 · 도지사에게 보고
③ 시 · 도지사는 시행 결과를 매 시행연도 다음 해 2월 말까지 보건복지부장관에게 보고
④ 보건복지부장관은 평가 결과에 따라 전액 보조할 수 있다.
⑤ 지역보건의료계획 내용의 충실성만 평가한다.

해설 (영 7조, 법 24조) 참조

[문 19] 시 · 도(특별자치시장 · 특별자치도지사 포함)의 지역보건의료계획의 시행 결과를 평가할 수 있는 자는?

① 대통령 ② 질병관리청장 ③ 시 · 도의회
④ 보건복지부장관 ⑤ 보건사회연구원장

해설 (법 9조, 영 7조) 시 · 도지사의 지역보건의료계획의 시행 결과의 평가를 위해 2월말까지 연차별 시행계획에 따른 시행 결과를 보건복지부장관에게 제출

[문 20] 보건소 설치에 관한 설명으로 타당하지 않은 것은?

① 시·군·구별로 1개소씩 설치한다.
② 동일한 시·군·구에 2개 이상의 보건소가 설치되어 있는 경우 조례로 업무를 총괄하는 보건소를 지정한다.
③ 추가 설치시 해당 지방자치단체의 장은 보건복지부장관과 미리 협의해야 한다.
④ 추가 설치는 대통령령으로 정하는 기준에 따라 해당 지방자치단체의 조례로 보건소를 추가로 설치할 수 있다
⑤ 추가 설치는 해당 시·군·구의 인구가 20만명을 초과하는 경우이다.

해설 (법 10조, 영 8조) 법 10조 보건소의 설치 및 시행령 8조

[문 21] 다음의 괄호에 들어갈 용어가 적절히 나열된 것은?

> 시·군·구에 1개소의 보건소(보건의료원을 포함한다. 이하 같다)를 설치한다. 다만, 시·군·구의 인구가 (　　)명을 초과하는 등 지역주민의 보건의료를 위하여 특별히 필요하다고 인정되는 경우에는 (　　)으로 정하는 기준에 따라 해당 지방자치단체의 조례로 보건소를 추가로 설치할 수 있다.

① 10만, 보건복지부령　② 10만, 대통령령
③ 30만, 보건복지부령　④ 30만, 대통령령
⑤ 50만, 대통령령

해설 (법 10조, 영 8조) 법 10조 보건소의 설치 및 시행령 8조. 추가설치는 지방자치법 시행령 제73조에 따른다.

[문 22] 보건소의 기능 및 업무가 아닌 것은?

① 보건교육　② 감염병의 예방 및 관리
③ 노인의 건강유지　④ 지역주민에 대한 진료
⑤ 중학생들에 대한 진료

해설 (법 11조) 보건소의 기능 및 업무 참조. 학교 등과의 협력체계 구축은 있지만 학생들에 대한 진료는 업무가 아님

[문 23] 보건소가 해당 자치단체에서 수행하는 기능 및 업무와 관계가 적은 것은?

① 건강 친화적인 지역사회 여건의 조성　② 보건의료인에 대한 지도·관리
③ 보건의료 관련기관의 협력체계 구축　④ 의료보험제도의 개선에 관한 사항

⑤ 여성의 건강유지 · 증진

해설 (법 11조) 보건소의 기능 및 업무 참조. 의료보험제도의 개선에 관한 사항은 관련 없음

[문 24] 다음은 보건의료원에 관한 것이다. 가장 옳은 것은?

① 보건소에 병상이 10병상 이상만 갖추면 보건의료원이 될 수 있다.

② 「의료법」의 규정에 의한 병원의 요건을 갖춘 보건소이다.

③ 의원에 해당하는 시설을 갖춘 보건소는 보건의료원이라는 명칭을 사용할 수 있다.

④ 보건소의 업무수행을 위하여 필요한 경우 보건의료원을 추가 설치할 수 있다.

⑤ 보건의료원의 장은 보건소장이 임명한다.

해설 (법 12조) 의료법 제3조제2항제3호가목에 따른 병원의 요건을 갖춘 보건소는 보건의료원이라 명칭한다.

[문 25] 다음 보건지소에 관한 설명 중 잘못된 것은?

① 보건소 업무수행을 위하여 필요하다고 인정할 때 설치할 수 있다.

② 대통령령이 정하는 기준에 따라 지방자치단체 조례로 설치할 수 있다.

③ 읍 · 면마다 1개소씩 설치할 수 있다.

④ 보건소가 설치된 읍 · 면도 설치할 수 있다.

⑤ 지역주민의 보건의료를 위하여 여러 개의 보건지소를 통합하여 설치 · 운영할 수 있다.

해설 (영 10조) 보건소가 설치된 읍 · 면은 제외한다.

[문 26] 건강생활지원센터 설치에 관하여 타당하지 않은 것은?

① 당해 지방자치단체의 조례로 정한다.

② 대통령령으로 정하는 기준에 따라 설치할 수 있다.

③ 읍 · 면 · 동마다 1개씩 설치할 수 있다.

④ 보건소가 설치된 읍 · 면 · 동에 설치할 수 있다.

⑤ 지역주민의 만성질환 예방을 위하여 설치할 수 있다.

해설 (영 11조) 보건소가 설치된 읍 · 면 · 동은 제외한다.

[문 27] 건강생활지원센터 설치에 관하여 타당한 것은?

① 5년 이상 보건등의 업무와 관련하여 근무한 경험이 있는 사람 중에서 임용해야 한다.

② 보건복지부령으로 정하는 기준에 따라 설치할 수 있다.

③ 지자체(시 · 군 · 구) 마다 1개씩 설치할 수 있다.
④ 센터장은 의료인만 임용할 수 있다.
⑤ 보건소가 설치된 읍 · 면 · 동에는 설치할 수 없다.

해설 (영 15조) 보건의료기본법상의 보건의료인을 임용한다.

[문 28] 보건소 조직에 관하여 타당하지 않은 것은?

① 대통령령이 정하는 사항 외에는 「지방자치법」에 의한다.
② 행정안전부장관은 보건복지부장관과 미리 협의하여야 한다.
③ 다른 지방자치단체와는 무관하므로 특색 있게 독자적으로 정한다.
④ 해당 시 · 군 · 구의 인구규모, 지역특성을 고려해야 한다.
⑤ 보건소의 기능과 업무량이 변경될 경우 조직과 정원도 조정한다.

해설 (법 15조, 영 12조) 다른 지방자치단체와의 균형을 유지하도록 합리적으로 기준 마련해야 한다.

[문 29] 보건소장의 임용대상 조건으로 가장 적절한 설명은?

① 의사 또는 한의사
② 의사, 치과의사
③ 보건등 직렬 공무원
④ 의사, 약사
⑤ 의사 또는 보건등 직렬 공무원

해설 (영 13조) 보건소장은 의사 면허가 있는 사람 중에서 보건소장을 임용하고, 의사 면허가 있는 사람 중에서 임용하기 어려운 경우에는 보건 · 식품위생 · 의료기술 · 의무 · 약무 · 간호 · 보건진료(보건등) 직렬의 공무원을 보건소장으로 임용한다.

[문 30] 보건소장에 관한 설명 중 타당치 않은 것은?

① 보건소장은 시장 · 군수 · 구청장의 지휘 · 감독을 받는다.
② 보건등 직렬의 공무원으로 5년 이상 보건등의 업무와 관련하여 근무한 경험이 있는 사람이 임용된다.
③ 보건소의 업무를 관장한다.
④ 보건지소의 직원 및 업무에 대하여 지도 · 감독한다.
⑤ 보건의료원의 직원 및 업무에 대하여 지도 · 감독한다.

해설 (영 13조) 보건의료원의 직원 및 업무에 대하여는 보건의료원장이 지도 · 감독한다.

[문 31] 보건지소장에 관한 내용 중 잘못된 것은?

① 의사의 면허를 가진 자의 임용을 원칙으로 한다.

② 지방의무직공무원 또는 임기제공무원을 보건지소장으로 임명한다.

③ 보건지소장은 보건복지부장관의 지휘・감독을 받는다.

④ 보건지소에 근무하는 직원에 대하여도 지도・감독한다.

⑤ 보건진료소의 업무를 지도・감독한다.

해설 (영 14조) 보건지소장은 보건소장의 지휘・감독을 받는다.

[문 32] 인구 30만명 미만인 시 보건소에 두는 전문인력에 포함되지 않는 사람은?

① 의사　② 한의사　③ 치과의사
④ 방사선사　⑤ 응급구조사

해설 (규칙 4조) 별표 2 참조. 응급구조사는 보건의료원이 설치된 군에만 있음

[문 33] 「지역보건법」상 보건소에는 최소 몇 명 이상의 보건교육사를 배치해야 하는가?

① 0명　② 1명　③ 2명　④ 3명　⑤ 4명

해설 (규칙 4조) 별표 2 참조

[문 34] 보건소에 두는 전문인력 등의 임용자격기준에 대해 가장 옳게 설명한 것은?

① 의사 중에서 임용

② 해당 분야의 면허, 자격소지자로 박사학위 취득자

③ 해당 분야의 면허, 자격소지자로 당해 업무 2년 이상 종사자

④ 학사학위소지자로서 면허, 자격소지한자

⑤ 자치단체의 조례로 정한다.

해설 (영 17조) 전문인력의 임용 자격 기준은 해당 분야의 업무에서 2년 이상 종사한 사람을 우선적으로 임용한다.

[문 35] 보건소에 두는 전문인력 등의 교육훈련에 대한 설명으로 잘못된 것은?

① 기본교육훈련과 직무분야별 전문교육훈련을 실시한다.

② 기본교육훈련기간은 2주 이상이다.

③ 전문교육훈련기간은 1주 이상이다.

④ 교육훈련 과정, 교육훈련의 내용 등에 필요한 사항은 보건복지부장관이 정한다.

⑤ 교육은 다른 행정기관 소속의 교육훈련기관에 위탁할 수 있다.

해설 (영 19조) 기본교육은 3주 이상

[문 36] 보건소는 타인의 의뢰를 받아 보건에 관한 실험 또는 검사를 할 수 있다. 이 경우 징수하는 수수료의 결정은?

① 대통령령이 정하는 기준에 따라 해당 지방자치단체의 조례로 정한다.
② 보건복지부령이 정하는 기준에 따라 해당 지방자치단체의 조례로 정한다.
③ 시・도지사가 정하는 기준에 따라 해당 지방자치단체의 조례로 정한다.
④ 시장・군수・구청장이 정하는 기준에 따라 해당 지방자치단체의 조례로 정한다.
⑤ 시장・군수・구청장과 보건소장의 협의 하에 정한다.

해설 (법 18조) 시설의 이용 및 제25조 수수료 등 참조. 수수료와 진료비는 보건복지부령으로 정하는 기준에 따라 해당 지방자치단체의 조례로 정한다.

[문 37] 지역보건의료서비스의 신청과 관련한 사항으로 옳지 않은 것은?

① 보건복지부령으로 정하는 서비스를 필요로 하는 사람은 신청할 수 있다.
② 시장・군수・구청장에게 지역보건의료서비스의 제공을 신청할 수 있다.
③ 지역보건의료서비스를 필요로 하는 사람의 친족은 신청할 수 있다.
④ 서비스 제공을 신청을 한 사람이 신청을 철회하더라도 제출 자료는 돌려받지 못한다.
⑤ 서비스의 신청, 철회 및 고지 등에 관해서는 보건복지부령으로 한다.

해설 (법 19조) 지역보건의료서비스의 신청 제3항 서비스 제공의 신청인은 서비스 제공 신청을 철회하는 경우 시장・군수・구청장에게 조사하거나 제출한 자료 또는 정보의 반환 또는 삭제를 요청할 수 있다.

[문 38] 지역보건의료서비스의 신청과 관련해서 조사하거나 제출받은 정보 중 서비스대상자가 아닌 사람의 정보는 최대 몇 년까지 보유할 수 있나?

① 1년 ② 2년 ③ 3년 ④ 4년 ⑤ 5년

해설 (법 22조) 정보의 파기 참조. 서비스대상자가 아닌 사람의 정보는 5년을 초과하여 보유할 수 없다.

[문 39] 지역주민 다수를 대상으로 건강검진을 실시하기 몇 일전까지 신고해야 하는가?

① 1일 ② 5일 ③ 10일 ④ 14일 ⑤ 30일

해설 (규칙 9조) 법 제23조에 따른 시행규칙 제9조 건강검진 실시 10일전까지 보건소장에게 신고

[문 40] 시장・군수・구청장은 지역보건의료서비스 제공 신청을 위해 수집한 정보 중 서비스 대상자가 아닌 사람의 정보는 몇 년을 초과하여 보유할 수 없는가?

① 1년 ② 3년 ③ 5년 ④ 7년 ⑤ 10년

해설 (법 22조) 시장・군수・구청장은 제20조에 따라 조사하거나 제출받은 정보 중 서비스대상자가 아닌 사람의 정보는 5년을 초과하여 보유할 수 없음

[문 41] 시・도지사 또는 시장・군수・구청장은 필요한 경우 지역보건의료서비스의 제공을 위해 서비스대상자 및 부양의무자의 동의를 받아 보건의료 관련기관・단체 또는 의료인에게 자료 또는 정보를 제공할 수 있다. 이 때, 5년이 지난 이후에 정보 또는 자료를 파기하지 아니한 자에게 내려지는 처분은?

① 과태료 3백만원　② 과태료 1천만원
③ 과태료 3천만원　④ 과태료 5천만원

해설 (법 34조) 제22조제3항을 위반하여 정보 또는 자료를 파기하지 아니한 자에게는 3천만원 이하의 과태료를 부과

[문 42] 국가와 시・도는 지역보건의료기관의 설치와 운영에 필요한 비용의 일부에 대하여 얼마를 보조할 수 있는가?

① 설치비는 2/3 이내, 부대비는 1/2 이내
② 설치비와 운영비에 있어서는 1/2 이내
③ 설치비는 1/2 이내, 부대비는 2/3 이내
④ 설치비는 2/3, 운영비에 있어서는 1/3 이내
⑤ 설치비와 부대비는 2/3 이내

해설 (법 24조) 지역보건의료기관의 보조금을 지급하는 경우 설치비와 부대비에 있어서는 그 3분의 2 이내로 하고, 운영비 및 지역보건의료계획의 시행에 필요한 비용에 있어서는 2분의 1 이내

[문 43] 지역보건의료기관의 기능 수행에 필요한 업무의 일부를 위탁하거나 대행하게 할 수 있는 범위가 아닌 것은?

① 동법 제4조에 따른 지역사회 건강실태조사에 관한 업무
② 동법 제11조제3항에 따른 보건의료기관 등에 대한 지도・관리・육성과 국민보건 향상을 위한 지도・관리
③ 동법 제11조제1항제5호나목에 따른 감염병의 예방 및 관리에 관한 업무
④ 동법 제11조제1항제5호바목에 따른 지역주민에 대한 진료, 건강검진 및 만성질환 등 질병관리에 관한 사항 중 전문지식 및 기술이 필요한 진료, 실험 또는 검사 업무
⑤ 동법 제11조제1항제5호사목에 따른 가정 및 사회복지시설 등을 방문하여 행하는 보건의료사업에 관한 업무

해설 (영 23조) 업무의 위탁 및 대행

[문 44] 지역보건의료정보시스템의 정보를 훼손·멸실 또는 유출한 자에게 처하는 벌칙은?

① 5년 이하의 징역 또는 5천만원 이하의 벌금
② 5년 이하의 징역 또는 3천만원 이하의 벌금
③ 3년 이하의 징역 또는 3천만원 이하의 벌금
④ 3년 이하의 징역 또는 2천만원 이하의 벌금
⑤ 300만원 이하의 과태료

해설 (법 32조) 벌칙 제1항 제5조제3항을 위반하여 정당한 접근 권한 없이 또는 허용된 접근 권한을 넘어 지역보건의료정보시스템의 정보를 훼손·멸실·변경·위조 또는 유출한 자는 5년 이하의 징역 또는 5천만원 이하의 벌금

[문 45] 지역보건법 제28조를 위반하여 개인정보의 누설을 하였거나 영리 목적으로 제공한 자에 주어지는 처벌 수준으로 가장 적절한 것은?

① 5년 이하의 징역 또는 5천만원 이하의 벌금
② 5년 이하의 징역 또는 3천만원 이하의 벌금
③ 3년 이하의 징역 또는 3천만원 이하의 벌금
④ 3년 이하의 징역 또는 2천만원 이하의 벌금
⑤ 300만원 이하의 과태료

해설 (법 32조) 제28조를 위반하여 같은 조 제1호, 제2호 또는 제3호에 따른 정보를 사용·제공·누설한 자 및 그 사정을 알면서도 영리 목적 또는 부정한 목적으로 해당 정보를 제공받은 자는 5년 이하의 징역 또는 5천만원 이하의 벌금

[문 46] 보건의료원이 아니면서 보건의료원의 명칭을 사용한 자에 대한 처벌 수준으로 적절한 것은?

① 5년 이하의 징역 또는 5천만원 이하의 벌금
② 3년 이하의 징역 또는 3천만원 이하의 벌금
③ 1년 이하의 징역 또는 1천만원 이하의 벌금
④ 500만원 이하의 과태료 부과
⑤ 300만원 이하의 과태료 부과

해설 (법 34조) ① 다음 각 호의 어느 하나에 해당하는 자에게는 300만원 이하의 과태료
1. 제23조에 따른 신고를 하지 아니하거나 거짓으로 신고하고 건강검진등을 한 자

2. 제29조를 위반하여 동일 명칭을 사용한 자

[문 47] 지역보건법 위반에 따른 과태료 처분권자(부과, 징수권자)에 해당되는 것은?

① 보건복지부장관 ② 보건소장 ③ 시장・군수・구청장
④ 질병관리청장 ⑤ 경찰서장

해설 (법 34조) 과태료는 해당 지방자치단체의 조례에서 정하는 바에 따라 해당 시장・군수・구청장이 부과・징수한다.

[문 48] 보건의료원은 의료법에 따라 어떠한 의료기관으로 구분해야 하는가?

① 병원 또는 치과의원, 한의원 ② 병원 또는 치과병원, 한방병원
③ 의원 또는 치과의원, 한의원 ④ 의원 또는 치과병원, 한방병원
⑤ 병상의 규모에 따라 달리 할 수 있다.

해설 (법 31조) 제12조에 따른 보건의료원은 「의료법」 제3조제2항제3호가목에 따른 병원 또는 같은 항 제1호나목・다목에 따른 치과의원 또는 한의원으로 보고, 보건소・보건지소 및 건강생활지원센터는 같은 호에 따른 의원・치과의원 또는 한의원으로 본다.

연습문제 정답

번호	1	2	3	4	5	6	7	8	9	10
정답	⑤	⑤	③	③	②	⑤	⑤	③	③	②
번호	11	12	13	14	15	16	17	18	19	20
정답	⑤	⑤	⑤	①	②	②	③	③	④	⑤
번호	21	22	23	24	25	26	27	28	29	30
정답	④	⑤	④	②	④	④	⑤	③	⑤	⑤
번호	31	32	33	34	35	36	37	38	39	40
정답	③	⑤	②	③	②	②	④	⑤	③	③
번호	41	42	43	44	45	46	47	48		
정답	③	③	②	①	①	⑤	③	①		

국민건강보험법

[문 1] 다음 중 국민건강보험법의 목적으로 옳은 것은?

① 국민의 질병, 부상, 분만 또는 사망의 예방
② 근로자의 보험료 부담의 경감
③ 계층간 소득의 재분배
④ 보험급여를 통한 국민보건 향상 및 사회보장의 증진
⑤ 농어민의 의료서비스 질 향상

해설 (법 1조) 국민건강보험법은 국민의 질병・부상에 대한 예방・진단・치료・재활과 출산・사망 및 건강증진에 대하여 보험급여를 실시함으로써 국민보건 향상과 사회보장 증진에 이바지함을 목적으로 함

[문 2] 국민건강보험법의 목적에서 보험급여의 대상이 되는 항목은?

가. 질병　　나. 부상에 대한 예방　　다. 진단　　라. 건강증진

① 가, 나, 다　② 가, 다　③ 나, 라　④ 라　⑤ 가, 나, 다, 라

해설 (법 1조) 국민건강보험법은 국민의 질병・부상에 대한 예방・진단・치료・재활과 출산・사망 및 건강증진에 대하여 보험급여를 실시하고 있음

[문 3] 국민건강보험법에 따른 건강보험사업의 업무관장 주체는?

① 보건복지부 장관　② 국민건강보험공단 이사장
③ 건강보험심사평가원 원장　④ 질병관리청 청장
⑤ 보건복지부 차관

해설 (법 2조) 국민건강보험법에 따른 건강보험사업은 보건복지부장관이 맡아 주관하고 있음

[문 4] 국민건강보험종합계획의 수립에 관한 내용으로 옳지 않은 것은?

① 보건복지부장관이 건강보험의 건전한 운영을 목적으로 수립한다.

② 건강보험정책심의위원회의 심의를 거쳐 5년마다 수립한다.
③ 국민건강보험종합계획에는 건강보험 보장성 강화, 보험료 부과체계, 요양급여비용 등의 사항이 포함된다.
④ 종합계획에 따라 매년 연도별 시행계획을 건강보험재정위원회의 심의를 거쳐 수립·시행하여야 한다.
⑤ 매년 시행계획에 따른 추진실적을 평가한다.

해설 (법 제3조의2) 국민건강보험종합계획의 수립 등
보건복지부장관은 이 법에 따른 건강보험의 건전한 운영을 위하여 제4조에 따른 건강보험정책심의위원회의 심의를 거쳐 5년마다 국민건강보험종합계획(이하 "종합계획")을 수립하고, 종합계획에 따라 매년 연도별 시행계획을 건강보험정책심의위원회의 심의를 거쳐 수립·시행한다.

[문 5] 다음 중 국민건강보험법에서 정의하고 있는 내용과 다른 것은?

① 근로자란 직업의 종류와 관계없이 근로의 대가로 보수를 받아 생활하는 사람이다.
② 사용자란 근로자가 소속되어 있는 사업장의 사업주, 공무원이 소속되어 있는 기관의 장이 된다.
③ 건강보험에서 사업장이란 사업소나 사무소를 의미한다.
④ 교직원이란 학교에서 근무하는 교원이다.
⑤ 공무원이란 국가나 지방자치단체에서 상시 공무에 종사하는 사람이다.

해설 (법 3조) 교직원이란? 사립학교나 사립학교의 경영기관에서 근무하는 교원과 직원을 의미한다.

[문 6] 다음 중 국민건강보험법에서 정의하는 근로자에 해당하는 사람으로 짝지어진 것은?

가. 회사의 임원　　나. 사립학교 교직원
다. 개인병원에서 고용된 의사　　라. 동사무소 소속 직원

① 가　② 가, 나　③ 가, 다　④ 나, 라　⑤ 가, 나, 다, 라

해설 (법 3조) 근로자란 직업의 종류와 관계없이 근로의 대가로 보수를 받아 생활하는 사람(법인의 이사와 그 밖의 임원을 포함한다)으로서 공무원 및 교직원을 제외한 사람을 말한다.

[문 7] 다음 중 건강보험정책심의위원회의 설명으로 옳지 않은 것은?

① 심의위원회 위원의 임기는 3년이다.
② 요양급여의 기준 및 요양급여비용에 관한 심의·의결을 한다.
③ 위원회의 위원장은 보건복지부장관이 된다.

④ 보건복지부장관 소속 위원회이다.

⑤ 위원장 1명과 부위원장 1명을 포함하여 25명의 위원으로 구성된다.

해설 (법 4조) 건강보험정책심의위원회의 위원장은 보건복지부차관이 된다.

[문 8] 다음 중 건강보험정책심의위원회의 심의·의결사항이 아닌 것은?

① 요양급여의 기준

② 직장가입자의 보험료율

③ 요양급여비용에 관한 사항

④ 요양급여의 실시

⑤ 요양급여 각 항목에 대한 상대가치점수

해설 (법 4조) 건강보험정책심의위원회의 심의·의결사항은 1. 종합계획 및 시행계획에 관한 사항, 2. 요양급여의 기준, 3. 요양급여비용에 관한 사항, 4. 직장가입자의 보험료율, 5. 지역가입자의 보험료 부과점수당 금액, 6. 그 밖에 건강보험에 관한 주요 사항으로서 대통령령으로 정하는 사항(시행령 3조)에 의한다. 요양급여의 실시는 법 42조에 따라 요양기관에서 실시한다.

[문 9] 건강보험가입자 중 생계유지를 위한 보수 및 소득이 없는 자로서 피부양자가 될 수 있는 자는?

가. 직장가입자의 배우자	나. 직장가입자의 배우자의 직계비속
다. 직장가입자의 직계비속	라. 직장가입자의 형제·자매

① 가, 나, 다 ② 가, 다, 라 ③ 가, 라 ④ 나, 라 ⑤ 가, 나, 다, 라

해설 (법 5조) 피부양자란? 직장가입자에게 주로 생계를 의존하는 사람으로서 보수나 소득이 없는 사람으로 1. 직장가입자의 배우자, 2. 직장가입자의 직계존속(배우자의 직계존속을 포함한다), 3. 직장가입자의 직계비속(배우자의 직계비속을 포함한다)과 그 배우자, 4. 직장가입자의 형제·자매가 해당된다.

[문 10] 건강보험의 적용대상이 되는 자에 해당되는 것은?

① 의료급여수급권자

② 국외거주자

③ 유공자등 의료보호대상자 중 건강보험의 적용을 보험자에게 신청한 사람

④ 유공자등 의료보호대상자

⑤ 건강보험을 적용받고 있던 사람이 유공자등 의료보호대상자로 된 사람

해설 (법 5조) 유공자등 의료보호대상자 중 건강보험의 적용을 보험자에게 신청한 사람은 건강보험 적용대상이 된다.

[문 11] 국민건강보험법의 적용대상이 되는 사람은?

가. 직장가입자　　나. 국가유공자　　다. 지역가입자　　라. 의료급여 수급권자

① 가, 나　　② 가, 다　　③ 나, 라　　④ 가, 나, 다　　⑤ 가, 다, 라

해설 (법 5, 6조) 국민건강보험법 건강보험의 적용대상은 국내에 거주하는 국민은 건강보험의 가입자 또는 피부양자이며, 가입자는 직장가입자, 지역가입자로 구분한다.

[문 12] 피부양자의 자격취득일로 옳은 것은?

가. 신생아의 경우: 출생한 날
나. 직장가입자의 자격 취득일 또는 가입자의 자격 변동일부터 90일 이내에 피부양자의 자격 취득 신고를 한 경우: 직장가입자의 자격 취득일 또는 해당 가입자의 자격 변동일
다. 직장가입자의 자격 취득일 또는 가입자의 자격 변동일부터 90일을 넘겨 피부양자 자격취득 신고를 한 경우: 피부양자 자격(취득·상실) 신고서를 제출한 날
라. 신생아의 경우: 출생한 날의 다음 날

① 가, 나　　② 가, 다　　③ 나, 다　　④ 가, 나, 다　　⑤ 가, 나, 라

해설 (규칙 2조) 피부양자의 자격취득일은 1. 신생아의 경우: 출생한 날, 2. 직장가입자의 자격 취득일 또는 가입자의 자격 변동일부터 90일 이내에 피부양자의 자격취득 신고를 한 경우: 직장가입자의 자격 취득일 또는 해당 가입자의 자격 변동일, 3. 직장가입자의 자격 취득일 또는 가입자의 자격 변동일부터 90일을 넘겨 피부양자 자격취득 신고를 한 경우: 법 제13조에 따른 국민건강보험공단(이하 "공단"이라 한다)에 별지 제1호서식의 피부양자 자격(취득·상실) 신고서를 제출한 날. 다만, 천재지변, 질병·사고 등 공단이 정하는 본인의 책임이 없는 부득이한 사유로 90일을 넘겨 피부양자 자격취득 신고를 한 경우에는 직장가입자의 자격 취득일 또는 가입자의 자격 변동일로 한다.

[문 13] 피부양자의 자격상실일로 옳지 않은 것은?

① 사망한 날의 다음 날
② 대한민국의 국적을 잃은 날의 다음 날
③ 국내에 거주하지 아니하게 된 날의 다음 날
④ 수급권자가 된 날
⑤ 직장가입자가 자격을 상실한 날의 다음 날

해설 (규칙 2조) 피부양자의 자격상실일은 1. 사망한 날의 다음 날, 2. 대한민국의 국적을 잃은 날의 다음 날, 3. 국내에 거주하지 아니하게 된 날의 다음 날, 4. 직장가입자가 자격을 상실한 날, 5. 수급권자가 된 날, 6. 국가유공자등 의료보호대상자인 피부양자가 공단에 건강보험의 적용배제 신청을 한 날의 다음 날, 7. 직장가입자 또는 다른 직장가입자의 피부양자 자격을 취득한 경우에는

그 자격을 취득한 날, 8. 피부양자 자격을 취득한 사람이 본인의 신고에 따라 피부양자 자격 상실 신고를 한 경우에는 신고한 날의 다음 날이 된다.

[문 14] 직장가입자에서 제외되는 사람이 아닌 자는?

① 고용 기간이 1개월 미만인 일용근로자

② 「병역법」에 따른 현역병(지원에 의하지 아니하고 임용된 하사를 포함)

③ 「병역법」에 따른 전환복무된 사람 및 군간부후보생

④ 선거에 당선되어 취임하는 공무원으로서 매월 보수 또는 보수에 준하는 급료를 받지 아니하는 사람

⑤ 비상근 근로자 또는 1개월 동안의 소정(所定)근로시간이 60시간 이상의 근로자

해설 (법 6조, 영 9조) 직장가입자에서 제외되는 자는 1. 고용 기간이 1개월 미만인 일용근로자, 2. 「병역법」에 따른 현역병(지원에 의하지 아니하고 임용된 하사를 포함한다), 전환복무된 사람 및 군간부후보생, 3. 선거에 당선되어 취임하는 공무원으로서 매월 보수 또는 보수에 준하는 급료를 받지 아니하는 사람, 4. 비상근 근로자 또는 1개월 동안의 소정(所定)근로시간이 60시간 미만인 단시간근로자, 5. 비상근 교직원 또는 1개월 동안의 소정근로시간이 60시간 미만인 시간제공무원 및 교직원, 6. 소재지가 일정하지 아니한 사업장의 근로자 및 사용자, 7. 근로자가 없거나 제1호에 해당하는 근로자만을 고용하고 있는 사업장의 사업주이다.

[문 15] 휴업·폐업 등 사용자는 보험자에게 신고한 내용이 변경된 경우 그 때부터 몇 일 이내에 보험자에게 신고하여야 하는가?

① 7일　② 14일　③ 15일

④ 1개월　⑤ 3개월

해설 (법 7조) 사업장의 사용자는 휴업·폐업 등 보험자에게 신고한 내용이 변경된 경우 그 때부터 14일 이내에 보건복지부령으로 정하는 바에 따라 보험자에게 신고하여야 한다.

[문 16] 사용자가 14일 이내에 사업장 탈퇴신고서를 제출하는 경우가 아닌 것은?

① 사업장이 휴업·폐업되는 경우

② 비상근 근로자 및 60시간 미만 단시간근로자를 고용하는 경우

③ 사업장이 합병되는 경우

④ 사업장이 폐쇄되는 경우

⑤ 사업장에 근로자가 없게 되는 경우

해설 (규칙 3조) 사용자가 14일 이내에 사업장 탈퇴신고서를 제출하는 경우는 1. 사업장이 휴업·폐업되는 경우, 2. 사업장이 합병되는 경우, 3. 사업장이 폐쇄되는 경우, 4. 사업장에 근로자가 없게 되거나, 비상근 근로자 및 60시간 미만 단시간근로자만을 고용하게 되는 경우이다.

[문 17] 국민건강보험 가입자의 자격취득 시기로 틀린 것은?

① 수급권자이었던 사람은 그 대상자에서 제외된 날
② 직장가입자의 피부양자이었던 사람은 그 자격을 잃은 날의 다음 날
③ 유공자등 의료보호대상자이었던 사람은 그 대상자에서 제외된 날
④ 보험자에게 건강보험의 적용을 신청한 유공자등 의료보호대상자는 그 신청한 날
⑤ 국내에 거주하게 된 날

해설 (법 8조) 직장 또는 지역가입자의 자격취득일은 국내에 거주하게 된 날로 1. 수급권자이었던 사람은 그 대상자에서 제외된 날, 2. 직장가입자의 피부양자이었던 사람은 그 자격을 잃은 날, 3. 유공자등 의료보호대상자이었던 사람은 그 대상자에서 제외된 날, 4. 보험자에게 건강보험의 적용을 신청한 유공자등 의료보호대상자는 그 신청한 날이다.

[문 18] 다음 괄호 안에 알맞은 것은?

> 직장가입자의 (　　　) 및 지역가입자의 (　　　)는 자격을 취득한 날부터 (　)일 이내에 가입자의 자격취득을 보험자에게 신고하여야 한다.

① 사용자, 세대주, 14일　② 세대주, 사용자, 14일　③ 사용자, 세대주, 15일
④ 세대주, 사용자, 1개월　⑤ 사용자, 세대주, 1개월

해설 (법 8조) 직장가입자의 사용자 및 지역가입자의 세대주는 자격을 취득한 날부터 14일 이내에 가입자의 자격취득을 보험자에게 신고하여야 한다.

[문 19] 가입자가 자격을 취득한 경우 언제, 누구에게 자격의 취득을 신고해야 하는가?

① 7일 이내, 보건복지부장관에게 신고　② 14일 이내, 보건복지부장관에게 신고
③ 7일 이내, 보험자에게 신고　④ 14일 이내, 보험자에게 신고
⑤ 7일 이내, 심사평가원에게 신고

해설 (법 8조) 직장가입자의 사용자 및 지역가입자의 세대주는 자격을 취득한 날부터 14일 이내에 가입자의 자격취득을 보험자에게 신고하여야 한다.

[문 20] 직장 또는 지역가입자의 자격 변동시기로 틀린 것은?

① 지역가입자가 적용대상사업장의 사용자로 된 날
② 근로자·공무원 또는 교직원으로 사용된 날
③ 직장가입자인 근로자등이 그 사용관계가 끝난 날의 다음 날
④ 적용대상사업장에 제7조제2호에 따른 사유가 발생한 날의 다음 날
⑤ 지역가입자가 다른 세대로 전입한 날의 다음 날

해설 (법 9조) 직장 또는 지역가입자의 자격 변동시기는 1. 지역가입자가 적용대상사업장의 사용자로 되거나, 근로자·공무원 또는 교직원으로 사용된 날, 2. 직장가입자가 다른 적용대상사업장의 사용자로 되거나 근로자등으로 사용된 날, 3. 직장가입자인 근로자등이 그 사용관계가 끝난 날의 다음 날, 4. 적용대상사업장에 제7조제2호에 따른 사유가 발생한 날의 다음 날, 5. 지역가입자가 다른 세대로 전입한 날 이다.

[문 21] 법무부장관 및 국방부장관은 직장가입자나 지역가입자가 현역병, 군간부후보생, 전환복무생 또는 교도소수감자에 해당하면 보건복지부령으로 정하는 바에 따라 그 사유에 해당된 날부터 (　　　) 이내에 보험자에게 알려야 하는가?

① 7일　② 14일　③ 15일　④ 1개월　⑤ 3개월

해설 (법 9조) 법무부장관 및 국방부장관은 직장가입자나 지역가입자가 현역병, 군간부후보생, 전환복무생 또는 교도소수감자에 해당하면 보건복지부령으로 정하는 바에 따라 그 사유에 해당된 날부터 1개월 이내에 보험자에게 알려야 한다.

[문 22] 직장 또는 지역가입자의 자격 상실시기로 옳지 않은 것은?

① 국적을 잃은 날의 다음 날
② 사망한 날의 다음 날
③ 국내에 거주하지 아니하게 된 날의 다음 날
④ 수급권자가 된 날의 다음 날
⑤ 직장가입자의 피부양자가 된 날

해설 (법 10조) 직장 또는 지역가입자의 자격 상실시기는 다음과 같다.
1. 사망한 날의 다음 날
2. 국적을 잃은 날의 다음 날
3. 국내에 거주하지 아니하게 된 날의 다음 날
4. 직장가입자의 피부양자가 된 날
5. 수급권자가 된 날
6. 건강보험을 적용받고 있던 사람이 유공자등 의료보호대상자가 되어 건강보험의 적용배제신청을 한 날

[문 23] 건강보험 가입자의 자격상실 신고 대상자로 옳게 짝지어진 것은?

① 지역가입자 : 해당 세대원이 지역가입자 자격상실 신고서를 공단에 제출
② 직장가입자 : 가입자가 직장가입자 자격상실 신고서를 공단에 제출
③ 지역가입자 : 세대원 중 아무나 지역가입자 자격상실 신고서를 공단에 제출
④ 직장가입자 : 사용자가 직장가입자 자격상실 신고서를 공단에 제출
⑤ 직장가입자 : 피부양자가 지역가입자 자격상실 신고서를 공단에 제출

해설 (규칙 4조) 건강보험의 자격상실 신고대상자는 다음과 같다.
1. 지역가입자 : 세대주가 지역가입자 자격상실 신고서를 공단에 제출
2. 직장가입자 : 사용자가 직장가입자 자격상실 신고서를 공단에 제출

[문 24] 건강보험증에 대한 설명으로 옳은 것은?

① 가입자 또는 피부양자가 요양급여를 받을 때에는 건강보험증을 요양기관에 반드시 제출해야 한다.

② 국민건강보험공단은 가입자에게 건강보험증을 발급하지 않아도 된다.

③ 건강보험증을 대체하는 신분증명서에는 장애인 등록증, 외국인 등록증, 국가보훈등록증 등 본인 여부를 확인할 수 있는 신분증명서가 있다.

④ 본인 여부를 확인할 수 있는 신분증명서로 요양기관이 그 자격을 확인할 수 있더라도 건강보험증은 제출해야 한다.

⑤ 천재지변이나 그 밖의 부득이한 사유가 있더라도 건강보험증을 제출해야 한다.

해설 (법 12조) 건강보험증의 발급

1. 건강보험증 발급 : 국민건강보험공단은 가입자 또는 피부양자가 신청하는 경우 건강보험증을 발급해야 함
2. 건강보험증의 제출의무 : 가입자 또는 피부양자가 요양급여를 받을 때에는 건강보험증을 요양기관에 제출. 다만, 천재지변이나 그 밖의 부득이한 사유가 있으면 그러하지 아니함
3. 건강보험증을 대체하는 신분증명서 : 행정기관이나 공공기관이 발행한 증명서로서 사진이 붙어 있고, 주민등록번호 또는 외국인등록번호가 포함되어 본인임을 확인할 수 있는 국가보훈등록증, 장애인 등록증, 외국인 등록증, 그 밖에 신분을 확인할 수 있는 증명서. 행정기관이나 공공기관이 기록·관리하는 것으로서 사진이 붙어 있고, 주민등록번호 또는 외국인등록번호가 포함되어 본인을 확인할 수 있는 서류. 건강보험증을 제출하지 아니할 수 있음(시행규칙 7조)

[문 25] 우리나라 건강보험의 보험자는 누구인가?

① 국민건강보험공단　② 의료보험조합　③ 의료보험관리공단
④ 국민의료보험관리공단　⑤ 국민건강심사평가원

해설 (법 13조) 건강보험의 보험자는 국민건강보험공단이다.

[문 26] 국민건강보험공단의 업무가 아닌 것은?

① 자산의 관리·운영 및 증식사업　② 보험급여 비용의 지급
③ 가입자 및 피부양자의 자격 관리　④ 보건의료정책의 계획수립
⑤ 보험급여의 관리

해설 (법 14조) 국민건강보험공단의 업무

1. 가입자 및 피부양자의 자격 관리
2. 보험료와 그 밖에 이 법에 따른 징수금의 부과·징수
3. 보험급여의 관리
4. 가입자 및 피부양자의 질병의 조기발견·예방 및 건강관리를 위하여 요양급여 실시 현황과 건강검진 결과 등을 활용하여 실시하는 예방사업으로서 대통령령으로 정하는 사업

5. 보험급여 비용의 지급
6. 자산의 관리·운영 및 증식사업
7. 의료시설의 운영
8. 건강보험에 관한 교육훈련 및 홍보
9. 건강보험에 관한 조사연구 및 국제협력
10. 이 법에서 공단의 업무로 정하고 있는 사항
11. 「국민연금법」, 「고용보험 및 산업재해보상보험의 보험료징수 등에 관한 법률」, 「임금채권보장법」 및 「석면피해구제법」(이하 "징수위탁근거법"이라 한다)에 따라 위탁받은 업무
12. 그 밖에 이 법 또는 다른 법령에 따라 위탁받은 업무
13. 그 밖에 건강보험과 관련하여 보건복지부장관이 필요하다고 인정한 업무

[문 27] 국민건강보험공단과 관련한 설명으로 옳지 않은 것은?

① 공단은 법인으로 한다.
② 공단의 주요업무 중 하나는 가입자 및 피부양자의 자격 관리업무이다.
③ 공단이 정관을 변경하려면 보건복지부장관의 허가를 받아야 한다.
④ 공단의 주된 사무소의 소재지는 정관으로 정하며, 필요시 정관으로 정하는 바에 따라 분사무소를 둘 수 있다.
⑤ 주된 사무소의 소재지에서 설립등기를 함으로써 성립된다.

해설 (법 17조) 공단이 정관을 변경하려면 보건복지부장관의 인가를 받아야 한다.

[문 28] 국민건강보험공단의 정관에 기재해야 할 사항은?

가. 사무소의 소재지　　　　나. 재정운영위원회에 관한 사항
다. 예산 및 결산에 관한 사항　　　　라. 보험료 및 보험급여에 관한 사항

① 가, 라　② 가, 나, 라　③ 가, 나, 다　④ 가, 다, 라　⑤ 가, 나, 다, 라

해설 (법 17조) 공단의 정관의 주요내용(정관을 변경시 보건복지부장관의 인가)
1. 목적　2. 명칭　3. 사무소의 소재지　4. 임직원에 관한 사항
5. 이사회의 운영　6. 재정운영위원회에 관한 사항
7. 보험료 및 보험급여에 관한 사항　8. 예산 및 결산에 관한 사항
9. 자산 및 회계에 관한 사항　10. 업무와 그 집행
11. 정관의 변경에 관한 사항　12. 공고에 관한 사항

[문 29] 국민건강보험공단 이사장의 임명권자는?

① 대통령　② 보건복지부장관　③ 국무총리
④ 기획재정부장관　⑤ 「공공기관의 운영에 관한 법률」에 따른 임원추천위원회

해설 (법 20조) 공단의 이사장은 「공공기관의 운영에 관한 법률」에 따라 임원추천위원회가 복수로 추천한 사람 중에서 보건복지부장관의 제청으로 대통령이 임명한다.

[문 30] 국민건강보험공단 이사장의 임명권자와 임기는?

① 대통령, 2년　② 보건복지부장관, 2년　③ 대통령, 3년
④ 보건복지부장관, 3년　⑤ 대통령, 4년

해설 (법 20조) 공단의 이사장은 「공공기관의 운영에 관한 법률」에 따라 임원추천위원회가 복수로 추천한 사람 중에서 보건복지부장관의 제청으로 대통령이 임명하며, 이사장 임기는 3년이다.

[문 31] 국민건강보험공단의 임원 중 보건복지부장관이 임명하는 자는?

① 이사장　② 상임이사　③ 비상임이사　④ 감사　⑤ 실장

해설 (법 20조) 비상임이사는 다음 각 호의 사람을 보건복지부장관이 임명한다.
1. 노동조합・사용자단체・시민단체・소비자단체・농어업인단체 및 노인단체가 추천하는 각 1명
2. 대통령령으로 정하는 바에 따라 추천하는 관계 공무원 3명

[문 32] 국민건강보험공단의 감사는 누가 임명하는가?

① 대통령　② 보건복지부장관
③ 국무총리　④ 기획재정부장관
⑤ 「공공기관의 운영에 관한 법률」에 따른 임원추천위원회

해설 (법 20조) 공단의 감사는 임원추천위원회가 복수로 추천한 사람 중에서 기획재정부장관의 제청으로 대통령이 임명한다.

[문 33] 국민건강보험공단의 임원 중 경영, 경제 및 사회보험에 관한 학식과 경험이 풍부한 사람으로서 보건복지부령으로 정하는 자격을 갖춘 사람은?

① 이사장　② 상임이사　③ 회계이사
④ 징수이사　⑤ 감사

해설 (법 21조) 상임이사 중 국민건강보험공단의 업무 중 제14조제1항제2호 및 제11호의 업무를 담당하는 이사(이하 "징수이사"라 한다)는 경영, 경제 및 사회보험에 관한 학식과 경험이 풍부한 사람으로서 보건복지부령으로 정하는 자격을 갖춘 사람 중에서 선임한다.

[문 34] 국민건강보험공단 징수이사 후보의 자격기준 및 심사기준으로 옳지 않은 것은?

① 징수업무에 관한 전문지식 및 경험을 갖추고 경영혁신을 추진할 수 있는 사람
② 공단의 업무, 회계 및 재산 상황의 감사 능력이 있는 사람

③ 징수이사추천위원회가 정하는 단위 부서장 이상의 경력이 있는 사람
④ 경영, 경제 및 사회보험에 관한 학식이 있는 사람
⑤ 문제에 대한 예측 및 예방조치 능력이 있는 사람

해설 (규칙 9조) 징수이사 후보의 자격기준 및 심사기준 등
① 보건복지부령으로 정하는 징수이사의 자격을 갖춘 사람 : 징수이사추천위원회가 정하는 단위 부서장 이상의 경력이 있는 사람으로서 징수업무에 관한 전문지식 및 경험을 갖추고 경영혁신을 추진할 수 있는 사람
② 징수이사 선임 심사기준 : 징수이사추천위원회가 징수이사 후보가 다음 각 호의 요소를 갖추고 있는지를 평가하여 이를 점수로 환산하는 방법으로 심사. 이 경우 각 호의 요소별 배점이나 그 밖에 심사에 필요한 사항은 징수이사추천위원회가 정함
1. 경영, 경제 및 사회보험에 관한 학식
2. 문제에 대한 예측 및 예방조치 능력
3. 조직관리 능력
4. 그 밖에 징수이사로서의 자질과 능력을 평가할 수 있는 것으로서 징수이사추천위원회가 정하는 요소

[문 35] 국민건강보험공단 임원의 해임기준이 아닌 것은?
① 공단 이사장의 명령을 위반한 경우
② 신체장애나 정신장애로 직무를 수행할 수 없다고 인정되는 경우
③ 직무상 의무를 위반한 경우
④ 고의나 중대한 과실로 공단에 손실이 생기게 한 경우
⑤ 직무 여부와 관계없이 품위를 손상하는 행위를 한 경우

해설 (법 24조) 임명권자는 임원이 다음 각 호의 어느 하나에 해당하면 그 임원을 해임
1. 신체장애나 정신장애로 직무를 수행할 수 없다고 인정되는 경우
2. 직무상 의무를 위반한 경우
3. 고의나 중대한 과실로 공단에 손실이 생기게 한 경우
4. 직무 여부와 관계없이 품위를 손상하는 행위를 한 경우
5. 이 법에 따른 보건복지부장관의 명령을 위반한 경우

[문 36] 국민건강보험공단 이사회의 심의·의결사항으로 옳지 않은 것은?
① 요양급여 실시에 관한 사항
② 사업운영계획 등 공단 운영의 기본방침에 관한 사항
③ 예산 및 결산에 관한 사항
④ 보험료와 그 밖의 법에 따른 징수금 및 보험급여에 관한 사항
⑤ 차입금에 관한 사항

해설 (영 11조) 이사회의 심의・의결사항
1. 사업운영계획 등 공단 운영의 기본방침에 관한 사항
2. 예산 및 결산에 관한 사항
3. 정관 변경에 관한 사항
4. 규정의 제정・개정 및 폐지에 관한 사항
5. 보험료와 그 밖의 법에 따른 징수금 및 보험급여에 관한 사항
6. 법 제37조에 따른 차입금에 관한 사항
7. 법 제38조에 따른 준비금, 그 밖에 중요재산의 취득・관리 및 처분에 관한 사항
8. 그 밖에 공단 운영에 관한 중요 사항

[문 37] 국민건강보험공단의 조직・인사・보수 및 회계에 관한 규정은 누구의 승인을 받아야 하는가?

① 대통령 ② 보건복지부장관 ③ 국무총리
④ 기획재정부장관 ⑤ 보건복지부차관

해설 (법 29조) 공단의 조직・인사・보수 및 회계에 관한 규정은 이사회의 의결을 거쳐 보건복지부장관의 승인이 필요하다.

[문 38] 국민건강보험법에 따른 요양급여의 범위에 해당하지 않는 것은?

① 간호 ② 처치 및 수술 ③ 장례
④ 예방 및 재활 ⑤ 입원

해설 (법 41조) 요양급여의 실시범위 : 1. 진찰・검사, 2. 약제(藥劑)・치료재료의 지급, 3. 처치・수술 및 그 밖의 치료, 4. 예방・재활, 5. 입원, 6. 간호, 7. 이송(移送)

[문 39] 요양급여비용의 심사와 요양급여 적정성 평가를 위하여 설립한 기구는?

① 국민건강보험공단 ② 건강보험심사평가원 ③ 보험심사평가원
④ 의료보험심사평가원 ⑤ 의료심사평가원

해설 (법 62조) 요양급여비용을 심사하고 요양급여의 적정성을 평가하기 위하여 건강보험심사평가원을 설립하였다.

[문 40] 심사평가원의 원장은 요양급여비용을 심사를 하는 경우, 요양급여비용에 대한 심사청구를 받은 날부터 (   )일, 정보통신망을 통하여 통보하는 경우에는 (   )일 이내에 심사하여 그 내용이 기재된 요양급여비용 심사결과통보서를 공단 및 해당 요양기관에 각각 송부하여야 한다. (   )안의 일자로 올바른 순서는?

① 40일, 15일 ② 60일, 15일 ③ 60일, 30일

④ 30일, 15일 ⑤ 15일, 30일

해설 (규칙 20조) 심사평가원의 원장은 요양급여비용에 대한 심사청구를 받은 날부터 40일, 정보통신망을 통하여 통보하는 경우에는 15일 이내에 심사하여 그 내용이 기재된 요양급여비용 심사결과통보서를 공단 및 해당 요양기관에 각각 송부하여야 한다.

[문 41] 다음 중 선별급여에 관한 내용으로 옳지 않은 것은?

① 경제성 또는 치료효과성 등이 불확실하여 그 검증을 위하여 추가적인 근거가 필요한 경우 선별급여를 실시할 수 있다.

② 경제성이 낮아도 건강회복에 잠재적 이득이 있는 경우의 선별급여를 실시할 수 있다.

③ 보건복지부장관은 선별급여에 대해 주기적으로 요양급여의 적합성을 평가하여 요양급여 여부를 다시 결정하고, 요양급여의 기준을 조정할 수 있다.

④ 선별급여는 임상시험을 통해 경제성 또는 치료효과성 등이 근거를 갖추었으나, 경제성의 이유로 요양급여를 실행하지 못하는 경우 실시된다.

⑤ 선별급여를 실시한 날부터 5년마다 평가하여야 한다.

해설 (법 제41조의4) 선별급여
선별급여란? 요양급여를 결정함에 있어 경제성 또는 치료효과성 등이 불확실하여 그 검증을 위하여 추가적인 근거가 필요하거나, 경제성이 낮아도 가입자와 피부양자의 건강회복에 잠재적 이득이 있는 등 대통령령으로 정하는 경우에는 예비적인 요양급여인 선별급여로 지정하여 실시하는 것을 말한다.

[문 42] 요양급여를 실시하는 요양기관이 아닌 곳은?

① 병원 ② 보건소 ③ 약국
④ 한국희귀·필수의약품센터 ⑤ 요양원

해설 (법 42조) 요양급여(간호와 이송은 제외)는 다음 각 호의 요양기관에서 실시한다.
1. 「의료법」에 따라 개설된 의료기관
2. 「약사법」에 따라 등록된 약국
3. 「약사법」 제91조에 따라 설립된 한국희귀·필수의약품센터
4. 「지역보건법」에 따른 보건소·보건의료원 및 보건지소

[문 43] 국민건강보험법상 요양기관의 설명으로 옳지 않은 것은?

① 의료법에 의한 조산소

② 의료법에 의한 개설된 요양병원

③ 약사법에 따른 약국 및 한국희귀·필수의약품센터

④ 의료법에 의한 보건진료소

⑤ 지역보건법에 따른 보건소, 보건의료원, 보건지소

해설 (법 42조) 요양급여(간호와 이송은 제외)는 다음 각 호의 요양기관에서 실시한다.
1. 「의료법」에 따라 개설된 의료기관
2. 「약사법」에 따라 등록된 약국
3. 「약사법」 제91조에 따라 설립된 한국희귀・필수의약품센터
4. 「지역보건법」에 따른 보건소・보건의료원 및 보건지소

[문 44] 요양기관에서 제외되는 의료기관에 관한 설명으로 틀린 것은?

① 사회복지사업법에 따른 사회복지시설에 수용된 사람의 진료를 주된 목적으로 개설된 의료기관
② 의료기관 등이 요양기관에서 제외되는 기간은 1년 이내로 한다.
③ 본인부담액을 받지 아니하거나 경감하여 받는 등의 방법으로 가입자나 피부양자를 유인(誘引)하는 행위를 하여 업무정지 처분 등을 받은 의료기관
④ 면허자격정지 처분을 5년 동안 2회 이상 받은 의료인이 개설・운영하는 의료기관
⑤ 업무정지 또는 과징금 처분을 5년 동안 2회 이상 받은 의료기관

해설 (영 18조) ③ 의료기관 등이 요양기관에서 제외되는 기간은 제1항제3호의 경우에는 1년 이하로 하고, 제1항제4호의 경우에는 해당 업무정지기간이 끝나는 날까지로 한다.

[문 45] 다음 중 국민건강보험법상의 전문요양기관에 관한 설명으로 옳지 않은 것은?

① 보건복지부장관은 효율적인 요양급여를 위하여 필요하면 일정 기준에 해당하는 요양기관을 전문요양기관으로 인정할 수 있다.
② 전문요양기관으로 인정받기 위해서는 시설・장비・인력 및 진료과목 등 보건복지부령으로 정하는 기준에 부합해야 한다.
③ 전문요양기관은 결핵, 한센병, 정신질환, 심장질환, 재활치료, 그 밖에 보건복지부장관이 정하는 감염성 질환 및 만성질환 중 1개의 질환을 전문적으로 진료하는 의료기관이다.
④ 전문요양기관은 적어도 종합병원급 이상의 시설・장비・인력 등을 갖추고, 1개의 이상의 급성기 질환을 전문적으로 진료하는 의료기관이다.
⑤ 인턴 수련병원 지정기준 또는 레지던트 수련병원 지정기준을 충족하는 의료기관으로서 해당 과목의 진료실적이 총 진료실적의 100분의 50 이상이어야 한다.

해설 (규칙 제11조 ①) 전문요양기관의 인정기준
전문요양기관은 다음 각 호의 어느 하나에 해당하는 요건을 갖추어야 한다.
1. 「의료법」에 따른 병원급 이상의 시설・장비・인력 등을 갖추고 결핵, 한센병, 정신질환, 심장질

환, 재활치료, 그 밖에 보건복지부장관이 정하는 감염성 질환 및 만성질환 중 1개의 질환을 전문적으로 진료하는 의료기관으로서 해당 특정질환의 진료실적이 총 진료실적의 100분의 80 이상(심장질환을 전문적으로 진료하는 의료기관의 경우에는 심장수술 실적이 연간 300건 이상)이어야 한다.

2. 「전문의의 수련 및 자격 인정 등에 관한 규정 시행규칙」에 따른 인턴 수련병원 지정기준 또는 레지던트 수련병원 지정기준을 충족하는 의료기관으로서 해당 과목의 진료실적이 총 진료실적의 100분의 50 이상이어야 한다.

[문 46] 요양급여비용의 계약의 당사자로 알맞은 것은?

가. 보건복지부장관	나. 공단 이사장
다. 건강보험심사평가원장	라. 의약계를 대표하는 사람

① 가, 나, 다　② 가, 다　③ 나, 라
④ 가, 라　⑤ 가, 나, 다, 라

해설 (법 45조) 요양급여비용은 공단의 이사장과 대통령령으로 정하는 의약계를 대표하는 사람들의 계약으로 정한다.

[문 47] 요양급여비용은 공단의 이사장과 대통령령으로 정하는 의약계를 대표하는 사람들의 계약으로 정하고 있다. 계약기간의 효력은?

① 1년　② 2년　③ 3년　④ 4년　⑤ 5년

해설 (법 45조) 요양급여비용 계약기간은 1년이다.

[문 48] 다음 중 요양급여비용의 계약 당사자인 의약계를 대표하는 사람은?

가. 의원에 대한 요양급여비용: 의사회의 장
나. 치과의원 및 치과병원에 대한 요양급여비용: 치과의사회의 장
다. 한의원 및 한방병원에 대한 요양급여비용: 한의사회의 장
라. 조산원에 대한 요양급여비용: 조산사회 또는 간호사회의 장 중 1명
마. 약국 및 한국희귀·필수의약품센터에 대한 요양급여비용: 대한약사회의 장
바. 중소병원에 대한 요양급여비용: 중소병원협회 장

① 가, 나　② 가, 나, 다　③ 가, 나, 다, 라
④ 가, 나, 다, 라, 마　⑤ 가, 나, 다, 라, 마, 바

해설 (영 20조) **요양급여비용계약의 당사자** : 요양급여비용의 계약 당사자인 의약계를 대표하는 사람은 다음 각 호와 같다.
1. 의원에 대한 요양급여비용: 의사회의 장

2. 치과의원 및 치과병원에 대한 요양급여비용: 치과의사회의 장
3. 한의원 및 한방병원에 대한 요양급여비용: 한의사회의 장
4. 조산원에 대한 요양급여비용: 조산사회 또는 간호사회의 장 중 1명
5. 병원 · 요양병원 · 정신병원 및 종합병원에 대한 요양급여비용: 병원협회 단체의 장
6. 약국 및 한국희귀 · 필수의약품센터에 대한 요양급여비용: 대한약사회의 장
7. 보건소 · 보건의료원 및 보건지소와 보건진료소에 대한 요양급여비용: 보건복지부장관이 지정하는 사람

[문 49] 요양기관의 요양급여비용의 심사청구는 어디에 하여야 하는가?

① 국민건강보험공단 ② 재정운영위원회 ③ 건강보험심사평가원
④ 보험심사청구위원회 ⑤ 건강보험심의조정위원회

해설 (법 47조) 요양급여비용을 청구하려는 요양기관은 심사평가원에 요양급여비용의 심사청구를 하여야 하며, 심사청구를 받은 심사평가원은 이를 심사한 후 지체 없이 그 내용을 공단과 요양기관에 알려야 한다.

[문 50] 다음 중 요양급여비용의 청구와 지급 등의 설명으로 옳지 않은 것은?

① 요양기관은 공단에 요양급여비용의 지급을 청구한다.
② 심사 내용을 통보받은 공단은 지체 없이 그 내용에 따라 요양급여비용을 요양기관에 지급한다. 이 경우 이미 낸 본인일부부담금이 통보된 금액보다 더 많으면 요양기관에 지급할 금액에서 더 많이 낸 금액을 공제하여 해당 가입자에게 지급하여야 한다.
③ 공단은 가입자에게 지급하여야 하는 금액을 그 가입자가 내야 하는 보험료와 그 밖에 이 법에 따른 징수금과 상계(相計)할 수 있다.
④ 요양급여비용 심사는 요양기관 이외 기관에 대행시킬 수 없다.
⑤ 공단은 심사평가원이 요양급여의 적정성을 평가하여 공단에 통보하면 그 평가 결과에 따라 요양급여비용을 가산하거나 감액 조정하여 지급한다.

해설 (법 47조) 요양기관은 심사청구를 다음 각 호의 단체가 대행하게 할 수 있다.

[문 51] 요양급여의 적정성 평가 결과에 따라 요양급여비용을 가산하거나 감액하여 지급하는 금액은 평가대상 요양기관의 평가대상기간에 대한 심사결정 공단부담액의 (　　) 범위에서 보건복지부장관이 정하여 고시한 기준에 따라 산정한 금액으로 한다.

① 100분의 1 ② 100분의 5 ③ 100분의 10
④ 100분의 15 ⑤ 100분의 20

해설 (규칙 18조) 요양급여의 적정성 평가 결과에 따라 요양급여비용을 가산하거나 감액하여 지급하는 금액은 평가대상 요양기관의 평가대상기간에 대한 심사결정 공단부담액의 100분의 10 범위에서

보건복지부장관이 정하여 고시한 기준에 따라 산정한 금액으로 한다.

[문 52] 다음 중 국민건강보험법에 따른 건강보험 가입자 및 피부양자의 진료비 일부부담에 대한 설명으로 옳지 않은 것은?

① 일반적인 입원환자의 진료비는 가입자 또는 피부양자가 100분의 20을 부담한다. 다만 입원환자 중의 식대는 100분의 50을 부담한다.

② 자연분만에 대한 요양급여는 입원기간 중 식대의 100분의 50만 부담한다.

③ 보건복지부장관이 정하여 고시하는 희귀난치성 질환을 가진 사람에 대하여 보건복지부장관이 정하는 요양급여는 요양급여비용 총액의 100분의 10에 입원기간 중 식대의 100분의 50을 더한 금액을 부담한다.

④ 상급종합병원 외래환자의 진찰료 총액 중 100분의 50을 가입자 또는 피부양자가 부담한다.

⑤ 신생아 및 보건복지부장관이 정하는 기준에 해당하는 영유아에 대한 입원진료로서 보건복지부장관이 정하는 요양급여는 입원기간 중 식대의 100분의 50만 부담한다.

해설 (영 제19조) 비용의 본인부담
상급종합병원은 모든 지역에서 "진찰료 총액+(요양급여비용 총액－진찰료총액) × 60/100"을 가입자 및 피부양자가 부담한다. 다만, 임신부 외래진료의 경우에는 요양급여비용 총액의 40/100, 1세 미만 영유아 외래진료의 경우에는 요양급여비용 총액의 20/100으로 한다. 따라서 상급종합병원 진찰료 총액은 전액 가입자 및 피부양자가 부담한다.

[문 53] 요양급여비용 심사의 대행청구 기관이 아닌 것은?

① 의사회・치과의사회・한의사회
② 조산사회
③ 의료기관 단체
④ 약사회
⑤ 간호사회

해설 (법 47조) 요양기관은 심사청구를 다음 각 호의 단체가 대행하게 할 수 있다.
1. 의료법 제28조제1항에 따른 의사회・치과의사회・한의사회・조산사회 또는 같은 조 제6항에 따라 신고한 각각의 지부 및 분회
2. 의료법 제52조에 따른 의료기관 단체
3. 약사법 제11조에 따른 약사회 또는 같은 법 제14조에 따라 신고한 지부 및 분회

[문 54] 요양비의 지급대상으로 옳지 않은 것은?

① 긴급하거나 그 밖의 부득이한 사유가 있어야 요양비가 지급된다.

② 요양기관과 비슷한 기능을 하는 기관을 이용하는 경우에 해당된다.

③ 요양기관이 아닌 장소에서 출산한 경우에 해당된다.

④ 업무정지기간 중인 요양기관을 이용하는 경우에는 해당되지 않는다.
⑤ 가입자나 피부양자에게 요양비로 지급된다.

해설 (법 49조) 공단은 가입자나 피부양자가 보건복지부령으로 정하는 긴급하거나 그 밖의 부득이한 사유로 요양기관과 비슷한 기능을 하는 기관으로서 보건복지부령으로 정하는 기관(제98조제1항에 따라 업무정지기간 중인 요양기관을 포함한다. 이하 "준요양기관"이라 한다)에서 질병·부상·출산 등에 대하여 요양을 받거나 요양기관이 아닌 장소에서 출산한 경우에는 그 요양급여에 상당하는 금액을 보건복지부령으로 정하는 바에 따라 가입자나 피부양자에게 요양비로 지급한다.

[문 55] 보험급여 중 부가급여에 해당되지 않는 것은?

① 장제비 ② 임신 진료비 ③ 상병수당 ④ 출산 진료비 ⑤ 일반 입원비

해설 (법 50조) **부가급여** : 공단은 이 법에서 정한 요양급여 외에 대통령령으로 정하는 바에 따라 임신·출산 진료비, 장제비, 상병수당, 그 밖의 급여를 실시할 수 있다.

[문 56] 현재 국민건강보험에서 시행하고 있는 부가급여는?

가. 장제비 나. 건강검진 다. 상병수당 라. 임신·출산 진료비

① 가, 다 ② 가, 나 ③ 가, 나, 다 ④ 라 ⑤ 가, 나, 다, 라

해설 (법 50조) **부가급여** : 공단은 이 법에서 정한 요양급여 외에 대통령령으로 정하는 바에 따라 임신·출산 진료비, 장제비, 상병수당, 그 밖의 급여를 실시할 수 있다.
(영 23조) **부가급여** : 법 제50조에 따른 부가급여는 임신·출산 진료비로 한다.

[문 57] 가입자와 피부양자에 대하여 질병의 조기 발견과 그에 따른 요양급여를 하기 위하여 공단에서 실시하는 건강검진의 종류는?

가. 일반건강검진 나. 암검진 다. 영유아검진 라. 65세 노인 건강검진

① 가, 나, 다 ② 가, 다 ③ 나, 라 ④ 라 ⑤ 가, 나, 다, 라

해설 (영 25조) ① 건강검진은 일반건강검진, 암검진 및 영유아건강검진으로 구분하여 실시한다.

[문 58] 다음 중 일반건강검진 대상자는?

가. 직장가입자 나. 20세 이상인 피부양자
다. 세대주인 지역가입자 라. 20세 이상인 지역가입자

① 가, 다 ② 가, 나, 다 ③ 나, 라 ④ 라 ⑤ 가, 나, 다, 라

해설 (법 52조) ② 건강검진의 종류 및 대상은 다음 각 호와 같다.

1. 일반건강검진 : 직장가입자, 세대주인 지역가입자, 20세 이상인 지역가입자 및 20세 이상인 피부양자
2. 암검진 : 「암관리법 시행령」 제11조제2항에 따른 암의 종류별 검진주기와 연령 기준 등에 해당하는 사람
3. 영유아건강검진 : 6세 미만의 가입자 및 피부양자

[문 59] 건강검진에 대한 내용으로 옳지 않은 것은?

① 영유아건강검진은 6세 미만의 가입자 및 피부양자가 대상이다.

② 건강검진은 3년마다 1회 이상 실시하되, 사무직에 종사하지 아니하는 직장가입자에 대해서는 2년에 1회 실시한다.

③ 암검진은 「암관리법」에 따른 암의 종류별 검진주기와 연령 기준 등에 해당하는 사람이 대상이다.

④ 건강검진은 「건강검진기본법」 제14조에 따라 지정된 건강검진기관에서 실시하여야 한다.

⑤ 건강검진은 일반건강검진, 암검진 및 영유아건강검진으로 구분하여 실시한다.

해설 (영 25조) ① 건강검진은 2년마다 1회 이상 실시하되, 사무직에 종사하지 아니하는 직장가입자에 대해서는 1년에 1회 실시한다. 다만, 암검진은 「암관리법 시행령」에서 정한 바에 따르며, 영유아건강검진은 영유아의 나이 등을 고려하여 보건복지부장관이 정하여 고시하는 바에 따라 검진주기와 검진횟수를 다르게 할 수 있다.

[문 60] 보험급여의 제한사유를 바르게 나열한 것은?

> 가. 고의 또는 중대한 과실로 인한 범죄행위에 그 원인이 있을 경우
> 나. 고의 또는 중대한 과실로 공단이나 요양기관의 요양에 관한 지시에 따르지 아니한 경우
> 다. 고의로 사고를 일으킨 경우
> 라. 업무 또는 공무로 생긴 질병・부상・재해로 다른 법령에 따른 보험급여나 보상(報償) 또는 보상(補償)을 받게 되는 경우

① 가, 나, 다　② 가, 나　③ 가, 다　④ 가, 나, 라　⑤ 가, 나, 다, 라

해설 (법 53조) 공단은 보험급여를 받을 수 있는 사람이 다음 각 호의 어느 하나에 해당하면 보험급여를 하지 아니한다.

1. 고의 또는 중대한 과실로 인한 범죄행위에 그 원인이 있거나 고의로 사고를 일으킨 경우
2. 고의 또는 중대한 과실로 공단이나 요양기관의 요양에 관한 지시에 따르지 아니한 경우
3. 고의 또는 중대한 과실로 제55조에 따른 문서와 그 밖의 물건의 제출을 거부하거나 질문 또는 진단을 기피한 경우
4. 업무 또는 공무로 생긴 질병・부상・재해로 다른 법령에 따른 보험급여나 보상(報償) 또는 보

상(補償)을 받게 되는 경우

[문 61] 보험급여의 정지사유에 해당하는 것을 바르게 나열한 것은?

가. 국내에 여행 중인 외국인의 경우
나. 국외에 체류하는 경우
다. 현역병, 전환복무된 사람, 군간부후보생에 해당하게 된 경우
라. 교도소, 그 밖에 이에 준하는 시설에 수용되어 있는 경우

① 가, 나, 다 ② 나, 다, 라 ③ 가, 나, 라 ④ 다, 라 ⑤ 가, 나, 다, 라

해설 (법 54조) **급여의 정지** : 보험급여를 받을 수 있는 사람이 다음 각 호의 어느 하나에 해당하면 그 기간에는 보험급여를 하지 아니한다.
1. 삭제
2. 국외에 체류하는 경우
3. 현역병, 전환복무된 사람, 군간부후보생(제6조제2항제2호)에 해당하게 된 경우
4. 교도소, 그 밖에 이에 준하는 시설에 수용되어 있는 경우

[문 62] 부당이득금에 대한 설명으로 옳지 않은 것은?

① 공단은 속임수나 그 밖의 부당한 방법으로 보험급여를 받은 사람이나 보험급여 비용을 받은 요양기관에 대하여 그 보험급여나 보험급여 비용에 상당하는 금액의 전부 또는 일부를 징수할 수 있다.
② 공단은 속임수나 그 밖의 부당한 방법으로 보험급여 비용을 받은 경우 어떤 경우라도 해당 요양기관이외 요양기관을 개설한 자에게는 책임을 물을 수 없다.
③ 사용자나 가입자의 거짓 보고나 거짓 증명 또는 요양기관의 거짓 진단이나 거짓 확인에 따라 보험급여가 실시된 경우 공단은 이들에게 보험급여를 받은 사람과 연대하여 징수금을 내게 할 수 있다.
④ 공단은 속임수나 그 밖의 부당한 방법으로 보험급여를 받은 사람과 같은 세대에 속한 가입자에게 속임수나 그 밖의 부당한 방법으로 보험급여를 받은 사람과 연대하여 징수금을 내게 할 수 있다.
⑤ 요양기관이 가입자나 피부양자로부터 속임수나 그 밖의 부당한 방법으로 요양급여비용을 받은 경우 공단은 해당 요양기관으로부터 이를 징수하여 가입자나 피부양자에게 지체 없이 지급하여야 한다.

해설 (법 57조) 공단은 속임수나 그 밖의 부당한 방법으로 보험급여 비용을 받은 경우 해당 요양기관을 개설한 자에게 그 요양기관과 연대하여 같은 항에 따른 징수금을 납부하게 할 수 있다.

[문 63] 가입자가 제3자의 행위로 인해 보험급여를 받았을 경우 그 급여에 소요된 비용의 한도 내에서 구상권을 얻게 되는 자는 누구인가?

① 피해당사자 ② 가해자 ③ 보험자(공단)
④ 피해가족의 가입자 ⑤ 가해자의 보호자

해설 (법 58조) **구상권의 행사** : 공단은 제3자의 행위로 보험급여사유가 생겨 가입자 또는 피부양자에게 보험급여를 한 경우에는 그 급여에 들어간 비용 한도에서 그 제3자에게 손해배상을 청구할 권리를 얻는다. 또한 보험급여를 받은 사람이 제3자로부터 이미 손해배상을 받은 경우에는 공단은 그 배상액 한도에서 보험급여를 하지 아니한다.

[문 64] 건강보험심사평가원의 관장업무가 아닌 것은?

① 요양급여비용의 심사
② 다른 법률에 따라 지급되는 급여비용의 심사 또는 의료의 적정성 평가에 관하여 위탁받은 업무
③ 요양급여의 적정성 평가
④ 심사기준 및 평가기준의 개발
⑤ 요양급여의 실시

해설 (법 63조) 심사평가원의 관장업무

1. 요양급여비용의 심사
2. 요양급여의 적정성 평가
3. 심사기준 및 평가기준의 개발
4. 제1호부터 제3호까지의 규정에 따른 업무와 관련된 조사연구 및 국제협력
5. 다른 법률에 따라 지급되는 급여비용의 심사 또는 의료의 적정성 평가에 관하여 위탁받은 업무
6. 그 밖에 이 법 또는 다른 법령에 따라 위탁받은 업무
7. 건강보험과 관련하여 보건복지부장관이 필요하다고 인정한 업무
8. 그 밖에 보험급여 비용의 심사와 보험급여의 적정성 평가와 관련하여 대통령령으로 정하는 업무(시행령 28조)

[문 65] 심사평가원의 업무 중 보험급여 비용의 심사와 보험급여의 적정성 평가와 관련하여 대통령령으로 정하는 업무가 아닌 것은?

① 요양급여의 적정성 평가 결과의 공개
② 요양급여비용의 심사청구와 관련된 소프트웨어의 개발・공급・검사 등 전산 관리
③ 환자 분류체계의 개발・관리
④ 요양급여비용의 계약
⑤ 보건복지부령으로 정하는 기관에서 받은 요양비에 대한 심사

해설 (영 28조) 심사평가원의 보험급여 비용의 심사와 보험급여의 적정성 평가와 관련 대통령령으로 정하는 업무
1. 요양급여비용의 심사청구와 관련된 소프트웨어의 개발·공급·검사 등 전산 관리
2. 요양급여의 적정성 평가 결과의 공개
3. 보건복지부령으로 정하는 기관에서 받은 요양비에 대한 심사
4. 환자 분류체계 및 요양급여 관련 질병·부상 분류체계의 개발·관리
5. 업무와 관련된 교육·홍보

[문 66] 요양급여의 적정성 평가시 분류해야 하는 것은?

가. 요양기관별 평가　나. 진료과목별 평가　다. 지역별 평가　라. 환자유형별 평가

① 가, 나, 다　② 가, 나, 라　③ 나, 라　④ 가, 라　⑤ 다, 라

해설 (규칙 22조의2) **요양급여의 적정성 평가 기준 등** ① 법 제47조의4에 따른 요양급여의 적정성 평가(이하 "적정성평가"라 한다)는 의료의 안전성·효과성·효율성·환자중심성 등을 기준으로 하며, 세부적인 기준은 의약학적 타당성 및 계량화 가능성 등을 고려하여 심사평가원이 정하여 인터넷 홈페이지에 공개한다. ② 심사평가원은 요양기관별, 진료과목별, 지역별 및 질병·부상별로 구분하여 적정성평가를 실시한다.

[문 67] 심사평가원 원장의 임명권자는?

① 대통령　② 보건복지부장관
③ 국무총리　④ 기획재정부장관
⑤ 「공공기관의 운영에 관한 법률」에 따른 임원추천위원회

해설 (법 65조) 심사평가원의 원장은 임원추천위원회가 복수로 추천한 사람 중에서 보건복지부장관의 제청으로 대통령이 임명한다.

[문 68] 심사평가원의 업무를 효율적으로 수행하기 위하여 설치하고 있는 조직은?

① 노사정위원회　② 건강보험재정위원회　③ 건강보험정책심의위원회
④ 진료심사평가위원회　⑤ 건강보험징수위원회

해설 (법 66조) 심사평가원의 업무를 효율적으로 수행하기 위하여 심사평가원에 진료심사평가위원회(이하 "심사위원회"라 한다)를 설치한다.

[문 69] 심사평가원의 진료비심사위원회 위원의 자격으로 옳지 않은 것은?

① 치과의사 면허를 취득한 후 10년이 지난 사람으로서 치과대학 또는 의료기관에서 종사한 사람

② 의사 면허를 취득한 후 10년이 지난 사람으로서 의과대학 또는 의료기관에서 종사한 사람

③ 약사 면허를 취득한 후 10년이 지난 사람으로서 약학대학・의료기관・약국 또는 한국희귀・필수의약품센터에서 종사한 사람

④ 한의사 면허를 취득한 후 10년이 지난 사람으로서 한의과대학 또는 의료기관에서 종사한 사람

⑤ 보건의약 또는 건강보험과 관련된 분야에 15년 이상 종사한 사람 중 보건복지부장관이 심사위원 자격이 있다고 인정하는 사람

해설 (규칙 32조) 심사위원회 위원의 자격

심사위원회의 위원은 다음 각 호의 어느 하나에 해당하는 사람이어야 한다. 다만, 법 제23조에 따른 결격사유에 해당하는 사람은 제외한다.

1. 의사 면허를 취득한 후 10년이 지난 사람으로서 의과대학 또는 의료기관에서 종사한 사람
2. 치과의사 면허를 취득한 후 10년이 지난 사람으로서 치과대학 또는 의료기관에서 종사한 사람
3. 한의사 면허를 취득한 후 10년이 지난 사람으로서 한의과대학 또는 의료기관에서 종사한 사람
4. 약사 면허를 취득한 후 10년이 지난 사람으로서 약학대학・의료기관・약국 또는 한국희귀・필수의약품센터에서 종사한 사람
5. 「고등교육법」 제2조제1호부터 제3호까지의 학교에서 전임강사 이상의 경력을 가진 사람으로서 보건의약관련 분야에 10년 이상 종사한 사람
6. 보건의약 또는 건강보험과 관련된 분야에 10년 이상 종사한 사람 중 보건복지부장관이 심사위원 자격이 있다고 인정하는 사람

[문 70] 건강보험료와 관련된 설명으로 옳지 않은 것은?

① 공단은 건강보험사업에 드는 비용에 충당하기 위하여 보험료 납부의무자로부터 보험료를 징수한다.

② 가입자의 자격을 취득한 날이 속하는 달의 다음 달부터 가입자의 자격을 잃은 날의 전날이 속하는 달까지 징수한다.

③ 보험료를 징수할 때 가입자의 자격이 변동된 경우에는 변동된 날이 속하는 달의 보험료는 변동되기 전의 자격을 기준으로 징수한다.

④ 가입자의 자격을 매월 1일에 취득한 경우에는 그 달부터 징수한다.

⑤ 가입자의 자격이 매월 1일에 변동된 경우에도 변동되기 전 자격을 기준으로 징수한다.

해설 (법 69조) 보험료

- 보험료 징수대상 : 공단은 건강보험사업에 드는 비용에 충당하기 위하여 보험료 납부의무자로부터 보험료를 징수
- 보험료 징수일시 : 가입자의 자격을 취득한 날이 속하는 달의 다음 달부터 가입자의 자격을 잃은 날의 전날이 속하는 달까지 징수. 다만, 가입자의 자격을 매월 1일에 취득한 경우 또는 제5조제1항제2호가목에 따른 건강보험 적용 신청으로 가입자의 자격을 취득하는 경우에는 그 달부터 징수

• 가입자 자격 변동시 보험료 징수일시 : 보험료를 징수할 때 가입자의 자격이 변동된 경우에는 변동된 날이 속하는 달의 보험료는 변동되기 전의 자격을 기준으로 징수. 다만, 가입자의 자격이 매월 1일에 변동된 경우에는 변동된 자격을 기준으로 징수

[문 71] 직장가입자의 월별 보험료를 결정하는 기준은?

① 표준소득액 ② 보수월액 ③ 연간총수입
④ 부과표준소득 ⑤ 재산총액

해설 (법 69조) 직장가입자의 월별 보험료액 산정
1. 보수월액보험료 : 보수월액에 보험료율을 곱하여 얻은 금액
2. 보수 외 소득월액보험료 : 보수 외 소득월액에 보험료율을 곱하여 얻은 금액

[문 72] 직장가입자의 보수월액에 대한 설명으로 옳지 않은 것은?

① 직장가입자가 지급받는 보수를 기준으로 하여 산정
② 휴직자 등의 보수월액보험료는 해당 사유가 생기기 전 달의 보수월액을 기준으로 산정
③ 직장가입자가 지급받는 보수는 근로자등이 근로를 제공하고 사용자・국가 또는 지방자치단체로부터 지급받는 금품을 의미
④ 보수월액의 상한과 하한을 별도로 정하지 않음
⑤ 보수는 근로의 대가로 받은 봉급, 급료, 보수, 세비(歲費), 임금, 상여, 수당, 그 밖에 이와 유사한 성질의 금품을 의미

해설 (영 32조) 월별 보험료액의 상한과 하한
1. 월별 보험료액의 상한은 다음 각 목과 같다.
   가. 직장가입자의 보수월액보험료: 보험료가 부과되는 연도의 전전년도 직장가입자 평균 보수월액보험료(이하 이 조에서 "전전년도 평균 보수월액보험료"라 한다)의 30배에 해당하는 금액을 고려하여 보건복지부장관이 정하여 고시하는 금액
   나. 직장가입자의 보수 외 소득월액보험료 및 지역가입자의 월별 보험료액: 보험료가 부과되는 연도의 전전년도 평균 보수월액보험료의 15배에 해당하는 금액을 고려하여 보건복지부장관이 정하여 고시하는 금액
2. 월별 보험료액의 하한은 다음 각 목과 같다.
   가. 직장가입자의 보수월액보험료: 보험료가 부과되는 연도의 전전년도 평균 보수월액보험료의 1천분의 50 이상 1천분의 85 미만의 범위에서 보건복지부장관이 정하여 고시하는 금액
   나. 지역가입자의 월별 보험료액: 가목에 따른 보수월액보험료의 100분의 90 이상 100분의 100 이하의 범위에서 보건복지부장관이 정하여 고시하는 금액

[문 73] 소득월액의 산정에 포함되는 항목은?

가. 이자소득	나. 사업소득	다. 근로소득	라. 배당소득

① 가, 나, 다 ② 가, 나 ③ 가, 다 ④ 가, 라 ⑤ 가, 나, 다, 라

해설 (영 41조) 소득월액 산정시 포함되는 항목 : 1. 이자소득, 2. 배당소득, 3. 사업소득, 4. 근로소득, 5. 연금소득, 6. 기타소득

[문 74] 지역가입자의 재산보험료부과점수를 정할 때 고려되는 사항으로 짝지어진 것은?

가. 소득　나. 재산　다. 경제활동참가율　라. 생활수준

① 가 ② 나 ③ 가, 다 ④ 가, 라 ⑤ 나, 라

해설 (법 72조) 지역가입자의 재산보험료부과점수는 지역가입자의 재산을 기준으로 산정한다.

[문 75] 건강보험 보험료율에 관한 설명으로 맞는 것은?

가. 직장가입자의 보험료율은 1천분의 80의 범위에서 결정한다.
나. 직장가입자의 보험료율은 보건복지부장관이 결정한다.
다. 국외에서 업무에 종사하고 있는 직장가입자에 대한 보험료율은 정해진 보험료율의 100분의 50으로 한다.
라. 지역가입자의 재산보험료부과점수당 금액은 심의위원회의 의결을 거쳐야 한다.

① 가, 나, 다 ② 가, 다, 라 ③ 나, 다, 라 ④ 가, 나 ⑤ 다, 라

해설 (법 73조) 보험료율 등

- 직장가입자의 보험료율 : 1천분의 80의 범위에서 심의위원회의 의결을 거쳐 대통령령으로 정함(시행령 제44조)
- 국외에서 업무에 종사하고 있는 직장가입자에 대한 보험료율 : 제1항에 따라 정해진 보험료율의 100분의 50으로 함
- 지역가입자의 보험료율과 재산보험료부과점수당 금액 : 심의위원회의 의결을 거쳐 대통령령으로 정함(시행령 제44조)

[문 76] 국민건강보험 가입자 중 보험료가 면제되는 경우는?

가. 국내에 거주하는 피부양자가 없고 국외에 체류하는 경우
나. 교도소 등 이에 준하는 시설에 수용되어 있는 경우
다. 현역병, 전환복무된 사람에 해당되는 경우
라. 국외 여행중인 경우

① 가, 나 ② 가, 나, 다 ③ 가, 나, 다, 라
④ 나, 다 ⑤ 나, 라

해설 **(법 74조) 보험료의 면제 사유** : 공단은 직장가입자가 국외에 체류하는 경우, 현역병, 전환복무된 사람, 군간부후보생(제6조제2항제2호)에 해당하게 된 경우, 교도소, 그 밖에 이에 준하는 시설에 수용되어 있는 경우(제54조제2호부터 제4호)의 어느 하나에 해당하면 그 가입자의 보험료를 면제함. 다만, 제54조제2호(국외에 체류하는 경우)에 해당하는 직장가입자의 경우에는 국내에 거주하는 피부양자가 없을 때에만 보험료를 면제한다.

[문 77] 가입자 또는 그 가입자가 속한 세대의 보험료의 일부를 경감할 수 있는 대상자는?

> 가. 섬・벽지・농어촌 등 대통령령으로 정하는 지역에 거주하는 사람
> 나. 국외에서 업무에 종사하는 사람
> 다. 「장애인복지법」에 따라 등록한 장애인
> 라. 65세 이상인 사람

① 가, 나, 다 ② 가, 다 ③ 가, 다, 라
④ 다, 라 ⑤ 가, 나, 다, 라

해설 **(법 75조) 보험료 경감의 사유**
1. 섬・벽지(僻地)・농어촌 등 대통령령으로 정하는 지역에 거주하는 사람
2. 65세 이상인 사람
3. 「장애인복지법」에 따라 등록한 장애인
4. 「국가유공자 등 예우 및 지원에 관한 법률」 제4조제1항제4호, 제6호, 제12호, 제15호 및 제17호에 따른 국가유공자
5. 휴직자
6. 그 밖에 생활이 어렵거나 천재지변 등의 사유로 보험료를 경감할 필요가 있다고 보건복지부장관이 정하여 고시하는 사람

[문 78] 직장가입자가 공무원인 경우 보수월액보험료는 직장가입자와 국가 또는 지방자치단체가 각각 보험료액의 몇 %씩 공동부담하는가?

① 30%, 70% ② 40%, 60% ③ 50%, 50%
④ 60%, 40% ⑤ 70%, 30%

해설 **(법 76조) 직장가입자의 공동부담** : 직장가입자의 보수월액보험료는 직장가입자와 다음 각 호의 구분에 따른 자가 각각 보험료액의 100분의 50씩 부담. 다만, 직장가입자가 교직원으로서 사립학교에 근무하는 교원이면 보험료액은 그 직장가입자가 100분의 50을, 사용자가 100분의 30을, 국가가 100분의 20을 각각 부담함
1. 직장가입자가 근로자인 경우에는 제3조제2호가목에 해당하는 사업주
2. 직장가입자가 공무원인 경우에는 그 공무원이 소속되어 있는 국가 또는 지방자치단체
3. 직장가입자가 교직원(사립학교에 근무하는 교원은 제외한다)인 경우에는 제3조제2호다목에 해당하는 사용자

[문 79] 직장가입자가 사립학교에 근무하는 교원인 경우는 보험료액은 그 직장가입자가 100분의 ( )을, 사용자가 100분의 ( )을, 국가가 100분의 ( )을 각각 공동부담한다. 순서대로 맞는 것은?

① 40, 30, 30 ② 40, 20, 20 ③ 50, 30, 20
④ 50, 20, 30 ⑤ 60, 30, 10

해설 (법 76조) **직장가입자의 공동부담** : 직장가입자의 보수월액보험료는 직장가입자와 다음 각 호의 구분에 따른 자가 각각 보험료액의 100분의 50씩 부담. 다만, 직장가입자가 교직원으로서 사립학교에 근무하는 교원이면 보험료액은 그 직장가입자가 100분의 50을, 사용자가 100분의 30을, 국가가 100분의 20을 각각 부담함
1. 직장가입자가 근로자인 경우에는 제3조제2호가목에 해당하는 사업주
2. 직장가입자가 공무원인 경우에는 그 공무원이 소속되어 있는 국가 또는 지방자치단체
3. 직장가입자가 교직원(사립학교에 근무하는 교원은 제외한다)인 경우에는 제3조제2호다목에 해당하는 사용자

[문 80] 국민건강보험의 보험료 납부기간은?

① 그 달의 보험료를 그 다음 달 10일까지 납부
② 그 달의 보험료를 그 달 10일까지 납부
③ 그 달의 보험료를 그 다음 달 말일까지 납부
④ 그 달의 보험료를 그 달 말일까지 납부
⑤ 그 달의 보험료를 그 다음 달 1일까지 납부

해설 (법 78조) 보험료 납부의무가 있는 자는 가입자에 대한 그 달의 보험료를 그 다음 달 10일까지 납부한다.

[문 81] 국민건강보험의 보험료 징수시 납부의무자에게 문서로 납입할 내용은?

가. 납부기한	나. 징수하려는 보험료등의 종류
다. 납부장소	라. 납부해야 하는 금액

① 가, 나, 다 ② 가, 다 ③ 나, 라 ④ 라 ⑤ 가, 나, 다, 라

해설 (법 79조) **보험료 등 납입고지사항** : 1. 징수하려는 보험료등의 종류, 2. 납부해야 하는 금액, 3. 납부기한 및 장소

[문 82] 국민건강보험의 보험료 또는 보험급여 제한 기간 중 받은 보험급여에 대한 징수금을 체납한 경우 연체금의 징수비율은?

① 체납금액의 1500분의 1 ② 체납금액의 1500분의 3

③ 체납금액의 1500분의 5 ④ 체납금액의 1500분의 7
⑤ 체납금액의 1500분의 10

해설 (법 80조) 연체금 : ① 공단은 보험료등의 납부의무자가 납부기한까지 보험료등을 내지 아니하면 그 납부기한이 지난 날부터 매 1일이 경과할 때마다 다음 각 호에 해당하는 연체금을 징수함

1. 제69조에 따른 보험료 또는 제53조제3항에 따른 보험급여 제한 기간 중 받은 보험급여에 대한 징수금을 체납한 경우: 해당 체납금액의 1천500분의 1에 해당하는 금액. 이 경우 연체금은 해당 체납금액의 1천분의 20을 넘지 못함
2. 제1호 외에 이 법에 따른 징수금을 체납한 경우: 해당 체납금액의 1천분의 1에 해당하는 금액. 이 경우 연체금은 해당 체납금액의 1천분의 30을 넘지 못함

[문 83] 가입자 및 피부양자의 자격, 보험료등, 보험급여, 보험급여 비용에 관한 처분에 이의신청을 받는 기관은?

① 건강보험심사평가원 ② 국민건강보험공단
③ 의료분쟁심의조정위원회 ④ 보건복지부
⑤ 의료심사위원회

해설 (법 87조) 이의신청

- 가입자 및 피부양자의 자격, 보험료등, 보험급여, 보험급여 비용에 관한 공단의 처분에 이의가 있는 자 : 건강보험공단에 이의신청
- 요양급여비용 및 요양급여의 적정성 평가 등에 관한 심사평가원의 처분에 이의가 있는 공단, 요양기관 또는 그 밖의 자 : 심사평가원에 이의신청

[문 84] 요양급여비용 및 요양급여의 적정성 평가에 관한 처분에 이의신청을 받는 기관은?

① 건강보험심사평가원 ② 국민건강보험공단
③ 의료분쟁심의조정위원회 ④ 보건복지부
⑤ 건강보험분쟁조정위원회

해설 (법 87조) 이의신청

- 가입자 및 피부양자의 자격, 보험료등, 보험급여, 보험급여 비용에 관한 공단의 처분에 이의가 있는 자 : 건강보험공단에 이의신청
- 요양급여비용 및 요양급여의 적정성 평가 등에 관한 심사평가원의 처분에 이의가 있는 공단, 요양기관 또는 그 밖의 자 : 심사평가원에 이의신청

[문 85] 이의신청에 대한 결정에 불복하는 자가 심판청구를 할 수 있는 기관은?

① 건강보험심사평가원 ② 국민건강보험공단
③ 의료분쟁심의조정위원회 ④ 보건복지부
⑤ 건강보험분쟁조정위원회

해설 (법 88조) **심판청구** : 이의신청에 대한 결정에 불복하는 자는 건강보험분쟁조정위원회에 심판청구를 할 수 있다.

[문 86] 보험급여를 받을 수 있는 소멸시효는 몇 년인가?

① 1년 ② 2년 ③ 3년
④ 4년 ⑤ 5년

해설 (법 91조) **시효** : 다음 각 호의 권리는 3년 동안 행사하지 아니하면 소멸시효가 완성된다.
1. 보험료·연체금을 징수할 권리
2. 보험료·연체금으로 과오납부한 금액을 환급받을 권리
3. 보험급여를 받을 권리
4. 보험급여 비용을 받을 권리
5. 제47조제3항 후단에 따라 과다납부된 본인일부부담금을 돌려받을 권리
6. 제61조에 따른 근로복지공단의 권리

[문 87] 공단의 재정운영위원회의 의결을 받아 보험료 등을 결손처분 가능한 경우는?

가. 담보권에 따라 담보된 채권 등의 변제에 충당하고 남을 여지가 있는 경우
나. 징수할 가능성이 없다고 인정되는 경우로서 대통령령으로 정하는 경우
다. 해당 권리에 대한 소멸시효가 완성된 경우
라. 체납처분이 끝나고 체납액에 충당될 배분금액이 그 체납액에 미치지 못하는 경우

① 가, 나, 다 ② 다, 라 ③ 나, 다 ④ 나, 다, 라 ⑤ 가, 나, 라

해설 (법 84조) **결손처분** : 공단은 다음 각 호의 어느 하나에 해당하는 사유가 있으면 재정운영위원회의 의결을 받아 보험료 등을 결손처분 가능하다.
1. 체납처분이 끝나고 체납액에 충당될 배분금액이 그 체납액에 미치지 못하는 경우
2. 해당 권리에 대한 소멸시효가 완성된 경우
3. 그 밖에 징수할 가능성이 없다고 인정되는 경우로서 대통령령으로 정하는 경우

[문 88] 요양기관은 요양급여가 끝난 날부터 몇 년간 보건복지부령으로 정하는 바에 따라 요양급여비용의 청구에 관한 서류를 보존해야 하는가?

① 1년 ② 2년 ③ 3년
④ 4년 ⑤ 5년

해설 (법 96조의4) **서류의 보존** : 요양기관은 요양급여가 끝난 날부터 5년간 보건복지부령으로 정하는 바에 따라 요양급여비용의 청구에 관한 서류를 보존하여야 한다. 다만, 약국 등 보건복지부령으로 정하는 요양기관은 처방전을 요양급여비용을 청구한 날부터 3년간 보존하여야 한다.

[문 89] 약국 등 보건복지부령으로 정하는 요양기관은 처방전을 요양급여비용을 청구한 날부터 몇 년간 보존하여야 하는가?

① 1년 ② 2년 ③ 3년
④ 4년 ⑤ 5년

해설 (법 96조의4) 서류의 보존 : 요양기관은 요양급여가 끝난 날부터 5년간 보건복지부령으로 정하는 바에 따라 요양급여비용의 청구에 관한 서류를 보존하여야 한다. 다만, 약국 등 보건복지부령으로 정하는 요양기관은 처방전을 요양급여비용을 청구한 날부터 3년간 보존하여야 한다.

[문 90] 공단은 보험료를 몇 회 이상 체납한 자가 신청하는 경우 보건복지부령으로 정하는 바에 따라 분할납부 승인이 가능한가?

① 1회 이상 ② 2회 이상 ③ 3회 이상
④ 4회 이상 ⑤ 5회 이상

해설 (법 82조) 체납보험료의 분할납부 : 공단은 보험료를 3회 이상 체납한 자가 신청하는 경우 보건복지부령으로 정하는 바에 따라 분할납부를 승인할 수 있다.

[문 91] 대행청구단체의 종사자로서 거짓이나 그 밖의 부정한 방법으로 요양급여비용을 청구한 자에 대한 벌칙은?

① 5년 이하의 징역 또는 5천만원 이하의 벌금
② 3년 이하의 징역 또는 3천만원 이하의 벌금
③ 5년 이하의 징역 또는 3천만원 이하의 벌금
④ 3년 이하의 징역 또는 2천만원 이하의 벌금
⑤ 1년 이하의 징역 또는 1천만원 이하의 벌금

해설 (법 115조) 벌칙 – 3년 이하의 징역 또는 3천만원 이하의 벌금 : 대행청구단체의 종사자로서 거짓이나 그 밖의 부정한 방법으로 요양급여비용을 청구한 자

[문 92] 1년 이하의 징역 또는 1천만원 이하의 벌금에 해당하는 자는?

가. 대행청구단체가 아닌 자로 하여금 대행하게 한 자
나. 근로자의 권익보호를 위반한 사용자
다. 업무정지 처분을 받은 자가 해당 업무정지기간 중에 요양급여를 시행한 요양기관의 개설자
라. 공단, 심사평가원 및 대행청구단체에 종사하였던 사람 또는 종사하는 사람이 그 업무를 수행하면서 알게 된 비밀누설을 위반한 자

① 가 ② 가, 나 ③ 가, 나, 다 ④ 가, 나, 다, 라 ⑤ 나, 다, 라

해설 (법 115조) 1년 이하의 징역 또는 1천만원 이하의 벌금

1. 요양기관의 선별급여 실시에 대한 관리를 위반하여 선별급여를 제공한 요양기관의 개설자
2. 대행청구단체가 아닌 자로 하여금 대행하게 한 자
3. 근로자의 권익보호를 위반한 사용자
4. 업무정지 처분을 받은 자가 해당 업무정지기간 중에 요양급여를 시행한 요양기관의 개설자

[문 93] 국민건강보험법이 제정된 시기는?

① 1977년 ② 1989년 ③ 1999년
④ 2002년 ⑤ 2010년

해설 국민건강보험법은 국민의 질병·부상에 대한 예방·진단·치료·재활과 출산·사망 및 건강증진에 대하여 보험급여를 실시함으로써 국민보건을 향상시키고 사회보장을 증진하기 위함을 목적으로 제정되었다(1999. 2. 8, 법률 제5854호).

[문 94] 국민건강보험법의 요양급여의 절차로 맞는 것은?

① 모든 의료기관을 처음부터 이용할 수 있다.
② 1차는 의원급, 2차는 병원급, 3차는 종합병원을 이용할 수 있다.
③ 1차는 의원급, 2차는 병원급, 3차는 종합병원과 대학병원을 이용할 수 있다.
④ 1차는 상급종합병원을 제외한 모든 의료기관, 2차는 상급종합병원을 이용할 수 있다.
⑤ 1차는 대학병원을 제외한 모든 의료기관을, 2차는 대학병원을 이용할 수 있다.

해설 (국민건강보험 요양급여의 기준에 관한 규칙) 요양급여의 절차(제2조)

① 요양급여는 1단계 요양급여와 2단계 요양급여로 구분하며, 가입자 또는 피부양자(이하 "가입자등"이라 한다)는 1단계 요양급여를 받은 후 2단계 요양급여를 받아야 한다.
② 제1항의 규정에 의한 1단계 요양급여는 「의료법」 제3조의4에 따른 상급종합병원을 제외한 요양기관에서 받는 요양급여(건강진단 또는 건강검진을 포함한다)를 말하며, 2단계 요양급여는 상급종합병원에서 받는 요양급여를 말한다.

[문 95] 상급종합병원에서 1단계 요양급여를 받을 수 있는 경우가 아닌 것은?

① 당해 요양기관에서 근무하는 가입자의 가족이 요양급여를 받는 경우
② 가정의학과에서 요양급여를 받는 경우
③ 치과에서 요양급여를 받는 경우
④ 분만의 경우
⑤ 응급환자인 경우

해설 (국민건강보험 요양급여의 기준에 관한 규칙) 요양급여의 절차(제2조)

③ 제1항 및 제2항의 규정에 불구하고 가입자등이 다음 각호의 1에 해당하는 경우에는 상급종합병원에서 1단계 요양급여를 받을 수 있다.

1. 「응급의료에 관한 법률」 제2조제1호에 해당하는 응급환자인 경우
2. 분만의 경우
3. 치과에서 요양급여를 받는 경우
4. 「장애인복지법」 제32조에 따른 등록 장애인 또는 단순 물리치료가 아닌 작업치료·운동치료 등의 재활치료가 필요하다고 인정되는 자가 재활의학과에서 요양급여를 받는 경우
5. 가정의학과에서 요양급여를 받는 경우
6. 당해 요양기관에서 근무하는 가입자가 요양급여를 받는 경우
7. 혈우병환자가 요양급여를 받는 경우

[문 96] 다음 중 비급여 대상이 아닌 것은?

① 단순한 피로 또는 권태

② 질병을 동반하여 수행된 포경(phimosis)

③ 발기부전(impotence)·불감증 또는 생식기 선천성기형 등의 비뇨생식기 질환

④ 검열반 등 안과질환

⑤ 주근깨·다모(多毛)·무모(無毛)·백모증(白毛症)·딸기코(주사비)·점(모반)·사마귀·여드름·노화현상으로 인한 탈모 등 피부질환

해설 (국민건강보험 요양급여의 기준에 관한 규칙) 비급여대상(제9조) 다음 각목의 질환으로서 업무 또는 일상생활에 지장이 없는 경우에 실시 또는 사용되는 행위·약제 및 치료재료

가. 단순한 피로 또는 권태
나. 주근깨·다모(多毛)·무모(無毛)·백모증(白毛症)·딸기코(주사비)·점(모반)·사마귀·여드름·노화현상으로 인한 탈모 등 피부질환
다. 발기부전(impotence)·불감증 또는 생식기 선천성기형 등의 비뇨생식기 질환
라. 단순 코골음
마. 질병을 동반하지 아니한 단순포경(phimosis)
바. 검열반 등 안과질환
사. 기타 가목 내지 바목에 상당하는 질환으로서 보건복지부장관이 정하여 고시하는 질환

[문 97] 다음 중 비급여 대상이 아닌 것은?

① 업무 또는 일상생활에 지장이 없는 경우에 실시 또는 사용되는 행위·약제 및 치료재료

② 신체의 필수 기능개선 목적이 아닌 경우에 실시 또는 사용되는 행위·약제 및 치료재료

③ 예방진료로서 질병·부상의 진료를 직접목적으로 하지 아니하는 경우에 실시 또는 사용되는 행위·약제 및 치료재료

④ 보험급여시책상 요양급여로 인정하기 어려운 경우 및 그 밖에 건강보험급여원리에 부합하지 아니하는 경우로서 다음 각목에서 정하는 비용·행위·약제 및 치료재료

⑤ 65세 이상 노인의 틀니 및 치과임플란트

해설 (국민건강보험 요양급여의 기준에 관한 규칙) 비급여대상 제9조 참조

[문 98] 다음 중 요양기관에서 요양급여비용의 심사청구를 받은 심사평가원은 며칠 이내에 심사해서 통보해야 하는가?

① 7일 ② 15일 ③ 30일 ④ 40일 ⑤ 50일

해설 (규칙 20조) 요양급여의 심사・지급
심사평가원의 원장은 요양급여비용에 대한 심사평구를 받은 날부터 40일(제22조제1항에 따른 정보통신망을 통하여 통보하는 경우에는 15일) 이내에 심사하여 그 내용이 기재된 요양급여비용 심사결과통보서를 공단 및 해당 요양기관에 각각 송부하여야 하며, 요양급여비용 심사결과통보서를 받은 공단은 지체 없이 요양급여비용 지급명세가 기재된 요양급여비용 지급통보서에 따른 요양급여비용을 해당 요양기관에 지급하여야 한다.

[문 99] 1단계 요양급여를 받을 수 있는 경우는?

① 상급종합병원을 제외한 모든 의료기관
② 모든 의료기관
③ 의원급과 병원급
④ 의원급만
⑤ 종합병원을 제외한 모든 의료기관

해설 (국민건강보험 요양급여의 기준에 관한 규칙) 요양급여의 절차(제2조)
② 1단계 요양급여는 「의료법」 제3조의4에 따른 상급종합병원을 제외한 요양기관에서 받은 요양급여(건강진단 또는 건강검진을 포함한다)를 말하며, 2단계 요양급여는 상급종합병원에서 받은 요양급여를 말한다.

[문 100] 요양급여를 신청한 때에 건강보험증을 제출하지 못하는 경우 요양급여 신청일로부터 얼마 이내에 건강보험증이나 신분증명서를 제출하여야 하는가?

① 5일 이내 ② 7일 이내 ③ 10일 이내
④ 14일 이내 ⑤ 30일 이내

해설 (국민건강보험 요양급여의 기준에 관한 규칙) 요양급여의 신청(제3조)
① 가입자등이 요양기관에 요양급여를 신청하는 때에는 건강보험증 또는 신분증명서를 제출하여야 한다. 이 경우 가입자등이 요양급여를 신청한 날(가입자등이 의식불명 등 자신의 귀책사유 없이 건강보험증 또는 신분증명서를 제시하지 못한 경우에는 가입자등임이 확인된 날로 한다)부터 14일 이내에 건강보험증 또는 신분증명서를 제출하는 경우에는 요양급여를 신청한 때에 건강보험증 또는 신분증명서를 제출한 것으로 본다.

[문 101] 요양급여의 제한사유에 해당되는 것으로 판단되는 경우 공단은 얼마 이내에 급여제한 여부를 결정한 후 요양기관에 급여제한 여부 결정통보서로 회신하여야 하는가?

① 5일 이내 ② 7일 이내 ③ 10일 이내
④ 14일 이내 ⑤ 30일 이내

해설 (국민건강보험 요양급여의 기준에 관한 규칙) 급여의 제한여부의 조회 등(제4조)

① 요양기관은 가입자등이 법 제53조제1항・제2항 또는 법 제58조제2항에 해당되는 것으로 판단되는 경우에도 요양급여를 실시하되, 지체없이 별지 제2호서식에 의한 급여제한여부조회서에 의하여 공단에 급여제한 여부를 조회하여야 한다.
② 제1항에 따라 조회 요청을 받은 공단은 7일(공휴일을 제외한다) 이내에 급여제한 여부를 결정한 후 요양기관에 별지 제2호의2서식의 급여제한 여부 결정통보서로 회신하여야 하며, 회신을 받은 요양기관은 공단의 결정내용을 요양급여를 개시한 날부터 소급하여 적용하여야 한다.

[문 102] 요양기관은 요양급여를 실시한 때에는 가입자등에게 계산서・영수증을 발급하여야 한다. 계산서・영수증의 보존기간은?

① 1년 ② 2년 ③ 3년 ④ 5년 ⑤ 10년

해설 (국민건강보험 요양급여의 기준에 관한 규칙) 요양급여비용 계산서・영수증의 발급 및 보존(제7조)

① 요양기관이 요양급여를 실시한 때에는 가입자등에게 다음 각호의 구분에 의한 계산서・영수증을 발급하여야 한다. 다만, 요양기관중 종합병원・병원・치과병원・한방병원 및 요양병원을 제외한 요양기관이 외래진료를 한 경우에는 별지 제12호서식의 간이 외래 진료비계산서・영수증을 발급할 수 있다.
② 요양기관은 가입자등이 「소득세법」 제59조의4제2항에 따른 의료비공제를 받기 위하여 당해 연도의 진료비 또는 약제비 납입내역의 확인을 요청한 경우에는 별지 제12호의2서식의 진료비(약제비) 납입확인서를 발급하여야 한다.
③ 요양기관은 가입자등이 제1항의 규정에 의한 계산서・영수증에 대하여 세부산정내역을 요구하는 경우에는 이를 제공하여야 한다.
④ 요양기관은 제3항에도 불구하고 가입자등이 제8조제3항에 따라 질병군별로 하나의 포괄적인 행위로 고시된 요양급여를 받거나 제8조제4항에 따라 1일당 행위로 고시된 요양급여를 받는 경우에는 다음 각 호에 한정하여 세부내역을 제공하여야 한다.
⑤ 요양기관이 요양급여를 행한 경우에는 제1항의 규정에 의한 계산서・영수증 부본을 당해 요양급여가 종료된 날부터 5년간 보존하여야 한다. 다만, 요양기관이 별지 제13호서식에 의한 본인부담금수납대장을 작성하여 보존하는 경우에는 이를 계산서・영수증 부본에 갈음한다.
⑥ 제5항에 따른 계산서・영수증 부본 및 본인부담금수납대장은 「전자문서 및 전자거래 기본법」 제2조제1호에 따른 전자문서로 작성・보존할 수 있다.

[문 103] 다음 중 건강보험환자의 본인부담률 적용으로 틀린 것은?

① 상급종합병원급 일반환자의 본인부담률은 진찰료 총액+(요양급여비용 총액−진찰료 총액)×60/100으로 산정된다.
② 종합병원급 일반환자의 본인부담률은 요양급여비용 총액×50/100으로 산정된다.

③ 병원급 일반환자의 본인부담률은 요양급여비용 총액×40/100으로 산정된다.

④ 의원급의 본인부담률은 요양급여비용 총액×30/100으로 산정된다.

⑤ 보건소의 본인부담률은 요양급여비용 총액×15/100으로 산정된다.

해설 (국민건강보험법 시행령) [별표 2] 본인일부부담금의 부담률 및 부담액

기관 종류	본인부담액
상급종합병원	진찰료 총액 + (요양급여비용 총액 − 진찰료총액) × 60/100
종합병원	요양급여비용 총액 × 50/100
병원, 치과병원, 한방병원, 요양병원	요양급여비용 총액 × 40/100
의원, 치과의원, 한의원, 보건의료원	요양급여비용 총액 × 30/100(요양급여를 받는 사람이 65세 이상이면서 해당 요양급여비용 총액이 보건복지부령으로 정하는 금액을 넘지 않으면 보건복지부령으로 정하는 금액)
보건소, 보건지소, 보건진료소	요양급여비용 총액 × 30/100(요양급여비용 총액이 보건복지부령으로 정하는 금액을 넘지 않으면 보건복지부령으로 정하는 금액)

[문 104] 다음 중 요양기관이 요양급여비용을 최초로 청구하는 때에 요양기관의 시설·장비 및 인력 등에 대한 현황을 신고해야 하는 기관은?

① 건강보험심사평가원 ② 보건복지부 ③ 관할 보건소

④ 국민건강보험공단 ⑤ 시·도지사

해설 (법 43조) 요양기관 현황에 대한 신고

요양기관은 요양급여비용을 최초로 청구하는 때에 요양기관의 시설·장비 및 인력 등에 대한 현황을 건강보험심사평가원(이하 "심사평가원"이라 한다)에 신고하여야 한다.

[문 105] 다음 중 가입자 또는 피부양자가 질병이나 부상으로 거동이 불편한 경우 가입자 또는 피부양자를 직접 방문하여 제공하는 요양급여의 종류는?

① 선별급여 ② 특별부가급여 ③ 부가요양급여

④ 방문요양급여 ⑤ 직접방문급여

해설 (법 41조의5) 방문요양급여

가입자 또는 피부양자가 질병이나 부상으로 거동이 불편한 경우 등 보건복지부령으로 정하는 사유에 해당하는 경우에는 가입자 또는 피부양자를 직접 방문하여 제41조에 따른 요양급여를 실시할 수 있다.

[문 106] 다음 중 요양급여 대상의 여부 결정에 관한 원칙의 고려사항이 아닌 것은?

① 의학적 타당성 ② 환자의 비용부담 정도 ③ 진료의 경제성

④ 의료적 중대성 ⑤ 치료효과성

해설 (국민건강보험 요양급여의 기준에 관한 규칙) 요양급여 대상의 여부 결정에 관한 원칙(제1조의2) 보건복지부장관은 의학적 타당성, 의료적 중대성, 치료효과성 등 임상적 유용성, 비용효과성, 환자의 비용부담 정도, 사회적 편익 및 건강보험 재정상황 등을 고려하여 요양급여대상의 여부를 결정한다.

[문 107] 보험료 부과제도에 대한 적정성 평가 내용으로 옳지 않은 것은?

① 피부양자 인정기준 ② 보험료 면제사항
③ 보수월액 ④ 소득월액
⑤ 재산보험료부과점수의 산정 기준 및 방법

해설 (법 72조의3) 보험료 부과제도에 대한 적정성 평가
적정성 평가의 내용 : 보건복지부장관은 피부양자 인정기준과 보험료, 보수월액, 소득월액 및 재산보험료부과점수의 산정 기준 및 방법 등에 대하여 적정성을 평가하고, 이 법 시행일로부터 4년이 경과한 때 이를 조정

[문 108] 요양급여의 의뢰와 가입자 등의 회송에 관한 사항으로 옳지 않은 것은?

① 요양기관은 가입자등에게 필요한 경우 다른 요양기관에게 요양급여를 의뢰가 가능하다.
② 요양기관이 요양급여를 의뢰하는 경우에는 요양급여의뢰서를 가입자등에게 발급해야 한다.
③ 요양급여를 의뢰받은 요양기관은 1단계 요양급여를 담당하는 요양기관으로 가입자등을 회송할 수 있다.
④ 요양급여를 의뢰하거나 가입자등을 회송하는 요양기관은 진료기록의 사본 등을 제공해야 한다.
⑤ 건강보험공단은 진료 의뢰·회송 중계시스템을 설치하여 운영할 수 있다.

해설 (국민건강보험 요양급여의 기준에 관한 규칙) 요양급여의 의뢰 및 가입자등의 회송 등(제6조) 건강보험심사평가원은 요양급여의 의뢰 및 가입자등의 회송이 효율적으로 이루어질 수 있도록 진료 의뢰·회송 중계시스템을 설치하여 운영할 수 있음

[문 109] 약제에 대한 요양급여비용 상한금액이 감액된 약제가 감액된 날로부터 5년내에 다시 의약품 등의 판매 질서 등 경제적 이득 금지 위반과 관련된 약제의 경우 요양급여의 적용을 정지할 수 있는 최대기간?

① 1년 ② 2년 ③ 3년 ④ 4년 ⑤ 5년

해설 (법 41조의2) 약제에 대한 요양급여비용 상한금액의 감액
③ 보건복지부장관은 제2항에 따라 요양급여비용의 상한금액이 감액된 약제가 감액된 날부터 5년의 범위에서 대통령령으로 정하는 기간 내에 다시 「약사법」 제47조제2항의 위반과 관련된 경우에는 해당 약제에 대하여 1년의 범위에서 기간을 정하여 요양급여의 적용을 정지

[문 110] 요양급여대상 또는 비급여대상으로 결정되지 아니한 행위 및 치료재료에 대하여 요양급여대상 여부 결정을 신청하는 기관은?

① 보건복지부장관
② 국민건강보험공단
③ 건강보험심사평가원
④ 식품의약품안전처장
⑤ 신의료기술평가원장

해설 (법 41조의3) 행위·치료재료 및 약제에 대한 요양급여대상 여부의 결정 및 조정
① 제42조에 따른 요양기관, 치료재료의 제조업자·수입업자 등 보건복지부령으로 정하는 자는 요양급여대상 또는 비급여대상으로 결정되지 아니한 제41조제1항제1호·제3호·제4호의 요양급여에 관한 행위 및 제41조제1항제2호의 치료재료(이하 "행위·치료재료"라 한다)에 대하여 요양급여대상 여부의 결정을 보건복지부장관에게 신청

[문 111] 요양급여를 결정함에 있어 경제성 또는 치료효과성 등이 불확실하여 그 검증을 위하여 추가적인 근거가 필요하거나, 경제성이 낮아도 가입자와 피부양자의 건강회복에 잠재적 이득이 있는 등 예비적인 형태의 요양급여를 의미하는 것은?

① 추가급여
② 보완급여
③ 준비급여
④ 선별급여
⑤ 보험급여

해설 (법 41조의4) 선별급여
① 요양급여를 결정함에 있어 경제성 또는 치료효과성 등이 불확실하여 그 검증을 위하여 추가적인 근거가 필요하거나, 경제성이 낮아도 가입자와 피부양자의 건강회복에 잠재적 이득이 있는 등 대통령령으로 정하는 경우에는 예비적인 요양급여인 선별급여로 지정하여 실시할 수 있다.

연습문제 정답

번호	1	2	3	4	5	6	7	8	9	10
정답	④	⑤	①	④	④	③	③	④	⑤	③
번호	11	12	13	14	15	16	17	18	19	20
정답	②	④	⑤	⑤	②	②	②	①	④	⑤
번호	21	22	23	24	25	26	27	28	29	30
정답	④	④	④	③	①	④	③	⑤	①	③
번호	31	32	33	34	35	36	37	38	39	40
정답	③	①	④	②	①	①	②	③	②	①
번호	41	42	43	44	45	46	47	48	49	50
정답	④	⑤	④	②	④	③	①	④	③	④
번호	51	52	53	54	55	56	57	58	59	60
정답	③	④	⑤	④	⑤	④	①	⑤	②	⑤
번호	61	62	63	64	65	66	67	68	69	70
정답	②	②	③	⑤	④	①	①	④	⑤	⑤
번호	71	72	73	74	75	76	77	78	79	80
정답	②	④	⑤	②	②	②	③	③	③	①
번호	81	82	83	84	85	86	87	88	89	90
정답	⑤	①	②	①	⑤	③	④	⑤	③	③
번호	91	92	93	94	95	96	97	98	99	100
정답	②	③	③	④	①	②	⑤	④	①	④
번호	101	102	103	104	105	106	107	108	109	110
정답	②	④	⑤	①	④	③	②	⑤	①	①
번호	111									
정답	④									

국민건강증진법

[문 1] 국민건강증진법의 목적으로 옳은 것은?

① 보건의료에 관한 국민의 권리·의무를 정함
② 국가 및 지방자치단체의 권리와 책임을 정함
③ 보건의료의 수요와 공급에 관한 기본적인 사항을 규정
④ 보건의료의 발전
⑤ 건강에 관한 바른 지식을 보급하고자 함

해설 (법 1조) 목적

[문 2] 국민건강증진법의 목적으로 옳지 않은 것은?

① 국민에게 건강에 대한 가치와 책임의식 함양
② 건강에 관한 바른 지식을 보급
③ 보건의료의 수요와 공급에 관한 기본적인 사항을 규정
④ 스스로 건강생활을 실천할 수 있는 여건 조성
⑤ 국민의 건강을 증진함

해설 (법 1조) 목적

[문 3] 국민건강증진법에서 말하는 국민건강증진사업이란?

① 보건교육, 질병예방, 영양개선, 신체활동장려, 건강관리 및 건강생활의 실천 등을 통하여 국민의 건강을 증진시키는 것
② 개인 또는 집단으로 하여금 건강에 유익한 행위를 자발적으로 수행하도록 하는 것
③ 개인 또는 집단이 균형된 식생활을 통하여 건강을 개선시키는 것
④ 개인 또는 집단이 건강에 유익한 행위를 지속적으로 수행함으로써 건강한 상태를 유지하는 것
⑤ 모든 국민은 자신 및 가족의 건강을 증진하도록 노력

해설 (법 2조) 정의 "국민건강증진사업"이라 함은 보건교육, 질병예방, 영양개선, 신체활동장려, 건강관리 및 건강생활의 실천등을 통하여 국민의 건강을 증진시키는 사업

[문 4] 국민건강증진법에서 정의하는 건강친화제도에 관한 설명으로 가장 적절한 것은?

① 보건교육, 질병예방, 영양개선, 신체활동장려, 건강관리 및 건강생활의 실천등을 통하여 국민의 건강을 증진시키는 사업
② 개인 또는 집단으로 하여금 건강에 유익한 행위를 자발적으로 수행하도록 하는 것
③ 근로자의 건강증진을 위하여 개인 또는 집단이 균형된 식생활을 통하여 건강을 개선시키는 것
④ 근로자의 건강증진을 위하여 직장 내 문화 및 환경을 건강친화적으로 조성하고, 근로자가 자신의 건강관리를 적극적으로 수행할 수 있도록 교육, 상담 프로그램 등을 지원
⑤ 개인 또는 집단이 일상생활 중 신체의 근육을 활용하여 에너지를 소비하는 모든 활동을 자발적으로 적극 수행하도록 장려하는 것

해설 (법 2조) 정의, 용어정의

[문 5] 「국민건강증진법」상 다음 정의에 해당하는 용어는?

> 개인 또는 집단이 건강에 유익한 행위를 지속적으로 수행함으로써 건강한 상태를 유지하는 것을 말한다.

① 보건교육 ② 영양개선 ③ 신체활동장려
④ 건강관리 ⑤ 건강친화제도

해설 (법 2조) 정의

[문 6] 보건의 날은 언제인가?

① 3월 21일 ② 4월 7일 ③ 5월 11일
④ 9월 20일 ⑤ 10월 9일

[문 7] 「국민건강증진법」상 국민건강증진종합계획의 수립 주기는?

① 3년마다 ② 4년마다 ③ 5년마다
④ 7년마다 ⑤ 10년마다

해설 (법 4조 1항) 국민건강증진종합계획의 수립. 국민건강증진종합계획(이하 "종합계획"이라 한다)을 5년마다 수립

[문 8] 국민건강증진종합계획에 포함되어야 할 사항이 아닌 것은?

① 국민건강증진의 기본목표 및 추진방향
② 국민건강증진을 위한 주요 추진과제 및 추진방법
③ 국민건강증진에 관한 인력의 관리 및 소요재원의 조달방안
④ 국민건강증진기금의 연도별 운용계획안·결산 및 평가
⑤ 아동·여성·노인·장애인 등 건강취약 집단이나 계층에 대한 건강증진 지원방안

해설 국민건강증진기금의 연도별 운용계획안·결산 및 평가는 국민건강증진정책심의위원회의 업무

[문 9] 국민건강증진종합계획에 대한 실행계획은 몇 년마다 수립하는가?

① 매년마다 ② 3년마다 ③ 5년마다 ④ 7년마다 ⑤ 10년마다

해설 (법 4조의2 1항) 국민건강증진종합계획의 수립

[문 10] 다음의 설명 중 옳은 것은?

① 보건복지부장관은 국민건강증진종합계획을 매년마다 수립·시행
② 특별시장·광역시장·도지사는 국민건강증진종합 실행계획을 매년 수립·시행
③ 국가는 실행계획의 시행에 필요한 비용의 일부만 지방자치단체에 보조
④ 실행계획을 수립할 때에는 관계 기관·단체 등에 대하여 자료 제공 등의 협조는 필요 없음
⑤ 협조요청을 받은 관계 기관·단체 등은 특별한 사유가 있어도 반드시 응해야 함

해설 (법 4조의2, 3) 실행계획은 매년마다. 실행계획에 필요한 비용의 전부 또는 일부를 지방자치단체에 보조. 실행계획 수립을 위하여 필요한 때에는 관계기관 등에 대한 자료 제공 등의 협조. 협조요청에 특별한 사유가 없는 한 응해야 함

[문 11] 국민건강증진정책심의위원회에 대한 설명으로 틀린 것은?

① 국민건강증진정책심의위원회 위원의 임기는 2년
② 위원장은 보건복지부차관이 된다.
③ 위원회는 위원장 1인 및 부위원장 1인을 포함한 15인 이내의 위원으로 구성
④ 국민영양관리법에 따른 심의사항 심의
⑤ 부위원장은 위원장이 위원 중에서 공무원으로 지명

해설 (법 5조) 국민건강증진정책심의위원회, (제5조의2) 위원회의 구성과 운영 참조. 부위원장은 위원장이 공무원이 아닌 위원 중에서 지명

[문 12] 한국건강증진개발원의 업무로 틀린 것은?

① 국민건강증진 정책수립을 위한 자료개발 및 정책분석
② 종합계획 수립의 지원
③ 동법 제24조에 따른 기금의 관리・운용의 지원 업무
④ 국민건강증진기금의 연도별 운용계획안・결산 및 평가
⑤ 국민건강증진사업의 관리, 기술 지원 및 평가

해설 (법 5조의3) 한국건강증진개발원 설립 및 운영

[문 13] 다음의 설명 중 옳지 않은 것은?

① 국가 및 지방자치단체는 건강친화 환경을 조성하고, 국민이 건강생활을 실천할 수 있도록 지원
② 국가는 혼인과 가정생활을 보호하기 위하여 혼인전에 혼인 당사자의 건강을 확인하도록 권장
③ 건강친화기업의 인증기간은 인증을 받은 날부터 4년
④ 보건복지부장관 또는 시・도지사는 국민건강의식을 잘못 이끄는 광고를 한 자에 대하여 그 내용의 변경 또는 금지를 명할 수 있음
⑤ 국가 및 지방자치단체는 국민에게 담배의 직접흡연 또는 간접흡연과 과다한 음주가 국민건강에 해롭다는 것을 교육・홍보

해설 (법 6, 6의2, 6의3, 7, 8조) 건강친화 환경 조성 및 생활의 지원등(6조), 건강친화기업 인증(제6조의2), 인증의 유효기간(제6조의 3), 광고의 금지 등(7조), 금연 및 절주운동등(8조) 참조

[문 14] 광고에 대한 설명으로 옳은 것은?

① 보건복지부장관은 주세법에 따른 주류의 광고가 제2항 각 호의 기준을 위반한 경우 그 내용의 변경 등 시정을 요구하거나 금지를 명할 수 있다.
② 식품의약품안전처장은 의학 또는 과학적으로 검증되지 않은 건강비법 또는 심령술의 광고를 금지할 수 있다.
③ 국무총리는 국민건강의식을 잘못 이끄는 광고를 한 자에 대하여 그 내용의 금지를 명할 수 있다.
④ 그 밖에 건강에 관한 잘못된 정보를 전하는 광고에 대해서는 보건복지부령으로 정함
⑤ 방송통신위원장은 방송법에 의한 방송위원회 및 종합유선방송법에 의한 종합유선방송위원회의 심의를 거친 광고방송이 제1항에 해당하는 경우에는 관계법률에 의하여

시정을 요청할 수 있다.

해설 (법 8조2) 주류광고의 제한・금지 특례

[문 15] 보건복지부장관은 국민건강의식을 잘못 이끄는 광고를 한 자에 대하여 그 내용의 변경 등 시정을 요구하거나 금지를 명할 수 있다. 주세법에 의한 주류 광고의 경우 종합유선방송을 포함한 텔레비전에서 방송이 금지되는 시간은?

① 7시부터 21시까지 ② 7시부터 22시까지 ③ 7시부터 23시까지
④ 8시부터 22시까지 ⑤ 8시부터 23시까지

해설 (시행령 10조) 별표 1 광고의 기준

[문 16] 금연 및 절주운동에 대한 설명으로 옳지 않은 것은?

① 국가는 국민에게 담배의 직접흡연 또는 간접흡연이 국민건강에 해롭다는 것을 교육・홍보해야 한다.
② 지방자치단체는 금연 및 절주에 관한 조사・연구를 하는 법인 또는 단체를 지원할 수 있다.
③ 주류를 수입하여 판매하는 자는 보건복지부령이 정하는 주류의 판매용 용기에 과다한 음주는 건강에 해롭다는 경고문구를 표기해야 한다.
④ 「주류 면허 등에 관한 법률」에 의하여 주류제조의 면허를 받은 자 주류의 판매용 용기에 과다한 음주는 임신 중 음주는 태아의 건강을 해칠 수 있다는 내용의 경고문구를 표기해야 한다.
⑤ 경고문구의 표시내용, 방법 등에 관하여 필요한 사항은 보건복지부령으로 정한다.

해설 (법 8조) **금연 및 절주운동 등.** 주류를 수입하여 판매하는 자는 대통령령이 정하는 주류의 판매용 용기에 과다한 음주는 건강에 해롭다는 경고문구를 표기해야 한다.

[문 17] 주세법에 의한 주류의 광고를 하는 경우, 다음 중 광고를 할 수 있는 사항은?

① 음주행위를 지나치게 미화하는 표현
② 운전이나 작업 중에 음주하는 행위를 묘사하는 표현
③ 알콜분 16도의 주류를 광고방송하는 행위
④ 오후 9시 텔레비전 광고방송
⑤ 판매시 경품을 제공하는 것을 알리는 맥주 광고

해설 (시행령 10조) 광고내용의 범위의 [별표 1] 광고의 기준에 따름

[문 18] 다음 중 국민건강증진법 제9조에 따라 지방자치단체장이 조례로 공동주택 금연구역을 지정할 수 있는 장소로 옳지 않은 것은?

① 공동주택의 복도 ② 공동주택의 주차장
③ 공동주택의 계단 ④ 공동주택의 엘리베이터
⑤ 공동주택의 지하주차장

해설 (법 9조) 공동주택의 거주 세대 중 2분의 1 이상이 그 공동주택의 복도, 계단, 엘리베이터 및 지하주차장의 전부 또는 일부를 금연구역으로 지정하여 줄 것을 신청하면 그 구역을 금연구역으로 지정

[문 19] 금연을 위한 조치에 관한 설명으로 옳지 않은 것은?

① 담배를 판매하는 자는 담배자동판매기를 어느 곳에나 설치할 수 있다.
② 담배자동판매기를 설치하여 담배를 판매하는 자는 보건복지부령이 정하는 바에 따라 성인인증장치를 부착해야 한다.
③ 국회의 청사는 전체를 금연구역으로 지정해야 한다.
④ 정부 및 지방자치단체의 청사에는 흡연자를 위한 흡연실을 따로 설치할 수 있다.
⑤ 의료법에 따른 의료기관은 전체를 금연구역으로 지정해야 한다.

해설 (법 9조) 금연을 위한 조치. 담배자동판매기는 대통령령이 정하는 장소외에서 설치·판매할 수 없다.

[문 20] 전체를 금연구역으로 하지 않아도 되는 곳은?

① 300석 규모의 공연장 ② 세브란스병원
③ 국회 ④ 정부청사
⑤ 16인승 이상의 교통수단

해설 (법 9조) 금연을 위한 조치. 16인승 이상의 교통수단으로서 여객 또는 화물을 유상으로 운송하는 것

[문 21] 담배에 포함된 발암성물질을 모두 고르시오.

가. 나프틸아민	나. 니켈	다. 벤젠	라. 비닐 크롤라이드
마. 비소	바. 카드뮴	사. 수소	

① 가, 나 ② 가, 라, 바 ③ 가, 다, 마, 사
④ 가, 나, 다, 라, 마 ⑤ 가, 나, 다, 라, 마, 바

해설 (법 9조의2) 담배에 관한 경고문구 등 표시 1항의 4 참조

[문 22] 담배에 관한 경고문구에 대한 설명으로 옳지 않은 것은?

① 흡연의 폐해를 나타내는 내용의 경고그림을 담배갑에 넣어야 한다.
② 흡연이 폐암 등 질병의 원인이 될 수 있다는 내용의 경고문구를 넣어야 한다.
③ 타르 흡입량은 흡연자의 흡연습관에 따라 다르다는 내용의 경고문구를 넣어야 한다.
④ 경고그림과 경고문구는 담배갑포장지의 경우 그 넓이의 100분의 40 이상에 해당하는 크기로 표기
⑤ 보건복지부령으로 정하는 금연상담전화의 전화번호

해설 (법 9조의2) 경고그림과 경고문구는 담배갑포장지의 경우 그 넓이의 100분의 50 이상에 해당하는 크기로 표기

[문 23] 담배에 관한 광고의 금지 또는 제한에 대한 설명으로 옳은 것은?

① 지정소매인의 영업소 외부에서 보건복지부령으로 정하는 광고물을 전시(展示) 또는 부착할 수 있음
② 품종군별로 연간 12회 이내에서 잡지에 광고할 수 있음
③ 보건복지부령으로 정하는 판매부수 이하로 국내에서 판매되는 외국정기간행물도 광고게재의 제한을 받는다.
④ 여성 또는 청소년을 대상으로 하는 행사를 후원하는 행위에는 제한을 받지 않는다.
⑤ 후원하는 자의 명칭을 사용하는 외에 제품광고를 하여서는 아니 된다.

해설 (법 9조의4) 담배에 관한 광고의 금지 또는 제한 참조

[문 24] 담배에 관한 광고 또는 그에 사용되는 광고물의 준수사항이 아닌 것은?

① 흡연자에게는 담배의 품명·종류 및 특징을 알리는 정도 이상의 광고도 가능
② 비흡연자에게 직접적 또는 간접적으로 흡연을 권장 또는 유도하지 말 것
③ 여성 또는 청소년의 인물을 묘사하지 아니할 것
④ 흡연 경고문구의 내용 및 취지에 반하는 내용 또는 형태가 아닐 것
⑤ 국민의 건강과 관련하여 검증되지 아니한 내용을 표시하지 아니할 것

해설 (법 9조의4) 담배에 관한 광고의 금지 또는 제한 참조. 흡연자에게 담배의 품명·종류 및 특징을 알리는 정도를 넘지 아니할 것

[문 25] 다음의 설명 중에서 옳지 않은 것은?

① 구청장은 금연을 위한 조치를 위하여 대통령령으로 정하는 자격이 있는 사람 중에서 금연지도원을 위촉할 수 있다.

② 군수는 건강생활의 실천운동을 추진하기 위하여 지역사회의 주민이 참여하는 건강생활실천협의회를 구성할 수 있다.
③ 보건복지부장관은 국민의 보건교육에 관하여 관계중앙행정기관의 장과 협의하여 이를 총괄한다.
④ 금연지도원이 직무를 단독으로 수행하는 때에는 승인서와 신분을 표시하는 증표를 관계인에게 내보여야 한다.
⑤ 건강생활실천협의회의 조직 및 운영에 관하여 필요한 사항은 보건복지부령으로 정한다.

해설 (법 10조) 건강생활실천협의회의 조직 및 운영에 관하여 필요한 사항은 지방자치단체의 조례로 정한다.

[문 26] 금연지도원에 관한 설명으로 옳지 않은 것은?
① 금연구역의 시설기준 이행 상태 및 점검을 할 수 있다.
② 시·도지사 또는 시장·군수·구청장이 정하는 건강·금연 등 보건정책 관련 교육과정을 4시간 이상 이수하면 금연지도원의 자격을 획득할 수 있다.
③ 단독으로 직무를 수행할 수 없다.
④ 지역사회 금연홍보 및 금연교육 지원 업무를 수행할 수 있다.
⑤ 금연구역의 흡연행위 및 감시를 할 수 있다.

해설 (법 9조의5) 금연지도원. 시·도지사 또는 시장·군수·구청장의 승인 받아 단독 수행 가능

[문 27] 보건교육의 실시와 관련된 설명으로 옳지 않은 것은?
① 국가 및 지방자치단체는 모든 국민에게 적절한 보건교육을 실시해야 한다.
② 국가는 국민건강증진사업관련 법인 또는 단체 등이 보건교육을 실시할 경우 이에 필요한 지원을 할 수 있다.
③ 시·도지사는 보건교육을 실시하는 국민건강증진사업관련 법인에 대하여 보건교육의 계획 및 그 결과에 관한 자료를 요청할 수 있다.
④ 보건교육의 내용은 보건복지부령으로 정한다.
⑤ 건강생활실천협의회의 조직 및 운영에 관하여 필요한 사항은 지방자치단체의 조례로 정한다.

해설 (법 12조) 보건교육의 내용은 대통령령으로 정한다.

[문 28] 「국민건강증진법」상 보건교육사에 관한 설명으로 옳은 것은?

① 피성년후견인도 의사의 진단하에 보건교육사가 될 수 있다.

② 보건교육사의 등급은 1급 내지 3급으로 한다.

③ 보건교육사 국가시험은 매년 1회 실시한다.

④ 보건교육사 자격증을 다른 사람에게 대여한 경우 보건복지부장관은 그 자격을 취소할 수 있다.

⑤ 시험장소는 지역별 응시인원이 확정된 후 시험 90일 전까지 공고

해설 (법 12조의2) 보건교육사자격증의 교부 등

③ 보건교육사의 등급은 1급 내지 3급으로 하고, 등급별 자격기준 및 자격증의 교부절차 등에 관하여 필요한 사항은 대통령령 정한다.

[문 29] 다음의 설명 중 옳지 않은 것은?

① 지방자치단체는 대통령령이 정하는 국민건강증진사업관련 법인 등에 대하여 보건교육사를 그 종사자로 채용해야 한다.

② 보건복지부장관은 정기적으로 국민의 보건교육의 성과에 관하여 평가한다.

③ 보건교육의 성과에 관한 평가의 방법 및 내용은 보건복지부령으로 정한다.

④ 보건복지부장관은 한국보건사회연구원으로 하여금 보건교육에 관한 정보・자료의 수집・개발 업무를 행하게 할 수 있다.

⑤ 국가는 국민의 영양상태를 조사하여 국민의 영양개선방안을 강구하고 영양에 관한 지도를 실시한다.

해설 (법 12조의4) 보건교육사의 채용. 보건교육사를 그 종사자로 채용하도록 권장한다.
(법 13, 14, 15조) 보건교육의 평가(제13조), 보건교육의 개발등(제14조), 영양개선(제15조) 참조

[문 30] 국민건강영양조사와 관련된 사항으로 옳지 않은 것은?

① 질병관리청장은 보건복지부장관과 협의하여 국민의 건강상태・식품섭취・식생활조사 등 국민의 건강과 영양에 관한 조사를 2년마다 실시한다.

② 특별시에는 국민건강영양조사와 영양에 관한 지도업무를 행하게 하기 위한 공무원을 둔다.

③ 국민건강영양조사를 행하는 공무원은 그 권한을 나타내는 증표를 관계인에게 내보여야 한다.

④ 국민건강영양조사의 내용 및 방법, 그 밖에 국민건강영양조사와 영양에 관한 지도에 관하여 필요한 사항은 대통령령으로 정한다.

⑤ 국가 및 지방자치단체는 국민의 영양상태를 조사하여 국민의 영양개선방안을 강구하고 영양에 관한 지도를 실시한다.

해설 (법 15조) 영양개선, (법 16조) 국민건강영양조사에 관하여 필요한 사항은 대통령령으로 정한다.

[문 31] 국민건강영양조사의 실시 주기는?

① 6개월 ② 1년 ③ 2년
④ 3년 ⑤ 4년

해설 (법 16조) 국민건강영양조사에 의해 매년 실시(시행령 19조)

[문 32] 지역주민의 건강증진을 위하여 보건복지부령이 정하는 바에 의하여 보건소장으로 하여금 실시하는 업무로 옳지 않은 것은?

① 보건교육 및 건강상담 ② 영양관리
③ 지역의료기관에 대한 관리 감독 ④ 구강건강의 관리
⑤ 질병의 조기발견을 위한 검진 및 처방

해설 (법 19조) 건강증진사업등 2항의 내용 참조

[문 33] 시・도건강증진사업지원단의 운영을 위탁 받을 수 있는 단체가 아닌 것은?

① 「의료법」 제3조에 따른 의료기관
② 「고등교육법」 제2조에 따른 학교
③ 「공공기관의 운영에 관한 법률」 제4조제1항에 따른 공공기관
④ 「민법」 제32조에 따라 설립된 비영리법인
⑤ 「비영리민간단체 지원법」 제4조에 따라 등록된 비영리민간단체

해설 (시행규칙 19조의2) 시・도건강증진사업지원단의 운영 등. 병원급 의료기관만 위탁 가능

[문 34] 국민건강증진과 관련한 설명으로 옳지 않은 것은?

① 국가는 건강증진을 위하여 필요한 경우에 보건복지부령이 정하는 바에 의하여 국민에 대하여 건강검진을 실시할 수 있다.
② 건강검진을 한 자는 검진결과를 공개하여서는 아니 된다.
③ 검진기관에 근무하는 자는 국민의 건강증진사업의 수행을 위하여 불가피한 경우에는 검진결과를 공개할 수 있다.
④ 기획재정부장관은 국민건강증진사업의 원활한 추진을 위해 국민건강증진기금을 설치

할 수 있다.

⑤ 보건복지부장관은 국민건강증진기금 조성을 위해 담배에 부담금을 부과・징수한다.

해설 (법 21조) 검진결과의 공개금지. 국민건강증진기금은 보건복지부장관이 설치한다.
(법 20, 22, 23조) 검진(제20조), 기금의 설치 등(제22조), 국민건강증진부담금의 부과・징수 등(제23조) 참조

[문 35] 국민건강증진부담금의 부과 및 징수에 관련된 사항으로 옳지 않은 것은?

① 보건복지부장관은 제조자 및 수입판매업자가 판매하는 담배에 부담금을 부과・징수 할 수 있다.

② 제조자 및 수입판매업자는 매월 1일부터 말일까지 제조장 또는 보세구역에서 반출된 담배의 수량과 산출된 부담금의 내역에 관한 자료를 다음 달 15일까지 보건복지부장관에게 제출해야 한다.

③ 궐련담배 20개비당 525원의 국민건강증진부담금이 부과된다.

④ 제조자 및 수입판매업자는 납부고지를 받은 때에는 납부고지를 받은 달의 말일까지 이를 납부해야 한다.

⑤ 보건복지부장관은 부담금을 납부하여야 할 자가 납부기한 이내에 부담금을 내지 아니하는 경우 납부기한이 지난 후 10일 이내에 30일 이상의 기간을 정하여 독촉장을 발부하여야 한다.

해설 (법 23조) 국민건강증진부담금의 부과・징수

[문 36] 국민건강증진부담의 부과 기준으로 옳지 않은 것은?

① 궐련 - 20개비당 841원

② 전자담배 – 니코틴 용액 1밀리리터당 750원

③ 파이프담배 - 1그램당 30.2원

④ 엽궐련(葉卷煙) - 1그램당 85.8원

⑤ 씹는 담배 - 1그램당 34.4원

해설 (법 23조) 국민건강증진부담금의 부과・징수 등. 전자담배(니코틴 용액을 사용하는 경우): 1밀리리터당 525원, 연초 및 연초 고형물을 사용하는 경우(궐련형): 20개비당 750원

[문 37] 국민건강증진부담금과 관련된 사항으로 옳지 않은 것은?

① 보건복지부장관은 부담금의 납부 보전을 위하여 대통령령이 정하는 바에 따라 제조자 및 수입판매업자에게 담보의 제공을 요구할 수 있다.

② 보건복지부장관은 담보제공의 요구를 받은 제조자 및 수입판매업자가 담보를 제공하지 아니할 때 세관장에게 담배의 반출금지를 요구할 수 있다.
③ 담배의 반출금지 요구를 받은 광역시장 등은 이에 응하여야 한다.
④ 보건복지부장관은 부담금의 부과·징수와 관련하여 필요한 경우에는 중앙행정기관 등에 대하여 자료제출 등의 협조를 요청할 수 있다.
⑤ 자료제출 협조요청을 받은 중앙행정기관 등은 반드시 응해야 한다.

해설 (법 23조의2, 3) 부담금의 납부담보(제23조의2), 부담금 부과·징수의 협조(제23조의3) ② 제1항의 규정에 따른 협조요청을 받은 중앙행정기관·지방자치단체 그 밖의 관계 기관·단체 등은 특별한 사유가 없는 한 이에 응해야 한다.

[문 38] 기금의 관리·운용에 관한 설명으로 옳은 것은?
① 기금의 관리·운용은 기획재정부장관이 한다.
② 보건복지부장관은 기금의 운용성과 및 재정상태를 명확히 하기 위하여 대통령령이 정하는 바에 의하여 회계처리한다.
③ 기금의 관리·운용 기타 필요한 사항은 보건복지부령으로 한다.
④ 보건복지부장관은 기금을 사업에 사용함에 있어서 아동·청소년·여성·노인·장애인 등에 대하여 특별히 배려할 필요가 없다.
⑤ 기획재정부장관은 기금을 사업에 사용함에 있어서 필요한 경우에는 보조금으로 교부할 수 있다.

해설 (법 24, 25조) 기금의 관리·운용(제24조), 기금의 사용 등(제25조) 참조
기금의 관리·운용은 보건복지부장관이 하며, 관리·운용에 필요한 사항은 대통령령으로 한다. 기금을 사용함에 있어서 아동·청소년·여성·노인·장애인 등에 대하여 특별히 배려해야 하며, 보건복지부장관이 보조금을 교부할 수 있다.

[문 39] 건강증진기금으로 사용되는 사업이 아닌 것은?
① 금연교육 및 광고, 흡연피해 예방 및 흡연피해자 지원 등 국민건강관리사업
② 건강생활의 지원사업
③ 보건통계의 작성·보급과 보건의료관련 조사·연구 및 개발에 관한 사업
④ 구강건강관리사업
⑤ 국민건강증진사업에 소요되는 경비로서 보건복지부장관이 정하는 사업

해설 (법 25조) 기금의 사용 등 1항 참조

[문 40] 비용의 보조에 관한 설명 중 옳지 않은 것은?

① 국가는 예산 범위안에서 건강증진사업의 수행에 필요한 비용의 일부를 부담할 수 있다.

② 지방자치단체는 예산 범위안에서 건강증진사업의 수행에 필요한 비용의 일부를 부담할 수 있다.

③ 국가는 예산 범위안에서 건강증진사업을 수행하는 법인에 보조할 수 있다.

④ 지방자치단체는 예산 범위안에서 건강증진사업을 수행하는 법인 또는 단체에 보조해서는 안 된다.

⑤ 국가 또는 지방자치단체는 매 회계연도마다 건강증진사업에 필요한 비용의 일부를 부담해야 한다.

해설 **(법 26조) 비용의 보조.** 국가 또는 지방자치단체는 매 회계연도마다 예산의 범위안에서 건강증진사업의 수행에 필요한 비용의 일부를 부담하거나 이를 수행하는 법인 또는 단체에 보조할 수 있음

[문 41] 국민건강증진에 대한 설명으로 옳지 않은 것은?

① 보건복지부장관은 기금을 사업에 사용함에 있어서 아동・청소년・여성・노인・장애인 등에 대하여 특별히 배려・지원 할 수 있다.

② 보건복지부장관 또는 질병관리청장은 보건교육을 담당하는 공무원의 자질향상을 위하여 필요한 지도와 훈련을 할 수 있다.

③ 보건복지부장관 또는 질병관리청장은 국민건강영양조사 및 영양에 관한 지도를 담당하는 자질향상을 위하여 필요한 지도와 훈련을 할 수 있다.

④ 대통령령이 정하는 단체 및 공공기관에 종사하는 담당자의 자질향상을 위하여 필요한 지도와 훈련을 자체적으로 할 수 있다.

⑤ 필요한 사항은 보건복지부령으로 정한다.

해설 **(법 25조, 27조), 기금의 사용 등(법 25조), 지도・훈련(법 27조).** 보건복지부장관 또는 질병관리청장은 보건교육을 담당하거나 국민건강영양조사 및 영양에 관한 지도를 담당하는 공무원 또는 보건복지부령으로 정하는 단체 및 공공기관에 종사하는 담당자의 자질향상을 위하여 필요한 지도와 훈련을 할 수 있음

[문 42] 국민건강증진에 대한 설명으로 옳지 않은 것은?

① 보건복지부장관은 필요하다고 인정하는 때에는 해당하는 자에 대하여 당해업무에 관한 보고를 명할 수 있다.

② 보건복지부장관은 필요하다고 인정하는 때에는 해당하는 자에 대하여 관계공무원으

로 하여금 그의 사업소 또는 사업장에 출입하여 장부·서류 기타의 물건을 검사하게 할 수 있다.

③ 시·도지사 및 시장·군수·구청장은 필요하다고 인정하는 때에는 해당하는 자에 대하여 당해업무에 관한 보고를 명할 수 없다.

④ 시·도지사 및 시장·군수·구청장은 관계공무원으로 하여금 그의 사업소 또는 사업장에 출입하여 장부·서류 기타의 물건을 검사하게 할 수 있다.

⑤ 검사를 하는 공무원은 그 권한을 나타내는 증표를 관계인에게 내보여야 한다.

해설 (법 28조) 보고·검사. 보건복지부장관, 시·도지사 및 시장·군수·구청장은 필요하다고 인정하는 때에는 제7조제1항, 제8조제4항, 제9조제2항부터 제4항까지, 제9조의2, 제9조의4 또는 제23조제1항의 규정에 해당하는 자에 대하여 당해업무에 관한 보고를 명하거나 관계공무원으로 하여금 그의 사업소 또는 사업장에 출입하여 장부·서류 기타의 물건을 검사하게 할 수 있음

[문 43] 국민건강증진법에 따른 보건복지부장관의 권한은 대통령령으로 정하는 바에 따라 그 일부를 위임할 수 있는 자는?

① 시·도지사 ② 구청장 ③ 군수

④ 보건복지부차관 ⑤ 보건소장

해설 (법 29조) 권한의 위임·위탁. 이 법에 따른 보건복지부장관의 권한은 대통령령으로 정하는 바에 따라 그 일부를 시·도지사에게 위임할 수 있다.

[문 44] 담배에 가향물질을 표시하는 문구나 그림·사진을 제품의 포장이나 광고에 사용한 자에 대한 처벌로 가장 적절한 것은?

① 100만원 이하의 과태료 ② 300만원 이하의 벌금

③ 300만원 이하의 과태료 ④ 500만원 이하의 벌금

⑤ 500만원 이하의 과태료

해설 (법 34조) 과태료

3. 제9조의3을 위반하여 가향물질을 표시하는 문구나 그림·사진을 제품의 포장이나 광고에 사용한 자는 500만원 이하의 과태료

[문 45] 정당한 사유없이 건강검진의 결과를 공개한 자에 대한 벌칙으로 옳은 것은?

① 1년 이하의 징역 또는 1천만원 이하의 벌금

② 2년 이하의 징역 또는 2천만원 이하의 벌금

③ 3년 이하의 징역 또는 3천만원 이하의 벌금

④ 4년 이하의 징역 또는 4천만원 이하의 벌금

⑤ 5년 이하의 징역 또는 5천만원 이하의 벌금

해설 (법 31조) 벌칙. 제21조를 위반하여 정당한 사유 없이 건강검진의 결과를 공개한 자는 3년 이하의 징역 또는 3천만원 이하의 벌금

[문 46] 1년 이하의 징역 또는 1천만원 이하의 벌금에 해당하지 않는 경우는?

① 제8조제4항을 위반하여 경고문구를 표기하지 아니하거나 이와 다른 경고문구를 표기한 자

② 제9조의2를 위반하여 경고그림・경고문구・발암성물질・금연상담전화번호를 표기하지 아니한 자

③ 제12조의2제6항을 위반하여 다른 사람에게 자격증을 빌려주거나 빌린 자

④ 제9조의4를 위반하여 담배에 관한 광고를 한 자

⑤ 제21조를 위반하여 정당한 사유 없이 건강검진의 결과를 공개한 자

해설 (법 31조의2) 벌칙. 다음 각호의 1에 해당하는 자는 1년 이하의 징역 또는 1천만원 이하의 벌금

1. 정당한 사유 없이 제8조의2제3항에 따른 광고내용의 변경 등 명령이나 광고의 금지 명령을 이행하지 아니한 자
2. 제8조제4항을 위반하여 경고문구를 표기하지 아니하거나 이와 다른 경고문구를 표기한 자
3. 제9조의2를 위반하여 경고그림・경고문구・발암성물질・금연상담전화번호를 표기하지 아니하거나 이와 다른 경고그림・경고문구・발암성물질・금연상담전화번호를 표기한 자
4. 제9조의4를 위반하여 담배에 관한 광고를 한 자
5. 제12조의2제6항을 위반하여 다른 사람에게 자격증을 빌려주거나 빌린 자
6. 제12조의2제7항을 위반하여 자격증을 빌려주거나 빌리는 것을 알선한 자

[문 47] 국민건강의식을 잘못 이끄는 광고를 한 자에 대한 벌칙으로 옳은 것은?

① 5천만 이하의 벌금 ② 5년 이하의 징역 ③ 3천만 이하의 벌금
④ 1년 이하의 징역 ⑤ 100만원 이하의 벌금

해설 (법 제32조) 벌칙. 제7조제1항의 규정에 위반하여 정당한 사유없이 광고의 내용변경 또는 금지의 명령을 이행하지 아니한 자는 100만원 이하의 벌금

[문 48] 500만원 이하의 과태료를 부과하는 자로 옳지 않은 것은?

① 제9조제2항의 규정에 위반하여 담배자동판매기를 설치하여 담배를 판매한 자

② 제9조제8항을 위반하여 금연구역에서 흡연을 한 사람

③ 제9조제9항에 따른 시정명령을 따르지 아니한 자

④ 제9조의3을 위반하여 가향물질을 표시하는 문구나 그림・사진을 제품의 포장이나 광고에 사용한 자

⑤ 제23조제2항의 규정에 위반하여 자료를 제출하지 아니하거나 허위의 자료를 제출한 자

해설 (법 34조) 과태료

① 다음 각호의 1에 해당하는 자는 500만원 이하의 과태료

1. 제9조제2항의 규정에 위반하여 담배자동판매기를 설치하여 담배를 판매한 자
2. 제9조제9항에 따른 시정명령을 따르지 아니한 자
3. 제9조의3을 위반하여 가향물질을 표시하는 문구나 그림·사진을 제품의 포장이나 광고에 사용한 자
4. 제23조제2항의 규정에 위반하여 자료를 제출하지 아니하거나 허위의 자료를 제출한 자

[문 49] 300만원 이하의 과태료를 부과하는 자로 옳은 것은?

① 제9조제2항의 규정에 위반하여 담배자동판매기를 설치하여 담배를 판매한 자

② 제9조제4항을 위반하여 그 시설의 전체를 금연구역으로 지정하지 아니한 자

③ 제9조의3을 위반하여 가향물질을 표시하는 문구나 그림·사진을 제품의 포장이나 광고에 사용한 자

④ 제23조제2항의 규정에 위반하여 자료를 제출하지 아니하거나 허위의 자료를 제출한 자

⑤ 제28조의 규정에 의한 보고를 하지 아니하거나 허위로 보고한 자와 관계공무원의 검사를 거부·방해 또는 기피한 자

해설 (법 34조) 과태료

② 다음 각호의 1에 해당하는 자는 300만원 이하의 과태료

1. 제9조제3항의 규정에 위반하여 성인인증장치가 부착되지 아니한 담배자동판매기를 설치하여 담배를 판매한 자
2. 삭제
3. 제28조의 규정에 의한 보고를 하지 아니하거나 허위로 보고한 자와 관계공무원의 검사를 거부·방해 또는 기피한 자

[문 50] 제9조 제8항을 위반하여 금연구역에서 흡연을 한 자에게 부과되는 과태료는?

① 3만원 이하의 과태료 ② 5만원 이하의 과태료

③ 7만원 이하의 과태료 ④ 10만원 이하의 과태료

⑤ 100만원 이하의 과태료

해설 (법 34조) 과태료

③ 2. 제9조제8항을 위반하여 금연구역에서 흡연을 한 사람은 10만원 이하의 과태료를 부과

[문 51] 과태료를 부과·징수할 수 있는 부과권자로 옳지 않은 것은?

① 보건복지부장관 ② 시·도지사

③ 시장·군수 ④ 구청장

⑤ 보건소장

해설 (법 34조, 시행령 제33조) 보건복지부장관, 시・도지사 또는 시장・군수・구청장이 부과・징수

[문 52] 금주구역에서 음주를 한 자에게 부과되는 과태료는?

① 3만원 이하의 과태료
② 5만원 이하의 과태료
③ 7만원 이하의 과태료
④ 10만원 이하의 과태료
⑤ 100만원 이하의 과태료

해설 (법 34조) 과태료
③ 1. 제8조의4제2항을 위반하여 금주구역에서 음주를 한 사람은 10만원 이하의 과태료를 부과

연습문제 정답

번호	1	2	3	4	5	6	7	8	9	10
정답	⑤	③	①	④	④	②	③	④	①	②
번호	11	12	13	14	15	16	17	18	19	20
정답	⑤	④	③	①	②	③	③	②	①	⑤
번호	21	22	23	24	25	26	27	28	29	30
정답	⑤	④	⑤	①	⑤	③	④	②	①	①
번호	31	32	33	34	35	36	37	38	39	40
정답	②	③	①	④	③	②	⑤	②	⑤	④
번호	41	42	43	44	45	46	47	48	49	50
정답	④	③	①	⑤	③	⑤	⑤	②	⑤	④
번호	51	52								
정답	⑤	④								

학교보건법

[문 1] 학교보건법은 누구를 대상으로 하여 건강을 보호·증진하고자 제정된 법인가 바르게 짝지어진 것은?

가. 학생	나. 지역주민	다. 교직원	라. 국민 전체

① 가, 나, 다 ② 가, 다 ③ 나, 라 ④ 라 ⑤ 가, 나, 다, 라

해설 (법 1조) 학교보건법의 목적은 학교의 보건관리에 필요한 사항을 규정하여 학생과 교직원의 건강을 보호·증진하고자 함

[문 2] 학생의 신체 및 정신건강 증진을 위한 기본계획은 몇 년마다 수립 및 시행되어야 하는가?

① 매년 ② 2년 ③ 3년 ④ 5년 ⑤ 10년

해설 (법 2조의3) 교육부장관은 5년마다 학생의 신체 및 정신건강 증진을 위한 기본계획(이하 "기본계획"이라 한다)을 수립·시행하여야 함

[문 3] 학생건강증진 기본계획에 포함되어야 하는 사항으로 옳게 묶인 것은?

가. 학생의 건강증진을 위한 기본방향	나. 학생의 건강증진을 위한 목표
다. 학생의 건강증진을 위한 주요 추진과제	라. 학생의 건강증진을 위한 예산

① 가, 나, 다 ② 가, 다 ③ 나, 라 ④ 라 ⑤ 가, 나, 다, 라

[문 4] 다음 중 학교의 보건실에 대한 설치기준 및 필요한 시설과 기구 및 용품에 대한 설명으로 틀린 것은?

① 위치는 학생과 교직원의 응급처치 등이 신속히 이루어질 수 있도록 이용하기 쉽고 통풍과 채광이 잘 되는 장소일 것

② 면적은 66제곱미터 이상일 것

③ 학생과 교직원의 건강관리와 응급처치 등에 필요한 시설과 기구 및 용품
④ 학교환경위생 및 식품위생검사에 필요한 기구
⑤ 학생과 교직원의 건강관리에 지장이 없는 범위라 할지라도 그 면적을 완화할 수 없음

해설 (법 3조, 영 2조) 교육부장관(대학의 경우) 또는 시・도의 교육감(고등학교 이하)은 학생수 등을 고려하여 학생과 교직원의 건강관리에 지장이 없는 범위에서 그 면적을 완화할 수 있음

[문 5] 다음 중 학교의 장이 학교시설 안에서 유지・관리하여야 할 환경위생의 범위에 포함되지 않는 것은?

① 환기 ② 채광・조명 ③ 토양 ④ 온도・습도 ⑤ 먼지

해설 (법 4조 1항) 학교의 장은 교육부령으로 정하는 바에 따라 학교시설[교사대지(校舍垈地)・체육장, 교사・체육관・기숙사 및 급식시설, 교사대지 또는 체육장 안에 설치되는 강당 등을 말한다. 이하 같다]에서의 환기・채광・조명・온도・습도의 조절과 유해중금속 등 유해물질의 예방 및 관리, 상하수도・화장실의 설치 및 관리, 오염공기・석면・폐기물・소음・휘발성유기화합물・세균・먼지 등의 예방 및 처리 등 환경위생과 식기・식품・먹는 물의 관리 등 식품위생을 적절히 유지・관리하여야 함

[문 6] 학교의 장은 학교시설에서의 환경위생 및 식품위생을 적절히 유지・관리하기 위해 몇 년마다 점검하여야 하는가?

① 연 1회 ② 연 1회 이상 ③ 연 2회 ④ 연 2회 이상 ⑤ 연 3회 이상

해설 (법 4조 2항) 학교의 장은 학교시설에서의 환경위생 및 식품위생을 적절히 유지・관리하기 위하여 교육부령으로 정하는 바에 따라 연 2회 이상 점검하고, 그 결과를 기록・보존 및 보고하여야 함

[문 7] 학교의 장은 교사 안에서의 공기 질을 측정하는 장비에 대해 연 몇 회 정기적으로 점검을 실시하여야 하는가?

① 연 1회 ② 연 1회 이상 ③ 연 2회 ④ 연 2회 이상 ⑤ 연 3회 이상

해설 (법 4조의2 2항) 학교의 장은 교사 안에서의 공기 질을 측정하는 장비에 대하여 교육부령으로 정하는 바에 따라 매년 2회 이상 정기적으로 점검을 실시하여야 함

[문 8] 다음 중 학교의 환경위생 및 식품위생과 관련한 내용으로 학교의 장의 역할 및 의무가 아닌 것은?

① 학교시설 안에서의 환경위생 및 식품위생을 적절히 유지・관리하기 위하여 교육부령으로 정하는 바에 따라 점검하고, 그 결과를 기록・보존 및 보고하여야 한다.
② 점검에 관한 업무를 측정대행업자에게 위탁하거나 교육감에게 전문인력 등의 지원을

요청하여 수행할 수 있다.

③ 점검 결과가 기준에 맞지 아니한 경우에는 시설의 보완 등 필요한 조치를 하여야 한다.

④ 환경위생과 식품위생을 적절히 유지·관리하기 위하여 필요하다고 인정하면 관계 공무원에게 학교에 출입하여 점검을 하거나 점검 결과의 기록 등을 확인하게 할 수 있다.

⑤ 환경위생 및 식품위생 점검 결과 및 보완 조치를 공개하여야 한다.

해설 (법 4조 5항) 교육부장관이나 교육감은 환경위생과 식품위생을 적절히 유지·관리하기 위하여 필요하다고 인정하면 관계 공무원에게 학교에 출입하여 점검을 하거나 점검 결과의 기록 등을 확인하게 할 수 있으며, 개선이 필요한 경우에는 행정적·재정적 지원을 할 수 있음

[문 9] 다음 중 건강검진과 관련하여 옳지 않은 것은?

① 천재지변 등 부득이한 사유로 건강검사를 연기하거나 생략할 수 있다.

② 건강검사 외에 학생의 건강을 보호·증진하기 위하여 필요하다고 인정하면 정하는 바에 따라 그 학생을 별도로 검사할 수 있다.

③ 건강검사를 한 검진기관은 그 검사결과를 해당 학생 또는 학부모와 해당 학교의 장에게 알려야 한다.

④ 학교의 장은 정신건강 상태 검사를 실시함에 있어 필요한 경우에도 학부모의 동의 없이는 실시할 수 없다.

⑤ 교직원에 대한 건강검사는 「국민건강보험법」 제52조에 따른 건강검진으로 갈음할 수 있다.

해설 (법 7조) 건강검사 등

- 교직원에 대한 건강검사는 「국민건강보험법」 제52조에 따른 건강검진으로 갈음할 수 있음
- 건강검사 외에 학생의 건강을 보호·증진하기 위하여 필요하다고 인정하면 교육부령으로 정하는 바에 따라 그 학생을 별도로 검사할 수 있음
- 학교의 장은 천재지변 등 부득이한 사유로 관할 교육감 또는 교육장의 승인을 받은 경우에는 건강검사를 연기하거나 건강검사의 전부 또는 일부를 생략할 수 있음
- 건강검사를 한 검진기관은 그 검사결과를 해당 학생 또는 학부모와 해당 학교의 장에게 알려야 함
- 학교의 장은 정신건강 상태 검사를 실시함에 있어 필요한 경우에는 학부모의 동의 없이 실시할 수 있음

[문 10] 학생건강증진 시행계획의 수립과 시행을 할 주체로 맞게 묶인 것은?

① 시장·군수·구청장 – 교육감　　② 시장·군수·구청장 – 학교의 장

③ 교육감 – 학교의 장 ④ 교육부 – 교육감

⑤ 교육부 – 학교의 장

해설 (법 7조의2) 학생건강증진 시행계획의 수립・시행 등

① 교육감은 매년 지역의 여건 및 특색을 고려하여 학생의 신체 및 정신건강 증진을 위한 학생건강증진 시행계획을 수립・시행하여야 함

③ 학교의 장은 건강검사의 결과를 평가하여 이를 바탕으로 학생건강증진계획을 수립・시행하여야 함

[문 11] 다음 중 학교의 장이 건강검사의 결과나 의사의 진단 결과에 따라 등교를 중지시킬 수 있는 경우에 해당되지 않는 것은?

① 감염병 환자

② 감염병 의사환자

③ 병원체보유자

④ 감염성이 강한 질환에 감염되었다고 진단한 사람

⑤ 감염병이 완치되어 감염될 우려가 없다고 진단한 사람

해설 (영 22조) 등교 등의 중지

1. 「감염병의 예방 및 관리에 관한 법률」 제2조에 따른 감염병환자, 감염병의사환자 및 병원체보유자. 다만, 의사가 다른 사람에게 감염될 우려가 없다고 진단한 사람은 제외
2. 제1호 외의 환자로서 의사가 감염성이 강한 질환에 감염되었다고 진단한 사람

[문 12] 다음 중 학교의 장이 보건교육 실시 및 필요한 조치를 취하여야 하는 보건관리의 범주에 속하지 않는 것은?

① 신체발달 및 체력증진

② 음주・흡연과 마약류를 포함한 약물 오용・남용 예방

③ 성교육

④ 친구관계 등의 사회적 건강 증진

⑤ 정신건강 증진

해설 (법 9조) 학교의 장은 학생의 신체발달 및 체력증진, 질병의 치료와 예방, 음주・흡연과 마약류를 포함한 약물 오용(誤用)・남용(濫用)의 예방, 성교육, 정신건강 증진 등을 위하여 보건교육을 실시하고 필요한 조치를 하여야 함

[문 13] 다음 중 응급처치교육 및 계획, 내용 및 시간 등과 관련하여 옳게 기술된 것은?

① 학교의 장은 매년 12월 31일까지 교육대상・내용・방법, 그 밖에 필요한 사항을 포

함한 당해 학년도 교육계획을 수립하여야 함

② 학교의 장은 교육계획을 수립할 때 교직원에 대해서 매 4년마다 교육을 받을 수 있도록 하여야 함

③ 응급처치 교육의 이론교육은 응급상황 대처요령 및 심폐소생술 시의 주의사항 등을 포함하며 3시간 이상이어여 함

④ 교육강사는 응급구조사 자격을 소지하고 응급의료 또는 구조에 5년 이상 종사하고 있는 자로 선정함

⑤ 심폐소생술 등 응급처치 교육의 실습교육은 3시간 이상으로 하여야 함

해설 **(규칙 별표 9) 응급처치교육의 계획・내용 및 시간 등**(제10조제1항 관련)

1. 응급처치교육의 계획 수립 및 주기

가. 학교의 장은 매 학년도 3월 31일까지 응급처치교육의 대상・내용・방법 및 그 밖에 필요한 사항을 포함하여 해당 학년도의 응급처치교육 계획을 수립해야 함

나. 학교의 장은 교육계획을 수립하는 경우에는 모든 교직원이 매 학년도 교육을 받을 수 있도록 해야 함. 다만, 해당 학년도에 다른 법령에 따라 심폐소생술 등 응급처치와 관련된 내용이 포함된 교육을 받은 교직원에 대해서는 응급처치교육을 면제할 수 있음

2. 응급처치교육의 내용・시간 및 강사

내용		시간	강사
이론교육	1) 응급상황 대처요령 2) 심폐소생술 등 응급처치 시 주의사항 3) 응급의료 관련 법령 등	2시간	가) 의사(응급의학과 전문의를 우선 고려해야 한다) 나) 간호사(심폐소생술 등 응급처치와 관련된 자격을 가진 사람으로 한정한다) 다) 「응급의료에 관한 법률」 제36조에 따른 응급구조사 자격을 가진 사람으로서 응급의료 또는 구조・구급 관련 분야(응급처치교육 강사 경력을 포함한다)에서 5년 이상 종사하고 있는 사람
실습교육	심폐소생술 등 응급처치	2시간	

비고 : 교육여건 등을 고려하여 응급처치교육의 내용・시간을 조정할 수 있으나 실습교육 2시간을 포함하여 최소 3시간 이상을 실시

[문 14] 초등학교와 중학교의 장은 학생이 입학한 날로부터 얼마기간 안에 예방접종증명서를 교육정보시스템에 기록하여야 하나?

① 10일 ② 30일 ③ 60일
④ 90일 ⑤ 100일

해설 (법 10조) ① 초등학교와 중학교의 장은 학생이 새로 입학한 날부터 90일 이내에 시장・군수 또는 구청장에게 「감염병의 예방 및 관리에 관한 법률」에 따른 예방접종증명서를 발급받아 예방접종을 모두 받았는지를 검사한 후 이를 교육정보시스템에 기록하여야 함

[문 15] 초등학교와 중학교의 장이 예방접종증명서를 발급받는 대상은?

① 시장・군수・구청장 ② 시도지사 ③ 질병관리청장

④ 교육감　　⑤ 보건복지부장관

해설 (법 10조) ① 초등학교와 중학교의 장은 학생이 새로 입학한 날부터 90일 이내에 시장·군수 또는 구청장에게 「감염병의 예방 및 관리에 관한 법률」에 따른 예방접종증명서를 발급받아 예방접종을 모두 받았는지를 검사한 후 이를 교육정보시스템에 기록하여야 함

[문 16] 다음 중 학교의 장이 학생 정신건강 증진을 위한 조치에 포함되지 않는 것은?

① 학생·학부모·교직원에 대한 정신건강 증진 및 이해 교육

② 학생에 대한 상담 및 관리

③ 학생에 대한 전문상담기관 또는 의료기관 연계

④ 학생 정신건강 증진을 위하여 필요한 조치

⑤ 학생에 대한 예방 및 치료

해설 (법 11조 2항) 학생 정신건강 증진을 위해 필요한 조치

1. 학생·학부모·교직원에 대한 정신건강 증진 및 이해 교육
2. 해당 학생에 대한 상담 및 관리
3. 해당 학생에 대한 전문상담기관 또는 의료기관 연계
4. 그 밖에 학생 정신건강 증진을 위하여 필요한 조치

[문 17] 감염병의 예방과 학교의 보건에 필요하면 해당 학교의 휴업을 명할 수 있는 자를 모두 고르시오.

가. 학교의 장　　나. 시장·군수·구청장　　다. 관할청　　라. 보건소장

① 가, 나, 다　　② 가, 다　　③ 나, 라

④ 라　　⑤ 가, 나, 다, 라

해설 (법 14조) ① 학교의 장은 감염병 예방과 학교의 보건에 필요하면 휴업을 할 수 있다.
② 관할청은 감염병 예방과 학교의 보건에 필요하면 해당 학교에 대하여 다음 각 호의 어느 하나에 해당하는 조치를 명할 수 있다.
1. 학년 또는 학교 전체에 대한 휴업 또는 등교수업일 조정
2. 휴교(휴원을 포함한다)

[문 18] 보건교사를 2명 이상 두어야 하는 학교의 규모는?

① 18학급 이상　　② 25학급 이상　　③ 30학급 이상

④ 36학급 이상　　⑤ 50학급 이상

해설 (영 23조3항) "일정 규모 이상의 학교"란 36학급 이상의 학교를 말함

[문 19] 교육부장관의 감염병예방대책에 포함되어야 할 사항 중 아닌 것은 무엇인가?

① 감염병의 예방・관리 및 후속조치에 관한 사항
② 감염병 대응 관련 매뉴얼에 관한 사항
③ 감염병 예방접종 시행자에 대한 처우에 관한 사항
④ 감염병과 관련한 학교의 보건・위생에 관한 사항
⑤ 감염병과 관련하여 대통령령으로 정하는 사항

해설 (법 14조의3) 감염병예방대책에 포함되어야 할 사항
1. 감염병의 예방・관리 및 후속조치에 관한 사항
2. 감염병 대응 관련 매뉴얼에 관한 사항
3. 감염병과 관련한 학교의 보건・위생에 관한 사항
4. 그 밖에 감염병과 관련하여 대통령령으로 정하는 사항

[문 20] 학교에 두는 학생과 교직원의 건강관리를 위해 둘 수 있는 의료분야의 직종에 대해 옳게 묶인 것은?

가. 간호사	나. 의사	다. 한의사	라. 약사

① 가, 나, 다　② 가, 다　③ 나, 라　④ 라　⑤ 가, 나, 다, 라

해설 (법 15조) ① 학교에는 대통령령으로 정하는 바에 따라 학생과 교직원의 건강관리를 지원하는 의료인과 약사를 둘 수 있음

[문 21] 다음 중 보건교사의 직무에 속하지 않는 것은?

① 학교 환경위생의 유지・관리 및 개선에 관한 사항
② 학생과 교직원에 대한 건강진단의 준비와 실시에 관한 협조
③ 각종 질병의 치료 및 보건지도
④ 학생과 교직원의 건강관찰과 학교의사의 건강상담, 건강평가 등의 실시에 관한 협조
⑤ 보건지도를 위한 학생가정 방문

해설 (영 23조 4항) ③ 치료는 보건교사의 직무범위에 속하지 아니함

[문 22] 다음 중 학교의사의 직무에 속하지 않는 것은?

① 학교보건계획의 수립에 관한 자문
② 학교 환경위생의 유지・관리 및 개선에 관한 자문
③ 학생과 교직원의 건강진단과 건강평가

④ 각종 질병의 예방처치 및 보건지도
⑤ 학교에서 사용하는 의약품 및 독극물의 실험·검사

해설 (영 23조 4항) ⑤는 학교약사의 직무에 해당됨

[문 23] 다음 중 학교보건위원회의 기능 및 구성에 관한 사항 중 옳지 않은 것은?
① 학생과 교직원의 건강증진에 관한 시·도의 중·장기 기본계획
② 학교보건과 관련되는 시·도의 조례 또는 교육규칙의 제정·개정안
③ 위촉한 위원의 임기는 3년으로 하되, 연임할 수 없음
④ 보건위원회에 전문분야별로 분과위원회를 둘 수 있음
⑤ 시·도학교보건위원회는 학교의 보건에 경험이 있는 15명 이내의 위원으로 구성함

해설 (법 17조, 영 24조) ④ 위원의 임기는 2년이며, 연임할 수 있음

[문 24] 학교의 장이 환경위생 및 식품위생 점검 결과 및 보완 조치를 공개하여야 하는 곳은?
① 학교 홈페이지 또는 교육부장관이 운영하는 공시 관련 홈페이지
② 학교 또는 교육부장관에게 의뢰받은 일간지
③ 학교 홈페이지 또는 해당 지역 교육청이 운영하는 홈페이지
④ 해당 지역 교육청 또는 지역 지자체에서 발간하는 신문
⑤ 해당 학교의 학부모에게 서신 발송

해설 (법 제4조) ⑥ 학교의 인터넷 홈페이지 또는 교육부장관이 운영하는 공시 관련 홈페이지를 통하여 공개하여야 함. 이 경우 측정된 수치는 최초측정과 재측정 이력을 포함하여야 함

[문 25] 학교의 장이 학교시설의 환경위생 점검을 실시하여 심각한 유해물질의 지속적 발생의 가능성이 확인된 경우 특별점검을 요청해야 하는 대상은?
① 관할 시장, 군수, 구청장 ② 관할 보건소장 ③ 관할 교육감
④ 교육부장관 ⑤ 질병관리청장

해설 (법 제4조) ⑦ 학교의 장은 학교시설의 환경위생 점검을 실시하여 심각한 유해물질의 지속적 발생의 가능성이 확인된 경우 관할 교육감에게 특별점검을 요청하여야 하고, 교육감은 이에 특별점검을 실시하고 대책을 수립·실행하여야 함

[문 26] 다음은 보건교사 외의 질병이나 장애로 인하여 특별히 관리 및 보호가 필요한 학생을 위한 보조인력에 대한 설명이다. 다음 중 옳지 않은 것은?
① 학교의 장은 보조인력을 둘 수 있음

② 보건교사등이 행하는 투약행위 등의 응급처치 활동을 보조할 수 있음

③ 보조인력은 예방처치, 건강관찰 등의 보건활동을 보조할 수 있음

④ 보조인력은 건강상담 협조 등의 업무를 보조할 수 있음

⑤ 보조인력은 보건교육사 자격이 있어야 할 수 있음

해설 (규칙 제11조) 보조인력의 역할 등

① 보조인력은 보건교사 등의 지시를 받아 질병이나 장애로 인하여 특별히 관리·보호가 필요한 학생에 대해서 보건교사등이 행하는 다음 각 호의 활동을 보조함

1. 투약행위 등 응급처치
2. 각종 질병의 예방처치, 건강관찰 및 건강상담 협조 등의 보건활동

② 보조인력은 「의료법」 제7조에 따른 간호사 면허가 있어야 함

[문 27] 교육부장관은 감염병으로 인한 등교를 중지시킬 사유가 발생한 경우 등교를 중지를 협의하여야 할 대상은?

① 관할 시장, 군수, 구청장 ② 관할 보건소장 ③ 관할 교육감

④ 교육부장관 ⑤ 질병관리청장

해설 (법 제8조) ② 교육부장관은 감염병으로 인하여 「재난 및 안전관리 기본법」 제38조제2항에 따른 주의 이상의 위기경보가 발령되는 경우 다음 각 호의 어느 하나에 해당하는 학생 또는 교직원에 대하여 질병관리청장과 협의하여 등교를 중지시킬 것을 학교의 장에게 명할 수 있음

[문 28] 다음 중 교육부장관과 질병관리청장이 감염병 예방을 위해 공유하여야 하는 정보에 해당하는 것으로 옳지 않은 것은?

① 감염병명

② 감염병의 발생 현황

③ 감염병의 유입 경로

④ 감염병환자등의 경우 직계가족 전체에 대한 이동경로

⑤ 교육부장관 또는 질병관리청장이 감염병의 예방 및 확산을 방지하기 위하여 필요하다고 인정하는 정보

해설 (시행령 제22조의2 제2항) 「감염병의 예방 및 관리에 관한 법률」에 따른 제1급감염병이 국내에서 새롭게 발생하였거나 국내에 유입된 경우 또는 같은 법 제41조제1항에 따라 질병관리청장이 고시한 감염병에 대하여 「재난 및 안전관리 기본법」 제38조제2항에 따른 주의 이상의 위기경보가 발령된 경우 해당 감염병에 관한 다음 각 호의 정보를 말함

1. 감염병명
2. 감염병의 발생 현황 또는 유입 경로
3. 감염병환자등(학생 및 교직원에 한정한다)의 발병일·진단일·이동경로·이동수단 및 접촉자 현황

4. 그 밖에 교육부장관 또는 질병관리청장이 감염병의 예방 및 확산을 방지하기 위하여 필요하다고 인정하는 정보

연습문제 정답

번호	1	2	3	4	5	6	7	8	9	10
정답	②	④	①	⑤	③	④	④	④	④	③
번호	11	12	13	14	15	16	17	18	19	20
정답	⑤	④	④	④	①	⑤	②	④	③	⑤
번호	21	22	23	24	25	26	27	28		
정답	③	⑤	③	①	③	⑤	⑤	④		

진단용 방사선 발생장치의 안전관리에 관한 규칙

[문 1] 다음 중 진단용 방사선 발생장치의 안전관리에 관한 규칙에 포함되는 방사선 발생장치가 아닌 것은?

① 진단용 엑스선 장치
② 진단용 엑스선 발생기
③ 전산화 단층 촬영장치
④ 유방촬영용 장치
⑤ 핵의학 검사장치

해설 (규칙 2조) 핵의학 검사장치는 원자력법에 근거하고 있음

[문 2] 다음 중 의료기관 개설자 또는 관리자의 방사선 발생장치에 관한 신고에 관한 내용 중 틀린 것은?

① 진단용 방사선 발생장치를 설치하는 경우에는 사용일 3일 전까지 신고
② 사용을 중지한 경우에는 사용 중지일부터 3일 이내에 신고
③ 사용 중지 후 다시 사용하려는 경우에는 사용일 3일 전까지 신고
④ 양도・폐기 또는 이전한 경우에는 그 사유가 발생한 날부터 30일 이내에 신고
⑤ 신고는 의료기관의 소재지를 관할하는 시장・군수・구청장에게 신고

해설 (규칙 3조) 양도・폐기 또는 이전한 경우에는 그 사유가 발생한 날부터 45일 이내에 신고

[문 3] 다음 중 진단용 방사선 발생장치를 사용하기 전에 검사기관의 검사를 받아야 하는 경우가 아닌 것은?

① 진단용 방사선 발생장치를 설치하거나 이전하여 설치하는 경우
② 진단용 방사선 발생장치의 전원시설을 변경하는 경우
③ 사용중지신고를 한 진단용 방사선 발생장치를 다시 사용하려는 경우
④ 검사받은 진단용 방사선 발생장치에 대해 검사를 받은 날부터 5년이 경과한 경우
⑤ 진단용 방사선 발생장치의 안전에 영향을 줄 수 있는 고전압발생장치, X-선관 또는 제어장치를 수리하거나 X-선관을 교체하는 경우

해설 (규칙 4조) 의료기관의 개설자 또는 관리자는 검사받은 진단용 방사선 발생장치에 대하여는 검사를 받은 날부터 3년마다 검사기관의 검사를 받아야 함. 이 경우 검사기간은 기간 만료일 전후 각각 31일로 함

[문 4] 다음 중 방사선 관계 종사자의 선량한도로 옳은 것은?

① 유효선량 : 연간 50mSv(5rem) 이하

② 유효선량의 5년간 누적선량은 200mSv(20rem)

③ 등가선량(수정체) : 연간 100mSv(10rem) 이하

④ 등가선량(피부 · 손 및 발) : 연간 100mSv(10rem) 이하

⑤ 방사선 관계 종사자의 선량한도 측정방법 등 측정에 필요한 세부 사항은 질병관리청장의 승인을 받아 측정기관의 장이 정함

해설 (규칙 4조) 방사선 관계 종사자의 선량한도

피폭구분	선량한도
유효선량	연간 50mSv(5rem) 이하이어야 하며, 5년간 누적선량은 100mSv(10rem) 이하이어야 함
등가선량(수정체)	연간 150mSv(15rem) 이하이어야 함
등가선량(피부 · 손 및 발)	연간 500mSv(50rem) 이하이어야 함

* 방사선 관계 종사자의 선량한도 측정방법 등 측정에 필요한 세부 사항은 식품의약품안전평가원장의 승인을 받아 측정기관의 장이 정함

[문 5] 다음 중 진단용 발생장치의 검사 또는 측정의 시험방법의 승인권자는 누구인가?

① 질병관리청장 ② 시장 · 군수 · 구청장 ③ 보건소장

④ 식품의약품안전처장 ⑤ 보건복지부장관

해설 (규칙 5조) 검사 또는 측정의 시험방법은 질병관리청장의 승인을 받아 검사기관 또는 측정기관의 장이 정함

[문 6] 다음 중 진단용 방사선 발생장치의 검사 및 측정기관에 대한 설명 중 틀린 것은 무엇인가?

① 진단용 방사선 발생장치 및 방사선 방어시설을 검사하는 업무 및 방사선 관계 종사자의 피폭선량을 측정하는 업무를 하려는 자는 질병관리청장에게 등록하여야 함

② 등록의 유효기간은 등록한 날부터 3년간으로 함

③ 유효기간이 만료되는 검사 · 측정기관이 다시 등록을 하려는 경우에는 유효기간이 만료되는 날부터 6개월 전에 재등록 신청을 하여야 함

④ 검사·측정기관이 등록을 취소하거나 6개월 이내의 기간을 정하여 업무정지를 명하거나 시정명령 등 필요한 조치를 할 수 있음
⑤ 재등록 신청을 시작하는 날부터 2개월 전까지 검사·측정기관의 장에게 재등록절차 등을 휴대폰에 의한 문자전송, 전자메일, 팩스, 전화, 문서 등으로 미리 알려야 함

해설 (규칙 6조) 등록의 유효기간은 등록한 날부터 4년간으로 함

[문 7] 다음 중 진단용 방사선 발생장치의 검사 및 측정기관의 등록을 반드시 취소하는 경우에 해당하지 않는 것은?

① 거짓으로 등록을 한 경우
② 부정한 방법으로 등록을 한 경우
③ 고의 또는 중대한 과실로 거짓의 진단용 방사선발생장치 등의 검사에 관한 성적서를 발급한 경우
④ 업무정지 처분기간 중에 검사·측정업무를 행하는 경우
⑤ 검사·측정기관의 등록기준에 미달하는 경우

해설 (규칙 6조) 검사·측정기관의 등록기준에 미달하는 경우는 등록 취소 또는 6개월 이내의 기간을 정하여 업무정지를 명하거나 시정명령 등 필요한 조치를 할 수 있음

[문 8] 다음 중 진단용 발생장치의 검사 실시 후 부적합한 것으로 판정되거나 재검사 후 적합한 것으로 판정되면 통지하여야 하는 대상으로 바르게 묶인 것은 무엇인가?

가. 시장·군수·구청장	나. 질병관리청장
다. 건강보험심사평가원장	라. 국민건강보험공단이사장

① 가, 나, 다 ② 가, 다 ③ 나, 라 ④ 라 ⑤ 가, 나, 다, 라

해설 (규칙 8조) 부적합한 것으로 판정되거나 재검사 후 적합한 것으로 판정되면 검사성적서 사본을 해당 의료기관의 소재지를 관할하는 시장·군수·구청장, 질병관리청장, 건강보험심사평가원장 및 국민건강보험공단이사장에게 지체 없이 통지하여야 함

[문 9] 다음 중 안전관리책임자의 직무에 속하지 않는 것은?

① 안전관리업무의 계획·점검 및 평가
② 소속 방사선 관계 종사자에 대한 교육훈련의 외부위탁 실시
③ 환자 및 방사선 관계 종사자에 대한 방사선피해로부터의 방어조치

④ 진단 영상정보 관련 설비의 안전관리

⑤ 피폭선량 측정에 영향을 미치는 방사선 관계 종사자의 소속 변동사실의 측정기관에의 통보

해설 (규칙 11조) 안전관리책임자의 직무

1. 안전관리업무의 계획・점검 및 평가
2. 소속 방사선 관계 종사자에 대한 자체교육훈련의 실시
3. 환자 및 방사선 관계 종사자에 대한 방사선피해로부터의 방어조치
4. 진단 영상정보 관련 설비의 안전관리
5. 피폭선량 측정에 영향을 미치는 방사선 관계 종사자의 소속 변동사실의 측정기관에의 통보
6. 방사선 관계 종사자의 피폭선량 측정에 영향을 미치는 피폭선량계의 파손 및 분실사실의 측정기관에의 통보
7. 제3조제1항 및 제4항에 따른 신고와 제4조에 따른 검사 또는 측정에 관한 사항
8. 진단용 방사선 발생장치, 방사선 관계 종사자 및 방사선 방어시설("진단용 방사선 발생장치등")에 관한 서류의 작성・비치 및 보존에 관한 사항

[문 10] 다음 중 진단용 발생장치 관련 의료기관 개설자 또는 관리자의 준수 사항에 포함되지 않는 것은 무엇인가?

① 안전관리책임자가 그 직무수행에 필요한 사항을 요청하면 지체 없이 조치하고, 정당한 사유 없이 거부하지 아니할 것

② 안전관리책임자가 안전관리업무를 성실히 수행하지 아니하면 지체 없이 그 직으로부터 해임하고 다른 직원을 안전관리책임자로 선임할 것

③ 진단용 방사선 발생장치에 대하여는 검사유효기간이 끝나기 전에 검사를 완료하고, 검사기관이 검사를 할 때에는 안전관리책임자를 참여시킬 것

④ 시장・군수・구청장으로부터 진단용 방사선 발생장치 또는 방사선 방어시설의 사용 금지와 수리・교정 및 재검사명령을 받으면 이의가 있을 시 이의신청서를 제출할 것

⑤ 적정한 진단 영상정보를 얻을 수 있도록 그 설비의 안전관리에 필요한 조치를 할 것

해설 (규칙 12조) 시장・군수・구청장으로부터 진단용 방사선 발생장치 또는 방사선 방어시설의 사용금지와 수리・교정 및 재검사명령을 받으면 지체 없이 이행할 것

[문 11] 의료기관의 개설자 또는 관리자는 방사선 관계 종사자에 대해 몇 년에 한번씩 건강진단을 실시하여야 하는가?

① 6개월 ② 1년 ③ 2년 ④ 3년 ⑤ 4년

해설 (규칙 13조) 의료기관의 개설자 또는 관리자는 방사선 관계 종사자에 대하여 2년마다 건강진단표에 따라 건강진단을 실시하여야 함

[문 12] 다음 중 의료기관의 개설자 또는 관리자는 방사선 관계 종사자에게 실시하는 건강진단의 문진 사항 및 검사 항목이 아닌 것은?

① 방사선 피폭 증상의 유무에 대한 문진
② 방사선 피폭 증상이 있는 자는 그의 작업 장소, 작업 내용, 작업 기간, 피폭선량 및 방사선 장해 유무에 대한 문진
③ 말초혈액 중의 혈색소 양, 적혈구 수 및 백혈구 수에 대한 검사
④ 심장 및 뇌혈관 질환에 대한 검사
⑤ 의사가 필요하다고 인정하는 검사

해설 (규칙 13조) 심장 및 뇌혈관 질환에 대한 검사는 건강진단의 문진 및 검사 항목이 아님

[문 13] 다음 중 진단용 방사선 발생장치 서류에 대한 작성기관 – 기록사항 – 보존기간이 옳게 연결된 것은?

① 검사・측정기관의 장 – 방사선 관계 종사자의 피폭선량 측정서 – 20년
② 시장・군수・구청장 – 진단용 방사선 발생장치 사용 기록 – 10년
③ 시장・군수・구청장 – 진단용 방사선 관리대장 – 해당 장치 폐기 후 1년
④ 의료기관의 개설자 또는 관리자 – 진단용 방사선 발생장치 사용기록 – 10년
⑤ 의료기관의 개설자 또는 관리자 – 방사선 관계 종사자 현황 – 3년

해설 (규칙 14조) 서류의 작성・비치 및 보존
- 검사・측정기관의 장 – 방사선 관계 종사자의 피폭선량 측정서 – 30년
- 의료기관의 개설자 또는 관리자 – 진단용 방사선 발생장치 사용기록 – 5년
- 의료기관의 개설자 또는 관리자 – 방사선 관계 종사자 현황 – 5년

[문 14] 다음 중 진단용 방사선 발생장치 중 진단용 엑스선 발생기 또는 치과진단용 엑스선 발생장치만을 사용하면서 주당 최대 동작부하의 총량이 몇 밀리암페어 이하일 때 방사선 관계 종사자에 대한 건강진단 및 방사선 구역 설정 등에서 제외되는가?

① 10밀리암페어・분 이하
② 20밀리암페어・분 이하
③ 30밀리암페어・분 이하
④ 50밀리암페어・분 이하
⑤ 100밀리암페어・분 이하

해설 (규칙 18조) 주당 최대 동작부하의 총량이 10밀리암페어·분 이하인 의료기관에 대하여는 본 규칙 제4조제5항, 제9조, 제10조 및 제13조를 적용하지 아니함

[문 15] 시장·군수·구청장이 특별시장·광역시장·도지사를 거쳐 질병관리청장에게 진단용 방사선 발생장치 안전관리 현황 및 방사선 관계 종사자 관리현황을 제출하는 마감시한은?

① 매년 3월 31일　② 매년 4월 30일　③ 매년 5월 31일
④ 매년 6월 30일　⑤ 매년 12월 31일

해설 (규칙 16조) 시장·군수·구청장은 매년 3월 31일 현재의 진단용 방사선 발생장치 안전관리 현황 및 방사선 관계 종사자 관리 현황을 별지 제17호서식 및 별지 제18호서식에 따라 5월 31일까지 특별시장·광역시장·도지사 또는 특별자치도지사를 거쳐 질병관리청장에게 제출하여야 함

[문 16] 방사선 관계 종사자에 대한 건강진단은 의무화되어 있으나 법에 명시된 건강검진을 실시하였을 경우, 건강진단에서 제외한다. 이에 해당하는 건강진단 종류는?

① 일반건강진단　② 생애전환기건강진단　③ 암진단
④ 영유아건강진단　⑤ 특수건강진단

해설 (규칙 13조) 「산업안전보건법」 제130조제1항 또는 제2항에 따라 방사선에 노출되는 업무에 종사하는 방사선 관계 종사자에 대한 특수건강진단 또는 배치전건강진단을 실시한 경우 그 사람에 대해서는 제1항 본문 또는 단서에 따른 건강진단을 실시한 것으로 봄

연습문제 정답

번호	1	2	3	4	5	6	7	8	9	10
정답	⑤	④	④	①	①	②	⑤	⑤	②	④
번호	11	12	13	14	15	16				
정답	③	④	③	①	③	⑤				

의료기관세탁물 관리규칙

[문 1] 다음 중 의료기관세탁물의 범위 안에 포함되지 않는 것은?

① 이불, 담요, 시트, 베개, 베갯잇 등
② 환자복, 신생아복, 수술복, 가운 등
③ 수술포, 기계포, 마스크, 모자, 수건, 기저귀
④ 커텐, 씌우개류, 수거자루 등
⑤ 환자의 피·고름·배설물·분비물 등에 오염된 세탁물

해설 (규칙 2조) 환자의 피·고름·배설물·분비물 등에 오염된 세탁물은 오염세탁물임

[문 2] 의료기관세탁물의 수집 및 보관 기준으로 옳지 않은 것은?

① 세탁물 수집장소는 다른 시설과 분리된 공간이어야 함
② 세탁물 수집장소에는 누구나 쉽게 알 수 있도록 세탁물의 분류방법 등을 게시하여야 함
③ 오염세탁물이 있는 보관장소에는 오염세탁물이 있음을 표시하고, 취급상 주의사항을 게시하여야 하며, 관계자 외의 출입을 금하여야 함
④ 오염세탁물은 수집 즉시 소독하여 보관하고, 보관장소는 주 1회 이상 소독하여야 함
⑤ 세탁이 끝난 세탁물은 세탁물 수집장소와 분리된 위생적인 장소에 종류별로 정리하여 보관해야 함

해설 (규칙 3조) 오염세탁물은 수집 즉시 소독하여 보관하고, 보관장소는 주 2회 이상 소독하여야 함

[문 3] 의료기관세탁물의 운반 기준으로 옳지 않은 것은?

① 세탁물은 수집자루 등 밀폐된 용기에 넣어서 운반해야 함
② 운반차량의 적재고에 수집된 세탁물과 세탁이 끝난 세탁물을 함께 실어도 무방함
③ 의료기관 내에서 세탁이 끝난 세탁물을 운반하는 경우에는 소독이 완료된 용기를 사용해야 함
④ 오염세탁물은 기타세탁물이 오염되지 아니하도록 별도의 용기에 넣어 운반하여야 함

⑤ 차량의 적재고는 밀폐되어야 하고, 내수성 자재로서 소독과 세척이 쉬운 구조여야 함

해설 (규칙 3조) 운반차량의 적재고에 수집된 세탁물과 세탁이 끝난 세탁물을 함께 실어서는 안됨

[문 4] 다음 중 의료기관 및 처리업자의 세탁물 처리 기준에 대하여 옳게 연결된 것은?

① 의료기관은 세탁물 처리에 있어 반드시 처리업자에게 위탁 처리하여야 함

② 처리업자는 정전, 단수, 기계고장 등의 사유가 있으면 의료기관으로부터 위탁받은 세탁물을 재위탁하여도 됨

③ 끓는 물 소독 시는 1시간 이상 섭씨 100도 이상의 물속에 넣어 살균해야 함

④ 세탁물 처리작업장은 항상 청결을 유지하고 주 2회 이상 소독을 하여야 함

⑤ 처리업자는 세탁물의 처리시설과 같은 시설에서도 조건만 갖추어진다면 일반세탁물을 처리하여도 무방함

해설 (규칙 4조) 세탁물의 처리

- 의료기관은 시설 기준에 맞는 세탁물 처리시설에서 자체 처리할 수 있음
- 끓는 물 소독 : 소독할 물건을 30분 이상 섭씨 100도 이상의 물속에 넣어 살균해야 함
- 세탁물 처리작업장은 항상 청결을 유지하고 주 1회 이상 소독을 하여야 함
- 처리업자는 세탁물의 처리시설과 같은 시설에서 일반세탁물을 처리하여서는 아니됨

[문 5] 다음 중 의료기관이 세탁물을 재사용의 목적으로 세탁하거나 처리업자에게 처리하여도 무방한 세탁물은 무엇인가?

① 피・고름이 묻은 붕대 및 거즈

② 마스크・수술포 등 일회용 제품류

③ 바이러스성 출혈열 환자의 혈액이나 체액으로 오염된 세탁물

④ 크로이츠펠트 – 야콥병(CJD) 및 변종크로이츠펠트 – 야콥병(vCJD) 확진 또는 의심환자의 중추신경계 조직으로 오염된 세탁물

⑤ 신생아에게 사용된 세탁물

해설 (규칙 5조) 세탁금지 세탁물

1. 피・고름이 묻은 붕대 및 거즈
2. 마스크・수술포 등 일회용 제품류
3. 바이러스성 출혈열[에볼라바이러스병, 마버그열, 라싸열, 크리미안콩고출혈열, 남아메리카출혈열 및 리프트밸리열의 경우만 해당함] 환자의 혈액이나 체액으로 오염된 세탁물
4. 크로이츠펠트 – 야콥병(CJD) 및 변종크로이츠펠트 – 야콥병(vCJD) 확진 또는 의심환자의 중추신경계 조직으로 오염된 세탁물

[문 6] 다음 중 의료기관의 세탁물 처리시설 작업장에 대한 기준으로 틀린 것은?

① 작업장은 충분한 조명 및 환기시설을 하여야 함

② 내벽은 내수성 자재로서 표면이 매끄럽고 밝은색 페인트로 마무리되어야 함

③ 쥐나 해충이 서식할 수 없도록 하여야 함

④ 병원급 이상에서는 세탁하기 전 세탁물의 입구와 세탁된 세탁물의 출구는 같아야 함

⑤ 병원급 이상에서는 오염작업구역(세탁물을 분류하거나 소독하는 구역을 말함)은 다른 시설과 구획하여야 함

해설 (규칙 6조) 세탁하기 전 세탁물의 입구와 세탁된 세탁물의 출구는 각각 달리하여야 함. 다만, 의원급 의료기관에 대하여는 적용하지 아니함

[문 7] 다음 중 병원급 이상에 적용되는 세탁물 처리시설 및 장비에 대한 기준으로 틀린 것은?

① 고압 보일러 : 세탁기에 열탕 및 수증기 공급이 가능한 기능이 있어야 함

② 소독시설 : 세탁하기 전 세탁물을 소독할 수 있는 기능으로서 오염작업구역에 설치하여야 함

③ 건조기 : 섭씨 100도 이상 200도 이하의 열을 가하여 건조시키는 기능이 있어야 함

④ 탈수기 : 원심분리 원리로 탈수하는 기능이 있어야 함. 다만, 세탁기와 겸용하는 경우에는 구비할 필요가 없음

⑤ 세탁기 : 섭씨 80도 이상 100도 이하의 열탕 및 수증기를 주입하여 세탁할 수 있어야 함

해설 (규칙 6조) 건조기 : 섭씨 80도 이상 120도 이하의 열을 가하여 건조시키는 기능이 있어야 함

[문 8] 다음 중 의료기관세탁물 처리업을 하려는 자는 의료기관세탁물 처리업 신고를 누구에게 하여야 하나?

① 시장・군수・구청장　② 시・도지사　③ 질병관리청장

④ 건강보험공단　⑤ 보건복지부

해설 (규칙 7조) 의료기관세탁물 처리업을 하려는 자는 의료기관세탁물 처리업 신고서에 다음 서류를 포함하여 시장・군수・구청장에게 제출하여야 함

[문 9] 다음 중 의료기관과 처리업자가 수행하여야 할 교육 및 처리실적 제출에 대한 사항으로 틀린 것은?

① 의료기관과 처리업자는 세탁물 처리업무에 종사하는 사람에게 연 4시간 이상 감염예방에 관한 교육을 실시함

② 인터넷 교육은 인정하지 아니함
③ 의료기관과 처리업자는 감염 예방에 관한 교육을 하였을 때에는 결과를 기록・유지 하여야 함
④ 의료기관과 처리업자가 교육을 할 수 없다고 인정할 때에는 시장・군수・구청장은 보건소장이나 관련 단체로 하여금 교육을 하게 할 수 있음
⑤ 의료기관세탁물 처리실적보고서나 세탁물 처리업자 세탁물 처리실적 보고서를 매년 1월 20일까지 시장・군수・구청장에게 각각 제출하여야 함

해설 (규칙 8, 9조) 의료기관과 처리업자는 세탁물 처리업무에 종사하는 자에게 연 4시간 이상 감염 예방에 관한 교육(인터넷 교육 등을 포함한다)을 하여야 함

[문 10] 다음 중 의료기관은 세탁물 자체처리대장, 위탁처리대장 등의 서류를 몇 년간 보관하여야 하는가?

① 1년 ② 2년 ③ 3년 ④ 5년 ⑤ 7년

해설 (규칙 10조) 대장의 작성・비치
① 의료기관은 아래 서류를 작성하여 갖추어 두어야 함
1. 세탁물 자체처리대장
2. 세탁물 위탁처리대장
② 처리업자는 세탁물 수탁처리대장을 갖추어 두어야 함
③ 서류는 3년간 보존하여야 함

[문 11] 의료기관이나 처리업자는 매년 언제까지 의료기관세탁물 처리실적 보고서와 세탁물 처리업자 세탁물 처리실적 보고서를 시장・군수・구청장에게 제출하여야 하는가?

① 매년 1월 1일 ② 매년 1월 10일 ③ 매년 1월 20일
④ 매년 1월 30일 ⑤ 매년 12월 31일

해설 (규칙 9조) 세탁물 처리실적 제출
의료기관이나 처리업자는 별지 제3호서식의 의료기관세탁물 처리실적보고서나 별지 제4호서식의 세탁물 처리업자 세탁물 처리실적 보고서를 매년 1월 20일까지 시장・군수・구청장에게 각각 제출하여야 함

[문 12] 다음 중 감염 예방 교육에 포함된 것으로 옳게 묶인 것은?

가. 손 위생 방법　　나. 개인보호장비의 사용방법
다. 세탁물 취급시 주의사항　　라. 소독약품 사용시 주의사항

① 가, 나, 다 ② 가, 다 ③ 나, 라 ④ 라 ⑤ 가, 나, 다, 라

해설 (규칙 8조 1항) 다음 각 호의 내용이 포함된 감염 예방에 관한 교육
1. 손 위생 방법, 2. 개인보호장비의 사용방법, 3. 세탁물 취급 시 주의사항,
4. 소독약품 사용 시 주의사항, 5. 세탁물 처리시설 및 장비의 위생관리 방법

[문 13] 다음 중 고압보일러, 소독시설, 탈수기, 건조기 등의 의료기관의 세탁물 처리시설 및 장비를 갖추어야 하는 의료기관은?

① 입원시설이 있는 의원급 이상 ② 병원급 이상 ③ 종합병원급 이상
④ 상급종합병원급 이 ⑤ 모든 의료기관

해설 (규칙 6조 1항) [별표 3]
시설 및 장비기준(병원급 이상의 의료기관만 해당한다)

[문 14] 세탁물 처리작업장에 대한 소독 횟수로 옳은 것은?

① 주 1회 ② 주 1회 이상 ③ 주 3회 ④ 주 3회 이상 ⑤ 매일

해설 (규칙 4조 4항) [별표 2]
세탁물 처리작업장은 항상 청결을 유지하고 주 1회 이상 소독을 하여야 함

[문 15] 세탁물 처리작업장의 면적은 사무실 · 창고 및 보일러실을 제외하고 얼마 이상이어야 하는가?

① $100m^2$ ② $110m^2$ ③ $200m^2$ ④ $220m^2$ ⑤ $330m^2$

해설 (규칙 6조 2항) [별표 4]
세탁물 처리 작업장의 면적은 사무실 · 창고 및 보일러실을 제외한 면적이 330제곱미터 이상이어야 함

연습문제 정답

번호	1	2	3	4	5	6	7	8	9	10
정답	⑤	④	②	②	⑤	④	③	①	②	③
번호	11	12	13	14	15					
정답	③	⑤	②	②	⑤					

개인정보 보호법

[문 1] '개인정보를 쉽게 검색할 수 있도록 일정한 규칙에 따라 체계적으로 배열하거나 구성한 개인정보의 집합물(集合物)'은?

① 가명처리　　② 정보주체　　③ 개인정보파일
④ 개인정보처리자　　⑤ 고정형 영상정보처리기기

해설 (법 2조) 정의

[문 2] 개인정보 보호 원칙이 아닌 것은?

① 개인정보의 처리 목적에 필요한 범위에서 적합하게 처리
② 개인정보의 처리 목적 이상의 최신성이 보장되도록
③ 정보주체의 권리가 침해받을 가능성과 위험 정도를 고려하여 안전하게 관리
④ 개인정보의 처리에 관한 사항을 공개
⑤ 사생활 침해를 최소화하는 방법으로 개인정보 처리

해설 (법 3조 3항) 개인정보처리자는 개인정보의 처리 목적에 필요한 범위에서 개인정보의 정확성, 완전성 및 최신성이 보장되도록 하여야 한다.

[문 3] 개인정보 보호위원회에 대한 설명으로 옳은 것은?

① 보호위원회는 국무총리 산하기관으로 중앙행정기관으로 보지 않는다.
② 상임위원 2명을 포함 10명의 위원으로 구성
③ 위원의 임기는 4년으로 함
④ 위원장과 부위원장은 국무총리의 제청으로 대통령이 임명 또는 위촉한다.
⑤ 후임으로 임명 또는 위촉된 위원의 임기는 궐위된 위원의 임기로 한다.

해설 ① (법 7조) 보호위원회는 국무총리 소속으로 중앙행정기관으로 본다.
② (법 7조의2) 상임위원 2명을 포함한 9명의 위원으로 구성
③ (법 7조의4) 위원의 임기는 3년으로 하되, 한 차례 연임
⑤ (법 7조의4) 위원이 궐위된 때에는 지체 없이 새로운 위원을 임명 또는 위촉. 이 경우 후임으로 임명 또는 위촉된 위원의 임기는 새로이 개시

[문 4] 개인정보 보호 기본계획은 몇 년마다 수립하는가?

① 1년 ② 2년 ③ 3년 ④ 4년 ⑤ 5년

해설 (법 9조) 보호위원회는 개인정보의 보호와 정보주체의 권익 보장을 위하여 3년마다 개인정보 보호 기본계획을 관계 중앙행정기관의 장과 협의하여 수립한다.

[문 5] 개인정보 보호 기본계획에 포함되지 않는 사항은?

① 개인정보 보호의 기본목표와 추진방향
② 개인정보 보호와 관련된 제도 및 법령의 개선
③ 개인정보 침해 방지를 위한 대책
④ 개인정보 보호 자율규제의 활성화
⑤ 개인정보 보호 교육·홍보 전문인력 양성

해설 (법 9조) 개인정보 보호 교육·홍보의 활성화. 개인정보 보호를 위한 전문인력의 양성

[문 6] 개인정보처리자가 정보주체에게 알리고 동의를 받아야 하는 사항이 아닌 것은?

① 개인정보의 수집·이용 목적
② 수집하려는 개인정보의 항목
③ 개인정보의 보유 및 이용시간
④ 동의를 거부할 권리
⑤ 암호화 등 안전성 확보에 필요한 조치 여부

해설 (법 15조 3항) 개인정보처리자는 당초 수집 목적과 합리적으로 관련된 범위에서 정보주체에게 불이익이 발생하는지 여부, 암호화 등 안전성 확보에 필요한 조치를 하였는지 여부 등을 고려하여 대통령령으로 정하는 바에 따라 정보주체의 동의 없이 개인정보를 이용할 수 있다.

[문 7] 개인정보의 처리에 대한 설명으로 옳은 것은?

① 법령에서 민감정보의 처리를 요구하더라도 민감정보 처리를 제한해야 한다.
② 고유식별정보가 분실 또는 훼손되지 않도록 암호화 등 조치를 하여야 한다.
③ 제3자의 급박한 생명을 위해서 필요하더러라도 주민번호를 처리할 수 없다.
④ 교통단속을 위해서도 공개된 장소에 영상정보처리기기를 설치해서는 않된다.
⑤ 위탁업무 수행 목적 외에도 위탁업무 문서를 작성하면 가능하다.

해설 ① (법 23조 1항) 법령에서 민감정보의 처리를 요구하거나 허용하는 경우는 민감정보를 처리할 수 있다.
③ (법 24조의2 1항 2) 정보주체 또는 제3자의 급박한 생명, 신체, 재산의 이익을 위하여 명백히 필요하다고 인정되는 경우 주민번호를 처리할 수 있다.

④ (법 25조 1항 4) 교통단속을 위하여 필요한 경우 공개된 장소에 영상정보처리기기를 설치·운영해도 된다.
⑤ (법 26조 5) 수탁자는 개인정보처리자로부터 위탁받은 해당 업무 범위를 초과하여 개인정보를 이용하거나 제3자에게 제공하여서는 아니 된다.

연습문제 정답

번호	1	2	3	4	5	6	7			
정답	③	②	④	③	⑤	⑤	②			

■ 공저자 소개

황 성 완(백석예술대학교 보건행정/AI보건의료 교수)
현 숙 정(백석예술대학교 보건행정 교수)
김 민 경(협성대학교 보건관리학과 교수)
김 한 성(한국폴리텍대학 서울강서캠퍼스 의료정보과 교수)
전 상 남(동양대학교 보건의료복지학과 교수)
박 명 배(연세대학교 보건행정학부 교수)
신 숙(김포대학교 보건행정과 교수)

보건의료정보관리사 · 보건교육사 · 병원행정사 시험대비
의료관계법규 〈제10판〉 값 33,000원

2016년 8월 30일 제1판1쇄 발행
2025년 5월 20일 제10판1쇄 발행

공저자 : 황성완 · 현숙정 · 김민경 · 김한성
전상남 · 박명배 · 신 숙
발행인 : 주 영 일
발행처 : **계 축 문 화 사**

서울특별시 종로구 통일로12길 16-17
우편번호 03029
TEL : 735-2257 · 738-9746
FAX : 723-9025
E-mail : gyechuk@hanmail.net
홈페이지 : http://gyechuk.co.kr
1973. 10. 31 등록번호 제300-1973-8호
ISBN 978-89-5629-840-5 93510